基层医生门诊手册

主　编　刘赴平　田兆嵩

编　者　（以姓氏笔画为序）

王三贵　王海峰　叶锡银　田兆嵩

丘健新　邝玉洁　乔　君　刘飞交

刘志平　刘赴平　刘俊伟　苏镜波

李　杰　李志文　杨　宇　杨志霖

吴　君　何妙玲　张妙兴　陈　燕

赵英雄　袁衬容　柴向华　黄　云

黄德力　曾庆维　廖光美　谭　毅

秘　书　苏镜波

U0274609

人民卫生出版社

图书在版编目（CIP）数据

基层医生门诊手册/刘赴平，田兆嵩主编 . —北京：
人民卫生出版社，2016
ISBN 978-7-117-21910-5

Ⅰ.①基… Ⅱ.①刘… ②田… Ⅲ.①门诊—手册
Ⅳ.①R4-62

中国版本图书馆 CIP 数据核字（2016）第 001106 号

| 人卫社官网 | www. pmph. com | 出版物查询，在线购书 |
| 人卫医学网 | www. ipmph. com | 医学考试辅导，医学数据库服务，医学教育资源，大众健康资讯 |

版权所有，侵权必究！

基层医生门诊手册

主　　编　刘赴平　田兆嵩
出版发行　人民卫生出版社（中继线 010-59780011）
地　　址　北京市朝阳区潘家园南里 19 号
邮　　编　100021
E - mail　pmph @ pmph. com
购书热线：010-59787592　010-59787584　010-65264830
印　　刷　北京京华虎彩印刷有限公司
经　　销　新华书店
开　　本　850×1168　1/32　印张：24
字　　数　860 千字
版　　次：2016 年 1 月第 1 版　2018 年 8 月第 1 版第 4 次印刷
标准书号：ISBN 978-7-117-21910-5/R・21911
定　　价：69.00 元

打击盗版举报电话：010-59787491　E-mail：WQ @ pmph. com
（凡属印装质量问题请与本社市场营销中心联系退换）

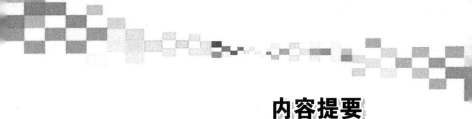

内容提要

　　本书根据多家二级以下医院门诊登记病种的调查，精选出门诊最为常见且复诊率较高的145种疾病和43个症状，组织一批富有临床实践经验的医生脱产编写而成。内容涉及内、外、妇、儿、眼耳鼻喉及皮肤性病科的常见疾病和症状。其特点一是诊断力求简明、实用，强调确定诊断的依据；二是疾病的治疗方法力求详细、具有可操作性。不仅采用中西医结合的治疗方法，而且在治疗中强调规范化应用静脉输液，合理应用抗菌药物和糖皮质激素；三是规避医疗风险较为具体，包括误诊防范、医患沟通及病历记录要点。这是一本适合二级或二级以下医院的门诊医生，尤其适合具有全科医生性质的社区卫生服务中心和乡镇卫生院医生阅读的工具书，亦可供普通家庭参考，起到家庭医生的作用。

前 言

　　我国二级以下医院和基层医疗卫生机构面广量大，患者多集中在门诊，而门诊分科不细，病种繁多。我国强调在新医改过程中一个重要原则就是"保基本、强基层、建机制"。最近国务院办公厅又印发了《关于推进分级诊疗制度建设的指导意见》。2014 年 12 月 13 日，习近平总书记在江苏镇江市丹徒区世业镇卫生院考察时指出："没有全民健康，就没有全面小康。要推动医疗卫生工作重心下移、医疗卫生资源下沉，推动城乡基本公共服务均等化，为群众提供安全有效方便价廉的公共卫生和基本医疗服务。"李克强总理也指出："县级公立医院是我国医疗卫生服务体系的主体，服务 9 亿农村居民，是解决群众看病难、看病贵的关键环节。"预计今后将有很多常见病患者从大医院分流到基层医院诊治。

　　现已出版的适合基层门诊医生阅读的医学工具书多为分科编写的。具有多面手的基层门诊医生，尤其是初入行的新手迫切需要一本涉及临床各科，既通俗易懂又具有特色的工具书。为此，我们通过对多家二级以下医院门诊登记病种的调查，精选出门诊最为常见且复诊率较高的 145 种疾病和 43 个症状，组织一批富有临床实践经验的一线医生脱产编写了此书。内容包括内、外、妇、儿、眼耳鼻喉和皮肤性病科常见疾病和症状。资料来源于我国近 5 年出版的医学专著、各种疾病最新的诊疗指南或专家共识、《糖皮质激素类药物临床应用指导原则》（2011）和《抗菌药物临床应用指导原则》（2015）等。书稿结构经过精心设计且富有新意。初稿完成后经主编和各科室主任逐章逐句审核与修改后定稿。本书特点一是诊断力求简明、实用，强调确定诊断的依据；二是疾病的治疗方法力求详细，具有可操作性。在治疗中强调规范化应用静脉输液、合理应用抗菌药物和糖皮质激素，不得以退热和止痛为目的应用激素；三是规避医疗风险较为具体，包括误诊防范、医患沟通和病历记录要点，强调门诊医生应履行风险告知义务。

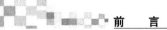

　　这是一本适合二级或二级以下医院和基层医疗卫生机构门诊医生阅读的工具书，亦可供普通家庭参考，以便医患携手共同与疾病作斗争。

　　由于编者水平所限，所选病种与症状难免挂一漏万，书中定也存在不少缺点，敬希读者批评指正。

编　者

2015 年 12 月 3 日

目　录

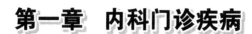

第一章 内科门诊疾病

一、社区获得性肺炎

【**概述**】 社区获得性肺炎（CAP）是指在社区环境中罹患的感染性肺实质炎症，包括在社区感染，尚在潜伏期内因其他原因住院后而发病的肺炎、排除在医院内感染而出院后发病的肺炎。细菌、真菌、衣原体、支原体、病毒和寄生虫均可引起 CAP，而门诊治疗的患者中常见的病原体依次是肺炎球菌、肺炎支原体、流感嗜血杆菌、肺炎衣原体、呼吸道病毒（流感病毒、腺病毒、呼吸道合胞病毒和副流感病毒）。

【**诊断步骤**】

1. 问诊要点

（1）有无禽类、传染病患者接触史。

（2）起病的缓急、病程的长短，起病前有无不慎着凉、醉酒、劳累等诱发因素。

（3）有无胸痛、发热、咳嗽、咳痰、咯血。若有，应详细问清胸痛的部位、性质、与胸廓运动的关系；热度的高低、发热频率，有无伴畏寒、寒战、盗汗；咳嗽的频率、昼夜程度变化，痰液性质及量，咯血的量。

（4）有无到医院诊治，有无服用抗菌药物、退热药、糖皮质激素等药物，服药疗效如何。

（5）有无全身肌肉及关节酸痛、头痛、皮疹、血尿等。

2. 体检要点

（1）有无热性病容、呼吸困难、皮肤黏膜发绀。

（2）观察痰液的性质，有无脓性或血性痰；胸廓有无畸形、听诊呼吸音有无减低、有无支气管呼吸音或支气管肺泡呼吸音及干湿啰音。

（3）心率有无增快，有无心律失常、心脏杂音及额外心音。

3. 辅助检查

（1）一般检查

1）血常规：细菌感染时外周血白细胞可明显增高，以中性粒细胞升

1

高为主，核左移。病毒及非典型病原菌感染时白细胞计数基本正常或降低。

2）降钙素原：细菌感染性肺炎可明显升高，病毒及非典型病原菌升高不明显，可指导抗菌药物治疗。

3）痰液检查和血培养：痰涂片检查见大量细菌，提示细菌感染，痰培养出相应菌株则有更大意义。体温明显升高，全身症状严重者应同时送血培养。

4）胸片：不同病原体感染的肺炎可有不同的影像学表现，如典型肺炎球菌肺炎表现为大叶性、肺段或亚肺段的均匀性密度增高影；肺炎支原体肺炎早期呈间质性改变，随后可呈支气管肺炎，或从肺门向肺野外周伸展的扇形阴影；葡萄球菌肺炎为两下肺野出现叶段性浸润，并可进一步发展为空腔和液平等。

（2）选择性检查

1）动脉血气：可有低氧血症的表现。

2）流感病毒相关抗原：排除相关流感病毒感染。

3）胸部 CT：进一步了解肺部感染病灶影像学特征，了解有无肺门淋巴结肿大，肺内细小病灶等。

4）纤维支气管镜：对于诊断不明确的肺炎，可行纤维支气管镜取肺活组织或深部痰检测，明确病因。

4. 诊断要点　CAP 的诊断程序包括确定肺炎的诊断和评估严重程度。

（1）CAP 的临床诊断依据

1）新近出现的咳嗽、咳痰或原有呼吸道疾病症状加重，并出现脓性痰，伴或不伴胸痛。

2）发热。

3）肺实变体征和（或）闻及湿性啰音。

4）白细胞计数 $>10\times10^9$/L 或 $<4.0\times10^9$/L，伴或不伴细胞核左移。

5）胸部 X 线检查显示片状、斑片状浸润性阴影或间质性改变，伴或不伴胸腔积液。

以上项目中任何一项加第 5）项，并除外肺结核、肺部肿瘤、非感染性肺间质性疾病、肺水肿、肺不张、肺栓塞、肺嗜酸性粒细胞浸润症及肺血管炎等后，可建立临床诊断。

（2）评估病情严重程度：肺炎患者满足下列标准之一，尤其是两种或两种以上条件并存时，建议住院治疗。

1）年龄≥65 岁。

2）存在以下基础疾病或相关因素之一：①慢性阻塞性肺疾病；②糖

尿病；③慢性心、肾功能不全；④恶性实体肿瘤或血液病；⑤获得性免疫缺陷综合征；⑥吸入性肺炎或存在容易发生吸入的因素；⑦近1年内曾因CAP住院；⑧精神状态异常；⑨脾切除术后；⑩器官移植术后；⑪慢性酗酒或营养不良；⑫长期应用免疫抑制剂。

3）存在以下异常体征之一：①呼吸频率≥30次/分；②脉搏≥120次/分；③动脉收缩压<90mmHg；④体温≥40℃或<35℃；⑤意识障碍；⑥存在肺外感染病灶如败血症、脑膜炎。

4）存在以下实验室和影像学异常之一

a. 白细胞计数>20×10^9/L 或<4.0×10^9/L，或中性粒细胞计数<1.0×10^9/L。

b. 呼吸空气时动脉血氧分压（PaO_2）<60mmHg、PaO_2/FiO_2<300，或血二氧化碳分压（$PaCO_2$）>50mmHg。

c. 血肌酐>106μmol/L 或血尿素氮>7.1mmol/L。

d. 血红蛋白<80g/L 或血细胞比容<0.30。

e. 血浆白蛋白<25g/L。

f. 有败血症或弥散性血管内凝血的证据，如血培养阳性、代谢性酸中毒、凝血酶原时间和部分凝血活酶时间延长、血小板减少。

g. X线胸片显示病变累及1个肺叶以上、出现空洞、病灶迅速扩散或出现胸腔积液。

5. 鉴别诊断要点

（1）与肺结核相鉴别：起病相对缓慢，多表现为午后低热、盗汗、消瘦、疲乏无力，胸部X线见病变多在肺尖或锁骨上下，消散缓慢，普通抗感染治疗无效而抗结核治疗有效，痰中找到抗酸杆菌可鉴别。

（2）与肺癌相鉴别：单纯肺癌无急性感染中毒症状，血白细胞计数不高，临床多表现为刺激性干咳，咯血，呼吸困难。合并阻塞性肺炎时，抗炎后复查胸片，肿瘤阴影渐趋明显，行胸部CT、纤维支气管镜和痰脱落细胞学等检查有助鉴别。

（3）与肺栓塞相鉴别：多有血栓性静脉炎、心肺疾患、创伤、手术、肿瘤和长期卧床等静脉血栓的危险因素，表现为突发气促、胸痛、咳嗽、咯血甚至晕厥，CT肺动脉造影可鉴别。

（4）与急性肺脓肿相鉴别：早期表现与肺炎球菌性肺炎相似，后期中毒症状较重，咳出大量脓臭痰为其特征。胸片显示脓腔及气液平，易与肺炎相鉴别。

6. 确定诊断

（1）在社区环境中罹患，存在咳嗽、咳痰、发热及肺部实变或闻及湿性啰音等肺部感染的症状与体征，胸片或胸部CT显示肺炎特征性改变可初步诊断。

（2）除外肺结核、肺部肿瘤、非感染性肺间质性疾病、肺嗜酸性粒细胞浸润症及肺血管炎等疾病后，可确定CAP的诊断。

（3）确定诊断后还应根据患者年龄、是否存在基础性疾病、感染指标及肺氧合功能等相关因素综合评估病情严重程度。

【治疗方法】

1. 西医治疗 CAP的治疗主要包括抗感染治疗、其他治疗、疗效评价及后续处理。

（1）细菌性肺炎诊断明确后，应立即给予抗菌药物治疗，延迟治疗可能会造成病情加重，治疗费用增加，住院时间延长等多种危害，门诊治疗包括起始经验性治疗及针对病原体的治疗。轻症且胃肠道功能正常患者，可选用生物利用度良好的口服药物；病情较重者选用静脉给药，待临床症状明显改善时，改用口服药物。建议门诊患者在留取病原学标本（痰液、血液等）后按以下方案行初始抗感染治疗：

1）既往健康，无耐药肺炎球菌危险因素。可选用以下任何1种方案：①青霉素类，如阿莫西林0.5～1g，口服，每6～8小时1次；或阿莫西林克拉维酸钾0.375g，口服，每8小时1次。病情较重者，注射用阿莫西林钠克拉维酸钾1.2g，静滴，每8小时1次；②大环内酯类，如阿奇霉素0.5g，口服，1次/天；或克拉霉素0.25g，口服，每12小时1次，病情较重者注射用阿奇霉素0.5g，静滴，1次/天；③第一代或第二代头孢菌素类，口服制剂如头孢拉定0.25～0.5g，每6小时1次；或头孢呋辛酯0.5g，2次/天；或头孢克洛0.25g，3次/天。病情较重者可用注射用头孢呋辛钠1.5g，静滴，2～3次/天；④呼吸喹诺酮类，如左氧氟沙星0.1～0.2g，口服，2次/天；或莫西沙星0.4g，口服，1次/天。

2）有基础病或近3个月曾用抗菌药物。可选用以下任何1种方案：①青霉素类联合大环内酯类；②头孢菌素类联合大环内酯类；③呼吸喹诺酮类。各种药物剂量及使用方法同上。基础疾病包括：①慢性心、肺、肝、肾疾病；②糖尿病；③酗酒；④恶性肿瘤；⑤脾脏缺如；⑥免疫抑制。对大环内酯类高度耐药肺炎球菌感染发生率较高的区域（如中国和大部分亚太地区）的门诊患者应按有基础疾病的门诊方案治疗：单独使用呼吸喹诺酮类或β-内酰胺类联合大环内酯类。

（2）对怀疑感染流感病毒的患者一般并不推荐联合应用经验性抗病毒治疗，只有对于有典型流感症状（发热、肌痛、全身不适和呼吸道症状）、发病时间＜2天的高危患者及处于流感流行期时，才考虑联合应用抗病毒治疗。

（3）其他治疗：包括一般治疗、氧疗、雾化湿化治疗、对症治疗、糖皮质激素治疗。

1）一般治疗：戒烟、注意休息、多饮水及保持室内空气流通。

2）氧疗：轻症患者不需要氧疗，重症患者氧疗是综合治疗的有效手段之一。慢性阻塞性肺疾病合并急性呼吸道感染的氧疗原则是持续低流量控制给氧，浓度一般控制在 25%～33%。可采用鼻导管或鼻塞给氧。

3）雾化、湿化治疗：保持呼吸道充分湿化是提高抗感染治疗效果的重要措施之一，常采用超声雾化吸入治疗。可先使用扩张支气管药物雾化吸入，待支气管扩张后再雾化吸入化痰药物，可取得较佳效果。如：先使用吸入用复方异丙托溴铵溶液 2.5ml 联合吸入用布地奈德混悬液 1～2mg 雾化吸入，再使用 α-糜蛋白酶 4000U（等渗盐水溶解后）雾化吸入。以上组合每日可执行 1～2 次。

4）对症治疗：①存在支气管痉挛患者可使用支气管解痉药，如：氨茶碱 0.1～0.2mg，3 次/日；或特布他林 2.5mg，3 次/日；或盐酸班布特罗 10mg，每日睡前口服；②发热大于 38.5℃患者，可酌情使用解热镇痛剂，如对乙酰氨基酚 0.5g，口服，若持续发热，可间隔 4～6 小时重复用药一次，24 小时内不得超过 4 次；③避免使用抑制呼吸中枢的镇静止咳药。对于无痰、症状较严重而难于耐受的咳嗽，可选用可待因 15～30mg，口服，3 次/日。

5）糖皮质激素：在感染未受到控制的情况下应用激素，可导致感染加重。大剂量使用激素还可引起消化道出血、继发真菌感染等严重并发症。目前仅针对严重全身感染合并感染性休克的患者推荐小剂量（氢化可的松不超过 300mg/d）使用，一般疗程为 5～7 天。能够停用血管活性药物时即停用糖皮质激素。不能以退热为目的而使用糖皮质激素。

（4）疗效评估及后续处理

1）在治疗 48～72 小时后，应对患者的治疗效果进行评估，评价内容包括临床症状、一般情况、反应感染程度的指标、病原学及患者对治疗的耐受性，必要时还应结合肺部影像学变化。

2）症状明显改善者继续原有治疗，病情稳定后可从静脉途径改为同类或抗菌谱相近的口服药物治疗。若出现对初始治疗反应不良，症状持续无改善，或一度改善又恶化，病情进展，出现并发症等情况应考虑初始治疗失败。应努力寻找治疗失败原因，再次详细询问病史，评估患者情况，明确是否存在导致病程延长的宿主因素及病原菌因素，根据不同原因行相应处理。

（5）抗感染治疗疗程评估：抗感染治疗一般可于热退和主要呼吸道症状明显改善后 3～5 天停药，但疗程视不同病原体、病情严重程度而异，不宜将肺部阴影完全吸收作为停用抗菌药物的指征。对于普通细菌性感染，如肺炎球菌，用药至患者热退后 72 小时即可；对于金黄色葡萄球菌、铜绿假单胞菌、克雷白菌属或厌氧菌等容易导致肺组织坏死的致病菌所致的感染，建议抗菌药物疗程≥2 周。对于非典型病原体，疗程应略长，如肺炎支原体、肺炎衣原体感染的建议疗程为 10～14 天，军团菌属感染的疗程建议为 10～21 天。

2. 中医治疗　本病属中医"咳嗽"、"肺痈"等范畴，临床上根据病情的轻重，可在专科诊治的基础上配合中医康复治疗。

（1）中医内治：临床常见有风热犯肺证、痰热壅肺证、肺阴亏虚证等证型，治以清热化痰排脓为主，辨证辅以解表、养阴等治法。常用方剂有银翘散、千金苇茎汤、桔梗汤等。连翘片、金荞麦片、橘红痰咳液等中成药亦常辨证选用。

（2）其他治疗：针刺取穴以大椎、肺俞、风门、合谷、少商等为主；亦可用中药雾化、中药离子导入等外治法。

【风险规避】

1. 误诊防范　部分 CAP 患者，特别是老年患者可能仅表现为部分呼吸道症状，甚至临床表现不典型（包括头痛、乏力、腹泻、意识模糊、跌倒及食欲下降等），容易误诊及漏诊。为了防止误诊及延迟治疗导致的病情恶化，接诊医生应从以下方面着手：

（1）仔细询问病史及诊疗经过，尤其是相关流行病学接触史。

（2）注重对不典型肺炎症状的分析，支原体肺炎肺外症状、老年性肺炎不典型表现都易误诊为相应疾病；下叶肺炎累及膈胸膜或并发败血症时会出现急腹症的表现。

（3）重视对病原学的检查，早期取痰标本找病原体，必要时行支气管镜取冲洗液检查，怀疑存在败血症时应行血培养检查。

（4）注重胸部影像学检查，加强对肺炎影像学特点的认识，经有效抗感染治疗后病灶吸收好转对诊断肺炎有重大意义。

2. 医患沟通

（1）一般告知：嘱患者忌烟酒，注意休息，加强营养，保持居住环境空气流通；抗菌药物以口服给药为主，静脉给药为辅；静脉输液有诸多风险，病情较重者方有静脉给药指征，临床症状改善后及时改用口服药物治疗。

（2）风险告知

1）告知患者预计抗感染疗程，对初始治疗效果不佳者，重新评估病情后可能需住院进一步治疗。

2）特殊人群应特别告知。妊娠期妇女：重点告知某些药物可以通过胎盘屏障对胎儿产生不良影响，也可能致流产、早产等，必要时病情告知后签字同意治疗。哺乳期妇女：无论乳汁药物浓度如何，均存在对胎儿潜在的影响，并可能出现不良反应，因此建议暂停母乳喂养。对老年及抵抗力差的患者，应充分考虑到疾病的严重性及并发症出现的可能，对预后的评估十分重要。

3）某些细菌性肺炎如金黄色葡萄球菌、肺炎克雷白杆菌肺炎等可能会发展为重症肺炎，肺炎合并肺脓肿或坏死性改变后可能残留纤维化空洞，肺容量减少和肺功能受损，应及时与患者及家属交代病情。

3. 记录要点

（1）记录有无禽类及其他流行病学接触史。

（2）记录呼吸道症状及伴随症状特点。

（3）记录糖皮质激素、静脉输液、抗菌药物的应用指征及不良反应。

（4）记录血常规、感染指标、胸片等检查阳性结果。

（苏镜波 赵英雄）

二、急性上呼吸道感染

【**概述**】 急性上呼吸道感染（上感）是鼻腔、咽或喉部急性炎症的概称，冬春季节多发，多由病毒感染引起，通过飞沫或被污染的用具传播。本病不仅具有较强的传染性，而且可引起严重的并发症，应积极防治。

【**诊断步骤**】

1. 问诊要点

（1）起病的缓急、病程长短、有无受凉等诱因；起病前有无禽类接触史。

（2）有无鼻塞、流涕，鼻涕颜色，有无咽痛、头痛、肌肉酸痛等症状。

（3）有无发热、咳嗽及咳痰，若有则详细了解发热的峰值，痰液颜色，痰量。

（4）女性患者应注意月经史。

2. 体检要点

（1）体温、呼吸频率与节律。

（2）全身有无皮疹；有无颌下淋巴结肿大。

（3）咽部有无充血，扁桃体有无肿大，表面有无脓性分泌物；肺部有无啰音；心率的变化，有无心脏杂音；肌肉及关节有无压痛。

3. 辅助检查

（1）一般检查

1）血常规：早期表现为白细胞总数不高或偏低，淋巴细胞比例相对增加，重症患者可有白细胞总数和淋巴细胞数下降。若合并细菌感染则白细胞计数及中性粒细胞比例增高。

2）流感病毒相关抗原：常取咽拭子行流感 A 及流感 B 病毒抗原检测，有助于与流感病毒鉴别，指导治疗。

（2）选择性检查

1）胸片：有助于了解有无合并下呼吸道感染。

2）病毒学检查：临床上一般不开展此项检查，必要时可取咽部标本行病毒分离鉴定，以判断病毒类型，区别病毒和细菌感染。

4. 诊断要点 根据病史、流行情况、鼻咽部的卡他和炎症症状及体征结合血常规及胸片结果可诊断为上感。根据病因及感染部位不同临床分以下五种类型：

（1）普通感冒：亦称急性鼻炎，主要表现为鼻塞、流清涕、喷嚏等鼻咽部卡他症状，部分可出现咳嗽、咽部干痒，一般无发热及全身症状。体检可见鼻黏膜充血、水肿，有分泌物，咽部轻度充血等。

（2）急性病毒性咽炎：临床特点为咽痒和烧灼感，少有咳嗽，体检见有咽部充血明显、水肿，颌下淋巴结肿痛。当有吞咽疼痛时，提示链球菌感染。

（3）急性病毒性喉炎：常表现为声嘶、说话困难、咳嗽伴有咽痛、发热等，体检有喉部充血水肿、局部淋巴结肿大伴触痛。部分患者可闻及喉部喘鸣音。

（4）急性咽结膜炎：好发于夏季，儿童多见，临床表现为发热、咽痛、流泪、眼红，查体见咽部充血，软腭、腭垂、咽部和扁桃体表面有灰白色疱疹和浅表溃疡，周围有红晕。

（5）细菌性咽-扁桃体炎：急性起病，有明显咽痛、畏寒及发热（体温可达 39℃以上）等症状，查体可见咽充血明显，扁桃体肿大有脓性分泌物，颌下淋巴结肿大压痛，无异常肺部体征。

5. 鉴别诊断要点

（1）与流行性感冒相鉴别：流行性感冒（流感）起病急，具有较强的传染性，以头痛、肌肉酸痛等全身症状为主，但呼吸道症状轻，致病原是流感病毒，取鼻咽部标本行病毒分离可鉴别。

（2）与过敏性鼻炎相鉴别：多接触致敏原后（如花粉、刺激性气体等）症状出现，主要表现为阵发性喷嚏、清水样鼻涕、鼻塞和鼻痒。鼻腔分泌物涂片见嗜酸性粒细胞增多可鉴别。

（3）与急性传染病早期相鉴别：急性传染病如麻疹在前驱期以发热、上呼吸道炎症、眼结膜炎为主要表现，但常有皮肤出现红色斑丘疹和口腔麻疹黏膜斑；流行性脑脊髓膜炎前驱期主要表现为上感症状，但很快进入败血症期及出现中枢神经系统症状。应根据地区流行病史、临床特点、密切观察病情变化、进行相关实验室检查以资鉴别。

（4）与禽流感相鉴别：有流行病学接触史如禽类接触，除发热、咳嗽外，多伴有头痛、肌肉酸痛、腹泻等症状，病程进展快，血常规检查白细胞一般不高或偏低，血肌酸激酶及乳酸脱氢酶升高，行流感病毒抗原检测协助早期鉴别。

6. 确定诊断 存在受凉、淋雨、疲劳等诱因，有喷嚏、鼻塞、流涕等卡他症状或咽痛、头痛、全身酸痛等炎症症状，查体可见咽部充血、扁桃体肿大等体征，血常规白细胞总数多为正常或减低，胸片排除肺部感染，可确定诊断为上感。

【治疗要点】

1. 西医治疗

（1）治疗原则：本病多为病毒感染引起，由于尚无特效抗病毒药物，故以对症治疗、缓解上感症状为主，同时注意休息、适当饮水、保持室内空气流通，避免继发细菌感染。

（2）药物治疗：以对症治疗药物为主。需要特别注意的是，应首选口服药物，不能无根据地盲目补液。静脉补液只适用于以下几种情况：①因上感导致患者原有基础疾病加重，或出现较为严重的并发症；②由于严重高热导致脱水、电解质紊乱者，需要补充水和电解质；③由于胃肠不适、呕吐而无法进食者，需要通过补液维持身体基础代谢。

1）减充血剂：有助于缓解鼻塞、流涕和打喷嚏等症状。伪麻黄碱能选择性收缩上呼吸道血管，对血压的影响较小，是常用的减充血剂。

2）抗组胺药：阻断组胺受体抑制小血管扩张，降低血管通透性，有助于消除打喷嚏和流涕症状。但该药物常见的不良反应有嗜睡、疲乏等，从事车船驾驶、登高作业或操作精密仪器等行业工作者慎用。

3）镇咳药：多选用人工合成的非依赖性镇咳药，使用最广泛的是右美沙芬，治疗剂量对呼吸中枢无抑制作用，亦无成瘾性。

4）解热镇痛药：主要针对发热、咽痛和全身酸痛等症状。常用对乙酰氨基酚 0.5g，体温超过 38.5℃时口服，一日不能超过 4 次，药物过量可能会造成肝损伤，甚至肝坏死。

5）祛痰药：可提高咳嗽对气管分泌物的清除率。常用氨溴索 30～60mg，口服，3 次/天。

目前治疗上感药物大多为复方制剂，含有上述各类药物或其他药物的两种或两种以上成分，各种复方制剂组方成分相同或相近，药物作用大同小异，因此只能选其中一种，如同时服用两种或两种以上药物，可导致重复用药、超量用药，增加上述药物不良反应发生率。如：美扑伪麻片，1片，每 6 小时服 1 次，24 小时内不超过 4 次；或氨咖黄敏胶囊，1～2 粒，3 次/日；或氨酚伪麻美芬片Ⅱ，1～2 片，2 次/天，口服。由于病毒感染多为自限性疾病，所有用药不能超过 7 天。

6）抗感染治疗

a. 上感是一种自限性疾病，多由病毒感染引起，目前尚无针对上感的特异性抗病毒药物，普通上感不需要使用抗病毒药物治疗。过度使用抗病毒药物有造成流感病毒耐药现象。

b. 抗菌药物不能杀灭病毒，且抗菌药物对预防细菌感染是无效的，滥用抗菌药物还可能导致耐药现象，故不建议使用抗菌药物治疗上感。但少数患者可原发或在病毒感染的基础上继发细菌性感染，抗菌药物仅限于出现细菌感染症状，如咳脓痰或流脓涕、白细胞增高等时采用。可采用口服阿莫西林 0.5g，每 6～8 小时 1 次；或头孢羟氨苄 0.25～0.5g，4 次/天，一日总量最大为 4g。一般情况下，不需要肌内或静脉内应用抗菌药物。

2. 中医治疗 上感属中医"感冒"范畴，感冒早期当与温病、瘟疫等相鉴别。在上感的治疗上，中医康复有一定的优势。

（1）中医内治：临床辨证先分虚实，辨寒热，常见有风寒证、风热证、暑湿证、气虚感冒、阴虚感冒等证型，治以解表祛邪为主，辨证辅以散寒、清热、祛湿、扶正等治法。常用方剂有荆防败毒散、银翘散/桑菊饮、藿香正气散、参苏饮、加减葳蕤汤等。银翘片、小柴胡颗粒、葛根汤颗粒、防风通圣丸、藿香正气水等中成药亦常辨证选用。

（2）其他治疗：针刺取穴以风池、大椎、列缺、合谷、外关等为主；风寒者，可加灸法；风热者，大椎、少商点刺放血；亦可用拔罐、刮痧、中药熏蒸等外治法。

【风险规避】

1. 误诊防范 根据相关临床表现及辅助检查，诊断本病不难，但日常诊疗工作中却常常将其他疾病误诊为上感，接诊医生应熟悉相关疾病特点，同时注意以下几点：

（1）部分急性传染病早期常表现为上呼吸道症状，在诊疗过程中应详细询问病史，尤其是传染病患者接触史及地区流行情况，治疗过程中密切观察病情变化，定期随访以避免误诊。

（2）上感多为自限性疾病，病程约1周，1周后病情无好转应怀疑合并细菌感染可能，还要排查其他疾病，减少误诊。

（3）亚急性甲状腺炎患者早期多有上感症状，应注意甲状腺物理检查，完善甲状腺功能检测，以免误诊。

2. 医患沟通

（1）一般告知：与上感患者密切接触会有传播的可能，应注意相对隔离；保持室内通风，勤洗手，避免受凉和过度劳累。

（2）风险告知

1）少数患者可并发病毒性心肌炎、肾小球肾炎、风湿热等，应告知其病情风险。

2）老人容易出现并发症，若伴有基础疾病或并发症者则临床症状较重、迁延，病程延长。

3）无并发症的普通上感多为自限性疾病（病程约1周），注意休息及多饮水，一般不必使用抗病毒及抗菌药物，过度使用可能会造成不良后果。

4）本病治疗以口服药物为主，静脉输液和应用糖皮质激素有诸多风险，无输液指征者不必静脉输液，也不宜使用激素退热。

3. 记录要点

（1）记录有无禽类接触史，有无集体发病等流行病学病史；起病的时间及症状特点。

（2）记录有无皮疹、咽部充血及扁桃体肿大伴分泌物；肺部有无啰音。

（3）使用抗菌药物和静脉输液治疗，必须记录其适应证。

（苏镜波　田兆嵩）

三、急性气管-支气管炎

【概述】　急性气管-支气管炎主要是指由病毒、细菌、物理及化学刺激或过敏因素引起的气管-支气管黏膜的急性炎症，其中以流感病毒和腺病毒感染较常见，主要表现为咳嗽、咳痰。常发生于寒冷季节或气温突然变冷时。

【诊断步骤】

1. 问诊要点

（1）有无受凉、劳累、吸入刺激性气体等诱因。

（2）咳嗽时间，每天昼夜咳嗽频率的变化；咳嗽程度是重还是轻，是单声还是连续、发作性咳嗽，有无咳痰，痰的颜色、性状和量，有无特殊气味，是否痰中带血。

（3）有无鼻塞、流涕、咽痛；有无发热、畏寒；有无胸痛、呼吸困难及气喘。

（4）有无服用血管紧张素转换酶抑制剂。

2. 体检要点

（1）体温及呼吸频率。

（2）肺部听诊有无湿性啰音和（或）干性啰音。

3. 辅助检查

（1）一般检查

1）血常规：病毒及非典型病原体感染多无异常，存在细菌感染时血白细胞计数及中性粒细胞升高，核左移。

2）血清 C-反应蛋白：细菌感染时普遍升高。

3）胸片：肺纹理增多增粗为常见表现。部分患者胸片无异常。

（2）选择性检查

1）流感病毒相关抗原：排查有无相关流感病毒感染。

2）痰液检查：痰涂片及痰培养可发现致病菌，明确细菌类型，有助于指导抗菌药物治疗。

4. 诊断要点

（1）发病急，常先有鼻塞、流涕、咽痛等上呼吸道感染症状。

（2）开始多表现为刺激性干咳，在冷空气及刺激性气体刺激后加重，若有细菌感染时可出现黏液性脓痰；伴发有支气管痉挛者可出现气喘及呼吸困难症状；咳嗽剧烈可引起胸痛。

（3）全身症状较轻，体温一般不超过 38℃。

（4）肺部查体闻及双肺呼吸音增粗或可闻及散在干、湿性啰音，在咳嗽、咳痰后消失。

（5）胸片正常或仅有肺纹理增多。

（6）排除肺结核、肺炎、支气管肺癌、支气管内膜结核等疾病。

5. 鉴别诊断要点

（1）与流行性感冒相鉴别：流行性感冒与本病症状相似，但流行性感冒起病急骤，有流行病史，以高热、全身肌肉酸痛、头痛、乏力等全身症状为主，而呼吸道症状较轻，通过病毒分离及补体结合试验可鉴别。

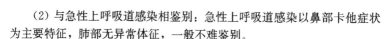

（2）与急性上呼吸道感染相鉴别：急性上呼吸道感染以鼻部卡他症状为主要特征，肺部无异常体征，一般不难鉴别。

（3）与支气管哮喘相鉴别：支气管炎若并发有支气管痉挛可出现气喘，肺部可有哮鸣音，此时应与支气管哮喘鉴别，一般支气管哮喘有反复发作性喘息，多在夜间或清晨发作，一般无发热，采用支气管激发试验可鉴别。

（4）与肺炎相鉴别：肺炎亦有支气管炎类似症状及肺部体征，但胸片有相对应 X 线改变。

（5）与肺结核相鉴别：肺结核除咳嗽咳痰症状外，多伴有消瘦、咯血、食欲缺乏、盗汗及午后低热等结核毒性症状，胸片、结核菌素试验、痰培养可协助诊断。

（6）与肺癌相鉴别：肺癌多引起刺激性干咳、血痰或痰中带血丝、发热、气促症状，胸片或 CT 可见肺内占位性病变可鉴别。

（7）与血管紧张素转换酶抑制剂诱发的咳嗽相鉴别：药物引起咳嗽多为刺激性干咳，有明确的药物服用史，抗感染治疗无效，停药后 4 周症状消失或减轻，一般不难鉴别。

6. 确定诊断

（1）存在咳嗽和咳痰等症状，两肺呼吸音增粗或闻及散在干、湿性啰音，啰音在咳嗽咳痰后消失，胸片正常或可见肺纹理增粗，可初步诊断。

（2）排除肺结核、肺炎、支气管肺癌、支气管内膜结核等疾病后可确诊。

【治疗要点】

1. 西医治疗 本病以病毒感染多见，多数病例为自限性。少部分由细菌感染引起或合并细菌感染，故以口服药物对症治疗为主，不应常规使用抗菌药物及糖皮质激素，体温低于 38.0℃时不必静脉输液。

（1）一般治疗：适当休息，注意避免粉尘、刺激性气体、环境刺激物等有害刺激物的刺激以及花粉等过敏原的吸入。

（2）对症治疗：止咳、化痰、解痉等对症治疗是本病的主要治疗措施。

1）剧烈咳嗽者、无痰或少痰者可酌情服用镇咳药物，如喷托维林 25mg 或右美沙芬 15～30mg，3 次/天，若疗效欠佳者可短期使用可待因 15～30mg，3 次/天。

2）痰多黏稠者服用祛痰药物如氨溴索 30～60mg 或标准桃金娘油肠溶胶囊 300mg，3～4 次/天。痰液较多者不应给予可待因，以免影响痰液排出。

3）部分患者气管反应性增高，导致支气管痉挛，出现喘息症状。可服用氨茶碱 0.1g，3 次/天或 β-受体激动剂如特布他林 2.5mg 或沙丁胺醇 2.4mg，3 次/天。

（3）抗感染治疗

1）原则：本病以病毒感染多见，抗菌药物既不能预防细菌感染亦不能缩短病程和减轻病情，滥用抗菌药物还可能导致耐药现象，故不应常规使用抗菌药物。但以下情况可使用抗菌药物治疗：①少数病例可由肺炎支原体、百日咳博德特菌、或肺炎衣原体引起，此时可给予抗菌药物治疗；②75 岁以上的发热患者；③有严重神经系统疾病患者；④心功能不全患者；⑤长期使用胰岛素治疗的糖尿病患者。

2）抗菌药物治疗：符合使用抗菌药物指征的患者，在留取病原学标本后推荐选用口服的抗菌药物是①青霉素类，如阿莫西林 0.5～1g，口服，每 6～8 小时 1 次；②第一代头孢菌素，如头孢羟氨苄 0.25～0.5g，口服，每日 4 次，一日总量最大为 4g；第二代头孢菌素，如头孢呋辛酯 0.5g，口服，2 次/天；③大环内酯类，如罗红霉素 0.15g，餐前口服，2 次/天；④喹诺酮类，如左氧氟沙星 0.1～0.2g，口服，2 次/天。

2. 中医治疗　急性气管-支气管炎属中医"咳嗽"范畴，临床上中医康复是常用的治疗手段。

（1）中医内治：临床辨证先分表里，再辨邪气，常见有风寒袭肺证、风热犯肺证、燥邪伤肺证、痰湿蕴肺证、痰热郁肺证、肝火犯肺证等证型，治以宣肺祛邪、化痰降气为主，辨证辅以散寒、清热、润燥等治法。常用方剂有止嗽散合三拗汤、桑菊饮、桑杏汤、二陈汤和三子养亲汤、清金化痰汤、千金苇茎汤、黛蛤散等。通宣理肺丸、羚羊清肺丸、川贝枇杷露、橘红痰咳液等中成药亦常辨证选用。

（2）其他治疗：针刺取穴以肺俞、列缺、合谷等为主；临床亦可用穴位贴敷、中药雾化、拔罐等外治法。

【风险规避】

1. 误诊防范　根据典型的症状、体征及胸部影像学检查，诊断本病不难。但若急性支气管炎伴有支气管痉挛时可出现喘息胸闷症状及肺部哮鸣音，易被误诊为支气管哮喘或慢性阻塞性肺疾病急性发作。也有文献报道把胃食管反流病、早期左心功能不全、支气管内膜结核等误诊为急性气管-支气管炎。

（1）如常规方法诊断不明确患者，充分利用肺功能检测、纤维支气管镜检查、高分辨率胸部 CT 等辅助检查手段，减少误诊。

（2）可疑有胃食管反流病者，可行 24 小时胃酸监测检查，必要时予抑制胃酸分泌及促胃动力药物，行诊断性治疗。

（3）有心肺基础疾病的老年患者，若症状在夜间或平卧时出现，应注意排除早期左心功能不全，完善超声心动图、脑利钠肽等相关检查可减少误诊。

2. 医患沟通

（1）一般告知：告知患者锻炼身体，增强体质是预防本病的重要手段；避免粉尘、刺激性气体、环境刺激物及花粉等致敏原的吸入。

（2）风险告知

1）若延误治疗，部分患者的病情可能进展为肺炎。

2）若门诊治疗 1 周仍无缓解、有反复高热不退、有慢性心、肺基础病伴有明显气喘及呼吸困难者需住院治疗。

3）本病不宜常规使用抗菌药物及糖皮质激素，特别是病因未明者，盲目使用可能会导致耐药菌株的产生及二重感染等严重后果。

4）静脉输液有诸多不良反应，本病以口服对症药物治疗为主，体温低于 38.0℃不必静脉输液治疗。

3. 记录要点

（1）记录有无禽类接触等流行病史。

（2）记录咳嗽、痰液的性质特点；如有发热，描述体温的特点。

（3）记录肺部啰音是否咳嗽后消失，记录胸片结果。

（4）记录抗菌药物及静脉输液治疗的依据及用药名称。

（苏镜波　袁衬容）

四、支气管哮喘

【概述】 支气管哮喘（哮喘），是一种慢性变态反应性炎症性疾病，常于婴幼儿时期起病，是由多种炎症细胞特别是嗜酸性粒细胞、肥大细胞和 T 淋巴细胞等参与的气管慢性变态反应性炎症性疾病，表现为气管高反应性、可逆性气流受限，受遗传因素及环境因素影响。

【诊断步骤】

1. 问诊要点

（1）既往有无类似发作，发作季节；有无心脏病病史、家族史，有无药物及其他过敏史；有无长期吸烟史，若有，应询问吸烟的年数及每日量；有无长期粉尘、刺激性气体及烟雾接触史。

（2）呼吸困难或喘息是首次发作还是反复发作，发作的时间，持续时间，发作时讲话能否连续成句，有无诱发因素和缓解因素。

（3）有无咳嗽、咳痰；有无咯血、发热；有无鼻塞、喷嚏，有无心慌、胸闷、胸痛；有无活动后气促及夜间端坐呼吸。

（4）是否到过医院就诊，曾做过哪些检查，检查结果及治疗情况如何。

2. 体检要点

（1）皮肤黏膜颜色，有无杵状指。

（2）呼吸频率、有无呼吸三凹征、双肺呼吸音是否对称、肺部有无哮鸣音和（或）湿性啰音。

（3）有无心脏增大、心脏杂音，心率及心律特点。

（4）有无下肢水肿。

3. 辅助检查

（1）一般检查

1）血常规：可见有嗜酸性粒细胞升高，急性细菌感染时血白细胞计数及中性粒细胞比例升高。

2）降钙素原：细菌感染时降钙素原升高，病毒感染时升高不明显，可指导抗菌药物的应用。

3）动脉血气：严重的哮喘发作可有低氧血症。当病情进一步恶化时可出现低氧血症及二氧化碳潴留。

4）胸片：并发肺部感染时，可见肺纹理增粗及肺内炎性浸润。重症支气管哮喘发作可出现气胸、纵隔气肿、肺不张等并发症。

5）痰培养：若培养出有临床意义的细菌并有药物敏感试验，可指导抗菌药物应用。

（2）选择性检查

1）肺功能：用于测定气管的反应性及判断是否存在可逆性气管阻塞，判断气流受限的程度。

2）胸部 CT：可了解有无肺门及纵隔淋巴结肿大及有无肺内占位病变。

4. 诊断要点

（1）哮喘诊断标准是：

1）反复发作喘息、气急、胸闷或咳嗽，多与接触变应原、冷空气、物理、化学性刺激以及病毒性上呼吸道感染、运动等有关。

2）发作时在双肺可闻及散在或弥漫性的以呼气相为主的哮鸣音，呼气相延长。

3）上述症状和体征可经治疗缓解或自行缓解。

4）除外其他疾病所引起的喘息、气急、胸闷和咳嗽。

5）临床表现不典型者（如无明显喘息或体征），应至少具备以下 1 项试验阳性：①支气管激发试验或运动激发试验阳性；②支气管舒张试验阳性，即第一秒用力呼气容积（FEV_1）增加≥12%，且 FEV_1 增加绝对值≥200ml；③呼气流量峰值（PEF）日内（或2周）变异率≥20%。

符合1）～4）条或4）、5）条者，可以诊断为哮喘。

（2）为更好地制订治疗方案，应将哮喘进行分期，同时对哮喘急性发作严重程度进行分级。

1）分期：①急性发作期，表现为喘息、气急、胸闷或咳嗽等症状急剧加重；②慢性持续期，指每周均不同频度和（或）不同程度地出现喘息、气急、胸闷、咳嗽等症状；③临床缓解期，指经过治疗或未经治疗症状、体征消失，肺功能恢复到急性发作前水平，并维持3个月以上。

2）哮喘急性发作严重程度分级，见表1-4-1。

表 1-4-1　哮喘急性发作严重程度分级

临床特点	轻度	中度	重度	危重
气短	步行、上楼时	稍事活动	休息时	—
体位	可平卧	喜坐位	端坐呼吸	—
讲话方式	连续成句	单词	单字	不能讲话
精神状态	可有焦虑，尚安静	时有焦虑或烦躁	常有焦虑、烦躁	嗜睡或意识模糊
出汗	无	有	大汗淋漓	—
呼吸频率	轻度增加	增加	常＞30次/分	—
辅助呼吸肌活动及三凹征	常无	可有	常有	胸腹矛盾运动
哮鸣音	散在，呼吸末期	响亮、弥漫	响亮、弥漫	减弱、乃至无

注：（1）只要符合某一严重程度的某些指标，而不需要满足全部指标即可。
　　（2）引自中华医学会呼吸病分会哮喘组．中华医学会全科医学分会．中国支气管哮喘防治指南（基层版）．中华结核和呼吸杂志，2013，36（5）：332.

5. 鉴别诊断要点

（1）与急性左心衰竭相鉴别：急性左心衰竭发作时症状与哮喘相似，

但多有高血压、冠心病、心脏瓣膜病等病史，胸片或胸部 CT 见心脏扩大，肺水肿，肺功能提示限制性通气功能障碍可鉴别。

（2）与慢性阻塞性肺疾病相鉴别：慢性阻塞性肺疾病多于中年发病，发作时亦有呼吸困难，症状与哮喘相似，活动时呼吸困难，气流受限呈持续性。肺部查体有肺气肿体征，胸片、肺功能检查可协助鉴别。

（3）与肺癌相鉴别：肺癌引起支气管狭窄可表现为呼吸困难及喘息，但多见于有长期吸烟史的中老年人，一般有反复刺激性咳嗽，多有血痰或血丝痰，部分患者肺部可闻及局部高调的干啰音。胸片检查可发现肺部块状阴影或有阻塞性肺炎，行胸部 CT、痰脱落细胞、纤维支气管镜病理组织活检可明确诊断。

（4）与上气管阻塞性疾病相鉴别：如急性喉水肿、气管内异物及上气管肿瘤等均可引起喘息，常表现为吸气性呼吸困难，胸片可见气管内异物及肿瘤，纤维喉镜或支气管镜可见喉水肿可协助鉴别。

6. 确定诊断

（1）接触变应原、冷空气或特异性气体刺激后出现反复发作的咳嗽、喘息、胸闷等症状，双肺可闻及散在的呼气相哮鸣音，呼吸音延长，上述症状和体征可经治疗后或自行缓解并除外其他疾病可诊断为哮喘。

（2）症状不典型者，行肺功能检测提示存在可逆性气流受限亦可确诊。

【治疗方法】

1. 西医治疗

（1）急性发作期药物治疗：①急性发作期需尽快解除气流受限，缓解症状，改善缺氧；②可查到诱因者应尽快去除并避免，如脱离污染环境、避免接触致敏原、停用非甾体抗炎药；③糖皮质激素是目前最有效的控制气管炎症的药物，包括吸入、口服和静脉应用三种给药途径，在排除相关禁忌证后，应根据疾病严重程度分级选择最佳的途径；④有感染指征患者在留取病原学标本后应积极控制感染。

1）轻度急性发作：以吸入及口服药物治疗为主，不必静脉输液治疗。具体治疗方法如下：

a. 短效 β_2 受体激动剂：如沙丁胺醇气雾剂，在第 1 小时内每 20 分钟吸入 2～4 喷，随后根据疗效调整，可每 3～4 小时 2～4 喷；或特布他林气雾剂，每次 1～2 喷，一天 3～4 次。

b. 茶碱类药物：首选多索茶碱 0.2～0.4g，2 次/天；或选用氨茶碱 0.1～0.2g，3 次/天；或茶碱缓释片 0.1～0.2g，早晚各 1 次口服，不可压碎或咀嚼。

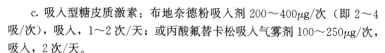

c. 吸入型糖皮质激素：布地奈德粉吸入剂 $200\sim400\mu g$/次（即 $2\sim4$ 吸/次），吸入，$1\sim2$ 次/天；或丙酸氟替卡松吸入气雾剂 $100\sim250\mu g$/次，吸入，2 次/天。

d. 沙美特罗替卡松气雾剂，2 揿/次，2 次/天，本药为 β_2 受体激动剂与糖皮质激素的复方制剂，疗效确切，使用方便，建议首选。

2）中度急性发作：除吸入及口服药物治疗外，若症状难于控制或明确合并肺部感染可静脉使用药物治疗。具体治疗方法如下：

a. 短效 β_2 受体激动剂：如沙丁胺醇气雾剂，在第 1 小时内每 20 分钟吸入 $2\sim4$ 喷，随后根据治疗反应调整，必要时每 $1\sim2$ 小时 $6\sim10$ 喷；亦可选择特布他林气雾剂，常规用法可参照轻度急性发作的治疗，若效果不佳，每次可增至 6 喷，24 小时内的总量不超过 24 喷。

b. 抗胆碱药物：如异丙托溴铵气雾剂每次 $2\sim3$ 喷，$3\sim4$ 次/天。

c. 茶碱类药物：如多索茶碱 $0.2\sim0.4g$，2 次/天。喘息症状较重者且近期未使用过茶碱类药物时，可选用静脉用药，首先使用负荷剂量氨茶碱（$4\sim6mg/kg$），缓慢静脉注射，注射时间大于 20 分钟，然后予 $0.6\sim0.8mg/(kg \cdot h)$ 静脉滴注维持。多索茶碱不良反应少，对氨茶碱有不良反应者可选用，静脉注射（$0.2g/12h$）或静脉滴注（$0.3g/d$）。

d. 糖皮质激素：丙酸氟替卡松吸入气雾剂 $250\sim500\mu g$/次，吸入，2 次/天；或布地奈德粉吸入剂 $200\mu g$/次，4 次/天；症状较重者可口服糖皮质激素，参考剂量为：泼尼松或泼尼松龙 $20\sim40mg/d$，$5\sim7$ 天，症状缓解后逐渐减量至停用，可根据病情的严重程度适当调整剂量和疗程。严重急性哮喘发作时，静脉及时给予琥珀酸氢化可的松（$200\sim1000mg/d$）或甲泼尼龙（$40\sim160mg/d$），无糖皮质激素依赖倾向者可在短期内停药，有糖皮质激素依赖倾向者可适当延长给药时间，控制哮喘症状后逐渐减量。地塞米松作用时间长，对丘脑-垂体-肾上腺轴抑制作用较大，不推荐使用。

e. 若有细菌感染证据如高热、咳脓痰、白细胞总数及中性粒细胞比例升高、降钙素原明显升高、胸片提示肺部感染者等应积极予抗菌药物治疗，在留取病原学标本后先根据常见病原体经验性选择抗菌药物。常用 β-内酰胺类/β-内酰胺酶抑制剂如阿莫西林/克拉维酸 $0.375g$，口服，3 次/天；或第二代头孢菌素，如头孢呋辛酯 $0.5g$，口服，2 次/天；或呼吸喹诺酮类药物，如左氧氟沙星 $0.1\sim0.2g$，口服，2 次/天；或环丙沙星 $0.5g$，口服，3 次/天。在单一药物治疗无效的情况下方可联合用药。症状严重者，可静脉给药。

3）重度急性发作或有以下情况者应及时住院治疗：①轻、中度急性发作，按照上述治疗 24 小时后，效果不佳或病情加重者；②虽属中度发作，但来势急，尤其是哮喘相关死亡高危险因素者；③初次病情评估时病情属重度和危重度发作者。

（2）慢性持续及临床缓解期药物治疗

1）长效 β_2 受体激动剂：沙美特罗气雾剂，1 吸/次，2 次/天，不推荐长期单独使用此类药物。

2）吸入型糖皮质激素：丙酸氟替卡松气雾剂 $125\sim250\mu g$，2 次/天，吸入。联合吸入糖皮质激素和长效 β_2 受体激动剂疗效更优于单一制剂，如沙美特罗替卡松粉吸入剂（$50\mu g/500\mu g$），1 吸/次，2 次/天。

3）长效抗胆碱能药物：噻托溴铵粉吸入剂 $18\mu g$（1 粒），1 次/天，吸入。

4）茶碱类药物：一般剂量为每天 $6\sim10mg/kg$，常用多索茶碱 $0.2\sim0.4g$，2 次/天。

5）白三烯调节剂：孟鲁司特 10mg，睡前口服。

2. 中医治疗 哮喘属中医"哮病"范畴，缓解期治本是本病治疗的首要原则，故急性发作期，可配合中医康复以平喘化痰，缓解期治本以减少其发作。

（1）中医内治：发作期临床常见有冷哮证、热哮证、风哮证、虚哮证等证型，缓解期有肺脾两虚证、肺肾气虚证等证型，治以急则治其标，缓则治其本为原则。常用方剂有射干麻黄汤、麻杏石甘汤、黄龙舒喘汤、玉屏风散合六君子汤、调补肺肾方等。缓解期玉屏风颗粒、补中益气丸、金匮肾气丸、六味地黄丸等中成药亦常辨证选用。

（2）其他治疗：针刺取穴以定喘、天突、内关等为主，磁珠耳穴取穴以定喘、皮质下、内分泌、脾、肾等为主；亦可用穴位贴敷、自血穴位注射等外治法配合治疗。

【风险规避】

1. 误诊防范

（1）不典型哮喘如咳嗽变异性哮喘，仅有咳嗽而无明显喘息症状，易被误诊为急性或慢性支气管炎。对于有顽固性咳嗽患者在诊疗过程中需重视病史、家族及个人过敏史，注意询问有无接触过敏原如植物花粉或宠物毛屑等，经正规疗程抗菌药物治疗无效者需尽早完善肺功能检查或行诊断性治疗。

（2）对于原患有高血压及心脏疾病的老年患者，出现气促及喘息症状易被误诊为急性心力衰竭，但症状可在雾化吸入短效 β_2 受体激动剂后迅速缓解，故在日常诊疗过程中可通过诊断性治疗以迅速判断以免造成病情延误。

（3）积极提倡肺功能测定、支气管激发/舒张试验等客观指标在哮喘诊断中的应用，提高哮喘的早期诊断率，减少误诊。

2. 医患沟通

（1）一般告知：告知患者避免或减少接触室内外过敏原、污染物、烟草烟雾、药物等危险因素，以预防哮喘急性发作和症状加重；告知患者在院外出现急性发作时相应自我处理方法如吸入短效 β_2 受体激动剂，若症状不能缓解应立即就诊。

（2）风险告知

1）告知患者有明确指征时才能全身使用糖皮质激素、抗菌药物及静脉输液治疗，盲目使用可能会出现不良反应。

2）吸入型糖皮质激素在口咽局部的不良反应包括声音嘶哑、咽部不适和念珠菌定植、感染。吸药后应及时用清水含漱口咽部。长期使用较大剂量吸入型糖皮质激素者亦可能出现医源性库欣综合征表现。

3）告知患者长期口服或静脉使用糖皮质激素可能会出现诱发或加重感染、骨质疏松、股骨头无菌性坏死等并发症，在疾病缓解期应优先选择吸入剂型。

4）告知患者家属哮喘长期反复急性发作可并发肺气肿、肺源性心脏病等，预后较差。

5）告知患者家属中、重度哮喘发作属于急危重症，可能出现张力性气胸、痰栓阻塞引起肺不张、呼吸衰竭等并发症。

3. 记录要点

（1）起病年龄，喘息、咳嗽等症状特点，症状能否自行缓解。

（2）记录皮肤黏膜有无发绀，有无呼吸三凹征，呼吸频率及肺部啰音的特点。

（3）记录血常规、动脉血气分析、胸片及肺功能等检查阳性结果。

（4）记录使用抗菌药物及糖皮质激素依据及不良反应。

（苏镜波　袁衬容）

五、慢性阻塞性肺疾病

【概述】 慢性阻塞性肺疾病（COPD）是一种以持续气流受限为特征的可以预防和治疗的疾病，其气流受限多呈进行性发展且不完全可逆，与气管和肺组织对烟草烟雾等有害气体或有害颗粒的慢性炎症反应增强有关。其主要累及肺脏，主要表现为慢性咳嗽、咳痰、进行性呼吸困难，也可引起全身的不良效应。

【诊断步骤】

1. 问诊要点

(1) 既往有无类似发作，有无肺结核病史，有无长期吸烟史。若有，应询问吸烟的年数及每日量；有无长期粉尘、刺激性气体及烟雾接触史，药物过敏史及长期口服药物史。

(2) 有无慢性咳嗽、咳痰的症状，是否有近期咳嗽咳痰症状加重，痰的颜色、性状和量，有无特殊气味，是否痰中带血，有无气短、气喘等呼吸困难，是否呈进行性加重。

(3) 发病以来是否到医院检查过，曾做过哪些检查和治疗，治疗是否有效。

2. 体检要点

(1) 皮肤黏膜、口唇有无发绀，有无杵状指，有无颈静脉充盈或怒张。

(2) 有无肺气肿体征如桶状胸、肋间隙增宽、双肺叩诊过清音、呼吸运动减弱、语颤减弱等。

(3) 有无呼吸三凹征，肺部有无干性啰音和（或）湿性啰音，有无呼气相延长。

(4) 有无肝脏大，有无下肢水肿。

3. 辅助检查

(1) 一般检查

1) 血常规：存在细菌感染时血白细胞计数及中性粒细胞升高，核左移。

2) 血清 C-反应蛋白：细菌感染时普遍升高。

3) 降钙素原：细菌感染时降钙素原升高，病毒感染时升高不明显，用于指导抗菌药物的应用。

4) 动脉血气：COPD 发作时早期以低氧血症为主要表现，晚期患者除低氧血症外还有二氧化碳潴留，进而引起酸碱平衡失调。

5) 血电解质：晚期患者可出现低钾血症、低钠血症等多种电解质紊乱。

6) 胸片：可见肺野透亮度增加，肋间隙增宽，横膈低平等肺气肿表现，还可了解有无合并肺部感染、气胸等并发症。

7) 痰涂片及痰培养、药敏试验：明确细菌类型，指导抗菌药物的应用。

8) 肺功能：判断气流受限的主要指标，是诊断 COPD 的金标准。对于本病严重程度的评价、疗效、疾病的进展及预后均有重要临床意义。患者吸入支气管扩张剂后第一秒用力呼气容积（FEV_1）占用力肺活量（FVC）之比值（FEV_1/FVC）<70%，提示存在不完全可逆的气流受限。

（2）选择性检查

1）流感病毒相关抗原：排查有无流感病毒感染。

2）血浆 D-二聚体：COPD 并发急性肺栓塞时血浆 D-二聚体明显升高。

3）胸部 CT：能显示早期肺气肿，进一步观察肺部结构，同时对于鉴别诊断有一定价值。

4）心电图：COPD 晚期患者并发肺源性心脏病时可能出现右室肥大、肺动脉高压等表现，部分患者可有心律失常，尤以房性心律失常多见，如房性期前收缩、房颤等。

5）超声心动图：了解患者的心脏结构和评估其心脏功能，COPD 晚期患者并发肺源性心脏病时可出现右室肥大，肺动脉增宽，肺动脉高压等。

6）纤维支气管镜：痰液较多又难于咳出患者，可用于吸出痰液；深部痰液及肺泡灌洗液有助于提高痰培养的阳性率以指导抗菌药物应用。

4. 诊断要点

（1）COPD 的诊断

1）任何有呼吸困难、慢性咳嗽、咳痰，且有暴露于长期吸烟、职业性或环境有害物质接触等危险因素病史的患者，临床上需要考虑 COPD 的诊断。

2）持续的气流受限是诊断 COPD 的必备条件，肺功能检查是确诊的金标准。吸入支气管舒张剂后 FEV_1/FVC<70%即明确存在持续的气流受限，除外其他疾病后可确诊为 COPD。

（2）COPD 的综合评估：内容包括症状评估、肺功能评估及急性加重风险评估。

1）COPD 的症状评估：采用改良版英国医学研究委员会呼吸问卷对呼吸困难严重程度进行评估，见表 1-5-1。

2）肺功能评估：应用气流受限的程度进行肺功能评估，即以 FEV_1（为吸入支气管舒张剂后的 FEV_1 值）占预计值的百分比为分级标准，以 FEV_1 占预计值的百分比为 50%为界限，划分高低风险分层，不再进行80%和30%的进一步分级。

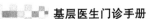

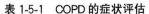

表 1-5-1　COPD 的症状评估

呼吸困难评价等级	呼吸困难严重程度
0 级	只有在剧烈活动时感到呼吸困难
1 级	在平地快步行走或步行爬小坡时出现气短
2 级	由于气短，平地行走时比同龄人慢或者需要停下来休息
3 级	在平地行走约 100m 或数分钟后需要停下来喘气
4 级	因为严重呼吸困难而不能离开家，或者穿脱衣服时出现呼吸困难

注：引自慢性阻塞性肺疾病病情严重程度评估系统在中国应用的专家共识. 中华结核和呼吸杂志 2013，36（6）：477

3）急性加重风险评估：上一年发生≥2 次急性加重病史者，或上一年因急性加重住院 1 次，预示以后频繁发生急性加重的风险大。建议问诊的内容包括：①除了剧烈活动外你会感到气短吗？②是否检测过肺功能？结果如何？③去年是否因为急性加重住过院？通过以上 3 个问题对病情进行综合评估，将患者分为轻、中、重度 3 个分级。COPD 严重程度的综合评估方法见表 1-5-2。

表 1-5-2　COPD 严重程度的综合评估

严重程度	肺功能（FEV_1 占预计值的百分比）	呼吸困难	前 1 年住院史
轻度	＞50％	无	无
中度	＞50％	有	无
重度	＜50％	无或有	≥1 次

注：引自慢性阻塞性肺疾病病情严重程度评估系统在中国应用的专家共识. 中华结核和呼吸杂志，2013，36（6）：478

4）COPD 病程分期：①稳定期，是指咳嗽、咳痰、气喘症状稳定；②急性加重期，是指患者呼吸道症状超过日常变异范围的持续恶化，并需要改变药物治疗方案，在病程中，患者常有短期内咳嗽、咳痰、气喘症状加重，痰量增多，咳脓性痰或黏液脓性痰，可伴有发热等炎症明显加重的表现。

5. 鉴别诊断要点

（1）与充血性心力衰竭相鉴别：充血性心力衰竭多有高血压、冠心病、心脏瓣膜病等病史，主要表现为阵发性咳嗽，伴有活动后气促，典型

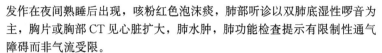

发作在夜间熟睡后出现，咳粉红色泡沫痰，肺部听诊以双肺底湿性啰音为主，胸片或胸部 CT 见心脏扩大，肺水肿，肺功能检查提示有限制性通气障碍而非气流受限。

（2）与支气管哮喘相鉴别：支气管哮喘多见于青少年患者，常有过敏史及家族史，一般无慢性咳嗽、咳痰史，喘息呈发作性且气流受限为可逆性，胸片无异常，支气管激发试验阳性可鉴别。

（3）与支气管扩张相鉴别：支气管扩张有反复咳脓痰、咯血的病史，查体肺部粗糙湿性啰音，杵状指，胸片及胸部 CT 提示支气管扩张可鉴别。

（4）与肺结核相鉴别：肺结核常有低热、盗汗、乏力、消瘦等结核毒性症状，胸片提示肺部有浸润或结节表现，痰找抗酸杆菌阳性可鉴别。

（5）与肺癌相鉴别：肺癌多见于有长期吸烟史的中老年人，一般有反复刺激性咳嗽，多有血痰或血丝痰，部分患者肺部可闻及局部高调的干啰音。胸片检查可发现肺部块状阴影或有阻塞性肺炎，行胸部 CT、痰脱落细胞、纤维支气管镜病理组织活检可明确诊断。

（6）与脑血管意外相鉴别：部分 COPD 患者急性加重期会伴有意识障碍，头颅 CT 检查可鉴别。

6. 确定诊断

（1）存在长期吸烟、吸入职业性粉尘和化学物质、暴露于污染的空气中等高危因素。首发症状通常是咳嗽咳痰，特征性症状是进行性加重的呼吸困难，还伴有喘息和胸闷，可初步诊断为 COPD。

（2）结合以上危险因素及症状，吸入支气管舒张剂后 $FEV_1/FVC<70\%$，提示存在不完全可逆的气流受限，可确诊为 COPD。

（3）持续存在的气流受限是诊断 COPD 的必备条件，肺功能检查是诊断 COPD 的金标准。

【治疗要点】

1. 西医治疗

（1）稳定期治疗：以减轻当前症状及降低未来风险为管理目标，做好疾病相关知识的教育与管理，避免危险因素。药物治疗以支气管舒张剂及吸入糖皮质激素为主，辅以氧疗及康复治疗，不必常规使用抗菌药物及静脉输液。

1）教育与管理：①教育与敦促患者戒烟，并避免暴露于二手烟，戒烟已被证明可有效延缓肺功能进行性下降；②尽量避免或防止粉尘、烟雾及有害气体的吸入；③帮助患者掌握 COPD 的基础知识；④学会自我控制病情的技巧，如腹式呼吸及缩唇呼吸锻炼等；⑤掌握赴医院就诊的时机。

2）药物治疗：用于预防和控制症状，减少急性加重的频率和严重程度，提高运动耐力和生活质量。病情稳定时，应同一水平维持长期的规律治疗，若出现病情波动则应及时调整方案。

a. 支气管扩张剂：是稳定期控制患者症状的主要药物。与口服药物相比，吸入剂的不良反应小，因此多首选吸入治疗。联合应用不同作用机制与作用时间的药物可以增强支气管舒张作用，减少不良反应，进一步改善患者的肺功能与健康状况。①β_2受体激动剂：常用的是定量雾化吸入，短效制剂如沙丁胺醇气雾剂，每次 $100\sim200\mu g$（$1\sim2$ 喷），数分钟内起效，$15\sim30$ 分钟达峰值，疗效持续 $4\sim5$ 小时，24 小时内不超过 $8\sim12$ 喷；长效制剂如沙美特罗气雾剂，$50\mu g$（2 喷），每日 2 次，$1\sim3$ 分钟起效，作用持续 12 小时以上；②抗胆碱能药物：短效制剂如异丙托溴铵气雾剂，$40\sim80\mu g$（$2\sim4$ 喷），$3\sim4$ 次/天，该药起效时间较短效 β_2 受体激动剂慢，但作用时间长，$30\sim90$ 分钟达到最大效果，可持续 $6\sim8$ 小时。该药不良反应较小，长期吸入可改善患者症状；长效制剂如噻托溴铵粉吸入剂，每次吸入 $18\mu g$（1 粒），1 次/天，长期使用可增加深吸气量，减低呼气末肺容积，进而改善呼吸困难，减少急性加重频率；③茶碱类药物：多索茶碱 $0.1\sim0.2g$，口服，2 次/天；或氨茶碱 $0.1g$，口服，3 次/天；或茶碱缓释片 $0.2g$，早晚各 1 次口服，用药过程中需检测茶碱血浓度以评估疗效和不良反应。

b. 吸入型糖皮质激素：吸入型糖皮质激素适用于 COPD 稳定期 FEV_1 <50％ 预计值（Ⅲ级和Ⅳ级 COPD）并且有临床症状者或反复急性加重的 COPD 患者。长效制剂有丙酸氟替卡松气雾剂 $125\sim250\mu g$，2 次/天，吸入。联合吸入糖皮质激素和长效 β_2 受体激动剂疗效更优于单一制剂，如沙美特罗替卡松粉吸入剂（$50\mu g/250\mu g$），1 吸，2 次/天。不推荐患者采用长期口服糖皮质激素及单一吸入糖皮质激素治疗。

c. 祛痰药：有利于气管引流通畅，改善通气功能，但其效果并不确切，仅对少数有黏痰的患者有效。如氨溴索 $30\sim60mg$ 或标准桃金娘油肠溶胶囊 $300mg$，$3\sim4$ 次/天或羧甲司坦 $0.5g$，口服，3 次/天。

d. 免疫调节剂：对降低 COPD 急性加重的严重程度可能具有一定的作用，但尚无确证，不推荐作为常规使用。

3）家庭氧疗：一般采用鼻导管吸氧，氧流量为 $1.0\sim2.0L/min$，吸氧时间＞15h/d，目的是使患者在海平面、静息状态下，达到动脉血氧分压（PaO_2）≥60mmHg 和（或）指脉血氧饱和度（SaO_2）升至 90％。有下列任何一项指征者，可长期家庭氧疗。①静息时，PaO_2≤55mmHg 或

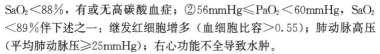

SaO_2＜88％，有或无高碳酸血症；②56mmHg≤PaO_2＜60mmHg，SaO_2＜89％伴下述之一：继发红细胞增多（血细胞比容＞0.55）；肺动脉高压（平均肺动脉压≥25mmHg）；右心功能不全导致水肿。

4）康复治疗：①呼吸生理治疗，包括正确咳嗽、排痰方法和缩唇呼吸等；②肌肉训练，包括全身性运动及呼吸肌锻炼，如步行、踏车、腹式呼吸锻炼等；③科学的营养支持与加强健康教育亦为康复治疗的重要方面。

（2）急性加重期治疗

1）首先评估患者病情严重程度，轻、中度的COPD急性加重患者可以在门诊治疗，但需注意病情变化，疾病加重或治疗效果不佳时应及时住院治疗。符合以下指征之一应住院治疗：①症状显著加剧，如突然出现的静息状态下呼吸困难；②重度慢性阻塞性肺疾病；③出现新的体征，或原有体征加重，如发绀、神志改变、外周水肿等；④有严重的合并症，如心力衰竭或新出现的心律失常；⑤初始药物治疗急性加重失败；⑥高龄患者；⑦诊断不明确；⑧院外治疗无效或医疗条件差。

2）支气管扩张剂：适当增加以往使用支气管扩张剂的剂量及频度，首选短效 β_2 受体激动剂，若效果不佳，建议加用抗胆碱能药物，临床上应用短效 β_2 受体激动剂及抗胆碱药物时，以使用压力喷雾的吸入用药为佳。若在联合使用上诉两种药物12～24小时后，病情无改善，可联合使用茶碱类药物。

a. β_2 受体激动剂、抗胆碱能药物：具体用药可在稳定期治疗的方案上适当增加药物剂量及频率。

b. 茶碱类药物：该类药为二线用药。适用于对短效支气管扩张剂疗效不佳以及某些较为严重的患者。可选用多索茶碱0.2～0.4g，口服，2次/天；或氨茶碱0.1g，口服，3次/天。喘息症状较重者可选用静脉用药，既往未规律使用茶碱类患者，首次缓慢静注4～6mg/kg，然后静脉滴注维持量0.6～0.8mg/(kg·h)，日总量不超过1g。

3）全身应用糖皮质激素：在排除禁忌证后，全身使用糖皮质激素对COPD急性加重期治疗有益。COPD急性加重期患者宜在应用支气管舒张剂基础上，口服或静脉滴注糖皮质激素。参考剂量：泼尼松或泼尼松龙20～40mg/d，口服，连用5～10天后逐渐减量停药。或静脉给予甲泼尼龙40mg/d，2～5天后改为口服，可根据病情适当调整糖皮质激素剂量和疗程。对COPD患者不推荐长期口服糖皮质激素治疗。

4）抗感染治疗：具备呼吸困难加重、痰量增多和脓性痰3项症状，或2项症状而其中1项为脓性痰为抗菌治疗的指征。在留取病原学标本后，结合当地病原体流行病学分布及抗菌药物的耐药情况经验性选择抗菌药物，轻症患者给予口服药，病情较重者可静脉滴注。如出现以下 4 项中的 1 项，应考虑铜绿假单胞菌感染可能：①近期住院史；②经常（＞4次/年）或近期（近 3 个月内）抗菌药物应用史；③病情严重（FEV_1 占预计值的百分比＜30％）；④应用口服糖皮质激素（近 2 周服用泼尼松＞10mg/d）。

a. 轻度 COPD，无并发症：通常不需要口服抗菌药物。如有指征，可选择阿莫西林 0.5～1g，口服，每 6～8 小时 1 次；或多西环素，第一日100mg，每 12 小时 1 次，继以 100～200mg，一日 1 次。此阶段患者不需要静脉输液治疗。

b. 中、重度 COPD，无铜绿假单胞菌感染危险因素：可选择阿莫西林/克拉维酸钾片 0.375g，口服，3 次/天；或头孢呋辛酯 0.5g，口服，2次/天；或盐酸莫西沙星片 400mg，口服，1 次/天。病情严重者，可静脉使用抗菌药物，如注射用头孢曲松钠 1～2g，静滴，1 次/天；或乳酸左氧氟沙星氯化钠注射液 0.1～0.3g/次，静滴，2 次/天。

c. 中、重度 COPD，伴铜绿假单胞菌感染危险因素：环丙沙星0.25g，口服，2 次/天；或左氧氟沙星 0.1～0.2g，口服，2 次/天。严重者可静脉滴注抗菌药物，如注射用哌拉西林钠/他唑巴坦钠 2.25g，每 8小时 1 次，静滴。

2. 中医治疗　本病属中医"肺胀"、"咳嗽"、"喘证"等范畴，临床上缠绵难愈，常可配合中医康复治疗，尤其在缓解期更为适用。

（1）中医内治：临床常见有外寒内饮证、风热犯肺证、痰热郁肺证、气虚血瘀痰阻证、肺肾气虚证等证型，治宜分清标本虚实，以降气化痰为主，辨证辅以祛邪宣肺、活血化瘀、补肾纳气等治法。常用方剂有小青龙汤、桑菊饮、清气化痰汤、人参胡桃汤合三子养亲汤、调补肺肾方等。小青龙合剂、羚翘解毒丸、复方鲜竹沥口服液、蛤蚧定喘丸等中成药亦常辨证选用。

（2）其他治疗：喘息难以控制时，针刺取穴以肺俞、列缺、心俞、内关、定喘等为主；寒证可用灸法；亦可用穴位贴敷、自血穴位注射等外治法。

【风险规避】

1. 误诊防范　近年来，由于肺功能检测仪的普及，COPD 的确诊率较前明显增高，但 COPD 缺乏典型症状，病理基础及临床表现涉及呼吸、循环甚至消化等多个系统，易与支气管扩张、肺气肿、哮喘等呼吸系统疾病及心肌梗死、心力衰竭等循环系统疾病相混淆而引起误诊，临床工作中

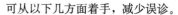

可从以下几方面着手，减少误诊。

（1）任何有进行性呼吸困难、慢性咳嗽、咳痰，且有暴露于长期吸烟、职业性或环境有害物质接触等危险因素病史的患者，应常规行胸片、肺功能检查确诊。

（2）COPD并发气胸，可出现突发性呼吸困难并呈进行性加重，由于肺气肿的体征的影响易造成气胸体征不典型，故易被误诊，在诊疗过程中应开阔思路，提高对COPD并发症的警惕性，对于不明原因的呼吸困难尽早完善胸片检查，必要时行诊断性穿刺以协助诊断。

（3）老年COPD患者抵抗力低下，易并发肺结核、肺炎等，且相关临床表现不典型，因此常被误诊，治疗反应欠佳时应及时行痰涂片及痰培养，胸片等检查，密切动态观察病情变化，避免误诊。

2. 医患沟通

（1）一般告知：教育患者不但要戒烟，而且不能暴露于二手烟；尽量避免粉尘、烟雾及有害气体的吸入；介绍COPD的基础知识；学会自我控制病情的技巧，如腹式呼吸及缩唇呼吸锻炼等。

（2）风险告知

1）告知随病情发展常并发慢性肺源性心脏病、呼吸衰竭、自发性气胸等，积极采用相应治疗措施及脱离危险因素可以延缓病情进展。

2）对于急性加重期患者，应及时告知病情的严重性、可能出现的相关并发症如呼吸衰竭、气胸、肺栓塞、心律失常等，必要时告知病情危重并作好记录。

3）在稳定期及轻度的COPD急性发作期，一般无使用抗菌药物、全身糖皮质激素及静脉输液指征。

4）吸入型糖皮质激素在口咽局部的不良反应包括声音嘶哑、咽部不适和念珠菌定植、感染。吸药后应及时用清水含漱口咽部。

5）全身使用糖皮质激素对中重度COPD急性加重期治疗有益。但存在不良反应，如感染、代谢紊乱（水电解质、血糖、血脂）、股骨头坏死等，应明确告知。

3. 记录要点

（1）记录有无本病高危因素；有无进行性呼吸困难，慢性咳嗽、咳痰，痰的颜色、性状和量；体检有无肺气肿体征，有无呼吸三凹征，有无肺部啰音。

（2）记录血常规、血气分析、胸片及肺功能等结果。

（3）记录抗菌药物及糖皮质激素使用指征及不良反应。

（苏镜波　袁衬容）

六、支气管扩张症

【概述】 支气管扩张症是指各种原因引起的终末支气管壁肌肉和弹性成分的破坏导致支气管管腔的变形、不可逆性扩张，从而引起反复化脓性感染的气管慢性炎症。主要病因是支气管-肺组织感染和支气管阻塞。临床主要症状为慢性咳嗽、咳大量脓痰和反复咯血。

【诊断步骤】

1. 问诊要点

（1）有无受凉、劳累、误吸等诱因。

（2）咳嗽、咳痰的时间，是否有咳脓痰，有无特殊气味，咳痰的昼夜规律；咳嗽、咳痰与体位改变有无关系，是否反复发作，每年发作的次数，每次使用抗菌药物治疗的情况。

（3）有无咯血，若有应询问咯血的量，血液的颜色。

（4）有无发热、胸痛、呼吸困难等。

（5）有无吸烟史，若有应询问吸烟的年限及每日吸烟的数量。

（6）应询问童年有无肺结核、支气管肺炎、麻疹、百日咳等病史。

2. 体检要点

（1）体温及呼吸频率。

（2）有无发绀、杵状指（趾）；肺部听诊有无干、湿性啰音。

3. 辅助检查

（1）一般检查

1）血常规：急性细菌感染时血白细胞计数和中性粒细胞升高。

2）血清C-反应蛋白：急性细菌感染时血清C-反应蛋白普遍升高。

3）胸片：因早期轻症患者胸片可正常或仅表现为局部肺纹理增多、增粗现象，故胸片对支气管扩张的敏感性较差。后期可表现为沿支气管分布的卷发状阴影或呈蜂窝状。

4）胸部高分辨CT：确诊支气管扩张的金标准，可明确病变累及的部位、范围和病变性质，初次诊断支气管扩张的患者，如条件许可，均应进行本项检查。

5）痰涂片及痰培养、药敏试验：可明确细菌类型以指导抗菌药物的应用。

（2）选择性检查

1）凝血功能：对于咯血患者需行凝血功能检查以协助鉴别诊断。

2）纤维支气管镜：可以明确支气管阻塞、出血及扩张的部位。

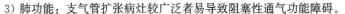

3) 肺功能：支气管扩张病灶较广泛者易导致阻塞性通气功能障碍。

4. 诊断要点

（1）有慢性咳嗽、咳痰症状，多为脓痰，部分患者有咯血症状。

（2）查体肺部闻及位置固定的湿性啰音。

（3）胸部 CT 表现为管壁增厚的柱状扩张或成串成簇的囊样改变。胸片表现为沿支气管分布的卷发状阴影或呈蜂窝状。

5. 鉴别诊断要点

（1）与肺脓肿相鉴别：肺脓肿除咳大量脓痰外，还有高热、畏寒、寒战等全身中毒症状，胸部 X 线检查可见脓腔，一般不难鉴别。

（2）与肺结核相鉴别：肺结核可引起慢性咳嗽、咳痰及咯血，多伴有消瘦、盗汗、午后低热等结核毒性症状，且痰量较少，病灶好发于上肺。结核菌素试验及痰培养有助于鉴别。

（3）与支气管肺癌相鉴别：支气管肺癌多引起刺激性干咳、血痰或痰中带血丝，多发生于长期吸烟的中老年男性患者。胸片或胸部 CT 可见占位病灶可鉴别。

6. 确定诊断

（1）典型症状是慢性咳嗽、咳大量脓臭痰及反复咯血，在病变部位可听到固定而持久的局限性湿啰音，痰咳出后湿啰音仅可暂时减少或消失，可初步诊断为支气管扩张。

（2）胸部高分辨 CT 是确诊本病的金标准。

【治疗方法】

1. 西医治疗

（1）一般治疗：劝导戒烟，避免受凉，合并感染及咯血时应卧床休息。

（2）对症治疗

1) 采取体位引流，引流时使病变部位处于高位，2～3 次/天，每次15～30 分钟。

2) 对于痰液黏稠者应用祛痰药物如氨溴索 30～60mg，口服，3 次/天或标准桃金娘油胶囊 300mg，口服，3～4 次/天。

3) 对于少量咯血患者可予口服肾上腺色腙 5mg，3 次/天。对大咯血患者（如一次咯血量超过 200ml 或 24 小时咯血量超过 500ml）需紧急入院救治。

（3）控制感染治疗：出现咳嗽、痰量增加或性质改变及其脓性成分增加、发热等急性感染征象时需应用抗菌药物。尽量选用支气管渗透性良好并且能强效减少细菌负荷的抗菌药物，对于轻、中度患者选用口服制剂，症状较重的患者选用静脉制剂。

1）留取病原学标本后行经验性抗菌治疗：①无假单胞菌感染高危因素者，可单独选用阿莫西林/克拉维酸钾 0.375g，口服，3 次/天；重症者可选注射用阿莫西林/克拉维酸钾 1.2g，每 6～8 小时 1 次，静滴；或喹诺酮类药物如左氧氟沙星 0.1～0.2g，口服，2 次/天；重症者可用左氧氟沙星注射液 0.2g，2 次/天，静滴；或第三代头孢菌素如注射用头孢曲松钠 1～2g，1 次/日，静滴；②对于有假单胞菌感染高危因素者，可单用喹诺酮类如左氧氟沙星 0.1～0.2g，2 次/天；或环丙沙星 0.5～1.5g/d，分 2～3 次口服，症状较重者可用左氧氟沙星注射液 0.2g，2 次/天，静滴；或乳酸环丙沙星注射液 0.1～0.4g，2 次/天，静滴。若对于单一用药治疗效果欠佳者或症状较重者可联合应用具有抗假单胞菌活性的 β-内酰胺类抗菌药物如注射用哌拉西林钠/他唑巴坦钠 2.25～4.5g，每 8 小时 1 次，静滴。

2）应及时根据痰培养、药敏试验结果及经验治疗的临床疗效以调整抗菌药物治疗方案。支气管扩张急性加重期抗菌药物治疗建议在 14 天左右。

（4）手术治疗：对于病灶局限，范围不超过两个肺叶，经内科积极治疗后仍反复发作的患者，大咯血危及生命而药物治疗无效者，可考虑手术治疗。

2. 中医治疗　支气管扩张症属中医学"咳嗽"、"咯血"、"肺痈"、"肺痿"等范畴，中医内治有较好疗效，但病情危重时，需在专科积极诊治的基础上，适当配合中医康复治疗。

（1）中医内治：临床辨证先分虚实，再辨脏腑，常见有痰热壅肺证、肝火犯肺证、肺脾气虚证、气阴两虚证等证型，治以止血化痰为主，辨证辅以清肺、泻肝、益气健脾、养阴等治法。相应的常用方剂有泻白散合泻心汤、泻白散合黛蛤散、六君子汤合三子养亲汤、百合固金汤等。复方鲜竹沥口服液、云南白药、玉屏风颗粒、养阴清肺丸等中成药亦常辨证选用。

（2）其他治疗：针刺取穴以三阴交、孔最、肺俞、列缺、尺泽等为主。

【风险规避】

1. 误诊防范

（1）诊疗过程中应详细询问病史，仔细查体，对于有慢性咳嗽和（或）反复咯血患者，肺部查体有固定湿性啰音应想到支气管扩张的可能性。除熟练掌握支气管扩张的临床特点外，还需仔细对不典型症状加以分析及鉴别。

（2）尽早完善胸片、痰涂片及痰培养检查，有条件者积极完善胸部CT 检查以协助诊断。

（3）熟练掌握支气管扩张的胸片及胸部 CT 的典型影像学表现，同时提高胸片及胸部 CT 的分析能力。

（4）对于既往无明确感染病史的患者，应结合病情特点完善相关检查，特别是肺部影像学检查。

2. 医患沟通

（1）一般告知：加强体质，积极防治呼吸道感染；劝导吸烟者戒烟；指导体位引流。

（2）风险告知

1）部分患者可出现咯血，少量咯血时除药物治疗外应卧床休息。

2）若出现大咯血可能会引起窒息死亡，应告知患者病情风险，并住院治疗。

3. 记录要点

（1）记录咳嗽、咳痰的特点，痰的气味、颜色和量等；有无咯血，咯血的量及颜色。

（2）记录肺部有无固定性湿性啰音，咳痰后啰音是否减少。

（3）胸片或胸部 CT、痰细菌学检查的阳性结果。

（李志文　袁衬容）

七、自发性气胸

【概述】 自发性气胸是指在无外伤或人为因素的情况下，由于肺组织和脏层胸膜因原有某种病变或缺陷而突然发生破裂，空气进入胸腔所致。可分为原发性气胸（多见于青少年，无明显病灶，以高瘦者居多）和继发性气胸（肺内原有病灶破裂所致，如肺大疱、肺结核、肺癌等）以及特殊类型气胸（如月经性气胸、妊娠合并气胸）。

【诊断步骤】

1. 问诊要点

（1）有无吸烟不良习惯，如有则应询问患者吸烟的每日量和吸烟时间。

（2）询问有无气胸发作史，有无肺结核、肺癌、慢性阻塞性肺疾病等慢性肺部疾病史。

（3）有无剧烈运动、咳嗽、提举重物、用力屏气、外伤等诱因。

（4）症状是否为突发，是否表现为胸闷、胸痛、气急、刺激性干咳等不适；老年患者，可能胸痛症状不明显，应注意询问有无突发加重的胸闷、气促。

2. 体检要点

（1）评估患者意识状态，有无皮肤黏膜发绀，测量血压、脉搏。

（2）少量气胸时体征不明显，仅有患者呼吸音减低。

（3）气胸达 30% 以上时，可表现为患侧胸廓饱满，肋间隙膨隆，呼吸运动减弱，叩诊鼓音，心或肝浊音区消失；语颤及呼吸音均减弱或消失；大量气胸者有气管、纵隔向健侧移位。

（4）左侧少量气胸，可存在 Hamman 征，即在左心缘处听到与心跳一致的破裂音，左侧卧位呼气时更明显。

3. 辅助检查

（1）一般检查

1）血常规：如合并血胸，则可有血红蛋白下降；合并细菌感染则有白细胞总数及中性粒细胞比例升高。

2）胸片：诊断气胸的可靠方法。可显示肺压缩程度，肺部情况，有无胸腔积液及纵隔移位等。

（2）选择性检查：

1）心电图：对胸痛的鉴别诊断有重要意义。

2）胸部 CT：①可显示少量气胸或普通胸片上因受组织重叠而显示不清的气胸；②可进一步确定局限性气胸的部位、程度、形态；③可预测气胸复发的可能性，若肺内有大的或多发的肺大疱，则复发机会明显增加。

4. 诊断要点

（1）突发的胸闷、气急和（或）胸痛，查体患侧胸廓饱满，肋间隙增宽，叩诊鼓音，呼吸音及语颤减弱或消失可作出初步诊断，胸部 X 线检查可确诊。

（2）在设备条件或病情危重不允许行 X 线检查，又高度怀疑气胸的存在时，可在患侧胸腔积气体征最明显处试穿，抽气测压，若为正压且抽出气体，可诊断气胸。

5. 鉴别诊断要点

（1）与巨型肺大疱相鉴别：起病慢，无突发胸痛等症状，X 线动态观察无明显变化，行胸部 CT 能很好地区别巨型肺大疱和局限性包裹性气胸。

（2）与急性肺栓塞相鉴别：除有急性胸痛、干咳外，严重者还可表现为咯血、晕厥和休克等。多数患者有长期卧床、手术等高危因素存在，结合肺动脉造影可鉴别。

(3) 与急性心肌梗死相鉴别：多为中老年患者，常有高血压病、糖尿病等基础疾病，心电图可见特异性 ST-T 动态改变，心肌酶、肌钙蛋白升高，可鉴别。

(4) 与支气管哮喘相鉴别：以反复发作性呼气性呼吸困难为特点，肺部可闻及哮鸣音，行肺功能检测可鉴别。

6. 确定诊断

(1) 突发一侧胸痛伴有呼吸困难，并有气胸体征，则可作出气胸的初步诊断。胸片显示气胸影像学特征是诊断的重要依据。

(2) 有慢性阻塞性肺病基础疾病的患者，特别是有肺大疱的患者，气胸的症状往往被基础疾病所掩盖或与之重叠，但并发气胸时，症状突然加重是一重要特点。

【治疗方法】

1. 西医治疗 自发性气胸的治疗需根据气胸的不同原因和类型采取适当措施，解除胸腔积气对呼吸、循环所造成的影响，使肺尽早复张和恢复功能，同时也要治疗并发症和原发病。原发性气胸及未合并肺部感染的继发性气胸，不需要静脉输液及使用抗菌药物治疗。

(1) 一般治疗：患者应卧床休息和吸氧，尽量减少活动。饮食以软食为主，保持大便通畅，避免用力屏气及剧烈咳嗽。咳嗽剧烈者可给予可待因 30mg，必要时口服；有便秘者可给予乳果糖 20ml，口服，2～3 次/天；有精神过度紧张者，可用艾司唑仑 1mg，必要时口服。

(2) 保守治疗：适用于年轻患者首次发生的症状较轻的闭合性气胸。若肺萎陷＜20%，不伴有呼吸困难，可卧床休息治疗。酌情予镇静、镇痛、止咳等药物，但应密切观察病情，尤其在气胸发生后 24～48 小时内，经 1 周治疗后仍不复张者，需采取排气治疗。如患者年龄较大，并有肺部基础疾病如慢性阻塞性肺疾病，其胸膜破裂口愈合慢，呼吸困难等症状严重，即使气胸量较小，原则上亦不主张保守治疗。

(3) 排气治疗：存在呼吸困难、肺压缩程度超过 20%～30%、合并有肺部基础疾病者，常需采取排气疗法。

1) 胸腔穿刺抽气：适用于肺萎陷在 20%～50% 左右，呼吸困难较轻，心肺功能尚好的闭合性气胸患者。常规选择患侧锁骨中线第 2 前肋间为穿刺进针点，局限包裹性气胸需根据胸片或胸部 CT 进行定位。于皮肤消毒后用气胸针或细导管直接刺入胸膜腔，随后连接 60ml 注射器进行抽气，一般一次抽气量不宜超过 1000ml，根据肺复张情况每日或隔日抽气 1 次。如病情紧急，为挽救生命，可用粗针头迅速刺入胸膜腔排气以达到迅速减压的目的。最好在粗针尾部扎上末端有小裂缝的橡皮指套，这样可避免胸腔内减至负压时外界空气进入胸膜腔。

2）胸腔闭式引流术：适用于不稳定型气胸，呼吸困难明显、肺压缩程度较重，交通性或张力性气胸，反复发生气胸患者。无论其气胸容量多少，均应尽早行胸腔闭式引流术。对胸腔穿刺抽气效果不佳者也应插管引流。

（4）化学性胸膜腔固定术：为了减少复发，可在胸腔内注入硬化剂，产生无菌性胸膜炎症，使脏层和壁层胸膜粘连从而消灭胸膜腔间隙。适用于不宜手术或拒绝手术的下列患者：①慢性或复发性气胸；②双侧气胸；③合并肺大疱；④肺功能不全，不能耐受手术者。

（5）手术治疗：手术治疗成功率高，复发率低，包括胸腔镜手术和开胸手术两种方法。适用于慢性气胸、血气胸、复发性气胸、张力性气胸经内科治疗失败者、胸膜增厚致肺膨胀不全或多发性肺大疱者。

2. 中医治疗 自发性气胸属中医学"胸痹"、"喘证"等范畴。临床上较少使用中医康复治疗，治疗时需辨证施治，尤其应注重宣肺之法。

【风险规避】

1. 误诊防范 根据典型的临床症状、体征及胸部 X 线表现，典型的自发性气胸的诊断并不困难。但部分症状不典型或在慢性肺疾基础上发生的自发性气胸易误诊或漏诊，造成病情延误，甚至导致患者死亡。经查阅有关文献报道，较常见误诊为支气管哮喘、急性肺梗死、肺大疱、急性左心衰竭、急性冠脉综合征等疾病。

（1）所有胸痛、憋气、气促患者应常规行胸片检查，对于高度怀疑自发性气胸而又无条件行胸片检查者，可予诊断性穿刺抽气，避免误诊漏诊。

（2）中青年患者，心肺功能良好，发生单侧气胸时症状可能较轻微，接诊医生应掌握气胸体征特点，充分应用 X 线检查手段，综合分析，减少误诊。

（3）老年气胸疼痛不明显，在原有肺部疾病基础上发生气胸时，其临床表现往往被原有疾病的症状体征所掩盖或认为原有疾病症状急性加重，若治疗效果不佳时应考虑到自发性气胸可能，行胸部 CT 检查进一步确诊。

（4）部分局限包裹性气胸与巨大肺疱在胸片上难于分别，应及时完善胸部 CT 检查鉴别。

2. 医患沟通

（1）一般告知：告知患者必须卧床休息，保持大便通畅，避免用力憋气及咳嗽；气胸患者禁止乘飞机，如肺完全复张后 1 周可以乘飞机。如气胸患者未接受外科手术治疗，气胸发生后一年内不要乘坐飞机，因为有复发危险。

（2）风险告知

1）存在呼吸困难、肺压缩程度超过 20%～30%、合并有肺部基础疾病者，建议住院治疗，若患者拒绝住院应告知其病情风险，必要时在病历上签字表示知情。

2）在家中卧床治疗的轻度气胸患者，应密切观察病情，尤其是起初 24～48 小时内，如出现症状加重应及时返院复诊。

3）自发性气胸内科保守治疗无效时则应行胸腔闭式引流术或外科手术治疗。

3. 记录要点

（1）记录既往有无气胸发作史，有无慢性肺部疾病。

（2）记录患者胸闷、胸痛、呼吸困难等症状的发生时间和程度，有无加重因素。

（3）记录患者的血压，气胸相关体征，病灶的位置及肺部压缩的程度，心电图结果等。

（4）写明门诊观察内容及复诊时间。

（苏镜波　赵英雄）

八、稳定型心绞痛

【**概述**】 稳定型心绞痛是指心绞痛反复发作，持续在 2 个月以上，而且其发作性质、程度、诱发因素基本稳定。多见于高血压、高脂血症、吸烟、肥胖、糖尿病等患者，常由劳累、情绪激动、寒冷刺激、饱餐等因素所诱发，典型症状表现为阵发性前胸压榨样疼痛，位于胸骨后，可放射至左肩胛或左前臂，持续数分钟，含服硝酸甘油 1～5 分钟或停止诱发症状的活动数分钟可缓解。

【**诊断步骤**】

1. 问诊要点

（1）有无长期吸烟酗酒等不良习惯，如有，应询问每日吸烟数量、饮酒量等。

（2）详细询问有无高血压病、高脂血症、糖尿病、消化性溃疡等病史，如有则还应进一步询问其治疗及病情控制情况；家族中有无早发心血管疾病患者。

（3）胸部不适有无表现为以下性质：钝痛、压迫、紧缩、憋闷、窒息、堵塞、沉重或烧灼感。

（4）胸部不适有无放射至别处，如：颈部、咽部、颌部、上腹部、肩胛部、左上臂等。

（5）胸部不适的起始时间及持续时间，具体到分钟；胸痛发生的频率；有无劳累、情绪激动等诱因；是否与进食或呼吸有关。

（6）胸部不适是否在休息或含服硝酸甘油、"救心丹"等药物后可缓解。

（7）是否伴有头晕、黑蒙、晕厥等症状。

2. 体检要点

（1）测量患者血压、心率、脉搏。

（2）胸痛发作时可能会存在以下体征：表情焦虑、皮肤冷或出汗，有时出现第四或第三心音奔马律、二尖瓣收缩期杂音等。

3. 辅助检查

（1）一般检查

1）血常规：可有应激性白细胞升高，余多无异常。部分患者存在严重贫血。

2）静脉血糖、糖化血红蛋白：测定空腹及餐后 2 小时血糖，了解有无合并糖尿病。

3）血脂谱：部分患者有血脂升高。

4）心肌酶谱、肌钙蛋白：不稳定型心绞痛时无明显异常，非 ST 段抬高型心肌梗死血肌钙蛋白和（或）心肌酶升高。

5）18 导联心电图：诊断心绞痛最常用方法。心绞痛发作时出现特征性的心电图改变，可出现暂时性心肌缺血引起的 ST 段下移，在平时有 T 波持续倒置的患者，发作时可变为直立（假性正常化）。

（2）选择性检查

1）超声心动图：稳定型心绞痛患者静息时，大多数无异常。

2）甲状腺功能：一般无明显异常，有部分患者合并甲状腺功能亢进。

3）冠状动脉造影：目前诊断冠心病最准确方法，可以准确反映冠状动脉狭窄的程度和部位。

4. 诊断要点

（1）存在冠心病危险因素，结合心绞痛发作时典型的症状、体征及心电图呈符合心肌缺血的动态 ST-T 改变时一般可确诊。某些症状不典型者，可观察硝酸甘油疗效和 24 小时动态心电图或平板运动试验帮助诊断。

（2）诊断明确后还需行心绞痛严重程度分级以指导治疗及评估预后。

Ⅰ级：一般体力活动如步行或上楼不引起心绞痛，但可发生于费力或长时间用力后。Ⅱ级：体力活动轻度受限。心绞痛发生于快速步行或上楼、餐后步行或上楼，或者在寒冷、顶风逆行、情绪激动时。平地行走两个街区（200～400m），或以常速蹬上相当于 3 楼以上的高度时，能诱发心绞痛。Ⅲ级：日常体力活动明显受限。可发生于平地行走 1～2 个街区，或以常速蹬上 3 楼以下。Ⅳ级：任何体力活动或休息时均可出现心绞痛。

5. 鉴别诊断要点

（1）与心脏神经症相鉴别：胸痛性质为短暂（几秒钟）的刺痛或持久（几小时）的隐痛，自觉深吸一口气或作叹息样呼吸可缓解。胸痛部位多在左胸乳房下心尖部附近。症状多在劳累之后出现，而不在疲劳当时，适当体力活动反觉舒适。含服硝酸甘油无效或 10 多分钟才见效。

（2）与急性冠脉综合征相鉴别：包括不稳定型心绞痛及急性心肌梗死，临床表现一般具有以下特征之一：①静息时发生心绞痛，常持续 20 分钟以上；②病程在 2 个月内的心绞痛，且程度较严重；③近期心绞痛逐渐加重，表现为发作频率增加、持续时间更长、严重程度加重和疼痛放射到新的部位。动态查心肌酶升高则考虑为急性心肌梗死，心肌酶正常则为不稳定型心绞痛

（3）与肋间神经痛相鉴别：常累及 1～2 个肋间，多为持续性的刺痛或烧灼痛，胸廓运动可使疼痛加重，沿神经走向处有压痛，可与心绞痛鉴别。

6. 确定诊断

（1）由体力劳动或情绪激动等因素诱发，典型的症状是位于胸骨中上部位的压迫性疼痛，可放射至左肩、左臂内侧或颈、咽或下颌部，休息 3～5 分钟或含服硝酸甘油后缓解，结合存在吸烟、高血压病、糖尿病等高危因素，可初步作出心绞痛诊断。

（2）症状发作时，心电图表现为 ST 段压低＞0.1mv，有时出现 T 波倒置，症状缓解后 ST-T 恢复正常，动态的 ST-T 改变对诊断心绞痛的参考价值较大。诊断困难者可行冠状动脉 CT 或选择性冠状动脉造影检查确诊。

（3）心绞痛症状持续在 2 个月以上，其发作性质、程度、诱发及缓解因素基本稳定，可确定诊断为稳定型心绞痛。

【治疗方法】

1. 西医治疗 本病治疗的主要目的是预防心肌梗死和猝死，改善预后，延长患者的生命；减少缺血发作频率和缓解症状，提高生活质量。

（1）一般治疗：发作时应立刻休息；避免各种已知的诱发因素，如避

免过度体力活动、情绪激动、饱餐等，冬天注意保暖；戒烟限酒，保持健康生活方式；治疗高血压、糖尿病、贫血、甲状腺功能亢进等相关疾病。

（2）对症治疗：减轻症状、改善缺血。

1）硝酸酯类药物：硝酸甘油 0.5mg 舌下含服，可立即缓解心绞痛发作，一般连用不超过 3 次，每次相隔 5 分钟；硝酸异山梨酯 5～20mg，口服，3 次/天；或单硝酸异山梨酯 20mg，口服，2 次/天。一些人服用硝酸酯类药物可能会出现头痛、面色潮红、头晕等不良反应；对有严重主动脉狭窄或梗阻性肥厚性心肌病的患者一般不推荐使用。

2）钙通道阻滞剂（CCB）：建议使用长效二氢吡啶类钙拮抗剂如氨氯地平 5～10mg，口服，1 次/天；或硝苯地平控释片 30～60mg，口服，1 次/天。也可选用非二氢吡啶类如地尔硫䓬 30～90mg，口服，4 次/天；或维拉帕米片 80～120mg，口服，3 次/天。钙拮抗剂常见的不良反应有外周水肿、便秘、心悸、面部潮红，低血压也有发生，其他不良反应还包括头痛、头晕、虚弱无力等。

3）代谢类药物：曲美他嗪可作为传统治疗不能耐受或控制不佳时的补充或替代治疗，建议 20mg，口服，3 次/天。

（3）病因治疗：可改善预后，降低心血管不良事件风险。

1）抗血小板治疗：稳定型心绞痛患者至少服用一种抗血小板药物。常用药物包括：①阿司匹林：在所有冠状动脉粥样硬化性心脏病患者中，无论是否有症状，只要没有禁忌就应每天常规服用阿司匹林 75～100mg。不良反应主要是胃肠道症状，使用肠溶剂型或缓释剂可以减少不良反应。禁忌证包括过敏、未经治疗的 3 级以上高血压、活动性消化性溃疡等。②氯吡格雷，75mg，口服，1 次/天，一般不能耐受阿司匹林者可口服氯吡格雷。

2）β受体阻滞剂：只要无禁忌证β受体阻滞剂应作为稳定型心绞痛的起始治疗药物。推荐使用无内在拟交感活性的β受体阻滞剂，如美托洛尔、比索洛尔、卡维地洛。使用剂量应个体化，从较小剂量开始，逐级增加剂量，以能缓解症状，心率不低于 50 次/分为宜。美托洛尔缓释片25～200mg，口服，1 次/天；或美托洛尔片 12.5～100mg，口服，2 次/天；或比索洛尔片 2.5～10mg，口服，1 次/天。要注意以下几点：①其与硝酸酯类有协同作用，所以要小剂量开始，避免体位性低血压；②停用该药应逐渐减量，如突然停用有诱发心肌梗死可能；③支气管哮喘以及心动过缓、高度房室阻滞者不宜使用。

3）他汀类药物：所有冠心病稳定型心绞痛患者只要无禁忌证均应接受他汀类药物治疗，低密度脂蛋白胆固醇控制目标<1.8mmol/L，若经他

汀类药物治疗后患者低密度脂蛋白胆固醇不能达到此目标值，可将基线低密度脂蛋白胆固醇水平降低 50％作为替代目标。推荐使用阿托伐他汀 10～80mg 或瑞舒伐他汀 5～20mg，口服，1 次/天；或辛伐他汀 10～40mg，晚睡前口服。为了预防他汀类药物不良反应的发生，在用药过程中应询问患者有无肌痛、肌压痛、肌无力、乏力和发热等症状，血肌酸激酶升高超过 5 倍应停药。如发现谷草转氨酶或谷丙转氨酶超过 3 倍，应暂停给药。停药后仍需每周复查肝功能，直至恢复正常。

4）血管紧张素转换酶抑制剂（ACEI）：所有冠心病患者均能从 ACEI 治疗中获益，尤其是合并糖尿病、心力衰竭、左心室收缩功能不全、高血压病、心肌梗死后左室功能不全的患者，排除禁忌证后均应使用 ACEI，常用药物包括贝那普利 10～20mg，口服，1 次/天；或赖诺普利 10～20mg，口服，1 次/天；或福辛普利 10～20mg，口服，1 次/天等。常见不良反应有刺激性干咳、低血压和罕见的血管性水肿。妊娠妇女、双侧肾动脉狭窄、过敏人群禁用。

2. 中医治疗　慢性稳定型心绞痛属中医学"胸痹心痛"、"真心痛"等范畴，中医对本病的治疗积累了丰富的经验，临床上常可在专科诊治的基础上，积极配合中医康复治疗，以缓解症状，或平素调理以改善心功能。

（1）中医内治：临床辨证先分气血、虚实，常见有心血瘀阻证、痰浊痹阻证、阴寒凝滞证、气阴两虚证、心肾阳虚证等证型，治以通痹养心为主，辨证辅以化瘀、化痰、温通、补虚等治法。相应的常用方剂有丹参饮、瓜蒌薤白半夏汤、瓜蒌薤白桂枝汤、生脉散、金匮肾气丸等。速效救心丸、银杏叶滴丸、丹参滴丸等中成药亦常辨证选用。

（2）其他治疗：针刺取穴以内关、膻中、间使、大陵、神门等为主；亦可选用穴位贴敷等外治法。

【风险规避】

1. 误诊防范　冠心病心绞痛发作时，其表现形式多种多样，除典型的心前区疼痛外，尚有各种特殊的表现形式，如：恶心、呕吐、上腹部不适、出汗、乏力，或仅有颈、肩、下颌、牙齿、上肢不适等。接诊医生对不典型心绞痛发作缺乏警惕和必要的认识，只注重患者主诉症状，先入为主，造成把心绞痛误诊为消化系统疾病、颈椎病、精神心理性疾病、五官科等疾病亦不少见。为减少误诊，接诊医生应注重以下方面：

（1）除掌握典型心绞痛临床表现外还应熟悉掌握表现为牙痛、上腹痛等不典型症状的心绞痛。

（2）应重视与心绞痛等同症状，如与劳力密切相关、休息或含服硝酸甘油缓解的呼吸困难、乏力等。

（3）对有高血压病、高脂血症、糖尿病等冠心病高危因素的老人出现以上不典型症状时应高度重视，常规行体表心电图检查，必要时行硝酸酯类药物诊断性治疗。但应注意，某些消化道疾病，如食管痉挛、胆管痉挛对硝酸甘油亦有效果，应注意鉴别。

（4）应动态观察心电图变化，发作时可见以 R 波为主的导联中 ST 段压低，T 波低平或倒置，症状缓解后可恢复，是心肌缺血表现的强有力证据。

2. 医患沟通

（1）一般告知：告知有关稳定型心绞痛特点，治疗方法；告知务必戒烟、低盐低脂饮食、控制血压、血糖；告知患者坚持长期、规律治疗的重要性；若诊断不明确，应告知有关平板运动试验、24 小时动态心电图及冠状动脉造影的必要性。

（2）风险告知

1）稳定型心绞痛属冠心病类型之一，有发展为不稳定型心绞痛及心肌梗死可能，存在猝死风险。

2）身边常备硝酸甘油，心绞痛发作时应及时休息及舌下含服，如效果不佳及时到医院就诊。

3）坚持长期规范治疗，若心绞痛发作频繁，疼痛程度加剧，休息时亦出现心绞痛应立刻到医院就诊。

3. 记录要点

（1）记录初次发病的时间及此次发病的时间点，胸部不适的部位、范围、性质、持续时间、诱发及缓解因素、含服硝酸甘油能否缓解。

（2）若既往有发作则应记录近期发作次数有无增加、疼痛程度有无加重、药物效果有无变差。

（3）记录心电图、心肌酶谱、肌钙蛋白的检查结果。

（4）记录症状无缓解或加重时应及时复诊。

（苏镜波　刘俊伟）

九、非 ST 段抬高型急性冠脉综合征

【概述】 非 ST 段抬高型急性冠脉综合征（NSTE-ACS）包括不稳定型心绞痛（UA）和非 ST 段抬高型心肌梗死（NSTEMI）。UA 是介于稳定型心绞痛和急性心肌梗死之间的一组临床状态，包括初发型劳力性心绞痛、恶化型劳力性心绞痛、静息心绞痛、梗死后心绞痛和变异型心绞痛

等。若 UA 合并心肌酶、肌钙蛋白等心肌坏死标记物明显升高,可确诊为 NSTEMI。

【诊断步骤】

1. 问诊要点

(1)胸部不适的性质是否与典型的稳定型心绞痛相似,但程度更重些。

(2)症状持续时间是否更长,对硝酸甘油效果是否较前差,是否出现静息或者夜间心绞痛。

(3)症状是否出现在新的部位,是否伴有出汗、心悸、呼吸困难、咳嗽等。

(4)有无长期吸烟不良习惯,如有,应询问每日吸烟数量及吸烟时限等。

(5)详细询问有无高血压病、高脂血症、糖尿病、消化性溃疡等病史,如有则还应进一步询问其治疗及病情控制情况。

2. 体检要点

(1)有无出汗、皮肤苍白湿冷、呼吸困难、出现第三或第四心音。

(2)有无心率增快、低血压、肺部湿性啰音等。

3. 辅助检查

(1)一般检查

1)血常规:可有应激性白细胞升高,余多无异常。

2)静脉血糖、糖化血红蛋白:测定空腹及餐后 2 小时血糖,掌握基础血糖水平。

3)血脂谱:部分患者有血脂升高。

4)心肌酶谱、肌钙蛋白:UA 时无明显异常,NSTEMI 时升高。

5)18 导联心电图:ST-T 呈动态变化是 NSTEMI 最有诊断价值的心电图表现,症状发作时可记录到一过性 ST 段改变(常表现 2 个或以上相邻导联 ST 段下移≥0.1mv),症状缓解后 ST 段缺血性改变改善,或者发作时倒置 T 波呈"假性正常化"。发作后恢复至原倒置状态更具有诊断意义,并提示有急性心肌缺血或严重冠脉疾病。

(2)选择性检查

1)超声心动图:可发现缺血时左心室射血分数减低和心肌节段性运动减弱,甚至消失。

2)甲状腺功能:一般无明显异常,有部分患者合并甲状腺功能亢进。

3)冠状动脉造影:中危和高危患者建议行冠状动脉造影检查,以明确病变情况及指导治疗。

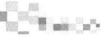

4. 诊断要点

（1）存在冠心病危险因素，结合不稳定型心绞痛发作时的临床表现及心电图改变可确诊。若合并心肌坏死特异性标记物明显升高则确诊为NSTEMI。

（2）确诊 UA 或 NSTEMI 后应根据其发生的严重程度分级。Ⅰ级：严重的初发型或恶化型心绞痛，无静息时疼痛；Ⅱ级：静息型亚急性心绞痛，1个月内发生过1次或多次静息性心绞痛，但近48小时内无发作；Ⅲ级：静息型急性心绞痛，48小时内有1次或多次静息性心绞痛发作。

5. 鉴别诊断要点

（1）与急性肺动脉栓塞相鉴别：肺动脉大块栓塞可引起胸痛、咯血、呼吸困难三联症，有右心负荷急剧增加的表现。心电图、肺动脉螺旋CT造影有助于鉴别。

（2）与主动脉夹层相鉴别：严重撕裂样疼痛向背部放射，伴有呼吸困难或晕厥。主动脉CT造影或超声心动图有助于明确诊断。

（3）与急性心包炎相鉴别：表现为胸膜刺激性疼痛，与呼吸运动有关，可因咳嗽、深呼吸或变换体位而加重，前倾位时可减轻，可闻及心包摩擦音。早期心电图表现为：所有导联（除 aVR 和 V1 导联 ST 段压低）ST 段呈弓背向下抬高，PR 段下降，无面向和背向导联的镜像改变，T 波高耸直立。

（4）与急腹症相鉴别：UA 或 NSTEMI 疼痛波及上腹部时容易与急性胰腺炎、消化性溃疡穿孔、急性胆囊炎等混淆。仔细询问病史和体格检查，进行针对性的特殊检查和实验室检查，有助于鉴别，心电图检查和心肌坏死特异性标记物测定有助于 UA 或 NSTEMI 的诊断。

6. 确定诊断

（1）胸部不适的部位及性质与典型的稳定型心绞痛相似，但通常程度更重，持续时间更长，可达30分钟，胸痛可在休息时发生，对硝酸甘油效果变差，结合症状发作与缓解时 ST-T 的特征性动态改变或冠状动脉造影结果，可诊断为 NSTE-ACS。

（2）血清肌钙蛋白、心肌酶等心肌坏死特异性标记物正常，诊断为UA；若合并心肌坏死特异性标记物升高则确诊为 NSTEMI。

【治疗方法】

1. 西医治疗 NSTE-ACS 属内科急症，应及早发现、及早住院治疗，一旦确诊应护送患者入院。UA 或 NSTEMI 的治疗方法是稳定斑块、治疗残余心肌缺血和并发症、进行长期的冠心病二级预防。患者应入住冠心病监护病室，卧床休息1～3天，给予持续心电监护。严重程度Ⅰ级的患

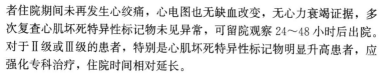

者住院期间未再发生心绞痛，心电图也无缺血改变，无心力衰竭证据，多次复查心肌坏死特异性标记物未见异常，可留院观察 24～48 小时后出院。对于Ⅱ级或Ⅲ级的患者，特别是心肌坏死特异性标记物明显升高患者，应强化专科治疗，住院时间相对延长。

（1）一般治疗：对患者进行必要的解释和鼓励，缓解其焦虑和紧张情绪，必要时可应用小剂量镇静剂和抗焦虑药物，如：艾司唑仑片 1mg，口服，3 次/天，从而得到充分休息和减轻心脏负担。保持大便通畅，避免用力大便，如便秘可给予缓泻剂，如乳果糖口服液 20ml，口服，2 次/天。

（2）抗栓治疗：患者应积极抗栓治疗而非溶栓治疗。抗栓包括抗血小板和抗凝两部分。

1）抗血小板治疗：所有 NSTE-ACS 患者必须抗血小板聚集治疗。

a. 环氧化酶抑制剂：若无禁忌，患者入院时都应迅速给予阿司匹林治疗，起始负荷剂量为 300mg，若使用肠溶制剂时应嚼碎后服用，以加快吸收，迅速达到抑制血小板激活状态，次日改用小剂量 75～100mg/d，如无禁忌或不耐受应终身使用。主要不良反应是胃肠道反应和上消化道出血，可联合使用质子泵抑制剂，推荐使用泮托拉唑 20mg，口服，1 次/日。

b. 二磷酸腺苷受体拮抗剂：氯吡格雷能选择性阻断血小板二磷酸腺苷受体，从而抑制血小板聚集。应及早给予氯吡格雷负荷剂量 300mg 嚼碎后服用，次日 75mg/d 维持。对于 NSTE-ACS 患者无论是否行介入治疗，阿司匹林联合氯吡格雷均应作为常规治疗，起始负荷剂量均为 300mg，此后最小剂量维持，12 个月后单使用阿司匹林维持。若阿司匹林不能耐受，氯吡格雷可替代阿司匹林作为长期抗血小板治疗。

c. 血小板糖蛋白Ⅱb/Ⅲa 受体拮抗剂（GPⅡb/Ⅲa）：能与血小板表面的 GPⅡb/Ⅲa 受体结合，迅速抑制血小板聚集，可明显降低急性和亚急性血栓形成的发生率。目前各指南均建议 GPⅡb/Ⅲa 受体拮抗剂可应用于接受介入治疗及保守治疗策略中的高危 NSTE-ACS 患者（尤其伴有心肌坏死标记物升高者）。可选择阿昔单抗，一般使用方法是先静注冲击量 0.25mg/kg，然后 $10\mu g/(kg \cdot min)$ 静滴 12～24 小时。

2）抗凝治疗：所有患者应在抗血小板治疗的基础上常规接受抗凝治疗，除非有禁忌证（如活动性出血或已应用链激酶或复合纤溶酶链激酶）。需紧急介入治疗者，应立即开始使用普通肝素或低分子肝素，对保守治疗且出血风险高者，应优先选择磺达肝癸钠。具体药物使用方法是：①普通肝素：先给予 80U/kg 静注，然后以 18U/(kg·h) 的速度静脉维持，使活化部分凝血活酶时间控制在 45～70 秒，同时应监测血小板计数以早期监测肝素诱导的血小板减少症；②低分子肝素：不需监测活化部分凝血活酶时间，使用方便，疗效肯定。如依诺肝素 40mg 或那曲肝素钙 0.4ml，皮下注射，每 12 小时一次，在急性期用 5～6 天。③磺达肝癸钠用于 NSTE-ACS 的抗凝治疗不仅能有效减少心血管事件，而且大大降低出血风险，建议采用保守治疗患者尤其是出血风险增加时推荐使用磺达肝癸钠，使用方法是 2.5mg/d，皮下注射。

（3）抗心肌缺血治疗

1）硝酸酯类药物：心绞痛发作时应舌下含服硝酸甘油片 0.5mg，若效果不佳，可在 3～5 分钟之内追加 0.5mg 含服。对有持续性胸部不适、高血压、急性左心衰竭的患者，静脉滴注有利于控制心肌缺血发作。开始予 5～10μg/min，每 5～10 分钟增加 5～10μg，直至症状缓解或平均动脉压降低 10%，但收缩压不低于 90mmHg，最高剂量一般不超过 80～100μg/min，患者一旦出现头痛或收缩压小于 90mmHg，应迅速减少静脉滴注剂量。目前推荐症状消失 24 小时后就改用口服制剂。

2）β受体阻滞剂：其可减少心肌缺血发作和心肌梗死发展，所有 NSTE-ACS 患者均应尽早使用，除非有禁忌证（如严重窦性心动过缓、支气管哮喘、低血压、肺水肿或二、三度房室阻滞）。一般主张口服 β_1 选择性强的药物，如美托洛尔缓释片 95～190mg，1 次/天；或美托洛尔片 25～50mg，2～3 次/天；或比索洛尔片 5～10mg，1 次/天，使静息心率降至 55～60 次/分。

3）钙离子拮抗剂：目前仅推荐用于合理、足量使用硝酸酯类和β受体阻滞剂后仍有持续性心肌缺血的患者或者对β受体阻滞剂有禁忌证的患者，选用非二氢吡啶类，如地尔硫䓬 30～90mg，口服，4 次/天；或维拉帕米 80～120mg，口服，3 次/天。心功能不全的患者，应用β受体阻滞剂后再加用钙离子拮抗剂应谨慎。

4）血管紧张素转换酶抑制剂：此类药物可降低发生心肌梗死的风险，排除禁忌证（如低血压、妊娠、已知的过敏等）后 24 小时内给予口服，若不能耐受，可予血管紧张素Ⅱ受体拮抗剂替换。如常用药物包括贝那普利 10～20mg，口服，1 次/天；或赖诺普利 10～20mg，口服，1 次/天；或福辛普利 10～20mg，口服，1 次/天等。

5）调酯治疗：他汀类药物可以稳定斑块，改善内皮细胞功能，如无禁忌证，无论低密度脂蛋白胆固醇基线水平如何均建议早期使用，使低密度脂蛋白胆固醇降至 1.8mmol/L，或较原基线水平下降 50%。推荐首选口服阿托伐他汀 10～80mg/d 或瑞舒伐他汀 5～20mg/d，亦可选用辛伐他汀 10～40mg/d 或普伐他汀 10～40mg/d 或氟伐他汀 40～80mg/d。

（4）血运重建治疗：对反复缺血发作、心电图新出现的 ST 段压低、左心室功能降低、血流动力学不稳定、严重的心律失常、糖尿病、轻、中度肾功能不全应行早期介入诊断及治疗。

2. 中医治疗 本病亦属中医学"胸痹心痛"、"真心痛"等范畴。因本病是慢性病，预后较差，应在专科诊治的基础上，根据疾病的严重程度，适当配合中医康复治疗，以期减少发作，改善心脏血管功能，具体治疗方法可参考"稳定型心绞痛"的中医治疗。

【风险规避】

1. 误诊防范 老年、慢性病患者、临床或心电图表现不典型者，容易发生误诊。常见的误诊主要有消化系统疾病，包括胃食管反流病、消化性溃疡、胆囊炎、胆石症等。呼吸系统疾病，包括肺炎、肺气肿、肺心病。神经系统疾病，包括脑血管意外、癫痫、短暂性脑缺血发作等。关节肌肉疾病，常见有颈椎病、肩周炎等。口腔咽喉部疾病，包括牙髓炎、咽喉炎等。为减少误诊，应掌握以下几方面要点：

（1）扩宽诊断思路，重视整体分析，避免先入为主。警惕不典型部位及性质的胸痛，如下壁急性冠脉综合征可表现为上腹部疼痛；一部分患者只表现为牙痛或下颌痛，老年人、糖尿病患者常常只有胸闷而不出现胸痛的症状。

（2）掌握心肌梗死不典型心电图的表现。如急性后壁心肌梗死时，忽略了 V1～V3 导联 R 波增高增宽，同时又遗漏行后壁导联检查。

（3）密切观察心电图的动态演变，掌握心肌坏死标记物时间窗及动态变化规律。

（4）选择性冠状动脉造影是诊断冠心病的金标准，诊断不明确时应积极检查，避免误诊。

2. 医患沟通

（1）一般告知：告知有关 NSTE-ACS 特点，治疗方法；告知其戒烟、低盐低脂饮食、控制血压、血糖的重要性；告知患者应终身药物治疗的重要性及各种药物的使用和益处，正确使用阿司匹林和硝酸甘油等药物；告知患者常见的急性心脏事件，如出现持续胸痛时应拨打急救电话。

（2）风险告知

1）NSTE-ACS 属于内科急症，原则上应住院治疗，若患者拒绝住院应做好风险告知，并在病历上注明，必要时患者签字表示知情。

2）对中高危险的不稳定型心绞痛患者，多有发生急性心肌梗死的危险，此类患者病情极不稳定，病死率高，应及时向家属交代病情。

3）告知主要药物不良反应，如：阿司匹林可能会出现消化性溃疡并出血，血管紧张素转换酶抑制剂可能会出现刺激性干咳等。

3. 记录要点

（1）初次发病的时间及此次发病的时间点，胸部不适的部位、性质特点及含服硝酸甘油能否缓解。

（2）若既往有发作则应记录近期发作次数有无增加、疼痛程度有无加重、药物效果有无变差。

（3）记录心电图、心肌酶谱等检查结果。

（4）明确写明本病高风险的并发症，如恶性心律失常，猝死等；建议患者住院治疗，若拒绝住院应在病历上写明并让患者或家属签字。

（苏镜波　刘俊伟）

十、急性ST段抬高型心肌梗死

【概述】　急性ST段抬高型心肌梗死（STEMI）是指在冠状动脉病变的基础上，发生冠状动脉供血急剧减少或中断，相应心肌严重而持久地缺血导致部分心肌急性透壁性坏死，临床表现为胸痛、急性循环功能障碍、血清心肌坏死标记物升高，ST段弓背向上抬高。

【诊断步骤】

1. 问诊要点

（1）详细询问有无高血压病、高脂血症、糖尿病、消化性溃疡等病史，如有则还应进一步询问其治疗及病情控制情况；家族中有无早发冠心病患者。

（2）有无长期吸烟酗酒等不良习惯，如有，应询问每日吸烟数量、饮酒量等。

（3）重点询问胸痛和相关症状，有无诱因，缓解因素等。

（4）是否为胸骨后或心前区压榨样疼痛（通常超过10～20分钟），是否放射到左上臂，下颌、颈部、背部或肩部。

（5）是否伴有大汗、恶心、呕吐，服用硝酸甘油能否完全缓解。

2. 体检要点

（1）密切注意血压、心率、心律。

（2）观察患者一般状态，有无皮肤湿冷、面色苍白、烦躁不安、颈静脉怒张等。

（3）听诊有无肺部啰音、心律不齐、心脏杂音和奔马律。

3. 辅助检查

（1）一般检查

1）血常规：在起病 24～48 小时后，白细胞计数可增至（10～20）×10^9/L，中性粒细胞增多。

2）静脉血糖、糖化血红蛋白：测定空腹及餐后 2 小时血糖，了解基础血糖情况。

3）血脂谱：了解患者综合血脂水平，尤其是低密度脂蛋白胆固醇基线水平。

4）肌钙蛋白：肌钙蛋白 T 在急性心肌梗死后 3～4 小时开始升高，2～5 天达到高峰，持续 10～14 天。肌钙蛋白 I 在急性心肌梗死后 4～6 小时可升高，24 小时达高峰，约 1 周后降至正常。其动态变化过程与心肌梗死时间，梗死范围大小等密切相关。

5）心肌酶谱：肌酸激酶同工酶（CK-MB）诊断急性心肌梗死的敏感性和特异性均极高，起病后 4～6 小时内增高，16～24 小时达高峰，3～4 天恢复正常。

6）18 导联心电图：应在首次医疗接触后 10 分钟之内执行。有 Q 波者其特征性心电图表现为①宽而深 Q 波（病理性 Q 波）；②ST 段抬高呈弓背向上型；③T 波倒置，宽而深，两支对称。在背向梗死区域的导联上则出现镜像改变，R 波增高、ST 段压低、T 波直立并增高。

（2）选择性检查

1）超声心动图：根据节段性室壁运动异常，从而对缺血区域作出判断，也可评估心脏整体和局部功能、有无乳头肌功能不全、室壁瘤及室间隔穿孔。

2）甲状腺功能：一般无明显异常，有部分患者合并甲状腺功能亢进。

3）选择性冠状动脉造影：需施行各种介入性治疗时，可先行选择性冠状动脉造影，明确病变情况，制订治疗方案。

4. 诊断要点

（1）患者存在冠心病高危因素，综合上述典型的临床表现、特征性的心电图改变、血清心肌标记物水平动态改变这 3 项因素，只要其中具备 2 项，特别是后 2 项即可确诊。

（2）当存在左束支传导阻滞时，与 QRS 波同向的 ST 段抬高和至少 2 个胸导联 ST 段抬高>5mm，强烈提示心肌梗死。

（3）老年患者，尤其是女性或合并糖尿病人群，可无明显胸痛症状，如突发休克、严重心律失常、心力衰竭、上腹胀痛而不明原因者，均应考虑急性心肌梗死可能，应反复行心电图观察和血清肌钙蛋白或心肌酶等的测定，以确定诊断。

（4）确诊 STEMI 患者后应进行危险分层，具备以下任何一项者可被确定为高危患者：①年龄＞70 岁；②前壁心肌梗死；③多部位心肌梗死（两个部位以上）；④伴有血流动力学不稳定如收缩压＜100mmHg、心率＞100 次/分、快速房颤、严重室性心律失常、肺部湿性啰音等；⑤左右束支传导阻滞源于急性心肌梗死；⑥合并糖尿病和未控制的高血压；⑦既往有心肌梗死病史。

5. 鉴别诊断要点

（1）与变异型心绞痛相鉴别：几乎都在静息时发作，多发生在午夜至上午 8 时之间，无明显诱因，历时数十秒至 30 分钟，发作时心电图表现为一过性 ST 段抬高，一般无心肌特异性标记物升高，冠状动脉造影可鉴别。

（2）与急性肺动脉栓塞相鉴别：肺动脉大块栓塞可引起胸痛、咯血、呼吸困难三联症，有右心负荷急剧增加的表现。心电图示 I 导联 S 波加深，III 导联 Q 波显著、T 波倒置，肺动脉螺旋 CT 造影有助于鉴别。

（3）与主动脉夹层相鉴别：胸痛一开始即达到高峰，严重撕裂样疼痛向背部放射，伴有呼吸困难或晕厥。主动脉 CT 造影或超声心动图有助于明确诊断。

（4）与急性心包炎相鉴别：表现为胸膜刺激性疼痛，与呼吸运动有关，可因咳嗽、深呼吸或变换体位而加重，前倾位时可减轻，可闻及心包摩擦音。早期心电图表现为：所有导联（除 aVR 和 V1 导联 ST 段压低）ST 段呈弓背向下抬高，PR 段下降，无面向和背向导联的镜像改变，T 波高耸直立。

（5）与急腹症相鉴别：急性心肌梗死疼痛波及腹部时容易与急性胰腺炎、消化性溃疡穿孔、急性胆囊炎等急腹症混淆。仔细询问病史和体格检查，进行针对性的特殊检查和实验室检查，如腹平片、腹部 B 超，腹部 CT 等有助于鉴别。

6. 确定诊断

（1）疼痛发生的部位和性质常类似于心绞痛，但多无明显诱因，且程度较重、持续时间较长，可达数小时或数天，休息和含服硝酸甘油片多不能缓解。

（2）症状发作时心电图表现为病理性 Q 波或相邻导联的 ST 段弓背向上抬高或两肢对称的、宽而深的倒置 T 波。

（3）血清心肌坏死标记物水平升高且呈动态改变。

（4）以上 3 项，具备其中 2 项，尤其是后 2 项，可确诊为 STEMI。

【治疗方法】

1. 西医治疗　STEMI 是内科急症，务必及早发现，及早诊断，一旦

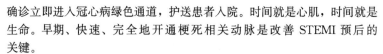

确诊立即进入冠心病绿色通道，护送患者入院。时间就是心肌，时间就是生命。早期、快速、完全地开通梗死相关动脉是改善 STEMI 预后的关键。

（1）再灌注治疗

1）冠状动脉介入治疗（PCI）：优先将发病在 12 小时以内的患者送至可行直接 PCI 的医院（特别是首次医疗接触后 90 分钟内能实施直接PCI），并尽可能绕过急诊室和冠心病监护病房或普通病房直接将患者送入心导管室行直接 PCI。对在无直接 PCI 条件医院的患者，若能在首次医疗接触后 120 分钟内完成转运 PCI，则应将患者转运至可行 PCI 的医院进行直接 PCI。

2）溶栓治疗：溶栓治疗快速、简便，在不具备 PCI 的医院或因各种原因使首次医疗接触至 PCI 明显延迟时，对有适应证的 STEMI 患者静脉内溶栓仍是较好的选择，发病 3 小时内的患者溶栓治疗的即刻疗效与直接PCI 基本相似。对若不能满足行直接 PCI 且符合静脉溶栓适应证，无禁忌证的患者则考虑收入冠心病监护病房行静脉溶栓术治疗，具体治疗方法不再赘述。

a. 适应证：①发病 12 小时以内，预计首次医疗接触至 PCI 时间延迟大于 120 分钟，无溶栓禁忌证；②发病 12～24 小时仍有进行性缺血性胸痛和至少 2 个心前区导联或肢导联 ST 段抬高>0.1mv，或血流动力学不稳定的患者，若无直接 PCI 条件，溶栓治疗是合理的。

b. 禁忌证：①既往脑出血史或不明原因的卒中；②已知脑血管结构异常；③颅内恶性肿瘤；④3 个月内缺血性卒中（不包括 4.5 小时内急性缺血性卒中）；⑤可疑主动脉夹层；⑥活动性出血或出血体质（不包括月经来潮）；⑦3 个月内严重头部闭合伤或面部创伤；⑧2 个月内颅内或脊柱内外科手术；⑨严重未控制的高血压（收缩压>180mmHg 或舒张压>110mmHg，对紧急治疗无反应）。

（2）药物治疗：①改善预后的病因治疗，包括：抗血小板治疗、抗凝治疗、血管紧张素转换酶抑制剂或血管紧张素 II 受体拮抗剂、他汀类药物、β受体阻滞剂、醛固酮受体拮抗剂等；②改善心肌缺血治疗，包括：硝酸酯类药物、钙离子阻滞剂等。具体用法请参阅"非 ST 段抬高型急性冠脉综合征"的治疗。

2. 中医治疗 本病亦属中医学"胸痹心痛"、"真心痛"等范畴，因本病是危急症，故急性发作时多不建议中医药治疗，但在恢复期或慢性期，均可配合中医康复治疗，以期减少发作，改善心脏血管功能，具体治疗方法可参考"稳定型心绞痛"的中医治疗。

【风险规避】

1. 误诊防范 老年患者，尤其是老年女性及合并糖尿病的患者，其临床症状不典型，容易发生误诊。部分心电图不典型者也容易发生误诊。文献报道误诊过的疾病有：①误诊为消化系统性疾病，如消化性溃疡、胆囊炎、胆石症、急性胃肠炎等；②误诊为神经系统性疾病，如短暂性脑缺血发作、脑梗死等；③误诊为单纯心力衰竭，心律失常；④误诊为咽炎、牙痛、颈椎病、三叉神经痛等。接诊医生应细致综合分析病情，掌握不典型的心肌梗死临床表现形式，避免误诊。

（1）提高警惕，对临床表现多样化及不典型者应充分认识，不能根据无典型胸骨后疼痛或无典型心电图变化而排除。

（2）加深心肌梗死不典型心电图的认识。如急性后壁心肌梗死时，可表现为 V1～V3 导联 R 波增高增宽，ST 段压低，T 波高耸，应完善 18 导联心电图。

（3）对症状不典型者应多次复查心电图及心肌酶谱，密切观察心电图及心肌酶的动态演变规律，常有利于明确诊断。

（4）以上述疾病的相关临床表现就诊的老年患者应把心电图作为常规检查，必要时行肌钙蛋白测定，这对避免误诊有极大的帮助。

2. 医患沟通

（1）一般告知：告知有关 STEMI 特点，最佳治疗方法；告知患者绝对卧床，保持情绪稳定，避免焦虑。

（2）风险告知

1）STEMI 属于内科急症，必须住院治疗，若患者拒绝住院应在病历中注明并签字。

2）STEMI 是高风险疾病，随时可能出现恶性心律失常，猝死，心源性休克，急性心力衰竭等严重并发症。

3）门诊直接转上级医院进一步治疗患者应告知转院途中亦可能会出现上述风险。

3. 记录要点

（1）记录患者有无冠心病高危因素。

（2）记录初次发病的时间及此次发病的时间点，胸部不适的部位、范围、性质、持续时间、诱发及缓解因素、含服硝酸甘油能否缓解。

（3）查体应着重记录听诊有无肺部啰音、心律不齐、心脏杂音和奔马律。

（4）记录心电图、心肌酶谱的检查结果。

（5）建议患者住院治疗，若拒绝住院应在病历上写明风险告知并让患者签字。

（刘俊伟 苏镜波）

十一、原发性高血压

【概述】 高血压是全身性疾病，以体循环动脉收缩期和（或）舒张期血压持续升高为主要特点，其是多种心脑血管疾病的重要病因和危险因素，可导致心、脑、肾等结构与功能衰竭，分为原发性高血压（高血压病）和继发性高血压两大类。

【诊断步骤】

1. 问诊要点

（1）询问患者有无高血压、糖尿病、血脂异常、冠心病、脑血管意外、肾脏病等家族史。

（2）膳食脂肪、盐、酒摄入量，吸烟年限、数量，体力活动量以及体重变化等情况。

（3）患高血压的时间，血压最高水平，是否接受过降压治疗及其疗效与不良反应。

（4）有无提示继发性高血压的症状：有无肾炎史或贫血史；有无肌无力、发作性软瘫；有无阵发性头痛、心悸、多汗；有无夜间打鼾、白日精神不佳、嗜睡。

（5）有无服用使血压升高的药物，例如口服避孕药、麻黄碱类滴鼻药、可卡因、类固醇、非甾体抗炎药、促红细胞生成素、环孢素以及中药甘草等。

（6）心理社会因素，包括家庭情况、工作环境、文化程度及有无精神创伤史。

2. 体检要点

（1）正确测量血压和心率，必要时测量立、卧位血压和四肢血压，测量体重指数。

（2）观察有无库欣面容、神经纤维瘤性皮肤斑、甲状腺功能亢进性突眼征或下肢水肿。

（3）触诊甲状腺有无增大及结节；腹部有无肾脏增大（多囊肾）或肿块；检查四肢动脉搏动和神经系统体征。

（4）听诊颈动脉、胸主动脉、心脏瓣膜、腹部动脉和肾动脉、股动脉等有无杂音。

3. 辅助检查

（1）一般检查

1）尿常规：高血压肾病患者可出现尿蛋白、红细胞、偶见管型。

2）空腹及餐后2小时血糖、糖化血红蛋白：排查有无合并糖尿病。

3）肾功能：早期患者检查无异常，肾损害到一定程度时血肌酐及尿素氮可升高。

4）空腹血脂、尿酸：主要目的是为了解患者血脂水平，有无合并高尿酸血症。

（2）选择性检查

1）24小时动态血压监测：正常血压为24小时平均压＜130/80mmHg，白昼平均压＜135/85mmHg，夜间平均压＜125/75mmHg，夜间血压均值比白昼血压均值低10％～20％。

2）超声心动图：诊断左心室肥厚最敏感指标。室间隔和（或）左心室后壁厚＞11mm者提示左室肥厚；心肌收缩最大速率下降，等容舒张期延长、二尖瓣开放延迟等提示收缩和舒张顺应性减退。

3）颈动脉彩超：可出现颈动脉内膜增厚或者动脉斑块。

4）眼底检查：可出现视网膜中心动脉压增高的相关体征，在疾病不同阶段可有不同级别的眼底变化。Ⅰ级：视网膜动脉轻微收缩及有些迂曲。Ⅱ级：视网膜动脉有肯定的局部狭窄，有动静脉交叉征。Ⅲ级：视网膜动脉明显局部收缩，并有出血、渗出及棉絮斑。Ⅳ级：上述视网膜病变均较严重，并有视乳头水肿，即高血压性视网膜病变。

5）胸片：部分可见主动脉升部、弓部扩张，迂曲延长。高血压性心脏病时有左室增大。

6）甲状腺功能：排查有无甲状腺功能亢进继发血压升高。

7）血同型半胱氨酸：同型半胱氨酸增高者缺血性卒中风险增高。

8）尿微量白蛋白/尿肌酐：比值升高提示早期肾功能损害。

4. 诊断要点

（1）未使用降压药，非同日3次准确测得血压为收缩压≥140mmHg和（或）舒张压≥90mmHg，如只有收缩压≥140mmHg而舒张压正常则称为单纯性收缩期高血压。

（2）既往有明确高血压病史，虽经服药后血压正常，仍可诊断为高血压病。

（3）完整的高血压病的诊断应包括以下内容：①确定高血压水平及其他相关危险因素；②除外继发性高血压；③评估靶器官损害；④结合高血压危险因素及靶器官损害情况予高血压病危险分层；⑤有无合并冠心病、糖尿病、高脂血症、高尿酸血症等影响高血压病情发展和治疗情况的疾病。血压水平分类和定义见表 1-11-1，高血压患者心血管风险水平分层见表 1-11-2，影响高血压患者心血管预后的重要因素见表 1-11-3。

表 1-11-1　血压水平分类和定义

分　　类	收缩压（mmHg）		舒张压（mmHg）
正常血压	＜120	和	＜80
正常高值血压	120～139	和（或）	80～89
高血压	≥140	和（或）	≥90
1 级高血压（轻度）	140～159	和（或）	90～99
2 级高血压（中度）	160～179	和（或）	100～109
3 级高血压（重度）	≥180	和（或）	≥110
单纯收缩期高血压	≥140	和	＜90

注：(1) 当收缩压和舒张压分属不同级别时，以较高的分级为准
　　(2) 引自中国高血压防治指南修订委员会．中国高血压防治指南(2010)．中国医学前沿杂志（电子版），2011，3（5）：51

表 1-11-2　高血压患者心血管风险水平分层

其他危险因素和病史	1 级高血压	2 级高血压	3 级高血压
无	低危	中危	高危
1～2 个其他危险因素	中危	中危	很高危
≥3 个其他危险因素或靶器官损害	高危	高危	很高危
临床并发症或合并糖尿病	很高危	很高危	很高危

注：引自中国高血压防治指南修订委员会主编．中国高血压防治指南(2010)．中国医学前沿杂志（电子版），2011，3（5）：52

表 1-11-3　影响高血压患者心血管预后的重要因素

心血管危险因素	靶器官损害	伴随的临床疾患
高血压（1～3 级）	左心室肥厚	脑血管病
男性＞55 岁；女性＞65 岁	颈动脉超声 IMT≥0.9 mm 或动脉粥样斑块	心脏疾病
吸烟	颈-股动脉脉搏波速度≥12 m/s	肾脏疾病

续表

心血管危险因素	靶器官损害	伴随的临床疾患
糖耐量受损 血脂异常	踝/臂血压指数<0.9 eGFR 降低或血清肌酐轻度升高	外周血管疾病 视网膜病变
早发心血管病家族史 腹型肥胖	微量白蛋白尿	糖尿病
血同型半胱氨酸升高		

注：IMT：颈动脉内中膜厚度；eGFR：估算的肾小球滤过率

（4）高血压危象：包括高血压急症与亚急症。高血压急症是指血压突然和显著升高（一般超过 180/120mmHg），同时伴有进行性心、脑、肾等重要靶器官功能不全的表现。包括高血压脑病、脑血管意外、急性心力衰竭、急性冠状动脉综合征、主动脉夹层、子痫等。高血压亚急症：指血压显著升高但不伴靶器官损害。患者可以有血压明显升高造成的症状，如头痛，胸闷，鼻出血和烦躁不安等。

5. 鉴别诊断要点

（1）与肾实质性高血压相鉴别：早期有明显肾脏病变的临床表现，高血压多在病程中后期出现，不同程度的蛋白尿、血尿、管型尿及肾功能减退是主要特征。

（2）与肾血管性高血压相鉴别：通常由肾动脉狭窄导致，多为突然发生高血压或加速性恶性高血压，可存在无脉症或其他大动脉炎的表现，查体腹部或者背部听到血管杂音，实验室检查提示高肾素活性及继发性醛固酮增高，行肾动脉造影可鉴别。

（3）与嗜铬细胞瘤相鉴别：来源于交感神经-肾上腺系统嗜铬细胞，血压明显波动或高血压伴体位性低血压、头痛、出汗、心悸和心动过速、面色苍白等，血 3-甲氧基肾上腺素或 3-甲氧基去甲肾上腺素水平增高，酚妥拉明实验及肾上腺 CT 等均有助于鉴别。

（4）与库欣综合征相鉴别：向心性肥胖、满月脸、水牛背、紫纹、多毛、高血糖、低钾血症等是其临床表现，血压升高多为轻、中度。24 小时尿游离皮质醇升高，血游离皮质醇昼夜节律消失，小剂量地塞米松抑制试验等有助于诊断。

（5）与睡眠呼吸暂停综合征相鉴别：睡眠中反复咽部肌肉塌陷为特点，可引起低氧，高碳酸血症，甚至心、脑、肾多脏器损害，表现为难于

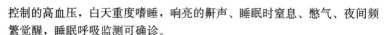

控制的高血压，白天重度嗜睡，响亮的鼾声、睡眠时窒息、憋气、夜间频繁觉醒，睡眠呼吸监测可确诊。

（6）与甲状腺功能亢进症相鉴别：多有疲乏无力、怕热多汗、多食善饥、紧张焦虑、失眠不安等高代谢症状，查体可有甲状腺肿大、心律失常，心搏增强，第一心音亢进等，血促甲状腺激素降低，游离甲状腺素升高可确诊。

6. 确定诊断

（1）在未用抗高血压药的情况下，非同日 3 次测量，收缩压≥140mmHg 和（或）舒张压≥90mmHg，可诊断为高血压。患者既往有高血压史，目前正在服用抗高血压药，血压虽低于 140/90mmHg，也应诊断为高血压。

（2）排除各种继发性高血压后可确诊为高血压病。

【治疗方法】

1. 西医治疗

（1）生活方式干预应贯穿整个治疗方案当中，如减少钠盐增加钾盐摄入、控制体重、不吸烟、不过量饮酒、适当体育运动、减轻精神压力、保持心理平衡。

（2）使用降压药物时机：高危、很高危或 3 级高血压患者，应立即开始降压药物治疗；2 级高血压患者，应考虑开始药物治疗；1 级高血压患者，可在生活方式干预数周后，血压仍≥140/90mmHg 时，再开始降压药物治疗。

（3）制定降压目标：一般高血压患者，应降至 140/90mmHg 以下；65 岁及以上的老年人的收缩压应控制在 150mmHg 以下，如能耐受还可进一步降低；伴有肾脏疾病、糖尿病，或病情稳定的冠心病患者一般可以降至 130/80mmHg 以下，但应该注重个体化。脑卒中后的高血压患者一般血压目标为＜140/90mmHg，舒张压低于 60mmHg 的冠心病患者，应在密切监测血压的前提下逐渐实现收缩压达标。

（4）用药原则：小剂量开始、优先选择长效制剂、联合应用及个体化是选择降压药物四项原则，单纯高血压患者可选择任何一种降压药物，只要使血压达标即可受益。

（5）常用降压药种类的临床选择：五大类降压药物均可作为初始和维持用药，应根据患者的危险因素、亚临床靶器官损害以及合并临床疾病情况，合理使用药物，优先选择某类降压药物。

1）钙离子阻滞剂（CCB）：①二氢吡啶类（D-CCB），如硝苯地平控释片 30～60mg，口服，1 次/天；或氨氯地平 2.5～10mg，口服，1 次/天；

或左旋氨氯地平 1.25～5mg，口服，1 次/天。老年高血压、周围血管病、单纯高血压、稳定型心绞痛、颈动脉粥样硬化、冠状动脉粥样硬化等优先选用。常见不良反应包括心跳加快、面部潮红、便秘、脚踝部水肿、牙龈增生等。D-CCB 没有绝对禁忌证，但心动过速与心力衰竭患者应慎用；②非二氢吡啶类，如维拉帕米 40～120mg，口服，3 次/天；或地尔硫草 30～90mg，口服，4 次/天。适用于心绞痛，颈动脉粥样硬化，室上性快速心律失常等。二、三度房室阻滞、心力衰竭患者禁用。

2) 血管紧张素转换酶抑制剂（ACEI）：如贝那普利 5～40mg，口服，1～2 次/天；或依那普利 2.5～40mg，口服，2 次/天；或赖诺普利 2.5～40mg，口服，1 次/天。尤其适用于心力衰竭、冠心病、左室肥厚、左心室功能不全、心房颤动预防、颈动脉粥样硬化、非糖尿病肾病、糖尿病肾病、蛋白尿/微量白蛋白尿、代谢综合征等患者。禁用于妊娠妇女、双侧肾动脉严重狭窄、过敏患者。最常见不良反应为持续性干咳，多见于用药初期，症状较轻者可坚持服药，不能耐受者可改用血管紧张素Ⅱ受体拮抗剂（ARB）。还可引起低血压、皮疹，偶见血管神经性水肿及味觉障碍。长期应用有可能导致血钾升高，应定期监测血钾和血肌酐水平。

3) 血管紧张素Ⅱ受体拮抗剂（ARB）：常用有缬沙坦 80～160mg，口服，1 次/天；或替米沙坦 20～80mg，口服，1 次/天；或奥美沙坦 20～40mg，口服，1 次/天；或坎地沙坦 4～32mg，口服，1 次/天。尤其适用于伴左心室肥厚、心力衰竭、心房颤动预防、糖尿病肾病、冠心病、代谢综合征、微量白蛋白尿或蛋白尿及不能耐受 ACEI 的患者。不良反应少见，偶有腹泻，长期应用可升高血钾，应注意监测血钾及肌酐水平变化。禁忌证同 ACEI。

4) 利尿剂：常用的药物有氢氯噻嗪 6.25～25mg，口服，1 次/天；或吲达帕胺 0.625～2.5mg，口服，1 次/天。氢氯噻嗪与 ACEI 或 ARB 合用可产生协同降压作用并可降低 ACEI 或 ARB 产生高钾血症的风险。利尿剂尤其适用于老年和高龄老年高血压、单纯收缩期高血压或伴心力衰竭患者，也是难治性高血压的基础药物之一。其不良反应与剂量相关，故通常应采用小剂量。对高尿酸血症，以及明显肾功能不全者慎用，肾功能异常者应使用襻利尿剂，如呋塞米等。

5) β受体阻滞剂：常用药物有美托洛尔片 50～100mg，口服，2 次/天；或美托洛尔缓释片 47.5～190mg，口服，1 次/天；或比索洛尔 2.5～10mg，口服，1 次/天。尤其适用于伴有快速性心律失常、冠心病、慢性心力衰竭、交感神经活性增高以及高动力状态的高血压患者。常见的不良反应有疲乏、肢体冷感、胃肠不适等，还可能影响血糖、血脂代谢。二度及以上房室传导阻滞、哮喘患者禁用。慢性阻塞性肺疾病、运动员、周围血管病或糖耐量异常者慎用。

6）固定配比复方制剂：也称单片固定复方制剂，通常由不同作用机制的两种小剂量降压药组成，其优点是使用方便，可改善治疗的依从性，是联合治疗的新趋势。对2级或3级高血压病或某些高危患者可作为初始治疗的选择药物之一。①新型固定配比复方制剂，如缬沙坦/氢氯噻嗪片，1～2片，口服，1次/天；或氯沙坦钾/氢氯噻嗪片，1片，口服，1次/天；或厄贝沙坦/氢氯噻嗪平片，1片，口服，1次/天；②我国传统的固定配比复方制剂有明确的降压作用，且价格低廉，可作为基层（尤其是对经济欠发达的农村地区）降压药的一种选择。如复方利血平片，1～3片，2～3次/天；或珍菊降压片，1～2片，2～3次/天；或复方利血平氨苯蝶啶片，1～2片，1次/天。

（6）联合用药的适应证：2级或3级高血压、高于目标血压20/10mmHg和（或）伴有多种危险因素、靶器官损害或伴有临床症状的高危人群，往往初始治疗即需要应用2种小剂量降压药物，如仍不能达到目标血压，可在原药基础上加量或联合使用3种，甚至4种以上降压药物。推荐药物组合如下.

1）优先推荐的两种降压药物联用方案：①D-CCB＋ACEI或ARB；②ACEI或ARB＋噻嗪类利尿剂；③D-CCB＋噻嗪类利尿剂；④D-CCB＋β受体阻滞剂；⑤1种固定配比复方制剂。

2）三种降压药物联用：推荐选用D-CCB＋噻嗪类利尿剂＋ACEI或ARB方案。

（7）我国经济发展不平衡，降压药物的应用是长期甚至是终身的，医生还要充分考虑到患者的经济承受能力，应根据病情、经济状况及患者意愿选择适合的治疗药物。基层医疗机构降压药物选用参考方案（范例），见表1-11-4。

（8）高血压危象的治疗：①高血压急症：应进入急诊抢救室或重症监护室，持续监测血压，数分钟到1小时内，血压下降幅度不超过治疗前平均动脉压水平的25％，在随后的2～6小时内将血压降至较安全水平，一般为160/100mmHg左右。临床情况稳定后在以后的24～48小时逐步使血压达到正常水平。紧急情况下可用硝普钠25～100mg加入5％葡萄糖注射液500ml中避光静脉滴注，根据血压情况调整；②高血压亚急症：可在24～48小时将血压缓慢降至160/100mmHg，初始治疗可以在门诊或急诊室，建议选用起效快的口服降压药物，如：卡托普利片25mg，舌下含服或替米沙坦4～32mg，口服。用药后观察5～6小时，2～3天后门诊调整剂量，此后可应用长效制剂控制至最终的靶目标血压。

表 1-11-4　基层医疗机构降压药物选用参考方案（范例）

血压分级	第 1 套选用方案（廉价）	第 2 套选用方案
1 级高血压	尼群地平 10mg，2 次/天	硝苯地平控释片 30mg，1 次/天
	依那普利 10mg，1 次/天	氨氯地平 2.5～5mg，每早 1 次
	卡托普利 12.5～25mg，3 次/天	非洛地平缓释片 5mg，每早 1 次
	硝苯地平 10～20mg，2～3 次/天	拉西低平 4mg，1 次/天
	复方降压片 1～2 片，2～3 次/天	左旋氨氯地平 2.5mg，每早 1 次
	降压 0 号 1 片，1 次/天	氯沙坦 50～100mg，1 次/天
	氢氯噻嗪 12.5mg，每早 1 次	缬沙坦 80～160mg，1 次/天
	吲达帕胺 1.25～2.5mg，1 次/天	替米沙坦 40～80mg，1 次/天
	美托洛尔 12.5～25mg，1～2 次/天	福辛普利 10mg，1 次/天
	珍菊降压片 1～2 片，2～3 次/天	赖诺普利 5～10mg，1 次/天
		贝那普利 10～20mg，1～2 次/天
2 级高血压	尼群地平 10～20mg，2 次/天	氨氯地平 2.5～5mg＋替米沙坦 40mg，每早 1 次
	依那普利 20mg，2 次/天	硝苯地平控释片 30mg＋坎地沙坦 8mg，1 次/天
	硝苯地平控释片 30～60mg，1 次/天	非洛地平缓释片 5mg＋氢氯噻嗪 12.5mg，1 次/天
	氨氯地平 5mg，每早 1 次	贝那普利 10mg＋氢氯噻嗪 12.5mg，1 次/天
	左旋氨氯地平 2.5～5mg，每早 1 次	拉西地平 4mg＋美托洛尔 12.5～25mg，1 次/天
	降压 0 号 1～2 片，1 次/天	尼群地平 20mg＋卡托普利 25mg，1～2 次/天
	贝那普利 20mg，1～2 次/天	硝苯地平控释片 30mg＋氢氯噻嗪 12.5mg，1 次/天

续表

血压分级	第1套选用方案（廉价）	第2套选用方案
2级高血压	硝苯地平缓释片20mg，2次/天	氯沙坦50mg＋氢氯噻嗪12.5mg，每早1次
	替米沙坦80mg，每早1次	缬沙坦80mg＋氢氯噻嗪12.5mg，每早1次
	缬沙坦160mg，每早1次	厄贝沙坦150mg＋氢氯噻嗪12.5mg，每早1次
	氯沙坦100mg，1次/天	左旋氨氯地平5mg＋卡托普利25mg，1次/天
	拉西地平4~8mg，1次/天	比索洛尔2.5mg＋氨氯地平5mg，每早1次
	非洛地平缓释片5~10mg，每早1次	培哚普利4mg＋吲达帕胺1.25mg，每早1次
	福辛普利20mg，1次/天	缬沙坦80mg＋氨氯地平5mg，每早1次
	赖诺普利10~20mg，1次/天	贝那普利10mg＋氨氯地平2.5mg，1次/天
3级高血压	氨氯地平5mg＋替米沙坦80mg，每早1次	缬沙坦160mg＋氨氯地平5mg，1次/天
	贝那普利10mg＋氨氯地平5mg，1次/天	硝苯地平控释片30~60mg＋坎地沙坦8mg，1次/天
	赖诺普利10mg＋氢氯噻嗪12.5mg，1次/天	氨氯地平5mg＋培哚普利4mg，1次/天
	拉西地平4mg＋依那普利20mg，1次/天	比索洛尔5mg＋氨氯地平5mg，1次/天
		福辛普利20mg＋氨氯地平5mg，1次/天

注：（1）以上药物治疗方案仅为范例，药物、剂量及用法仅供参考，其他合理的治疗方案仍可应用。本表中的两套方案设计主要考虑降压效果及不同地区患者的经济承受能力，第1套方案药品价格相对低，适合低收入人群，建议因地制宜选用适合患者的药物

（2）引自：《中国高血压基层管理指南》修订委员会．中国高血压基层管理指南（2014年修订版）．中华健康管理学杂志，2015，（1）：19

2. 中医治疗 高血压病属中医学"眩晕"、"头痛"等范畴，临床上

并不建议单纯依靠中药来控制血压，但 1 级高血压未合并其他危险因素时，或在血压控制尚稳定但症状未改善时，均可使用中医康复治疗。

（1）中医内治：临床辨证先分虚实，常见有肝火上炎证、痰湿内阻证、淤血内阻证、阴虚阳亢证、肾精不足证、气血两虚证、冲任失调证等证型，治以熄风为主，辨证辅以泻肝、祛痰、活血、补虚、调理冲任等治法。相应的常用方剂有龙胆泻肝汤、半夏白术天麻汤、通窍活血汤、天麻钩藤饮、左归丸、归脾汤、二仙汤等。丹七片、清脑降压片等中成药亦常辨证选用。

（2）其他治疗：针刺取穴以百会、曲池、合谷、太冲、三阴交等为主；亦可练气功、太极拳等来辅助治疗。

【风险规避】

1. 误诊防范 高血压病的诊断前提条件是排除"白大衣高血压"和"假性高血压"及其他继发性因素引起的高血压，由于共同之处都是血压升高，加上某些继发因素隐匿，就容易误诊。

（1）初诊医生首先应详细问诊，按照正确的测量方法测量血压，必要时可行 24 小时动态血压监测以排除"白大衣高血压"，切不可仅凭一次血压测定便诊断原发性高血压并予降压治疗。

（2）熟悉各种能引起血压升高的疾病特点，仔细体格检查以发现继发性高血压线索。

（3）以下线索应警惕继发性高血压可能：①高血压发病年龄小于 30 岁；②重度高血压（高血压 3 级）；③降压效果差，血压不易控制；④血尿、蛋白尿或有肾脏病史；⑤夜间睡眠时打鼾或出现呼吸暂停；⑥血压升高伴肌无力或麻痹，常呈周期性发作，或伴自发性低钾血症；⑦阵发性高血压伴心悸、多汗、头痛；⑧下肢血压明显低于上肢，双侧上肢血压相差 20mmHg 以上，股动脉搏动减弱或不能测及；⑨长期口服避孕药者。

2. 医患沟通

（1）一般告知：常规对高血压患者进行宣教，指导其培养良好生活习惯，如减少钠盐摄入、增加钾盐摄入、控制体重、戒烟、不过量饮酒、适当体育运动、减轻精神压力，保持心理平衡等；让患者充分了解自己的病情，认识长期正规治疗的必要性及控制血压达标的重要性；家中自行规律监测血压，有任何不适随时测量，复诊时应提供近 3～7 天每天晨服药前血压和睡前血压监测情况。

（2）风险告知

1）告知患者持续血压升高主要损害心、脑、肾、全身血管等靶器官，一旦出现靶器官损害想要逆转非常困难，最终可发生脑血管意外、心肌梗死、心力衰竭、肾衰竭、主动脉夹层等严重并发症。

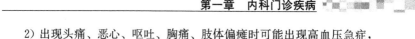

2）出现头痛、恶心、呕吐、胸痛、肢体偏瘫时可能出现高血压急症，应及时就医。

3）行降压药物治疗时应按时规律服药，不可随意停药，漏服药物时应及时咨询医生。

4）高血压亚急症患者，建议留院观察或门诊处理后复测血压达到相对安全范围后再离开医院。

3. 记录要点

（1）记录患者就诊时的主要症状特点，既往最高血压值及此次血压。

（2）记录复诊时间及注意事项。

（3）高血压急症的患者应收住院处理，若拒绝，则应记录相关风险并签字表示知情。

（苏镜波　刘俊伟）

十二、病毒性心肌炎

【概述】　病毒性心肌炎是由嗜心肌病毒感染引起的以心肌非特异性炎症为主要病变的心肌炎。常见的致病病毒有柯萨奇病毒、流感病毒、巨细胞病毒、风疹病毒和单纯疱疹病毒等，其中以柯萨奇病毒最常见。

【诊断步骤】

1. 问诊要点

（1）发病前 1～3 周有无上呼吸道感染、腹泻等病毒感染的症状。

（2）有无胸闷、心悸、劳力性呼吸困难、头晕、乏力等症状，如有应详细询问症状出现的时间、性质、持续时间、诱发及缓解因素等。

2. 体检要点

（1）测量体温、血压、脉搏、心率。

（2）可出现心脏增大，与发热不平行的心率增快，亦可出现各种心律失常，其中以室性期前收缩最常见；第一心音低钝，心脏扩大瓣膜出现相对关闭不全时可闻及收缩期杂音，较重者可出现奔马律、交替脉等心力衰竭体征。

（3）并发心包炎、胸膜炎者，可闻及心包摩擦音，胸膜摩擦音。

3. 辅助检查

（1）一般检查

1）血常规、血沉、C-反应蛋白：急性期白细胞总数正常，亦可增高，血沉增快，C-反应蛋白升高。

2）心肌酶谱、肌钙蛋白：部分患者血清肌钙蛋白、心肌酶增高。

3）病毒学检查：①病毒抗体：第二份血清同型病毒抗体效价较第一

份血清升高 4 倍（2 份血清间隔大于 2 周）或一次高达 1∶640；②病毒特异性 $IgM \geqslant 1∶320$。

4）心电图：敏感性高但特异性低。常见 ST 段压低、T 波低平或倒置、室性期前收缩、房室传导阻滞；合并心包炎可见 PR 段压低，ST 段弓背向下抬高，呈非镜像改变，严重心肌损害可出现病理性 Q 波。

5）超声心动图：可评估心脏功能，瓣膜关闭开放等情况。可见正常或不同程度的心脏扩大及室壁运动减弱，部分还可见附壁血栓。

6）胸片：1/4 患者心脏不同程度扩大，心衰患者还可见肺淤血及肺水肿征象。

（2）选择性检查

1）放射性核素心肌显像：该检查对病毒性心肌炎的心肌坏死、损伤程度（局灶、弥漫）以及评估心功能状态有相当高的敏感性。

2）心脏磁共振成像：可清晰显示心脏解剖结构和急性炎症的心肌水肿情况。磁共振心肌显像可见病变区心肌对比增强。

3）心内膜心肌活检：有助于本病的诊断，阳性结果为确诊的可靠证据。此项检查一般医院尚难开展，不作为常规检查项目。

4. 诊断要点

（1）检查结果缺乏特异性，确诊较困难，应保持对此病的警惕性。主要根据以下要点综合判断：①病毒感染的证据：如发病前有上呼吸道感染或肠道感染病史，病毒学检查阳性；②明确的心肌损害的证据：如心脏扩大、心律失常、心力衰竭，心肌酶肌钙蛋白升高，心电图改变等。符合上述要点应考虑病毒性心肌炎可能，必要时行心内膜心肌活检术确诊。

（2）如患者有阿-斯综合征发作、充血性心力衰竭、心源性休克、急性肾衰竭、恶性心律失常伴低血压或心肌心包炎等在内的多项或一项表现，可诊断为重症病毒性心肌炎。

5. 鉴别诊断要点

（1）与 β 受体功能亢进综合征相鉴别：在过劳、高度紧张、精神创伤等应激情况下诱发起病，辅助检查未见心脏器质性病变，使用 β 受体阻滞剂效果明显，可鉴别。

（2）与甲状腺功能亢进相鉴别：无论在活动或安静时心率均快，同时伴有代谢亢进的表现，如基础代谢率增高，怕热、多汗、激动等，可测游离三碘甲状腺原氨酸（FT_3）、游离甲状腺素（FT_4）、促甲状腺激素（TSH）进一步鉴别。

（3）与风湿性心肌炎相鉴别：有链球菌感染证据，如咽拭子培养阳性、抗链球菌溶血素"O"增高，有风湿热的临床症状，可鉴别。

6. 确定诊断

（1）本病临床表现及常规检查结果均缺乏特异性，需综合判断。

（2）有明确的病毒感染病史及心肌损害证据，临床可初步诊断为病毒性心肌炎，心脏磁共振成像有助于诊断，但金标准是心内膜心肌活检。

（3）本病的确诊标准是心内膜或心肌组织中检出病毒、病毒抗原、病毒基因片段或病毒蛋白。

【治疗方法】

1. 西医治疗　病毒性心肌炎目前无特效治疗。多采用对症及支持疗法，注意休息及营养，促进心肌炎症修复。病毒性心肌炎患者原则上应住院治疗，部分轻症患者亦可在门诊治疗。

（1）一般治疗：一旦确诊，尽早卧床休息以减轻心脏负荷。轻症患者卧床 2 周，3 个月内不参加重体力活动；重症患者卧床 1 个月，6 个月内不参加重体力活动。饮食以富含维生素和蛋白质为主，保持大便通畅。

（2）药物治疗

1）抗病毒治疗：α-干扰素 300IU/mL，肌内注射，1 次/天，1 周为 1 疗程，必要时可再用 1～2 个疗程。

2）促进心肌代谢：①维生素 C 5g 加入 5% 葡萄糖注射液 250ml 中静脉滴注，1 次/天，疗程 1～2 周；②辅酶 Q_{10} 10mg，口服，3 次/天，疗程为 1 个月；③曲美他嗪 20mg，口服，3 次/天，疗程 1 个月。

3）关于糖皮质激素治疗问题一直存在争议，不应作为常规治疗药物。目前多数学者认为，至少在发病 10～14 天内不主张应用糖皮质激素，以免引起病灶扩散。然而存在严重毒血症、心源性休克、严重心力衰竭、高度或完全房室传导阻滞、持续恶性心律失常患者应及早使用糖皮质激素。其目的是抑制抗原抗体反应，有利于局部炎症和水肿的消失。通常可用大剂量氢化可的松 200～300mg/d 冲击治疗 3 天，然后改口服泼尼松龙 10～30mg/d，待病情稳定后逐渐减量至停药。需要指出的是，我国制订的《糖皮质激素类药物临床应用指导原则》（2011 年）中并无病毒性心肌炎的糖皮质激素治疗指导意见。

2. 中医治疗　病毒性心肌炎属中医学"心悸"、"胸痹心痛"、"怔忡"等范畴，临床上针对患者初期及恢复期，可积极配合中医康复治疗，以改善症状，缩短病程。

（1）中医内治：临床先分期，分急性期和恢复期或慢性期。急性期主要有热毒侵心证，治以清心解毒，方用银翘散加减。恢复期或慢性期常见有肺气不足证、痰湿内阻证、气滞血瘀证、阴虚火旺证、心脾两虚证、阴阳两虚证，相应的常用方剂有参苏饮、栝楼薤白半夏汤、柴胡疏肝散合血府逐瘀汤、天王补心丹、归脾汤、参附养营汤等。清热解毒口服液、玉屏风颗粒、天王补心丸、人参归脾丸等中成药亦常辨证选用。

（2）其他治疗：针刺取穴以内关、郄门、心俞、厥阴俞、三阴交、神门等为主；亦可选用推拿、耳针等外治法。

【风险规避】

1. 误诊防范 由于急性病毒性心肌炎的临床表现具有多样性特点，且目前缺乏特异性和敏感性俱佳的诊断方法，特别是早期常与急性心肌梗死、上呼吸道感染、急性胃肠炎等疾病的临床表现相似或被掩盖，导致误诊误治。在平时诊疗活动中应搜集各种临床资料，综合运用各种检查手段，减少误诊。

（1）凡是1～3周前有"上感"样症状或腹泻等消化道症状，然后出现心悸、胸痛、气促等，查体见与体温不平行的心动过速、各种心律失常、不明原因心衰等患者，均应考虑到本病的可能。

（2）年轻，无冠心病高危因素患者，出现胸痛、胸闷、气促症状，心电图见病理性Q波，非镜像改变的ST段抬高时，应首先考虑急性心肌炎可能。

（3）积极利用超声心动图、血清病毒中和性抗体测定、放射性核素显像等辅助检查，结合病史及临床特点综合判断，对不能确诊患者可建议到有条件的上级医院行心内膜心肌活检协助诊断。

2. 医患沟通

（1）一般告知：告知患者卧床休息、保持情绪稳定对病情控制及恢复十分重要；应加强饮食营养，以富含维生素及高质量蛋白为主。

（2）风险告知

1）建议患者住院治疗，告知其有进一步发展为重症心肌炎可能，拒绝住院患者应在病历中详细注明。

2）告知患者如出现黑蒙、劳力性呼吸困难、晕厥等症状时应及时返院治疗。

3）诊断不明时应及时告知患者转往上级医院行放射性核素显像及心内膜心肌活检的重要性。

4）糖皮质激素的使用一直存在争议，门诊轻症患者不常规使用糖皮质激素。

3. 记录要点

（1）记录有无病毒感染的前驱症状。

（2）记录主要症状及其特点，如症状发生的时间、性质、持续时间、诱发缓解因素等。

（3）记录有无肺部啰音、肢体水肿；有无心脏杂音、额外心音等。

（4）明确写明在家中应绝对卧床休息，出现呼吸困难、双眼黑蒙等症状应及时返回医院复诊。病情重者应动员住院治疗，拒绝者应作好记录。

（刘俊伟 苏镜波）

十三、慢性心力衰竭

【概述】 慢性心力衰竭是心力衰竭（心衰）的一种类型，是各种心脏疾病的终末阶段，主要由各种心脏结构或功能性疾病使心室充盈和（或）射血能力受损，心排出量不能满足机体代谢的需要，器官、组织血液灌注不足而引起的一种复杂的临床综合征，主要表现为呼吸困难和乏力（活动耐量减低）以及液体潴留（肺淤血和外周水肿）。

【诊断步骤】

1. 问诊要点

（1）有无高血压病、冠心病、甲状腺疾病、糖尿病及其他心脏病病史；有无使用化疗药物、酗酒史。

（2）有无活动时气促、夜间阵发性呼吸困难、端坐呼吸、咳嗽、咳痰、体力下降等提示肺循环淤血和心排出量降低所致的症状。

（3）有无体重增加、下肢肿胀、食欲减退、腹胀、恶心、呕吐、便秘、夜尿增多等提示体循环淤血的症状。

2. 体检要点

（1）呼吸频率与节律；皮肤黏膜有无黄染、发绀；有无颈静脉充盈；肢体有无凹陷性水肿。

（2）双肺有无湿性啰音；有无心界扩大、剑突下有无心尖搏动、有无心脏杂音及额外心音。

（3）肝脏肋下缘可否触及，有无压痛及叩击痛，有无移动性浊音。

3. 辅助检查

（1）一般检查

1）电解质：长期使用利尿剂容易出现电解质紊乱，可见低钠、低钾、低氯血症。

2）肝肾功能组合：淤血性肝病时可有转氨酶升高，存在心肾综合征时有肾功能异常。

3）N末端脑钠肽前体（NT-proBNP）：根据年龄分为三组，<50岁，50～75岁和>75岁，若NT-proBNP水平分别是>450ng/L、>900ng/L、>1800ng/L考虑存在心衰；排除心衰（不考虑年龄）的临界值是400ng/L。

4）超声心动图：诊断心包、心肌或心脏瓣膜疾病；定量测量各房室大小、室壁运动情况、瓣膜狭窄或关闭不全程度及确定心衰类型是射血分数降低还是射血分数保留等。

5）心电图：可提供既往心肌梗死、左室肥厚、广泛心肌损害及心律失常证据。

6）胸片：可提示有无心脏增大、肺淤血、有无肺部感染等征象。

（2）选择性检查

1）核素心室造影及核素心肌灌注显像：可准确测量左室容量、左室射血分数及室壁运动，可诊断心肌缺血和心肌梗死，对鉴别诊断有一定的帮助。

2）心脏磁共振成像（CMR）：CMR 检测心脏容量、心肌质量和室壁运动准确性和可重复性较好。超声心动图检查不能做出诊断时，CMR 是最好的影像学替代检查。疑诊心肌病、心脏肿瘤或心包疾病时，CMR 有助于明确诊断，对复杂性先天性心脏病患者则是首选检查。

4. 诊断要点　心衰的诊断依据包括病史中提示有基础性心脏病、心衰的症状、体征和心脏结构与功能异常的客观证据，确诊后还应进一步明确心衰的类型及心功能的分级。

（1）诊断

1）心衰的典型症状：静息或劳力性呼吸困难，体力下降、乏力和虚弱，食欲下降、腹胀、恶心、呕吐等。

2）心衰的典型体征：原有基础心脏病的体征、呼吸急促、颈静脉充盈、肺部啰音、心动过速、肝大、周围水肿等。

3）静息时心脏结构和功能的客观证据：可有心脏扩大、瓣膜狭窄或关闭不全、收缩或舒张功能降低、室壁运动异常等。

4）应用脑钠肽诊断心力衰竭：分为脑钠肽（BNP）及 NT-proBNP，应用脑钠肽诊断心衰的流程（不考虑年龄阶段），见图 1-13-1。

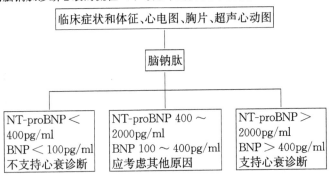

图 1-13-1　应用脑钠肽诊断心衰的流程

注：引自王吉耀. 内科学. 第 2 版. 北京：人民卫生出版社，2010：196

（2）临床分类

1）根据临床症状及体征可分为左心衰竭、右心衰竭及全心衰竭。左心衰竭临床上较常见，以肺循环淤血为特征；单纯的右心衰竭体循环淤血为主要表现；左心衰竭患者后期可发展为右心衰竭，即为全心衰竭。

2）根据左室射血分数（LEVF）可分以下类型：LEVF≤40％为射血分数降低的心衰；LEVF≥50％为射血分数保留的心衰；41％≤LEVF≤49％为临界组，其特征、治疗方式和预后似乎与射血分数降低的心衰相似。

（3）心功能评估

1）纽约心脏病协会（NYHA）心功能分级：Ⅰ级，日常活动不受限制；Ⅱ级，日常活动轻度受限；Ⅲ级，日常活动明显受限；Ⅳ级，休息时亦出现心衰症状。

2）6分钟步行试验：6分钟步行距离＜150m为重度心衰，150～450m为中重度心衰，＞450m为轻度心衰。

5. 鉴别诊断要点

（1）左心衰竭的鉴别诊断：呼吸困难是左心衰竭的主要临床表现，多与以下疾病相鉴别。

1）与慢性阻塞性肺疾病急性发作期相鉴别：长期有咳嗽咳痰症状，肺部啰音部位固定，伴呼吸相为主的哮鸣音，咳痰后喘息症状可减轻对鉴别很有意义。

2）与支气管哮喘急性发作相鉴别：多为年轻患者，有过敏史，常接触变应原、冷空气或运动后诱发，以两肺散在呼吸相哮鸣音为主，很少闻及湿性啰音，结合支气管激发或舒张试验可鉴别。

3）与糖尿病酮症酸中毒相鉴别：多数在起病时有多尿、烦渴多饮和乏力等症状，伴有深大呼吸，可闻及烂苹果味，若非合并肺部疾病呼吸音基本正常，静脉血糖、血酮体及动脉血气分析可鉴别。

（2）右心衰竭的鉴别诊断：外周水肿、肝大、胸腔积液及消化道症状等是右心衰竭和（或）全心衰竭的主要症状，多与以下疾病相鉴别。

1）与心包疾病相鉴别：查体可有心包摩擦音，心包积液时心界随体位变动而变化，缩窄性心包炎可闻及心包叩击音，超声心动图可鉴别。

2）与肾源性及门脉性肝硬化水肿相鉴别：有相关基础性疾病的表现，通常没有颈静脉怒张或肝-颈回流征的表现，既往史及相关辅助检查有助于鉴别。

3）与营养不良性相鉴别：多见于慢性消耗性疾病。水肿发生前多有体重明显减轻，若有维生素 B_1 缺乏还表现为脚气性心脏病，丙酮酸浓度增高及红细胞转酮酶活性降低有助于该病的诊断。

6. 确定诊断

（1）多有缺血性心脏病、心肌病、风湿性心脏病等基础性心脏病，存在劳力性呼吸困难、乏力、踝部水肿、肺部湿性啰音、颈静脉充盈、肝大等典型症状及体征，结合超声心动图检查心功能异常、血浆 BNP 或 NT-proBNP 升高等客观证据，可确诊为心衰。

（2）不同年龄阶段血浆 BNP 或 NT-proBNP 测量值可作为诊断心衰的依据，并能帮助鉴别呼吸困难的病因。

（3）超声心动图能客观评价心功能及了解心脏结构，是心衰诊断中最有价值的检查方法。

【治疗要点】

1. 西医治疗

（1）一般治疗

1）去除诱因：各种感染、心律失常、电解质紊乱、过度静脉输液等。

2）监测体质量：如在 3 天之内体重增加 2kg 以上，应考虑有钠水潴留，需利尿或加大原有利尿药物剂量，同时根据心衰不同程度限制钠和水的摄入。

3）休息和适度运动：失代偿期需卧床休息，多做被动运动，预防深部静脉血栓形成；稳定的慢性心力衰竭患者每天多次步行，每次 5～10 分钟，并酌情延长步行时间。

4）营养和饮食：宜低脂饮食，肥胖者应减轻体重，严重心衰伴明显消瘦（心脏恶病质）者，应加强营养支持。

（2）药物治疗：改善症状的药物包括利尿剂及洋地黄类药物，改善预后的药物包括血管紧张素转换酶抑制剂（ACEI）、血管紧张素 Ⅱ 受体阻滞剂（ARB）、β受体阻滞剂、醛固酮受体拮抗剂、伊伐布雷定。

1）利尿剂：有液体潴留的所有心衰患者均应使用，从小剂量开始，如呋塞米 20～40mg 起，1 次/天，常用剂量为 20～80mg/d，最大剂量为 120～160mg/d；或氢氯噻嗪 12.5～25mg 起，1～2 次/天，常用剂量是 25～50mg/d，最大剂量为 100mg/d。利尿剂应逐渐增加到体质量每天减轻 0.5～1.0kg 为宜。症状较重时建议静脉推注，待病情缓解或症状控制后以最小剂量维持。

2）血管紧张素转换酶抑制剂（ACEI）：所有 LEVF 下降的患者必须终身使用，除非有禁忌证或不能耐受。从小剂量开始，逐渐增加，直到目标剂量或最大耐受量，一般每隔 1～2 周剂量倍增 1 次，如贝那普利 2.5mg/d 起，1 次/天，目标剂量为 10～20mg，1 次/天；或福辛普利

5mg/d 起，1 次/天，目标剂量为 20～30mg，1 次/天；或培哚普利 2mg/d 起，1 次/天，目标剂量是 4～8mg，1 次/天；或赖诺普利 5mg/d 起，1 次/天，目标剂量为 20～30mg，1 次/天。

3）β 受体阻滞剂：有症状或曾经有症状的 NYHA Ⅱ～Ⅲ级、LEVF 下降、病情稳定的慢性心衰患者必须终身服用，除非有禁忌证或不能耐受。结构性心脏病伴有 LEVF 下降，即使无心衰症状也可应用。推荐使用美托洛尔、比索洛尔或卡维地洛，小剂量起始，每隔 2～4 周倍增 1 次，直至目标剂量或最大耐受量。如美托洛尔，起始剂量为 6.25mg，2～3 次/天，目标剂量为 50mg，2～3 次/天；或美托洛尔缓释片，起始剂量为 11.875～23.750mg，1 次/天，目标剂量为 142.5～190mg，1 次/天；或比索洛尔，起始剂量为 1.25mg，1 次/天，目标剂量为 10mg，1 次/天。

4）醛固酮受体拮抗剂：LEVF≤35%、NYHA Ⅱ～Ⅳ级的患者已使用 ACEI（或 ARB）和 β 受体阻滞剂治疗，仍持续有症状的患者；心肌梗死后 LVEF<40%，有心衰症状或既往有糖尿病病史者除非有禁忌证均应该使用。建议从小剂量开始，尤其是螺内酯不推荐大剂量使用，初始剂量 10～20mg，口服，1 次/天，目标剂量 20mg/d。使用该药时应注意以下事项：①血钾>5.0mmol/L、肾功能受损者（肌酐>221μmol/L，或估测肾小球滤过率<30ml·min⁻¹·1.73m⁻²）不宜使用；②使用后定期监测血钾和肾功能，尤其是与 ACEI 或 ARB 合用者，如血钾>5.5mmol/L，应减量或停用；③避免使用非甾体抗炎药物和环氧化酶-2 抑制剂，尤其是老年人；④螺内酯可引起男性乳房增生症，为可逆性，停药后可消失。

5）血管紧张素受体阻滞剂（ARB）：适应证基本与 ACEI 相同，推荐用于不能耐受 ACEI 心衰患者，小剂量起始，每隔 2～4 周倍增 1 次，直至目标剂量或最大耐受量。如坎地沙坦，起始剂量 4mg，1 次/天，目标剂量是 32mg，1 次/天；或缬沙坦，起始剂量为 20～40mg，1 次/天，目标剂量为 80～160mg，1 次/天；或氯沙坦，起始剂量为 25mg，1 次/天，目标剂量为 100～150mg，1 次/天。

6）地高辛：适用于慢性射血分数降低的心衰已应用利尿剂、ACEI（或 ARB）、β 受体阻滞剂、醛固酮受体拮抗剂、LVEF≤45%，仍持续有症状患者，房颤伴快速心室率患者尤为适用。心功能Ⅰ级患者不推荐使用。建议适用维持量 0.125～0.25mg/d，老年或肾功能受损者剂量减半，应严格监测地高辛中毒等不良反应及药物浓度。

7）伊伐布雷定：适用于窦性心律的射血分数降低的心衰患者，使用 ACEI（或 ARB）、β 受体阻滞剂、醛固酮受体拮抗剂，已达到推荐剂量或最大耐受量，心率仍≥70 次/分，心功能仍在Ⅱ～Ⅲ级可加用。推荐起始剂量 2.5mg，口服，2 次/天，根据心率调整，目标心率为 60 次/分左右，不低于 55 次/分，最大剂量为 7.5mg，口服，2 次/天。

根据《中国心力衰竭治疗指南》（2014）总结慢性心力衰竭可按以下步骤处理：伴有液体滞留的患者先应用利尿剂；继以 ACEI 或 β 受体阻滞剂，并尽快使两药联用，形成"黄金搭档"；符合指征者可再加用醛固酮拮抗剂，形成"金三角"。慢性射血分数降低的心力衰竭（NYHA Ⅱ～Ⅳ级）的药物治疗流程见图 1-13-2。

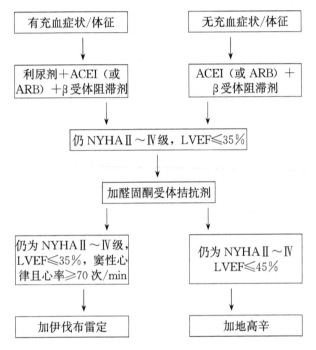

图 1-13-2　慢性射血分数降低的心力衰竭
（NYHA Ⅱ～Ⅳ级）的药物治疗流程

注：（1）ACEI：血管紧张素转换酶抑制；ARB：血管紧张素受体拮抗剂
　　　　LVEF：左室射血分数
　　（2）引自中国心力衰竭诊断和治疗指南（2014）. 中华心血管病杂志，2014，42（2）：105

（3）非药物治疗：经正规优化药物治疗后，患者持续有症状，且符合相应的指征，则可建议患者到有条件的上及医院行非药物治疗。有症状的慢性射血分数降低的心力衰竭（NYHA Ⅱ～Ⅳ级）的非药物治疗流程见

图 1-13-3。

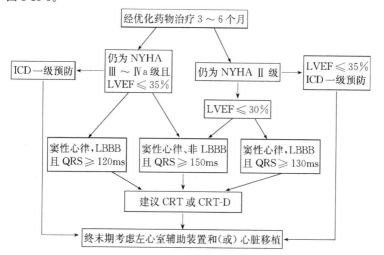

图 1-13-3　有症状的慢性射血分数降低的心力
衰竭（NYHA Ⅱ～Ⅳ级）的非药物治疗流程

注：（1）ICD：埋藏式心脏复律除颤器；LBBB：左束支传导阻滞；CRT：心
　　脏再同步化治疗；CRTD：心脏再同步化治疗除颤器
　　（2）引自中国心力衰竭诊断和治疗指南（2014）．中华心血管病杂志，
　　2014，42（2）：106

2. 中医治疗　本病属中医学"心悸"、"心水"、"脱证"等范畴，临
床上应在专科诊治的基础上，病情较轻或慢性缓解期，可积极配合中医康
复治疗，以增强体质，改善心功能。

（1）中医内治：临床辨证先分虚实标本，常见有心肺气虚证、气阴两
虚证、气虚血瘀证、阳虚水停证、热痰壅肺证、寒痰阻肺证、阴竭阳脱证
等证型，治以养心益气为主，辨证辅以化痰、逐水、化瘀等治法。相应的
常用方剂有保元汤合补肺汤、养心汤、五味子汤、补阳还五汤合五苓散/
真武汤、清金化痰汤、小青龙汤合葶苈大枣泻肺汤、参附龙牡汤等。生脉
饮口服液、补心气口服液、通心络胶囊、清肺化痰丸、安宫牛黄丸等中成
药亦常辨证选用。

（2）其他治疗：针刺取穴以内关、间使、通里、少府、心俞、神门、
足三里等为主；亦可选用灸法、穴位贴敷等外治法。

【风险规避】

1. 误诊防范　慢性心衰发病缓慢，病史缺乏特异性及精确性，常多种疾病同时存在，尤其是心肺、心肾疾病共存，各种疾病间又互相影响，若对其认识不足易造成误诊。门诊也常出现将慢性心衰误诊为慢性支气管炎、支气管哮喘、肠道功能紊乱等现象。平时诊疗活动中应重视以下几点以减少误诊：

（1）熟悉慢性心衰临床特点，重视病史采集，认真体格检查，尤其是心脏查体，详细分析各项辅助检查结果，切忌先入为主的思维方法。

（2）诊断暂不明确，但又不能排除心衰的病例可作试验性心衰治疗，避免误诊漏诊。

（3）遇到以下情况应高度怀疑心衰存在：①咳嗽昼轻夜重，平卧加重，坐位减轻；②体力明显下降，轻微活动即出现心慌、气促；③俯卧位、弯腰系鞋带时出现胸闷、气促现象；④出现交替脉、舒张期奔马律；⑤双肺底突然出现湿性啰音或呼吸音减低，经抗炎后，咳喘无好转，且逐渐加重。

2. 医患沟通

（1）一般告知：嘱其戒烟戒酒，注意休息；指导患者饮食，避免大量进食流质，增加容量负荷；规律测体重，3天之内体重增加 2kg 以上，需利尿或加大原有利尿药物剂量，或及时复诊调整药物。

（2）风险告知

1）应告知慢性心衰是危重疾病，病程中可能出现恶性心律失常、猝死等突发事件，家属应提高认识及警惕性。

2）规律服药，不能突然停药，停药可能会造成病情反弹加重。

3）慢性心衰稳定期不提倡静脉输液治疗，不恰当的静脉输液可能会诱发慢性心衰急性发作。

3. 记录要点

（1）有无心肌梗死、病毒性心肌炎、长期酗酒等病史；抗心衰药物的使用情况。

（2）重点记录诱发心衰症状的活动强度，有无夜间阵发性呼吸困难等。

（3）记录血压、心界大小；有无心律失常、心脏杂音、颈静脉怒张、肺部啰音、肢体水肿等。

（4）注明疾病相关高危并发症，复诊时间等。

（苏镜波　刘俊伟）

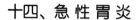

十四、急 性 胃 炎

【概述】　急性胃炎是指各种病因引起的急性广泛性或局限性的胃黏膜急性炎症，以单纯性和糜烂出血性胃炎常见。

【诊断步骤】

1. 问诊要点

（1）有无相关诱因，如不洁饮食、暴饮暴食、饮用咖啡、服用非甾体抗炎药等。

（2）有无腹痛、腹泻、恶心、呕吐、嗳气等症状。

（3）有无消瘦、近期体重明显减轻等。

2. 体检要点

（1）有无贫血貌。

（2）腹部查体是重点，应注意有无腹部压痛及反跳痛，有无墨菲征阳性，肠鸣音是否亢进。

3. 辅助检查

（1）一般检查

1）血常规：急性糜烂出血性胃炎可有贫血表现。

2）电解质：呕吐严重者可有电解质紊乱，如低氯、低钾、低钠血症。

（2）选择性检查

1）^{13}C 或 ^{14}C 呼气试验：阳性提示存在有幽门螺杆菌感染。

2）急诊内镜检查：可确诊本病并判断有无急性胃黏膜损害。

4. 诊断要点　存在不洁饮食等相关诱因，结合腹痛、恶心、呕吐、嗳气等症状可初步诊断，确诊需行内镜检查并确定有无合并消化道出血。

5. 鉴别诊断要点

（1）与急性胰腺炎相鉴别：腹痛常涉及整个上腹部，可向腰背部放射，弯腰抱膝或前倾位可减轻，重症患者还可出现低血压和休克，血淀粉酶、脂肪酶、腹部 B 超及上腹部 CT 可鉴别。

（2）与急性阑尾炎相鉴别：早期阑尾炎腹痛位于脐周，但基本不伴有呕吐症状，转移至右下腹痛可鉴别。

（3）与急性胆囊炎相鉴别：右上腹阵发性绞痛，多合并有胆囊结石，查体有墨菲征阳性，腹部 B 超可鉴别。

（4）与急性心肌梗死相鉴别：下壁心肌梗死可表现为腹痛等胃肠道症状，心肌坏死特异性标记物增高及心电图提示心肌缺血坏死改变可鉴别。

6. 确定诊断

（1）突发的上腹痛、腹胀、恶心、呕吐和食欲缺乏等消化道症状，排除其他疾病后可初步诊断。

（2）急诊内镜检查可确定诊断并予分型。

【治疗方法】

1. 西医治疗

（1）一般治疗：去除病因，忌食用对胃有刺激的食物和药物。上腹痛和呕吐者可暂禁食，症状减轻后可流质饮食或软食。

（2）药物治疗：如果无明显进食困难或水电解质失衡等情况，不必静脉输液。

1）腹痛剧烈者，可使用解痉剂，如阿托品 0.3～0.6mg，口服，3 次/天；或消旋山莨菪碱 5～10mg，口服，3 次/天。症状严重者可予硫酸阿托品注射液 0.3～0.5mg，肌注；或盐酸山莨菪碱注射液 5～10mg，肌注。

2）频繁呕吐引起脱水和电解质紊乱者，应口服补液盐或静脉补液以纠正。如口服补液盐Ⅲ，1 袋，兑 250ml 水随时口服。

3）使用组胺受体拮抗剂或质子泵抑制剂抑制胃酸分泌，如西咪替丁 0.2g，口服，2 次/天；或奥美拉唑 20mg，口服，1 次/天；或泮托拉唑 20mg，口服，1 次/天。亦可联合使用胃黏膜保护剂硫糖铝口服混悬液 5ml，4 次/天，餐前 1 小时及睡前口服。

（3）合并有贲门黏膜撕裂或上消化道出血患者应住院治疗。

2. 中医治疗　急性胃炎属中医学"胃脘痛"、"呕吐"等范畴，临床上可采用中医康复治疗，多获良效。

（1）中医内治：临床辨证先分寒热，辨气血，常见有寒邪客胃证、肝气犯胃证、饮食伤胃证、湿热蕴胃证、瘀血阻胃证等证型，治以理气和胃止痛为主，辨证辅以散寒、疏肝、消食、清热祛湿、活血等治法。相应的常用方剂有良附丸合香苏饮、四逆散合金铃子散、保和丸、连朴饮合六一散、丹参饮合失笑散等。胃苏颗粒、气滞胃痛冲剂、保济丸、藿香正气水等中成药亦常辨证选用。

（2）其他治疗：针刺取穴以中脘、内关、足三里、公孙等为主；亦可选用灸法、刮痧、热敷等外治法。

【风险规避】

1. 误诊防范　急性胃炎诊断不难，较少误诊。但临床上不少疾病可出现恶心、呕吐、腹痛、腹泻等胃肠道症状，因此容易与本病混淆而致误诊。常见如糖尿病急性并发症、急性阑尾炎、急性胰腺炎、急性心肌梗死等，临床上均有误诊为急性胃炎的案例。平时诊疗活动中可从以下几方面着手，减少误诊。

（1）应密切观察病情动态演变，切忌先入为主，如急性阑尾炎初期表现为脐周疼痛，后期转移到右下腹痛。

（2）中老年或存在冠心病高危因素的患者应常规行心电图及血糖检查，初步排除急性冠脉综合征及糖尿病急性并发症。

（3）充分利用腹部 B 超，胃镜等辅助检查手段，可确诊及排除大部分消化系统性疾病。

2. 医患沟通

（1）一般告知：注意休息，清淡饮食，暂时以流质或软食为主。

（2）风险告知

1）剧烈呕吐可能会出现贲门黏膜撕裂，严重水电解质酸碱平衡紊乱，上消化道出血等。

2）门诊治疗不理想时应住院系统治疗。

3）无明显进食困难，水电解质紊乱不必静脉输液治疗。

3. 记录要点

（1）记录患者有无消化性溃疡病史；有无进食或服用损害胃黏膜的食物或药物。

（2）记录有无腹部压痛及反跳痛，有无墨菲征阳性，是否存在肠鸣音亢进等。

（赵英雄　苏镜波）

十五、慢 性 胃 炎

【概述】　慢性胃炎是由多种病因引起的胃黏膜慢性炎症，主要由幽门螺杆菌（Hp）感染引起。可分为萎缩性胃炎和非萎缩性胃炎，前者可伴有胃黏膜肠化生。

【诊断步骤】

1. 问诊要点

（1）有无相关致病因素如长期吸烟、饮浓茶、咖啡、酗酒；有无长期服用非甾体抗炎药、糖皮质激素、某些抗癌药物等。

（2）有无上腹部钝痛、烧灼痛、食欲减退、餐后饱胀、反酸等消化不良症状。

（3）有无消瘦、贫血、近期体重明显减轻等。

2. 体检要点

（1）浅表淋巴结有无肿大；有无贫血貌、舌炎、四肢感觉异常。

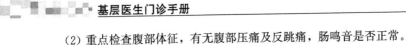

（2）重点检查腹部体征，有无腹部压痛及反跳痛，肠鸣音是否正常。

3. 辅助检查

（1）一般检查

1）血常规：可有贫血表现，多为大细胞性贫血。

2）^{13}C 或 ^{14}C 呼气试验：阳性提示存在有 Hp 感染。

3）胃镜检查及胃黏膜活检：诊断本病的最可靠方法。非萎缩性胃炎的镜下特点是红斑（点、片状、条状），黏膜粗糙不平，出血点/斑；萎缩性胃炎表现为黏膜呈颗粒状，血管透露，色泽灰暗，皱襞细小。

（2）选择性检查

1）消化系统肿瘤标记物：如甲胎蛋白（AFP）、癌胚抗原（CEA）、糖链抗原（CA199）等，对排除消化系统肿瘤有一定的价值。

2）X 线钡餐检查：适用于无条件行胃镜检查患者，主要排除消化性溃疡和胃癌等疾病。

3）粪便幽门螺杆菌抗原（HpSA）：阳性者提示 Hp 感染。

4. 诊断要点　大部分患者可无明显消化道症状，有症状者主要表现为非特异性消化不良，如上腹部不适、饱胀、钝痛、烧灼痛等，依靠胃镜所见和胃黏膜组织病理检查可确诊。

5. 鉴别诊断要点

（1）与胃溃疡相鉴别：疼痛存在节律性和周期性，胃镜及病理检查可明确诊断。

（2）与功能性消化不良相鉴别：有上腹痛、饱胀、嗳气等消化不良表现，但胃镜检查无器质性病变发现。

（3）与胃癌相鉴别：年龄较大，有进行性消瘦、贫血的表现，胃镜及活组织检查可明确诊断。

（4）与胆石症相鉴别：常有右上腹痛，进食油腻食物可诱发，腹部 B 超检查可明确诊断。

6. 确定诊断

（1）存在慢性上腹部不适、饱胀、钝痛、烧灼痛等症状，排除其他疾病后可初步诊断。

（2）确诊主要依赖胃镜所见和胃黏膜组织病理检查。

【治疗方法】

1. 西医治疗　慢性胃炎的治疗目的是缓解症状和改善胃黏膜组织学。慢性胃炎消化不良症状的处理与功能性消化不良相同。无症状、Hp 阴性的慢性非萎缩性胃炎不需要特殊治疗；但对慢性萎缩性胃炎，特别是严重的慢性萎缩性胃炎或伴有上皮内瘤变者应注意预防其恶变。

（1）一般治疗：去除病因，戒烟忌酒，规律生活；饮食宜软，易消化；避免进食浓烈辛辣调料的食品、浓茶和服用对胃有刺激的药物。

（2）药物治疗：口服药物治疗为主，如果无明显进食困难或水电解质失衡等情况，不需要静脉输液。

1）抗 Hp 治疗：Hp 阳性者，应根除 Hp 感染。

a. 治疗方案：由于标准三联疗法的疗效已低于或远低于 80%，推荐铋剂＋质子泵抑制剂＋2 种抗菌药物组成的四联疗法。①铋剂：枸橼酸铋钾 220mg，口服，2 次/天；②质子泵抑制剂（均为 2 次/天，餐前半小时口服）：埃索美拉唑 20mg 或奥美拉唑 20mg 或兰索拉唑 30mg；③抗菌药物：以青霉素为基础联合其他抗菌药物，如阿莫西林 1000mg，2 次/天，联合以下任何一种口服：克拉霉素 500mg，2 次/天；或左氧氟沙星 200mg，2 次/天；或呋喃唑酮 100mg，2 次/天。青霉素过敏者推荐以下方案：四环素 750mg 和呋喃唑酮 100mg，2 次/天，口服；或四环素 750mg 和甲硝唑 400mg，2 次/天，口服。

b. 注意事项：①患者对抗菌药物耐药是导致 Hp 根除治疗失败的原因之一，在目前可选择的 6 种抗菌药物（阿莫西林、克拉霉素、甲硝唑、呋喃唑酮、四环素、左氧氟沙星）中，克拉霉素、甲硝唑和喹诺酮类药物在我国的耐药率较高，因此，医生在制订 Hp 根除方案时，要充分考虑患者的个体特征和既往的治疗史，最大限度地避免耐药的发生；②可选择其中 1 种方案作为初始治疗，如初始治疗失败，可在剩余的方案中再选择 1 种方案经行补救治疗，补救治疗建议间隔为 2~3 个月；③上述治疗方案中，两种方案治疗疗程均为 10 天或 14 天；④两次正规治疗失败时，第三次治疗失败风险高，应先评估根除治疗的获益-风险比；⑤判断 Hp 是否根除必须停药 4 周以上，首选 ^{13}C 或 ^{14}C 呼气试验，只要符合 ^{13}C 或 ^{14}C 呼气试验阳性或 HpSA 检测阴性或基于胃窦、胃体 2 个部位取材的快速尿素酶试验均阴性可判断为 Hp 根除。

2）抑酸治疗：如 Hp 阴性，可予抑酸治疗，首选质子泵抑制剂，如埃索美拉唑 20mg，口服，1 次/天；或奥美拉唑 20mg，口服，1 次/天；或雷贝拉唑 10mg，口服，1 次/天。也可用组胺受体阻滞剂，如法莫替丁 20mg，口服，2 次/天；或雷尼替丁 150mg，口服，2 次/天。一般疗程为 2~4 周。

3）胃黏膜保护治疗：硫糖铝 1g，餐前 1 小时及临睡前将药片置于少许温水中，摇匀后饮用，3~4 次/天；或硫糖铝口服混悬剂 5ml，4 次/天，餐前 1 小时及睡前口服；或磷酸铝凝胶 20g，于饭前半小时前服用。

4）促胃肠动力药：多潘立酮 10mg，3 次/天，餐前 15~30 分钟口服；或莫沙必利 5mg，3 次/天，餐前 15～30 分钟口服，可改善患者的腹胀、嗳气等症状。一般疗程为 2～4 周。

5) 其他：如有睡眠差，明显精神因素者可使用氟西汀 20mg，1 次/天。伴有恶性贫血者可予维生素 B_{12} 治疗，0.1mg，隔日 1 次，肌内注射，直至血象恢复正常。

2. 中医治疗　慢性胃炎属中医学"胃脘痛"、"痞满"等范畴，祖国医学在本病的治疗上积累了丰富的经验，临床上应积极发挥中医康复治疗的优势，但对于长期中药调治不愈的，要警惕病情的变化。

(1) 中医内治：临床辨证先分虚实，常见有肝气犯胃证、寒邪客胃证、饮食伤胃证、湿热阻胃证、瘀血停胃证、脾胃虚寒证、胃阴亏虚证等证型，治以和胃止痛为主，辨证辅以理气、驱寒、消食、祛湿、活血、补虚等治法。相应的常用方剂有四逆散合金铃子散、良附丸合香苏饮、枳实导滞丸合保和丸、连朴饮、丹参饮合失笑散、黄芪建中汤合理中汤、益胃汤合芍药甘草汤等。胃苏颗粒、保济丸、理中丸、养胃舒胶囊等中成药亦常辨证选用。

(2) 其他治疗：针刺取穴以中脘、内关、足三里、公孙等为主；亦可选用耳针、推拿、中药热奄包等外治法。

【风险规避】

1. 误诊防范　慢性胃炎诊断不难，较少误诊。较常见的是某些伴随有消化道症状的慢性疾病误诊为慢性胃炎。如慢性胆囊炎、功能性消化不良、稳定型心绞痛、慢性肝病等。

(1) 对近期出现消化道症状的中老年患者，应先排除消化系统肿瘤。

(2) 充分利用辅助检查手段如腹部 B 超、胃镜等，可确诊大部分消化系统疾病。

(3) 对存在冠心病高危因素患者，应把心电图作为常规检查，尤其是症状发作时的心电图，可初步排除心绞痛疾病。

2. 医患沟通

(1) 一般告知：告知患者本病是临床上常见病，本病的治疗是一个以良好的饮食习惯为基础的长期过程；清淡饮食，忌辛辣、酗酒及浓茶；胃镜检查是本病的确诊手段，应向患者及家属交代检查的必要性及操作过程，以便理解，配合；本病口服药物治疗为主，如果无明显进食困难或水电解质失衡等情况，不需要静脉输液。

(2) 风险告知

1) 胃镜检查提示萎缩性胃炎合并不典型增生或肠化生则为癌前病变，应告知患者及家属。

2）初始 Hp 治疗可能会因细菌耐药而失败，必要时行补救治疗。

3. 记录要点

（1）记录患者有无消化性溃疡病史，有无进食损害胃黏膜的药物及食物。

（2）记录有无颈部淋巴结肿大、腹部包块、腹部压痛等。

（3）若需抗 Hp 治疗，注明治疗方案及疗程。

（刘赴平　苏镜波）

十六、胃食管反流病

【**概述**】　胃食管反流病是常见的消化系统疾病，主要指胃十二指肠内容物反流至食管引起的不适症状和（或）并发症的一种疾病，包括反流性食管炎（RE）、非糜烂性反流病（NERD）和 Barrett 食管。

【**诊断步骤**】

1. 问诊要点

（1）有无吸烟、酗酒、睡前进食等不良习惯；有无长期服用非甾体抗炎药、糖皮质激素等胃黏膜损害药物；有无胃与食管手术史。

（2）有无反酸、胃灼热、胸痛、上腹痛、上腹烧灼感、嗳气等症状，如有应详细了解症状与体位、进食的关系，症状的性质、程度、持续时间等。

（3）有无伴随食管外症状，如咳嗽、咽喉症状、哮喘、牙蚀症等。

2. 体检要点

（1）一般无特殊阳性体征。

（2）有无咽部充血、肺部哮鸣音等食管外症状的相关体征。

3. 辅助检查

（1）一般检查

1）血常规：部分患者有贫血表现。

2）大便常规：部分患者可有黑便，粪隐血试验阳性。

3）胃镜检查及活检：诊断反流性食管炎和 Barrett 食管的一线方法，除发现黏膜破损（糜烂、溃疡）外，还可排除其他器质性疾病。对于具有反流症状的初诊患者建议其行胃镜检查，胃镜检查正常者不推荐进行常规食管活组织检查。

（2）选择性检查

1）质子泵抑制剂试验：简便、有效，可作为胃食管反流病的初步诊断方法。具体方法是：奥美拉唑 20mg，2 次/天，口服，1～2 周，如服药后症状缓解，即试验阳性。对拟诊患者或疑有反流相关食管外症状的患者，尤其是上消化道胃镜检查阴性时，可采用诊断性治疗。

2）食管反流监测：是胃食管反流病的有效检查方法，包括 24 小时食管 pH 监测、食管阻抗 pH 监测。未使用质子泵抑制剂患者推荐行食管 pH 监测，若使用质子泵抑制剂患者则需行食管阻抗 pH 监测以检测非酸反流。

3）食管吞钡检查：如患者不存在吞咽困难等症状不推荐行此检查。

4. 诊断要点

（1）患者存在明显胃灼热、反酸、上腹部烧灼感等主要症状时，可作出胃食管反流病的初步临床诊断。

（2）胃镜发现食管下段黏膜破损，排除其他原因的食管炎后可确立反流性食管炎的诊断。

（3）有典型症状，胃镜下无食管炎，但食管反流监测阳性可确定非糜烂性反流病的诊断。

（4）如食管下段的鳞状上皮被柱状上皮取代，则诊断为 Barrett 食管。

（5）诊断反流性食管炎时还应对其病变程度进行分级。采用洛杉矶分级：A 级黏膜破损长径小于 5mm；B 级：黏膜破损长径大于 5mm，但病灶间无融合；C 级：黏膜破损融合小于食管周径的 75%；D 级：黏膜破损累及食管周径大于或等于 75%。

5. 鉴别诊断要点

（1）与冠心病相鉴别：多为合并有高血压病或糖尿病的中老年患者，典型表现为胸骨后压榨性疼痛，行心电图、心肌酶谱分析等可鉴别。

（2）与贲门失弛缓症相鉴别：无痛吞咽困难是本病特点，食管吞钡试验检查可发现食管体部明显扩张，远侧食管光滑、变细呈鸟嘴状。

（3）与感染性食管炎相鉴别：常发生在食管的中、近段，病变弥漫。反流性食管炎以远端食管炎症为主，病原菌检查阳性可资鉴别。

（4）与消化性溃疡相鉴别：常有规律上腹痛，伴反酸，胃镜或 X 线钡餐检查可明确。

（5）与支气管哮喘相鉴别：症状发作往往有季节性，常有接触变应原等诱发因素，胃镜检查、食管反流监测及质子泵抑制剂试验呈阴性。

6. 确定诊断

（1）存在胃灼热、反酸等典型反流症状，可作出胃食管反流病的初步临床诊断。

（2）胃镜检查如发现 RE 并能排除其他原因引起的食管病变，本病诊断可成立。

（3）对有典型症状而胃镜检查阴性者，行 24 小时食管 pH 监测，如证实有过度酸反流，诊断成立。

（4）对疑诊为本病而胃镜检查阴性者，无法行 24 小时食管 pH 监测，可行质子泵抑制剂试验，若效果明显，本病诊断一般可成立。

【治疗方法】

1. 西医治疗

（1）一般治疗：主要是改变生活及饮食习惯。其措施如下：①抬高床头 15～20cm，取头高脚低位可减少反流，睡前 3 小时不宜再进食，进餐后不宜立即平卧；②肥胖者减肥、戒烟、禁酒，避免进食高脂肪、巧克力、咖啡、刺激性食品等；③慎用或停用降低下食管括约肌压力及延迟胃排空的药物，如抗胆碱能药物、多巴胺受体激动剂、钙离子阻滞剂等。

（2）药物治疗：口服药物治疗为主，如无严重食管狭窄等并发症造成明显进食困难或水电解质失衡等情况，不需要静脉输液。

1）抑酸药：首选药物是质子泵抑制剂，单剂量无效时可改用双倍剂量，一种质子泵抑制剂无效时可改用另外一种质子泵抑制剂，疗程至少 8 周。如埃索美拉唑 20mg 或奥美拉唑 20mg 或兰索拉唑 30mg 或泮托拉唑 40mg，每天 1～2 次口服。为防止夜间酸突破的发生，对部分需严格控制胃酸分泌的患者，可以在早晨口服一次质子泵抑制剂的基础上，临睡前加用组胺受体拮抗剂 1 次，如法莫替丁 20mg，睡前口服，具有协同作用。

2）胃黏膜保护药：铝碳酸镁不但对黏膜具有保护作用，还可吸附胆酸等碱性物质，使黏膜免受到损害，尤其适用于非酸反流相关胃食管反流病，常用方法为 2 片/次，每日 3 次，餐后 1～2 小时、睡前或胃部不适时服用。其他药物如硫糖铝 1g，餐前 1 小时及临睡前将药片置于少许温水中，摇匀后饮用，3～4 次/天；或磷酸铝凝胶 20g，饭后和晚上睡觉前服用。

3）促胃动力药：联合质子泵抑制剂治疗可提高疗效。如多潘立酮 10mg，3 次/天，餐前 15～30 分钟口服；或莫沙必利 5mg，3 次/天，餐前 15～30 分钟口服。

4）维持治疗：胃食管反流病停药 6 个月后复发率达 80%，故必须进行维持治疗，包括按需治疗和长期治疗，维持治疗时间的长短依病情而定。①非糜烂性反流病及轻度食管炎（洛杉矶分级 A 级和 B 级）可采用按需治疗，即仅在症状出现时使用药物；②质子泵抑制剂停药后症状复发、重度食管炎（洛杉矶分级 C 级和 D 级）及 Barrett 食管需长期治疗。两种维持治疗方法首选质子泵抑制剂，如奥美拉唑 20mg，口服，1 次/天。亦可选组胺受体拮抗剂，如法莫替丁 20mg，口服，2 次/天。

（3）胃镜下治疗：对并发食管狭窄患者应首选内镜扩张治疗。质子泵抑制剂治疗有效的胃食管反流病患者不主张用该类方法。禁忌证有 C 级或 D 级食管炎、Barrett 食管、大于 2cm 的食管裂孔疝等。

（4）抗反流手术治疗：药物治疗失败，一般不是手术治疗的指征，因为这表明症状不是胃食管反流病引起的。手术主要适应证是：①年龄较轻，手术条件好的患者，可作为药物维持疗法的另一选择；②控制反流及其伴随的吸入性肺炎。

2. 中医治疗 胃食管反流病属中医学"嘈杂"、"吐酸"、"胃脘痛"、"胸痛"、"噎膈"等范畴，临床上常使用中医康复治疗取得良好疗效，但如出现有"噎膈"的病症时，提示病情变化，应怀疑癌变可能。

（1）中医内治：临床常见有肝胃不和证、肝胃郁热证、气郁痰阻证、气滞血瘀证、胃阴亏虚证、寒热错杂证等证型，治以和胃降气为主，辨证辅以疏肝、开郁、活血、养阴等治法。相应的常用方剂有柴胡疏肝散合香苏散、化肝煎合左金丸、半夏厚朴汤、丹参饮合失笑散、益胃汤合芍药甘草汤、半夏泻心汤等。气滞胃痛颗粒、元胡止痛片、木香顺气丸等中成药亦常辨证选用。

（2）其他治疗：针刺取穴以膻中、内关、上脘、中脘、足三里等为主；亦可用推拿、穴位贴敷等外治法。

【风险规避】

1. 误诊防范 胃食管反流病临床表现多样化，尤其表现为食管外症状者，容易误诊。

（1）出现与进食或平卧位相关的胸闷、上腹部烧灼样痛、咳嗽、喘息等症状时应考虑到胃食管反流病的可能。

（2）存在上述相关症状，但胃镜未见明显异常，应及时行食管反流监测检查，如无条件进行检查或检查后不能诊断时行质子泵抑制剂试验，这样可大大减少误诊。

（3）对中年以上出现不明原因胸痛、胸闷而无心肌缺血证据，抗心绞痛治疗效果不佳者；出现咳嗽、喘息症状，经扩张支气管、抗炎及糖皮质激素治疗无效者；慢性咽炎治疗效果不佳者，均应警惕胃食管反流病的可能。

2. 医患沟通

（1）一般告知：本病为慢性疾病，应告知本病的特点，治疗疗程；告知良好的生活作息及饮食习惯非常重要，应戒烟戒酒，避免进食辛辣食物等；口服药物治疗为主，如无严重食管狭窄等并发症造成明显进食困难或水电解质失衡等情况，不需要静脉输液。

（2）风险告知

1）治疗本病容易复发，需长期坚持服药。

2）有 Barrett 食管的患者，应告知家属其为癌前病变，需定期复查胃镜。

3）告知治疗过程中可能会出现的并发症，需调整治疗方案或手术治疗。

3. 记录要点

（1）记录患者有无酗酒、服用损害胃黏膜的药物等病史，既往有无类似发作史。

（2）记录主要症状的特点，如发生时间、伴随症状、与体位及进食的关系等。

（3）记录有无浅表淋巴结肿大、腹部压痛、反跳痛、腹部包块等。

（4）若需维持治疗应注明治疗方案及服药疗程。

（苏镜波　赵英雄）

十七、消化性溃疡

【概述】　消化性溃疡是常见的消化系统疾病，是指在各种致病因子的作用下，黏膜发生的炎症反应与坏死性病变，病变可深达黏膜肌层，其中以胃和十二指肠溃疡最常见。

【诊断步骤】

1. 问诊要点

（1）有无相关致病因素如长期吸烟、酗酒；有无长期服用胃黏膜损害药物如非甾体抗炎药（NSAIDs）、糖皮质激素、某些抗癌药物等。

（2）有无存在周期性、节律性的上腹痛，腹痛与进食有无关系；是否伴有黑便、反酸、恶心、呕吐、腹胀等症状。

（3）有无消瘦、贫血、近期体重明显减轻等。

2. 体检要点

（1）有无贫血貌；测量血压、脉搏。

（2）有无浅表淋巴结肿大、腹部压痛及反跳痛；肝肾区有无叩痛、肝浊音界消失；肠鸣音是否亢进等。

3. 辅助检查

（1）一般检查

1）血常规：可有贫血表现。

2）大便常规：部分患者可有黑便，粪隐血试验阳性。

3) ^{13}C 或 ^{14}C 呼气试验：阳性提示存在有幽门螺杆菌（Hp）感染。

4）胃镜检查及活检：为确诊本病的主要方法，可见圆形、椭圆形或线形的溃疡，边缘光滑，有灰白色或灰黄色苔所覆盖，周围黏膜充血、水肿，病理证实为良性溃疡。

（2）选择性检查

1）消化系统肿瘤标记物：如甲胎蛋白（AFP）、癌胚抗原（CEA）、糖链抗原（CA199）等，有助于排除消化系统肿瘤。

2）X线钡餐检查：龛影是溃疡的直接征象，还可发现局部痉挛、激惹现象、十二指肠球部畸形等间接征象。

4. 诊断要点

（1）周期性、节律性的中上腹痛和反酸是消化性溃疡的典型症状。但有相当部分溃疡患者的上腹疼痛不典型，更有一部分患者无疼痛症状。

（2）胃镜见溃疡创面或X线钡餐检查见龛影可确诊。

（3）根据胃镜检查结果确定消化性溃疡类型：胃溃疡、十二指肠溃疡、复合性溃疡。

（4）还应判断有无合并消化道出血、穿孔、输出道梗阻、癌变等并发症。

5. 鉴别诊断要点

（1）与胃癌相鉴别：发病年龄较大，疼痛无节律性和周期性，有进行性消瘦、贫血的表现，胃镜及病理检查可明确诊断。

（2）与功能性消化不良相鉴别：多见于年轻女性，常表现为餐后上腹饱胀、嗳气、反酸等，胃镜检查无溃疡发现。

（3）与胆石症相鉴别：疼痛一般缺乏疼痛的节律性，常有右上腹痛，往往因进食油腻食物而发作，腹部B超检查可明确诊断。

6. 确定诊断

（1）周期性、节律性的中上腹痛和反酸症状是诊断消化性溃疡的主要线索，但不能单纯依靠此症状而做出诊断。

（2）确诊需依靠胃镜和X线钡餐检查，前者诊断准确性高并可作出准确分型，已基本取代后者。

【治疗方法】

1. 西医治疗 治疗目的是消除病因，缓解临床症状，促进溃疡愈合，防止溃疡复发，防治并发症。

（1）一般治疗：消化性溃疡活动期应注意休息，避免剧烈运动，避免咖啡、浓茶、辛辣等刺激性饮食，戒烟戒酒。对可诱发溃疡病的药物使用时应慎重，如NSAIDs、糖皮质激素等。对少数焦虑患者可短期使用镇静

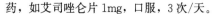

药，如艾司唑仑片 1mg，口服，3 次/天。

（2）药物治疗：以口服药物治疗为主，如果无明显进食困难或水电解质失衡等情况，不必静脉输液。

1）根除 Hp 治疗：是 Hp 性消化性溃疡病的基本治疗，可使大多数 Hp 相关性溃疡患者达到完全治愈的目的。国际上已对 Hp 相关性溃疡的处理达成共识，即不论溃疡初发或复发，不论活动或静止，均应抗 Hp 治疗。具体治疗方案和注意事项见本书"慢性胃炎"的治疗。

2）根除 Hp 疗程结束后是否继续抗溃疡治疗：溃疡面积小、治疗后症状消失且根除治疗疗程达 2 周者，可不再继续抗溃疡治疗。对溃疡面积较大、抗 Hp 治疗结束时患者症状未缓解或近期有出血等并发症者，应在抗 Hp 治疗结束后继续用抗酸分泌治疗 2～4 周（十二指肠溃疡）或 4～6 周（胃溃疡）。

3）抑酸治疗：是 Hp 阴性患者，或根除 Hp 后续治疗的主要治疗方法，首选质子泵抑制剂，如奥美拉唑 20mg，口服，1 次/天；或雷贝拉唑 10mg，口服，1 次/天。也可用组胺受体阻滞剂，如法莫替丁 20mg，口服，2 次/天；或雷尼替丁 150mg，清晨和睡前服用。一般疗程是胃溃疡 6～8 周，十二指肠溃疡是 4 周。

4）胃黏膜保护治疗：联合胃黏膜保护剂可提高消化性溃疡的愈合质量，有助于减少溃疡的复发。对老年人消化性溃疡、复发性溃疡、难治性溃疡、巨大溃疡患者在抗酸、根治 Hp 治疗同时，应用胃黏膜保护剂。如硫糖铝 1g，餐前 1 小时及临睡前将药片置于少许温水中，摇匀后饮用，3～4 次/天；或硫糖铝口服混悬剂 5ml，4 次/天，餐前 1 小时和睡前口服；或磷酸铝凝胶 20g，胃溃疡于饭前半小时前服用，十二指肠溃疡于饭后 3 小时及疼痛时服用。

5）NSAIDs 相关溃疡的治疗和预防：①单纯 NSAIDs 相关性溃疡停服 NSAIDs 后，常规抗溃疡方案治疗。如不能停用则尽可能选用对胃肠道黏膜损害较轻的药物，并服用质子泵抑制剂。②伴 Hp 者的处理：Hp 感染和 NSAIDs 摄入是溃疡发生的两个独立危险因素，长期服用 NSAIDs 前根除 Hp 可降低 NSAIDs 相关溃疡的发生率。

（3）消化性溃疡合并消化道出血、穿孔、输出道梗阻等并发症时应住院治疗。

2. 中医治疗 消化性溃疡属中医学"胃脘痛"、"嘈杂"、"吐酸"等范畴，临床上常使用中医治疗取得良好疗效，但如出现有突然腹痛加剧、吐血等症状时，应警惕并发症的发生。

（1）中医内治：临床辨证先分虚实，常见有肝胃不和证、肝胃郁热证、脾胃虚寒证、脾胃湿热证、胃阴不足证、胃络瘀阻证等证型，治以和胃生肌为主，辨证辅以理气、泄热、散寒、化湿、养阴、化瘀等治法。相应的常用方剂有柴胡疏肝散、化肝煎合左金丸、黄芪建中汤合理中汤、连朴饮合半夏泻心汤、益胃汤合一贯煎、失笑散合丹参饮等。胃苏颗粒、健胃愈疡片、安胃疡胶囊等中成药亦常辨证选用。

（2）其他治疗：针刺取穴以中脘、足三里、内关、胃俞、脾俞等为主。

【风险规避】

1. 误诊防范　随着胃镜检查技术的普及，消化性溃疡基本能确诊。但老年人多伴有其他心肺基础性疾病，不能耐受胃镜检查，且临床表现多不典型，容易发生误诊。

（1）做好解释工作，消除患者顾虑，鼓励无禁忌证的患者行胃镜检查，减少误诊。

（2）对反复发作的病例，在行相关正规治疗后，症状仍反复，应积极寻找病因，并及时行腹部B超、胃镜或X线钡餐造影等相关检查。

（3）对于不能耐受普通胃镜检查患者，可建议行无痛胃镜或X线钡餐造影或胶囊胃镜检查。

（4）对有消化道症状的中老年人，尤其是既往有溃疡病病史患者，应将大便常规及隐血试验作为常规检查，减少误诊及漏诊。

2. 医患沟通

（1）一般告知：告知患者本病的特点、治疗疗程；注意休息，清淡饮食，忌辛辣、戒烟酒；告知胃镜检查或X线钡餐检查的必要性；告知本病以口服药物治疗为主，如果无明显进食困难或水电解质失衡等情况，不需要静脉输液。

（2）风险告知

1）若合并有消化道出血、穿孔、胃癌等应详细告知病情风险，住院治疗。

2）治疗过程中密切留意粪便性状，若出现黑便、血便等情况应立即返回医院治疗。

3）告知Hp阳性患者，初始抗Hp治疗可能会因细菌耐药而失败，届时应行补救治疗。

4）停药4周后应复查胃镜，有Hp感染者还应复查^{13}C或^{14}C呼气试验。

3. 记录要点

（1）记录患者有无酗酒及服用损害胃黏膜的药物。

（2）记录腹痛的特点及伴随症状。

（3）记录有无浅表淋巴结肿大、腹部压痛、反跳痛、肌紧张、腹部包块等。

（4）需根除 Hp 治疗时，应写明治疗方案，复诊时应注明当次治疗阶段。

（刘赴平　苏镜波）

十八、上消化道出血

【概述】 上消化道出血是指屈氏韧带以上，包括食管、胃、十二指肠、胆道、胰管等病变引起的出血，可分为非静脉曲张性出血和静脉曲张性出血两类。在引起急性上消化道出血的病因中十二指肠溃疡、胃溃疡和食管静脉曲张占前三位。

【诊断步骤】

1. 问诊要点

（1）询问有无吸烟、酗酒不良习惯；有无消化性溃疡、肝病等病史；有无服用非甾体类抗炎药、糖皮质激素等药物史。

（2）有无呕血、便血，如有则应详细问清呕血是暗红色还是鲜红色，是否为喷射性；大便是柏油样还是附着有新鲜血液；通过询问病史初步估算出血量的大小。

（3）有无伴随头晕、乏力、心悸、黑蒙、尿少、口干等症状。

（4）还应询问近期有无消瘦、食欲缺乏；有无节律性上腹痛伴有反酸等表现。

2. 体检要点

（1）评估患者意识状态，测量血压、脉搏。

（2）是否有皮肤苍白、四肢湿冷、血压降低或脉压缩小、心率偏快等。

（3）有无浅表淋巴结肿大、腹壁静脉曲张、皮下出血点；有无肝、脾大；有无腹部压痛、反跳痛；有无肠鸣音亢进。

3. 辅助检查

（1）一般检查

1）血常规：多有红细胞计数及血红蛋白降低；肝硬化时可有血红蛋白、血小板计数同时减少；如系血液病引起的出血则常有外周血白细胞、血小板等异常。

2）大便常规：肉眼见黑便，如出血量较少则仅有大便潜血试验阳性。

3）血型：常规做血型鉴定。

4）肝功能：如存在肝硬化则可有肝功能异常、低白蛋白血症。

5）肾功能：可有氮质血症。

6）凝血功能：检查有无凝血功能异常。

7）腹部B超：可了解肝脏、胆囊、胰腺、脾脏等基本情况。

8）急诊胃镜：为首选检查方法，出血后12～48小时内进行，可明确出血病因，了解有无活动性出血。检查前需先补充血容量、纠正休克、改善贫血，并尽量在出血的间歇期进行。

（2）选择性检查

1）X线钡餐造影：目前已多为胃镜检查代替，主要使用于有胃镜检查禁忌证或不愿进行胃镜检查者，但对胃镜检查出血原因未明，怀疑病变在十二指肠降段以下的，则有特殊诊断价值。检查一般于出血停止数天后进行。

2）肿瘤标记物：如甲胎蛋白（AFP）、癌胚抗原（CEA）、糖链抗原（CA199）等，有助于消化系统肿瘤的诊断。

4. 诊断要点

（1）确诊上消化道出血：在排除消化道以外的出血因素后，根据呕血、黑便和失血的临床表现，呕吐物或大便隐血试验阳性，血红蛋白浓度、红细胞计数及血细胞比容下降的实验室证据，可初步作出上消化道出血的诊断。

（2）出血严重程度的评估：临床上主要根据是否有周围循环衰竭的表现，特别是对血压、脉搏的动态观察来判断出血量。下面要点有助于出血量判断：①粪便隐血试验阳性，提示每日出血量5～10ml；②黑便提示每日出血量50～100ml；③呕血的出现表明胃内积血量在250ml以上；④日出血量＞400ml以上可有头晕、心悸、乏力等症状；⑤800～1000ml，患者可有面色苍白、心悸、口渴、少尿，血压下降、心率达100次/分；⑥出血量＞1000ml，患者表现为全身冷汗、四肢厥冷、尿少、烦躁等，并有血压下降，收缩压常＜80mmHg，脉压＜30mmHg，心率超过120次/分。

（3）出血预后的评估：Blatchford评分基于简单的临床与实验室检查变量，不需要内镜检查，敏感性高，适合在急诊中早期应用。评分≥6分为中高危，＜6分为低危。急性上消化道出血患者的Blatchford评分，见表1-18-1。

5. 鉴别诊断要点

（1）与咯血相鉴别：患者存在肺部基础性疾病，血液呈鲜红色，混有痰液。

（2）与下消化道出血相鉴别：多为鲜红色血便，结肠镜或 X 线钡剂灌肠可明确诊断。

（3）与进食动物血、铁剂等引起的假性出血相鉴别：一般可提供进食相关食物或药物的病史，大便隐血试验阴性。

表 1-18-1　急性上消化道出血患者的 Blatchford 评分

项　　目	检 查 结 果	评分
收缩压（mmHg）	100～109	1
	90～99	2
	＜90	3
血尿素氮（mmol/L）	6.5～7.9	2
	8.0～9.9	3
	10.0～24.9	4
	≥25.0	6
血红蛋白（g/L）	男性　120～129	1
	100～119	3
	＜100	6
	女性　100～119	1
	＜100	6
其他表现	脉搏≥100 次/分	1
	黑便	1
	晕厥	2
	肝脏疾病	2
	心力衰竭	2

注：引自中国急性上消化道出血急诊诊治流程专家共识（2011）．中国急救医学．2011，31（1）：5

6. 确定诊断

（1）呕血和黑便是上消化道出血的特征性表现，结合失血的临床表现，呕吐物或粪便潜血试验阳性，排除进食引起的黑便及来自呼吸道、口、鼻、咽喉部等部位的出血后，可作出上消化道出血的诊断。

（2）急诊胃镜检查亦可确诊本病，还可了解有无活动性出血。

（3）确诊后还应根据是否有周围循环衰竭的表现，尤其是对血压、脉搏的动态观察来判断出血量。

【治疗方法】

1. 西医治疗　无论何种病因引起的上消化道出血，原则上应收住院治疗。在门急诊处理时必须遵循以下原则：①迅速稳定患者的生命体征，如快速扩容；②综合患者的临床表现，评估出血的严重程度；③尽可能确定出血部位和可能原因；④积极创造条件和做好充分准备，实施急诊胃镜检查，并根据检查结果决定进一步的治疗方案。

（1）一般治疗：患者应卧床休息，保持呼吸道通畅，老年患者应进行心电监护，严密监测心率、血压、尿量、神志等生命体征的变化，必要时行中心静脉压监测。观察呕血与黑便情况。定时复查血红蛋白浓度、红细胞计数、血细胞比容。

（2）评估患者血流动力学状态：对上消化道出血患者应及时测量脉搏、血压、毛细血管再充盈时间，估计失血量，判断患者血流动力学状态是否稳定。上消化道出血病情严重程度分级，见表1-18-2。出现下述表现表明患者血流动力学不稳定，应立即开始液体复苏：①患者由平卧位改为坐位时出现血压下降（下降幅度＞15～20mmHg）、心率增快（上升幅度＞10次/分），则提示血容量已明显不足；②心率＞100次/分，收缩压＜90mmHg（或者在未使用药物降压的情况下收缩压较平时水平下降超过30mmHg），四肢末梢冷，出现发作性晕厥或其他休克的表现，以及持续的呕血或便血。

表1-18-2　上消化道出血病情严重程度分级

分级	失血量（ml）	血压（mmHg）	心率（次/分）	血红蛋白（g/L）	症状	休克指数
轻度	＜500	基本正常	正常	无变化	头昏	0.5
中度	500～1000	下降	＞100	70～100	晕厥、口渴、少尿	1.0
重度	＞1500	收缩压＜80	＞120	＜70	肢冷、无尿、意识模糊	≥1.5

注：（1）休克指数＝心率/收缩压
　　（2）引自中国急性上消化道出血急诊诊治流程专家共识（2011）中国急救医学.2011，31（1）：5

（3）液体复苏：①液体的选择：常用生理盐水、平衡液、人工胶体和血液制品，通常首选生理盐水；②出现以下情况时应考虑紧急输注同型红细胞：收缩压＜90mmHg 或较基础收缩压下降超过 30mmHg；血红蛋白＜70g/L；血细胞比容＜0.25；心率＞120 次/分．避免单独输血而不输注晶体液或胶体液，因患者急性失血后血液浓缩，此时单独输血并不能有效改善微循环缺血缺氧状态；③血容量充足的判定指标及输血目标：收缩压 90～120mmHg；脉搏＜100 次/分；尿量＞40ml/h；血钠＜140mmol/L；神志清楚或好转；无明显脱水貌．大量失血患者输血达到血红蛋白 80g/L、血细胞比容在 0.25～0.35 之间为宜，不宜过度输血及过度输液，以避免使血压过度升高诱发再出血。经处理病情好转后应住院进一步治疗。

（4）药物治疗：初次发作且病因明确的非静脉曲张性上消化道出血患者，经综合评估病情属于轻度出血，可在门诊口服药物治疗。无血容量不足、水电解质失衡、进食困难等因素不提倡静脉输液。

1）抑酸药：血小板聚集及血浆凝血功能所诱导的止血作用需在 pH＞6.0 时才能有效发挥，相反，新形成的凝血块在 pH＜4.0 的胃液中会迅速被消化。因此抑制胃酸分泌，提高胃内 pH 值是止血的前提。首选药物是质子泵抑制剂，如奥美拉唑 20mg 或兰索拉唑 30mg 或泮托拉唑 40mg 或埃索美拉唑 20mg，每天 1～2 次口服。病情较重或疗效不佳者，可使用奥美拉唑针 40mg，1～2 次/天，静脉缓慢推注；或先予奥美拉唑针 80mg，静注，继以 8mg/h 持续静脉滴注。

2）生长抑素：具有减少内脏血流量、降低门脉压、抑制胃酸和胃蛋白酶分泌作用，使用生长抑素可显著降低消化性溃疡出血患者的手术率，预防早期再出血的发生。如奥曲肽 0.1mg，每 6～8 小时，皮下注射。如病情较重可予奥曲肽 50μg 快速静推，继以 25～50μg/h 持续静脉滴注，疗程 5 天。

3）胃腔内局部使用止血药：去甲肾上腺素 4mg 加生理盐水 50ml，1 次/小时，口服，连续 3 次；或凝血酶 200U 加入生理盐水 50ml，1 次/小时，口服，连续 3 次。

4）胃黏膜保护治疗：硫糖铝口服混悬剂 5ml，4 次/天，餐前 1 小时及睡前口服；或磷酸铝凝胶 20g，胃溃疡伴出血于饭前半小时前服用，十二指肠溃疡伴出血于饭后 3 小时及疼痛时服用。

（5）内镜下止血治疗：内镜检查如见有活动性出血或暴露血管的溃疡，有条件者应行内镜止血治疗。

（6）手术治疗：内科积极治疗仍大量出血不止危急患者生命，应积极行手术治疗。

2. 中医治疗 上消化道出血属中医学"吐血"、"便血"等范畴，临床上针对病情较轻者或止血后需调理者，可使用中医康复治疗以缓解症状或调整胃肠功能，但需注意原发病的诊治。

（1）中医内治：临床常见有胃热炽盛证、肝火犯胃证、瘀阻胃络证、脾不摄血证、气随血脱证等证型，依照急则治其标，缓则治其本的原则，出血时以止血为主，辨证辅以益气摄血、清热凉血、活血止血等治法。相应的常用方剂有泻心汤、龙胆泻肝汤、血府逐瘀汤合失笑散、归脾汤、独参汤或参附汤合生脉散等。

（2）其他治疗：出血初期，可用云南白药 0.5g，4 次/天，口服，也有良好的止血作用。

【风险规避】

1. 误诊防范 对以典型的呕血、黑便等表现来就诊的患者，很容易做出上消化道出血的诊断，而对以头晕、乏力、晕厥等不典型症状就诊的患者则容易产生误诊。常见误诊过的疾病有：脑血管意外、梅尼埃综合征、心肌梗死、下消化道出血、血管迷走性晕厥等。为减少误诊，接诊医生应掌握以下几点内容：

（1）接诊医生应提高警惕，特别对存在基础性疾病的老年患者出现无法解释的血红蛋白降低时，应积极明确或排除上消化道出血的可能。

（2）上消化道出血造成血容量降低可继发心绞痛、脑梗死等疾病，接诊医生应详细询问病史，避免因主要症状掩盖次要症状而误诊及漏诊。

（3）部分消化道出血因出血量小，出血速度缓慢，也可以黑便为主要表现，若行胃镜检查未发现明显出血病灶则应行肠镜检查，排除肠道病变。

2. 医患沟通

（1）一般告知：告知患者本病的特点，治疗方法，建议住院治疗；告知活动性出血期间应禁食，出血停止后以流质或软食为主；告知急诊胃镜在疾病诊治中的必要性；轻度出血患者，可在门诊口服药物治疗。无血容量不足、水电解质失衡、进食困难等因素不提倡静脉输液。

（2）风险告知

1）告知患者密切留意有无继续呕血及解黑便，记录每次量的大小。

2）呕血可能有误吸造成吸入性肺炎或窒息的风险，若出血不止，可危及生命，应告知患者家属，必要时在病历上签字表示知情。

3）告知患者及家属积极内科保守治疗后仍出血不止或有其他手术指征时，应外科手术治疗。

3. 记录要点

（1）记录有无服用损伤胃黏膜的药物，有无慢性肝肾疾病、血液系统性疾病等病史。

（2）记录呕血和（或）黑便的次数、颜色，并初步估算出血量大小；记录患者有无外周循环容量衰竭的征象。

（3）记录患者的生命体征，有无浅表淋巴结肿大、肝脾大，有无黄疸、腹水。

（4）出血不止或有其他手术指征者应动员住院治疗，拒绝者应作好记录。

（苏镜波　刘赴平）

十九、功能性消化不良

【概述】　功能性消化不良又称非溃疡性消化不良，是一种病因未明的、无器质性或全身性疾病的慢性、持续性或反复发作性上腹部征候群，其不是一个独立性疾病。主要症状包括剑突下或胸骨后疼痛、上腹部不适、餐后饱胀、早饱、嗳气、反酸、胃灼热感、食欲缺乏、恶心、呕吐等。

【诊断步骤】

1. 问诊要点

（1）询问有无吸烟、酗酒不良习惯，具体工作性质、工作强度等。

（2）消化不良症状及其程度和频率；症状的发生与进餐的关系，有无夜间出现症状以及症状与体位、排便的关系；进食量有无改变，有无体重下降等。

（3）有无贫血、乏力等表现。

（4）还应询问有无失眠、焦虑、抑郁、头痛、注意力不集中等精神症状。

2. 体检要点

（1）有无贫血貌，浅表淋巴结有无肿大。

（2）可有上腹部轻压痛，余常无阳性体征。

3. 辅助检查

（1）一般检查

1）血常规：贫血患者可有红细胞计数及血红蛋白降低。

2）大便常规：部分患者粪便潜血试验阳性。

3）腹部 B 超：排除肝胆胰疾病。

4）肝肾功能：排除肝肾功能不全引起的消化道症状。

5）^{13}C 或 ^{14}C 呼气试验：阳性提示存在有幽门螺杆菌（Hp）感染。

（2）选择性检查

1）胃镜检查：一般无胃、十二指肠器质性病变，部分患者有轻度慢性浅表性胃炎。

2）X 线钡餐造影：常无器质性病变发现，有时可发现胃排空过缓或过快，目前已较少选用此项检查。

4. 诊断要点

（1）功能性消化不良的诊断采用罗马基金会于 2006 年发表的罗马Ⅲ诊断标准，诊断前症状出现至少 6 个月，近 3 个月满足以下标准的 1 条或多条：①餐后饱胀不适；②早饱感；③上腹痛；④上腹烧灼感。并且没有可以解释上述症状的器质性疾病的证据（包括上消化道内镜检查）。

（2）根据临床特点，功能性消化不良还可分为餐后不适综合征和上腹疼痛综合征两个亚型。

1）餐后不适综合征，病程 6 个月，近 3 个月至少具备以下 1 个症状：①发生在进平常餐量后的餐后饱胀，每周发作数次；②早饱感使其不能完成平常餐量的进食，每周发作数次。支持诊断的条件包括上腹胀和餐后恶心或过度嗳气，可同时存在上腹疼痛综合征。

2）上腹疼痛综合征，病程 6 个月，近 3 个月必须具备以下所有症状：①至少中等程度的上腹部疼痛或烧灼感，每周至少 1 次；②疼痛为间断性；③不放射或不在腹部其他区域/胸部出现；④排便或排气后不缓解；⑤不符合胆囊或 Oddi 括约肌功能障碍的诊断标准。支持诊断的条件包括疼痛可为烧灼样，但不向胸骨后传导；疼痛常因进餐诱发或缓解，但也可发生在空腹状态；可同时存在餐后不适综合征。

5. 鉴别诊断要点

（1）与消化性溃疡相鉴别：呈节律性、周期性的上腹痛，胃镜检查可见溃疡病灶，可鉴别。

（2）与胃食管反流病相鉴别：单从症状上较难鉴别，胃镜见反流性食管炎或 24 小时 pH 检测证实有酸反流或质子泵抑制试验阳性可鉴别。

（3）与胃轻瘫综合征相鉴别：多有糖尿病、尿毒症、风湿病、肝硬化等基础性疾病，胃排空功能测定、胃电图等可鉴别。

6. 确定诊断

（1）存在上腹痛、上腹灼热感、餐后饱胀不适、早饱感等症状之一或多种；病程超过 6 个月，近 3 个月症状持续，可初步诊断。

（2）排除可引起上述症状的器质性疾病，可确诊。

【治疗方法】

1. 西医治疗

（1）一般治疗：改善生活方式、调整饮食结构和习惯，规律饮食，避免烟酒，减少脂肪摄入，尽量避免服用非甾体类抗炎药及糖皮质激素等损害胃黏膜药物。

（2）药物治疗：本病为无器质性病变的功能性胃肠病，以口服药物治疗为主，不需要静脉输液治疗。

1）抑酸药：适用于非进餐相关消化不良中以上腹痛、烧灼感为主要症状者。首选质子泵抑制剂，如奥美拉唑 20mg，口服，1 次/天；或雷贝拉唑 10mg，口服，1 次/天；也可用组胺受体阻滞剂，如法莫替丁 20mg，口服，2 次/天；或雷尼替丁 150mg，口服，2 次/天。

2）促胃肠动力药：尤其适用于与进餐相关的上腹饱胀、早饱、嗳气等症状的患者，可选多潘立酮 10mg，3 次/天，餐前 15～30 分钟口服；或莫沙必利 5mg，3 次/天，餐前 15～30 分钟口服，疗程 2～8 周。

3）助消化药：消化酶和微生态制剂可作为治疗消化不良的辅助用药，改善与进餐相关的腹胀、食欲缺乏等症状。如：胰酶 0.3～1.5g，3 次/天，餐前口服；双歧杆菌三联活菌胶囊 2～4 粒，口服，2 次/天。

4）根除 Hp 治疗：Hp 阳性患者，根除 Hp 治疗可能有效，具体用药请参阅本书"慢性胃炎"中抗 Hp 治疗。

5）精神心理治疗：对伴随精神症状明显的患者可试用。常用有氟西汀 20mg，1 次/天，口服；或阿米替林 25mg，3 次/天，口服。

2. 中医治疗 功能性消化不良属中医学"痞满"、"胃脘痛"、"呕吐"等范畴，临床上多可使用中医康复治疗，以促进消化、调整胃肠功能。

（1）中医内治：本病以脾虚为主，以气滞、血瘀、食积、痰湿等邪实为标，临床常见有脾虚气滞证、脾虚痰阻证、肝胃不和证、脾胃湿热证、饮食积滞证、寒热错杂证、脾胃虚寒证等证型。治以健脾和胃为主，辨证辅以行气、化痰、疏肝、清利湿热、消食、散寒等治法。常用方剂有四君子汤合枳术丸、陈夏六君子汤、柴胡疏肝散、清中汤、枳实导滞汤、半夏泻心汤、黄芪建中汤等。胃苏冲剂、香砂养胃丸、气滞胃痛冲剂、藿香正气水、健胃消食片、附子理中丸等中成药亦常辨证选用。

（2）其他治疗：针刺取穴以中脘、足三里、公孙、内关等为主；亦可选用中药热敷等外治法。

【风险规避】

1. 误诊防范 功能性消化不良是一种常见的胃肠道运动功能紊乱所引起的综合征，在临床上广泛存在，持续时间长短不一，症状轻重差异较大，部分还存在精神症状，所以误诊时常发生。临床医生在诊疗过程中应综合分析，正确分型，避免误诊。

（1）在诊断前应先判断有无提示器质性疾病的"报警"症状和体征：消瘦、贫血、上腹饱胀、频繁呕吐、呕血或黑便、年龄>45岁的初发病者、消化不良症状进行性加重、有肿瘤家族史等，如有应进一步检查明确诊断，减少误诊。

（2）本病的诊断是排除性诊断，应当充分利用胃镜、X线钡餐检查、腹部B超等检查手段，排除器质性疾病。

2. 医患沟通

（1）一般告知：告知患者本病的特点，治疗过程中应清淡饮食，忌辛辣、戒烟酒；告知胃镜、X线钡餐检查、腹部B超检查的必要性；治疗本病以口服药物治疗为主，不需要静脉输液治疗；告知患者本病治疗疗程一般为2～8周，如症状改善，可停药随访。

（2）风险告知：治疗过程中应密切观察病情，关注有无上述"报警"症状出现，如有则应及时返回医院复诊。

3. 记录要点

（1）记录患者有无酗酒、服用损害胃黏膜的药物等病史。

（2）记录症状出现的时间、性质、诱发和缓解因素，有无焦虑、抑郁表现，尤其应记录有无"报警"临床表现。

（3）记录有无浅表淋巴结肿大、腹部包块、肝大、腹部压痛等。

（4）若需抗 Hp 治疗应注明治疗方案，此次就诊时的治疗阶段等。

（刘赴平　苏镜波）

二十、2 型糖尿病

【概述】　糖尿病是一组由于胰岛素缺乏和（或）胰岛素分泌障碍引起的以糖类及蛋白质、脂肪代谢紊乱以及慢性高血糖为主要特征的代谢内分泌疾病。长期的代谢紊乱可导致心脑血管、肾脏、眼及神经等慢性病变。病情严重的患者或应激时可能出现急性并发症如酮症酸中毒、高渗性昏迷等。在临床最常见的是以胰岛素抵抗和（或）胰岛素分泌障碍引起的 2 型糖尿病。其典型的临床症状为"三多一少"，即多尿、多饮、多食和消瘦。

【诊断步骤】

1. 问诊要点

（1）有无多尿、多饮、多食和消瘦症状；出现症状的时间，每日饮食情况及尿量，体重下降的幅度。

（2）有无视力改变，有无肢体麻木及疼痛，有无肢体水肿。有无心悸、怕热、性情改变等伴随症状。

（3）既往有无心脏疾病、高血压病病史。有无胰腺相关疾病及手术史。

（4）有无长期吸烟及长期饮酒史，有无长期服用药物史，若有需询问为何种药物，服药治疗的原因，服药时间的长短。

（5）家族中有无糖尿病病史。

2. 体检要点

（1）一般早期患者无阳性体征，出现并发症时有相应体征。

（2）检查身高、体重、血压等情况，计算体重指数。[体重指数＝体重（kg）/身高（m²）]。

（3）检查有无视力下降，有无眼睑及肢体水肿；皮肤痛温觉、触觉有无减退；双侧足背动脉搏动情况。

3. 辅助检查

（1）一般检查

1）血糖：血糖升高为诊断糖尿病的主要指标。诊断时需采用静脉血浆测定血糖。

2）尿常规：尿糖可监测病情，尿酮体可发现糖尿病酮症。

3）尿微量白蛋白：可早期发现糖尿病肾病。

4）糖化血红蛋白（HbA1c）：可反映抽血前 8～12 周血糖水平。

5）肝肾功能及血脂：肝肾功能检查可指导糖尿病治疗药物的应用。糖尿病患者可引起脂肪代谢紊乱。

（2）选择性检查

1）电解质及动脉血气：对于糖尿病的并发症如酮症酸中毒、高渗昏迷等的诊疗有重要指导意义。

2）口服葡萄糖耐量试验（OGTT）：对于血糖升高但未达糖尿病诊断标准时，需行OGTT。OGTT 应在无摄入任何热量 8 小时后，清晨空腹进行，将 75g 无水葡萄糖粉（如用 1 分子水葡萄糖则为 82.5g，儿童则予 1.75g/kg，总量不超过 75g）溶于 300ml 温水中，在 5 分钟内全部服下。从第一口开始计时，于 2 小时后再次前臂采血测血糖。血标本应尽早送检。试验过程中，受试者不喝茶及咖啡，不吸烟，不做剧烈运动，但也不需要绝对卧床。试验前 3～7 天停用避孕药、利尿剂或苯妥英钠等药物；前 3 天碳水化合物摄入量不少于 150g/d。

3）胰岛素、C肽释放试验：用于评估胰岛 β 细胞的分泌功能。包括对空腹、半小时、1 小时、2 小时、3 小时胰岛素、C肽水平测定。C肽因不受外源性胰岛素的影响，因此更准确。

4）自身免疫抗体测定：包括谷氨酸脱羧酶抗体（GADAb）、胰岛细胞抗体（ICA）、抗胰岛素抗体（IAA），协助糖尿病分型。

5）血管彩超：颈部血管彩超、下肢血管彩超、超声心动图用于评估糖尿病大血管病变。

6）眼底检查：可发现糖尿病微血管病变。

7）甲状腺功能检测：部分患者可能合并甲状腺功能异常。

8）腹部 B 超：了解有无肝脏及胰腺病变。

4. 诊断要点

（1）糖尿病诊断标准（世界卫生组织标准），符合以下 3 项之一者可诊断：

1）典型糖尿病症状（多饮、多尿、多食、体重下降）加上随机静脉血浆血糖≥11.1mmol/L。

2）空腹静脉血浆血糖（FPG）≥7.0mmol/L。空腹定义为至少 8 小时没有热量摄入。

3）OGTT 2 小时静脉血浆血糖≥11.1mmol/L。

注：若无典型糖尿病症状，以上三项需复查核实。

（2）诊断 2 型糖尿病：在起病初期，区分 1 型糖尿病还是 2 型糖尿病有时的确很困难，尤其是年轻患者，如果不确定分类诊断，可先做一个临时性分类，用于指导治疗。然后依据对治疗的初始反应以及追踪观察其临床表现再重新评估、分型。如有以下特点可考虑为 2 型糖尿病。

1）常见中老年发病，一般无典型糖尿病症状，血糖升高符合糖尿病诊断标准。

2）多有家族史。

3）自身免疫抗体测定均阴性。

4）胰岛素、C 肽释放试验提示胰岛素分泌高峰延迟。

（3）需注意的几个问题

1）空腹血糖受损（IFG）：是指空腹静脉血浆血糖在 6.1～7.0mmol/L 之间（6.1mmol/L＜FPG＜7.0mmol/L），糖负荷后 2 小时静脉血浆血糖＜7.8mmol/L。

2）糖耐量减低（IGT）：空腹静脉血浆血糖＜7.0mmol/L，糖负荷后 2 小时静脉血浆血糖在 7.8～11.1mmol/L 之间（7.8mmol/L＜2 小时血糖＜11.1mmol/L）。

3）关于用 HbA1c 诊断糖尿病的问题：鉴于 HbA1c 检测在我国尚不普遍，检测方法标准化程度不够。测定 HbA1c 的仪器和质量控制尚不能符合目前糖尿病诊断标准的要求。我国暂不推荐采用 HbA1c 诊断糖尿病。

4）毛细血管血糖和尿糖均不能用于糖尿病的诊断，糖尿病的诊断应依据静脉血浆血糖值。

5）在急性感染、创伤或其他应激情况下可出现暂时性血糖增高。若没有明确的糖尿病病史，不能以此时的血糖值诊断糖尿病。需在应激消除后复查，再确定是否患有糖尿病。

5. 鉴别诊断要点

（1）与肾性糖尿相鉴别：肾性糖尿是由于肾糖阈值降低引起尿糖阳性，但查血糖正常，由此可鉴别。

（2）与应激性高血糖症相鉴别：应激性高血糖症可见于各种应激状态如急性脑出血、重大手术、消化道大出血、急性心肌梗死等，引起暂时性的高血糖，但一般应激因素消除后血糖可逐步恢复正常，需密切随访加以鉴别。

（3）与甲状腺功能亢进症（甲亢）相鉴别：甲亢的患者因甲状腺激素有拮抗胰岛素的作用，故可引起糖代谢紊乱，但甲亢引起的糖尿病在甲亢病情控制后，不予降血糖药物治疗，血糖即可完全恢复正常。由此可鉴别。

（4）与药源性糖尿病相鉴别：药源性糖尿病多有可疑用药史，特别是糖皮质激素类，用药前无糖尿病病史，服药后出现血糖升高，但停用相关药物后血糖恢复正常可鉴别。

（5）与1型糖尿病相鉴别：1型糖尿病多发生于儿童及青少年期，糖尿病症状一般较为明显，血浆胰岛素及C肽水平低，自身免疫抗体测定阳性可鉴别。

（6）与肝源性糖尿病相鉴别：肝源性糖尿病多在糖尿病发生前有明确的肝病史，有明确的肝功能损害的临床表现，无糖尿病既往史及家族史可鉴别。

6. 确定诊断

（1）根据世界卫生组织标准，具有多饮、多尿、多食、体重下降等典型的症状，加上随机血糖≥11.1mmol/L或加上空腹血糖≥7.0mmol/L或加上 OGTT 2 小时静脉血浆血糖≥11.1mmol/L可确诊为糖尿病。无糖尿病症状者需改日重复检查。

（2）根据多为中老年发病；自身免疫抗体测定均阴性；胰岛素、C肽释放试验提示胰岛素分泌高峰延迟等特点可初步分型为2型糖尿病。

【治疗方法】

1. 西医治疗

（1）一般治疗：予生活干预包括改善饮食结构，规律锻炼，对于肥胖者需减重。若生活干预后不能使血糖控制达标时应及时采取口服药物和（或）胰岛素治疗。

（2）口服降糖药物治疗

1）双胍类：如果无禁忌证和不耐受，二甲双胍是治疗 2 型糖尿病的首选药物，且应一直保留在糖尿病治疗方案中。常用盐酸二甲双胍，建议起始 500mg，2 次/天，如无明显胃肠道不良反应，2 周后可增加至 1000mg，2 次/天。可根据患者的状况个体化治疗，每日总量为 1500～2550mg，分两到三次服用。用药注意事项：①肾功能不全（肾小球滤过率＜45ml/min）、肝功能不全、严重感染、妊娠妇女、哺乳期妇女、存在缺氧情况及酸中毒者禁用；②在使用碘化造影剂检查前后至少停用 48 小时；③对于 65 岁以上患者慎用；④常见不良反应为胃肠道反应。

2）磺酰脲类：为胰岛素促泌剂。常用如格列吡嗪 5～30mg/d，分 1～3 次口服；或格列齐特 80～320mg/d，分 1～3 次口服；或格列美脲 1～6mg/d，1 次/天。用药注意事项：①妊娠妇女、哺乳期妇女、有严重慢性并发症、伴有严重肝肾疾病、白细胞减少者、大手术围手术期的患者禁用；②最主要且最严重的不良反应为低血糖，其他有白细胞减少、肝肾功能损害等；③建议早餐前半小时一次口服，从小剂量开始口服。

3）格列奈类：为非磺酰脲类胰岛素促泌剂，主要刺激胰岛素早期分泌，用于控制餐后血糖。常用瑞格列奈 0.5～1mg，口服，3 次/天，餐前服用，最大剂量不超过 16mg/d；或那格列奈 60～120mg，口服，3 次/天，最大剂量 540mg/d。用药注意事项：①75 岁以上的老年人、妊娠妇女、哺乳期妇女、严重肝功能不全、酮症酸中毒的患者禁用；②严重肾衰竭慎用；③本类药物不宜与磺酰脲类药物合用；④主要不良反应为低血糖；⑤建议餐前或进餐时口服。

4）噻唑烷二酮类：为胰岛素增敏剂。增加靶细胞对胰岛素的敏感性。常用罗格列酮 4mg，1 次/天；或吡格列酮 15～30mg，1 次/天。用药注意事项：①对于酮症酸中毒，肾小球滤过率＜25ml/min，心功能评级在Ⅲ、Ⅳ级的患者，水肿的患者，活动性肝病或肝转氨酶在正常上限 2.5 倍的患者，有膀胱癌病史的患者禁用；②常见不良反应有头晕、头痛、恶心、呕吐等，偶有轻、中度水肿；③可单独或与其他类口服药物或胰岛素联用使用。

5）α-葡萄糖苷酶抑制剂：主要抑制糖类分解，延缓碳水化合物的吸收，降低餐后血糖。常用阿卡波糖 50～100mg，3 次/天；或伏格列波糖 0.2mg，3 次/天。用药注意事项：①妊娠妇女、哺乳期妇女禁用；②有肝肾功能不全者、慢性胃肠功能紊乱者等患者慎用；③主要不良反应为胃肠道反应如腹胀、腹泻、便秘等；④单用一般不引起低血糖，但与磺酰脲类合用可引起低血糖，一旦出现低血糖进食淀粉类食物无效，需应用葡萄糖口服或静脉注射；⑤建议在进食第一口食物时服用。

6）二肽基肽酶-Ⅳ（DPP-Ⅳ）抑制剂：增强胰岛素分泌，抑制胰高血糖素分泌。常用如西格列汀 100mg/d；或维格列汀 50mg，2 次/天，或 100mg，1 次/天。用药注意事项：①妊娠妇女、哺乳期妇女、儿童禁用；②严重肝肾功能不全、酮症酸中毒患者禁用；③主要不良反应为肝转移酶升高。

（3）胰岛素治疗：可改善胰岛素抵抗及胰岛细胞功能。

1）适应证：新诊断 2 型糖尿病患者 HbA1c≥9.0％ 同时合并明显临床症状，或合并严重并发症，2 种或 2 种以上口服降糖药最大剂量治疗 3 个月后仍不达标者（HbA1c≥7.0％），应启动胰岛素治疗。

2）胰岛素治疗应根据患者的个人情况和血糖控制目标以制订个体化方案。目前临床中常见的胰岛素起始治疗方案有 1 次/天或 2 次/天基础胰岛素联合口服药，或预混胰岛素 2 次/天；若经起始治疗方案治疗后血糖仍未达标可选择胰岛素强化方案如基础＋餐时胰岛素方案，或预混胰岛素 3 次/天。常用胰岛素如下，①短效胰岛素充当餐时胰岛素治疗，如普通人胰岛素，或赖脯胰岛素注射液，或生物合成人胰岛素注射液（诺和灵 R）；②中效胰岛素可充当基础胰岛素治疗，如精蛋白生物合成人胰岛素注射液（诺和灵 N），或精蛋白锌重组人胰岛素注射液（优泌林 N）；③预混胰岛素治疗过程中应停用胰岛素促泌剂，常见如精蛋白锌重组人胰岛素混合注射液（优泌林 70/30），或精蛋白锌重组赖脯胰岛素混合注射液（优泌乐 25），或精蛋白生物合成人胰岛素注射液（诺和灵 30R）；④长效胰岛素无作用高峰，主要作为基础胰岛素治疗，如重组甘精胰岛素（长秀霖）、或地特胰岛素（诺和平）。

3）注意事项：胰岛素治疗起始剂量为基础胰岛素 0.1～0.2U/(kg·d)；预混胰岛素 1 次/天者为 0.2U/(kg·d)，2 次/天者为 0.4～0.6U/(kg·d)。需根据患者实际血糖情况调整用量，每次调整 2～4U。主要不良反应为低血糖，部分患者有肢体水肿、药物过敏等。

（4）血糖控制目标：大多数非妊娠成年 2 型糖尿病患者控制目标为 HbA1c＜7.0％，空腹静脉血糖 4.4～7.0mmol/L，餐后 2 小时静脉血糖 ＜10.0mmol/L；有严重低血糖史、糖尿病病程长和有严重并发症和合并症者则将 HbA1c 目标定为＜8.0％；对于部分老年或病情危重者可进一步放宽标准。

（5）对于出现急性或严重慢性并发症的患者需住院治疗。

2. 中医治疗　2 型糖尿病属中医学"消渴"等范畴，临床上应在专科诊治的基础上，配合中医康复治疗以改善症状或防治并发症，但针对糖耐量异常者，除了生活调摄外，可用中医治疗以控制血糖。

（1）中医内治：临床上针对糖尿病或并发症其辨证重点不同，糖尿病以阴虚血燥为主，并发症以血瘀为主。常见有阴虚热盛证、气阴两虚证、阴阳两虚证、血瘀脉络证、湿热困脾证、心络瘀滞证、瘀阻脑络证、肾络瘀滞证、目络瘀滞证、络空风动证等证型，治以清热润燥，养阴生津为主，辨证辅以活血、健脾、益肾等治法。相应的常用方剂有白虎汤/消渴方、六味地黄丸/生脉饮、右归饮、补阳还五汤、六君子汤、益气阴达心络经验方、益气阴达脑络经验方、益气阴达肾络经验方、益气阴达目络经验方、息风通络经验方等。

（2）其他治疗：针刺取穴以肺俞、脾俞、胰俞、膈俞、足三里等为主，操作时应严格消毒，以防并发感染。

【风险规避】

1. 误诊防范

（1）部分糖尿病患者无典型糖尿病症状，常以慢性并发症如糖尿病视网膜病变及糖尿病周围神经病变等临床表现为首要症状就诊，在诊疗过程中需提高对糖尿病及其并发症的认识，积极行血糖检查以免漏诊。

（2）对于糖尿病的急性并发症如糖尿病酮症酸中毒，由于临床表现多有恶心、呕吐、神志改变等，易被误诊为急性胃炎或脑血管意外等，对于有糖尿病病史患者需积极完善动脉血气分析、电解质、尿酮体、静脉血糖等相关检查避免误诊。

2. 医患沟通

（1）一般告知：糖尿病属一种终身疾病，一般不能治愈，但可通过饮食、运动治疗及药物治疗控制；告知相关药物可能出现的不良反应；指导胰岛素应用；建议患者戒烟、限酒；教育患者进行自我血糖监测，如血糖测定的时间和频度，并做好记录；告诉患者血糖控制目标、下次随诊的时间及注意事项。

（2）风险告知

1）告知患者防止降糖药物剂量过大造成低血糖，一次严重的低血糖或由此诱发的心血管事件，可能抵消之前把血糖维持在正常范围所带来的所有益处。

2）不可随意停用降糖药物，因为可诱发糖尿病酮症酸中毒、高渗性昏迷等急性并发症。

3）长期血糖控制不佳可能出现糖尿病微血管病变如视网膜病变、糖

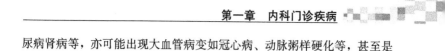

尿病肾病等，亦可能出现大血管病变如冠心病、动脉粥样硬化等，甚至是周围神经病变。

3. 记录要点

（1）记录糖尿病相关症状出现的时间及特点；有无伴随视力改变及肢体麻木等；有无糖尿病家族史；有无胰腺疾病。

（2）记录身高、体重的情况，计算体重指数。

（3）记录血糖的情况及相关检查结果。

（4）清楚记录用药情况，尤其是胰岛素用法、用量及随诊时间。

（袁衬容　苏镜波）

二十一、高尿酸血症与痛风

【概述】　高尿酸血症是痛风发生的生化基础和根本病因，是由于嘌呤代谢异常引起的代谢性疾病。痛风是一种单钠尿酸盐沉积所致的晶体相关性关节病，与嘌呤代谢紊乱和（或）尿酸排泄减少所致的高尿酸血症直接相关，属于代谢性风湿性疾病范畴。痛风特指急性特征性关节炎和慢性痛风石疾病，可并发肾脏病变，严重者可出现关节破坏、肾功能受损。分为原发性痛风与继发性痛风。原发性痛风多有遗传因素，大多病因不明；而继发性痛风常有肾病、血液病及药物等多种发病因素。本文主要介绍原发性痛风。

【诊断步骤】

1. 问诊要点

（1）平素饮食是否偏好动物内脏、海鲜、牛肉等；有无长期服用噻嗪类利尿剂、抗结核药等药物史。

（2）既往有无关节痛发作。有无关节外伤及感染，有无类风湿关节炎、高血压、糖尿病病史。

（3）起病前有无大量饮酒、进食大量高蛋白的食物、感染、劳累等诱因。

（4）关节痛的部位，疼痛的性质，起病的缓急，疼痛发生的时间，有无缓解因素。

（5）有无血尿、夜尿增多、少尿或多尿等症状。

2. 体检要点

（1）疼痛部位局部有无肿胀，有无皮温增高，有无压痛，关节活动的情况。

（2）关节有无变形，有无痛风石。

3. 辅助检查

（1）一般检查

1）血常规：急性关节炎症时可引起白细胞计数升高。

2）尿常规：并发肾脏病变时可出现蛋白尿、血尿、管型尿等。

3）血沉：急性关节炎症时血沉增块。

4）血尿酸测定：可发现血尿酸增高。

5）肾功能测定：并发肾脏病变时可有肾功能损害。

6）关节 X 线片检查：可发现关节病变，典型表现为受累关节骨质呈圆形或弧形凿孔样缺损，常有助于鉴别诊断。

（2）选择性检查

1）尿液尿酸测定：了解尿酸排泄情况，对药物治疗有指导意义。

2）类风湿因子：对于类风湿关节炎有鉴别诊断意义。

3）关节滑膜囊液及痛风石检查：是诊断痛风的金标准。

4）双能 CT：可发现尿酸盐结晶沉积，协助痛风诊断，同时有助于疗效评估。

4. 诊断要点

（1）高尿酸血症的诊断：正常嘌呤饮食的前提下，非同日两次空腹血尿酸水平男性＞420μmol/L，女性＞360μmol/L。

（2）痛风的诊断

1）急性痛风性关节炎：目前主要采用 1997 年美国风湿病学会制定的诊断标准。关节液中有特异性尿酸盐结晶，或用化学方法或偏振光显微镜证实痛风石中含尿酸盐结晶，或具备以下 12 项（临床、实验室、X 线表现）中 6 项：①急性关节炎发作＞1 次；②炎症反应 1 天内达高峰；③单关节炎发作；④可见关节发红；⑤第一跖趾关节疼痛或肿胀；⑥单侧第一跖趾关节受累；⑦单侧跗骨关节受累；⑧可疑痛风石；⑨高尿酸血症；⑩不对称关节内肿胀（X 线证实）；⑪无骨侵蚀的骨皮质下囊肿（X 线证实）；⑫关节炎发作时关节液微生物培养阴性。

2）间歇期痛风：既往有反复发作的痛风性关节炎及高尿酸血症病史，病史较长、频繁受累关节可有影像学改变，受累关节滑液中检出单钠尿酸盐晶体可确诊。

3）慢性期痛风：皮下痛风石是慢性期痛风的标志。痛风性关节炎反复发作多年、结合受累骨关节的 X 线片检查发现、痛风石抽吸物中发现单钠尿酸盐晶体可确诊。

5. 鉴别诊断要点

（1）与继发性高尿酸血症相鉴别：继发性高尿酸血症多有明确药物服

用史如噻嗪类利尿剂、抗结核药物如吡嗪酰胺等，一般停用相关药物后血尿酸水平恢复正常，由此可鉴别。

（2）与假性痛风相鉴别：假性痛风的临床表现与痛风相似，但较轻，四肢小关节较少受累，而痛风好发于四肢小关节。急性发作时血沉增快，白细胞增高，血尿酸值不高。关节滑液中可发现焦磷酸钙双水化物结晶，由此可鉴别。

（3）与骨关节炎相鉴别：骨关节炎是以关节软骨损害为主，主要表现为关节及周围疼痛、僵硬、关节骨性肥大和功能障碍，好发于手的远端指间关节。X线表现为受累关节软骨下骨质硬化，关节间隙变窄，查血尿酸不高，可鉴别。

（4）与类风湿关节炎相鉴别：类风湿关节炎引起关节疼痛，为持续性、对称性，多见于女性患者，伴有晨僵，且多有关节外表现如血管炎、肺间质改变等，X线片检查可见如天鹅颈样关节畸形，类风湿因子阳性可鉴别。

（5）与创伤性关节炎相鉴别：创伤性关节炎可引起关节疼痛及活动受限，但多发于青壮年，多有关节外伤史，受累关节固定无游走性；查血尿酸不高，关节液中无尿酸盐结晶，可鉴别。

6. 确定诊断

（1）多数以第一跖趾关节疼痛为首发症状，血尿酸升高；受累关节滑液中检出单钠尿酸盐晶体，X线片有典型改变，秋水仙碱试验性治疗有效即可确诊。

（2）确诊后尚要区分急性痛风性关节炎、间歇期痛风和恢复期痛风。

【治疗方法】

1. 西医治疗　应按照临床分期进行个体化治疗。

（1）一般治疗：避免高嘌呤饮食如动物内脏、豆制品、海产品等；戒酒；每日饮水 2000ml 以上以保持尿量增加尿酸排泄。肥胖者建议低热量饮食，加强运动，均衡饮食。

（2）急性发作期的治疗

1）非甾体抗炎药（NSAIDs）：目前称为急性痛风性关节炎的一线用药。常用药物：吲哚美辛，首次 25～50mg，继之 25mg，3 次/天；或双氯芬酸钾 50mg，2～3 次/天；或美洛昔康 7.5mg，2 次/天；或塞来昔布 0.1～0.2g，2 次/天。活动性消化性溃疡禁用；肾功能不全的患者慎用；主要不良反应为胃肠道反应。

2）秋水仙碱：一般首次剂量 1mg，以后每 1～2 小时予 0.5mg，24 小时总量不超过 6mg。秋水仙碱主要有严重的胃肠道反应，如恶心、呕吐、腹泻、腹痛等，也可引起骨髓抑制、肝细胞损害、过敏、神经毒性等，其不良反应与剂量呈正相关，肾功能不全患者应减量使用。

3）糖皮质激素：虽治疗急性痛风有明显疗效但不主张常规应用及长期应用。一般认为仅应用于对 NSAIDs、秋水仙碱治疗无效，或患者不能耐受时或有禁忌证、肾功能不全的患者。在无应用禁忌证的情况下可使用中小剂量的糖皮质激素口服，如泼尼松 20～30mg/d；对于多关节或严重急性发作者可选用静脉注射。为避免停药后症状"反跳"，停药时可加用小剂量秋水仙碱或 NSAIDs。单关节或少关节的急性发作，可行关节腔抽液和局部注射长效糖皮质激素，以减少药物全身反应，但应除外合并感染。

（3）间歇期及慢性期的治疗：主要是控制血尿酸的水平。血尿酸长期控制值<360μmol/L，建议将血尿酸控制在<300μmol/L，可防止痛风反复发作，同时利于痛风石的溶解。使用降尿酸药物的指征：急性痛风复发、多关节受累、痛风石出现、慢性痛风石性关节炎或受累关节出现影像学改变、并发尿酸性肾石病等。使用的时机：急性症状缓解（≥2 周）。目前常用降尿酸药物分为抑制尿酸生成及促进尿酸排泄两类。

1）抑制尿酸生成药：抑制黄嘌呤氧化酶以阻断次黄嘌呤、黄嘌呤转化为尿酸。主要用别嘌醇，初始剂量 100mg/d，以后每 2～4 周增加100mg，直至 100～200mg，3 次/天（日剂量在 300mg 以内可一次性口服）。肾功能不全时需根据肾小球滤过率调整用量。

2）促尿酸排泄药：抑制肾小管重吸收以增加尿酸排泄。注意在用药期间或开始用药数周内需碱化尿液并保持尿量。常用药物有①丙磺舒：初始剂量 0.25g，2 次/天，渐增至 0.5g，3 次/天，日总量不超过 2g；磺胺类药物过敏者禁用；②磺吡酮：初始剂量 50mg，2 次/天，渐增至100mg，3 次/天，日总量不超过 600mg。慢性心功能不全者慎用；③苯溴马隆：初始剂量 25mg/d，渐增至 50～100mg，1 次/天。肾小球滤过率<20ml/min 时无效。不良反应较少。

3）碱性药物：碱化尿液使尿酸在碱性环境中转化为溶解度更高的尿酸盐，利于肾脏排泄。最佳尿 pH 值维持在 6.2～6.9 之间。常用药物如碳酸氢钠片 1g，3 次/天。上消化道溃疡、出血、新近手术、慢性心肾功能不全患者慎用；避免与大量奶制品同服；用药时需与其他药物相隔 1～2 小时。监测尿 pH 值，若>7.0 易形成肾结石。

（4）肾脏病变的治疗：痛风相关性的肾脏病变均是降尿酸药物治疗的指征，应选用别嘌醇，同时应碱化尿液病保持尿量。病程中需应用利尿剂治疗时需避免使用噻嗪类利尿剂。存在急性肾衰竭的患者需住院治疗，必要

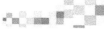

时行透析治疗。

（5）高尿酸血症的治疗：无症状的高尿酸血症一般不推荐使用降尿酸药物治疗，一般饮食控制如避免高嘌呤饮食即可。经过饮食控制血尿酸高于 $540\mu mol/L$ 者，有家族史或伴发相关疾病的血尿酸高于 $480\mu mol/L$ 的患者可进行降尿酸治疗，具体用药同上。

（6）手术治疗：对于痛风石较大影响关节功能或反复发作、关节畸形的患者可考虑手术治疗。

2. 中医治疗 高尿酸血症与痛风属中医学"痛风"、"痹证"、"历节病"、"白虎历节"等范畴，临床上在专科规范诊治的基础上，配合中医康复治疗以减少发作，稳定尿酸，促排尿酸等。

（1）中医内治：本病属本虚标实，辨证多从湿从热，常见有肝肾阴虚证、脾肾阳虚证、气阴两虚证、阴阳两虚证、兼夹湿热证、兼夹寒湿证、兼夹水湿证、兼夹湿浊证等证型，治以扶正为主，辨证辅以祛邪。相应的常用方剂有归芍地黄汤、保元汤、大补元煎、桂附地黄汤，兼夹证在扶正方中，辨证祛邪，常用的药物有土茯苓、忍冬藤、蚕砂、附子、麻黄、牛膝、防己、鸡血藤、威灵仙等。

（2）其他治疗，针刺取穴以大椎、百会、血海、局部取穴等为主；急性期亦可用中药灌肠、中药封包、中药外洗等外治法。

【风险规避】

1. 误诊防范 在痛风的诊疗过程中，为避免误诊及误治，应尽量做到以下几点：

（1）详细询问病史，提高对痛风的警惕性，熟练掌握痛风的临床特点，同时对引起关节肿痛的常见病如类风湿关节炎、骨关节炎等加以鉴别。

（2）对于以关节肿痛首诊的患者需全面分析病情，及早完善血尿酸、血沉、类风湿因子、X线片等检查。全面分析检查结果。

（3）不可过分依赖血尿酸检查，不能以血尿酸正常作为痛风的排除标准。

（4）对于难以鉴别者需尽早完善关节液显微镜检查，急性期亦可行秋水仙碱试验性治疗，有特效可确诊。

2. 医患沟通

（1）一般告知：告知患者需改变饮食习惯，避免高嘌呤饮食，特别是避免动物内脏；戒酒、适当运动；急性发作期卧床休息；多饮水保持尿量促进尿酸排泄。

（2）风险告知

1）高尿酸血症是糖尿病、代谢综合征、高脂血症、慢性肾脏病、心血管疾病、脑卒中的独立危险因素。

2）反复痛风发作可并发关节破坏、肾脏病变。

3）治疗痛风药物特别是秋水仙碱及糖皮质激素有较多不良反应，应引起注意。

3. 记录要点

（1）记录关节痛发生的时间、部位、疼痛的性质，发病前有无大量饮酒、高蛋白饮食。

（2）记录血尿酸结果及主要辅助检查阳性结果。

（3）记录应用糖皮质激素的适应证。

（袁衬容　赵英雄）

二十二、弥漫性毒性甲状腺肿

【概述】　甲状腺功能亢进症（甲亢）是指由于甲状腺腺体本身功能亢进，合成和分泌甲状腺激素增加所引起的以神经、循环、消化等系统兴奋性增高和代谢亢进为主要表现的一组临床综合征。弥漫性毒性甲状腺肿（GD）是甲亢的常见病因，是一种自身免疫性疾病。临床特点表现为甲状腺弥漫性肿大和高代谢综合征，可伴有甲状腺相关性眼病（TAO）、胫前黏液性水肿。

【诊断步骤】

1. 问诊要点

（1）询问患者有无怕热、多汗、多食易饥、易激动、心悸、消瘦等高代谢的症状，有无大便次数增多，大便的性状如何。若有以上症状须询问症状出现的时间，体重下降的程度。

（2）女性患者需询问有无月经紊乱，月经量稀少。

2. 体检要点

（1）检查有无突眼，甲状腺有无肿大，有无触痛，甲状腺随吞咽动作有无活动。

（2）检查有无心率增快，有无心律失常，心脏有无杂音，有无心脏扩大。

3. 辅助检查

（1）一般检查

1）甲状腺功能测定：包括血清总甲状腺素（TT_4）、血清游离甲状腺素（FT_4）、血清总三碘甲腺原氨酸（TT_3）、血清游离三碘甲腺原氨酸

（FT_3）和促甲状腺激素（TSH）。TSH 是诊断甲亢的首选指标，一般甲亢患者 $TSH<0.1mIU/L$，TT_4 是甲状腺功能的基本筛选指标，与 TT_3 都可与甲状腺素结合蛋白（TBG）结合，可受 TBG 量及结合力影响，FT_4、FT_3 则不受血 TBG 变化影响，直接反映甲状腺功能状态。

2）超声检查：彩色多普勒超声检查可发现甲状腺弥漫性或局灶性回声减低，在回声减低处血流信号明显增加，呈"火海征"。

3）甲状腺刺激性抗体、甲状腺过氧化物酶抗体、甲状腺球蛋白抗体：GD 患者甲状腺刺激性抗体、甲状腺过氧化物酶抗体及甲状腺球蛋白抗体均可阳性。

4）促甲状腺素受体抗体：是诊断 GD 的重要指标之一，是判断 GD 预后及抗甲状腺药物停药的指标。

（2）选择性检查

1）甲状腺摄^{131}I 功能试验：GD 患者，^{131}I 摄取率增高，摄取高峰前移。

2）心电图：可了解心律失常的类型。

3）超声心动图：可排查有无合并甲亢性心脏病。

4. 诊断要点

（1）GD 的诊断：①具有甲亢临床表现如怕热、多汗、多食易饥、手颤、心动过速等；②甲状腺弥漫性肿大（触诊或 B 超证实），少数患者可无甲状腺肿大；③血清 TSH 浓度降低，甲状腺激素浓度升高；④眼球突出和其他浸润性眼征；⑤胫前黏液性水肿；⑥促甲状腺素受体抗体、甲状腺刺激性抗体阳性。以上①～③项为诊断必备条件，④～⑥项为诊断辅助条件。

（2）甲状腺危象：对于有高热（$>40℃$），大汗，呕吐，腹泻，心动过速（>140 次/分），烦躁不安的患者高度提示甲状腺危象。

5. 鉴别诊断要点

（1）与神经症相鉴别：神经症有类似于高代谢症状的临床表现，但甲状腺功能测定正常可鉴别。

（2）与单纯性甲状腺肿相鉴别：单纯性甲状腺肿的患者甲状腺可有轻、中度肿大，但一般无明显临床症状，甲状腺功能测定正常可鉴别。

（3）与亚急性甲状腺炎相鉴别：亚急性甲状腺炎早期血中 TT_3、TT_4增高，但多伴有发热、颈部疼痛，为自限性，行甲状腺^{131}I 摄取率降低可鉴别。

6. 确定诊断

（1）有多食易饥、怕热、多汗、手颤等甲亢高代谢症状及体征，多数患者伴有甲状腺弥漫性肿大。

（2）甲状腺功能测定 TSH 浓度降低，甲状腺激素浓度升高可初步诊断，同时有甲状腺相关眼病、胫前黏液性水肿、甲状腺特异性相关自身抗体阳性则进一步支持诊断。

【治疗方法】

1. 西医治疗

（1）一般治疗：注意休息，补充足够热量和营养。

（2）对症治疗：心悸明显的患者可给予普萘洛尔片 10～20mg，3 次/天；或美托洛尔片 25～50mg，2 次/天。

（3）抗甲状腺药物（ATD）治疗：适用于病情轻、甲状腺轻、中度肿大、妊娠、年龄在 20 岁以下、年老体弱或合并严重心、肝、肾疾病不能耐受手术的患者。缺点是疗程较长（2 年以上）、缓解率不高（30%～70%，平均 50%）及停药后容易复发、可有肝功能损害及粒细胞减少等不良反应。常用如甲巯咪唑（MMI）及丙硫氧嘧啶（PTU），一般优先选择 MMI，但妊娠 3 个月以内需选择 PTU 治疗。具体用量及用法如下：①起始治疗 MMI10～20mg，1 次/天；或 PTU50～150mg，3 次/天；②减量维持治疗：当甲状腺素水平恢复正常后大约每 2～4 周减量 1 次直至最低维持剂量。MMI5～10mg，1 次/天；或 PTU50mg，2～3 次/天。ATD 治疗不良反应主要为皮疹、皮肤瘙痒、白细胞减少、粒细胞减少。PTU 还可引起肝损害。MMI 的不良反应是剂量依赖，PTU 则是非剂量依赖。

（4）手术治疗

1）适应证：甲状腺肿大显著（≥80g），有压迫症状的患者；中重度甲亢 ATD 治疗失败或停药后复发者；胸骨后甲状腺肿；疑似甲状腺癌并存者。

2）禁忌证：①妊娠 3 个月以内及妊娠 7～9 个月；②轻症患者可用药物治疗者；③有严重基础疾病不能耐受手术者；④进展较快或严重的甲状腺相关性眼病。

3）并发症：①永久性甲状腺功能减退；②甲状旁腺功能减退；③喉返神经损伤。

（5）^{131}I 治疗：治疗目的是破坏甲状腺组织减少甲状腺素产生，具有安全简便、疗效确切等特点。主要并发症为甲状腺功能减退症。

1）适应证：①成人 GD 伴甲状腺肿大Ⅱ度以上；②ATD 治疗失败或过敏；③甲亢手术复发；④甲亢合并心脏病；⑤甲亢合并白细胞和（或）血小板减少或全血细胞减少；⑥老年性甲亢；⑦甲亢合并糖尿病；⑧毒性

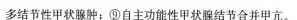

多结节性甲状腺肿；⑨自主功能性甲状腺结节合并甲亢。

2）禁忌证：妊娠和哺乳期妇女，伴发甲状腺癌，不能遵守辐射安全规定，4～6个月内有妊娠计划的患者。

3）用法及用量：一般采用1次口服法，一次性给予足够剂量（一般为10～20mCi）。

（6）甲状腺危象的治疗：一旦确诊立即住院或转院积极抢救。现将治疗方法作简要介绍。

1）尽快补充水分，保持水、电解质和酸碱平衡。如有高热，可进行物理降温或使用退热剂（阿司匹林禁用）。

2）确诊后最先使用PTU600mg，口服或鼻饲给药，待症状缓解后改用一般治疗剂量。

3）服用PTU后1小时，予复方碘溶液10滴，4次/天，口服，3～7天停药。

4）普萘洛尔10～20mg，3次/天，口服。

5）氢化可的松200mg加入5％葡萄糖液中静滴，每8小时1次；或地塞米松8mg/d。

2. 中医治疗　甲亢属中医学"瘿病"的范畴。临床上可在专科诊治的基础上，配合中医康复治疗，以缓解症状，调整免疫功能，减少复发。

（1）中医内治：辨证先分气血、阴阳、虚实，注重气、痰、瘀，临床常见有气郁痰阻证、痰结血瘀证、肝火旺盛证、心肝阴虚证等证型。治以理气化痰、消瘿散结为主，辨证辅以活血、滋阴、降火等治法。相应的常用方剂有柴胡疏肝散合二陈汤、化肝煎、栀子清肝汤、天王补心丹合一贯煎等。黄药子常应用于本病，但该药有肝毒性，不可长期或过量使用。海藻丸、龙胆泻肝丸、大补阴丸等中成药亦常辨证选用。

（2）其他治疗：针刺取穴以天突、膻中、合谷、足三里、三阴交、丰隆等为主，亦可用磁珠耳穴、中药外敷等外治法。

【风险规避】

1. 误诊防范

（1）在临床诊疗过程中，由于甲亢的临床表现多种多样，临床诊疗过程中容易误诊。如中年妇女表现怕热、多汗、心悸、易怒、烦躁等，易被误诊为围绝经期综合征；消瘦、大便次数增多者易被误诊为肠道肿瘤。还有就是老年甲亢因其甲亢症状不典型易造成漏诊。

（2）临床医生应提高对甲亢的认识，熟练掌握甲亢的临床特点，避免局限性思维，对于可引起相同症状的疾病要加以鉴别。

（3）在诊疗过程中遇到下列情况者需警惕甲亢，应进一步做甲状腺功能检查。如：有心悸、烦躁、多汗、怕热等类似神经症的症状者；有长期腹泻者；消瘦的患者；有不明原因高血压；多食易饥、多饮的患者等。

2. 医患沟通

（1）一般告知：告知 GD 是可以治愈的疾病，常规告知 GD 的饮食注意事项：低碘饮食，包括食用无碘盐，忌食海产品等含碘丰富的食物；部分药物含碘较高会影响甲亢控制。

（2）风险告知

1）对于确诊 GD 的患者应充分告知 ATD 治疗的疗程。治疗过程中可能出现的药物不良反应。ATD 治疗后病情反复可能需要延长服药的时间达数年或改用 ^{131}I 治疗或手术治疗。治疗的过程中密切检测血常规，定期复查肝功能、甲状腺功能等。在治疗前和治疗后头三个月内每 1～2 周检查血白细胞。

2）在整个治疗过程中如出现感染症状如发热、咽痛等立即到最近的医院查血常规，如果血白细胞计数＜$3.0×10^9$/L 或中性粒细胞计数＜$1.5×10^9$/L 时立即停药。

3）有妊娠计划的妇女要在医生的指导下控制好甲亢后做好孕前准备和妊娠期间的甲亢控制。

4）对于准备行 ^{131}I 治疗的患者需充分告知治疗的适应证、禁忌证及并发症。

5）如出现高热，大汗，呕吐，腹泻，心动过速等症状提示甲状腺危象，需立即到医院就诊。

3. 记录要点

（1）记录就诊的主要症状，查体有无甲状腺肿大，有无心脏扩大及心律失常。

（2）记录甲状腺功能测定的结果及其他阳性的结果。

（3）ATD 治疗过程中可能出现的不良反应. ^{131}I 治疗或手术治疗指征。

（赵英雄　袁衬容）

二十三、甲状腺功能减退症

【概述】　甲状腺功能减退症（甲减）是指由各种原因引起的甲状腺素的合成、分泌减少或组织利用障碍而导致的一组全身性低代谢综合征。根据病因及发病机制可分为：①原发性甲减：占全部甲减的 95% 以上，多发于成年期，主要是自身免疫性甲状腺炎、甲状腺手术和 ^{131}I 治疗甲状腺功能亢进症（甲亢）引起；②继发性甲减：是由垂体或下丘脑病因引起

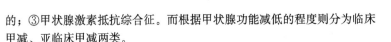

的；③甲状腺激素抵抗综合征。而根据甲状腺功能减低的程度则分为临床甲减、亚临床甲减两类。

【诊断步骤】

1. 问诊要点

（1）有无畏寒、乏力、嗜睡、记忆力下降、手足肿胀感、顽固性便秘、体重增加等情况，起病的缓急。

（2）女性患者需询问有无月经紊乱，月经量的多少。育龄妇女需询问有无不孕、流产病史。

（3）已生育妇女需询问生育时有无大出血。

（4）既往有无贫血病史。有无颈部手术史，有无甲亢^{131}I治疗史，有无抗甲状腺药物长期服用史。

2. 体检要点

（1）测量体温、血压、脉搏及体重。

（2）检查毛发生长情况，有无贫血貌，有无颜面及肢体水肿，水肿的特征，水肿出现的时间。

（3）检查心率，有无心音低钝及心脏扩大。

3. 辅助检查

（1）一般检查

1）血常规：常表现为轻、中度贫血。

2）血脂及心肌酶谱：原发性甲减常伴有血清总胆固醇升高及心肌酶谱升高。

3）甲状腺功能：包括血清总甲状腺素（TT_4）、血清游离甲状腺素（FT_4）、血清总三碘甲腺原氨酸（TT_3）、血清游离三碘甲腺原氨酸（FT_3）和促甲状腺激素（TSH）。TSH、TT_4、FT_4是诊断甲减的一线指标。原发性甲减TSH增高、TT_4、FT_4均降低。亚临床甲减仅有TSH增高而TT_4、FT_4正常。

4）甲状腺过氧化物酶抗体、甲状腺球蛋白抗体：是确定甲减病因的重要指标，亦可作为诊断自身免疫性甲状腺炎的主要指标。

（2）选择性检查

1）心电图：多为窦性心动过缓，可伴有低电压、T波改变等。

2）超声心动图：可见心室收缩及舒张功能减低，部分患者有心包积液。

3）促甲状腺激素释放激素（TRH）兴奋试验：用于甲减的定位诊断，原发性甲减TRH反应增强，垂体性甲减多无反应，下丘脑性甲减多呈延迟反应。

4）垂体 CT 或磁共振成像检查：疑为继发性甲减时需完善此项检查。

5）血催乳素测定：部分患者可有血催乳素升高。

4. 诊断要点

（1）有乏力、畏寒、手足肿胀感、嗜睡、记忆力下降、便秘、水肿等临床表现。

（2）原发性甲减查血 TSH 增高、TT_4、FT_4 均降低。

（3）临床无甲减症状，TSH 增高（伴或不伴 FT_4 下降），可诊断为亚临床甲减。

（4）甲状腺过氧化物酶抗体阳性提示为自身免疫性甲状腺炎引起的原发性甲减。

5. 鉴别诊断要点

（1）与肾病综合征相鉴别：肾病综合征可引起颜面及下肢水肿，实验室检查可有总胆固醇升高，但有大量蛋白尿、低蛋白血症等，肾功能检查可有异常，血 TSH 及 TT_4、FT_4 正常可鉴别。

（2）与低 T_3 综合征相鉴别：低 T_3 综合征也称甲状腺功能正常的病态综合征（ESS），是机体在严重的全身性疾病、创伤等情况下导致血甲状腺激素水平的改变，查血 FT_3、TT_3 偏低，血清反 T_3 增高，而 TSH、TT_4、FT_4 均正常可鉴别。

（3）与继发性甲减相鉴别：原发性甲减是由于甲状腺自身疾病引起，而继发性甲减是由其他疾病如垂体瘤、希恩综合征、下丘脑病变引起的，继发性甲减除 FT_4 降低外，还有 TSH 降低，垂体及下丘脑 CT 或 MRI 检查可发现病灶，由此可鉴别。

6. 确定诊断

（1）本病临床表现缺乏特异性，主要表现为代谢率减低和交感神经兴奋性下降如畏寒、少汗、记忆力减退、便秘、表情呆滞、声音嘶哑、面色苍白、皮肤干燥、毛发稀疏等。据此可初步诊断。

（2）血 TSH 增高、TT_4、FT_4 均降低，是确定诊断的主要依据。如无甲减临床表现，血 TSH 增高（伴或不伴 FT_4 降低）可诊断为亚临床甲减。

【治疗方法】

1. 西医治疗

（1）一般治疗：注意休息，避免过重体力劳动。对于有贫血的患者，根据贫血的类型选用相应药物如①铁剂：硫酸亚铁 0.3g，3 次/天；或右旋糖酐铁 50mg，2～3 次/天，餐后口服；②叶酸 5～10mg，3 次/天；③维生素 B_{12} 500μg，1 次/天，不能口服者可选维生素 B_{12} 注射液 500μg，1 次/周。

（2）甲状腺素替代治疗

1）治疗的目标：临床甲减症状与体征消失，TSH 及 TT_4、FT_4 值维持在正常范围。一般需要终身替代治疗。

2）主要治疗药物：左甲状腺素钠，治疗的剂量取决于患者的病情、年龄、体重和个体差异。①成年患者剂量为 $50\sim200\mu g/d$，平均 $125\mu g/d$。按体重计算的剂量是 $1.6\sim1.8\mu g/(kg \cdot d)$；②儿童需要较大剂量，按体重计算剂量为 $2.0\mu g/(kg \cdot d)$；老年患者则需要较低的剂量，大约 $1.0\mu g/(kg \cdot d)$；③妊娠时的替代剂量需增加 $30\%\sim50\%$。对于 <50 岁、既往无心脏病病史患者可以尽快达到完全替代剂量；④≥50 岁患者服用 $L-T_4$ 前常规检查心脏状态，一般从 $25\sim50\mu g/d$ 开始，每天 1 次口服，每 $1\sim2$ 周增加 $25\mu g$，直到达到治疗目标。

3）用药注意事项：①建议饭前口服；与其他药物服用时间相隔 4 小时以上；②患缺血性心脏病的患者宜从小剂量开始，调整剂量宜慢，以防止诱发和加重心脏病；③治疗初期需 $4\sim6$ 周复查相关激素指标，根据结果调整剂量直至达到治疗目标；治疗达标后，$6\sim12$ 个月复查相关激素指标。

（3）对于出现心包积液、心力衰竭的患者及黏液水肿性昏迷的患者需住院治疗。

2. 中医治疗　　甲减属中医学"虚劳"、"水肿"等范畴。临床上可在专科诊治的基础上，适当配合中医康复治疗，以缓解症状，调整免疫功能。

（1）中医内治：本病多为虚损，辨证需先辨阴阳、脏腑，临床常见有气血两虚证、脾肾阳虚证、心肾阳虚证、阴阳两虚证等证型，补不足为主要治法。相应的常用方剂有十全大补汤、补中益气汤/桂附八味丸、金匮肾气丸合生脉散、右归丸/左归丸等。补中益气丸、金匮肾气丸、右归丸、左归丸等中成药亦常辨证选用。

（2）其他治疗：针刺取穴以肾俞、脾俞、关元、太溪、三阴交等为主，亦可选用磁珠耳穴等外治法。

【风险规避】

1. 误诊防范

（1）由于甲减早期的症状不典型，病情进展缓慢，且可引起多系统损害，临床表现复杂多变、轻重不一，容易漏诊、误诊。

（2）临床医生应提高对甲减的认识，熟练掌握甲减的临床特点，认真采集病史，对于以下患者需警惕甲减的存在：①不明原因的顽固性贫血；②心包积液而心脏压塞症状不明显；③心脏扩大或心力衰竭而心率不快；④不孕症；⑤乏力、怕冷、虚弱；⑥顽固性便秘；⑦甲状腺肿大而无甲状腺功能亢进表现。

2. 医患沟通

（1）一般告知：告知本病的临床特点；药物替代治疗一般都是终身治疗；对于亚临床甲减不需要治疗的患者告知需定期复查甲状腺功能；在治疗的过程中需定期检测甲状腺功能以调整用药剂量。

（2）风险告知

1）甲状腺素替代治疗需在医生指导下进行，不可自行加量或减量，甚至自行停药。

2）甲状腺素服用过量可能导致心律失常、心绞痛等，如有上述症状应及时复诊。

3. 记录要点

（1）既往有无颈部手术或抗甲状腺药物长期服用史，有无^{131}I治疗史。

（2）记录甲减的特异性症状及体征，如乏力、畏寒、少汗、毛发稀疏、表情淡漠等。

（3）记录甲状腺功能测定的结果。用药剂量及复诊的时间。

（刘俊伟　袁衬容）

二十四、原发性骨质疏松症

【概述】　骨质疏松症（OP）是一种由于骨量降低、骨组织微结构损坏引起的骨脆性和骨折风险性增加的代谢性全身性骨病，分为原发性和继发性两大类，以原发性 OP 常见，主要临床表现为全身骨骼疼痛、腰背痛、脊柱变形及伸展受限、骨折、身长变短等。原发性 OP 又分三种类型：①绝经后 OP（Ⅰ型），常发生在绝经后 5～10 年内；②老年性 OP（Ⅱ型），一般见于 70 岁以上老年人；③特发性 OP，一般见于青年人，病因不明确。临床上以Ⅰ型及Ⅱ型常见。

【诊断步骤】

1. 问诊要点

（1）起病的年龄，有无骨痛的发生，疼痛的性质及部位，能否自行缓解，是否反复发生。身高有无变化。

（2）是否挑食；是否长期在室内工作；运动的情况；有无长期吸烟、饮用浓茶及咖啡等。

（3）若因骨折就诊者，须询问骨折的具体诱因，既往有无发生骨折。有无结缔组织病如类风湿关节炎、系统性红斑狼疮等病史，有无长期使用糖皮质激素，若有，须询问具体服药的时程及剂量。

（4）女性患者应详细询问月经史。

2. 体检要点　检查有无胸廓及脊柱畸形，脊柱有无伸展受限，有无压痛部位。

3. 辅助检查

（1）一般检查

1）肝肾功能：肝肾功能不全时，有生物活性的维生素 D 生成减少而影响钙吸收。

2）血清钙、磷：属于骨矿物质的指标。原发性 OP 患者血清钙、磷多正常。

3）血清碱性磷酸酶（ALP）、骨钙素（BGP）、血清骨碱性磷酸酶（BALP）：为骨形成的指标，反映成骨细胞的活性。

4）血清蛋白电泳：对于鉴别多发性骨髓瘤等有一定的临床意义。

5）X 线片检查：早期诊断的准确性及敏感性不高，对于骨量丢失达30％以上可表现为骨皮质分层和变薄而骨松质的骨小梁减少。常见检查部位如胸椎、腰椎、髋部等。

6）骨密度测定：临床所应用的双能 X 线吸收测定法（DXA）是诊断的金标准。

（2）选择性检查

1）血沉：对于鉴别诊断有一定的临床意义。弥漫性结缔组织病引起的继发性 OP，可伴有血沉加快。

2）降钙素：降钙素的主要作用为抑制破骨细胞的作用，当降钙素下降时破骨细胞活性增加。

3）甲状旁腺素（PTH）：当血钙降低时，PTH 可引起破骨细胞的溶骨作用增加。

4）性腺激素：性腺激素中特别是雌激素减少，导致骨对 PTH 的敏感性增加而引起骨吸收增加，抑制成骨细胞的活性。

5）血皮质醇：抑制肠道对钙的吸收，继发 PTH 分泌增加，刺激破骨细胞活性使骨吸收增加。

4. 诊断要点

（1）诊断原发性 OP 应除外继发性 OP 或其他骨骼疾病。

（2）多见于绝经后女性或高龄患者。

（3）有全身疼痛、骨痛症状。有脆性骨折即非外伤或轻度外伤出现的骨折，常见骨折部位为椎体、股骨颈。

（4）体检可有胸廓畸形、脊柱变形或骨压痛等。

（5）X 线片证实存在骨质疏松。

（6）骨密度（DXA 测定腰椎和髋部）：降低超过 2.5 个标准差为 OP（T 值≤−2.5）。

5. 鉴别诊断要点　主要是与引起继发性 OP 的疾病相鉴别。

（1）与原发性甲状旁腺功能亢进症相鉴别：原发性甲状旁腺功能亢进症亦可引起骨痛，可引起病理性骨折，由于 PTH 水平升高可引起骨代谢异常，实验室检查提示高钙血症、低磷血症以及 PTH 水平显著升高者，可鉴别。

（2）与肾性骨营养不良症相鉴别：肾性骨营养不良症（肾性骨病）由慢性肾脏病引起钙磷代谢障碍，酸碱平衡失调，骨骼畸形并可继发甲状旁腺功能亢进症，从而导致继发性 OP。除肾功能检查结果为异常外，血钙多降低，少数为正常水平，血钙及 ALP 增高，血中维生素 D 水平减低，而 PTH 水平明显上升。由此可鉴别。

（3）与库欣综合征相鉴别：库欣综合征除可引起骨钙丢失而出现严重骨质疏松，表现为腰背痛，骨折的好发部位是肋骨和胸腰椎，但多伴有长期皮质醇分泌过多而引起的向心性肥胖、高血压、糖尿病或糖耐量异常、低钾血症等，查皮质醇增多有助于鉴别。

（4）与多发性骨髓瘤相鉴别：多发性骨髓瘤可表现为骨骼的损害，引起骨痛及骨折，多伴有贫血、高钙血症及肾功能损害等，查血常规提示正常细胞性贫血、血钙升高、血磷正常、尿中出现本周蛋白及肾功能损害可协助鉴别。

（5）与弥漫性结缔组织病相鉴别：几乎各种弥漫性的结缔组织病都可能引起骨质疏松。包括系统性红斑狼疮、类风湿关节炎、干燥综合征等，一些炎症因子刺激破骨细胞的活性引起的骨质疏松，但多伴有多个系统损害的临床表现如光敏感、消化道症状、关节畸形及活动受限等，查血沉可增快、自身免疫系列检查可有相应的抗体升高。由此可鉴别。

（6）与骨质软化症相鉴别：骨质软化症是一种骨骼疾病，特点是骨基质矿化障碍，临床表现为骨痛、骨骼畸形、骨折等，但其骨基质一般不少甚至增多，X 线片检查可发现假性骨折可鉴别。

6. 确定诊断

（1）弥漫性、无固定部位骨痛和（或）脆性骨折病史，多数存在导致骨质疏松的高危因素。

（2）骨密度测定提示骨质疏松，即低于峰值骨量 2.5 个标准差或以上可初步诊断。

（3）排除其他原因所致的继发性 OP 可确定诊断。

【治疗方法】

1. 西医治疗

（1）一般治疗

1）增加饮食中钙及适量蛋白质的摄入，低盐饮食。

2）适当户外体育锻炼，阳光照射。

3）骨健康基本补充剂：

a. 钙剂：所有 OP 均应补充钙剂，推荐的钙摄入量为：成人每天800mg（元素钙），绝经后妇女和老年人 1000mg/d。可选用乳酸钙 0.5g，1～2 次/天，高钙血症、高钙尿症、含钙肾结石或有肾结石病史患者禁用。补充钙剂的同时补充维生素 D 可促进钙吸收。

b. 维生素 D：成人推荐剂量为每日 200IU（5μg），老年人推荐每日400～800IU（10～20μg）。用于治疗 OP 时剂量可达 800～1200IU（20～30μg）。目前临床上有维生素 D 及钙剂的复合制剂：碳酸钙 D3 咀嚼片，每片含碳酸钙 1.25g（相当于元素钙 500mg）、维生素 D3 200IU。用法：1片，1～2 次/日。日总量不超过 3 片。

（2）对症治疗

1）对于疼痛明显的患者予适当止痛治疗，如吲哚美辛 25mg，3 次/天；或布洛芬 0.3g，2 次/天；或美洛昔康 7.5mg，1～2 次/天。

2）有骨折者给予复位、固定或手术治疗，行功能锻炼。

（3）抗骨质疏松药物治疗：根据作用机制不同分以下三大类。

1）抑制骨吸收

a. 雌激素类：主要是抑制骨转换，抑制骨的丢失。适用于 60 岁前围绝经期及绝经后妇女，一般治疗疗程不超过 5 年。常用结合雌激素 0.5～2.5mg，1～3 次/天；或雌二醇片 1～2mg，1 次/天。用药注意事项：①已诊断或怀疑乳腺癌、子宫内膜癌的患者、现患或既往患有静脉血栓栓塞性疾病的患者、活动性肝病、结缔组织病的患者禁用；②有子宫肌瘤、子宫内膜异位症、有乳腺癌家族史、有胆囊疾病等患者慎用；③应用过程中应制订个体化方案；④治疗过程对于有完整子宫的患者应加用孕激素对抗以减少子宫内膜癌的风险；⑤治疗过程中需每年进行子宫及乳腺检查；⑥应用最低有效剂量。

b. 选择性雌激素受体调节剂：选择性地作用于雌激素的靶器官，与雌激素受体结合发生类雌激素的生物效应。常用雷洛昔芬 60mg，1 次/天。用药注意事项：现患或既往有静脉血栓栓塞性疾病的患者禁用。

c. 双膦酸盐类：抑制破骨细胞的成熟及活性从而抑制骨吸收。临床常用阿仑膦酸钠 70mg，1 次/周，口服。或作用更强的唑来膦酸注射液 5mg，1 次/年，稀释后静滴。用药注意事项：①肾小球滤过率＜35ml/min 的患者禁用唑来膦酸；②有胃、十二指肠溃疡、反流性食管炎的患者慎用；③口服制剂不良反应主要为消化道反应如恶心、呕吐、腹痛、反流性食管炎等；④口服制剂建议空腹服用，用白开水送服，禁与钙剂同服，服药后半小时内避免躺卧，半小时后方可进食。

d. 降钙素：抑制破骨细胞的活性，同时对骨折有良好的止痛作用。目前常用制剂：鲑鱼降钙素鼻喷剂 200IU/d 或鲑鱼降钙素注射剂每次 50IU，根据病情每周 2～7 次。或鳗鱼降钙素注射制剂 20U，1 次/周。用药注意事项：①妊娠妇女禁用；②注射制剂用药前需行皮试；③建议应用于急性期止痛治疗，应用疗程不超过 4 周，长期应用可能增加癌症的风险。

2) 促进骨形成

a. 甲状旁腺激素：可促进骨形成提高骨密度。如注射用重组人甲状旁腺激素（1-34）20μg，1 次/天。用药注意事项：①用药过程中需检测血钙；②用药时间不超过 2 年。

b. 维生素 K_2（四烯甲萘醌）：可以促进骨质形成，增加 OP 患者的骨量，缓解骨痛。常用四烯甲萘醌 15mg，3 次/天；用药注意事项：①正在应用华法林治疗的患者禁用；②部分患者可有胃肠道不适，水肿及转氨酶一过性升高等不良反应。

3) 多重作用机制的药物

a. 锶盐：同时有抑制骨吸收及刺激骨形成的双重作用。常用雷奈酸锶干混悬剂 2g，1 次/天，睡前口服。用药注意事项：①肾小球过滤率＜30ml/min 的患者禁用；②不宜和钙剂同服，不宜餐时服用；③常见不良反应为恶心、腹泻、头痛和皮肤刺激。

b. 活性维生素 D 及其类似物：活性维生素 D 如骨化三醇 0.25μg，1～2 次/天。其类似物如阿法骨化醇 0.5～1μg，1 次/天。用药注意事项：①肝功能不全的患者慎用阿法骨化醇；②长期使用骨化三醇的患者需定期检测血钙及尿钙水平。

（4）抗骨质疏松药物治疗原则上是单一用药，出现以下情况可联合两种或两种以上药物治疗。

1) 出现骨折的重症 OP 患者。

2) 经单一用药治疗后骨量仍继续下降的患者。

3) 对于单一药物治疗难以使骨矿物质含量恢复的患者。

（5）对于有骨折的患者需住院治疗。

2. 中医治疗　本病属中医学"骨痹"、"骨痿"范畴，临床上应先明确病因，在治疗原发病的基础上，可适当配合中医康复治疗以改善症状，促进骨质沉积。有研究证实部分中草药可缓解症状、减轻骨痛、改善骨质疏松的疗效。

（1）中医内治：本病多虚，临床上先辨阴阳，再辨脏腑，常见有阳虚湿阻证、气滞血瘀证、脾气虚弱证、肝肾阴虚证、肾阳虚衰证、肾精不足证、气血两虚证等证型，治以补肾为主，辨证辅以扶正、祛邪等治法。相应的常用方剂有肾着汤、身痛逐瘀汤、参苓白术散、左归丸、右归丸、河车大造丸、八珍汤。国内已有数种经国家食品药品监督管理总局批准的治疗骨质疏松的中成药。常用药物有：仙灵骨葆胶囊口服 1.5g，2 次/天；4～6 周为一疗程；或强骨胶囊 0.25g，3 次/天，3 个月为一疗程；或骨疏康颗粒 10g，3 次/天。

（2）其他治疗：针刺取穴以肾俞、脾俞、足三里、太白、太溪等为主；亦可选用灸法、红外线治疗、中药离子导入、中药热奄包等外治法。

【风险规避】

1. 误诊防范

（1）虽然骨密度检测是诊断骨质疏松的金标准，但在临床工作中，仍然存在很多导致误诊、漏诊骨质疏松的情形，如分析部位不够、医技人员疏忽、伪影等。提高对 OP 的认识，熟悉掌握 OP 的临床特征，不完全依赖骨密度检测结果可避免误诊、漏诊。

（2）对于高危人群如已绝经妇女、高龄、缺乏锻炼、长期卧床、长期应用糖皮质激素治疗的患者需警惕 OP 的发生。

（3）遇有腰痛患者，要详细询问病史，客观仔细检查分析。特别是接触到老年人急性腰痛时，应考虑腰椎压缩性骨折的可能，及时行胸腰椎 X 线片检查和骨密度检查，以免造成误诊及漏诊。

2. 医患沟通

（1）一般告知：告知骨质疏松及其最严重并发症骨折是可防可治的，关键是早期预防和规范化治疗；平时应增加饮食中钙及适量蛋白质的摄入，低盐饮食，适量运动，增加日光照射，预防跌倒，戒烟酒；临床上经常见到部分患者认为骨质疏松就等同于缺钙，喝点骨头汤就可以了，或者长期吃钙片也可以治疗，亦有部分患者认为骨质疏松是老年人各种器官功能自然退化的"生理现象"，而放弃治疗。对于以上行为，医务人员有责任加强健康教育，使患者配合治疗，提高患者的依从性。

（2）风险告知

1）告知患者 OP 的临床特点，药物治疗的疗程及可能出现的不良反应。特别是对于应用雌激素治疗的患者，在治疗前需充分告知雌激素治疗可能会增加子宫内膜癌及乳腺癌的发病风险，需患者理解同意后用药，用药前及用药过程中需定期行妇科及乳腺检查。

2）每 3 个月复查血钙、磷及 ALP，6～12 个月行骨密度检查以评估疗效指导调整药物治疗。若经单一药物治疗后病情仍继续进展需联合药物治疗。

3）已确诊为 OP 的患者应积极配合治疗，否则可能导致骨质疏松性骨折，致残率、病死率上升。存活者生活质量显著降低，导致沉重的家庭、经济负担。

3. 记录要点

（1）记录骨痛发生的时间、部位，有无骨折，骨折发生的诱因。

（2）体检有无压痛部位，有无脊柱畸形。

（3）已绝经患者需记录绝经时间。

（4）记录血钙、血磷、ALP、骨密度测定等辅助检查的结果。

（5）记录已告知的主要风险。

（袁衬容　刘俊伟）

二十五、类风湿关节炎

【概述】 类风湿关节炎（RA）是主要累及双手及腕关节等小关节的以侵蚀性、对称性、持续性关节炎为特点的一组全身性自身免疫性疾病，多发于30～50岁的女性。本病主要的病理表现为关节滑膜的慢性炎症、血管翳形成并出现关节的软骨和骨破坏，最终可导致关节畸形和功能丧失。

【诊断步骤】

1. 问诊要点

（1）大部分患者以关节痛为首诊症状，应询问关节疼痛的部位、疼痛的性质，有无发作的诱因及缓解因素。

（2）晨起时有无疼痛关节的僵硬感，若有应询问持续时间，活动后症状能否好转，如有，需活动多久才能缓解。

（3）有无伴有发热，如有则须询问发热的时间，热型；有无咳嗽、气促及胸闷。

（4）女性患者应询问月经及生育史。

（5）既往有无类似关节痛发作，若有，须询问发作的诱因、持续的时间，疼痛的性质。

（6）家族中有无类似患者。

2. 体检要点

（1）检查有无关节肿胀、畸形及压痛，检查关节活动度，尤其是小关节。

（2）双肺呼吸音是否对称，肺部听诊有无啰音；有无心脏扩大，听诊

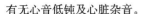

有无心音低钝及心脏杂音。

(3) 有无皮下结节。

3. 辅助检查

(1) 一般检查

1) 血常规：RA 活动期可有轻度至中度贫血。

2) 血清 C-反应蛋白（CRP）及血沉（ESR）：可用于判断 RA 的活动性及治疗疗效。RA 活动期可有 ESR 增快及 CRP 升高。

3) 类风湿因子（RF）：是诊断 RA 的重要指标之一，但约有 5% 的健康人可出现阳性。

4) 抗角蛋白抗体（AKA）、抗核周因子（APF）、抗环瓜氨酸多肽抗体（抗 CCP 抗体）：敏感性及特异性较 RF 高，可用于 RA 的早期诊断，特别是抗 CCP 抗体。

5) X 线检查：双手、腕关节以及其他受累关节的 X 线片对 RA 的诊断有重要意义。早期 X 线表现为关节周围软组织肿胀及关节附近骨质疏松；随病情进展可出现关节面破坏、关节间隙狭窄、关节融合或脱位。

(2) 选择性检查

1) 磁共振成像（MRI）：MRI 可以显示关节炎性反应初期出现的滑膜增厚、骨髓水肿和轻度关节面侵蚀，有益于 RA 早期诊断。

2) 超声检查：高频超声能清晰显示关节腔、关节滑膜、滑囊、关节腔积液、关节软骨厚度及形态等。

4. 诊断要点　RA 的诊断主要依靠临床表现、实验室检查及影像学检查。2009 年美国风湿病学会（ACR）和欧洲抗风湿病联盟（EULAR）提出了新的 RA 分类标准和评分系统，即：至少 1 个关节肿痛，并有滑膜炎的证据（临床或超声或 MRI）；同时排除了其他疾病引起的关节炎，并有典型的常规放射学 RA 骨破坏的改变，可诊断为 RA。另外，该标准对关节受累情况、血清学指标、滑膜炎持续时间和急性时相反应物 4 个部分进行评分见表 1-25-1，总得分 6 分以上可诊断 RA。

表 1-25-1　ACR/EULAR2009 年 RA 分类标准和评分系统

项　　目	评分
受累关节情况（0~5 分）	
1 个中大关节	0
2~10 个中大关节	1
1~3 个小关节	2

续表

项　　目	评分
4～10 个小关节	3
>10 个关节受累，其中至少 1 个为小关节	5
血清学（0～3 分）	
RF 或抗 CCP 抗体均阴性	0
RF 或抗 CCP 抗体至少 1 项低效价阳性	2
RF 或抗 CCP 抗体至少 1 项高效价阳性（>正常上限 3 倍）	3
滑膜炎时间（0～1 分）	
<6 周	0
>6 周	1
急性时相反应物（0～1 分）	
CRP 及 ESR 均正常	0
CRP 及 ESR 均增高	1

注：引自中华医学会风湿病学会．类风湿关节炎诊断及治疗指南．中华风湿病
学杂志，2010，4（14）：267

5. 鉴别诊断要点

（1）与骨关节炎相鉴别：骨关节炎老年人多发，主要累及膝、髋等负重关节，活动时关节疼痛加重，但很少出现对称性近端指间关节、腕关节受累，无类风湿结节，晨僵时间短或无晨僵，RF 阴性，X 线显示关节边缘增生或骨赘形成可鉴别。

（2）与痛风性关节炎相鉴别：痛风性关节炎多见于中年男性，常表现为关节炎反复发作，好发部位为第一跖趾关节或跗骨关节，但查 RF、抗 CCP 抗体阴性，而血尿酸升高可鉴别。

（3）与强直性脊柱炎（AS）相鉴别：AS 多发于青年男性，主要侵犯骶髂关节及脊柱，部分患者可出现以膝、踝、髋关节为主的非对称性下肢大关节肿痛，多数患者 HLA－B27 阳性，而 RF 阴性可鉴别。

6. 确定诊断

（1）双手及腕关节等小关节有对称性、持续性关节炎特点。

（2）至少一个关节痛，且有滑膜炎的证据。

（3）排除其他疾病引起的关节炎，并有放射学 RA 骨破坏的改变即可确定诊断。

【治疗方法】

1. 西医治疗　RA 治疗的目的在于控制病情，改善关节功能和预后。

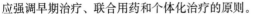

应强调早期治疗、联合用药和个体化治疗的原则。

（1）一般治疗：适当休息，正确的关节活动和肌肉锻炼。

（2）药物治疗

1）非甾体抗炎药（NSAIDs）：NSAIDs通过抑制环氧化酶（COX）活性，减少前列腺素合成而发挥抗炎、止痛、退热及减轻关节肿胀的作用。这是治疗RA的首选药物，缺点是不能改变疾病的进程或阻止关节破坏，不建议单独用于类风湿关节炎的治疗。

a. 应用原则是：①使用NSAIDs的种类、剂型、剂量应根据患者具体情况确定；②尽量用最低有效量，短疗程；③一般先选用一种NSAIDs，应用数日至1周疗效不佳时应加至足量，如仍然无效，则更换另一种制剂，避免同时服用2种或2种以上的NSAIDs；④有消化性溃疡病史患者，宜选用环氧化酶-2（COX-2）抑制剂，或选用其他NSAIDs加质子泵抑制剂如奥美拉唑；⑤老年人选择半衰期短或较小剂量的NSAIDs；⑥NSAIDs可增加心血管不良事件的发生，心血管疾病高危人群使用NSAIDs需谨慎，如确需使用，建议选用对乙酰氨基酚或萘普生；⑦肾功能不全应慎用NSAIDs；⑧定期监测血常规及肝肾功能。

b. 常用药物：①布洛芬缓释胶囊0.3g，1～2次/天；②吲哚美辛25mg，3次/天，最大剂量150mg/d；③萘普生0.25g，3次/天，最大剂量1.5g/d；④双氯芬酸钠片25mg，3次/天，或双氯芬酸钠缓释胶囊75mg，1～2次/天，最大量150mg/d；⑤美洛昔康7.5～15mg，1次/天；⑥塞来昔布0.1～0.2g，2次/天，最大剂量0.4g/d。应用时选择上述药物之一。

2）改善病情抗风湿药（DMARDs）：无明显止痛及抗炎作用，但可延缓或控制病情进展，一般需1～6个月才发挥作用，应早期使用。建议对于RF及抗CCP抗体高效价阳性、多关节受累的患者建议不论单独应用NSAIDs是否能充分缓解症状，都要在确诊RA后3个月内使用DMARDs，对于任何存在持续性滑膜炎以及关节破坏而未治疗的患者，都要即刻予以DMARDs治疗，以防止和减缓进一步破坏。

a. 甲氨蝶呤（MTX）：为治疗RA的首选药物，也是联合用药的基础药物。常用剂量7.5～20mg/周，以口服为主，亦可肌内注射或静脉注射，需1～2月起效，疗程至少半年。用药期间需定期查血常规、肝功能。

b. 柳氮磺吡啶（SASP）：常用0.25～0.5g，3次/天，之后增至0.75g，3次/天，如疗效不明显可增加至3g/d。需1～2月起效。对于磺胺过敏的患者禁用。

c. 来氟米特（LEF）：常用10～20mg，1次/天，口服。与MTX有协同作用，常联合使用。妊娠妇女禁用。

d. 羟氯喹和氯喹：羟氯喹常用 0.2g，2 次/天；氯喹常用 0.25g，1次/天。

3）糖皮质激素：糖皮质激素能迅速改善关节肿痛和全身症状，但不是治疗 RA 的首选药物，应严格掌握适应证，治疗原则是小剂量、短疗程。

a. 适应证：①适用于伴有血管炎等关节外表现的重症患者；②对其他治疗反应不佳的患者和不能耐受 NSAIDs 的患者者作为"桥梁"治疗。

b. 糖皮质激素治疗的常用剂量：控制关节炎的糖皮质激素用量一般不超过泼尼松 15mg/d。对于有系统损害者如浆膜炎、血管炎、间质性肺炎等泼尼松用量为 0.5～1mg/(kg·d)。症状改善后尽快减量至停用，不应长期应用糖皮质激素。对反复关节积液者可考虑关节腔注射长效糖皮质激素，但应避免同一关节频繁多次注射。同时，治疗中应注意补充钙剂及维生素 D，防止骨质疏松。

（3）疗效评价：经上述治疗后，符合以下 6 项中 5 项或 5 项以上并至少持续 2 个月者可考虑为临床缓解：①晨僵时间<15 分钟；②无疲劳感；③无关节疼痛；④无关节压痛或活动时无关节痛；⑤无关节或腱鞘肿胀；⑥ESR（魏氏法）：女性<30mm/1h，男性<20mm/1h。

（4）手术治疗：对于经内科正规治疗病情未能控制，为纠正关节畸形，改善生活质量者可考虑手术治疗。但手术不能根治 RA。

2. 中医治疗 本病属中医学"尪痹"、"痹证"、"历节"等范畴，是临床上的难治之症，应在专科早发现早治疗的基础上，适当配合中医康复治疗以缓解症状、减少病情反复发作，降低致残率等。

（1）中医内治：临床上辨证需先分活动期和缓解期，再辨寒热、虚实。活动期常见证有寒湿痹阻证、湿热痹阻证、寒热错杂证；缓解期常见证有痰瘀痹阻证、肾虚寒凝证、肝肾阴虚证、气血亏虚证、正虚邪恋证，治以祛邪扶正为主。相应的常用方剂有蠲痹汤、大秦艽汤、桂枝芍药知母汤、身痛逐瘀汤合指迷茯苓丸、独活寄生汤、左归丸、黄芪桂枝五物汤、益肾蠲痹丸等。四妙丸、尪痹颗粒、木瓜丸等中成药亦常辨证选用。

（2）其他治疗：针刺取穴以局部取穴和循经取穴相结合；亦可选用红外线治疗、中药封包、中药熏洗、穴位注射、中药直流电离子导入等外治法。

【风险规避】

1. 误诊防范

（1）由于 RA 缺乏诊断的金标准，部分临床医生对其认识不足，简单认为只要有关节痛，特别是以小关节痛为主，加上 RF 阳性就可以诊断为 RA，导致误诊。因此，临床医生应加强对本病的认识，对于以关节肿痛首诊的患者需全面分析病情，常规行 RF 检查以免漏诊；对于可疑 RA 或关节肿痛原因一时未能明确的患者应积极完善抗 CCP 抗体、X 线检查，必要时行 MRI 检查以早期发现关节破坏。

（2）对于不明原因心包炎、胸膜炎及肺间质病变的患者应考虑到 RA 的可能。

2. 医患沟通

（1）一般告知：告知 RA 目前不能根治，治疗目标是减轻症状，防止关节破坏，保护关节功能。急性期需卧床休息避免关节负重以免加重病情。

（2）风险告知

1）告知患者 RA 药物治疗的疗程，药物常见不良反应为恶心、腹痛等，部分患者可有肝损害、骨髓抑制等不良反应。NSAIDs 治疗可能导致消化道出血，若有黑便症状需立即复诊。治疗期间需定期检查血常规、肝功能、ESR、CRP 等以便于及时调整治疗方案。

2）长期口服糖皮质激素可能出现骨质疏松、高血压、血糖升高、白内障等不良反应。

3）治疗 RA 的药物不良反应多见，用药中需详细阅读药物说明书。长期治疗花费多，患者不能因此而随意中断治疗，去寻求所谓的偏方、秘方而耽搁病情。

3. 记录要点

（1）记录主要症状关节表现的特点，有无关节外病变的表现。查体有无关节局部红肿、畸形、压痛、活动度。

（2）清楚记录治疗药物的用量及用法，各种药物如糖皮质激素可能出现的不良反应，复诊时间。

（袁衬容　赵英雄）

二十六、细菌性尿路感染

【概述】　细菌性尿路感染，是指致病菌在尿路中异常繁殖而引起的炎症性疾病，多见于育龄期妇女、老年人、免疫力低下及尿路畸形者。根据感染部位可分为上尿路感染（主要指肾盂肾炎）和下尿路感染（主要是膀胱炎和尿道炎）。

【诊断步骤】

1. 问诊要点

（1）有无泌尿系结石、糖尿病、长期使用免疫抑制剂等病史；女性应注意询问有无妊娠、盆腔炎等疾病；男性应询问有无前列腺炎等。

（2）询问症状出现的时间，有无发热、寒战、腰痛、尿频、尿急、尿痛、排尿不畅及下腹痛等不适。

（3）有无伴随周身乏力、头痛、恶心、呕吐等症状；有无血尿、尿液混浊、异味。

2. 体检要点

（1）测量体温、血压、脉搏。

（2）患侧肋脊角及输尿管行程有无压痛，有无肾脏叩击痛，膀胱区有无压痛。

3. 辅助检查

（1）一般检查

1）血常规：急性肾盂肾炎时白细胞总数常升高，中性粒细胞比例增加；下尿路感染时，白细胞一般正常或轻度升高。

2）尿常规：尿蛋白多为阴性或微量；可见尿白细胞增多（≥5 个/高倍视野），如发现白细胞管型，有助于肾盂肾炎的诊断；少数患者有肉眼血尿，部分患者有较明显的镜下血尿；部分尿亚硝酸盐还原试验阳性。

3）尿细菌学检查：①涂片找菌检查：采用清洁中段尿沉渣涂片。本法操作方便，检出率高达 $80\% \sim 90\%$，可初步确定是杆菌还是球菌、是革兰阴性还是革兰阳性菌，对及时选择有效抗菌药物有重要参考价值；②细菌培养：可采用清洁中段尿或导尿，但以膀胱穿刺尿培养最可靠。如尿细菌计数≥10^5/ml，为真性细菌尿；如为 $10^4 \sim 10^5$/ml，可疑阳性，需复查；如<10^4/ml，则可能是污染。

（2）选择性检查

1）肾功能：慢性肾盂肾炎患者肾功能受损时可出现血尿素氮、肌酐增高。

2）尿抗体包裹细菌：用于上、下尿路感染的定位诊断，其准确率约 83%。

3）泌尿系 B 超：及时了解有无尿路结石、梗阻、积水、先天畸形等疾病。

4）腹部平片：可以了解肾脏的位置、大小、轮廓；肾区是否有结石或钙化影等。

5）静脉肾盂造影：对于反复发作的尿路感染或急性尿路感染治疗7～10 天无效的女性应行静脉肾盂造影检查。

4. 诊断要点

（1）确诊尿路感染的存在

1）典型的尿路感染有发热、尿路刺激征、腰部不适等，结合尿液改变和尿液细菌学检查，容易诊断。

2）凡是有真性细菌尿者，均可诊断为尿路感染。符合下列指标之一即为真性细菌尿：①新鲜中段尿沉渣革兰染色后用油镜观察，细菌>1个/视野；②新鲜中段尿细菌培养计数≥10^5/ml；③膀胱穿刺的尿培养阳性。

3）患者无尿路感染症状，两次尿培养均培养出同一菌种的真性细菌尿，诊断为无症状性细菌尿。

4）当女性有明显尿路刺激征，尿白细胞增多，尿细菌定量培养≥10^2/ml，并为常见致病菌时，可拟诊尿路感染。

（2）尿路感染的定位诊断

1）根据临床表现定位：①上尿路感染常有明显的全身症状，如发热、寒战，甚至出现脓毒血症，伴有腰痛、输尿管点和（或）肋脊点压痛、肾区叩痛等；②下尿路感染常以膀胱刺激征为突出表现，一般少有发热、腰痛等。

2）根据实验室检查定位：出现以下情况之一提示上尿路感染可能性大：①尿中存在白细胞管型，并排除间质性肾炎、狼疮性肾炎等疾病；②膀胱冲洗后尿液细菌培养阳性；③尿抗体包裹细菌检测阳性；④肾小管功能损害表现，如尿渗透压降低，β_2微球蛋白升高等。

3）慢性肾盂肾炎的诊断：除反复发作尿路感染外，还需结合影像学及肾功能检查。其诊断依据为：①肾外形凹凸不平，且双肾大小不等；②静脉肾盂造影可见肾盂、肾盏变形，缩窄；③持续肾小管功能损害。具备以上第①、②条的任何一项再加第③条可诊断慢性肾盂肾炎。

5. 鉴别诊断要点

（1）与泌尿系结核相鉴别：膀胱刺激征更明显，一般抗菌药物治疗无效，尿沉渣可找到抗酸杆菌，尿普通细菌培养阴性而结核分枝杆菌阳性，静脉肾盂造影可见肾实质虫蚀样缺损表现，可鉴别。

（2）与尿道综合征相鉴别：多见于女性，患者有尿路刺激征症状，但多次检查均无真性细菌尿。

（3）与慢性肾盂肾炎相鉴别：常有一般慢性间质性肾炎的表现，并有间歇的尿路感染病史。影像学检查发现有局灶粗糙的肾皮质瘢痕，伴有相应的肾盏变形，可鉴别。

6. 确定诊断

（1）尿路感染的典型症状是尿路刺激征、感染中毒症状、腰部不适等，结合尿液检查有尿路感染的证据，即可初步诊断。

（2）当女性有明显尿频、尿急、尿痛，尿白细胞增多，尿细菌定量培养≥10^2/ml并为常见致病菌时，可拟诊为尿路感染。

（3）符合下列指标之一亦可确诊为尿路感染：①新鲜中段尿沉渣革兰染色后用油镜观察，细菌＞1个/视野；②新鲜中段尿细菌培养计数≥10^5/ml；③膀胱穿刺的尿培养阳性。

（4）无症状性细菌尿的诊断主要依靠尿细菌学检查，要求两次尿细菌培养均为同一菌种的真性细菌尿。

【治疗方法】

1. 西医治疗

（1）一般治疗：注意休息，多饮水，勤排尿。饮食以易消化、高热量、富含维生素的食物为主。尿路刺激征明显者，可给予口服碳酸氢钠片1片，3次/天，不仅可以缓解症状、避免凝血块形成，还可以增强磺胺类药物的抗菌活性，避免尿路结晶的形成。

（2）抗感染治疗：

1）用药应遵循以下原则：①使用抗菌药前留取清洁中段尿，行病原学检测，怀疑存在血行感染时还应行血培养检查。未获得病原学结果前，一般首选对革兰阴性杆菌有效的抗菌药物，尤其是首发的尿路感染。治疗3天症状无改善，应按药敏试验结果调整用药；②治疗上尿路感染，尤其是严重感染时，抗菌药物剂量宜较大（治疗剂量范围高限）；而治疗单纯性下尿路感染时，则可应用较小剂量（治疗剂量范围低限）。同时，要根据肝肾功能情况调整给药剂量；③对于下尿路感染的患者，不必采用静脉或肌内注射给药，治疗宜选用毒性小、口服吸收好的抗菌药物，疗程通常为3～5天；对于上尿路感染，初始治疗多选用静脉用药，病情稳定后可酌情改为口服药物，疗程一般为2～4周；④在单一药物治疗失败、严重感染、混合感染或出现耐药菌株时，应联合用药。

2）急性膀胱炎：①3天疗法：与长期治疗相比，此疗法也能有效控制感染，且具有良好的依从性、低花费和不良反应发生率低的优势，目前推荐此疗法。可选用磺胺甲噁唑，首次2g，口服，此后1g，2次/天；或左氧氟沙星200mg，口服，2次/天；或阿莫西林/克拉维酸钾0.375g，口服，每8小时1次；或头孢呋辛酯0.25g，口服，2次/天；②7天疗法：对于妊娠妇女、老年患者、糖尿病患者、机体免疫力低下及男性患者建议采用此疗法。妊娠妇女建议选择呋喃妥因0.1g，口服，2次/天；或二代头孢菌素，如头孢呋辛酯0.25g，口服，2次/天。不宜使用喹诺酮类、磺胺甲噁唑、氨基糖苷类；③无论何种疗程，在停药 7 天后应进行尿细菌定量培养。如仍有真性细菌尿，应继续给予 2 周抗菌药物治疗，如结果阴性代表已治愈。

3）急性肾盂肾炎：①病情较轻者，可在门诊口服药物治疗，疗程 10～14 天。常用药物有阿莫西林 0.5g，口服，3 次/天；或左氧氟沙星 200mg，2 次/天；或头孢呋辛酯 0.25g，口服，2 次/天；或头孢克肟 0.1g，口服，2 次/天。治疗 14 天后，通常可治愈。如尿菌仍阳性，应结合药敏试验选用有效抗菌药物继续治疗 4～6 周；②感染较严重及全身中毒症状明显者，应住院静脉给药治疗。常用药物有氨苄西林 1.0～2.0g，静滴，每 4 小时 1 次；或头孢噻肟钠针 2.0g，静滴，每 8 小时 1 次；或头孢曲松钠针 1.0～2.0g，静滴，每 12 小时 1 次；或注射用哌拉西林钠/舒巴坦钠，静滴，每 12 小时 1 次，注意肾功能异常患者药物量的调整。必要时可联合用药。退热后继续用药 3 天，然后改口服抗菌药物治疗，完成 2 周的疗程。

4）无症状性菌尿：是否治疗目前仍有争议。一般认为有下述情况应予治疗：①妊娠期无症状性菌尿；②学龄前儿童；③曾出现有症状感染者；④肾移植、尿路梗阻及其他尿路有复杂情况者。

5）妊娠期尿路感染：急性膀胱炎宜选用口服毒性小的抗菌药物，如阿莫西林、呋喃妥因、头孢克肟等；急性肾盂肾炎应可选用半合成广谱青霉素如注射用氨苄西林钠 4～8g/d，分 2～4 次静滴；或第三代头孢菌素如头孢曲松针 1.0～2.0g，静滴，每 12 小时 1 次，疗程为两周。

（3）疗效评定标准

1）见效：治疗后行尿病原学检查呈阴性。

2）治愈：完成抗菌药物疗程后，症状消失，尿菌阴性，疗程结束后 2 周、6 周复查尿菌仍阴性。

3）治疗失败：在治疗后尿菌仍阳性；或治疗后尿菌阴性，但 2 周或 6 周复查尿菌转为阳性，且为同一菌株。

2. 中医治疗　细菌性尿路感染属中医学"热淋"、"血淋"、"劳淋"、"腰痛"等范畴，临床上应先辨轻重，明确诊断，对于下尿路感染、肾盂肾炎等，可在西医治疗的基础上，配合中医康复治疗，以缓解症状、缩短病程。

（1）中医内治：临床常见有膀胱湿热证、血热证、阴虚湿热证等证型，治以通利祛湿为主，辨证辅以行气、凉血、养阴、益气等治法。相应的常用方剂有八正散、小蓟饮子、知柏地黄丸。金钱草胶囊、银花泌炎灵片、知柏地黄丸等中成药亦常辨证选用。

（2）其他治疗：针刺取穴以中极、膀胱俞、三阴交、阴陵泉等为主。

【风险规避】

1. 误诊防范 尿路感染的症状可无、可轻、可重，表现形式也多样化，对于不典型病例，临床也容易误诊为其他疾病。常见的有误诊为上呼吸道感染、败血症、急性阑尾炎、胆囊炎等。

（1）大部分婴幼儿、老年尿路感染症状不典型，此类患者出现发热等毒血症症状时应注意有无尿路感染的可能。

（2）对疑有尿路感染者，应多次行尿病原学检查，包括尿沉渣涂片、尿培养等。

（3）尽量在使用抗菌药物前收集血尿标本行病原学检查；严格按照有关操作规程收集尿液，避免污染。

2. 医患沟通

（1）一般告知：尿路感染重在预防，坚持多饮水、勤排尿（每2～3个小时排尿一次），避免细菌在尿路繁殖，是最有效的预防方法；注意会阴部清洁，减少尿道口的细菌群；与性生活相关的尿路感染，应于性交后立即排尿，并口服一次常用量抗菌药物。

（2）风险告知

1）妊娠妇女应告知严重的感染及使用抗菌药物可能对胎儿产生的相关风险，必要时在病历中详细注明。

2）严重的上尿路感染应住院治疗，病情加重可能会发展为感染性休克。

3）反复发作的尿路感染可能需要长程低剂量抗菌药物治疗，时间在1年或1年以上，应做好告知，取得患者配合。

3. 记录要点

（1）记录患者有无尿路刺激征，是否有畏寒、发热、乏力等不适。

（2）记录患者有无肾区叩痛、输尿管行程压痛、膀胱区压痛等体征。

（3）注明使用抗菌药物疗程及目前就诊时的治疗阶段。

（苏镜波　赵英雄）

二十七、原发性肾病综合征

【概述】 肾病综合征是临床常见的一组肾脏疾病综合征，以大量蛋白尿（>3.5g/d）、低白蛋白血症（血浆白蛋白<30g/L）以及不同程度的水肿、高脂血症为主要特征。根据病因不同，可分为原发性和继发性，当诊断确立后，应积极寻找可能存在的继发性病因，排除继发性肾病综合征

后，方可诊断为原发性肾病综合征。

【诊断步骤】

1. 问诊要点

（1）询问以往是否有反复发作的扁桃体炎，有无皮肤紫癜、肾小球肾炎、系统性红斑狼疮、糖尿病等病史。

（2）询问患者有无泡沫尿（如有提示有蛋白尿）、肉眼血尿；有无发热、尿频、尿急、尿痛、尿量减少、肢体水肿等。

（3）有无下肢不对称性水肿，如有，则提示合并下肢深静脉血栓可能；有无咯血、胸痛，如有，则提示合并肺栓塞可能。

2. 体检要点

（1）测量体重、血压、脉搏。

（2）多有不同程度的凹陷性水肿，严重者有胸腔、腹腔积液体征。

（3）如有合并肺部感染则可有呼吸音异常，闻及干、湿啰音等肺部感染体征；如合并有腹腔感染可有腹部压痛、反跳痛等表现。

3. 辅助检查

（1）一般检查

1）尿常规：尿蛋白定性为阳性，部分患者尿潜血阳性；合并尿路感染患者，尿白细胞增多。

2）24小时尿蛋白定量：尿蛋白$>3.5g/24h$，是诊断本病的必备条件之一。

3）血常规：合并感染并发症患者血白细胞总数、中性粒细胞比例可增高。

4）血液生化检查：血浆白蛋白$<30g/L$，是诊断本病的必备条件之一；可有血脂升高；并发肾衰竭时，血肌酐、尿素氮升高。

（2）选择性检查

1）肾脏B超检查：可了解肾脏大小、有无泌尿系结石等，部分患者可有肾脏增大或缩小，多数皮质回声增强。

2）胸片：了解有无并发肺部感染，有无胸腔积液等。

3）肾脏活检：病理分型的金标准，也有助于临床医生判断病情、指导治疗和评估预后，建议患者到有条件的医院进行检查。

4. 诊断要点　诊断包括三个方面：①明确是否为肾病综合征；②确认病因：必须首先除外继发性病因和遗传性疾病，才能诊断为原发性肾病综合征；最好能行肾活检，作出病理诊断；③判定有无并发症。

（1）诊断标准：①大量蛋白尿（尿蛋白$>3.5g/d$）；②低蛋白血症（血浆白蛋白$<30g/L$）；③水肿；④高脂血症。前两项是诊断的必备条

件，临床上只要满足该两项必备条件，排除继发性病因，即可诊断原发性肾病综合征。

（2）原发性肾病综合征的病理分型：肾活检可证实和确定肾小球的病变类型，可分为：①微小病变型；②系膜增生性肾小球肾炎；③局灶节段性肾小球硬化；④膜性肾病；⑤系膜毛细血管性肾小球肾炎。

（3）判定有无并发症

1）感染：常见感染部位顺序为呼吸道、泌尿道及皮肤的感染。

2）血栓、栓塞并发症：以肾静脉栓塞最常见，肺血管血栓、栓塞，下肢静脉、下腔静脉、冠状血管血栓和脑血管血栓也不少见。

3）急性肾损伤：少数病例可出现急性肾损伤，以微小病变型肾病居多，表现为少尿或无尿，扩容利尿无效。

5. 鉴别诊断要点

（1）与糖尿病肾病相鉴别：常见于病程 10 年以上的糖尿病患者，糖尿病病史及特征性眼底改变有助于鉴别诊断。

（2）与系统性红斑狼疮肾炎相鉴别：多为女性，依据多系统受损的临床表现和多种自身抗体阳性，一般不难明确诊断。

（3）与过敏性紫癜性肾炎相鉴别：好发于青少年，多有双下肢对称性紫癜，可伴关节痛、腹痛及黑便，多在皮疹出现后 1～4 周出现血尿和（或）蛋白尿。

（4）与肾淀粉样变性相鉴别：好发于中老年，是全身多器官受累的一部分，有慢性感染、骨髓瘤等病因，可有巨舌，肝、脾大，关节疼痛等，肾活检可鉴别。

6. 确定诊断

（1）肾病综合征必备的诊断条件是大量蛋白尿（尿蛋白＞3.5g/d）和低蛋白血症（血浆白蛋白＜30g/L），具备这两项条件即可初步诊断为肾病综合征，典型临床表现还包括水肿、高脂血症。

（2）需排除糖尿病肾病、过敏性紫癜肾炎、系统性红斑狼疮肾炎等继发性肾病后，方可确诊为原发性肾病综合征。

（3）肾脏活检是确诊和肾小球病变分型的金标准。

【治疗方法】

1. 西医治疗

（1）一般治疗：有严重水肿、低蛋白血症者需卧床休息，避免到公共场所和预防感染。水肿消失、一般情况好转后，可起床活动，以防止静脉血栓形成。水肿明显者应适当限制水钠摄入，一般每天食盐量不超过 3g 为宜。饮食以易消化、清淡为主，少进食富含饱和脂肪酸（动物油脂）的食物，多吃富含多聚不饱和脂肪酸（如植物油、鱼油）及富含可溶性纤维（如燕麦、米糠及豆类）的食物，给予正常量 0.8～1.0g/(kg·d) 的优质蛋白饮食，热量每日每公斤体重不应少于 126～147kJ。

（2）对症治疗

1）利尿消肿：通常在使用糖皮质激素及限制水、钠摄入后可达到利尿消肿的目的。对于水肿明显或经上述处理效果不佳者，可适当使用利尿剂。使用利尿剂不宜过快过猛，以免造成血容量不足、加重血液高黏滞倾向，诱发血栓、栓塞并发症。常用以下药物，如氢氯噻嗪 25～50mg，口服，3 次/天；或螺内酯 20mg，口服，3 次/天；或呋塞米 20～120mg/d，口服。长期使用应注意避免电解质紊乱。

2）减少尿蛋白：减少尿蛋白可有效延缓肾功能恶化，因为持续性大量蛋白尿本身可导致肾小球高滤过、加重肾小管-间质损伤、促进肾小球硬化。血管紧张素转换酶抑制剂和血管紧张素Ⅱ受体拮抗剂可有效减少尿蛋白。常用药物有贝那普利 10～40mg，口服，1 次/天；或福辛普利 10～40mg，口服，1 次/天；或坎地沙坦 4～8mg，口服，1 次/天。

3）调脂治疗：高脂血症可加速肾小球疾病的发展，增加心、脑血管疾病的发生率，尤其是有高血压及冠心病家族史、高低密度脂蛋白血症的患者更需积极治疗。常用药物有阿托伐他汀 10～80mg，口服，1 次/天；或瑞舒伐他汀 5～20mg，口服，1 次/天，疗程为 6～12 周。

4）抗凝治疗：当血浆白蛋白<20g/L 时提示存在高凝状态，应常规使用抗凝剂，可使用低分子肝素 4000～5000U，皮下注射，每日 1～2 次；也可用华法林，维持凝血酶原时间国际标准化比值（INR）于 1.5～2.5之间，抗凝的同时可辅以抗血小板药物，如双嘧达莫 100mg，口服，3 次/天；或阿司匹林 75～100mg，1 次/天，口服。

（3）免疫抑制治疗：糖皮质激素和细胞毒药物仍然是治疗肾病综合征的主要药物，原则上应根据肾活检病理结果选用治疗药物及疗程。

1）糖皮质激素：本病为长程糖皮质激素治疗，需由相应学科主治医师以上专业技术职务任职资格的医生制订方案。使用前必须排除患者可能存在的活动性感染（特别是活动性肝炎、结核）、肿瘤等情况。使用时必须遵循"起始足量、缓慢减量、长期维持"的原则。①起始足量：泼尼松 1.0mg/(kg·d) 顿服（最大剂量不超过 80mg/d），口服 8 周，约 60% 的患者于足量糖皮质激素治疗 8 周获得缓解，尚有 15%～20% 患者于治疗 12～16 周后缓解。肝功能损害者，可选用口服等剂量的泼尼松龙，因地塞米松半衰期长，不良反应大，现已少用；②缓慢减量：足量治疗后每 1～2 周减去原用量的 10%，当减至 20mg/d 左右病易复发，需要注意观察，并尽量避免感冒、劳累等诱因，对已有多次复发者可以延缓药物减量速度或加用免疫抑制剂；③小剂量维持：常复发患者在完全缓解 2 周或完成 8 周大剂量疗程后开始逐渐减量，当减至低剂量时，即 $0.4\sim0.5mg/(kg \cdot d)$，可将两日剂量的激素隔日一次顿服，一般完全缓解后，至少维持治疗 $3\sim6$ 个月。

a. 糖皮质激素疗效：①糖皮质激素敏感型：用药 $8\sim12$ 周内，肾病综合征缓解；②糖皮质激素依赖型：治疗取得缓解后，于减量或停药 2 周内复发，连续 2 次以上；③糖皮质激素抵抗型：使用足量糖皮质激素治疗 12 周无效。

b. 糖皮质激素主要不良反应：诱发或加重感染、消化性溃疡、高血压、医源性皮质醇增多症、类固醇性糖尿病、骨质疏松、股骨头无菌性坏死。使用前应详细告知患者家属并作记录。

2) 细胞毒药物：主要用于"糖皮质激素依赖型"和"糖皮质激素抵抗型"患者，协调糖皮质激素治疗，减少其用量并提高缓解率。一般不作为首选或单独治疗用药。常用环磷酰胺，每日每公斤体重 2mg，分 $1\sim2$ 次口服；或 200mg，隔日静脉注射。累积量达 $6\sim8g$ 后停药。其主要不良反应包括骨髓抑制、肝损害、出血性膀胱炎、胃肠道反应、感染脱发及性腺损害等。用环磷酰胺当天多饮水、适当水化以及尽量上午用药，可减少出血性膀胱炎的发生。常规在用药前、用药后 1、3、7 及 14 天监测血常规和肝功能，有助于及时发现和预防骨髓抑制及肝损害的发生。

3) 环孢素：用于治疗糖皮质激素和细胞毒药物无效的难治性肾病综合征。起始剂量为每日 $3\sim5mg/(kg \cdot d)$，分两次空腹口服，然后根据血药浓度调整（应维持其血清谷浓度在 $100\sim200ng/ml$），服药 $2\sim3$ 个月后缓慢减量。疗程至少 1 年。主要不良反应包括：感染、肝肾毒性、高血压、手颤、高尿酸血症、多毛等。环孢素长期使用可导致肾小管萎缩、肾间质纤维化和肾小动脉硬化的风险，因此对于治疗前已有血肌酐升高，和（或）肾活检有明显肾间质小管病变者应慎用。用药期间需密切监测血药浓度及肝肾功能。他克莫司肾毒性不良反应小于环孢素，成人起始治疗剂量 $0.05mg/(kg \cdot d)$，血药浓度维持在 $5\sim8ng/ml$，疗程为半年至 1 年。

4) 吗替麦考酚酯：可用于糖皮质激素抵抗及细胞毒药物治疗无效的肾病综合征患者，推荐剂量为 $1.5\sim2.0g/d$，分两次口服，共用 $3\sim6$ 个月，减量维持半年。其主要不良反应有：感染、胃肠道反应、骨髓抑制、肝损害等。用药期间应密切监测血常规、肝功能。

2. 中医治疗 肾病综合征属中医学"水肿"、"尿浊"、"鼓胀"等范畴，因本病为慢性难治之症，预后不良，故应结合西医治疗，在专科诊治的基础上，配合中医康复治疗，以减轻症状、增强体质。

（1）中医内治：本病多见本虚标实，病位在肾、肝、脾，辨证先分寒热、虚实，临床常见有风水泛滥证、湿热蕴结证、肾络瘀阻证、脾肾阳虚证、肝肾阴虚证等证型。治以澄源、塞流、复本为原则，澄源以祛邪解毒、化湿利水为主，塞流以扶正祛邪、益肾祛瘀为主，复本以固本培元为主。相应的常用方剂有麻杏五皮饮（风寒者）/越婢汤合麻黄连翘赤小豆汤（风热者）、疏凿饮子、桃红四物汤、实脾饮合真武汤、二至丸合知柏地黄丸。肾炎康片、黄葵胶囊、血栓通片、济生肾气丸、左归丸等中成药亦常辨证选用。

（2）其他治疗：可选用穴位注射，如取双侧肾俞、足三里，每日每穴注射鱼腥草注射液 2ml。亦可用耳针、中药煎汤浸泡等外治法。

【风险规避】

1. 误诊防范　肾病综合征病因，病理类型和并发症较多，临床症状复杂，尤其以并发症为首发症状的患者易造成误诊，近年研究报道以肾病综合征的并发症为首发表现而造成的误诊率为 28%。虽然原发性肾病综合征误诊为继发性者较少，但继发性肾病综合征误诊为原发性肾病综合征却屡见不鲜。

（1）对于有血尿或蛋白尿就诊的患者，应行 24 小时尿蛋白定量，血白蛋白和血脂检测，同时完善血糖、肝炎系列、自身免疫系列等相关检查，排除继发性肾病综合征。

（2）肾病综合征可能以感染、血栓栓塞、高脂血症、急性肾衰竭等并发症为首发表现，应及时行尿蛋白、血白蛋白、血脂等检查，初步筛查肾病综合征。

（3）怀疑肾病综合征患者应积极行肾活检，不仅可减少误诊，还可正确分型及指导治疗。

2. 医患沟通

（1）一般告知：水肿未消退患者应严格控制进水量，每日限制在1000ml 左右（包括粥、汤）；控制食盐摄入量，每日小于 3 克（等同于10ml 酱油）；进食蛋白质以优质蛋白为主，例如淡水鱼、鸡肉、瘦肉、排骨、鸡蛋均可。

（2）风险告知

1）肾病综合征的治疗为长期过程，在诊治过程中应特别告知患者不可随意增减糖皮质激素及免疫抑制剂的剂量，不可随意停药。

2）在疾病治疗过程中，使用糖皮质激素及免疫抑制剂有较多的药物不良反应，如有，应详细在病历中写明。

3）应按照医嘱定期复查血常规、血糖、肝肾功能，发生严重不良反应时应及时就医。

4）女性患者计划受孕时应事先咨询专科医生。

3. 记录要点

（1）记录有无常见的继发性肾小球疾病病史。如糖尿病肾病，紫癜性肾炎或狼疮性肾炎。

（2）记录水肿的部位及特点；记录 24 小时尿蛋白定量及血浆白蛋白结果；如有肾活检，应记录患者的检查结果。

（3）应记录糖皮质激素及免疫抑制剂使用依据，起始时间，用量大小，用药效果，减量时间，有无药物不良反应等。

（苏镜波　刘俊伟）

二十八、再生障碍性贫血

【概述】　再生障碍性贫血（再障）是多种病因引起的一种造血功能衰竭症，主要表现为骨髓有核细胞增生低下、全血细胞减少以及由其导致的贫血、出血和感染。各年龄组均可发病，男性发病率略高于女性。

【诊断步骤】

1. 问诊要点

（1）有无头晕、心慌，何时发现贫血，起病的缓急。

（2）是否有牙龈出血、皮肤紫癜，尿液颜色是否正常，有无视力障碍。

（3）有无发热，低热还是高热，发热后能否自行消退，发热时伴有何种症状。

（4）有无服药史，化学毒物及电离辐射接触史。

（5）在何处治疗过，用过何种药物，疗效如何。

2. 体检要点

（1）皮肤黏膜是否苍白，有无出血点和瘀斑，浅表淋巴结是否肿大，胸骨有无压痛。

（2）咽部有无充血，扁桃体有无肿大，表面有无脓性分泌物。肺部有无啰音，心率是否增快，有无心脏杂音等。

3. 辅助检查

（1）一般检查

1）血常规：呈全血细胞减少，淋巴细胞比例增高，无幼稚细胞。

2）网织红细胞计数：校正后网织红细胞比例<0.01。

3）多部位骨髓穿刺：至少包括髂骨和胸骨。骨髓象显示骨髓增生降低或重度减低，小粒空虚，非造血细胞（淋巴细胞、网状细胞、浆细胞、肥大细胞）比例增高；巨核细胞明显减少或缺如；红系及粒系均明显减少。

（2）选择性检查

1）骨髓活组织检查（髂骨）：全切片增生减低，造血组织减少，脂肪组织和非造血细胞增多，网硬蛋白不增加，无异常细胞。

2）流式细胞术检测骨髓 $CD34^+$ 细胞数量：此项检测对鉴别再障和低增生骨髓增生异常综合征（MDS）有一定价值。前者明显降低（<0.5%）；后者则明显增高。

3）造血祖细胞培养：这不仅有助于诊断，而且有助于检出有无抑制性淋巴细胞或血清中有无抑制因子。

4）染色体检查：再障多属正常，如有核型异常需要除外 MDS。

4. 诊断要点

（1）全血细胞减少，网织红细胞绝对值减少，淋巴细胞相对增多。

（2）一般无肝、脾大。

（3）骨髓检查显示至少一个部位增生减低或重度减低［如增生活跃，巨核细胞应明显减少（一般<7个）及淋巴细胞相对增多，骨髓小粒成分中应见非造血细胞增多］。

（4）能除外其他引起全血细胞减少的疾病，如阵发性睡眠性血红蛋白尿（PNH）、MDS 中的难治性贫血（RA）、急性造血功能停滞、骨髓纤维化、急性白血病、恶性组织细胞病等。

（5）一般抗贫血药物治疗无效。

（6）急性再障起病急，贫血进行性加重，常有严重感染和内脏出血。

（7）非急性再障又称为慢性再障，起病慢，贫血、感染和出血较轻。

5. 鉴别诊断要点

（1）与 PNH 相鉴别：再障与 PNH 均有全血细胞减少，当 PNH 血红蛋白尿不发作时极易误诊为再障。不过，PNH 出血和感染少见，网织红细胞增高，骨髓幼红细胞增生，尿中含铁血黄素、糖水试验、酸溶血（Ham）试验及蛇毒因子溶血试验呈阳性，成熟中性粒细胞碱性磷酸酶活力正常。这些均有助于与再障鉴别。

（2）与 MDS 相鉴别：MDS 分为五型，其中 RA 型与不典型再障难以鉴别。二者虽均有全血细胞减少，但 MDS 骨髓三系中均可见有病态造血。低增生 MDS 虽有骨髓增生低下，见有原始细胞，再障不会发现原始细胞。另外 MDS 染色体检查核型异常者约占 1/3，再障无此特点。

（3）与低增生性急性白血病相鉴别：这种白血病常见于老年人，往往无肝、脾大及淋巴结肿大。外周血虽呈全血细胞减少，但有时会见到少量原始细胞。骨髓灶性增生低下，但原始细胞占一定比例，符合白血病诊断标准。

（4）与急性造血功能停滞相鉴别：本病是在某些诱因，如药物、感染等的作用下，突然出现造血功能衰竭，表现为全血细胞减少，骨髓增生低下与再障容易混淆。但仔细询问病史，骨髓涂片周边能找到巨大的原始红细胞，病程呈自限性，二者鉴别并不难。

（5）与骨髓纤维化相鉴别：本病虽有全血细胞减少、骨髓干抽或增生低下，但脾脏明显大，不大者罕见，而再障无脾大。

（6）与恶性组织细胞病相鉴别：本病临床表现多样，缺乏特异性，极易误诊为急性再障和其他疾病。大多数患者虽有贫血、出血和继发感染，但肝、脾和淋巴结因异常组织细胞浸润而逐渐增大，骨髓涂片可找到多少不一的各种异常组织细胞。不过，由于病灶在骨髓中呈灶性分布，反复多部位穿刺才能明确诊断。

6. 确定诊断

（1）具有贫血、出血和感染的临床表现。

（2）外周血全血细胞减少，淋巴细胞相对增多，骨髓象巨核细胞明显减少，小粒中见非造血细胞增多，可初步诊断为再障。

（3）不典型病例需除外其他全血细胞减少的疾病方能确定诊断。

【治疗方法】 经确诊的非重型再障可在基层医院门诊治疗。重型再障及有并发出血、感染等并发症的非重型再障，须到有血液专科的医院住院治疗。

1. 西医治疗

（1）支持治疗

1）保护措施：预防感染（重型再障应进行保护性隔离）。避免外伤，防止出血。避免接触各种有害因素。

2）纠正贫血：血红蛋白（Hb）＜60g/L以下伴有明显贫血症状者输注红细胞。

3）控制出血：血小板计数＜10×10^9/L或＜20×10^9/L（有活动性出血或存在内脏出血风险）时，可输注血小板。

4）控制感染：患者发热伴有感染征象时，立即经验性应用广谱抗菌药物治疗，并取标本进行病原微生物培养及药敏试验，依药敏试验结果选择针对性抗菌药物。抗菌药物治疗无效或最初有效而再次发热者及时进行抗真菌治疗。

（2）病因治疗

1）重型再障：①异基因造血干细胞移植，尤其是骨髓移植适用于年龄＜40岁，有人类白细胞抗原（HLA）相合同胞供者的重型再障患者；②抗胸腺细胞球蛋白（ATG）适用于年龄＞40岁，或虽＜40岁但无相合同胞供者的重型再障患者。

2）非重型再障：①环孢素可用于所有再障患者，剂量为3～5mg/（kg·d），分2～3次口服；②雄激素常与环孢素联合应用于非重型再障患者。常用药物可选择司坦唑醇每日6～12mg，分3次口服；十一酸睾酮每日120～160mg，分2次口服；达那唑每日400～600mg口服；丙酸睾酮100mg每日或隔日肌注。

2. 中医治疗

（1）中医内治：因肾生髓化血，故尤其需重视肾脏在再障中的地位。临床上常见有肾阴虚证、肾阳虚证、阴阳两虚证、脾肾阳虚证、肝肾阴虚证、热毒内炽证、血热妄行证等，治以益肾补虚为主，辨证辅以养阴、温阳、健脾、补肝、解毒、凉血等。常用方剂有左归饮合六味地黄丸、右归饮合金匮肾气丸、地黄饮子合斑龙丸、金匮肾气丸合四君子汤、大补元煎合黄连阿胶汤、清营汤、犀角地黄汤合十灰散等。

（2）其他治疗：针刺取穴以人椎、膈俞、肝俞、脾俞、二足里、关元三阴交、曲池、血海等为主；亦可选用艾灸食疗等方法。

【风险规避】

1. 误诊防范

（1）再障的临床表现无特异性，常与血常规提示全血细胞减少的许多疾病相混淆。临床上遇到贫血伴有全血细胞减少的患者不能轻易下再障的诊断，需要详细询问病史及全面体格检查，结合骨髓穿刺和骨髓活组织检查才能减少误诊。

（2）某些再障患者临床表现不典型，加上再障患者骨髓存在局灶性增生，一次骨髓穿刺有时难以确立诊断，需要多部位（至少包括髂骨和胸骨）穿刺和骨髓活检以获取更多诊断依据，才能减少漏诊与误诊。

2. 医患沟通

（1）一般告知：再障一旦确诊宜尽早进行规范化的综合治疗。治疗有效后应维持治疗，以减少复发；再障除贫血外，白细胞和血小板均显著减低，为预防感染和出血，应注意个人卫生，避免剧烈活动和外伤。

（2）风险告知

1）急性再障起病急，病情进展快，病情重，常并发难以控制的感染和出血，一旦有内脏和颅内出血可危及生命。

2) 非急性再障（慢性再障）起病和进展慢，治疗见效也慢。在某些诱因，如感冒发热或误服骨髓抑制药物可使病情加重。治疗有效者如不维持治疗，则可很快复发。

3. 记录要点

（1）记录再障的确诊依据及临床分型。

（2）记录并发感染和出血的治疗措施。

（田兆嵩　苏镜波）

二十九、原发免疫性血小板减少症

【概述】　原发免疫性血小板减少症（ITP），既往亦称特发性（原发性）血小板减少性紫癜，是免疫机制导致血小板破坏增多的出血性疾病。女性多于男性，分急性和慢性两型。急性型多见于儿童，慢性型多见于成人。

【诊断步骤】

1. 问诊要点

（1）起病的缓急，病程的长短，起病前有无上呼吸道感染、风疹、水痘、腮腺炎等病史。

（2）有无牙龈出血、鼻出血、女性月经过多；全身皮肤有无瘀点、瘀斑及分布情况，有无胃肠道出血。

（3）有无麻疹疫苗及结核菌素接种史，如有应询问接种时间及接种后有何反应。

（4）患病后到过哪家医院就诊，曾做过哪些检查和治疗，治疗效果如何。

2. 体检要点

（1）仔细检查全身皮肤有无瘀点及瘀斑，如有应描述所在部位，是否对称分布，是否高出皮面，压之是否褪色。

（2）全身浅表淋巴结及肝脾是否大，胸骨有无压痛。

3. 辅助检查

（1）一般检查

1）血常规：血小板显著降低，急性型常低于 $20 \times 10^9 / L$，慢性型常在（30～80）$\times 10^9 / L$。

2）血涂片观察：血小板形态异常，可见大型血小板，这种血小板颗粒减少和染色过深。

3）骨髓检查：骨髓增生活跃或明显活跃，巨核细胞数量正常或增多。

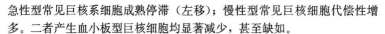

急性型常见巨核系细胞成熟停滞（左移）；慢性型常见巨核细胞代偿性增多。二者产生血小板型巨核细胞均显著减少，甚至缺如。

4）腹部B超：观察肝脾有无大。

（2）选择性检查

1）凝血功能：ITP显示出血时间延长、血块回缩不良，束臂试验阳性，但对诊断并无特异性。

2）血小板功能：ITP表现为血小板聚集功能和黏附功能均降低，对诊断也无特异性。

3）血小板抗体的检测：鉴别免疫性和非免疫性血小板减少有一定价值，但不能鉴别原发性与继发性血小板减少症，诊断困难时选用。

4. 诊断要点

（1）急性型起病急，发病前常有病毒感染史。皮肤黏膜出血较重，偶见颅内出血。儿童发病病程常呈自限性，80%的患儿在6个月内自发缓解。

（2）慢性型起病慢，皮肤黏膜出血相对轻。可有长期皮肤紫癜及月经过多病史。病程长，常反复发作。

（3）实验室检查显示血象中血小板减少，巨大血小板增多，白细胞正常；骨髓象巨核细胞数正常或增多，分类以幼稚型为主，产生血小板巨核细胞罕见。出血时间延长、束臂试验阳性，部分病例血清中可测出血小板抗体。

（4）ITP在临床上是排除性诊断，应与再生障碍性贫血（再障）、白血病、淋巴瘤、脾功能亢进（脾亢）等疾病引起的继发性血小板减少症相鉴别。凡45岁以上初发者，脾脏和淋巴结明显大者，白细胞明显减少者，贫血程度和出血量成反比者，均要考虑继发性血小板减少症的可能性。

（5）疾病的分期

1）新诊断的ITP：确诊后3个月以内的患者。

2）持续性ITP：确诊后3～12个月血小板持续减少的患者。

3）慢性ITP：血小板减少持续超过12个月的患者。

4）重症ITP：血小板计数$<10\times10^9/L$，就诊时存在需要治疗的出血症状或常规治疗中发生了新的出血需要加强治疗的患者。

5）难治性ITP：①脾切除治疗无效或复发者；②仍需要治疗以降低出血的危险者；③排除其他原因引起的血小板减少症，确诊ITP。符合上述3项可诊断为难治性ITP。

5. 鉴别诊断要点

（1）与再障相鉴别：二者均有血小板减少和出血，但再障有全血细胞减少，而 ITP 白细胞正常，一般不难鉴别。

（2）与白血病相鉴别：白血病常有淋巴结和肝脾大，外周血和骨髓中见有多少不一，符合白血病诊断标准的幼稚细胞，ITP 无此特点。

（3）与脾亢相鉴别：脾亢不但有血小板减少，而且还有脾脏大，而 ITP 的脾脏一般不增大。

（4）与药物诱导的血小板减少相鉴别：由药物引起的血小板减少部分也属于免疫性，与 ITP 较难鉴别。这类药物有奎宁、奎尼丁、洋地黄毒苷、异烟肼、甲基多巴以及镇静、安眠、抗惊厥药等。近年报道肝素诱导的血小板减少日益增多。仔细询问服药史，停用可疑药物后出血是否好转，血小板是否逐渐恢复，均有助于鉴别诊断。

6. 确定诊断

（1）具有皮肤黏膜出血的临床表现。

（2）血象见血小板减少，骨髓象显示巨核细胞正常或增多，以幼稚型为主，产生血小板巨核细胞罕见可初步诊断。

（3）本病是排除诊断法，要排除其他疾病引起的继发性血小板减少症后才能确定诊断。

【治疗方法】

1. 西医治疗

（1）新诊断 ITP 的治疗

1）糖皮质激素：泼尼松 1.0mg/(kg·d)，分次或顿服，有反应者 1 周后血小板开始上升，2～4 周内达到峰值，稳定后逐渐减量至 5～10mg/d，维持 3～6 个月后停药。停药后易复发，再发再次用药仍有效。泼尼松无效者可改用泼尼松龙。病情严重者短期内用与泼尼松等效剂量的地塞米松静脉滴注，好转后改泼尼松口服。

2）输注免疫球蛋白：用于①不能耐受糖皮质激素；②合并妊娠或分娩前；③拟行脾切除之前准备；④ITP 的紧急治疗。常用剂量为 0.4g/(kg·d)×5 天或 1.0/(kg·d)×1 天（严重者连用 2 天）。

3）脾切除：适应证为①糖皮质激素治疗 6 个月以上无效者；②慢性反复发作，缓解期较短者；③虽经激素治疗，但出血仍较严重，有可能危及生命者；④泼尼松 20～30mg/d 仍不能维持缓解者；⑤有激素治疗的禁忌证。凡符合上述条件之一均可住院行脾切除术。术前要将激素量加大，术中要注意寻找副脾。

4）免疫抑制剂：适用于激素及脾切除治疗无效或不宜脾切除者。可用小剂量激素加用或单独应用免疫抑制剂，但不宜作为首选疗法。常用药物为①环磷酰胺 100～200mg/d，分 3 次口服；②长春新碱 1～2mg，静

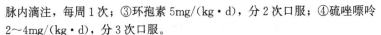

脉内滴注，每周 1 次；③环孢素 5mg/(kg·d)，分 2 次口服；④硫唑嘌呤 2~4mg/(kg·d)，分 3 次口服。

（2）难治性 ITP 的治疗：经激素、脾切除术及免疫抑制剂治疗无效者称为难治性 ITP。这类患者需要到有血液病专科的医院住院治疗，方法有①大剂量静脉内注射免疫球蛋白；②环孢素；③大剂量甲泼尼龙；④血浆置换（清除血中抗体和免疫复合物，使血小板上升）；⑤干扰素治疗等。

2. 中医治疗　原发免疫性血小板减少症属中医学"紫癜"、"肌衄"范畴，针对轻症者或术后者，可在专科诊治的基础上，配合中医康复治疗，以期改善症状，提升血小板。

（1）中医内治：辨证需先虚实，临床常见有血热妄行证、阴虚内热证、气不摄血证、瘀血内阻证、风扰血动证等证型，治以止血为主，辨证辅以清热、滋阴、纳气、活血、熄风等治法。常用方剂有犀角地黄汤合化斑汤、茜根散合大补阴丸、归脾汤、血府逐瘀汤、银翘散。归脾丸、血府逐瘀丸等中成药亦常辨证选用。

（2）其他治疗：亦可选用推拿等外治法，取穴以脾俞、肝俞、膈俞、血海、三阴交为主。

【风险规避】

1. 误诊防范

（1）许多疾病均可引起继发性血小板减少，很容易被误诊为 ITP。因此，在基层医院发现血小板减少的患者不宜轻易诊断为 ITP，而是建议患者到有血液病专科的医院进一步明确诊断，减少误诊。

（2）血栓性血小板减少性紫癜（TTP）极易被误诊为 ITP。TTP 的特点是血小板显著减少，微血管病性溶血性贫血及神经系统症状；常伴有发热和肾脏受累（蛋白尿、氮质血症）。ITP 一般无发热和溶血，亦无肾脏损害，无颅内出血者也不会有神经系统症状。仔细询问病史和全面体格检查并不难鉴别。关键是基层医生应提高这两种病的认识才能减少误诊。

2. 医患沟通

（1）一般告知：出血倾向严重的患者应卧床休息，避免外伤，避免服用影响血小板功能的药物，如阿司匹林、双嘧达莫等；告知患者慢性型 ITP 病程长，常反复发作，治疗过程中患者不得随意减少药物剂量或停药；治疗的目的是控制出血症状，减少血小板的破坏，并不追求将血小板数提高到正常。

（2）风险告知

1）本病随年龄增长和患病时间延长，出血风险加大。病情严重者可发生消化道及泌尿系统等内脏出血，也可发生颅内出血而危及生命。

2）糖皮质激素虽然是治疗本病的首选药物，但长期应用会出现不良反应，如满月脸、水牛背、高血压、糖尿病、急性胃黏膜病变等，部分患者可出现骨质疏松、股骨头坏死等。患者及其家属需有充分的思想准备。

3）免疫抑制剂治疗中不良反应多，包括白细胞减少、脱发、出血性膀胱炎等。

3. 记录要点

（1）有出血倾向患者应记录出血部位、严重程度，疑有内脏出血或颅内出血先兆者建议立即住院或转院治疗，拒绝者应在病历上要求患者或家属签字。

（2）糖皮质激素及免疫抑制剂的药名、剂量、减量时间及不良反应应详细记录。

（田兆嵩　刘赴平）

三十、急性白血病

【概述】　急性白血病是造血干细胞的恶性克隆性疾病，骨髓中异常增生的原始细胞及幼稚细胞（白血病细胞）大量增殖，浸润到肝、脾、淋巴结等多种脏器，使正常造血细胞受到抑制，出现贫血、出血、感染和浸润等一系列临床表现。急性白血病的分型复杂，依据分型制订个体化治疗方案，非专科医生难以掌握。

【诊断步骤】

1. 问诊要点

（1）发病的缓急，首发症状是贫血、出血、发热还是其他。

（2）有无头晕、心慌、恶心、呕吐、视力障碍。

（3）有无发热，如有应询问热型、发热持续时间，发热时不服药能否自行消退。

（4）全身各部位有无出血表现，如鼻出血、牙龈出血、女性月经过多等。

（5）全身肌肉及关节有无疼痛。

2. 体检要点

（1）皮肤有无瘀点、瘀斑及压之是否褪色，眼结膜是否充血，黏膜是否苍白，牙龈是否增生。

（2）浅表淋巴结、肝、脾有无增大，胸骨下段有无压痛。

（3）神经系统检查有无异常发现。

3. 辅助检查

（1）一般检查

1）血象：白细胞数高低不一，红细胞和血小板减少，血涂片中出现或不出现原始及幼稚白细胞。

2）骨髓象：这是诊断本病的主要依据。其特点是：①有核细胞增生明显或极度活跃；②某一白细胞系统明显增生，原始及幼稚细胞增多；③红细胞系统减少（红白血病例外）；④巨核细胞显著减少。

（2）选择性检查：细胞化学、电镜细胞化学、细胞遗传学、分子生物学、免疫学（特别是单克隆抗体）等技术的应用，对本病的诊断及分型具有一定意义，可酌情选用。

4. 诊断要点

（1）起病急，常有贫血、出血、感染及浸润的四大特点。

1）贫血：多为早期表现，呈进行性加重，常与出血程度不成比例。

2）出血：以多部位自发性出血为特点，体表及内脏皆可出血，颅内出血常是致死原因。

3）发热：常为首发症状，多由感染所致，热型不一，败血症也是致死原因之一。

4）浸润：这是较常见的体征。表现为淋巴结、肝、脾增大及骨骼疼痛，其中以胸骨压痛对诊断最具有意义。中枢神经系统及身体其他部位亦可受浸润而出现相应体征。

（2）血象及骨髓象具有本病特点，后者是诊断本病的重要依据。

（3）不典型病例应与骨髓增生异常综合征（MDS）、粒细胞缺乏症及类白细胞反应等疾病相鉴别。

5. 鉴别诊断要点

（1）与 MDS 相鉴别：MDS 有全血细胞减少，外周血中可有原始及幼稚细胞，易与急性白血病相混淆。仔细观察骨髓细胞形态就不难鉴别，因为 MDS 骨髓中原始细胞<20%，而急性白血病>20%。

（2）与急性粒细胞缺乏症相鉴别：粒细胞缺乏症的恢复期骨髓中原幼粒细胞增多易误诊为急性白血病，但前者多有明确的病因，血小板并不减少，无贫血和出血表现，骨髓象短期内恢复正常。

（3）与类白血病反应相鉴别：严重感染、肿瘤、外伤等因素可引起外周血白细胞数明显增高，骨髓象粒细胞增生和核左移，往往被误认为是白血病。类白血病反应多无贫血和血小板减少，骨髓象无明显的原始粒细胞和早幼粒细胞增多，中性粒细胞碱性磷酸酶积分增加，而急性粒细胞白血病积分明显减少或阴性。此项技术常是鉴别这两种病的主要依据。

6. 确定诊断

（1）临床上有贫血、出血、感染和浸润的四大特征。

（2）血涂片中出现或不出现原始及幼稚细胞，骨髓象显示某一白细胞系统明显增生，原始及幼稚细胞明显增多，可确定诊断。

（3）少数不典型病例尚需排除 MDS 和类白细胞反应等方能确立诊断。

【治疗方法】

1. 西医治疗　急性白血病分型复杂，联合化疗需分阶段进行，要依据分型制订个体化的化疗方案。目前造血干细胞移植是根治本病的唯一手段，但需要一定条件。因此，基层医院的医生一旦怀疑是急性白血病，需立即转送有条件的医院诊治。现将急性白血病的西医治疗原则作一概述。

（1）对症支持治疗：包括加强营养，防治感染和出血，防治高尿酸肾病以及成分输血等。

（2）联合化疗：目的是杀灭白血病细胞，使正常骨髓造血功能得到恢复，使病情达到完全缓解。缓解后还需继续治疗，防止复发。

（3）造血干细胞移植：年龄＜55 岁，化疗缓解后有人类白细胞抗原（HLA）相合供者可进行异基因造血干细胞移植。

2. 中医治疗　急性白血病属中医学"虚劳"、"温病"、"热劳"、"淤积"等范畴。本病是难治之症，临床可在专科诊治的基础上，适当配合中医治疗，以改善化疗后症状，增强体质。本病多属正气不足，肾精亏虚，邪毒内蕴，辨证需分虚实缓急，注重邪正相争在不同时期的孰轻孰重。具体治疗以辨证论治为主，适当配合有一定疗效的单方药方。

【风险规避】

1. 误诊防范

（1）急性白血病可广泛浸润全身组织器官，表现多种多样的症状与体征。如果某一器官损害的临床表现较为突出，则容易误诊为其他疾病。当外周血象有可疑急性白血病改变时应及时做骨髓检查以避免误诊。

（2）低增生性急性白血病外周血白细胞总数并不增高而容易漏诊。此时需仔细询问病史及详细体格检查，一旦有贫血、出血、感染和浸润四大征象中的 2 项即应说服患者做骨髓穿刺检查。

（3）目前大多数基层医院均用自动化的血细胞计数仪来做血常规，很少行外周血涂片检查，这是急性白血病漏诊和误诊的重要原因。因为血细胞计数仪并不能识别细胞形态，尤其是幼稚细胞。当临床上怀疑白血病时应建议检验科作外周血涂片检查或转有条件的医院诊治。

2. 医患沟通

（1）一般告知：增加营养，保证休息，注意口腔、鼻腔及肛周卫生，

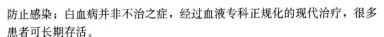

防止感染；白血病并非不治之症，经过血液专科正规化的现代治疗，很多患者可长期存活。

（2）风险告知

1）本病在病程中常反复出血和感染，如治疗不及时或病情较重，可因内脏出血，尤其是颅内出血或败血症而死亡。

2）本病联合化疗是分阶段进行的，分为诱导缓解治疗和缓解后治疗。后者又由巩固治疗、强化治疗和维持治疗三部分构成。治疗时间长、不良反应多及费用高。如不遵从医嘱自行停止治疗将很快复发。

3. 记录要点

（1）记录急性白血病确诊依据及所采用的主要治疗方法。

（2）记录贫血、出血和感染的严重程度及治疗措施。

（田兆嵩　刘赴平）

三十一、慢性白血病

【概述】　慢性白血病是骨髓造血细胞克隆性增殖形成的恶性肿瘤。病程较缓慢，骨髓及外周血中以异常的较成熟细胞为主，其次为幼稚细胞，原始细胞常不超过 $10\%\sim15\%$。传统上将慢性白血病分为慢性粒细胞白血病（慢粒）和慢性淋巴细胞白血病（慢淋）两种类型。我国慢性白血病中慢粒约占 90%。目前倾向于把慢性白血病分为慢性髓性白血病（CML）和慢淋两种。本文仍以慢粒和慢淋作简要介绍。

【诊断步骤】

1. 问诊要点

（1）发病前有无乏力、低热、盗汗、体重减轻、皮肤瘙痒等症状。

（2）有无视物模糊、耳鸣、听力障碍、阴茎异常勃起的症状。

（3）有无电离辐射、化学毒物接触史，家族中有无类似患者。

（4）首次在何处就诊，是否检查过血象，因何原因检查。

2. 体检要点

（1）浅表淋巴结及肝、脾有无增大。

（2）胸骨有无压痛，此点对诊断颇具价值，不可遗漏。

（3）全身皮肤有无皮疹、瘀点、瘀斑及抓痕。

3. 辅助检查

（1）一般检查

1）血象

a. 慢粒血象特点：①白细胞总数多在 $(50\sim100)\times10^9/L$，分类以中

151

幼粒以下各阶段细胞为主，原始粒细胞和早幼粒细胞之和不超过 10%；②嗜酸和嗜碱性粒细胞增多；③红细胞数正常或轻度减少；④血小板数正常或增多。

b. 慢淋血象特点：①白细胞总数多在（10～100）×10^9/L，分类以淋巴细胞为主（可高达 98%）；②白血病细胞形态类似成熟的小淋巴细胞；③外周血涂片中可见破损细胞（蓝细胞），此为慢淋典型特征。

2）骨髓象

a. 慢粒骨髓象特点：有核细胞增生明显活跃或极度活跃，以粒系增生为主，分类同血象。

b. 慢淋骨髓象特点：有核细胞增生明显活跃或极度活跃，淋巴细胞≥40%，以成熟淋巴细胞为主。

（2）选择性检查

1）染色体检查：90% 以上的慢粒病例 Ph 染色体阳性；约半数慢淋患者伴染色体异常，13q$^-$ 最常见。

2）免疫学及分子生物学等方法用于慢性白血病的分型有一定价值，并不推荐用于指导治疗。

4. 诊断要点

（1）慢粒中年人多见，慢淋老年人多见。起病缓慢，慢粒早期常有乏力、低热、多汗等代谢亢进的表现。慢淋早期常无自觉症状。二者常在其他疾病检查血常规时而偶然被发现。

（2）肝、脾及淋巴结增大。慢粒脾大显著，慢淋浅表淋巴结肿大较为明显，二者肝大较轻。胸骨压痛常是诊断的有力证据，慢粒约占 3/4，慢淋不到 1/3。

（3）约 10% 慢淋患者出现不同程度的皮肤损害，如瘙痒、荨麻疹、湿疹及带状疱疹等。

（4）血象和骨髓象有一定特点，常是确诊的重要依据。

5. 鉴别诊断要点

（1）慢粒与类白血病反应（类白）相鉴别：类白与慢粒确有相似之处，如白细胞总数明显升高，骨髓象粒细胞增生。但类白骨髓中以中性杆状核居多，仅有少量晚幼粒细胞，无 Ph 染色体，中性粒细胞碱性磷酸酶积分升高。

（2）慢淋与反应性淋巴细胞增多相鉴别：病毒感染或细菌感染可引起反应性淋巴增多，但淋巴细胞增多不会太高，一般无明显脾脏大，仔细询问感染病史，一般不难鉴别。

（3）与其他脾大性疾病相鉴别：如晚期肝硬化、血吸虫病、淋巴瘤等

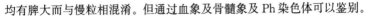

均有脾大而与慢粒相混淆。但通过血象及骨髓象及 Ph 染色体可以鉴别。

6. 确定诊断

（1）慢粒外周血白细胞明显增多，以中幼粒以下各阶段细胞为主。骨髓增生明显活跃或极度活跃，Ph 染色体阳性，有胸骨压痛可确诊。

（2）慢淋外周血白细胞增多以淋巴细胞为主，可高达 98%。骨髓象显示增生明显活跃或极度活跃，淋巴细胞大于 40%，可确诊。

【治疗方法】

1. 西医治疗

（1）慢粒的治疗

1）伊马替尼：这是治疗本病的首选药物。常规剂量为 400mg/d，每日 1 次，口服。加速期和急变期为 600～800mg/d，口服。

2）羟基脲：这是无条件获得伊马替尼患者的首选药物。常用剂量为 2～3g/d，白细胞降至（10～15）×10^9/L 停药或以 0.5～1.0g 维持。

3）白消安：常用剂量 4～6mg/d，白细胞降至＜20×10^9/L 时停药。

4）其他治疗：干扰素、脾切除和脾区放疗、白细胞清除术以及造血干细胞移植等。

5）急变期的治疗：按急性白血病治疗，但缓解率很低。

（2）慢淋的治疗

1）本病呈慢性惰性病程，早期治疗并不能延长患者生存期。因此，慢淋的诊断确定后，首要问题不是选择如何治疗，而是考虑何时开始治疗。这显然需要血液病专科医生判断，基层医院的医生难以胜任。

2）苯丁酸氮芥（瘤可宁）：为治疗慢淋的首选药物。常用剂量为 2～4mg/d 或 6～8mg/d，待淋巴细胞减少 50% 减量，病情稳定后小剂量维持。

3）氟达拉滨：常用剂量为 25～30mg/（m^2·d），连用 3 天，静脉滴注，每 4 周重复 1 次。

4）其他治疗：包括联合化疗（疗效并不优于单药治疗）、免疫治疗、化疗联合免疫治疗、造血干细胞移植等，需血液病专科医生进行治疗。

2. 中医治疗 慢性白血病属中医学"癥瘕"、"瘰疬"、"虚劳"、"积聚"等范畴。本病亦属难治之症，临床可在专科诊治的基础上，适当配合中医治疗，以减轻症状，增强体质，提高生活质量等。本病多属正气虚弱，邪毒内蕴，痰瘀互结，辨证先分虚实再分气血，治以辨证施治，但需重视活血消癥之品的使用。

【风险规避】

1. 误诊防范

（1）慢性白血病起病缓慢，临床表现多样化且无特异性，加上疾病的不同阶段表现有很大差异，这些都是造成误诊的原因。

（2）医生的思维局限于某些症状和体征，孤立地看待问题，例如体检发现脾大就立即诊断为脾功能亢进，缺乏血液学的基本知识，这是误诊的又一重要原因。

（3）基层医生应加强业务学习，提高对慢性白血病的认识。当体检发现患者浅表淋巴结或脾脏大，特别是有胸骨下段压痛应及时做血象检查。血象有典型改变时，说服患者做骨髓检查，多数病例能得到及时确诊。

2. 医患沟通

（1）一般告知：慢性白血病唯一根治办法是异基因造血干细胞移植。无条件移植者治疗的目的是延长慢性期，防止疾病进展；用药物治疗过程中应每周复查血象1次，防止骨髓受到过度抑制。

（2）风险告知

1）慢粒在病程中可发生急性变，一旦急变，往往是本病终末期表现，治疗效果很差，预后不良。

2）慢淋可转化为幼淋巴细胞白血病，预后不良。多数慢淋患者死于骨髓衰竭、出血和感染。

3. 记录要点

（1）记录慢性白血病在何处确诊及诊断依据。

（2）在治疗过程中应记录药物名称、剂量及外周血复查时间和结果。

（田兆嵩　刘赴平）

三十二、人感染禽流感

【概述】　人感染禽流感，是由禽流感病毒感染人类引起急性呼吸道感染性疾病。以发热、流感样症状为主，重症肺炎病例常合并急性呼吸窘迫综合征、感染性休克甚至多脏器功能衰竭。禽流感病毒，属于甲型流感病毒。由于禽流感病毒的血凝素结构等特点，一般感染禽类，当病毒在复制过程中发生基因重配，致使结构发生改变，获得感染人的能力，才可能造成人感染禽流感疾病的发生，一般不在人与人之间传播。至今发现能直接感染人的禽流感病毒亚型有：H5N1、H7N1、H7N2、H7N3、H7N7、H9N2和H7N9亚型。其中，高致病性H5N1亚型和2013年3月在人体上首次发现的新禽流感H7N9亚型尤为引人关注。本书仅介绍人感染H7N9禽流感。

【诊断步骤】

1. 问诊要点

(1) 有无高热、咽痛、咳嗽；有无头痛、全身酸痛、乏力；有无精神差、呼吸困难。

(2) 发病以来是否到医院检查过，曾做过哪些检查和治疗，疗效如何。

(3) 近1周有无相关患者接触史或去过流行地区或接触患禽流感的禽类及其排泄物。

2. 体检要点

(1) 一般情况：体温、脉搏、呼吸、血压，精神状态。

(2) 咽部是否充血，双肺呼吸音有无异常，心律是否整齐、心音是否有力，四肢末梢是否发凉。

3. 辅助检查

(1) 一般检查

1) 血常规：白细胞数一般不高或降低，危重患者淋巴细胞数及血小板计数降低。

2) 病原学检查：咽、气管分泌物甲型流感病毒抗原检测，不能确诊，仅用于没有核酸检测条件的基层医疗机构作为初筛实验；咽、气管分泌物 H7N9 病毒特异性核酸阳性或分离到 H7N9 病毒叫确诊。

3) 血清学检查：血清中恢复期急性期 H7N9 病毒抗体水平呈 4 倍或以上升高。

(2) 选择性检查

1) 血生化检查：部分患者心肌酶、转氨酶升高。

2) 胸部影像学检查：合并肺炎时可见片状阴影，重症可见双肺磨玻璃样影及肺实变影，合并急性呼吸窘迫综合征时病变广泛。

4. 诊断要点

(1) 疑似病例：有相应临床表现，患者表现为流感样症状，如发热、咳嗽，少痰，可伴有头痛、肌肉酸痛、腹泻等全身症状。甲型流感病毒抗原检测阳性或有流行病学史。

(2) 确诊病例：有相应临床表现，或有流行病学接触史，具有下列表现之一者可确诊。

1) 咽、气管分泌物 H7N9 病毒特异性核酸阳性。

2) 咽、气管分泌物分离到 H7N9 病毒。

3) 血清中恢复期急性期 H7N9 病毒抗体水平呈 4 倍或以上升高。

(3) 重症病例：满足下列任一条标准：

1) X 线胸片显示为多叶病变或 48 小时内病灶进展＞50％。

2) 呼吸困难，呼吸频率＞24 次/分。

3) 严重低氧血症，吸氧流量 3～5L/min 条件下，患者血氧饱和度≤92%。

4) 出现休克或急性呼吸窘迫综合征或多脏器功能衰竭综合征。

（4）易进展为重症的危险因素

1) 年龄＞60 岁。

2) 合并严重基础疾病或特殊临床情况，如心肺基础疾病、高血压、糖尿病、肥胖、免疫抑制状态、妊娠妇女等。

3) 发病后持续高热（体温＞39℃）3 天及 3 天以上。

4) 淋巴细胞计数持续降低。

5) C-反应蛋白、肌酸激酶、乳酸脱氢酶持续升高。

6) 胸部影像学提示肺炎。

具有上述任一条情况的患者，可能进展为重症病例。

（5）流行病学史：发病前 1 周内接触禽类及其分泌物，排泄物或者到过活禽市场，或与人感染 H7N9 禽流感病例有流行病学联系。

5. 鉴别诊断要点

（1）与普通上呼吸道感染相鉴别：普通上呼吸道感染以上呼吸道局部症状为主，全身症状如头痛、乏力轻，无流行病学史，病原学检查可鉴别。

（2）与早期急性传染病相鉴别：各种急性传染病早期如麻疹、猩红热等可有发热、呼吸道局部症状，结合临床表现、实验室检查资料及流行病学史鉴别不难。

（3）与中东呼吸综合征（MERS）相鉴别：中东呼吸综合征是由中东呼吸综合征冠状病毒引起的一种急性呼吸道疾病。轻症仅表现为发热、咽痛、咳嗽、头痛、全身肌肉酸痛等流感样症状；重症可出现肺炎，并在肺炎的基础上很快进展为急性呼吸窘迫综合征、呼吸衰竭、多器官功能衰竭，与人感染 H7N9 禽流感临床表现相似，详细、准确的流行病学史结合病原学检查不难鉴别。

6. 确定诊断

（1）有流感样症状，同时甲型流感病毒抗原检测阳性或有流行病学史，可做疑似病例诊断。

（2）有相应临床表现，或有流行病学接触史，同时有特异性病原体检测确诊依据，可确诊。

【治疗方法】

1. 西医治疗 本病为病毒感染性疾病，无合并细菌感染证据不建议使用抗菌药物；轻症病例不建议常规静脉输液治疗；建议疑似或普通病例治疗方法如下：

（1）一般治疗：注意隔离，防止交叉感染，注意口腔卫生，注意休息。

（2）对症治疗：高热者可予对乙酰氨基酚每次 0.5g 口服，或塞肛或布洛芬 0.5g 口服退热，根据体温情况间隔 4~6 小时 1 次，也可温水擦浴降温，儿童禁用阿司匹林（可引起 Reye 综合征）退热，亦不宜使用糖皮质激素退热；咳嗽者可口服复方甘草片每次 3 片，3 次/天；或氨溴索 30mg，3 次/天。

（3）抗病毒治疗

1）抗病毒药物使用原则

a. 抗病毒药物使用之前常规留取呼吸道标本。

b. 抗病毒药物尽量在发病 48 小时内使用，重点在以下人群中使用：①人感染 H7N9 禽流感病例；②甲型流感病毒抗原快速检测阳性的流感样病例。

c. 甲型流感病毒抗原快速检测阴性或无条件检测的流感样病例具有以下情形者，亦需使用抗病毒药物：①与疑似或确诊病例有密切接触史者（包括医务人员）出现流感样症状；②聚集性流感病例；③1 周内接触过禽类的流感样病例；④有慢性心肺疾病、年龄＞60 岁、妊娠等高危情况的流感样病例；⑤病情快速进展及临床上认为需要使用抗病毒药物的患者；⑥其他不明原因的肺炎患者。

d. 对于临床上认为需要使用抗病毒药物的患者，发病超过 48 小时也应使用抗病毒药物。

2）抗病毒药物的选用

a. 奥司他韦：成人剂量 75 mg，每天 2 次，疗程 5~7 天，重症患者剂量及疗程可加倍。大于 1 岁的患儿可根据体重用药，体重＜15kg，每次 30mg，体重 15~23kg，每次 45mg，体重 23~40kg，每次 60mg，体重＞40kg，每次 75mg，均 2 次/天。

b. 帕拉米韦：重症病例或无法口服者可予帕拉米韦 300~600mg 静脉滴注，1 次/日，疗程 1~5 天，重症病例可适当延长。

c. 扎那米韦：成人及 7 岁以上青少年 10mg，2 次/日，间隔 12 小时，雾化吸入。

（4）糖皮质激素的使用

1）应用糖皮质激素的目的在于抑制肺部的的炎性损伤，减轻全身炎症反应状态，防止肺纤维化。目前尚无证据证明使用糖皮质激素能改善人感染 H7N9 禽流感患者的预后，一般不建议使用。

2）如出现下列指征之一，可考虑短期内使用适量的糖皮质激素：①短期内肺部病变进展迅速，氧合指数＜300mmHg，并有迅速下降趋势；②合并脓毒血症伴肾上腺功能不全。

3）可选用氢化可的松 200mg/d 分 3～4 次静脉滴注或甲泼尼龙 0.5～1.0mg/(kg·d)，分 2 次静脉滴注，临床情况好转即可停用。

2. 中医治疗　人感染禽流感属中医学"时行感冒"、"瘟疫"等范畴，因其临床表现与流行性感冒相似，故可参考流感的治疗。针对本病早期或轻症者，可使用中医康复治疗，但要警惕病情发展变化快者。

（1）中医内治：轻症者或早期常见有风寒证、风热证、热毒证、痰热证等证型，治以发表解毒为主，辨证辅以散寒、疏风、清热、祛痰等治法。相应的常用方剂有荆防败毒散、银翘散、麻杏石甘汤合银翘散、清金化痰汤等。恢复期尤其是重症恢复期多见气阴两虚证，治宜益气养阴，可选用保真汤等。

（2）其他治疗：可选用体针、刺络拔罐、推拿等中医外治法；用艾条悬灸足三里可起预防的效果。

【风险规避】

1. 误诊防范　由于人禽流感发病率低、各专业分科越来越细，专科医生形成自己临床思维定势，对人禽流感认识不足，容易将人禽流感误诊为人流行性感冒（流感）或普通感冒，要求医生在临床上对有发热伴流感样症状的患儿要重视流行病学的调查，结合病原学检测方可避免误诊及漏诊。

2. 医患沟通

（1）一般告知：本病为病毒感染性疾病，治疗上以抗病毒治疗为主，常规不需要使用抗菌药物及糖皮质激素，一般情况稳定的患者不需要使用静脉输液。应常规告知患者及家属本病的预防方法。

（2）风险告知

1）人感染 H7N9 禽流感为病毒性传染性疾病，虽然目前没有人传人的证据，但仍需隔离治疗。

2）人感染 H7N9 禽流感病情变化快，高龄、有基础疾病及特殊状态的患者，容易进展为重型而危及生命。

3）治疗上需要定期复查胸片，动态观察患者病情的变化，肺部病变进展迅速的患者容易进展为重症。

3. 记录要点

（1）记录主要症状尤其是发热的时间及热型、有无咳嗽及呼吸困难，接触史。

（2）记录呼吸、心率、肺部呼吸音。

（3）高致病性禽流感为法定乙类按甲类管理的传染病，接诊医生应按规定时限上报，并记录在病历中。

（4）记录主要辅助检查的阳性结果。

（赵英雄　刘飞交）

三十三、登　革　热

【概述】　登革热是由登革热病毒引起的一种虫媒性病毒性疾病，主要通过埃及伊蚊或白纹伊蚊叮咬传播。在全球热带及亚热带地区广泛流行，主要发生于夏、秋雨季。临床表现为突起发热，头痛、肌肉和关节疼痛，可伴有皮疹，淋巴结肿大、白细胞数减少，出血病例多数有血小板减少。

【诊断步骤】

1. 问诊要点

（1）有无高热、头痛、肌肉及关节疼痛；有无皮疹、呕血、黑便、尿血等出血现象；有无呕吐、腹痛、腹泻、尿少，有无烦躁及嗜睡。

（2）发病以来是否到医院检查过，曾做过哪些检查和治疗，疗效如何。

（3）流行病学史（发病前15天内到过登革热流行区，或居住地有登革热病例发生）要详细询问并登记。

2. 体检要点

（1）一般情况：体温、脉搏、呼吸、血压，精神状态。

（2）有无皮疹，如有，则应检查皮疹分布部位与特点；有无面部潮红、结膜充血；有无淋巴结肿大；有无颈部强直，心律是否整齐、心音是否有力，腹痛部位及有无肝、脾大。

3. 辅助检查

（1）一般检查

1）血常规：白细胞数总数降低，分类中以中性粒细胞减少明显。多数患者有血小板减少，减少程度不一，出血病例可低至 10×10^9/L 以下。

2）尿常规：可见少量蛋白、红细胞等，可有管型出现。

3）出凝血功能：束臂试验阳性，凝血酶原时间及部分凝血活酶时间延长，纤维蛋白原减少，重症病例因肝功能受损可致凝血因子Ⅱ、Ⅴ、Ⅶ、Ⅸ、Ⅹ减少。

4）生化检查：相当部分患者心肌酶、丙氨酸氨基转移酶（ALT）、天门冬氨酸氨基转移酶（AST）升高；肾功能受损时肌酐、尿素氮升高；可有低钾血症等电解质紊乱。

5）病原学和血清学检查：早期可行登革热抗原及病毒核酸检测，有条件单位可行病毒分离；血清学检查可区分初次感染与二次感染，初次感染者发病后 3～5 天可检出 IgM 抗体，2 周后达高峰，持续 2～3 月，发病后 1 周可检出 IgG 抗体，可维持数年甚至终生。如发病 1 周内，患者血清中检出高水平 IgG 抗体提示二次感染。

（2）选择性检查

1）胸片或胸部 CT：有血浆渗漏至胸腔时 X 线或胸部 CT 可发现一侧或双侧胸腔积液。

2）腹部 B 超：部分患者可见肝、脾大。

4. 诊断要点

（1）疑似病例：有相应临床表现（如发热、头痛、皮疹、肌肉和关节疼痛等），有流行病学史（发病前 15 天内到过登革热流行区，或居住地有登革热病例发生），或有白细胞和血小板减少患者。

（2）临床诊断病例：有相应临床表现，有流行病学史，同时有白细胞和血小板减少，单份血清登革热病毒特异性 IgM 抗体阳性。

（3）确诊病例：满足疑似或临床诊断病例要求，急性期血清中检出登革热抗原或病毒核酸，或分离出登革热病毒或恢复期血清特异性 IgG 抗体阳转或效价呈 4 倍以上升高。

（4）重症病例：满足下列任何 1 条标准。

1）严重出血包括皮下血肿、呕血、黑便、阴道流血、肉眼血尿、颅内出血等。

2）休克。

3）重要脏器功能障碍或衰竭：肝脏损伤［ALT 和（或）AST＞1000U/L］、急性呼吸窘迫综合征（ARDS）、急性心功能衰竭、急性肾衰竭、颅内感染等。

（5）重症登革热的预警指征

1）高危人群：①二次感染患者；②伴有糖尿病、高血压、冠心病、肝硬化、消化性溃疡、哮喘、慢性阻塞性肺病、慢性肾功能不全等基础疾病；③老人或婴幼儿；④肥胖或严重营养不良者；⑤妊娠妇女。

2）临床指征：①热退后病情恶化；②剧烈腹痛；③持续呕吐；④血浆渗漏表现；⑤嗜睡、烦躁；⑥明显出血倾向；⑦肝脏大于肋缘下 2cm；⑧少尿。

3）实验室指征：①血小板快速下降；②血细胞比容（Hct）升高。

5. 鉴别诊断要点

（1）与钩端螺旋体病相鉴别：可有高热、全身酸痛、淋巴结肿大和局部出血表现，与登革热类似，但钩端螺旋体病有疫水接触史，特征性的腓肠肌压痛，血常规白细胞数常升高，青霉素治疗效果佳，病原学及血清学检查可确诊。

（2）与流行性感冒相鉴别：流行性感冒症状与普通登革热极其相似，容易误诊，但流行性感冒多流行于冬、春季，无皮疹及出血现象，血小板数一般不减少。

（3）与基孔肯雅热相鉴别：基孔肯雅热与登革热的传播媒介相同，同样流行于热带、亚热带地区，临床表现亦类似，与登革热较难鉴别。基孔肯雅热发热期较短，关节痛更为明显且持续时间较长，出血倾向较轻。实验室特异性检测是鉴别诊断的重要依据。

（4）与流行性出血热相鉴别：可有高热，周身疼痛，出血倾向及血小板减少而误诊为登革热，但流行性出血热多见于冬、春季，病程长、肾功能不全发生率高是其特点，必要时行病原学与血清学检查可以鉴别。

6. 确定诊断

（1）发热、皮疹、头痛、全身酸痛等症状，同时有流行病学史或外周血白细胞和血小板数减少可做疑似病例诊断。

（2）同时满足上述所有条件，且单份血清登革热病毒特异性 IgM 抗体阳性可临床诊断。

（3）满足疑似或临床诊断病例，且有前述登革热病毒确诊依据可确诊。

【治疗方法】

1. 西医治疗　本病为病毒感染性疾病，目前无特效药物，主要治疗措施为对症与支持治疗，避免无依据滥用抗菌药物。治疗原则为早发现、早防蚊隔离、早治疗。及早识别重症病例并积极治疗是降低病死率的关键，重症病例具体治疗措施不在本书讨论范围之内。普通病例治疗方法如下：

（1）一般治疗：注意休息，清淡饮食，防蚊隔离至完全退热，监测神志、生命体征、尿量，血小板，Hct 等。

（2）对症治疗

1）退热：高热者以物理降温为主，慎用退热药物，因可导致葡萄糖-6-磷酸脱氢酶（G6PD）缺乏患者诱发血管内溶血。安乃近、阿司匹林有增加出血倾向风险，禁止使用。一般发热不宜应用糖皮质激素，但高热不退或毒血症状严重，可短期小剂量应用糖皮质激素，如泼尼松 5mg，每天

3次口服，一般不超过3日。

2）镇痛止痛：可给予地西泮、曲马多等。

3）维持水电解质平衡：以口服补液为主，无明显脱水症、无剧烈呕吐不能进食者不需静脉补液，以免引起脑水肿。

2. 中医治疗 登革热属中医学"疫疹"、"温病"等范畴，临床上可在专科诊治隔离的基础上，配合中医康复治疗，以缩短病程，改善症状。

（1）中医内治：临床上根据分期不同，可用卫气营血辨证。早期或发热期常见有风热证、风寒证、热毒证等，治以解表祛邪为主，相应的常用方剂有银翘散、荆防败毒散、五味消毒饮等；出疹期或出血期多为热入营血证，治以透营转气、凉血解毒，常用方剂有犀角地黄汤、清营汤等；后期多余热阴伤证，常用方剂有沙参麦冬汤、竹叶石膏汤等。银翘片、抗病毒口服液、犀角地黄丸等中成药亦可辨证选用。

（2）其他治疗：亦可选用针刺、拔罐等外治法，但应注意皮下出血的情况。

【风险规避】

1. 误诊防范

（1）由于登革热缺乏特异性症状，早期不容易识别，重症患者可引起多系统损害，临床上容易将不典型登革热误诊为急性上呼吸道感染、胃肠炎、肝炎、血液系统疾病等。建议对于登革热流行季节，发热患者伴有非特异性消化道、呼吸道症状要及时行登革热病原学及血清学检查，以免误诊。

（2）登革热与多种发热伴出疹性疾病症状类似，临床上容易相互误诊，临床医生应熟悉常见发热伴出疹性疾病的临床特点，必要时借助病原学及血清学检查可避免误诊。

2. 医患沟通

（1）一般告知：本病为病毒感染性疾病，目前无特效抗病毒药物，以对症、支持治疗为主。同时应常规告知患者及家属本病属自限性疾病，积极治疗通常预后良好。

（2）风险告知

1）登革热为虫媒病毒性传染性疾病，灭蚊在控制疾病的传播中有重要地位，患者亦需防蚊隔离治疗。

2）有前述重症登革热预警指征的患者容易进展为重症登革热而危及生命。

3. 记录要点

（1）记录主要症状如发热的时间及热型、皮疹特点，伴随症状如呕吐、腹痛、腹泻、黑便等。流行病学史应详细记录。

（2）记录呼吸、心率，神志，淋巴结有无肿大，肝、脾有无增大。

（3）登革热为法定乙类传染病，接诊医生应按规定时限上报，并记录在病历中。

（4）记录应用糖皮质激素、静脉输液治疗的依据。

（赵英雄 刘飞交）

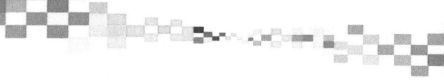

第二章 外科门诊疾病

一、浅表软组织感染

【概述】 一般指浅表软组织的细菌性感染，不包括特异性感染，积极治疗多可迅速恢复，为门诊最常见的外科疾病之一。

【诊断步骤】

1. 问诊要点

（1）红肿、疼痛的部位、时间、变化、诱因。

（2）有无外伤、动物咬螫、皮肤破损感染史等。

（3）有无发热、畏寒、头痛、全身不适等中毒症状，是否伴气促或呼吸困难、低血压等。

（4）既往有无反复发生的类似病史等。

2. 体检要点

（1）是否存在局部硬结、红肿、压痛、皮温升高，或向近心端延伸的"红线"。

（2）观察红肿的范围，有无波动感、黄白色小脓头、局部溃脓、皮损。

（3）如有皮肤或软组织坏死需判断坏死的程度、范围和全身中毒反应。

（4）检查有无相应引流区域淋巴结肿大。

3. 辅助检查

（1）一般检查

1）血常规、C-反应蛋白、降钙素原：可有白细胞升高、中性粒细胞比例增多、C-反应蛋白和降钙素原升高。

2）脓肿穿刺：可抽取脓液作细菌培养、药敏试验，病情严重的还应行血培养。对于丹毒不推荐常规进行血培养，因为阳性率低；皮肤穿刺、活检破坏皮肤黏膜完整性常可加重感染或造成感染扩散，且多无脓液形成而不能取得相应标本。

165

(2) 选择性检查

1) 超声检查：可明确脓腔大小和范围，协助穿刺定位。

2) 碘油造影：慢性感染形成窦道，经久不愈，可协助明确窦道走向。

4. 诊断要点

(1) 疖与疖病：多见于头、面、颈、背部，单个毛囊感染为疖，多个或反复发生为疖病，表现以毛囊为中心的硬结、红肿，有黄白色小脓点和淋巴结肿大。

(2) 痈：好发于皮肤厚韧的颈、腰背部，为多个毛囊感染后贯通所致，形成大片紫红色浸润区，表面可见多个脓点，破溃后呈"火山口"状，多有高热、畏寒、全身不适等中毒症状。发生于唇部的称唇痈，可引起颅内化脓性海绵状静脉窦炎，危及生命。

(3) 急性蜂窝织炎：发生于皮肤、软组织的急性感染，浅部表现为红肿热痛，深部表现为局部深压痛和寒战、高热、头痛、乏力等中毒症状，严重者有意识改变，可形成脓肿，严重时发生筋膜、肌肉坏死，发生于口、面、颈部可引起喉头水肿和气管压迫。

(4) 丹毒：好发于下肢和面部，表现为片状红肿和畏寒、发热、周身不适等中毒症状、引流区淋巴结肿大，可反复发作致"象皮肿"。

(5) 浅部急性淋巴管和淋巴结炎：急性淋巴管炎浅部表现为向近心端延伸的"红线"，深部表现为条形触痛带。急性淋巴结炎可触及肿大压痛的淋巴结、表面可有明显的红肿热痛等。感染严重时都可出现全身中毒症状。

(6) 皮肤和软组织感染（SSTI）病情分级：根据美国感染病学会皮肤和软组织感染的诊断与管理指南（2014）分级如下。

1) 化脓性 SSTI：①轻度感染，脓肿形成符合切开引流指征；②中度感染，化脓性感染伴全身感染症状；③重度感染，切开引流和口服抗菌药物联合治疗失败；或全身感染症状如下：如体温>38℃或<36℃、呼吸频率>24 次/分、心率>90 次/分、白细胞计数>12.0×10⁹/L 或<4.0×10⁹/L；或免疫缺陷。

2) 非化脓性 SSTI：①轻度感染，典型的蜂窝织炎或丹毒（无化脓病灶）；②中度感染，典型的蜂窝织炎或丹毒伴全身感染症状；③重度感染，切开引流和口服抗菌药物联合治疗失败；或全身感染症状（如上述化脓性感染症状）；或免疫缺陷；或伴深部感染的临床症状（如大疱、皮肤坏死、低血压或存在器官功能障碍的证据）。

5. 鉴别诊断要点

(1) 与结核性脓肿相鉴别：结核性脓肿多有结核病史，脓肿表现为冷脓肿，无急性炎症的红肿热痛表现，脓液为白色或干酪样，可反复发作、经久不愈，多有窦道形成，胸片提示结核阴影，痰检发现分枝杆菌，窦道肉芽组织病理检查可鉴别和确诊。

（2）与坏死性筋膜炎相鉴别：坏死性筋膜炎早期表现类似弥漫性蜂窝织炎，迅速出现浅筋膜广泛坏死，多伴严重的脓毒血症表现如寒战、高热、水电解质紊乱、低蛋白血症和中毒性休克，与气性坏疽区别在于病变不累及肌肉，脓液细胞学检查无梭状芽孢杆菌，采取病变的疱液或脓液作涂片或细菌培养可明确诊断。

（3）与进行性细菌协同性坏疽相鉴别：该病主要特点是进展缓慢、伤口剧烈疼痛和明显压痛，常发生于胸腹部手术切口附近，早期表现为红肿硬结，坏死破溃后表现进行性扩大的溃疡，全身中毒症状轻，活检取组织作细菌培养可明确诊断。

（4）与软组织非结核分枝杆菌感染相鉴别：病变可呈各种急慢性感染表现，也可有类结核病低热、乏力表现，病情反复，最后可形成窦道并经久不愈，一般抗菌药物治疗无效，普通细菌培养阴性，确诊较困难，必要时应行分枝杆菌菌种鉴定。

6. 确定诊断

（1）根据皮肤和软组织有局部硬结、红肿压痛、皮温升高的典型表现可以确定诊断。

（2）尚需分清疖、痈、丹毒、急性蜂窝织炎等，区分化脓性和非化脓性感染。

【治疗方法】

1. 西医治疗

（1）一般治疗：清洁皮肤，消毒感染部位、通畅引流和保持创面干洁、局部理疗。

（2）药物治疗

1）轻度化脓性 SSTI：应避免使用全身性抗菌药物，可局部外用莫匹罗星软膏、鱼石脂软膏等，局部涂于患处，必要时，患处可用敷料包扎或敷盖，每天 2 次，5 天一疗程。

2）轻度非化脓性 SSTI：根据病史、症状和体征、结合分类分级诊断、可能的诱因、危险因素，针对常见和可能的致病菌选择敏感抗菌药物，治疗前进行细菌培养和药敏，应注意的是丹毒、蜂窝织炎（无化脓病灶者）等血培养阳性率极低，非化脓性感染还应避免破坏皮肤完整性。

3）中重度 SSTI：应住院治疗，原则上应在开始治疗前采集病灶及血液标本进行细菌培养和药敏试验，病情严重的可先根据下述方案行经验用

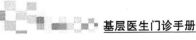

药，然后根据细菌培养和药敏结果再调整抗菌药物治疗方案。

4）药物选择

a. 急性蜂窝织炎、丹毒、淋巴管炎多为葡萄球菌、溶血性链球菌等感染，成人可选用下列药物之一：①阿莫西林 0.5g，口服，3～4 次/天；②萘夫西林 0.25～1g，4～6 次/天，空腹服用；③第一代头孢菌素口服如头孢氨苄 0.25～0.5g，4 次/天；④或头孢唑林 0.5～1g，每 6～8 小时 1 次，加入 0.9%氯化钠液 100ml 中静脉滴注等。注意使用前应询问过敏史，青霉素使用前应皮试。

b. 如青霉素过敏可使用克林霉素，成人，中度感染 0.6～1.2g/d，可分 2～4 次给药，严重感染 1.2～2.4g/d，可分 2～4 次给药；儿童，中度感染 15～25mg/(kg•d)，可分 3～4 次给药，严重感染 25～40mg/(kg•d)，可分 3～4 次给药。静脉滴注需将本品 0.6g 用 100～200ml 生理盐水或 5%葡萄糖注射液稀释成≤6mg/ml 浓度的药液，每 100ml 滴注时间不少于 30 分钟。

c. 感染严重，上述无效者可用万古霉素 15mg/kg，每 12 小时 1 次，一般将 1 次量的药物先用 10ml 灭菌注射用水溶解，再加入到适量等渗盐水或葡萄糖输液中，静滴持续时间不少于 1 小时。

d. 如合并厌氧菌感染可加用甲硝唑 0.2～0.4g，口服，3 次/天。病情严重时可静脉给药，首次按体重 15mg/kg，维持量按体重 7.5mg/kg，每 6～8 小时静脉滴注一次。

e. 亦可合并外用莫匹罗星软膏等外用药物。

f. 目前耐药菌逐年增多，多为抗菌药物使用不规范所致。最好是根据细菌培养和药敏结果用药。

（3）手术治疗：有脓肿形成和组织坏死时要及时切开引流和清除坏死组织、切除病灶等。

2. 中医治疗　浅表软组织感染属中医学"疖"、"痈"、"有头疽"、"丹毒"等范畴。其中有头疽可并发"内陷"，这是一种内传脏腑的危急疾病，相当于西医的"脓毒败血症"。临床上，针对轻症或疾病早期，可使用中医康复治疗。

（1）中医内治：临床上先分期，再结合皮损、部位、全身表现、舌脉等辨证论治，本病病邪多热毒，或夹湿，或体虚，常见有热毒内蕴证、湿热困阻证、正虚邪恋证等证型。治以清热解毒，和营消肿为主。常用方剂有仙方活命饮、五味消毒饮、普济消毒饮、托里消毒散等。

（2）其他治疗：初期或无脓者用金黄散、玉露散用水调糊外敷；脓成用九一丹或八二丹撒于疮顶，再用玉露散或千捶膏敷贴，或切开排脓；溃后脓尽用生肌散或生肌白玉膏、太乙膏盖贴。

【风险规避】

1. 误诊防范

（1）深部化脓性软组织感染局部表现不明显，早期未形成脓肿更加难以识别，当全身中毒症状明显，局部有深压痛时需要行超声检查以避免误诊。

（2）坏死性筋膜炎早期表现与急性蜂窝织炎、后期与气性坏疽类似，凡病情危重，进展较快且出现皮下坏死时需注意鉴别。

（3）慢性反复发生的疖肿、皮肤感染伴窦道形成的要注意结核病、非结核性分枝杆菌感染、伴有糖尿病或免疫缺陷等。

2. 医患沟通

（1）一般告知：保持皮肤清洁，避免皮肤破损，及时处理浅表皮肤损伤与感染。

（2）风险告知

1）伴明显的高热、寒战、头痛、乏力等全身中毒症状、或生命体征异常的提示病情严重，告知可能危及生命，应立即住院治疗。

2）病情轻微的患者可不使用全身性抗菌药物，必要时以口服药物为主，静脉输液风险较多，无输液指征者不必静脉输液。

3）对于面部的软组织感染，尤其是"危险三角区"（鼻根与两口角之间），不可随意用手挤压，且要积极治疗，因可能继发颅内感染。

3. 记录要点

（1）记录病灶的特点、发生时间及伴随症状。

（2）门诊手术治疗时应记录门诊切开引流指征和风险，记录换药的时间和注意事项。

（3）记录抗菌药物和静脉输液的适应证及可能出现的不良反应。

（4）拒绝住院或转院的应作好风险告知和病历记录。

（王海峰　张妙兴）

二、手部化脓性感染

【概述】　手部化脓性感染多为手部外伤后继发金黄色葡萄球菌感染，常见为甲沟炎、化脓性指头炎、手掌侧化脓性腱鞘炎、掌深间隙感染和滑囊炎，处理不当可影响手的活动与功能。

【诊断步骤】

1. 问诊要点

（1）红肿、疼痛的部位、时间、变化、诱因。

（2）有无外伤、动物咬螫、皮肤破损感染史及其治疗经过。

（3）有无发热、畏寒、头痛、全身不适等中毒症状。

2. 体检要点

（1）是否存在局部红肿、触压痛、皮温升高，有无波动感、黄白色小脓头、局部溃脓、皮损，及其程度、范围。

（2）检查有无相应引流区域淋巴结肿大。

3. 辅助检查

（1）一般检查

1）血常规、C-反应蛋白：常见白细胞升高、中性粒细胞比例增多，C-反应蛋白升高。

2）脓肿穿刺：可抽取脓液作细菌培养、药敏，有全身中毒症状的还应行血培养。

（2）选择性检查

1）超声检查：可明确脓腔大小和范围。

2）X线检查：怀疑骨髓炎，或感染达3～4周时应检查。

4. 诊断要点

（1）甲沟炎：多由一边甲沟损伤出现红肿热痛，可沿甲沟向对侧蔓延形成半月形脓肿，或向甲下蔓延形成甲下积脓，或形成化脓性指头炎，脓肿形成时有白色脓点和波动感。

（2）化脓性指头炎：多发生于末节指头掌侧，明显肿胀，剧烈疼痛，可伴发热、全身不适，血白细胞升高，感染进一步加重时，神经受压、局部缺血，皮肤由红转白，疼痛减轻，可发展为指骨坏死、化脓性骨髓炎。

（3）急性化脓性腱鞘炎：除末节外患者中、近节呈均匀性肿胀，皮肤极度紧张，患指疼痛剧烈，被动伸指疼痛加剧，感染可向掌、腕、前臂蔓延，多伴有发热、头痛和全身不适。

（4）滑囊炎：多由同侧的腱鞘炎引起，桡侧滑囊炎表现为拇指肿胀、微屈，活动受限，拇指腱鞘和鱼际处有明显压痛；尺侧滑囊炎表现为环指和小指半屈，伸指时疼痛加剧，小指腱鞘和小鱼际处有明显压痛。伴有全身不适、头痛、发热、白细胞升高等。

（5）掌深间隙感染：掌中间隙感染掌心隆起、正常凹陷消失、压痛明显，手背肿胀，中、环、小指半屈，伸指困难。鱼际间隙感染时鱼际和虎口处肿胀、压痛明显，示指半屈和拇指微屈，拇指不能对掌。可出现全身中毒症状如发热、头痛、脉快、白细胞升高，或可触及腋窝肿大压痛的淋巴结。

5. 鉴别诊断要点

（1）与指骨骨髓炎相鉴别：指骨骨髓炎多为化脓性指头炎、严重血行感染如菌血症、脓毒血症发展而来，表现为创口分泌物增多，经久不愈，早期诊断困难，后期X线提示骨膜反应性增厚、骨质硬化或破坏，骨膜下脓肿或死骨形成，取死骨或髓腔组织病理检查可鉴别和确诊。

（2）与手部咬螫伤相鉴别：手部咬螫伤有动物咬螫史，有毒动物咬螫可出现神经毒、血液毒或过敏性休克的表现，病情严重而进展迅速；无毒动物咬螫可导致厌氧菌感染，早期表现类似弥漫性蜂窝织炎，明确诊断后应按咬螫伤的原则治疗。

（3）与皮脂腺囊肿感染相鉴别：皮脂腺囊肿患者起病前存在无痛性局部包块，早期表现为红肿硬结，后期变软，有波动感，破溃后流出脓性粉膏样分泌物，多无全身中毒表现，切除时见完整的囊壁，较易鉴别。

6. 确定诊断

（1）根据手部皮肤和软组织有红、肿、热、痛的典型表现即可诊断。

（2）脓肿穿刺见有脓液可确诊。

【治疗方法】

1. 西医治疗

（1）一般治疗：清洁皮肤，消毒感染部位。

（2）对症治疗：未成脓时可予局部鱼石脂软膏、黄金散糊等外敷，热敷和理疗。

（3）对因治疗：抗菌药物治疗前应争取将感染部位标本送病原学检查，全身感染严重的患者还应做血培养检查，慢性感染应取脓液做抗酸涂片和分枝杆菌培养，必要时做病理检查。

1）轻度感染一般只需局部使用消毒剂，不需要全身应用抗菌药物。

2）中重度感染如滑囊炎或掌深间隙感染应住院治疗，在采取标本做培养后先行经验性抗菌药物治疗，然后根据细菌培养和药敏结果、治疗效果，再调整抗菌用药方案。门诊的急性化脓性感染多为葡萄球菌、溶血性链球菌等感染，必要时可选用：

a. 阿莫西林 0.5g，口服，3～4 次/天；或氨苄西林，成人 0.25～0.75g，4 次/天，小儿每天剂量按体重 25mg/kg，2～4 次/天，使用前应询问过敏史和皮试。

b. 第一代头孢菌素如头孢拉定 0.25～0.5g，口服，3～4 次/天。

c. 也可选用头孢唑林，成人 0.5～1g，静滴，2～4 次/天，儿童每天 20～100mg/kg，2～4 次/天，加入 0.9％氯化钠液 100ml 中静脉滴注等。

（4）手术治疗

1) 急性化脓性指头炎有明显跳痛、肿胀、全身不适时即应切开引流，以免指骨坏死和形成骨髓炎。采用指神经麻醉，切口在末节患指侧面，远侧不超过甲沟1/2，近侧不超过指关节横纹，避免作鱼口状切口。分离皮下纤维索，通畅引流，脓腔较大宜作对口引流，有死骨需去除死骨，放置胶片引流。

2) 急性化脓性腱鞘炎如经治疗无好转且局部肿痛明显时应尽早切开引流，避免肌腱受压坏死。切口可选择患指中、近指节的侧面，纵形打开整个腱鞘，避免损伤血管和神经。

3) 滑囊炎可在鱼际或小鱼际的掌面作小切口，切口近端距腕横纹要至少1.5cm，以免损伤正中神经。

4) 掌深间隙感染诊断一旦确立，即应在全身治疗的同时及时行切开引流。掌中间隙感染应在中环指间指蹼掌面做切口，切口不超过手掌远侧横纹，以免损伤掌浅弓。鱼际间隙感染可在鱼际波动最明显处切开。注意避开血管、神经、肌腱，多采用钝性分离。

5) 术后多采取功能位固定，感染控制后恢复期即应开始行功能锻炼，以早日恢复手功能。

2. 中医治疗　手部化脓性感染属中医学"手足疗"、"蛇眼疗"、"蛇头疗"、"蛇腹疗"、"托盘疗"等范畴。临床上，尤其是初期或切开排脓后，可使用中医康复治疗。

（1）中医内治：辨证需注重热、毒，临床常见有火毒凝结证、热胜肉腐证等证型。治以清热解毒为主，脓成及早切开排脓。常用方剂有五味消毒饮、黄连解毒汤等。

（2）其他治疗：针刺取穴以身柱、合谷、委中、曲池、大椎、曲泽等点刺出血为主。初期用金黄散、玉露散用水调糊外敷；脓成用九一丹、八二丹撒于疮顶，再用玉露散或千捶膏敷贴，或切开排脓；溃后脓尽用生肌散、太乙膏盖贴。

【风险规避】

1. 误诊防范　应注意询问如无外伤史，局部肿痛有无反复发作和自行缓解，避免将手部的骨髓炎、关节炎、痛风等急性发作期出现局部红肿热痛误诊为急性化脓性感染，必要时可作超声了解是否存在脓腔，X线检查了解有无骨质破坏和畸形，局部穿刺有无脓性液。

2. 医患沟通

（1）一般告知：保持皮肤清洁，避免皮肤破损，及时消毒和治疗浅表皮肤感染。

（2）风险告知：感染严重，治疗延误可导致指骨、肌腱坏死、化脓性骨髓炎或手指活动受限，严重者需截指，应引起足够重视。

3. 记录要点

（1）记录肿痛的时间、范围，手指活动情况，有无发热、头痛乏力等全身中毒症状。

（2）感染严重的建议立即住院治疗并作好就诊记录。

（3）记录门诊切开引流指征和风险，记录使用抗菌药物依据。

（王海峰　杨志霖）

三、咬 螯 伤

【概述】 各种动物叮、咬、螯、抓致伤，为生活和工作中常见病，不同的动物和伤口处理方法不尽相同，中毒严重者应尽量到有条件的医院进行救治，以提高生存率。

【诊断步骤】

1. 问诊要点

（1）首先应明确何种动物致伤，受伤的方式，伤口的部位、大小、深度和污染情况、受伤和就诊的时间。

（2）早期的处理和病情变化。

（3）有无被动免疫，病源动物是否行预防性免疫，疫苗注射的时间（如狂犬病疫苗）等。

2. 体检要点

（1）伤口的位置、大小、深度、污染情况，有无活动性出血和红肿、渗液、流脓、皮温升高等。

（2）有无发热、畏寒、乏力、头痛、胸闷、呼吸困难、心悸、口唇或肢体麻木、肿胀、活动障碍，有无烦躁、淡漠、昏迷、大汗、低血压、肢体瘀斑、出血点等。

3. 辅助检查

（1）一般检查

1）血常规：就诊时间较迟，已感染者出现白细胞和中性粒细胞升高，内出血者出现血红蛋白和血细胞比容下降、血小板可能异常。

2）凝血、肝肾功能：有毒动物咬螯伤可出现凝血时间延长、肝肾功能损害，转氨酶升高。

（2）选择性检查：较严重的撕裂伤可能需行 X 线或超声检查以明确伤情。

4. 诊断要点

（1）犬、猫、鼠等咬伤：常见为犬、猫、鼠咬或抓伤，伤口较深，轻者组织水肿、皮肤破裂出血，重者有广泛的组织撕裂伤，可感染狂犬病、破伤风等，主要以厌氧菌为主。

（2）毒蛇咬伤：局部有牙痕、疼痛和肿胀，以神经毒为主的表现为头昏嗜睡、视力模糊、肢体麻木和活动障碍；以血液毒为主的表现为伤处剧烈疼痛、进行性肿胀、皮肤瘀血、瘀斑、鼻出血、呕血、血尿、少尿或无尿，伴全身乏力、高热、谵妄、恶心、呕吐等；混合毒兼具上述二者表现，病情危重，病死率高。

（3）毒虫咬螫伤：局部症状一般表现为红肿、疼痛和水疱，严重者有皮肤坏死。全身症状可表现为过敏性休克、神经毒或血液毒症状。

5. 鉴别诊断要点

（1）与过敏性休克相鉴别：过敏性休克多发生于有毒昆虫螫咬伤，如黄蜂、蝎子、蜈蚣、毒蚁等，患者主要以皮肤荨麻疹、瘙痒、低血压或呼吸困难为主，应用抗过敏药物和补液可迅速缓解。

（2）与无毒动物咬伤相鉴别：无毒动物咬伤除伤口感染外，部分患者亦可能发生过敏性休克或皮肤荨麻疹，但一般无神经毒或血液毒表现。

6. 确定诊断

（1）有明确的致伤史即可以确定诊断。

（2）判断致伤动物是否有毒，或带病（如病犬、病猫等）。

【治疗方法】

1. 西医治疗

（1）一般治疗

1）犬咬伤：使用一定压力的清水和肥皂水交替冲洗伤口约 15 分钟，较深的伤口用注射器灌洗或清创，再用无菌盐水冲洗干净，然后用 2％～3％碘酊或酒精（面部、阴囊选用碘伏）消毒伤口。如情况允许，伤口一般不缝合。

2）毒蛇咬伤：毒蛇咬伤多为一对深而大的牙痕。伤后立即切开或三棱针针刺皮肤，用拔罐法或吸乳器吸除毒液。用肥皂水和清水清洗周围皮肤，再用等渗盐水、0.05％的高锰酸钾、3％过氧化氢反复冲洗伤口、拔除残留的毒牙。有条件的在转运过程中可将伤肢浸于冷水中（4℃～7℃）3～4 小时，然后改用冰袋以减缓蛇毒吸收。处理伤口不应延误转运救治时间。

3）毒虫螫咬伤：有毒刺的应在消毒后尽早清除。

（2）对症治疗：不明确致伤动物是否有毒，应密切观察，重症患者必须住院治疗。

1）保持呼吸道通畅、改善凝血功能，纠正休克、心力衰竭和心律失常、水电解质紊乱、利尿排毒、保护肾功能。

2）破伤风抗毒素 1500U 皮试后肌注，接种狂犬病疫苗。

3）较深、大的伤口，常发生厌氧菌感染，不需要等待细菌培养和药敏，需早期应用抗菌药物预防，常用青霉素类和甲硝唑：青霉素钠 200万～1000 万单位，分 2～4 次/天，静脉滴注，使用前注意询问过敏史和进行皮试；甲硝唑 0.5，2～3 次/天，静脉滴注。如病情较轻，亦可选用阿莫西林 0.5g/次，口服，3～4 次/天。

（3）对因治疗

1）可使用蛇毒或蝎毒血清、破伤风免疫球蛋白、狂犬病血清，口服或外用季德胜蛇药、南通蛇药、解毒中草药如七叶一枝花、白花蛇舌草等。

2）中和毒素，犬咬伤可用狂犬病免疫球蛋白 20U/kg 伤口周围浸润注射，使用前需作皮试；毒蛇咬伤可用胰蛋白酶 2000U 加入 0.5％普鲁卡因液 5～10ml 中在牙痕周围注射，深达肌层。

（4）手术治疗：彻底清创，清除异物和坏死组织。

2. 中医治疗 本病的中医传统处理不及现代西医治疗，临床一般按西医治疗处理。

【风险规避】

1. 误诊防范 对于犬、猫等咬伤，尽早注射狂犬病疫苗和破伤风抗毒素，特别是伤口较深、病犬或猫等咬伤的，以预防狂犬病，对于蛇咬伤，要密切观察，有全身症状者即视为毒蛇咬伤，应避免将毒蛇咬伤误诊为无毒蛇处理，延误救治时机。

2. 医患沟通

（1）一般告知：对于不确定咬伤动物是否有毒的，应留院密切观察，告知存在突然加重或病情反复的可能。

（2）风险告知：伴明显的全身中毒症状，甚至神志和生命体征异常的提示病情严重，告知可能危及生命。

3. 记录要点

（1）记录动物咬螫的时间、部位、伤口的情况及伴随症状。

（2）记录危重患者诊断依据及抢救措施；记录普通患者的注意事项及复诊时间。

（王海峰 叶锡银）

四、烧　伤

【概述】　由热力导致的组织损伤称为烧伤，包括各种高温的气体、液体、固体以及电、化学刺激等引起的组织损害，主要指皮肤和（或）黏膜，严重者也可伤及皮下和（或）黏膜下组织，如肌肉、骨、关节甚至内脏。临床经验证明，烧伤达全身体表面积的三分之一以上时可有生命危险。

【诊断步骤】

1. 问诊要点

（1）烧伤发生的现场情况、致伤方式、时间、伤后的早期处理。

（2）疼痛的程度和范围，有无伴头晕、心慌、口渴、频繁呕吐等。

（3）有无咽痒、咳嗽、咳痰、声音嘶哑、呼吸困难等。

（4）既往病史、过敏史等。

2. 体检要点

（1）判断有无呼吸困难、是否存在烦躁、冷汗、脉搏细速、血压低、尿少、肢冷、气促、发绀等。

（2）检查烧伤的范围、创面表现、污染情况，分析烧伤机制，评估烧伤深度。

（3）检查是否存在呼吸道吸入性损伤、复合伤。

3. 辅助检查

（1）一般检查：血常规可了解有无发生感染，帮助判断有无血容量不足。

（2）选择性检查：根据病情选择血气分析、胸片、心电图等检查。

4. 诊断要点

（1）烧伤深度

1）Ⅰ度烧伤又称红斑性烧伤，仅及表皮浅层，基底层尚存。局部皮肤可发红、肿胀、疼痛、烧灼感，无水疱，3～7天脱屑痊愈。愈后可有短时间色素沉着，不留瘢痕。

2）Ⅱ度烧伤又称水疱性烧伤，又分浅Ⅱ度烧伤和深Ⅱ度烧伤：

a. 浅Ⅱ度烧伤累及表皮基底层和真皮乳头层，局部红肿明显，有大小不一的水疱形成，水疱皮若剥脱，创面湿润，创底鲜红、水肿，疼痛明显。若无感染等并发症可于1～2周内痊愈，愈后可有暂时性色素沉着，一般不留瘢痕。

b. 深Ⅱ度烧伤累及真皮乳头层以下的真皮网状层，但仍残留部分真皮和皮肤附属器。局部肿胀，水疱较小。感觉迟钝，疼痛较轻。如无感染可于3～4周内痊愈，愈后留有瘢痕，但皮肤功能基本保存。

3）Ⅲ度烧伤又称焦痂性烧伤，累及皮肤的全层甚至皮下脂肪、肌肉、骨骼等。创面苍白或焦黄炭化，无疼痛，无水疱，感觉消失，质韧似皮革。3～4周后焦痂脱落后遗留肉芽组织面，需植皮才能愈合，较小创面也可由瘢痕组织愈合，愈后留下瘢痕，皮肤功能丧失。

（2）烧伤面积：

1）新九分法：①头、颈、面各占3%，共占9%；②双上肢（双上臂7%、双前臂6%、双手5%）共占18%；③躯干（前13%、后13%、会阴1%）共占27%；④双下肢（两大腿21%、两小腿13%、双臀5%、双足7%）共占46%。⑤成年女性的双足和双臀各占6%。

2）手掌法：患者手掌的面积按1%计算。

3）小儿可按下列简化公式计算：①头面颈部面积%＝9＋（12－年龄）；②臀部及双下肢面积%＝46－（12－年龄）。

（3）吸入性损伤：表现为①燃烧现场相对密闭；②呼吸道刺激，炭末痰，呼吸困难或伴肺部哮鸣音；③面、颈、口鼻周围深度烧伤，鼻毛烧伤和声音嘶哑。

（4）烧伤休克：主要表现为①心率增快、脉搏细速、脉压变小和血压下降、末梢循环不良；②尿量减少、呼吸浅快、口渴、烦躁；③血液化验：血细胞比容升高、低钠血症、低蛋白和酸中毒。

（5）烧伤脓毒症：患者符合以下前11条中6条可拟诊为烧伤脓毒症；符合以下前11条中6条加第12条中任何一项，可确诊为烧伤脓毒症。

1）兴奋多语，幻觉、定向障碍或精神抑郁。

2）腹胀、肠鸣音减弱或消失。

3）烧伤创面急剧恶化，表现为潮湿、晦暗、有坏死斑、加深等。

4）中心体温＞39.0℃或者＜36.5℃。

5）心率加快，成人＞130次/分，儿童大于其年龄段正常值的2个标准差。

6）呼吸频率增加，未进行机械通气时成人＞28次/分，儿童大于其年龄段正常值的2个标准差。

7）血小板计数减少，成人＜50×10^9/L，儿童小于其年龄段正常值的2个标准差。

8）外周血白细胞计数＞15×10^9/L 或＜5×10^9/L，其中中性粒细胞比例＞0.80或未成熟粒细胞＞0.10；儿童大于或小于其年龄段正常值的2个标准差。

9）血降钙素原＞0.5μg/L。

10）血钠＞155mmol/L。

11）血糖＞14mmol/L（无糖尿病病史）。

12）血微生物培养阳性或抗菌药物治疗有效。

（6）判断病情危重程度

1）轻度烧伤：Ⅱ度烧伤面积在 9％（小儿在 5％）以下。

2）中度烧伤：①Ⅱ度烧伤面积在 10％～29％（小儿 6％～15％）；②或Ⅲ度烧伤面积在 10％（小儿 5％）以下。

3）重度烧伤：①总面积在 30％～49％；②或Ⅲ度烧伤面积在 10％～19％（小儿总面积在 16％～25％或Ⅲ度烧伤在 6％～10％）；③Ⅱ度、Ⅲ度烧伤面积虽达不到上述百分比，但已发生休克、严重呼吸道烧伤或合并其他严重创伤或化学中毒者。

4）特重烧伤：①总面积在 50％以上；②或Ⅲ度烧伤面积在 20％以上（小儿总面积 25％以上或Ⅲ度烧伤面积在 10％以上）；③或已有严重并发症者。

5. 鉴别诊断要点

（1）与电烧伤相鉴别：电烧伤除热力烧伤外尚存在特有的电传导损伤，可造成心律失常，严重时出现电休克、室颤、呼吸心搏骤停。高压电击伤多有出入口、呈"外小内大"等特点，深部损伤具有多样性和不规则性，常有进行性坏死。

（2）与化学烧伤相鉴别：化学烧伤在去除接触后损伤仍可进行，除烧伤外，还可因吸收代谢而发生中毒，损伤的严重程度决定于化学物质性质、剂量、浓度和接触时间。①酸烧伤创面皮革样成痂，一般不向深部侵蚀，但脱痂慢；②碱烧伤创面黏滑呈肥皂样，痂皮软，有进行性加重趋势，疼痛剧烈，愈合慢，易感染；③磷烧伤创面无水疱，Ⅱ度呈棕褐色，Ⅲ度呈蓝黑色，可深达骨骼，界限清晰，多合并磷中毒。

6. 确定诊断

（1）根据临床表现即可确诊，但需迅速评估烧伤面积和深度。

（2）吸入性烧伤应仔细询问病史并根据现场情况和临床表现方能作出诊断。

【治疗方法】

1. 西医治疗

（1）一般治疗：除轻度烧伤外一般需住院治疗，保证呼吸道通畅，开通静脉通道，注意保暖，检查和处理创面动作应轻柔。

（2）对症治疗

1）镇痛管理

a. 轻度疼痛可选用：①双氯芬酸钠栓塞入肛门 2cm 处，成人 50mg/次，1～2 次/天；②或塞来昔布 200mg/次，1～2 次/天，口服。

b. 中度疼痛可选用：①曲马多 50～100mg/次，2～3 次/天，口服或肌内注射，1 天剂量最多不超过 400mg；②吗啡 10mg/次，口服；③必要时亦可曲马多、吗啡或塞来昔布口服剂型联用。

c. 剧烈疼痛可选用：①哌替啶 50～100mg/次，肌内注射；②或吗啡 10mg/次，皮下注射或静脉缓慢推注；③或选用杜非合剂、杜氟合剂、镇痛泵等。注意呼吸抑制和气管管理，必要时应在吸氧和监护下进行。

2）烧伤补液

a. 中小面积烧伤：①第一个 24 小时晶胶体总量为 1.5ml/kg 乘以烧伤面积（Ⅱ度和Ⅲ度），其中晶体 1ml/kg，胶体为 0.5ml/kg，另加基础水分 2000ml，前 8 小时补入总量的一半，后 16 小时补充另一半；②第二个 24 小时晶胶体减半，基础水分同前；③目标：尿量恢复至 30～50ml/h，血流动力学稳定。

b. 大面积、危重烧伤：①采用目标复苏，根据患者的血气分析、尿量、心功能、血乳酸精准计算补流量和灵活调节；②目标：尿量恢复至 30～50ml/h，碱剩余＜－6，氧供（DO_2）＞500ml/m^2，血流动力学稳定。

c. 延迟复苏烧伤：是指伤后 6 小时才开始补液治疗的患者。①第一个 24 小时晶胶体总量为 2.6ml/kg 乘以烧伤面积（Ⅱ度和Ⅲ度），其中晶体与胶体各 1.3ml/kg，另加基础水分 2000ml，前 8 小时补入总量的一半，后 16 小时补充另一半；②第二个 24 小时晶胶体改为 1ml/kg，晶体与胶体各为 0.5ml/kg，基础水分同前；③目标：尿量恢复至 30～50ml/h，碱剩余＜－6，血流动力学稳定。

d. 合并吸入性损伤：补液应适当增多，但应结合出入量和化验结果判断，不可过多，亦不可过度限制。

3）烧伤感染

a. 破伤风抗毒素 1500U 皮试后肌内注射。

b. 轻度烧伤不需要使用抗菌药物，中重度烧伤应做血培养、创面分泌物细菌培养和药敏并动态监测，尽早从经验用药过渡到目标用药，抗感染治疗仅作为全身治疗的一部分，强调"早用、早停"和"围术期应用"。

c. 烧伤感染早期多为金黄色葡萄球菌、铜绿假单胞菌，可根据感染情况选用下列药物之一：①头孢唑林静脉滴注，成人 0.5～1g/次，2～4 次/天；儿童，每天 20～100mg/kg，分 2～4 次；②苯唑西林静脉滴注，成人 1～2g/次，溶于 100ml 输液中滴注 0.5～1 小时，3～4 次/天；小儿按体重每天 25～75mg/kg，分 3～4 次给予；③头孢哌酮钠舒巴坦钠静脉滴注，成人 1～2g/次，2～4 次/天；小儿每天 40～80mg/kg，分 2～4 次用药，最大剂量每天 160mg/kg，分 2～4 次给药，舒巴坦的最大剂量每天不得超过 80mg/kg。

d. 烧伤后期多为移植菌或机会菌感染，应根据血液、尿液、痰液、创面分泌物的细菌、真菌培养和药敏结果使用敏感、低毒的抗菌药物治疗。

e. 全身使用的抗菌药物不能外用于创面。

4) 创面处理

a. I 度烧伤：创面不需要处理。

b. 小面积烧伤（＜20％Ⅱ度以下）：可立即冷水冲洗或浸泡（水温 10℃～20℃），化学烧伤首先要去除存留于创面的化学颗粒，再用大量清水冲洗，可持续 1～2 小时。

c. Ⅱ度烧伤：创面去除异物、清洁和保护创面，除明显污染、化学烧伤外一般不清除水疱，小水疱不需要处理，大水疱在低位处剪破引流，使用碘伏消毒创面、湿润烧伤膏涂敷等。

d. Ⅲ度烧伤：创面大、烧伤较深、创面感染难以避免者，可使用磺胺嘧啶银、磺胺嘧啶锌糊剂或 2％碘酊，亦可用磺胺米隆，抗菌作用好，焦痂穿透力强，多用于清创不及时或已发生感染的创面，但因抑制碳酸酐酶，易发生代谢性酸中毒，对创面有刺激性，可引起疼痛。

e. 半暴露疗法：适用于早期无明显感染的浅Ⅱ度创面，仅覆盖单层抗菌纱布，可用灯烤、热风筒吹等方式促进创面干燥，如创面分泌物多应及时清洁后改为包扎疗法。

f. 暴露疗法：适用于头面部烧伤、大面积深度烧伤或天气炎热（特别是湿热）时，注意正确处理创面，避免创面压迫和摩擦。

g. 包扎疗法：适用于四肢的Ⅱ度烧伤：①清创后用 0.5％的碘伏油纱贴敷创面，边缘需覆盖正常皮肤 3～5cm，然后多层干纱、脱脂棉垫均匀包扎，敷料厚度视渗出量而定；②敷料更换，清洁创面 5 天 1 次，渗出多 1～3 天 1 次，创面感染如伴有异味、发热、白细胞升高、创面渗湿者须及时更换；③局部渗透可在局部加垫继续包扎，渗出较广泛或污染应全部更换。

h. 制动：四肢、颈屈侧应制动在伸位，四肢关节于功能位，手部应拇指外展对掌，掌指关节屈曲 80°，指间关节伸直，指蹼间填塞纱布，主要是防止愈合后瘢痕牵缩影响功能。

（3）手术治疗：深Ⅱ度以上烧伤创面视病情进行小、中清创，Ⅲ度烧

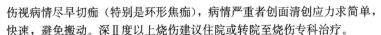

伤视病情尽早切痂（特别是环形焦痂），病情严重者创面清创应力求简单，快速，避免搬动。深Ⅱ度以上烧伤建议住院或转院至烧伤专科治疗。

2. 中医治疗 烧伤属中医学"烧伤"的范畴。临床上针对轻、中度烧伤者或烧伤后期，可在专科诊治的基础上，配合中医康复治疗，以期缓解症状及促进组织修复。

（1）中医内治：临床常见有火热伤津证、阴伤阳脱证、阴伤胃败证等证型。治以清热解毒，养阴益气为主，辨证辅以止痛、凉血、开窍等治法，尤需注重保护津液。常用方剂有黄连解毒汤、参附汤合生脉饮、益胃汤合参苓白术散。大面积烧伤救急时可内服云南白药保险子。

（2）其他治疗：亦可选用湿敷、烧伤膏外涂等外治法。

【风险规避】

1. 误诊防范

（1）吸入性损伤是严重烧伤患者死亡的重要原因，多数漏诊发生于全身病情严重而呼吸道烧伤不太明显、病史询问不清时，详细检查面、颈、口鼻等处的烧伤情况，了解烧伤现场是否密闭，仔细观察呼吸道分泌物是否含炭末样颗粒、有无呼吸道症状可避免漏诊。

（2）对烧伤程度的误判和对病情演变和并发症认识不足可延误治疗和加重病情，需熟悉烧伤的病理生理和临床分期特点，把握手术切痂时机，提高对全身炎性反应综合征、烧伤补液、静脉营养支持的认识。

2. 医患沟通

（1）一般告知：烧伤现场迅速脱去燃烧或污染的衣物，保护创面避免污染，密闭空间用湿毛巾保护口鼻，避免吸入性损伤或窒息。早期冷疗，可用清水或生理盐水冲洗创面、浸泡，需足够的时间才有效。

（2）风险告知

1）化学烧伤要及时去除污染物质和残留于皮肤的化学物质，避免进一步加重损伤。

2）病情严重者告知患者及家属，可能发生休克、脓毒血症、多器官功能衰竭等严重并发症，后期可能需多次手术治疗，取得理解及配合。

3. 记录要点

（1）详细记录烧伤的面积、深度、污染情况、神志、生命体征，有无吸入性损伤等。

（2）病情危重的立即抢救并做好记录。

（3）对中重度烧伤安排住院或转院至烧伤专科治疗，拒绝住院或转院的应告知风险并作好记录。

（王海峰 叶锡银）

五、甲状腺结节

【概述】 甲状腺结节多为良性的甲状腺腺瘤。恶性则多为甲状腺癌。少部分表现为甲状腺功能亢进症（甲亢）或情绪、心率、骨、肌肉、肾脏病变等。恶性晚期常表现为淋巴结肿大或远处转移灶、霍纳（Horner）综合征，可伴声嘶、吞咽或呼吸困难等症状。

【诊断步骤】

1. 问诊要点

（1）询问肿物发现的时间、大小、质地、进展变化及检查和治疗经过。

（2）是否伴怕热、多汗、烦躁、失眠，有无消瘦、多食、心悸、腹泻等症状。

（3）既往是否有心脏病（主要是快速性心律失常）发作史、骨病（骨质疏松、骨囊肿等）、结石病史、近期有无上呼吸道感染或发热病史，放射线接触史。

（4）某些地域及饮食习惯（与碘过量或缺乏相关）、家族史。

（5）女性患者的月经量减少、经期紊乱等，亦有参考意义。

2. 体检要点

（1）检查肿物的大小、数量、位置、质地、表面是否光滑，与周围组织粘连情况、是否随吞咽活动，局部有无红肿、发热、或可否触及淋巴结肿大，闻及血管杂音。

（2）注意观察有无面部潮红、突眼、亢奋，听诊心音、双肺呼吸音、颈部血管杂音，注意患者发声、骨关节畸形或活动受限情况。

3. 辅助检查

（1）一般检查

1）血常规：甲状腺炎血沉增快，急性化脓性甲状腺炎白细胞和中性粒细胞可升高。

2）甲状腺功能：甲状腺炎早期三碘甲腺原氨酸（T_3）、甲状腺素（T_4）正常或轻度升高，后期正常或下降，但促甲状腺素（TSH）升高，抗甲状腺球蛋白抗体、抗甲状腺微粒体抗体效价升高，二者均大于50％时有诊断意义；甲亢患者 T_3、T_4 可升高，TSH 正常或降低，甲状腺功能减退时则下降。

3）甲状腺彩超：明确肿瘤的性质、大小、浸润情况，为首选的检查项目。

（2）选择性检查

1）颈部 X 线片：了解颈部有无畸形和气管压迫、软化或塌陷。

2）甲状腺核素扫描：良性结节多为热结节，恶性结节多为冷结节，但当甲状腺囊肿或结节囊性变时也为冷结节，需注意鉴别。

3）甲状腺吸碘功能、尿碘测定：了解近期碘摄入情况和甲状腺功能。确诊和定位胸骨后甲状腺。

4）心电图：有甲状腺功能亢进伴心悸时选用。

5）喉镜检查：了解气管、声带和喉返神经的情况，便于术中插管和术后判断。

6）CT 或磁共振成像（MRI）：有助于了解浸润范围和甲状旁腺的术前定位，必要时采用。

4. 诊断要点

（1）肿块可随吞咽活动。

（2）影像学检查发现肿块（结节），初步判断肿块的性质。

（3）代谢紊乱临床表现和实验室检查的阳性发现（甲状腺、血钙磷等异常）。

（4）细针穿刺细胞学检查、术后病理检查明确诊断。

（5）应综合分析、定性

1）甲状腺腺瘤：超声提示有完整包膜，包块表面光滑，有时突然增大囊性变，常为单个。

2）甲状腺良性结节：超声提示无完整包膜，无浸润和粘连，可单发向多发演变，可伴甲亢（T_3 或 T_4 增高及相应临床表现）。

3）甲状腺癌：质硬，与周围组织粘连、浸润，超声提示微小、沙砾样钙化、边缘不规则，内部血流紊乱，常伴淋巴结肿大，针吸细胞学病理显示为滤泡细胞明显增大、大小不一、核浆比失调、排列紊乱，极相消失，乳头状结构明显者为乳头状腺癌，滤泡状结构明显者为滤泡状腺癌。

5. 鉴别诊断要点

（1）与甲状腺癌、甲状腺腺瘤相鉴别：甲状腺癌多表现为甲状腺结节，生长较快，质硬，多伴颈部淋巴结肿大、或伴声嘶、吞咽或呼吸困难等，80%～90%表现为单个结节。其中乳头状癌多发于 40 岁以下女性；滤泡状癌多发于中年男性；髓样癌多见于 20 岁以前且有家族史，散发者见于中年人；未分化癌多发于老年人。应注意多数甲状腺癌患者早期无自觉症状。而甲状腺腺瘤为最常见的甲状腺良性肿瘤，其包膜完整，表面光滑，与周围组织分界明显，质地稍硬，生长缓慢，多为滤泡状腺瘤，乳头状腺瘤较少，但可囊性变，注意其不易与乳头状腺癌区分。甲状腺结节无完整包膜，多由单个结节逐渐演化为多个结节，可继发甲亢，或发生恶变。鉴别最终均需病理确认。

（2）与原发性、继发性甲亢、高功能腺瘤相鉴别：原发性甲亢（主要是 Graves 病，占所有甲亢的 85％）多发于 20～40 岁女性，可有突眼、腺体弥漫性肿大、代谢亢进等；继发性甲亢表现为多年的多发性结节性甲状腺肿，继而出现甲亢，无突眼，常伴心肌损害；高功能腺瘤多表现为直径≥4cm 的单个结节，结节周围的组织呈萎缩改变，无眼球突出，临床有明显的甲亢症状。

（3）与甲状旁腺腺瘤、甲状旁腺癌相鉴别：甲状旁腺腺瘤多为单发，各年龄段均可发生，无功能性腺瘤为多，因解剖位置变异，常不易与甲状腺腺瘤鉴别；功能性甲状旁腺腺瘤因伴有高钙、低磷等代谢异常，早期多误诊为骨质疏松、骨囊肿、胆石症、尿石症，晚期多合并肾功能不全、高血压、尿毒症，对可疑者应检查甲状旁腺激素、血清钙、磷和甲状腺彩超或 CT 予以鉴别。甲状旁腺癌质硬、可与周围组织粘连和浸润，但定性仍依赖于病理。

（4）与亚急性甲状腺炎、安静型甲状腺炎、桥本甲状腺炎相鉴别：急性化脓性甲状腺炎有发热，局部红肿、触痛，波动感；亚急性甲状腺炎早期有上呼吸道感染，甲状腺肿大，可伴短期甲亢表现；安静型甲状腺炎和桥本甲状腺炎，早期无表现或短期波动性甲亢，多数最后进展为不同程度的甲状腺功能减退。各种甲状腺炎表现为弥漫性肿大，部分可表现为结节。

6. 确定诊断

（1）触及随吞咽活动的甲状腺肿物结合超声等辅助检查发现甲状腺结节即可初步确定诊断。

（2）最终性质依据病理诊断和（或）免疫组织化学。

【治疗方法】

1. 西医治疗

（1）一般治疗：针对不同病情建议采用个体化治疗，无症状且低风险（肿物＜1cm 且为良性）者可注意休息、补充糖、蛋白质、B 族维生素等，定期复查。

（2）对症治疗

1）甲状腺危象：见本书"弥漫性毒性甲状腺肿"的治疗。

2）甲状腺相关眼病：根据病情选用静脉用甲泼尼龙或泼尼松口服；生长抑素如：奥曲肽；免疫球蛋白；眼眶放射性治疗或减压手术。

3）妊娠甲亢综合征：尽量以补液、止吐、维持水电解质平衡等对症

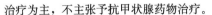

治疗为主，不主张予抗甲状腺药物治疗。

4）其他：①心动过速的患者可服用β-受体阻滞剂，如普萘洛尔10mg/次，一天两次，口服；②失眠予镇静安眠药，如地西泮片10mg/次，睡前口服。

（3）对因治疗

1）甲亢：①抗甲状腺药物：详见本书"弥漫性毒性甲状腺肿"的治疗；②放射性碘治疗：主要并发症为甲状腺功能减退，极少发生甲状腺危象，妊娠期禁忌使用放射性碘和碘溶液。

2）甲状腺功能减退：主要为补充左甲状腺素钠，或使用甲状腺素片，控制碘摄入。

（4）手术治疗：出现以下表现应行手术治疗。

1）恶性或可疑恶性肿瘤（经细针穿刺细胞学或其他方法病理证实）。

2）超声显示沙砾样微小钙化。

3）结节呈进行性生长，伴淋巴结肿大，临床考虑有恶性倾向或合并甲状腺癌高风险者。

4）出现与结节明显相关的局部压迫症状。

5）合并甲亢，内科治疗无效者。

6）肿物位于胸骨后或纵隔内。

7）因外观或思想顾虑过重影响正常生活强烈要求手术者为相对适应证。

妊娠患者必需手术治疗的应尽量于妊娠4～6月时进行，否则应在产后实施。对青春期甲状腺肿患者应先行内科治疗和观察，不应过早进行手术。近年来开展的腔镜下甲状腺手术既可达到传统手术的效果，又兼顾美观、微创的手术理念。

2. 中医治疗　甲状腺结节属中医学"肉瘿"、"石瘿"等范畴。其中石瘿宜手术治疗，而针对无症状且低风险的肉瘿患者，可定期复查，或配合中医康复治疗，以缓解症状、消散结节。

（1）中医内治：辨证需先分虚实，临床常见有气郁痰凝证、气阴两虚证等证型。治以化痰软坚为主，辨证辅以理气、养阴等治法。相应的常用方剂有逍遥散合海藻玉壶汤、生脉散合海藻玉壶汤等。五海瘿瘤丸、小金丸等中成药亦常辨证选用。

（2）其他治疗：针刺取定喘穴，隔日针刺1次；亦可选用阳和解凝膏掺黑退消外敷等外治法。

【风险规避】

1. 误诊防范

（1）少数男性甲亢患者表现为周期性发作肌无力，可被误诊为低钾血症或重症肌无力，检查血钾和甲状腺功能多可避免误诊。

（2）有些以腹泻为突出表现的被误诊为"慢性结肠炎"或"肠易激综合征"，老年甲亢患者表现为食欲缺乏、萎靡不振、进行性消瘦，可被误诊为"消化道肿瘤"。一些中青年女性甲亢患者的精神症状比较突出，主要表现为失眠多梦、紧张焦虑、头晕目眩、月经紊乱，常常被误诊为"更年期综合征"或"抑郁症"。伴明显心血管症状时可被误诊为冠心病、心律失常等。结合甲状腺功能检查和甲状腺超声检查可避免误诊。

（3）应注意少数功能性甲状腺腺瘤为多发性内分泌腺瘤的局部表现，认真收集临床资料，检查相应的血钙测定和基因检测可明确诊断和避免误诊。

（4）甲状腺炎早期伴甲状腺激素一过性升高可被误诊为甲亢，根据其早期有甲状腺肿大，发热等感染症状，后期出现甲状腺功能减退，结合病理检查可避免误诊。

2. 医患沟通

（1）一般告知：加强营养、补充优质蛋白、增强抵抗力，饮食和作息规律，避免不良情绪刺激。

（2）风险告知：手术者应充分告知手术的相关风险如甲状腺功能减退、甲状旁腺损伤、喉返神经损伤等，使患者对手术风险有清醒的认识，严格把握手术适应证，同时避免漏诊恶性肿瘤。

3. 记录要点

（1）记录结节发生的部位、时间、生长变化、治疗经过，有无伴相关代谢、精神症状等。

（2）记录药物或手术治疗指征、方案和并发症处理，有恶性倾向的甲状腺结节还应注明随诊时间。

（叶锡银　王海峰）

六、乳腺肿块

【概述】　大多数乳腺肿块是良性的，乳腺纤维瘤为最常见乳腺良性肿瘤。乳腺癌是女性最常见的恶性肿瘤，乳腺癌防治已纳入国家基础卫生管理体系。早期筛查和综合治疗使得乳腺癌成为当前疗效最佳的实体肿瘤之一。

【诊断步骤】

1. 问诊要点

（1）询问肿物发现的时间、大小、质地，有无疼痛、乳头溢液、进展变化，与月经周期、妊娠、哺乳的关系，曾行何种检查、治疗以及活检情况。

（2）仔细询问患者的月经史、婚育史，包括初潮年龄、经期、经量、末次月经、停经或绝经日期，避孕、哺乳的方式，初次妊娠的年龄、孕次，流产或分娩的方式，是否口服避孕药或进行激素替代疗法，放射线接触史、妇科疾病、手术史、家族史等。

（3）男性患者必须了解肝功能、性功能是否异常，以及相关药物史（H_2受体阻滞剂、苯妥英钠或毒品，如大麻等）。

2. 体检要点

（1）乳房检查应尊重患者私隐，礼貌、轻柔、细心。患者采取坐位和仰卧位，大部分可扪及乳房肿物，应注意肿物的大小、数量、位置、质地、表面是否光滑，与周围组织粘连情况（包括边界、活动度），局部有无红肿、发热、可否触及肿大的腋窝淋巴结。

（2）注意观察双侧乳房是否对称，乳房和乳头、乳晕的皮肤改变（水肿、红斑、湿疹、溃疡、乳头回缩、移位等），有无乳头溢液（包括色泽、溢液导管的数目、是否自发性溢淌等）。所有乳房包括腋窝区域都应检查到位，先健侧再患侧，注意手法和体位，避免抓捏。

（3）全面评估患者的身体状况，听诊心音、双肺呼吸音，注意患者有无发热、咳嗽、皮肤瘀斑以及骨关节活动情况等。

3. 辅助检查

（1）一般检查

1）肿瘤标志物：明显升高提示为恶性或复发。

2）乳房X线片：双侧乳房X线片是评估乳腺疾病的标准方法，任何乳腺实质性肿块在活检前都应进行。男性患者和小于35岁的女性患者因乳腺致密，检出率和准确性受质疑则不建议首选，可选磁共振成像（MRI）检查。部分患者虽小于35岁，但出现哺乳后乳房疏松和高度怀疑恶性、有乳腺肿瘤家族史者亦可行X线检查。

3）乳腺彩超：超声对良性囊肿的诊断准确性达98%～100%，良性囊肿表现为光滑清晰的边界，内部均匀的低回声，如果含有显著的实质成分其恶性比例明显升高，常需穿刺活检。

4）血常规：急性乳腺炎时血白细胞和中性粒细胞升高。

（2）选择性检查

1）雌激素、雄激素和肝功能：可能出现雌激素升高、雄激素降低、肝功能异常。

2）组织活检：对可疑恶性，甚至即使影像学认为是良性肿块进行评估确诊时也应进一步组织活检，不愿切除活检的患者，可以行细针、空芯针穿刺活检，一旦怀疑恶性，立即切除活检，切除活检的标本应标示方位。

3）三联检查：超声检查提示肿块为实性肿块时，应进行三联检查来评估肿块的性质，即联合临床乳房检查、乳房X线检查和针刺活检，如果细针穿刺细胞取材不足时，空芯针穿刺活检是必须完成的，只有当三联检查结果一致，患者的诊断才能确定。

4. 诊断要点

（1）肿块位于乳腺。

（2）影像学发现肿块为囊性或实性，或为穿刺抽出脓液。

（3）结合影像学、患者乳腺发育、月经、生育评估肿块良恶性，决定是否进一步活检或者观察随访。

（4）（超声引导）细针、空芯针穿刺细胞学检查、术中冰冻、切除术后病理检查确诊。

5. 鉴别诊断要点

（1）与乳腺癌、乳腺纤维瘤相鉴别：乳腺癌多表现为单个肿块，生长较快，质硬不平如卵石，边界不清，中晚期多伴腋窝淋巴结肿大，皮肤可有"橘皮样"改变、"酒窝征"、乳头回缩、溢液等，超声表现为：肿块形态不规则，呈锯齿样或蟹足样浸润，内部回声不均匀和沙砾样改变。而乳腺纤维瘤多为无意中发现的无痛性肿块，表面光滑，与周围组织分界明显，质地稍硬，生长缓慢，活动度好。活检病理可鉴别。

（2）与乳腺炎、乳腺增生及乳腺囊肿相鉴别：乳腺炎最多见于哺乳期，多有红、肿、热、痛，脓肿形成时有波动感，血常规检查白细胞和中性粒细胞升高，穿刺抽出脓液可证实。乳腺增生主要表现为乳房胀痛、细结节感、分界不清且随月经呈周期性变化的乳房肿块，有自限性并与情绪相关；乳腺囊肿表现为囊性肿物，边界清，可有轻压痛，多位于乳房中央、乳头周围（特别是乳头上方），超声表现为内部均匀低回声，形态规则，囊壁光滑，后壁回声明显增强，细针穿刺细胞学检查可鉴别和确诊。

（3）与乳腺导管内乳头状瘤、乳腺导管扩张症相鉴别：乳腺导管内乳头状瘤主要表现为单孔乳头血性溢液，乳晕附近1cm以内的肿块，溢液涂片细胞学检查和乳头内镜检查可确诊。乳腺导管扩张症急性期红肿热痛，亚急性期有脓肿形成，后期为多孔乳头溢液、在乳晕范围内且与周围粘连的乳房肿块，质硬、乳头回缩，伴"橘皮样"改变、"酒窝征"，乳腺导管造影和针吸细胞学检查可鉴别。

6. 确定诊断

（1）触及乳腺肿物结合超声等辅助检查发现乳腺肿块即可初步确定诊断。

（2）最终性质依据病理诊断和（或）免疫组织化学。

【治疗方法】

1. 西医治疗

（1）一般治疗：无症状且低风险的肿物（<1cm 且活检为良性）如乳腺纤维瘤不愿手术者可休息随访，定期复查。乳腺增生多数不需任何治疗，减轻心理压力，保持乐观情绪、去除诱因。

（2）对症治疗：乳腺增生亦可口服中药逍遥散 3～9 克，3 次/天，或行中医治疗。

（3）对因治疗：乳腺增生：症状较重者可行内分泌治疗，口服他莫昔芬，月经干净后 5 天开始，每天两次，每次 10mg，连用 15 天停药。

（4）手术治疗：大多数乳腺良恶性肿瘤需活检病理确诊和住院手术治疗，但是手术时机应根据病情决定。妊娠期和青春期因为乳腺组织致密成像困难，结节感较明显，乳房芽与乳房肿块难以区分，损伤会导致乳房发育不全、双侧不对称等，手术应慎重，且应考虑患者基于乳房美容方面的要求。

2. 中医治疗　乳腺肿块属中医学"乳核"、"乳癖"、"乳岩"、"乳衄"等范畴，其中"乳核"相当于"乳腺纤维腺瘤"，"乳癖"相当于"乳腺增生病"，"乳衄"相当于"大导管内乳头状瘤"，"乳岩"相当于"乳腺癌"。临床上针对乳核、乳癖等良性疾病，可积极使用中医康复治疗，但散结消块之品多有损伤正气之虞，故应按疗程治疗，中病即止，定期复查。

（1）中医内治：辨证需先分气血，临床常见有肝郁气滞证、血瘀痰凝证等证型。治以散结消块为主，辨证辅以解郁、活血等治法。常用方剂有逍遥散、桃红四物汤合二陈汤等。乳核散结片、乳康胶囊、乳癖消胶囊等中成药亦常辨证选用。

（2）其他治疗：针刺取穴以乳根、膻中、肝俞、足三里、太冲、关元、三阴交、血海等为主；亦可选用膏药外敷、中药外敷、推拿等外治法。

【风险规避】

1. 误诊防范

（1）不能忽视任何一个肿块，综合分析并提供一个和患者病史、查体、影像学检查、病理一致的病情解释，良性者也不能忽略随访。建议患者在随后 1～2 年内每 6 个月进行一次系列体检和影像学检查，如果稳定则可继续观察，如果增大建议立即手术切除病检，避免漏诊恶性肿块。

（2）导管扩张症早期与乳腺炎、后期与乳腺癌、乳腺导管内乳头状瘤难以区分，误诊率较高，故有乳腺炎病史而后期怀疑乳腺癌、乳腺导管内乳头状瘤的要考虑该病，建议行乳腺导管造影和针吸细胞学检查鉴别。

（3）发现乳房实性肿物和复杂的囊实性肿物应当有病理活检证实，以避免漏诊或误诊。

2. 医患沟通

（1）一般告知：加强营养、高蛋白食物、低脂饮食、增强抵抗力、饮食和作息规律，避免不良情绪刺激。如果患者自查到肿块而触诊不明显或临床检查不确定时，需记录其部位和周围乳腺组织的特点，告知患者在一个月经周期内再行复查并定期随访。

（2）风险告知

1）患者接受三联检查且显示为良性，愿意观察及随访者，告知也有恶性变可能。

2）行手术切除病理组织活检时，告知手术的相关风险。

3）少部分因太小仅彩超等影像学检出，临床难以扪及，适当解释以解除患者过度忧虑，但即使肿瘤较小，长期稳定，也不能完全排除恶性，建议定期复查和随访。

4）对有生育、哺乳或美容要求保守治疗者均需告知可能的不利影响。

3. 记录要点

（1）详细记录肿块性质特点、生长变化规律、治疗经过。（如：左乳3点位距乳头2cm处有一肿物，大小约2cm×3cm，质韧，表面光滑，活动度好，分界清楚无粘连）。

（2）记录随访时间及观察内容。

（3）恶性或有恶性倾向的乳腺肿块患者拒绝进一步检查、住院或手术治疗的要行风险告知并在病历中记录。

（王海峰　叶锡银）

七、急性乳腺炎

【概述】　急性乳腺炎多见于初产的哺乳期妇女，多为金黄色葡萄球菌感染，部分为链球菌，是女性乳房最常见的感染性疾病，保持乳头清洁和正确的哺乳方式可有效预防其发生。

【诊断步骤】

1. 问诊要点

(1) 需了解乳房疼痛发生的时间及其与哺乳的关系、哺乳的习惯和方法、姿势，近期有无乳房或乳头损伤。

(2) 有无伴发热、畏寒、乏力等全身中毒症状。

(3) 既往有无类似发作史，注意有无心血管病史等。

2. 体检要点

(1) 乳房是否有局部红肿、硬结、压痛、皮温升高、波动感及其范围和大小，红肿、压痛、波动感最显著部位可作为穿刺部位，注意观察脓液的性状。

(2) 对比检查双侧乳房，有无增大、结节、湿疹、溃烂、"橘皮样"改变，是否乳头过小或内陷、皲裂，触摸双侧腋窝淋巴结有无肿大和压痛。

3. 辅助检查

(1) 一般检查

1) 血常规：急性感染期白细胞和中性粒细胞明显升高。

2) 诊断性穿刺：可抽出脓液并送细菌培养和药敏试验。

(2) 选择性检查：超声检查可发现脓肿并协助穿刺定位。

4. 诊断要点

(1) 哺乳期妇女出现单侧乳房红、肿、热、痛，早期有硬结、胀痛，脓肿形成可为跳痛、有波动感，可向皮肤破溃，急性感染期可伴畏寒、高热、全身乏力等全身中毒症状。

(2) 穿刺抽出脓液可确诊。

(3) 乳房后脓肿表现为患侧乳房肿大、深压痛，可无明显的局部症状（红肿、皮温升高等），但全身中毒症状明显。

5. 鉴别诊断要点

(1) 与炎性乳腺癌相鉴别：炎性乳腺癌较少见，可发生于任何年龄，无明显肿块，伴红肿热痛，但血常规白细胞多不升高，皮肤红肿面积较大，可占乳房 1/3 以上，病情进展迅速，可有"橘皮样"改变和皮肤卫星结节，抗感染治疗无效，细胞病理学检查可鉴别。

(2) 与浆细胞性乳腺炎、肉芽肿性乳腺炎相鉴别：此两者均为局部病灶，与哺乳无关，极少出现畏寒、发热等症状，可突然感染并化脓、破溃。前者常有乳头凹陷，脓液有豆渣样物质；后者常伴下肢结节、红斑、关节痛等结缔组织症状，脓液多为血性。二者均可反复发生，极难治愈，组织病理、脓液细胞学、免疫学检查可明确诊断。

6. 确定诊断

(1) 根据乳房红、肿、热、痛的典型表现、超声发现脓肿或穿刺抽出脓液可以确定诊断。

（2）临床表现不典型时应注意与上述其他疾病鉴别。

【治疗方法】

1. 西医治疗

（1）一般治疗：早期乳腺炎可仅患侧乳房停止哺乳，若感染严重或并发乳瘘应完全停止哺乳。可选用溴隐亭口服，初为 1.25mg，2 次/天，2～3 天后改为 2.5mg，2 次/天，共 7～14 天；或己烯雌酚每次服 5mg，2～3 次/天，连服 3 天；或肌注，每次 1mg，连用 3～5 天；或生麦芽 60～90g，煎水当茶饮，每天一剂，连用 3～5 天。

（2）对症治疗：吸乳器吸出乳汁，减少乳汁淤积，局部热敷或理疗。

（3）药物治疗：急性乳腺炎多为金黄色葡萄球菌感染，治疗前先取脓液做培养和药敏，早期未形成脓肿前使用抗菌药物可获得极好效果，不必等待细菌培养结果，抗菌药物治疗必须足量、足疗程并结合手术彻底引流。

1）首选青霉素或一代头孢菌素口服，如阿莫西林 0.5～1g/次，3～4 次/天；或氨苄西林 0.25～0.75g/次，4 次/天；或头孢拉定 0.25～0.5g/次，3～4 次/天等。应用青霉素前应询问过敏史和进行皮试。

2）对青霉素或头孢菌素过敏者可选用红霉素口服，成人 250mg/次，3～4 次/天。

3）必要时亦可用头孢唑林成人 0.5～1g/次，2～4 次/天，加入 0.9%氯化钠注射液 100ml 静脉滴注等，或其他敏感的抗菌药物。

（4）手术治疗：脓肿形成后可根据脓肿位置、大小，在最低位选用穿刺抽脓或切开引流，以乳头为中心做放射状切口，以避免损伤乳腺管而发生乳瘘。乳晕部位脓肿，应沿乳晕边缘作弧形切口。乳房后脓肿，沿乳房下皱襞作弧形切口。如脓肿较大而引流不畅，须作对口引流。术中应疏通所有分隔、保证引流通畅彻底并放置引流。

2. 中医治疗 急性乳腺炎属中医学"乳痈"范畴。因中草药使用不影响健侧哺乳，临床上可积极配合中医康复治疗，以期减轻症状或缩短病程。

（1）中医内治：临床上先分期，分瘀滞期、成脓期、溃后期三期，根据不同分期有气滞热壅证、热毒炽盛证、正虚毒恋证等证型。治疗原则为及早处理，以消为贵，治以清热解毒为主，辨证辅以行气、透脓、扶正等治法。常用方剂有瓜蒌牛蒡汤、瓜蒌牛蒡汤合透脓散、托里消毒散。夏枯草胶囊、小金丸等中成药亦常辨证选用。

（2）其他治疗：乳痈初期，针刺取穴以肩井、膻中、足三里、列缺、

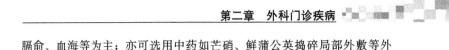

膈俞、血海等为主；亦可选用中药如芒硝、鲜蒲公英捣碎局部外敷等外治法。

【风险规避】

1. 误诊防范

（1）乳房后脓肿因表现不典型或脓肿未形成，早期不易明确诊断，可发生误诊。

（2）炎性乳腺癌虽较少见，但极易误诊且后果严重，如红肿明显、等待未见脓肿形成、抗感染治疗无效，血常规白细胞不升高应警惕，及时行细胞学病理检查。

（3）对反复发生的非哺乳期乳腺炎，脓肿不大，脓液为血性或含豆渣样物质应行细胞学、病理检查，排除浆细胞性、肉芽肿性乳腺炎。

2. 医患沟通

（1）一般告知：根据病情需要配合停止哺乳，正确使用吸乳器，保持乳头清洁，养成良好的哺乳习惯。

（2）风险告知

1）炎性乳腺癌特别是发生哺乳期的与急性乳腺炎难于鉴别，常需进一步观察治疗和行细胞学检查。

2）部分药物可通过乳汁进入婴幼儿体内，哺乳期患者应重点交代注意事项。

3）脓肿切开引流后，瘢痕形成可能影响美观。

3. 记录要点

（1）记录乳房疼痛时间和红肿、发热、畏寒、波动感等感染表现。

（2）记录门诊穿刺或切开引流的手术指征，换药时间等。

（张妙兴 王海峰）

八、肋 软 骨 炎

【概述】 一般指非特异性的（非化脓性的）肋软骨肿大，伴有胸痛，多数为中青年，女性略多，是临床常见病，目前病因尚未明确。

【诊断步骤】

1. 问诊要点

（1）胸痛的部位、程度、上肢活动或咳嗽时是否加重。

（2）有无外伤、感染病史，与气温和环境变化有无关系。

（3）既往有无类似病史等。

2. 体检要点 肋骨是否肿大、压痛，肿痛的位置、范围及其与胸骨、肋骨的关系，有无皮肤疱疹、红肿、波动感、皮温升高，检查女性患者要避开乳腺组织。

3. 辅助检查

（1）一般检查

1）血常规：多无异常。

2）胸片：可排除肋骨结核、骨髓炎和胸腔内病变等。

（2）选择性检查：必要时行 CT 及三维重建。

4. 诊断要点 肋软骨肿大、隆起、压痛，无红肿、发热、波动感等感染表现。

5. 鉴别诊断要点

（1）与肋软骨结核相鉴别：肋软骨结核多有肺结核病史，局部无红肿热痛，可形成冷脓肿或窦道，脓液为白色或干酪样，胸片常发现结核阴影，脓液检查无普通细菌生长，可发现结核分枝杆菌，窦道肉芽组织病理可鉴别和确诊。

（2）与急性肋骨骨髓炎相鉴别：急性肋骨骨髓炎多有发热和血白细胞明显升高，局部红、肿、热、痛，胸片见病变局部肋骨增粗，骨质破坏，可有胸膜反应，不难鉴别。

（3）与化脓性肋软骨炎相鉴别：化脓性肋软骨炎伴有局部红肿、皮温升高，脓肿形成时有波动感，穿刺可抽出脓液，血常规检查白细胞和中性粒细胞升高，胸片显示局部软组织肿胀，可发展为肋骨骨髓炎。鉴别大多无困难。

（4）与带状疱疹相鉴别：带状疱疹疼痛沿神经走向分布，多有密集性水疱，疼痛为针刺或烧灼样，有时伴瘙痒，起病急，见到典型疱疹即可鉴别。

6. 确定诊断

（1）肋软骨肿大、隆起、压痛，无红肿、发热、波动感等化脓性感染表现，可以初步诊断。

（2）需排除肋骨结核、骨髓炎和胸腔内病变及其他有明确病因的胸肋骨病变。

【治疗方法】

1. 西医治疗

（1）一般治疗：理疗无效，药物镇痛可使用非甾体抗炎药如美洛昔康分散片 7.5mg/次，1～2 次/天。

（2）糖皮质激素封闭疗法：疼痛难以忍受时可采用短效糖皮质激素（醋酸氢化可的松或醋酸泼尼松龙）与酰胺类局麻药物（如利多卡因）混

合后予最明显固定压痛点处局部注射，一般局部封闭间隔应大于1周，3次为一疗程，一年不超过3次。通常选用短效或中效糖皮质激素，不宜应用长效糖皮质激素，更不宜频繁使用，无明确压痛点时不宜采用。

（3）手术治疗：症状较重，保守治疗无效或不能排除肿瘤者可切除后送病理检查。

2. 中医治疗 肋软骨炎属中医"胸痛"范畴，临床可辨证论治配合中药内治，康复理疗较少使用。

【风险规避】

1. 误诊防范 该病缺乏特异性检查，误诊率较高。合并有呼吸、消化道、心血管症状时，因局部表现不明显、未仔细查体，可误诊为呼吸道、消化道、心血管等相关系统疾病。女性患者查体不仔细可误诊为乳房肿块引起的胸痛，仔细检查乳腺，必要时超声、心电图、胸片、消化道内镜检查可避免误诊。

2. 医患沟通

（1）一般告知：治疗方法有限，效果欠佳。

（2）风险告知：告知目前尚无有效治疗方法，病情可反复发作，取得患者理解与配合，有时需定期复查，或手术切除送检，以排除肿瘤。

3. 记录要点 详细记录肿痛的时间、位置，肿大和压痛的范围、伴随症状等。

（王海峰　黄　云）

九、肋 骨 骨 折

【概述】 肋骨骨折是胸部最常见的外科创伤，多数以胸部外伤后胸痛就诊，常伴有血、气胸和肺组织损伤。多根多处肋骨骨折可发生浮动胸、反常呼吸，可危及生命，常需紧急处理。

【诊断步骤】

1. 问诊要点

（1）胸痛的部位、范围，暴力的性质、方向、大小，是否伴有胸闷、气促、咳嗽及深呼吸或咳嗽、吞咽时是否加重，有无心悸、心前区压榨感、放射痛。

（2）近期有无外伤史，有无上呼吸道感染等。

（3）既往有无胸部外伤、手术史、心血管病史，生育期妇女要询问月经、生育史等。

2. 体检要点

（1）观察有无胸部畸形（突起或凹陷）、肋间隙增宽，有无反常呼吸运动、颈静脉怒张。

（2）检查胸部压痛的位置、范围，有无血肿或挫伤、骨擦感、骨擦音，胸廓挤压征是否阳性。

（3）叩诊双肺，仔细听诊比较双肺呼吸音有无减弱或消失，心音和节律是否正常。

3. 辅助检查

（1）一般检查：一般需摄正斜位片，可发现骨折线或骨皮质断裂，严重时有错位、异位或为粉碎性骨折或伴血胸、气胸、肺组织挫裂伤。

（2）选择性检查：当胸片诊断可疑时需进一步行胸部 CT 检查，必要时重建三维成像以明确骨折的部位、程度以及是否合并肺组织损伤。

4. 诊断要点

（1）肋骨骨折多有外伤史，出现与呼吸运动相关的胸痛，同侧上肢活动时加重，局部有明显压痛，合并血、气胸时伴胸闷、气促、面色苍白等呼吸循环功能障碍。

（2）3 根且 2 处以上的肋骨骨折称为多根多处肋骨骨折，多伴有严重且广泛的创伤，有浮动胸和反常呼吸、气管或纵隔移位，早期因呼吸肌痉挛反常呼吸可不明显，随着呼吸肌疲劳松弛逐渐出现并加重，常有不同程度的呼吸困难、发绀和循环功能障碍。

5. 鉴别诊断要点

（1）与肺内结节状病变相鉴别：肋骨骨折在愈合的过程中形成的类圆形骨痂与胸片检查时发现孤立性肺内结节类似，但肋骨骨折多有胸部外伤史，无咳痰、咯血等呼吸道疾病表现，局部有压痛，结节边缘光滑无毛刺，结节内无空洞、分叶、坏死，胸部 CT 可鉴别。

（2）与血气胸相鉴别：肋骨骨折常伴血气胸，除多根多处肋骨骨折外，一般不会引起明显的呼吸困难和缺氧症状，床边胸腔穿刺、超声检查、胸片和胸部 CT 等影像学检查可鉴别和诊断。

6. 确定诊断

（1）有明确的胸部外伤史、局部疼痛，结合胸片或 CT 检查发现骨折征象可以确定诊断。

（2）部分患者骨折较隐匿，后期复查才能明确。

【治疗方法】

1. 西医治疗

（1）一般治疗：视病情进一步检查、住院或转院治疗，对危重患者立即禁食禁饮水，吸氧、监护、开通静脉通道，并作好急诊手术准备。

（2）对症治疗：镇痛，痰多者行雾化祛痰治疗，予肋骨多头带固定。

（3）对因治疗：严重者应住院治疗，并积极纠正低氧血症、休克、心肺功能衰竭、水电解质紊乱，伴开放性伤口或肺挫伤者应行抗感染治疗。

（4）手术治疗：一般无明显错位和并发症者不需要手术治疗，出现血气胸者视病情予以胸腔闭式引流。多根多处肋骨骨折出现反常呼吸和纵隔摆动者应立即在患处加盖厚敷料，暂时以手法（或以巾钳夹持）固定肋骨和胸壁后住院手术治疗。

2. 中医治疗　肋骨骨折属中医学"骨折"、"骨伤"等范畴，临床上可配合中医康复治疗，以期缓解症状、促进骨头再生。

（1）中医内治：辨证先分期，受伤 10 天内为早期，受伤 2 周后为中期，伤后 6~8 周为后期。初期宜活血化瘀，理气止痛，方用复元活血汤；中期宜补益肝肾，行气活血，方用续骨活血汤；后期宜化瘀和伤，行气止痛，方用柴胡疏肝散。伤科接骨片、接骨七厘片等中成药亦常辨证选用。

（2）其他治疗：手法复位、固定为本病治疗的首选，但单根肋骨骨折者或轻度移位者，一般不需整复。

【风险规避】

1. 误诊防范　无移位的肋骨骨折骨折线细微，早期不易识别，发生于肋软骨交界处、肋骨中段等处的骨折因前后阴影重叠，或多发伤和复合伤、胸部早期表现不明显未加以注意和未进行胸部检查者可漏诊。应仔细分析 X 线片，观察骨质连续性，对于外伤后 2 周仍明显胸痛的患者应进一步复查胸片，必要时应行胸部 CT 三维重建，可减少或避免漏诊。

2. 医患沟通

（1）一般告知：避免上肢剧烈活动、抬举重物、扩胸运动等，防止上呼吸道感染、便秘，增强营养。

（2）风险告知

1）肋骨骨折恢复时间较长，治疗过程仍有移位可能，治疗期间注意避免上呼吸道感染，鼓励咳痰，深呼吸以免引起肺部感染、肺不张。

2）多根多处肋骨骨折患者可发生反常呼吸、纵隔摆动，病情危急，风险极大，需紧急行肋骨固定术，严重时危及生命。

3）肋骨骨折疼痛较明显，但长期服用抗炎止痛药物可引起胃肠道反应，严重者可出现消化性溃疡、穿孔、出血。

3. 记录要点

（1）记录外伤和胸痛发生的时间、暴力性质、大小、方向，患者的神志、生命体征、呼吸频率，有无休克、呼吸困难（特别是进行性发绀和反常呼吸运动）等。

（2）记录急诊处理的方法和效果，危重者建议住院治疗。

（王海峰　黄　云）

十、气　　胸

【概述】　空气进入胸膜腔导致胸膜腔内积气称为气胸，常分为闭合性气胸、开放性气胸和张力性气胸，也可分为自发性气胸和创伤性气胸。其中自发性气胸在内科"自发性气胸"一章中已作详细介绍，本章重点介绍创伤性气胸。

【诊断步骤】

1. 问诊要点

（1）胸痛起始部位、性质、诱发因素，是否伴有胸闷、气促、呼吸困难、口唇发绀、大汗或神志改变等。

（2）有无外伤，受伤的原因、暴力的大小和方向，是否伴有复合伤或多发伤。

（3）既往有无类似发作病史，有无心肺疾病或手术史，近期有无针灸、呼吸道损伤性检查、放射治疗、上呼吸道感染等，还需注意患者的体型和发育情况。

2. 体检要点

（1）观察有无气促、呼吸困难、发绀等缺氧表现，有无出汗、四肢湿冷、脉搏细速、尿少等休克表现。

（2）观察胸廓有无吸吮伤口、活动性出血、畸形、肋间隙饱满、气管移位、颈静脉怒张，呼吸运动是否对称、减弱等。检查胸痛的部位和范围、胸廓挤压征，有无皮下气肿、骨擦感，叩诊有无鼓音，仔细听诊对比双肺呼吸音是否减弱或消失。

3. 辅助检查

（1）一般检查：标准立位吸气相胸片可作为首选，能显示胸膜腔积气、肺组织萎陷程度，严重时有气管和纵隔移位。

（2）选择性检查：胸部 CT 可明确胸壁、肺组织损伤和肺部病变，必要时可予检查。

4. 诊断要点　气胸临床表现为突发胸痛伴胸闷或呼吸困难，典型体征为患侧呼吸运动减弱、肋间隙增宽，叩诊鼓音、听诊患侧呼吸音减弱或消失，胸片可见胸膜腔积气、肺组织萎陷，严重时可见气管和纵隔移位，有时伴少量积液。

（1）闭合性气胸：轻者可无症状，重者可出现胸痛、呼吸困难。

（2）开放性气胸：胸部有开放性伤口，伴胸痛、胸闷、气促，严重者有明显的呼吸困难和发绀、冷汗、脉搏细速等呼吸、循环障碍表现，有时可闻及空气进入伤口的吸吮声。

（3）张力性气胸：极度呼吸困难、大汗淋漓、烦躁和意识障碍，气管明显移向健侧，主要为胸膜裂口形成单向活瓣，胸膜腔内压力急剧升高。

5. 鉴别诊断要点

（1）与心绞痛、心肌梗死相鉴别：心绞痛和心肌梗死的患者多有心血管病史，心律和心音有异常改变，心电图显示心肌缺血，听诊双肺呼吸音清晰、对称，胸片和胸部 CT 可鉴别。

（2）与肺栓塞相鉴别：肺栓塞患者多有手术、卧床、妊娠、肿瘤、心血管或凝血功能异常等病史，病情危急，常因来不及抢救而死亡，心电图、血气分析、D-二聚体和影像学检查（胸部 CT、肺动脉造影）可鉴别和诊断。

（3）与肺大疱相鉴别：肺大疱患者多长期存在而无症状，胸片显示气体阴影位置局限固定，治疗后亦无明显变化，胸部 CT 诊断大多无困难。

6. 确定诊断

（1）根据患者胸部创伤后突发胸闷、胸痛或呼吸困难，并有气胸体征的典型临床表现，可初步诊断。

（2）胸片显示肺组织压缩、胸腔积气的气胸影像学改变，可确定诊断。

（3）确诊后尚需判断气胸类型和严重程度。

【治疗方法】

1. 西医治疗

（1）一般治疗：卧床休息，闭合性气胸肺组织压缩小于 30% 的少量积气，无明显呼吸困难可穿刺抽气或保守观察，大量气胸即使无明显临床症状亦应住院治疗。

（2）对症治疗：低流量吸氧和抗感染治疗，可促进胸膜腔气体吸收和裂口愈合。

（3）对因治疗：开放性气胸首先要加压包扎或清创缝合，使之成为闭合性，张力性气胸需紧急行穿刺排气减压。

（4）手术治疗

1）肺组织压缩超过 30% 的应予胸腔闭式引流接负压瓶排气。

2）自发性气胸首次发作主要采用保守治疗，持续漏气胸腔引流效果不佳、胸廓狭长、反复发作者可行胸腔镜探查修补术。

3）严重外伤时如引流通畅，呼吸困难仍不能改善，往往提示肺或支气管严重裂伤，可能需开胸修补。

2. 中医治疗　本病中医康复治疗无优势。

【风险规避】

1. 误诊防范　该病误诊多发生在症状不明显，病情轻微，无明确外伤病史时，少部分见于病情严重，患者神志不清，未听诊和查体不仔细，或者合并复合伤、多发伤而漏诊。呼吸音减弱往往即为病变侧，仔细听诊双肺呼吸音结合胸片检查即可避免误诊。

2. 医患沟通

（1）一般告知：避免剧烈活动和屏气、抬举重物，扩胸运动等，防止便秘，增强营养。

（2）风险告知

1）告知恢复后气胸仍可复发，注意避免上呼吸道感染，鼓励咳痰，深呼吸以免引起肺部感染、肺不张。

2）张力性气胸患者病情危急，风险极大，需急诊穿刺排气，严重时危及生命。

3）部分患者胸片显示气胸程度不重，但患者临床症状较重，提示病情复杂，应及时处理并建议住院治疗。

3. 记录要点

（1）记录胸痛、胸闷的时间、性质、呼吸状况以及伴随症状，有无休克等。

（2）病情危重的患者应记录好抢救措施及抢救效果，并要求其立即住院治疗。

（王海峰　叶锡银）

十一、血　　胸

【概述】　胸膜腔内积血称为血胸，合并积气者称血气胸，多为胸壁或胸腔内组织出血所致，是创伤早期常见的致死原因之一。

【诊断步骤】

1. 问诊要点

（1）胸痛的性质、部位、范围和有无胸闷、呼吸困难、口渴、心慌等表现。

（2）暴力的大小、方向、性质和持续时间，是否伴有复合伤或多发伤。

（3）既往有无心肺疾病，近期有无胸部手术史、呼吸道损伤性检查等。

2. 体检要点

(1) 观察有无气促、呼吸困难、发绀等缺氧表现，有无出汗、四肢湿冷、脉搏细速、口渴、尿少、血压下降等休克表现，注意是否合并颈椎损伤。

(2) 检查有无胸廓畸形、肋间隙饱满、气管移位、颈静脉怒张，呼吸运动是否对称。开放性损伤需检查伤口大小、深度、有无活动性出血、吸吮伤口等。

(3) 检查胸痛的部位和范围、胸廓挤压征，有无皮下气肿、骨擦感、骨擦音，胸部叩诊是否为浊、实音，是否心界扩大，仔细听诊双肺对比呼吸音是否减弱或消失、是否有心音遥远，注意心率和心律的变化。

3. 辅助检查

(1) 一般检查

1) 血常规：急性失血时可出现血红蛋白、血细胞比容下降，感染时可见血白细胞和中性粒细胞升高。

2) 胸片：可见胸膜腔积液、肋膈角消失、肺组织压缩。

3) 胸腔穿刺：胸腔内抽出血液可明确诊断。

4) 超声检查：判断胸腔积液量并协助定位，紧急时可床边检查。

(2) 选择性检查：胸部 CT 判断胸腔积液积气的量、明确肺损伤和肺部病变。

4. 诊断要点 主要为不同程度的急性失血性休克的表现如面色苍白、四肢湿冷、脉搏细速、尿少等，可伴胸闷、气促，严重时呼吸困难并发绀，典型体征为患侧呼吸运动减弱、叩诊浊音，听诊患侧呼吸音减弱或消失，胸片可见胸膜腔积液，肺压缩，严重时有气管和纵隔移位，常合并胸腔积气。

(1) 小量血胸：<0.5L，轻者可无症状，胸片见肋膈角变浅或消失，积液在膈肌顶平面以下。

(2) 中量血胸：0.5～1.0L，胸痛、胸闷、气促，伴面色苍白、冷汗、脉搏细速、尿少、血压下降等，患侧呼吸运动减弱，呼吸音减弱，胸片见积液上缘达肩胛角平面或肺门平面。

(3) 大量血胸：>1.0L，严重呼吸困难、大汗淋漓、烦躁和意识障碍，进行性血压下降、少尿或无尿等，气管明显移向健侧，患侧呼吸运动明显减弱，胸间隙变宽，呼吸音减弱甚至消失，胸片可见积液超过肺门平面甚至全血胸，纵隔向健侧移位。

(4) 进行性血胸：具备以下征象提示存在进行性血胸①持续脉搏加

快、血压降低，或虽经补充血容量血压仍不稳定；②闭式胸腔引流量每小时超过 200ml，持续 3 小时；③血红蛋白量、红细胞计数和血细胞比容进行性降低，引流胸腔积血的血红蛋白量和红细胞计数与外周血相接近。

（5）感染性血胸：具备以下情况应考虑感染性血胸①有畏寒、高热等感染的全身表现；②抽出胸腔积血 1ml，加入 5ml 蒸馏水，无感染者呈淡红透明状，出现混浊或絮状物提示感染；③胸腔积血无感染时红细胞和白细胞计数比例应与外周血相似，即 500：1，感染时白细胞计数明显增加，比例达 100：1；④积血涂片和细菌培养发现致病菌。

（6）凝固性血胸：当胸腔闭式引流管道通畅而引流量减少，体格检查和放射学检查发现血胸持续存在，应考虑凝固性血胸。

5. 鉴别诊断要点

（1）与心绞痛、心肌梗死相鉴别：心绞痛和心肌梗死的患者多有心血管病史，发作时心律和心音有异常改变，心电图显示心肌缺血，胸片无胸膜腔积气和肺萎陷。

（2）与肺栓塞相鉴别：患者多有手术、卧床、妊娠、肿瘤、心血管或凝血功能异常等病史，心电图、血气分析、D-二聚体和影像学检查（胸部 CT、肺动脉造影）可鉴别。

（3）与膈肌破裂相鉴别：膈肌破裂患者可出现剧烈胸痛（或腹痛）伴胸闷气促、发绀、大汗淋漓、血压进行性下降等表现，胸片显示膈肌模糊，胸腔显示胃肠阴影，纵隔移位等，通过胸部 CT 鉴别大多无困难。

6. 确定诊断

（1）根据患者胸部创伤后出现胸闷、胸痛或呼吸困难，并有血胸体征的典型临床表现，胸腔内抽出血液或胸片显示肺组织压缩、胸腔积液的血胸影像学改变，可确诊。

（2）确诊后尚需判断血胸类型和严重程度。

【治疗方法】

1. 西医治疗

（1）一般治疗：卧床休息，少量血胸，无明显呼吸困难和观察无进行性出血，可酌情穿刺抽血或密切观察。

（2）对症治疗：心电血氧监护、低流量吸氧、抗感染治疗，予半坐卧位，如行侧卧位时应健侧在下，任何刺入胸部的穿透性异物在充分手术准备前不能随意拔除。

（3）对因治疗：严重的通气障碍必要尽快解除，开放性血气胸首先要关闭伤口，可使用三边胶布固定，使之成为闭合性，大量血气胸病情紧急应立即行穿刺减压，合并有浮动胸时需固定胸壁，必要时应给予气管插管。

（4）**手术治疗**：中等量血胸即应予胸腔闭式引流接负压瓶引流，注意观察并保持引流通畅，进行性血胸、凝固性血胸应积极补液、输血、纠正低血容量性休克的同时，考虑及时开胸探查。感染性血胸应采取引流、抗感染、分期手术等综合治疗。

2. 中医治疗　本病中医康复治疗无优势。

【风险规避】

1. 误诊防范　该病表现典型时误诊较少，注意复合伤或多发伤时应检查仔细避免漏诊，床边胸腔穿刺、胸片、超声、胸部 CT 多能快速诊断，密切观察并判断是否存在进行性血胸、凝固性血胸以避免延误治疗。

2. 医患沟通

（1）**一般告知**：避免下床活动和用力屏气、剧烈咳嗽、扩胸运动等，防止便秘和上呼吸道感染，增强营养。

（2）**风险告知**

1）血胸可引起肺部和胸膜腔感染、胸膜粘连、肺不张。

2）进行性血胸患者病情危急，风险极大，需急诊穿刺减压，严重时危及生命。

3. 记录要点

（1）记录呼吸困难和循环障碍等主要症状及伴随症状。

（2）记录神志、血压、伤口特点。

（3）病情危重的立即抢救并做好记录，尽快安排住院治疗。

（王海峰　王三贵）

十二、腹 部 损 伤

【概述】　创伤、化学伤、放射伤均可造成腹部损伤，以创伤多见，腹部损伤分为闭合伤与开放伤。病情轻重不一，严重者危及生命，需紧急救治。

【诊断步骤】

1. 问诊要点

（1）受伤的时间、部位，暴力的方式、大小、方向，病情变化、处置情况。

（2）腹痛的部位和伴随症状，有无头晕、心慌、口渴、胸闷、呼吸困难等，受伤时是否饱食或憋尿，以及有无呕吐、血尿、血便等。

（3）既往有无腹盆部疾病或外伤史。

2. 体检要点

（1）首先要检查生命体征，明确是否存在危及生命的伤情如气管梗阻、张力性气胸、活动性出血、休克等。

（2）损伤多位于体征最显著位置，检查伤口大小、是否进入腹腔、有无活动性出血，有无腹部饱满、腹部压痛、腹膜炎体征及其出现的部位、范围，听诊肠鸣音是否减弱或消失，有无腹部包块等。

（3）应在解除致命伤情后全面检查有无复合伤、多发伤，避免遗漏。

（4）必要时腹腔穿刺。

3. 辅助检查

（1）一般检查

1）血常规：了解有无急性失血、是否合并感染等。

2）尿常规及粪便常规：根据有无潜血，判断有无泌尿系和空腔器官损伤。

3）血、尿淀粉酶：主要排除胰腺损伤。

4）胸片、腹平片：检查有无血、气胸，异物存留，空腔器官梗阻或穿孔。

5）腹部及泌尿系超声：了解有无肝脾、肾等脏器挫伤、破裂、盆腹腔积液等。

6）诊断性腹腔穿刺和灌洗：可提示内出血和空腔脏器破裂，注意当发生腹膜后血肿时穿刺过深可穿入腹膜后血肿从而误诊为腹腔内出血，但穿刺阴性者亦不能完全排除腹腔内损伤。

（2）选择性检查：腹部 CT（增强），用于上述检查不能确定或需进一步明确的腹部脏器损伤。

4. 诊断要点

（1）有急性内出血临床表现且进行性血红蛋白和血细胞比容下降多提示肝、脾、肾、胰或大血管损伤，上腹痛伴肩部放射痛提示肝脾损伤。

（2）有腹膜炎表现者及伴肝浊音界缩小或消失者，要考虑胃肠道、胆道等空腔脏器破裂，即使闻及肠鸣音亦不能否定，X 线气腹征可协助诊断。必须注意结肠破裂腹膜炎体征出现较晚且不剧烈，早期可无气腹征。

（3）胸片见膈肌模糊或渗出提示膈肌损伤，睾丸疼痛、阴囊血肿和阴茎异常勃起者可能提示腹膜后十二指肠破裂，血尿和肾区叩痛提示肾脏损伤可能。

（4）顽固性休克、持续性腹痛伴恶心呕吐并有加重趋势的要考虑腹内脏器损伤。

（5）上腹部损伤需考虑胰腺损伤和十二指肠损伤。

（6）下腹部及骨盆损伤伴血尿、排尿困难、会阴部肿胀或牵涉痛者要注意是否存在膀胱、直肠、尿道损伤。

5. 鉴别诊断要点

（1）腹壁挫伤与腹腔内脏器伤相鉴别：腹壁挫伤腹肌松弛下疼痛减轻，收缩时加重，治疗或休息后病情逐渐好转，而腹腔内脏器伤疼痛与腹肌运动无关，病情有逐渐加重的趋势，影像学检查可明确。

（2）空腔脏器伤与实质性脏器伤相鉴别：空腔脏器伤以腹膜炎表现为主，可出现剧烈而弥漫的腹痛，实质性脏器伤则以内出血表现为主，腹痛多不剧烈，严重时迅速出现休克。

6. 确定诊断

（1）有明确的腹部外伤史、腹部压痛，结合辅助检查或腹腔穿刺可以确定诊断。

（2）尚需分辨腹壁和腹腔内损伤，严重的腹内脏器损伤可能需剖腹探查进一步明确。

【治疗方法】

1. 西医治疗

（1）一般治疗

1）无探查指征、病情稳定的住院先行观察及保守治疗。

2）对病情危重者行心电血氧监护，予住院治疗、吸氧和开通静脉通道，进行反复连续的动态观察。

3）积极防治休克，纠正水、电解质、酸碱紊乱、抗感染治疗，有血容量下降或内出血可能即应作输血前准备，如检查血常规、血型、凝血功能和备血，充分评估病情和减少输血流程的延时差。

（2）对症治疗：禁食、卧床休息，视病情行胃肠减压，导尿及术前准备。

（3）手术治疗

1）根据病情行清创缝合、剖腹探查术等。

2）除明确为腹壁表浅挫裂伤外均建议住院观察治疗，有手术指征的及早剖腹探查。

2. 中医治疗　本病属外科急症，需外科处理，中医无治疗优势。

【风险规避】

1. 误诊防范

（1）漏诊和误诊多由于创伤腔道较小，或较分散，或早期缺乏典型的临床表现。

（2）熟悉不同创伤机制导致的腹部损伤，提高警惕，对少见如胰腺、十二指肠损伤等应加强认识，动态观察病情，结合辅助检查进行鉴别和分析，避免误诊和漏诊。

2. 医患沟通

（1）一般告知：早期表现轻微时应告知患者及家属腹部损伤具有高风险、隐蔽性和复杂性，仍需进一步观察和治疗，争取其配合。

（2）风险告知：病情严重者告知病情危急，风险极大，可能需急诊手术治疗，严重时危及生命。

3. 记录要点

（1）详细记录腹部损伤的部位及伤口大小、深度等特点，患者的神志、生命体征，特别是有无休克、呼吸困难、内出血表现等。

（2）病情危重者应记录好抢救具体措施及病情变化，并收住院进一步治疗等。

（3）门诊行清创缝合者应在妥善处理患者后详细书写手术记录。

（王海峰　王三贵）

十三、急性阑尾炎

【概述】　急性阑尾炎是外科常见的急腹症之一，许多急腹症的临床表现与其相似，需进行仔细鉴别。

【诊断步骤】

1. 问诊要点

（1）腹痛起始部位及现在疼痛部位、性质、诱发因素及深呼吸或咳嗽时是否加重。

（2）腹痛伴随的症状对诊断和鉴别诊断特别有帮助，需仔细询问。女性患者不应忽视月经史。

2. 体检要点

（1）右下腹麦氏点或兰兹点是否有固定性压痛，有无反跳痛和腹肌紧张。

（2）有无压痛的包块等。

3. 辅助检查

（1）一般检查

1）血常规：急性感染期白细胞和中性粒细胞升高，约占患者的90%，是临床诊断中重要依据。但年老体弱或免疫功能受抑制的患者，白细胞数不一定增多。

2）腹部超声：阑尾充血、水肿、渗出，在超声显示中呈低回声管状结构，较僵硬，其横切面呈同心圆似的靶样显影，直径≥7mm，还可用于鉴别泌尿系和妇科病变。

3）尿常规：一般无异常，有鉴别诊断意义。

（2）选择性检查：腹腔镜检查，可以直接观察阑尾有无炎症，也能分辨与阑尾炎有相似症状的邻近其他疾病，不但对确定诊断可起决定作用，并可同时进行治疗。

4. 诊断要点

（1）转移性及持续性右下腹痛是该病的典型症状，部分患者可伴有胃肠道症状，炎症严重者可出现中毒症状，如心率加快，发热等。

（2）右下腹固定性压痛是本病不可缺少的重要体征，腹膜刺激征（反跳痛及腹肌紧张）提示阑尾炎症状加重，出现了化脓、坏疽或穿孔等病理改变。若发现压痛性包块应考虑阑尾周围脓肿形成。

（3）除老年患者外，绝大多数患者显示白细胞计数和中性粒细胞比例增高，但并非诊断该病不可缺少的指标。

（4）当诊断难以明确时，腹部 X 线片可显示盲肠扩张和液-气平面，B 超有时会发现肿大的阑尾或脓肿，CT 对阑尾周围脓肿的诊断也有一定价值。

（5）需要指出的是，老年人和妊娠期的急性阑尾炎常不典型，易误诊。老年人的腹痛可仅限于上腹部或脐周，但压痛点仍多位于右下腹，可有反跳痛；在妊娠期，阑尾因随子宫的增大而被推向上外方，痛区及压痛点也随之改变，应引起注意。

5. 鉴别诊断要点

（1）与急性胃肠炎相鉴别：上腹部疼痛伴有恶心和呕吐多为急性胃炎，若有腹泻即为急性胃肠炎。后者表现为脐周或全腹部阵发性绞痛。这与阑尾炎转移性及持续性右下腹痛不同。

（2）与急性胆囊炎相鉴别：胆囊炎腹痛位于胆囊区，伴有间歇性加剧，常于饱餐后发作，可出现黄疸，墨菲征阳性，不难与阑尾炎鉴别。

（3）与消化性溃疡穿孔相鉴别：溃疡穿孔患者的腹痛常突然发生，以持续性剧痛为多见，多数有反复发作的胃病史，鉴别大多无困难。

（4）与异位妊娠破裂相鉴别：急性腹痛、阴道流血及停经是异位妊娠破裂特有的三大症状。腹痛多为持续性胀痛，下腹部有明显压痛，但未必有腹肌紧张，尿中绒毛膜促性腺激素检测阳性及后穹隆穿刺发现不凝固血液即可确诊。在与阑尾炎鉴别时，应特别重视停经史。

（5）与右侧卵巢破裂相鉴别：右侧卵巢破裂极易当成急性阑尾炎，但前者是突然发生的剧烈下腹痛，多有下坠感或里急后重，与后者的起病显然不同。卵巢破裂出血量大时可出现移动性浊音，依靠 B 超应当不难与阑尾炎鉴别。

（6）与右侧卵巢囊肿扭转相鉴别：右侧卵巢囊肿扭转往往被当成急性阑尾炎而引起误诊。女性患者突感下腹部剧烈持续性疼痛，不敢活动时应想到此病，及时作妇科检查有助于诊断。

（7）与右侧肾与输尿管结石相鉴别：右侧肾与输尿管结石可误诊为急性阑尾炎。结石引起的疼痛往往是绞痛且伴有血尿，不难与阑尾炎相鉴别。

6. 确定诊断

（1）典型的急性阑尾炎（约占 80％）依据转移性或持续性右下腹痛、右下腹压痛、反跳痛和血白细胞数增高可确定诊断。

（2）表现不典型者则需其他辅助检查手段，如超声、CT 协助诊断。

【治疗方法】

1. 西医治疗

（1）非手术治疗：仅适用于单纯性阑尾炎和急性阑尾炎的早期阶段，药物治疗有可能恢复者；患者不接受手术；或全身状况差、客观条件不允许；或存在手术禁忌。主要是抗菌药物治疗。

1）阑尾炎绝大多数属混合感染，血培养和药敏结果出来以前（如行手术治疗，术中应尽量取得脓液标本作细菌培养和药敏），一般根据病情可选择经验用药如氨苄西林、庆大霉素、甲硝唑联用（即"金三联"），简单有效而且性价比高，近年来多用头孢类联用甲硝唑，细菌培养和药敏结果出来以后根据临床效果和药敏结果调整用药。

2）方法为：①氨苄西林 4～8g/d，分 2～4 次给药，每次加入 0.9％氯化钠注射液 100ml 静脉滴注，重症感染者一日剂量可增至 12g，一日最高剂量为 14g，注意使用前需询问过敏史和皮试，用药期间密切观察，防止过敏反应；②庆大霉素成人肌内注射或稀释后加入静脉滴注，一次 80mg（8 万单位），一日 2～3 次，间隔 8 小时，静滴时将一次剂量加入 50～200ml 的 0.9％氯化钠注射液或 5％葡萄糖注射液中，使药液浓度不超过 0.1％，该溶液应在 30～60 分钟内缓慢滴入，以免发生神经肌肉阻滞作用，小儿禁用，主要为药物具有耳毒性，损伤听力；③甲硝唑成人常用静脉给药首次按体重 15mg/kg，维持量按体重 7.5mg/kg，每 6～8 小时静脉滴注一次。

3）需注意的是耐药菌逐年增多，接诊医生最好是根据细菌培养和药敏结果选用价廉、高效的药物。

（2）手术治疗：急性阑尾炎一旦确诊原则上应住院手术治疗。手术方

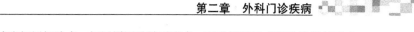

式有阑尾切除术、阑尾周围脓肿引流术，可采用开腹或腹腔镜微创手术。

2. 中医治疗 急性阑尾炎属中医学"肠痈"范畴。临床上有病情较轻并愿意先保守治疗者或患者身体不能耐受手术者，在专科医生诊治的基础上，可配合中医康复治疗。

（1）中医内治：辨证先分气血，临床上常见有气滞血瘀证、瘀滞化热证、热毒炽盛证、热毒伤阴证等证型。治法以通腑攻下，清热解毒为主，辨证辅以行气、活血等。常用方剂有大黄牡丹汤、大黄牡丹汤合活血散瘀汤、大承气汤合锦红汤、大黄牡丹汤合益胃汤等。

（2）其他治疗：疼痛剧烈，可针刺，取穴以阑尾穴、上巨虚、足三里、血海、合谷为主，手法多用泻法；亦常用大蒜芒硝、如意金黄散等外敷局部；亦可使用中药保留灌肠等治法。

【风险规避】

1. 误诊防范

（1）急性阑尾炎是外科最常见的急腹症，当临床表现不典型且伴有其他急腹症的特点容易误诊，比如不洁饮食后发生且伴有腹泻，腹泻后腹痛可明显缓解，可被误诊为急性胃肠炎。肠石嵌顿者突发疼痛，有时表现为阵发性绞痛，可被误诊为泌尿系结石、肠痉挛。伴有妇科阴道炎时阴道分泌物增多，可被误诊为急性盆腔炎。高位阑尾可被误诊为急性胆囊炎、胰腺炎。

（2）老年患者的回盲部结肠癌、急性肠系膜淋巴结炎、梅克尔憩室、输卵管妊娠等可被误诊为急性阑尾炎，误诊原因主要是查体不仔细、病史采集不全面、思想上轻视，但也有些为临床表现极不典型，检查无特异性，确属难于鉴别，对于此类疾病要有思想准备，必要时行 CT 检查或腹腔镜探查。

2. 医患沟通

（1）一般告知：增加膳食纤维，避免辛辣刺激，注意休息，增强免疫力。

（2）风险告知：非手术治疗可能再次复发，病情严重者可发生严重的腹膜炎、盆腹腔脓肿。

3. 记录要点

（1）记录腹痛发生的时间、位置、有无转移性右下腹痛，有无右下腹固定压痛、反跳痛。

（2）诊断明确后建议手术治疗，如患者拒绝手术应告知风险，如存在手术禁忌暂不适合手术，应注明并告知患者或家属，并作好记录。

（田兆嵩　王海峰）

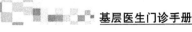

十四、急性胆囊炎

【概述】 急性胆囊炎属于外科常见的急腹症，常分为结石性和非结石性，临床上大多为结石性胆囊炎。目前腹腔镜胆囊切除术是治疗急性胆囊炎的金标准，不过，在胆囊功能良好且无畸形的情况下，近年来新式内镜微创保胆手术越来越受到重视。

【诊断步骤】

1. 问诊要点

（1）腹痛部位、性质，是否高脂、饱餐后诱发，深呼吸或咳嗽时是否加重，有无肩、腰背部放射痛。

（2）腹痛有无伴畏寒、寒战、发热，是否伴有黄疸、恶心、呕吐。

（3）既往有无类似发作史，处理的方法及转归。

（4）既往的胆道影像学、肝功能检查情况。

2. 体检要点

（1）右上腹（肝胆区）是否有固定性压痛，有无局限性腹膜炎体征、墨菲征阳性、肝胆区叩痛。

（2）是否存在黄疸，黄疸的程度，右上腹可否触及压痛、肿大的包块等。

3. 辅助检查

（1）一般检查

1）血常规：多表现为白细胞和中性粒细胞升高、C-反应蛋白升高。

2）心电图、胸片：常规检查，初步排除心脏及肺部疾病。

3）血尿淀粉酶、心肌酶等检查：排除胰腺炎、心绞痛、心肌梗死等病变。

4）超声检查：可发现胆囊壁增厚（＞4mm）、胆囊增大（长轴＞8cm，短轴＞4cm）、胆囊颈结石、胆囊周围积液和"双边征"（胆囊壁增厚、水肿形成环状低回声带），了解肝内外胆管是否扩张等。

5）CT检查：胆囊周围积液、胆囊增大、胆囊壁增厚、胆囊周围脂肪组织出现条索状高信号区等。

（2）选择性检查

1）肝肾功能、电解质：了解胆红素、肝肾功能是否异常，是否伴随水电解质紊乱。

2）磁共振成像（MRI）：胆囊周围高信号、胆囊增大、胆囊壁增厚。

4. 诊断要点

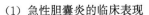

（1）急性胆囊炎的临床表现

1）症状：中上腹部绞痛和（或）持续性右上腹胀痛是该病的典型表现，可向右肩背部放射，或伴有恶心、呕吐等胃肠道症状，轻症患者可仅有上腹隐痛或腹胀。

2）体征：右上腹压痛、肝胆区叩痛阳性，墨菲征阳性。

3）全身反应：发热，严重者可出现寒战，高热，部分波及胆管或合并胆管梗阻、感染严重者可出现黄疸，血白细胞升高，C-反应蛋白升高≥30mg/L。

（2）急性胆囊炎的严重程度分级

1）轻度：未达中、重度标准。

2）中度：①白细胞＞$18×10^9$/L；②右上腹可触及包块；③发病时间＞72小时；④局部炎症严重：坏疽性胆囊炎，胆囊周围脓肿，胆源性腹膜炎，肝脓肿。

3）重度：①低血压，需要使用多巴胺或多巴酚丁胺；②意识障碍；③氧合指数＜300mmHg；④凝血酶原时间国际标准化比值＞1.5；⑤少尿，血肌酐＞20mg/L；⑥血小板＜$10×10^9$/L。

（3）非结石性胆囊炎首次发作且胆囊明显肿大、压力高、局部腹膜刺激征明显者易于出现穿孔，最常表现为胆囊周围脓肿形成，其次是弥漫性腹膜炎，长期胆道病史的老年患者可形成胆-十二指肠瘘、胆-结肠瘘、胆-胆管瘘，甚至胆石性肠梗阻，少见有肝脓肿、体表胆瘘等。

（4）腹平片上见胆囊壁增厚并积气提示急性气肿性胆囊炎，为产气厌氧菌感染，多见于老年男性和糖尿病患者，病死率较高。

5. 鉴别诊断要点

（1）与急性胃肠炎相鉴别：有不洁饮食史、上腹部疼痛伴恶心和呕吐多为急性胃炎，若伴有腹泻多为急性胃肠炎。急性胆囊炎往往在高脂餐后发作，有右上腹固定位置压痛，墨菲征阳性，腹泻少，轻度上腹隐痛的急性胆囊炎多易被误诊为"胃病"或急性胃肠炎，胆囊彩超或上腹部CT等见胆囊肿大、胆囊壁增厚可鉴别。

（2）与急性右侧肺炎相鉴别：急性右侧肺炎大多数病前有感冒的前驱症状，可伴有发热、胸痛、咳嗽、咳痰等呼吸道症状，胸片可有肺纹理增粗和阴影改变，多易于鉴别。

（3）与急性心肌梗死相鉴别：急性心肌梗死伴心前区或胸骨后突发的剧烈压榨性疼痛，部分患者表现为上腹部疼痛但墨菲征阴性，肝胆区无叩痛，心电图有新出现Q波及ST段抬高和ST-T动态演变，肌酸激酶同工酶（CK-MB）及肌钙蛋白、D-二聚体升高，可伴有低血压和休克。需注意原有心肺疾病的老年患者发生胆囊炎时易误诊，可结合影像学和病情变化分析。

（4）与消化性溃疡穿孔相鉴别：溃疡病穿孔者腹痛常突然发生，腹膜炎体征明显呈板状腹，腹腔穿刺液可见混浊胃肠道内容物，一般容易诊断。但有时穿孔小而局限时难以确诊，超声可发现腹腔积液、X线可发现膈下游离气体。

（5）与急性胰腺炎相鉴别：急性胰腺炎腹痛多位于脐水平线，以左腹部及中腹部疼痛为多见，压痛范围较广泛，血、尿淀粉酶升高，影像学检查多见有不同程度的胰腺肿大及胰腺界限不清，甚至有腹腔积液，可合并胆囊结石及肿大或胆总管结石及胆总管扩张。

（6）与右侧肾与输尿管结石相鉴别：右侧肾与输尿管结石可误诊为急性胆囊炎，但泌尿系结石引起的疼痛往往是绞痛且伴有血尿，可向腹股沟区及会阴部放射，无右上腹叩压痛，墨菲征阴性，一般不难鉴别。

6. 确定诊断

（1）诊断急性胆囊炎必须具有以上症状、体征、全身反应中至少各有一项，仅有影像学依据应诊断为疑似急性胆囊炎。

（2）结合影像学胆囊壁厚度增加＞4mm、积液或发现息肉、结石等阳性病理改变可以确定诊断。

【治疗方法】

1. 西医治疗

（1）一般治疗：一般建议住院治疗，予禁食，卧床休息、纠正水、电解质紊乱等处理。

（2）对症治疗

1）解痉止痛多选用曲马多100mg/次，肌内注射；或阿托品0.5mg/次，肌内注射；或山莨菪碱10mg/次，肌内注射；或选用屈他维林口服，成人40～80mg/次，3次/天（亦可40～80mg/次皮下注射，或加入葡萄糖液中缓慢静脉推注）。

2）解痉利胆，如口服消炎利胆片4～6片/次，3次/天；或口服33%硫酸镁10ml/次，3次/天。

（3）对因治疗

1）病情较轻可不用抗菌药物，或采用口服给药，首选第一代和第二代头孢类或喹诺酮类药物，如莫西沙星400mg/次，1次/天，口服，禁用于儿童、少年、妊娠和哺乳期的妇女。

2）中重度感染使用抗菌药物前先进行血培养、胆汁培养和药敏试验，血白细胞明显升高时可先经验用药，选用革兰阴性菌敏感且胆道药物浓度

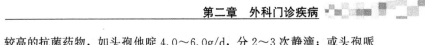

较高的抗菌药物，如头孢他啶 4.0～6.0g/d，分 2～3 次静滴；或头孢哌酮钠舒巴坦钠 2.0～12.0g/d，分 2～3 次静滴等。明确病原菌后根据药敏结果给予目标用药，急性胆囊炎治疗 3～5 天后，症状和体征消失、体温和白细胞恢复正常，应及时停用抗菌药物，避免长期不必要的使用抗菌药物，产生不良反应和造成细菌耐药。

3）熊去氧胆酸，主要用于溶解胆固醇小结石，按体重一次 10mg/kg，1 次/天，饭后服用，疗程 6～24 个月以上，服药期间每 6 个月超声复查一次，无效者停用，主要用于拒绝手术和有手术禁忌的患者；亦可术后服用以降低结石复发率，用法为 250mg/次，1 次/天，每 6 个月超声复查一次，不应少于 3 个月。

4）单纯溶石及体外碎石因疗效不可靠和并发症较多，临床已淘汰。

（4）手术治疗

1）急性轻、中度胆囊炎一旦确诊建议住院行胆囊切除治疗，原则上争取发病 48 小时内手术，超过 72 小时的应在感染控制后择期手术。

2）对于手术风险较大（年龄＞60 岁或体质较差，发病时间＞72 小时，有严重并发症）、胆囊感染严重（胆囊壁厚度＞8mm，白细胞＞18×10^9/L，水肿粘连严重）者可行胆囊造瘘术、经皮肝胆囊穿刺引流术等，待病情缓解后再行 II 期手术。

3）胆囊颈结石嵌顿或合并胆总管梗阻、胆源性胰腺炎等存在梗阻者，应尽早手术解除梗阻。

4）急性非结石性胆囊炎因血运障碍或感染原因易穿孔、坏疽，建议早期手术治疗。

5）胆囊结石，胆囊壁＜4mm，胆囊壁厚度均匀、胆囊无畸形，患者有保胆意愿者，可选择新式内镜微创保胆取石手术。

2. 中医治疗　急性胆囊炎属中医学"胆胀"、"黄疸"、"胁痛"、"结胸"等范畴。临床上针对保守治疗者，可使用中医康复诊疗以缓解症状。

（1）中医内治：辨证多从热从湿，临床常见有肝胆蕴热证、肝胆湿热证、肝胆热毒证、肝火扰神证等证型。治以疏肝利胆为主，辨证辅以清热、除湿、解毒、安神等治法。常用方剂有大柴胡汤合金铃子散、大柴胡汤合茵陈蒿汤、黄连解毒汤合茵陈蒿汤、黄连解毒汤合犀角地黄汤等。消炎利胆片、双黄连口服液、清开灵口服液等中成药亦常辨证选用。

（2）其他治疗：针刺取穴以外关、阳陵泉、太冲、足三里、肝俞、胆俞、日月等为主，手法多用泻法。

【风险规避】

1. 误诊防范

(1) 坏疽性胆囊炎特别是穿孔者易误诊，主要原因在于胆囊炎腹痛的位置和溃疡病、急性胰腺炎等重叠、都可有突发腹痛、腹膜炎体征和发热，应注意鉴别，以免误诊。

(2) 老年人急性胆囊炎常不典型，可长期误诊为急慢性胃炎、消化道溃疡等，有时伴胸闷、心悸等可被误诊为心肌梗死、心绞痛等，相反心血管疾病又因发病不典型而可被误诊为胆囊炎。常规作心电图检查，必要时查心肌酶、超声心动图等以鉴别。

(3) 右侧肺炎、胸膜炎出现右上腹疼痛时易误诊为胆囊炎，注意常规行胸片检查，注意呼吸系统病史、发热、咳嗽等呼吸道症状及呼吸音粗糙、胸膜摩擦音等肺部体征，必要时行胸部 CT 检查。

(4) 注意胆囊壁不均匀、胆囊息肉蒂部较宽、直径在≥10mm 者要防止遗漏胆囊癌变，建议行肿瘤标志物检查。

(5) 合并波动性黄疸或者隐性黄疸，胆总管直径在 10mm 以内，注意鉴别是否合并胆总管结石或 Mirizzi 综合征，必要时行 CT 增强或 MRI 检查。

2. 医患沟通

(1) 一般告知：饮食不节制、抵抗力低下时，胆囊炎症易复发，建议低脂饮食，作息规律和防止疲劳。

(2) 风险告知

1) 结石及炎症的长期刺激可诱发胆囊炎、胆囊癌，应积极治疗。

2) 患者要求行新式内镜保胆手术者，必需胆囊功能良好，胆囊无畸形，否则建议切除胆囊。

3) 胆囊壁不均匀、胆囊息肉蒂部较宽、直径在≥10mm 者有癌变可能，建议尽快手术，并做术中快速冷冻病理切片。

4) 急性非结石性胆囊炎与感染、化学刺激、胆囊血运障碍相关，易出现严重并发症如坏疽、穿孔、腹膜炎，病死率较高。

3. 记录要点

(1) 详细记录腹痛发生的时间、位置，是阵发性还是持续性发作，有无伴恶心呕吐，有无心慌、胸闷、发热、寒战、黄疸等。

(2) 建议住院治疗，告知有可能急诊行手术，患者拒绝住院要告知风险并在病历中记录。

（王三贵　王海峰）

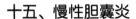

十五、慢性胆囊炎

【概述】　慢性胆囊炎大多由胆囊结石引起（约 90％～95％），部分由非结石因素所致，常反复发作，影响患者的工作和生活，随着人民生活水平的改善，发病率逐年上升。随着腹腔镜-内镜的问世，腹腔镜胆囊切除成为治疗慢性胆囊炎的金标准，而新式内镜微创保胆取石手术，以并发症少，取出了结石保留了胆囊的存在，深受患者的欢迎，现在越来越多的医院开展了本术式。

【诊断步骤】

1. 问诊要点

（1）腹痛出现的时间、部位、性质、频率及诱发因素，有无向肩背部放射。

（2）是否伴有黄疸、寒战、发热，有无嗳气、饱胀、恶心呕吐等消化道症状，以及既往是否有发作史。

（3）是否继发于某些重症疾病、腹部大手术后，有无病毒、细菌、寄生虫感染及饮食不规律等诱因。

2. 体检要点

（1）大部分患者可无阳性体征。

（2）如有，多为右上腹轻压痛，伴或不伴墨菲征阳性。

3. 辅助检查

（1）一般检查

1）血常规、肝肾功能等多无异常，急性发作时白细胞、胆红素可升高。

2）腹部彩超：可显示胆囊结石、胆囊息肉、胆汁淤积、胆囊肿大、萎缩、胆囊壁增厚等慢性改变。

（2）选择性检查

1）上腹部增强 CT：除了解胆囊情况外，尚能评估肝内外胆管是否存在异常。

2）磁共振成像（MRI）：主要用于鉴别急性和慢性胆囊炎。

3）磁共振胰胆管造影（MRCP）：可发现超声和 CT 不易发现的小结石。

4）胆囊收缩素刺激闪烁显像：可评估胆囊动力学异常，胆囊无结石患者如胆汁充盈缓慢、胆囊喷射指数降低（＜35％）则高度提示慢性非结石性胆囊炎。

4. 诊断要点

(1) 反复发作的右上腹痛，可向右肩背部放射，多发生于高脂、高蛋白饮食后。

(2) 多伴胆源性消化不良表现如：嗳气、饱胀、恶心等。

(3) 查体可有右上腹压痛及墨菲征阳性但不是必须具备。

(4) 超声或 CT、MRI 等影像学发现结石、胆囊壁增厚≥3mm、毛糙，或发现胆汁淤积、胆囊息肉等；胆囊收缩素刺激闪烁显像评估胆囊喷射指数降低。

5. 鉴别诊断要点

(1) 与慢性胃炎、消化性溃疡、慢性胰腺炎相鉴别：典型的右上腹压痛和墨菲征加上影像学支持诊断胆囊炎多无困难，在体征不典型时常需借助胃镜及彩超、上腹部 CT 等影像学鉴别。

(2) 与心肌梗死、心绞痛相鉴别：胆囊炎腹痛位于右上腹，彩超及 CT 影像发现结石，常于饱餐后发作，可出现黄疸，墨菲征阳性，心肌酶、心电图无异常；心肌梗死、心绞痛有心前区压榨感伴胸闷、心悸，心电图可见异常，多有心血管病史，二者不难鉴别。

6. 确定诊断

(1) 可有反复发作的右上腹痛伴胆源性消化不良表现。

(2) 主要依据影像学显示病理学改变和（或）胆囊动力学异常作出诊断。

【治疗方法】

1. 西医治疗

(1) 一般治疗：无症状且低风险者调节作息规律、戒烟、戒酒、控制饮食。

(2) 对症治疗

1) 解痉镇痛：可用曲马多 100mg/次，肌内注射；亦可选用屈他维林口服，成人 40～80mg/次，3 次/天（亦可 40～80mg/次，皮下注射）；或阿托品 0.5mg/次，肌内注射，可同时用异丙嗪 25mg/次，肌内注射。

2) 利胆治疗：熊去氧胆酸 250mg/次，1 次/天，餐后服；或复方阿嗪米特肠溶片 1～2 片/次，3 次/天，餐后服，同时有改善消化不良的作用；或茴三硫 25mg/次，3 次/天，口服；或消炎利胆片 6 片/次，3 次/天，口服。注意在肝功能不良及胆道梗阻、急性感染时禁用利胆药物。

3) 抗感染治疗：根据慢性胆囊炎患者胆汁培养和药敏结果、感染严重程度、抗菌药物的抗菌谱和耐药性、患者的基础疾病，兼顾肝肾功能，合理使用抗菌药物，避免盲目和无指征用药致产生耐药，推荐使用哌拉西

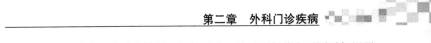

林钠他唑巴坦钠或头孢哌酮钠舒巴坦钠治疗，针对厌氧菌亦可同时加用甲硝唑类可取得较好效果。

（3）手术治疗

1）年纪较大者且无手术麻醉禁忌证者、不能排除胆囊有恶变者、瓷化胆囊或胆囊萎缩者、免疫抑制者及有症状者建议尽早手术。

2）在内科治疗的基础上出现以下表现应行手术治疗：①疼痛无缓解或反复发作，影响生活和工作者；②胆囊壁逐渐增厚达 4mm 及以上者；③胆囊结石逐年增多和增大，合并胆囊功能减退或障碍者；④胆囊壁呈陶瓷样改变者。

3）手术方式：可根据病情选择开腹或腹腔镜胆囊切除术、胆囊造瘘术、新式内镜微创保胆取石（取息肉）术等。

2. 中医治疗 慢性胆囊炎属中医学"胆胀"、"胁痛"、"黄疸"等范畴。临床上针对保守治疗者或术后，可使用中医康复治疗以改善症状或减少复发。

（1）中医内治：久病多虚，故辨证先分虚实，临床常见有肝气郁结证、肝阴不足证等证型。治以疏肝利胆为主，辨证辅以行气、养阴等治法。常用方剂有柴胡疏肝散、一贯煎等。因本病临床表现多为消化不良，且"见肝之病，知肝传脾，当先实脾"，故在治疗时应注重健脾运脾。夹有结石的，可适当加金钱草、鸡内金等化石之品。消炎利胆片、知柏地黄丸等中成药亦常辨证选用。

（2）其他治疗：针刺取穴以胆俞、中脘、足三里、阳陵泉等为主；亦可选用磁珠耳穴等外治法。

【风险规避】

1. 误诊防范

（1）一般诊断不难，注意胆囊壁不均匀、胆囊息肉蒂部较宽、直径在≥10mm 者要防止遗漏胆囊癌变，建议行肿瘤标志物检查。

（2）合并波动性黄疸或者隐性黄疸，胆总管直径在 10mm 以内，注意鉴别是否合并胆总管结石或 Mirizzi 综合征，必要时行 CT 或 MRI 检查。

2. 医患沟通

（1）一般告知：避免过量油脂、高蛋白食物、增强抵抗力、饮食和作息规律，可减少发病。

（2）风险告知

1）胆囊炎处于非急性发作期为手术最佳时机，保胆取石虽然并发症少，但仍有复发可能。

2）胆囊壁不均匀、胆囊息肉蒂部较宽、直径在≥10mm 者有癌变可能，建议行肿瘤标志物检查和术中冷冻病理确诊。

3）直径≥3cm 的胆囊结石或充满型结石应手术治疗，以防恶变。

4）胆囊腔小结石尤其直径≤5mm 如反复发作要尽快手术，有结石嵌顿致胆囊管梗阻，导致胆囊穿孔、萎缩可能；或结石嵌顿致胆总管梗阻，引起梗阻性黄疸、胰腺炎、胆管炎风险。

5）胆囊炎症状反复发作，超声未发现结石，仅见胆囊腔胆汁淤滞，甚至胆泥形成，要警惕胆囊小结石、胆囊颈部活瓣样小息肉、胆囊管迂曲过长、或胆总管出口畸形或狭窄，建议做 MRCP。

6）胆囊结石伴反复发作胰腺炎者要警惕胆胰壶腹部的畸形或狭窄。在做胆囊结石手术的同时要完成 MRCP 或 ERCP 检查以明确诊断并加以治疗。

7）合并波动性黄疸或隐匿性黄疸，应 MRCP 检查，以鉴别是否并发胆总管小结石或 Mirizzi 综合征，并尽快手术治疗。

8）胆囊结石合并胆囊畸形者，应行胆囊切除。

3. 记录要点　详细记录腹痛发生的次数、时间，治疗方案，有无伴恶心呕吐，有无心慌、胸闷、发热、黄疸等。

（王三贵　王海峰）

十六、急性胰腺炎

【概述】　急性胰腺炎为常见的外科急腹症之一，重症患者易出现严重并发症，病情复杂而病死率高，部分患者最终导致不同程度的胰腺功能损害。我国的胰腺炎多为胆源性胰腺炎，近年来酒精性胰腺炎和高血脂性胰腺炎发病率逐年增多，应引起重视。

【诊断步骤】

1. 问诊要点

（1）起病的缓急、腹痛的部位、范围、性质，有无大量饮酒、暴食、高脂餐、高蛋白饮食、肥胖等诱因。

（2）是否伴恶心呕吐、腹胀、便秘等消化道症状，有无胸闷、气促、心慌、口干等表现。

（3）是否为上腹部手术及创伤后、使用某些对胆胰有不良反应的药物后发生，既往有无甲状旁腺功能亢进、胆石症病史等。

2. 体检要点

（1）首先观察患者有无面色苍白、冷汗、脉速、低血压等休克体征。

（2）是否有固定而明显的上腹部压痛，有无腹膜刺激征如反跳痛和腹肌紧张，是否向腰背及肩部放射，有无典型的斑纹如腰部皮肤呈青紫色改变（称为 Grey-Turner 征），脐周皮肤呈青紫色改变（称为 Cullen 征），提示胰腺出血坏死，检查墨菲征及肝胆区有无叩痛。

（3）继发肠麻痹时，发热、腹胀、肠鸣音减弱甚至消失，严重者呈"寂静腹"（腹腔内积液超过 500ml 以上，可叩出移动性浊音，而听诊肠鸣音消失），部分患者以腹胀、恶心呕吐为主要表现。

3. 辅助检查

（1）一般检查

1）血常规、C-反应蛋白：多表现为白细胞和中性粒细胞升高和核左移，发病 72 小时后 C-反应蛋白＞200mg/L，血细胞比容＞0.44，提示胰腺组织坏死。

2）血尿淀粉酶、血清脂肪酶：

a. 淀粉酶升高并非胰腺炎独有，酶升高与病情不成正比。

b. 血清淀粉酶采用 Somogyi 法升高超过 500U 才有诊断意义，一般于发病后 2～12 小时，血清淀粉酶活性即开始升高，48 小时达高峰，持续 3～5 天后恢复正常。

c. 尿淀粉酶活性升高较血淀粉酶稍迟，一般于发病后 12～24 小时开始增高，但持续时间较长，多数病例持续 3～10 天后恢复正常。

d. 发病后 4～8 小时内血清脂肪酶活性升高，24 小时达峰值，一般持续 8～14 天。

e. 注意重症坏死型胰腺炎患者血清淀粉酶可在短期升高后因胰腺功能破坏而迅速下降，以至于检测不能发现异常，必要时应行腹腔穿刺液生化和淀粉酶检测。

f. 巨淀粉酶血症患者血淀粉酶升高，尿淀粉酶和血清脂肪酶正常。

3）超声引导下腹腔穿刺：

a. 肉眼见淡黄色腹水考虑水肿性胰腺炎，但病情有向重症胰腺炎转化的可能。

b. 肉眼见洗肉水样血性腹水应考虑重症胰腺炎。

c. 腹水检测淀粉酶明显升高可确诊胰腺炎。

d. 腹水见大量红细胞、淀粉酶明显升高可确诊重症胰腺炎。

4）心肌酶、肌钙蛋白、钠尿肽等：排除心绞痛、心肌梗死等病变，评估心功能。

5）血糖、血钙检测：血钙早期降低，非糖尿病患者血糖明显升高者考虑重症胰腺炎。

6）常规行胸片和心电图检查，除外心肺疾病。

7）上腹部增强 CT：可对分型、治疗、手术及预后提供参考，但对于危重患者造影剂有加重胰腺坏死可能。

（2）选择性检查

1）腹部超声、磁共振成像（MRI）：可发现胰腺弥漫性肿大、边缘不整、胰周积液或胰腺坏死。

2）磁共振胰胆造影（MRCP）：对胆源性胰腺炎的诊断优于 CT，可以诊断分期并判断并发症。

4. 诊断要点

（1）急性胰腺炎的诊断依据：

1）突然发作的持续性上腹剧痛并向背部放射。

2）血清淀粉酶和（或）伴脂肪酶活性≥3 倍正常上限值。

3）增强 CT/MRI 或腹部超声呈急性胰腺炎影像学改变。

（2）轻度病变腹痛轻且多局限于胰尾，表现为局限性上腹偏左深压痛；胆源性胰腺炎及部分胰头病变表现为右上腹压痛并逐渐向左侧转移；胰体病变于中上腹压痛。

（3）中重度胰腺炎（伴并发症或器官功能衰竭）因大部分或全胰腺病变，可出现上腹广泛或全腹弥漫性压痛呈束带状，多伴有腹膜刺激征，腹痛剧烈难忍，并早期出现休克、腹膜炎、多脏器功能不全等并发症。

（4）腹腔出现大量黑褐色积液并含较高浓度的淀粉酶，血糖明显升高（长期禁食＞11.0mmol/L）和血钙明显下降（＜1.75mmol/L）多提示胰腺广泛坏死，病情严重，预后不良。

（5）少数老年体弱者、腹部大手术后、严重创伤、严重营养不良患者可无腹痛，或表现腹痛轻微，但病情凶险，病死率高。

5. 鉴别诊断要点

（1）与急性胃肠炎相鉴别：上腹部疼痛伴有恶心和呕吐、腹泻，腹痛多为阵发性，治疗后迅速缓解，腹泻及呕吐后腹痛明显减轻，无固定性压痛及反跳痛，多无腹水，血尿淀粉酶多不升高，无胰腺炎影像学改变，而胰腺炎有脐水平线的带状固定性压痛，甚至反跳痛，有胰腺肿大、界限模糊、胰周积液的影像学改变，及血淀粉酶升高，易于鉴别。

（2）与胆囊结石、急性胆囊炎相鉴别：胆囊炎腹痛多位于右上腹，解痉止痛有效，墨菲征阳性，血淀粉酶不一定升高，无胰腺炎影像学改变，合并胆石症的胰腺炎多为胆源性胰腺炎，具有胆石症的影像学表现和胰腺炎的影像学表现，腹痛的范围与胰腺炎的严重程度成正比。

（3）与消化性溃疡穿孔相鉴别：溃疡穿孔患者腹平片可发现膈下游离气体，血清淀粉酶不高或有升高但不明显，腹部超声检查肝下、盆腔或全腹有积液，积液量与穿孔大小和是否是饱餐后穿孔相关，腹肌紧张、压痛、反跳痛明显，压痛范围随腹水范围而定，而急性胰腺炎有胰腺肿大、界限模糊、胰周积液的影像学改变，血淀粉酶升高，腹部超声、上腹部CT增强扫描检查可协助鉴别。

（4）与急性肠梗阻相鉴别：肠梗阻患者多有腹部手术史或腹部外伤史，为阵发性腹痛，腹部平片检查有阶梯样液气平面或孤立胀大的肠袢，而急性胰腺炎有胰腺肿大、界限模糊、胰周积液的影像学改变，血淀粉酶升高，重症胰腺炎患者可合并有麻痹性肠梗阻的表现，此时主要依据上腹部增强 CT 及明显增高的血尿淀粉酶进行鉴别。

（5）与心肌梗死、主动脉夹层、腹主动脉瘤相鉴别：血管病变多有心血管病史，心前区、胸部的濒死感，腹部无明显深压痛及腹膜刺激征，血尿淀粉酶仅轻度升高，心肌梗死时心酶、肌钙蛋白升高等，必要时应立即行心电图、彩超、胸腹部增强 CT、选择性血管造影等检查明确诊断。

（6）与肾及输尿管结石相鉴别：肾与输尿管结石引起肾区绞痛且伴有血尿，一般血尿淀粉酶不升高，腹平片或超声可发现结石、肾盂积水，二者不难鉴别。

6. 确定诊断　必须诊断依据≥2 条才能确定急性胰腺炎的诊断。

【治疗方法】

1. 西医治疗

（1）一般治疗

1）急性胰腺炎在早期难以明确区分严重程度和坏死类型，即使生命体征平稳或腹痛轻微，也应住院观察和治疗。

2）禁食、胃肠减压、建立静脉通道、补液、纠正电解质紊乱、低流量吸氧，必要时监测中心静脉压，积极评估病情。

3）动态监测血常规、血糖、血尿淀粉酶、电解质、腹部影像学变化。

（2）对症治疗

1）镇痛、止吐、恢复胃肠功能

a. 镇痛：可使用哌替啶 25～100mg/次，极量：150mg/次，每天600mg，2 次用药间隔不宜少于 4 小时，可联合使用阿托品，因易成瘾和抑制呼吸，尽量减少或避免使用。

b. 止吐：常用昂丹司琼 4～8mg/次，每天 1 次，缓慢静脉注射或静脉滴注。

c. 促进胃肠功能恢复：可选用25％硫酸镁 10～20ml，每天 1 次口服；或生大黄 50g 泡水服，每天 1 次；亦可应用微生态制剂补充肠道益生菌，理论上阻止肠道菌群移位减少内源性感染。

2）轻症胰腺炎不建议应用糖皮质激素，重症急性胰腺炎可早期、短程使用糖皮质激素，如甲泼尼龙 40～80mg/d，静脉滴注，但应注意使用激素有诱发药物性胰腺炎的可能。

3）并发感染者要尽早给予抗菌药物治疗，在抗菌药物使用前就应采集血标本作培养和药敏，如能采集腹穿液或脓肿穿刺液标本更好，并应根据细菌培养和药敏结果、临床效果进行调整。经验治疗之后最好能尽快改为窄谱、敏感的抗菌药物，临床症状改善可视为停用抗菌药物的指征。常用：

a. 头孢他啶：一天 2～6g，分 2～3 次静脉滴注，疗程 10～14 天。

b. 头孢哌酮：成人常用量：一般感染，一次 1～2g，每 12 小时 1 次；严重感染，一次 2～3g，每 8 小时 1 次。成人一天剂量不超过 9g，但免疫缺陷患者有严重感染时，剂量可加大至每天 12g。小儿常用量：每天 50～200mg/kg，分 2～3 次静脉滴注。

c. 头孢吡肟：成人一次 1～2g，每 12 小时 1 次，静脉滴注，疗程 7～10 天，对于严重感染并危及生命时，可以每 8 小时 2g 静脉滴注，肾功能减退者应减量。

4）减少胰液分泌：可选择生长抑素如奥曲肽 0.3mg/12h 静脉微泵维持，或 25～50μg/h 静脉滴注维持。

5）抑制胰酶活性和炎症反应：可选择乌司他丁 10 万 IU/次，每天 1～3 次，静脉滴注；或加贝酯 300mg/d，静脉滴注，使用 3 天症状减轻后改 100mg/d，共 6～10 天。

6）抑制胃酸分泌：可使用 H2 受体拮抗剂和质子泵抑制剂。

7）给予合适的静脉营养支持。

（3）对因治疗

1）胆源性胰腺炎：存在梗阻的胆源性胰腺炎应早期解除梗阻或行引流术，对合并脓毒症或其他严重疾病而无法手术的患者可考虑行经皮肝穿刺胆道引流、经皮肝穿刺胆囊引流或经鼻胆管引流、内镜乳头括约肌切开术。

2）高脂性胰腺炎：急性胰腺炎并静脉乳糜血，或血甘油三酯＞11.3mmol/L 即可诊断，尽快将血脂降到 5.65mmol/L 以下。方法：①限用脂肪乳；②低分子肝素 5000U/12h，皮下注射；③血浆置换等。

3）酒精性胰腺炎：补充维生素和矿物质，常用水溶性维生素如叶酸口服，成人一次 5～10mg，一天 15～30mg；或维生素 B_{12} 口服等。

（4）手术治疗

1）胆源性胰腺炎合并胆道梗阻者，应尽早行胆道探查或介入解除梗

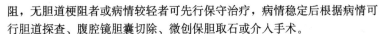

阻，无胆道梗阻者或病情较轻者可先行保守治疗，病情稳定后根据病情可行胆道探查、腹腔镜胆囊切除、微创保胆取石或介入手术。

2）目前重症急性胰腺炎已趋向于内科综合治疗为主的非手术方案包括禁食、胃肠减压、镇痛、纠正水电解质紊乱以及提供合理和有力的抗感染、支持治疗，仅在以下情况，且加强治疗无效时考虑手术或介入治疗：①胰腺假性囊肿直径＞6cm，且有压迫现象和临床表现；②胰腺脓肿或坏死继发感染，包括CT气泡征，或CT引导下穿刺引出脓液。

3）一般采用"进阶式"治疗，即先行外科引流，减压或缓解腹腔感染，病情稳定后再行内引流或坏死清除手术，手术以微创、有效为原则。

4）除存在梗阻的胆源性胰腺炎外，尽量避免手术打击（尤其是早期）可明显降低严重患者的并发症和病死率，局部并发症如假性囊肿、脓肿感染，病情允许情况下一般在发病4周后进行外科治疗为宜。

5）近年有人开展腹腔镜经后腹膜早期清除胰周坏死组织并引流，效果较好，因缺乏足够的循证医学数据，尚需进一步研究。

2. 中医治疗　急性胰腺炎属中医学"腹痛"、"结胸"、"脾心痛"等范畴。临床上警惕与其他出现腹痛的病症相鉴别，以避免延误病情。在专科治疗的基础上，对于轻症患者或恢复期，可适当配合中医康复治疗以减轻症状或调整功能。

（1）中医内治：临床分为急性期和恢复期，急性期常见有肝胆湿热证、胃肠热结证、实热结胸证、瘀热互结证、腑闭血瘀证、内闭外脱证等证型，恢复期常见有肝脾失调证、气阴两虚证等证型。治以清热解毒、通里攻下、活血化瘀、理气疏肝为主。其中腑闭血瘀证、内闭外脱证属危急重症，需结合西医诊治，以免耽误病情。相应的常用方剂有茵陈蒿汤合龙胆泻肝汤、大柴胡汤合大承气汤、大柴胡汤合小陷胸汤、泻心汤合膈下逐瘀汤、大陷胸汤合失笑散、小承气汤合四逆汤、柴芍六君子汤、养胃汤等。

（2）其他治疗：针刺取穴以足三里、下巨虚、内关、中脘、梁门、阳陵泉、地机、脾俞、胆俞等为主；亦可选用耳针、芒硝外敷局部等外治法。

【风险规避】

1. 误诊防范　急性胰腺炎临床表现与多种急腹症难以区别，极易误诊为急性胆囊炎、心肌梗死、溃疡病穿孔、缺血性肠病等，根据病史和体征，早期行上腹部增强CT检查和血尿淀粉酶监测是早期发现和正确治疗的关键。

2. 医患沟通

（1）一般告知：少食油脂、高蛋白食物、增强抵抗力、饮食和作息规律，可减少发病。

（2）风险告知：告知需住院观察治疗，早期无法明确病变的严重程度，病情有进行性加重的可能。

3. 记录要点

（1）详细记录腹痛的性质特点，如发生的时间、位置、范围、程度、缓解因素等；记录有无腹膜刺激征。

（2）告知病情可能进一步加重，需住院治疗。患者拒绝住院或手术要及时告知风险并作好记录。

（王三贵　王海峰）

十七、慢性胰腺炎

【概述】　慢性胰腺炎（CP）是各种病因导致不可逆的胰腺实质和功能损伤的慢性炎症，主要表现为反复腹痛、消瘦、脂肪泻、糖尿病，同时伴有多种急慢性并发症，发病率有逐年增多趋势。

【诊断步骤】

1. 问诊要点

（1）详细询问腹痛的部位、发作的时间、频率、是否因饮酒、高脂餐、暴食等加重或诱发。

（2）有无胰腺内、外分泌不足表现：如多尿、多食、脂肪泻、消化不良、消瘦等表现。

（3）既往是否有急性胰腺炎、胆石症或类似发作病史，有无嗜酒、甲状旁腺功能亢进或肥胖等。

2. 体检要点　上腹部是否有压痛，压痛的部位、范围，有无腹膜刺激征，有无伴黄疸、发热、恶心呕吐，可否触及腹部包块。

3. 辅助检查

（1）一般检查

1）上腹部增强 CT：可作为首选，可发现胰管扩张、胰管钙化、腺体萎缩，胰管钙化为特征性改变，可明确诊断。有时慢性胰腺炎急性发作时腺体增大，偶尔侵犯周围组织，因强化对比降低，与胰腺肿瘤难以鉴别，此时应行经内镜逆行胰胆管造影（ERCP）及活检。

2）腹部超声、内镜超声：可发现胰腺假性囊肿或胰腺肿大、胰管扩张、狭窄、胰管结石、钙化等。

3）间接胰腺功能（PFT）检测：比如血清胰蛋白酶原、粪便弹性蛋

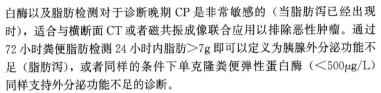

白酶以及脂肪检测对于诊断晚期 CP 是非常敏感的（当脂肪泻已经出现时），适合与横断面 CT 或者磁共振成像联合应用以排除恶性肿瘤。通过72 小时粪便脂肪检测 24 小时内脂肪＞7g 即可以定义为胰腺外分泌功能不足（脂肪泻），或者同样的条件下单克隆粪便弹性蛋白酶（＜500μg/L）同样支持外分泌功能不足的诊断。

（2）选择性检查

1）磁共振成像、ERCP、磁共振胰胆管造影：CT 扫描可疑者可进一步作磁共振或超声内镜检查，可发现导管、薄壁组织异常以及导管内结石，为诊断慢性胰腺炎的重要依据和治疗手段。

2）直接胰腺功能检测：能够发现胰腺损害至少达到 30％的分泌功能不足的患者，因此对于诊断晚期 CP 具有高度的敏感性。经典的 PFT 检测是非常准确的，并且可以检测导管细胞功能；另一种即缩胆囊素 PFT，主要用来检测腺泡细胞的功能。

3）胸片、腹平片、心电图：主要提供鉴别诊断意义。

4）血、尿淀粉酶：除急性发作外血尿淀粉酶可不升高。

4. 诊断要点

（1）有相关诱因，反复发作的上腹痛和急性胰腺炎病史，伴腹泻、腹胀、糖尿病等胰腺分泌功能不足的表现。

（2）影像学提示：胰管钙化、胰管结石、胰管狭窄或扩张，病理学有特征性改变。

（3）具有慢性腹痛考虑为早期 CP 的患者可以应用超声内镜联合 45分钟 PFT 来评估组织及功能改变从而进行 CP 筛选。

（4）诊断 CP 时，至少应检测两种间接的 PFT 样本，包括血液和粪便证据的支持，但是内分泌功能检测的作用可能对于诊断 CP 既没有敏感性也没有特异性。

5. 鉴别诊断要点

（1）与胰腺癌相鉴别：胰腺癌有消瘦、乏力，持续性上腹痛、进行性黄疸和顽固性皮肤瘙痒。临床难于区分时，可结合肿瘤标志物血清 CA-199 升高，CT、ERCP 及其引导下细针穿刺活检鉴别。

（2）与急、慢性胆囊炎相鉴别：胆囊炎腹痛位于肝胆区，伴有阵发性加剧，常于饱餐后发作，可出现黄疸，墨菲征阳性，影像学发现胆囊结石、胆囊肿大和胆囊壁增厚，不难鉴别。

（3）与胃癌、消化性溃疡穿孔相鉴别：溃疡穿孔多数有反复发作的胃病史，腹平片见气腹征，胃癌多有食欲缺乏、消瘦，持续性上腹部隐痛，有时胃癌、十二指肠球部后壁穿透性溃疡难以与本病分辨，需行胃镜或

ERCP检查。

6. 确定诊断

（1）反复发作、不同程度的上腹痛或曾有过急性胰腺炎，有相关诱因、胰腺分泌功能不足如腹泻、腹胀、糖尿病等表现。

（2）结合影像学表现如：胰管钙化、胰管结石、胰管狭窄或扩张等和（或）病理学特征性改变可确定诊断。

【治疗方法】

1. 西医治疗

（1）一般治疗：慢性胰腺炎轻症者戒烟、戒酒、控制饮食即可。

（2）对症治疗

1）镇痛可选择：①口服对乙酰氨基酚片 0.3g/次，3～4 次/天；或曲马多 100mg/次，肌内注射；严重慢性腹痛患者，可使用阿片受体激动剂，如吗啡、芬太尼、美沙酮等，以最小有效剂量、长效缓释制剂为宜，尽量避免应用具成瘾性的麻醉镇痛剂。大部分患者需要联用镇静药、解痉药来达到有效镇痛；②胰酶制剂和生长抑素等；③梗阻性疼痛应行内镜治疗解除梗阻，非梗阻性疼痛可行 CT/超声内镜引导下腹腔神经阻滞术；④上述方法无效时可考虑手术治疗。

2）胰腺外分泌功能不全者：①应首选口服胰酶胶囊，0.3～1g/次，3 次/天，餐前服，应根据疾病严重程度、脂肪痢控制情况和维持良好营养状况的需要作相应剂量调整；②疗效不佳时加用抑酸药物如质子泵抑制剂、H_2 受体拮抗剂；③长期有脂肪泻者适当补充脂溶性维生素和维生素 B_{12}、叶酸、各种微量元素等。

3）胰腺内分泌不足者：如糖尿病，建议内科治疗控制血糖。

（3）手术治疗：可选择内镜下胰管减压或取石，必要时可行胰部分切除、胰十二指肠切除术、胰空肠吻合术或全胰切除、自体胰岛移植等。

2. 中医治疗 慢性胰腺炎属中医学"腹痛"、"胁痛"、"泄泻"等范畴。对于临床疗效不佳的非手术治疗者，可考虑中医康复治疗。

（1）中医内治：辨证先分虚实，临床常见有寒实结滞证、热实结滞证、脾胃虚弱证、脾胃食积证、肝气瘀滞证、肝胆湿热证、气滞血瘀证等证型。治以行气止痛为主，辨证辅以泻实、补虚、活血、消食等治法。相应的常用方剂有清胰汤合大黄附子汤、大柴胡汤、参苓白术散、清胰汤合保和丸、柴胡疏肝散、清胰汤合龙胆泻肝汤、少腹逐瘀汤等。

（2）其他治疗：针刺取穴以中脘、天枢、太冲、足三里等为主；亦可选用磁珠耳穴、穴位敷贴等外治法。

【风险规避】

1. 误诊防范

(1) 慢性胰腺炎无特异性表现，除急性发作外，血尿淀粉酶亦多无升高，误诊率较高，可误诊为慢性胃炎、肠炎、消化道溃疡、慢性胆囊炎、胰腺癌等。

(2) 提高对该病的认识和鉴别，借助上腹部 CT 增强扫描检查有助于避免误诊，怀疑胰腺癌有时还需行超声、CT 引导活检或内镜下穿刺活检进行病理学诊断。

2. 医患沟通

(1) 一般告知：部分慢性胰腺炎以反复腹痛为主要表现，使用镇痛药物尤其是哌替啶等，应注意避免药物成瘾性。

(2) 风险告知：告知患者慢性胰腺炎与胰腺癌鉴别困难时应内镜活检检查。慢性胰腺炎可能导致不同程度的胰腺内、外分泌功能障碍、疼痛等，影响生活质量，多需长期治疗并难以治愈。

3. 记录要点

(1) 记录发作的表现和治疗经过，诱发或加重的因素，腹痛和腹部包块或胰内外分泌障碍如腹泻、血糖紊乱出现的时间、次数和规律。

(2) 重要的辅助检查如彩超、内镜、CT、活检病理等结果。

(3) 复诊的时间和生活、饮食中应注意的事项。

（王三贵　王海峰）

十八、溃疡病穿孔

【概述】 溃疡病穿孔属于外科常见的急腹症，是胃、十二指肠溃疡的严重并发症，少数表现为隐性小穿孔而延误就医和诊断，少数伴有出血，部分患者发病前无典型的消化道溃疡表现。

【诊断步骤】

1. 问诊要点

(1) 起病的缓急、腹痛部位、性质及变化、饱餐或饥饿后发生，有无紧张、劳累、应用非甾体抗炎药、糖皮质激素等。

(2) 有无伴呕血、黑便、反酸、嗳气、恶心、呕吐、腹胀、腹泻，有无胸、腰背部疼痛、胸闷、心悸等。

(3) 既往有无类似发作史，是否行抗溃疡治疗，效果如何，是否伴有黄疸、发热，处理的方法及转归，有无心血管病史等。

2. 体检要点

(1) 腹部是否有压痛、反跳痛、腹肌紧张及其范围和程度，注意起始部位和压痛最显著部位。

（2）除腹痛外查体可发现强迫体位、板状腹、肝浊音界缩小、肠鸣音减弱或消失。

（3）检查胸部并认真听诊心肺以鉴别心肺疾病，注意有无面色苍白、冷汗、脉速、低血压等休克症状。

3. 辅助检查

（1）一般检查

1）血常规：多有白细胞和中性粒细胞升高。

2）胸片、吸气相腹部立位片：可发现气腹征，排除肺部疾病。患者如因病情危重和剧烈腹痛不能站立时，呼气相左侧卧位片也可较好地显示腹腔游离气体，但摄片之前需左侧卧位 5～10 分钟以利于气体积聚。

3）心电图：排除心绞痛、心肌梗死等。

4）诊断性腹腔穿刺：可见纤维渗出液或含胆汁染色渗液。

（2）选择性检查

1）根据病情行血尿淀粉酶、心肌酶等生化检查。

2）必要时行上腹部 CT 检查以明确病变。

4. 诊断要点

（1）突然发生、剧烈的、起始于上腹部的持续性腹痛，可由起始部位迅速弥漫至全腹，有显著腹膜刺激征（压痛、反跳痛、腹肌紧张可呈板状腹），肝浊音界消失，肠鸣音减弱或消失，常有白细胞计数升高和核左移，结合气腹征可确诊，严重者呈"寂静腹"（腹腔内积液超过 500ml 以上，可叩出移动性浊音，而听诊肠鸣音消失）。

（2）背部中间痛是穿透性溃疡最重要的症状，特别是既往有溃疡史而内科治疗无效者，但要注意与腹主动脉夹层、腹主动脉瘤、胰腺炎等相鉴别，伴有消化道出血的须考虑对吻溃疡或溃疡并发消化道出血。

5. 鉴别诊断要点

（1）与急性胃肠炎、溃疡病未穿孔者相鉴别：无腹膜炎体征，一般腹痛程度较穿孔轻，解痉、抗酸治疗可迅速缓解，影像学无气腹征。

（2）与急性肺炎、心肌梗死等心肺疾病相鉴别：心肺疾病者无腹部深压痛，腹膜刺激征阴性，多有相关病史和心肺疾病表现，如咳嗽、胸闷、心悸，而相关消化道症状缺如。

（3）与急性胰腺炎相鉴别：急性胰腺炎有胰腺肿大、界限模糊、胰周积液的影像学改变，血淀粉酶升高，重症胰腺炎患者可合并有麻痹性肠梗阻的表现，此时主要依据上腹部增强 CT 及明显增高的血尿淀粉酶进行鉴别。

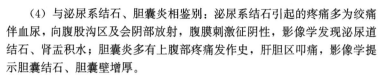

（4）与泌尿系结石、胆囊炎相鉴别：泌尿系结石引起的疼痛多为绞痛伴血尿，向腹股沟区及会阴部放射，腹膜刺激征阴性，影像学发现泌尿道结石、肾盂积水；胆囊炎多有上腹部疼痛发作史，肝胆区叩痛，影像学提示胆囊结石、胆囊壁增厚。

6. 确定诊断

（1）突然发生、剧烈的、起始于上腹部的持续性腹痛，可由起始部位迅速弥漫至全腹。

（2）有显著腹膜刺激征，肝浊音界消失，肠鸣音减弱或消失，结合影像学提示气腹征可确诊。

【治疗方法】

1. 西医治疗

（1）一般治疗

1）立即予住院治疗，禁食禁饮、卧床休息、开通静脉通道，纠正休克、水电解质、酸碱紊乱。

2）膈下游离气体不多、肝下积液不多、空腹的小穿孔，可考虑胃肠减压保守治疗。

3）已自行闭合且病情稳定的小穿孔可试行观察及保守治疗，但老年人保守治疗应特别谨慎，可能延误病情和导致严重的并发症，建议早期手术为宜。

（2）对症治疗

1）予胃肠减压，抑酸治疗、抗感染治疗、静脉营养支持。

2）对病情危重者行心电血氧监护、低流量吸氧。

（3）对因治疗：饮食、作息规律，积极治疗胃、十二指肠溃疡。

（4）手术治疗

1）腹腔镜或开腹穿孔修补术。

2）对吻溃疡患者缝合止血后必须行减酸手术，可选择迷走神经干切断加幽门成形术或者高选择性迷走神经切断术，若漏诊后壁溃疡可导致严重出血，病死率高达 50%，术后需早期再次手术。

3）不排除癌变的胃穿孔，可考虑一期做穿孔修补及病理检查，争取Ⅱ期做根治性手术。

4）十二指肠溃疡巨大穿孔伴瘢痕化狭窄，可考虑Ⅰ期做穿孔修补、Ⅱ期胃大部切除术。

2. 中医治疗　本病是危急重症，因需禁食禁水，一般不采用中医康复治疗。

【风险规避】

1. 误诊防范

(1) 有时漏出液流至胆囊窝、十二指肠附近或结肠旁沟出现疼痛，易误诊为急性胆囊穿孔、急性胰腺炎、急性阑尾炎、急性乙状结肠憩室炎，详细询问病史、认真查体多可避免。病史隐匿，体征不典型时，应动态观察，必要时复查腹立位片时可经胃管抽尽胃内容物后注入适量气体(150～300ml) 或改变体位（左侧卧位)，观察有无气腹征。

(2) 伴有低血压者需慎重，要考虑腹主动脉破裂、心肌梗死、肠系膜缺血、异位妊娠等急腹症，误诊可造成严重后果。

(3) 上消化道内镜检查后发生腹痛伴气腹征的患者要警惕食管穿孔，此为消化道最严重、最致命的穿孔，有类似于心肌梗死、主动脉夹层、肺栓塞、溃疡病穿孔、胰腺炎的严重症状和高病死率。

(4) 后壁穿透性溃疡穿孔微小或粘连闭合时可无气腹征，异物刺入腹腔、腹膜炎、腹部脓肿、右下肺疾病也可见到气腹征，需结合临床表现予以鉴别，以避免误诊或漏诊。

2. 医患沟通

(1) 一般告知：禁食禁饮，可能需急诊手术治疗。

(2) 风险告知：告知患者及家属，病情严重，拖延治疗和手术可致腹膜炎和感染性休克，甚至危及生命。

3. 记录要点

(1) 详细记录腹痛的性质、部位、有无腹膜刺激征，患者的神志、生命体征等。

(2) 告知病情危重需急诊住院手术，拒绝住院的要告知风险并作好记录。

（王三贵　王海峰）

十九、肠　梗　阻

【概述】　急性肠梗阻属于外科常见的急腹症，分为机械性和动力性，临床上多为机械性，常见粘连性肠梗阻、嵌顿疝或肠腔肿瘤。假性肠梗阻病因不明，病情较轻，多采用保守治疗。

【诊断步骤】

1. 问诊要点

(1) 腹痛部位、性质、发作频率与变化趋势，是否伴畏寒、发热，有无与之伴随的肛门停止排气排便（早期或不完全性肠梗阻可仍有排气排便)、腹胀等，有无进食异物、柿子、山竹等，年龄及大便习惯的改变。

（2）是否伴有恶心呕吐，呕吐的频率与程度，呕吐物的量与性状。

（3）既往有无类似发作史、手术史、腹部外伤史，是否有腹股沟区包块、腹部及妇科疾病、心血管病史（主要是心瓣膜病、房颤、心内膜炎、心脑梗死、高血凝状态者）等，处理的方法及转归。

2. 体检要点

（1）机械性肠梗阻主要表现为阵发性绞痛，中腹部或全腹的轻压痛，腹痛伴腹胀、肠鸣音亢进。固定性压痛多提示粘连或梗阻的部位，常见于原手术瘢痕附近，伴有腹膜炎体征提示发生血运障碍。

（2）麻痹性肠梗阻以持续腹胀为主，肠鸣音减弱或消失，可无腹部压痛，常为麻醉、腹腔感染、腹部外伤等原因所致，X 线见肠管普遍充气扩张，并可见肠腔内有多个液平面。

（3）结肠梗阻主要表现为持续性腹胀、腹痛，早期可无呕吐，听诊肠鸣音亢进不明显，易于发生肠穿孔，常见原因为结肠肿瘤和乙状结肠扭转。

（4）必须检查腹股沟区，以排除腹外疝。

3. 辅助检查

（1）一般检查

1）血常规、水电解质、血气分析：了解有无感染、贫血、水电解质、酸碱平衡紊乱，帮助判断病情和指导治疗，但对病因诊断价值不大。

2）腹立卧位片：可明确观察到液-气平面和梗阻近段肠管扩张，可作为首选。

3）腹部超声：可发现腹、盆腔积液，提示存在绞窄和血运障碍。

（2）选择性检查

1）腹部和盆腔 CT：可明确病因、病变的部位、梗阻的程度，应根据病情选择应用。

2）心电图：可初步排查有无缺血性心脏疾病。

3）不完全性肠梗阻患者可口服水溶性造影剂，既行消化道造影检查，又有治疗作用。

4）对于结肠梗阻、肠扭转建议消化道造影或择期行结肠镜检查。

4. 诊断要点

（1）腹痛、腹胀、恶心呕吐、肛门停止排气排便、X 线表现为梗阻以上肠管扩张和液-气平面等，即可诊断为肠梗阻。

（2）患者出现以下表现提示绞窄性肠梗阻：①腹痛发作急骤剧烈，呈持续性并阵发性加重；②进展迅速，早期出现休克且难以纠正；③呕吐剧烈而频繁，出现腹膜刺激征、发热、白细胞计数升高；④不对称腹胀并有孤立胀大的肠袢；⑤呕吐物和胃管引流有咖啡色液体或粪便，肛门排泄物有血性液，腹腔穿刺见血性液或有混浊粪臭味液体；⑥超声检查腹水大量增多。结合相关病史、辅助检查可鉴别，必要时立即行剖腹探查。

（3）老年人结肠梗阻可为肿瘤或粪块所致，多伴有脱水及电解质失衡。

（4）对于临床表现不严重、病因不明者应考虑假性肠梗阻，主要行保守治疗。

5. 鉴别诊断要点

（1）与急性胃肠炎相鉴别：上腹部疼痛伴有恶心、呕吐和腹泻为急性胃肠炎，多有不洁饮食史，无固定性压痛，无肠梗阻典型的 X 线表现，一般对症治疗后能较快恢复，易鉴别。早期或不完全性肠梗阻尚有排气排便时与急性胃肠炎难鉴别，需进一步观察和治疗。

（2）与消化性溃疡穿孔相鉴别：溃疡病穿孔患者的腹痛常突然发生呈刀割样，腹膜炎体征明显，可呈板状腹，X线可见膈下游离气体，无肠梗阻典型的阶梯状气液平面，后期可有麻痹性肠梗阻或粘连性肠梗阻表现，但全身情况较差，一般容易鉴别。

（3）与急性胰腺炎相鉴别：肠梗阻患者多有腹部手术史或腹部外伤史，为阵发性腹痛，腹部平片检查有阶梯样液-气平面或孤立胀大的肠袢，而急性胰腺炎有胰腺肿大、界限模糊、胰周积液的影像学改变，血淀粉酶升高。重症胰腺炎患者可合并有麻痹性肠梗阻的表现，此时主要依据上腹部增强 CT 及明显增高的血尿淀粉酶进行鉴别。

（4）与急性肠扭转、急性缺血性肠病相鉴别：急性肠扭转发病早期即呈绞窄性肠梗阻表现，X线表现为孤立胀大的肠袢，急性缺血性肠病早期腹痛剧烈而体征轻微，无典型的阶梯状气液平面，容易出现肠坏死，坏死后全身中毒症状明显，肌钙蛋白升高，腹部CT或选择性血管造影有助于明确诊断。

6. 确定诊断

（1）根据典型表现如：阵发性腹痛、腹胀、恶心呕吐、肛门停止排气排便，结合 X 线表现发现梗阻以上肠管扩张和液-气平面，即可诊断为肠梗阻。

（2）尚需判断是否发生绞窄、肠梗阻为完全或者不完全性（液-气平面不明显，尚可有排气排便）、机械性（如粘连性肠梗阻）、动力性（麻痹性肠梗阻）或血运性（如肠扭转、急性缺血性肠病等）。

【治疗方法】

1. 西医治疗

（1）一般治疗：禁食、卧床休息、开通静脉通道，纠正休克、水电解质、酸碱紊乱。

（2）对症治疗

1）留置胃管行胃肠减压，对病情危重者行心电血氧监护、给予低流量吸氧。

2）肠梗阻时肠壁和腹膜常有多种细菌感染（如大肠埃希菌、梭形芽孢杆菌、链球菌等），对于发热患者应尽早做血培养和监测降钙素原。动物实验和临床实践都证实尽早和积极地采用抗革兰阴性杆菌的广谱抗菌药物静脉滴注治疗，都可以显著降低肠梗阻的病死率。

a. 临床常用二代或三代头孢：如头孢西丁 1～2g/次，3～4 次/天；或头孢他啶每天 2～4 克，分 2～3 次静滴；非常严重的感染可每天 4～6 克，分 2～3 次静滴。疗程约 7～14 天，上述药物均为加入 0.9％氯化钠注射液 100ml 中静脉滴注。

b. 庆大霉素成人肌内注射或稀释后加入静脉滴注，一次 80mg（8 万单位），一天 2～3 次，间隔 8 小时，静滴时将一次剂量加入 50～200ml 的 0.9％氯化钠注射液或 5％葡萄糖注射液中，使药液浓度不超过 0.1％，该溶液应在 30～60 分钟内缓慢滴入，以免发生神经肌肉阻滞作用，药物具有耳毒性，损伤听力，小儿禁用。

c. 甲硝唑成人常用静脉给药首次按 15mg/kg 给药，维持量 7.5mg/kg，每 6～8 小时静脉滴注一次。

3）生长抑素可减少消化液分泌，减轻腹胀和肠管水肿，可短期使用，如奥曲肽，用法为 0.3mg/12h，持续静脉微泵维持，或 0.1mg/8h，皮下注射，仅用于缓解症状而不能解除病因，疗程不应超过 5 天。

4）对于轻症和单纯性肠梗阻患者可酌情使用生大黄水、液体石蜡、甘露醇等口服或胃管内注入，以及开塞露灌肛、灌肠等润肠通便治疗，向患者说明治疗风险并严格监测病情变化，以免造成病情加重、穿孔等不良后果，对于完全性梗阻者应慎用。

（3）手术治疗

1）肠梗阻患者一旦确诊即应住院治疗，部分患者保守治疗即可缓解，保守治疗 24～48 小时无效者或怀疑发生扭转、绞窄、穿孔、坏死等严重并发症时需及时手术。

2）保守治疗难以缓解者可行剖腹探查、粘连松解、肠袢复位、肠切除吻合、短路或肠造口术等。

3）动力性肠梗阻除非伴有手术指征，一般不需要手术治疗。

4）有手术史、反复发作、保守治疗能控制的，多为上次手术粘连引起，可在缓解期行腹腔镜探查松解粘连。

2. 中医治疗 肠梗阻属中医学"肠结"范畴，是临床的危急候。在专科诊治的基础上，针对保守治疗者，可配合中医康复治疗。

（1）中医内治：辨证先分气血，临床常见有痞结证、瘀结证、疽结证等证型，其中疽结证相当于晚期绞窄性肠梗阻，急需手术。治则以通下为主，辨证辅以行气、活血等治法。常用方剂有复方大承气汤、桃仁承气汤等。

（2）其他治疗：针刺取穴以中脘、天枢、足三里、内庭等为主；亦可选用中药保留灌肠、推拿等外治法。

【风险规避】

1. 误诊防范

（1）对于年龄大于 50 岁的慢性腹痛、腹部包块、慢性梗阻、持续大便潜血阳性或间歇性黑便者要警惕消化道肿瘤。

（2）肠扭转、肠绞窄早期等难以明确诊断、病情急速进展，出现发热、白细胞升高、腹痛持续加剧无间歇、血压下降等应急诊手术或腹腔镜探查，等到有呕血、便血或腹穿见血性液、肠鸣音消失或明显腹膜炎体征时多已经发生肠坏死。

（3）老年患者机体反应差，儿童患者表述不清楚，病情发展快而腹部症状却不典型，故不应过分强调典型的症状和体征，而应采取较为积极的治疗态度，高度怀疑绞窄时即应探查，以免延误手术时机造成不良后果。

（4）单纯性肠梗阻、血运性肠梗阻在治疗过程中可以随病情变化相互转化，要动态严密观察。

2. 医患沟通

（1）一般告知：增加膳食纤维，避免辛辣刺激，及时治疗便秘和腹泻，避免长期卧床等。

（2）风险告知

1）肠梗阻可先采用保守治疗，但保守治疗无效或发生绞窄时仍需手术。

2）肠梗阻在治疗中一旦出现血压下降、肠鸣音消失、腹水增多、腹水为混浊的粪臭味液体，病死率极高。

3. 记录要点

（1）记录有无腹部手术史，记录腹痛、腹胀、恶心呕吐、肛门停止排气排便等主要症状性质特点，有无伴随脱水和电解质紊乱等。

（2）告知需住院治疗，病情严重时可发生肠绞窄坏死，必要时可能行急诊手术，拒绝住院应告知风险并作好记录。

（王三贵　王海峰）

二十、缺血性肠病

【概述】 缺血性肠病为临床最为凶险的急腹症之一，误诊率及病死率较高，包括急性肠系膜缺血（如急性肠系膜上动脉闭塞、非闭塞性急性肠缺血）、慢性肠系膜缺血（如肠系膜上静脉血栓形成、慢性肠系膜血管闭塞缺血）和缺血性结肠炎。其中最常见的为急性肠系膜上动脉闭塞（约占50%），其次为非闭塞性急性肠缺血（约占20%~30%）。

【诊断步骤】

1. 问诊要点

（1）腹痛起始部位及现在疼痛部位、范围、性质、诱发因素，深呼吸或咳嗽时是否加重。

（2）腹痛伴随的症状对诊断和鉴别诊断特别有帮助，需仔细询问有无恶心、呕吐、腹胀、腹泻、便秘、呕血及便血、发热等。

（3）既往病史对本病的诊断有重要意义，主要是有循环障碍、栓子脱落和血液的高凝状态的情况，特别列出如下：心血管病史如风湿性心脏病房颤、心内膜炎、心肌梗死、心力衰竭、心律失常、冠心病、血栓形成、休克等；心血管、胃肠道、妇科手术史、脾切除、去脂术后或穿刺、内镜或其他有创检查后；以及多发性结节性动脉炎、血栓闭塞性脉管炎、白血病、肝硬化门脉高压、机械性肠梗阻、长期卧床等；药物因素如可卡因、达那唑、地高辛、雌激素、利尿剂、非甾体抗炎药等。还要询问女性患者月经、生育史。

2. 体检要点

（1）是否有腹部压痛、腹胀，有无腹膜刺激征，反复多次动态听诊肠鸣音是否亢进、减弱、消失，包括四个象限和脐中线处，保证足够的听诊时间。

（2）腹部可否扪及包块、是否可闻及血管杂音等。

（3）注意患者腹痛的程度与体征是否相符合。

3. 辅助检查

（1）一般检查

1）血常规：白细胞和中性粒细胞可升高。

2）大便潜血：多阳性。

3）D-二聚体、凝血功能：D-二聚体升高，凝血异常，呈高凝状态。

4）腹部X线：典型表现为拇纹征，为肠壁增厚伴黏膜下水肿所致。

5）肠系膜血管超声：能显示肠系膜血管的血流情况，是否存在狭窄和闭塞。

6）CT 和 CT 血管造影：可明确诊断，建议作为首选。

7）选择性血管造影：为诊断该病的金标准，可发现病变的部位、范围和程度，但正常者亦不能除外非闭塞性血管缺血。

（2）选择性检查

1）磁共振成像（MRI）和磁共振血管成像（MRA）：可明确诊断，对鉴别新旧血栓、肠缺血是否可逆转有很高价值，缺点是成像时间长，不能进行急诊检查，且身上不能有金属物。

2）肠镜：直视下观察肠管缺血改变，为诊断缺血性结肠炎的主要方法，建议怀疑缺血性结肠炎的患者在发病 48 小时内检查以明确诊断，检查中尽量减少气体灌注，伴有急性腹膜炎和不可逆肠缺血损伤证据（即坏疽和积气）的患者不应进行检查。

4. 诊断要点

（1）急性肠系膜缺血：典型表现为急性肠系膜血管闭塞三联征：剧烈上腹痛或脐周痛而无相应体征（即症征不符）、器质性心脏病伴房颤、胃肠道排空障碍。常为突然发生的剧烈腹痛、频繁呕吐、腹泻，有时可见呕血或血便，多数患者有大便潜血阳性，部分表现为肠梗阻、溃疡及穿孔。大多发生于本身具有心血管病史特别是房颤和动脉硬化者，伴肠梗阻或腹泻而肠鸣音反而减弱或消失为本病的特点。

（2）慢性肠系膜缺血：典型症状为餐后腹痛、畏食、体重减轻，腹痛与进食后肠缺血有关，多表现为持续性脐周或左下腹部钝痛，餐后 1～2 小时达高峰，之后逐渐减轻。

（3）缺血性结肠炎：多见于老年人，表现为腹痛、腹泻、里急后重、便血。多为突发性左下腹绞痛，但症状轻重不一，严重时有腹膜炎体征，CT 造影提示结肠缺血（肠壁增厚、水肿、拇纹征），肠镜检查见肠黏膜弥漫性充血、水肿甚至糜烂、出血、肠腔狭窄等表现时可确诊。

5. 鉴别诊断要点

（1）与急性肠扭转相鉴别：肠扭转多为饱餐后活动或体位姿势突然改变时发生，典型表现为持续性剧烈腹痛伴阵发性加剧、短时间内进行性加重的腹胀、频繁呕吐、肛门停止排气排便。肠系膜缺血性肠病多见腹泻，早期腹胀少而轻，肠鸣音较早即减弱或消失；肠扭转则无腹泻，多有不对称腹胀且较严重，肠鸣音早期亢进，缺血坏死后出现减弱或消失，X 线见巨大肠袢有提示诊断意义。消化道造影和血管造影可鉴别和确诊。

（2）与急性胰腺炎相鉴别：急性胰腺炎多有发热和血尿淀粉酶明显升

高，CT显示胰腺弥漫性肿大，临床症状不易区分时，多依据病史、血尿淀粉酶变化和影像学检查。

（3）与消化性溃疡穿孔相鉴别：溃疡穿孔患者的腹痛常突然发生，以持续性刀割样剧痛多见，有较显著的腹膜刺激征，呈板状腹，X线见气腹征，多数有反复发作的胃病史，鉴别大多无困难。

（4）与泌尿系结石相鉴别：泌尿系结石多表现为阵发性绞痛、血尿、尿痛或尿不出，肾区叩痛阳性，影像学可发现结石，二者鉴别不难。

（5）与腹主动脉夹层、腹主动脉瘤破裂相鉴别：腹主动脉夹层或动脉瘤破裂患者无明显的恶心呕吐、腹胀、腹泻等胃肠道症状，查体腹部压痛轻，有时可扪及搏动性包块或闻及血管杂音，腹痛多向后背放射，多伴有高血压或休克表现，腹部彩超及血管造影可鉴别。

（6）与心肌梗死相鉴别：心肌梗死多有心血管病史，伴胸闷、濒死感、休克，腹部无深压痛，心电图有特征性改变，心肌酶及肌钙蛋白升高等均可鉴别。

6. 确定诊断

（1）根据急性肠系膜缺血的典型表现如：剧烈上腹痛或脐周痛而无相应体征、器质性心脏病并房颤、胃肠道排空障碍和心血管病史（特别是房颤和动脉硬化）；慢性肠系膜缺血的典型表现为餐后持续性脐周或左下腹部钝痛、畏食、体重减轻等可作疑似诊断，但最终确诊依赖于血管造影发现肠系膜血管狭窄、闭塞、血栓等的确定性病理改变。

（2）缺血性结肠炎多见于老年人，表现为突发性左下腹绞痛、腹泻、里急后重、便血。结合CT造影提示结肠缺血（肠壁增厚、水肿、拇纹征），肠镜检查见肠黏膜弥漫性充血、水肿甚至糜烂、出血、肠腔狭窄等表现时可确诊。

【治疗方法】

1. 西医治疗

（1）一般治疗：立即禁食禁水，低流量吸氧、心电血氧监护、开通静脉通道，纠正休克、心力衰竭和心律失常、水电解质紊乱。必要时胃肠减压、静脉营养支持，密切观察病情变化、监测中心静脉压和尿量。安排住院或转院治疗，并作好急诊手术准备。

（2）对症治疗

1）中重度患者早期可应用广谱抗菌药物以防止肠缺血症状加重、诱发或加速肠管坏死，治疗前应抽取标本行血培养、药敏试验，常用甲硝唑和喹诺酮类，严重感染者可选用三代头孢菌素。

2）血管扩张剂可应用罂粟碱30mg肌内注射，继以30mg/h的速率微泵静脉输注，每天1～2次，疗程3～7天，少数患者可用至2周。同时尽可能避免使用血管收缩剂、洋地黄类药物以防肠穿孔。

3）慎用糖皮质激素，以免肠坏死毒素扩散。

（3）手术治疗：保守治疗无效、有腹膜炎体征者、或明确的动脉血栓应行急诊剖腹探查、血栓取出或肠坏死切除吻合术。对于急性肠系膜动脉血栓、有适应证且手术风险太高应尽早进行介入或溶栓治疗。

2. 中医治疗　本病是急危重症，因需禁食禁水，一般不采用中医康复治疗。

【风险规避】

1. 误诊防范

（1）该病的临床表现缺乏特异性、一般辅助检查不能发现是发生误诊的重要原因，认识不足以及警惕性不高也是发生误诊的原因之一。当患者有剧烈腹痛、症状和体征不符且伴有腹泻、血便，既往有心血管等相关病史时应考虑此病。

（2）该病诊断不宜用排他性诊断，一旦怀疑应立即行特异性检查如选择性血管造影、肠系膜血管超声、CT血管造影等，有指征时需急诊探查。

2. 医患沟通

（1）一般告知：增加膳食纤维，及时治疗便秘和腹泻，有心血管疾病（如动脉粥样硬化、风湿性心脏病伴房颤）应抗凝治疗。

（2）风险告知：告知患者本病病情危急，风险极大，可能需急诊手术治疗，严重时危及生命。

3. 记录要点

（1）记录主要症状及伴随症状的性质特点，如腹痛的时间、部位、程度，有无血便等，肠鸣音是否减弱或消失。

（2）病情危重的立即抢救，密切观察病情变化，要求其家人必需陪护，并立即安排住院或转院治疗，拒绝住院或转院的要告知风险并作好记录。

（叶锡银　王海峰）

二十一、腹股沟疝

【概述】　鞘状突未闭、腹壁局部薄弱、腹腔内压力增高导致脏器或组织通过腹股沟薄弱区向体表突出形成腹股沟疝，为普外科常见病。疝内容物多为小肠和网膜，发生嵌顿和绞窄时，往往需急诊手术。

【诊断步骤】

1. 问诊要点

（1）肿物出现的时间、部位及大小、性质、活动度，能否自行回纳。

（2）有无出现腹股沟区坠胀感或腹股沟区疼痛、是否伴有腹痛、腹胀、便秘、呕吐等肠梗阻症状。

（3）有无腹压增高、腹壁肌力减退的因素如前列腺增生、慢性咳嗽、便秘、营养不良等。

2. 体检要点

（1）腹股沟肿物的部位、大小、形状、走向、质地，外环是否松弛，站立时有无突入阴囊或达大阴唇附近，男性应检查双侧睾丸是否缺如、不等大、位置、质地有无异常等。

（2）肿物能否回纳，腹股沟包块能否闻及肠鸣音，内环压迫试验：咳嗽时压迫内环是否存在指尖冲击感并能阻止疝块突出，阳性提示腹股沟斜疝。

3. 辅助检查

（1）一般检查：腹股沟区包块彩超，如其内容物为肠管或网膜，基本可明确诊断。

（2）选择性检查：腹平片，嵌顿疝出现肠梗阻时可发现液-气平面。

4. 诊断要点

（1）腹股沟区坠胀感及可复性包块是该病的典型表现，有时可闻及肠鸣音。

（2）疝囊可进入阴囊或到达阴唇，内环压迫试验阳性的为腹股沟斜疝。

（3）急性肠梗阻患者必须检查腹股沟区排除腹股沟疝。

（4）注意一些特殊类型腹股沟疝，如：

1）Richter 疝（嵌顿的内容物为部分肠壁）、Littre 疝（嵌顿的内容物为小肠憩室）等不一定出现肠梗阻，同样可发生肠绞窄坏死、穿孔导致严重后果。

2）Amyand's 疝内容物为阑尾，易发生感染，影响疝修补效果。

3）Maydl's 疝（逆行性嵌顿疝，嵌顿疝发生时，可有多段肠管发生嵌顿，状如 W 型）则可出现疝囊内容物虽无血运异常而腹腔内闭袢部分肠段却可有坏死，如术中未仔细检查可漏诊。

5. 鉴别诊断要点

（1）与阴囊鞘膜积液相鉴别：肿物位于阴囊内且包绕睾丸，阴囊透光试验阳性，除婴儿斜疝外疝块多不透光，鉴别不难。

（2）与交通性鞘膜积液相鉴别：平卧或挤压后肿物可消失，透光试验阳性，超声提示为积液或囊肿，多容易鉴别。

（3）与精索鞘膜积液、圆韧带囊肿相鉴别：腹股沟区相对固定囊性包块，男性牵拉睾丸时可随之移动，但有时不易分辨，肿物不能回纳是其特点，超声可鉴别。

（4）与睾丸下降不全相鉴别：同侧阴囊内睾丸缺如，捏挤肿块时胀痛明显，超声检查为实性。

6. 确定诊断

（1）根据腹股沟区坠胀感及可复性包块结合包块超声所见可以确立诊断。

（2）不可回纳时尚需判断是否发生绞窄。

【治疗方法】

1. 西医治疗

（1）一般治疗：适当运动，增强体质，纠正贫血和低蛋白血症。

（2）对症治疗

1）1 周岁以内的婴幼儿可酌情使用棉织带捆绑法。

2）因年老体弱或特殊病情不能手术的老年患者可考虑保守观察，或使用医用疝带。

（3）对因治疗：去除腹压增高的因素如治疗慢性咳嗽、便秘、排尿困难、严重腹水等。

（4）手术治疗

1）几乎所有的腹股沟疝都只能通过手术获得痊愈，但无症状者可自行选择择期手术或观察。

2）嵌顿疝应急诊手术，尽量在绞窄坏死前解除嵌顿，不建议手法复位，必须注意绞窄疝肠袢坏死穿孔时肠腔压力降低、疼痛暂时缓解，并不意味着病情好转，更应及时行探查手术。

3）手术方式有疝囊高位结扎术、各种疝修补、成形术及腹腔镜疝手术等，局部存在感染病灶为手术禁忌。现有研究指出腹股沟疝手术可能影响生育，对于男性需行双侧腹股沟疝手术者，主张如无嵌顿，可待生育后再手术，或分期手术。

2. 中医治疗 本病一般以西医治疗为主，中医难有根治之法。针对不愿手术者，可适当使用中医康复治疗。中医认为本病的主要病机为气陷，多用升提益气之法，常用方剂有补中益气汤。

【风险规避】

1. 误诊防范

（1）以腹部症状为主诉的嵌顿疝未详细查体可漏诊，就诊时已自行回纳者应详细追问相关病史避免误诊为未嵌顿疝而造成严重后果。

（2）包块较小或隐匿时易误诊为脂肪瘤、腹股沟淋巴结炎等而漏诊，超声检查多可发现和避免漏诊。

（3）对前述某些特殊类型的疝认识不足也可发生误、漏诊，甚至造成严重不良后果，熟悉这些疝的特点，结合术中情况加以辨识可减少误诊。

2. 医患沟通

（1）一般告知：暂时未行手术治疗的患者建议避免腹压增高的各种因素、改善体质、积极治疗慢性咳嗽、便秘、腹水、排尿困难等原发病，术后半年避免重体力劳动，以免复发。本病非手术不能自愈。

（2）风险告知：疝手术可能影响男性生育，疝手术后半年以内避免重体力劳动、保持大、小便通畅，以避免腹压增高而复发。出现嵌顿者有发生肠绞窄坏死可能，应及早来院就诊并建议手术治疗。

3. 记录要点

（1）患者出现包块的时间，能否回纳，嵌顿的时间和处理，是否伴随腹痛、腹胀、呕吐等肠梗阻症状、体征。

（2）嵌顿者必须急诊手术，如拒绝手术，应告知风险并记录。

（王海峰　叶锡银）

二十二、股　　疝

【概述】　股疝为疝内容物经股环、股管向卵圆窝突出，容易发生嵌顿和绞窄，嵌顿时常需急诊手术，多见于 40 岁以上有妊娠、分娩史的妇女。

【诊断步骤】

1. 问诊要点

（1）肿物出现的时间、部位、大小、性质、活动度，能否自行回纳。

（2）有无大腿根部胀痛、是否伴有腹胀、呕吐、肛门停止排气排便等肠梗阻症状。

（3）有无腹压增高的因素如妊娠、慢性咳嗽、便秘等。

2. 体检要点

（1）注意肿物的部位是否位于腹股沟韧带下方，大小、形状、走向、质地等。

（2）检查肿物能否回纳，腹股沟管外环是否松弛。

3. 辅助检查

（1）一般检查：腹股沟区彩超，可区分疝内容物与脂肪瘤、淋巴结，协助诊断。

（2）选择性检查：腹平片，股疝嵌顿致肠梗阻时可发现液-气平面。

4. 诊断要点

（1）多表现为腹股沟韧带下方卵圆窝区域包块。

（2）疝块回纳后包块也不一定完全消失。

（3）腹股沟管外环不松弛。

5. 鉴别诊断要点

（1）与腹股沟斜疝相鉴别：股疝疝囊多位于腹股沟韧带下外方，疝块较小，腹股沟管外环不松弛；腹股沟疝多位于腹股沟韧带上内方，疝块一般较大，腹股沟管外环松弛，疝块还纳后压迫内环可阻止疝囊突出且有指尖冲击感，鉴别不难。

（2）与脂肪瘤相鉴别：脂肪瘤不能回纳，无嵌顿表现，无疼痛，基底活动度较大，股疝疝囊壁也常有增厚的腹膜外脂肪，但疝囊脂肪组织基底固定而不能推动。

（3）与肿大淋巴结相鉴别：腹股沟淋巴结炎肿大一般比股疝疝块小，无腹部症状，彩超多可鉴别。

（4）与大隐静脉曲张结节样膨大相鉴别：大隐静脉曲张患者同侧下肢浅静脉曲张，压迫股静脉近心端可使包块增大，超声检查所见为血管走行，仔细查体多能鉴别。

（5）与髂腰部结核脓肿相鉴别：患者有结核病史或腰椎病灶，多为髂窝处冷脓肿，无红肿热痛，穿刺抽出稀薄脓液，培养见分枝杆菌多可明确诊断。

6. 确定诊断　根据发生于腹股沟韧带下方卵圆窝区域包块、腹股沟管外环不松弛等典型表现结合超声所见可以确定诊断。

【治疗方法】

1. 西医治疗

（1）一般治疗：增强体质，改善不良工作方式。

（2）对因治疗：去除腹压增高的因素如治疗慢性咳嗽、便秘、排尿困难等，多次妊娠亦可诱发。

（3）手术治疗：易于嵌顿，一旦明确诊断，即应尽早手术，嵌顿者需急诊手术。

2. 中医治疗　本病一般以西医手术治疗为主，中医难有根治之法。针对暂不手术者，可适当使用中医康复治疗，以期减轻症状，增强体质。中医认为本病的主要病机为气陷，多用升提益气之法，常用方剂有补中益气汤。

【风险规避】

1. 误诊防范

（1）以腹部症状为主诉的嵌顿性股疝未检查腹股沟区可漏诊，凡急性肠梗阻患者，尤其是女性，应注意和检查有无股疝嵌顿，并注意询问妊娠、分娩史。

（2）未仔细查体和鉴别，亦可将大隐静脉曲张结节样膨大、髂腰部结核性脓肿等误诊为股疝。包块较小或隐匿时易误诊为脂肪瘤、淋巴结肿大等而致漏诊。

2. 医患沟通

（1）一般告知：去除腹压增高诱因、增强体质、积极治疗原发病。

（2）风险告知：告知本病极易嵌顿，嵌顿后可迅速发生绞窄，确诊后应尽早手术。

3. 记录要点

（1）记录患者出现包块的时间，是否发生嵌顿，嵌顿的时间，是否伴有腹痛、腹胀、呕吐等肠梗阻症状及体征。

（2）嵌顿患者必须住院治疗，如拒绝住院治疗，应告知风险并作好记录。

（王海峰　张妙兴）

二十三、慢性下肢静脉疾病

【概述】 慢性下肢静脉疾病包括单纯性下肢浅静脉曲张、原发性下肢深静脉瓣膜功能不全和下肢深静脉血栓形成后综合征等。以下肢沉重、疲劳和胀痛，水肿、静脉曲张、皮肤营养改变和静脉溃疡为主要临床表现。这是常见的血管病和多发病，其发生率随着年龄的增长而增加，女性发病率高于男性。

【诊断步骤】

1. 问诊要点

（1）浅静脉迂曲发生的时间、部位、范围、进展情况。

（2）有无小腿酸胀、沉重和疼痛、搏动感等；发生的时间和程度，站立、行走及平卧有无加重或改善。

（3）有无肿胀、小腿皮肤营养不良如干燥、脱屑、瘙痒、硬结、色素沉着、湿疹、溃疡等，出现的时间、部位、范围，休息或行走可否减轻或消失。

（4）既往病史，尤其是静脉炎、深静脉血栓、皮肤外伤及溃疡、凝血功能异常、糖尿病、家族性血管病史等。

2. 体检要点

（1）对比检查双下肢，浅静脉有无隆起、曲张及其部位、范围、严重程度，检查踝关节的活动度、动脉搏动、末梢循环以及神经系统体征。

（2）有无下肢水肿、压痛，有无静脉炎表现如索状硬条或串珠样结节、凹陷性肿胀，皮肤呈暗红色、溃疡等。

（3）检查深静脉通畅试验、大隐静脉瓣膜功能试验、交通静脉瓣膜功能试验。

1）深静脉通畅试验（Perthes 试验）：用来测定深静脉回流情况，在大腿用一止血带阻断大隐静脉干，嘱患者连续用力踢腿或下蹲，由于下肢运动，肌肉收缩，浅静脉血液经深静脉回流而使曲张静脉萎陷空虚。如深静脉不通或有倒流使静脉压力增高则曲张静脉压力不减轻，甚至反而曲张更显著，为试验阳性。

2）大隐静脉瓣膜功能试验（Trendelenburg 试验）：用来测定大隐静脉瓣膜的功能，患者平卧位并抬高下肢，排空浅静脉内的血液，用止血带绑在大腿根部卵圆窝下方处。随后让患者站立，10 秒内解开止血带，大隐静脉血柱由上向下立即充盈，为试验阳性，提示大隐静脉瓣膜功能不全。病变部位极可能位于卵圆窝水平。浅静脉缓慢而逐渐充盈（超过 30 秒），为正常情况。如果患者站立后，止血带未解开而止血带下方的浅静脉迅速充盈，说明反流入该静脉的血液来自小隐静脉或某些功能不全的交通静脉。

3）交通静脉瓣膜功能试验（Pratt 试验）：患者平卧，抬高患肢，在大腿根部扎止血带，先从足趾向上至腘窝缠缚第一根弹力绷带，再自止血带处向下，扎上第二根弹力绷带，一边向下解开第一根弹力绷带，一边向下继续缠缚第二根弹力绷带，如果在两根弹力绷带之间的间隙内出现曲张静脉，为试验阳性，即意味着该处有功能不全的交通静脉。

（4）听诊闻及血管杂音的要考虑动静脉瘘。还要注意观察有无腹壁浅静脉曲张、肝脾大、腹水征、皮肤血管痣等。

3. 辅助检查

（1）一般检查

1）血常规：主要了解有无感染。

2）凝血功能、D-二聚体：评估静脉血栓形成风险。

3）下肢血管彩超：可以明确下肢血管有无栓塞、狭窄和反流。

（2）选择性检查

1）血糖：了解是否存在糖尿病。

2）容积描记检测：对静脉阻塞性病变有较大的判断能力，并可提示静脉阻塞的存在和严重程度及侧支循环建立程度。

3）下肢静脉造影：对静脉曲张和严重慢性静脉疾病患者建议行 CT 静脉成像或磁共振静脉成像或血管腔内超声检查、顺行或逆行静脉造影，是检查静脉系统病变最可靠的方法，能显示下肢静脉的形态和病变部位，但为有创检查，不应列为首选和常规。

4. 诊断要点

（1）站立时下肢浅静脉曲张、隆起，结合辅助检查即可诊断。

1）单纯性下肢浅静脉曲张：下肢浅静脉曲张且排除原发性病因。

2）原发性下肢深静脉瓣膜功能不全、下肢深静脉血栓形成后综合征：两者临床表现较单纯性下肢浅静脉曲张严重，且多存在小隐静脉功能不全。前者大隐静脉和交通静脉瓣膜功能试验阳性，深静脉瓣膜功能试验阴性，运动后静脉压力下降；后者大隐静脉和交通静脉、深静脉瓣膜功能试验均可阳性，运动后静脉压力升高。彩超及下肢静脉造影可确诊。

3）髂静脉压迫综合征：主要表现为左下肢水肿、静脉曲张、深静脉血栓，深静脉造影可确诊。

（2）判断深静脉瓣膜和交通静脉瓣膜功能，进行慢性静脉疾病的诊断和分级体系（CEAP 分级）。C 代表临床诊断与分类，共 7 级。

1）C0：有症状，无体征。

2）C1：毛细血管扩张，网状静脉。

3）C2：静脉曲张。

4）C3：水肿。

5）C4：皮肤改变，包含 2 个亚型，即 C4a（色素沉着、湿疹）和 C4b（色素沉着、脂质硬皮病）。

6）C5：皮肤改变 ＋ 愈合性溃疡。

7）C6：皮肤改变 ＋ 活动性溃疡。

5. 鉴别诊断要点

（1）与动静脉瘘相鉴别：多为先天或外伤性所致，可触及震颤、闻及连续性血管杂音，局部皮温增高，患肢增粗，病史、静脉造影及血管彩超可确诊。

（2）与静脉畸形肥大综合征相鉴别：多于幼年时发现，并逐渐加重，可有多发性血管痣、患肢粗长、浅静脉曲张等典型体征。患者典型病史和异常粗大的患肢是鉴别要点。

（3）与巴德-吉（基）亚利综合征相鉴别：主要表现为右上腹痛、腹水、肝大、上消化道出血等，无酗酒及肝炎病史，肝功能多正常，双下肢水肿较严重，多先于腹水出现，亦可表现为难治性下肢溃疡，腹壁浅静脉曲张更多见。根据病史、门脉高压的临床表现结合下腔静脉造影可鉴别。

6. 确定诊断

（1）站立时下肢浅静脉曲张、隆起，结合辅助检查即可成立诊断。

（2）尚需分清单纯性下肢浅静脉曲张、原发性下肢深静脉瓣膜功能不全和下肢深静脉血栓形成后综合征等不同类型。

【治疗方法】

1. 西医治疗

（1）一般治疗：改变生活方式，去除静脉压升高诱因如避免长期站立、负重等，抬高患肢、保暖。

（2）对症治疗：有症状无明显静脉体征的患者（C0～C1级），可采用加压治疗结合药物或硬化剂治疗。

1）静脉曲张首选加压治疗，可选择序贯性减压弹力袜、使用弹力绷带、充气加压治疗等方法，促进静脉血液回流。

2）药物治疗选用：①常用静脉活性药物口服，如地奥司明 1 片/次，2 次/天；或马栗提取物 1～2 片/次，2 次/天等，可增加静脉张力，降低血管通透性，促进淋巴和静脉回流，有效的缓解临床胀痛和水肿等症状；②其他药物如纤维蛋白分解药物、前列腺素 E_1、己酮可可碱等，根据不同病情亦可适当选用。

（3）手术治疗

1）症状和体征明显的患者（C2～C6级），可采用手术联合加压或药物、硬化剂治疗等综合手段。传统手术常采用大隐静脉高位结扎加抽剥术、交通静脉结扎术、深静脉瓣膜修复术等。其适应证：①有中重度慢性下肢静脉功能不全的临床表现：大范围的静脉曲张；伴有疼痛、肢体酸胀感和小腿疲劳感；浅静脉血栓性静脉炎；湿疹性皮炎，色素沉着，脂质性硬皮改变；静脉破裂出血；静脉性溃疡形成。临床分级在 C4-C6，超声/造影检查证明浅静脉反流，超声反流时间＞2.0～3.0 秒，同时应参考反流速度。②其他检查结果：静脉充盈时间＜12 秒、静息压和运动后的静脉压＜40%；③浅静脉曲张、无症状或有轻度症状，临床分级在 C2～C3，但有治疗需求的患者；④除以上手术适应证外，深静脉必须通畅。

2）微创手术：静脉腔内激光治疗、静脉腔内电凝治疗、静脉腔内射频治疗、皮下曲张静脉透光旋切术等。

3）超声引导下泡沫硬化剂治疗：操作简单、疗效好、费用低，被广泛应用。其适应证为①直径＜0.6cm 的属支曲张静脉、小腿曲张静脉；②大隐静脉抽剥术或激光治疗术后复发的静脉曲张、网状静脉和蜘蛛状静脉等局部静脉曲张；③周围静脉曲张性溃疡、大腿部粗大主干曲张静脉并有交通支反流者；④出于患者美容的需求且不影响功能者。曲张静脉直径＞0.8cm者先行静脉曲张腔内激光手术后再硬化治疗。

2. 中医治疗　慢性下肢静脉疾病属中医学"筋瘤"、"臁疮"、"股肿"等范畴。临床上针对轻症者或术后患者，可积极配合中医康复治疗以减轻症状、缩短病程。

（1）中医内治：根据本病的临床表现及病证特点，瘀血是其主要的病理产物，而常见证型有寒凝瘀阻证、痰湿瘀阻证、气虚瘀阻证、瘀毒阻滞证等。治以活血化瘀为主，辨证辅以散寒、化痰、益气、温经、解毒等治法。常用方剂有桃红四物汤、当归四逆汤、四妙勇安汤、补阳还五汤、五味消毒饮等。

（2）其他治疗：亦可选用中药熏洗、中药外涂、中药外敷等外治法。

【风险规避】

1. 误诊防范

（1）深静脉瓣膜功能和交通静脉瓣膜功能不全、深静脉血栓形成等未进一步检查，可误诊误治为单纯性下肢浅静脉曲张。对深静脉血栓形成应保持足够警惕，在依靠临床表现难以鉴别时，应行血管彩超检查，必要时行血管造影。

（2）因缺乏浅静脉曲张典型体征或对浅静脉曲张视而不见，可误诊为皮肤溃疡病、慢性肾功能不全、腰椎间盘突出症而长期误治。主要原因在于对该病认识不足、查体不仔细，以及未进行必要的辅助检查。

（3）对于酸痛、曲张、水肿、溃疡等症状较明显的或者剥脱术后短期复发者应考虑深静脉瓣膜功能不全可能。

2. 医患沟通

（1）一般告知：平卧时抬高患肢，避免久坐、久站，经常做踝关节和小腿的规律运动，可增加下肢静脉回流，缓解静脉高压。

（2）风险告知：告知患者现有的所有治疗方式均为缓解症状而非根治，必须进行长期的巩固性治疗。

3. 记录要点　详细记录浅静脉曲张发生的时间，部位、范围、分级、治疗方案等。

（叶锡银　王海峰）

二十四、结直肠癌

【概述】　结直肠癌是常见的消化系统恶性肿瘤，早期常有大便习惯改变，晚期常有肠梗阻表现。癌症预防、早期诊断、规范治疗可有效减少该病的发病率和病死率。

【诊断步骤】

1. 问诊要点

（1）仔细询问是否伴有大便习惯的改变、便血、有无肛门肿物脱出、贫血、低热、体重减轻等，尤其是年龄超过 50 岁患者。

（2）腹痛部位、性质、发作频率与变化，不同程度的肠梗阻表现如食欲缺乏、腹胀、腹泻、恶心呕吐、排气排便停止等。

（3）既往有无类似发作史，是否有手术史、腹部外伤史、腹股沟区包块、腹腔及妇科炎症、心血管病史等，还应了解家族史、生活和饮食习惯（纤维素、脂肪、红肉和蛋白质的摄入）、放射线接触等。

2. 体检要点

（1）腹痛早期常为下腹或脐周隐痛，定位不清；中晚期多恒定，可有局部压痛，或可扪及腹部包块，腹痛和梗阻为进行性加重，禁食或经治疗可获得部分缓解。

（2）急性期可表现为部分或完全性肠梗阻表现，如有明显的腹胀、肠鸣音亢进等，或癌肿破裂致肠穿孔，出现腹膜刺激征、移动性浊音阳性、肠鸣音减弱，腹腔穿刺见粪水样液等。

（3）直肠指诊或可触及质硬而表面不平的肿物和指套血染。

3. 辅助检查

（1）一般检查

1）血常规：可有血红细胞、血红蛋白下降等贫血改变，急性梗阻或癌肿溃烂感染时白细胞可升高。

2）大便潜血试验：多为潜血阳性。

3）消化道肿瘤标志物：癌胚抗原多升高，但特异性不高，仅用于和术后对比，监测疗效和复发。

4）直肠指诊：应作为常规，简单便捷，有重要诊断价值。

（2）选择性检查

1）结肠镜检查：能直接观察和活检，有确诊价值。

2）结肠气钡双重造影：肠腔内悬挂的带蒂半圆形新生物，肠壁环状狭窄形成"苹果核"征是恶性肿瘤的表现。可用于良恶性肿瘤、憩室、炎性肠病的鉴别诊断，能发现 96％的恶性病变和 84％～88％的良性病变，对于怀疑肠穿孔、肠瘘或肠壁薄弱者如结肠梗阻、急性结肠炎、近期肠镜活检史者应避免使用钡剂。

3）超声、CT 或磁共振成像（MRI）：能提供肿瘤定位及大小、浸润

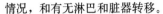

情况，和有无淋巴和脏器转移。

4. 诊断要点

（1）可出现不同程度的腹痛、腹部肿块、大便习惯改变、大便潜血，早期常为下腹或脐周隐痛，定位不清。随着病情进展可出现不同程度的肠梗阻表现，后期则为梗阻近端固定性绞痛。腹平片可明确梗阻部位，结肠镜直接观察肿物并取活检。CT 和 MRI 检查可定位并了解有无浸润、转移。

（2）所有年龄的反复便血（包括大便隐血）患者均应行直肠指诊和肠镜检查以排除结直肠肿瘤。

（3）大便习惯改变有重要临床意义，早期改变可能仅为次数改变，后期有粪柱变形、变细、腹泻、便秘等。特征性改变有粪便软细、不成形、稀水便伴潜血试验阳性。

（4）老年人（>50 岁）发生急性肠梗阻首先考虑结直肠肿瘤（有时可能为粪块堵塞或粘连等其他原因），应结合辅助检查及病史、临床表现予以鉴别。

（5）对于临床表现不严重、病因不明者应考虑进一步肠镜检查。

5. 鉴别诊断要点

（1）与粘连性肠梗阻相鉴别：粘连性肠梗阻多有腹部创伤、腹腔炎症、腹部及盆腔手术等病史，多为小肠梗阻。除发作时典型的肠梗阻症状外，无结直肠癌特有的进行性腹痛、便血（隐血）、大便习惯改变等。

（2）与痔、肠息肉、憩室病相鉴别：痔患者大便表面附着血迹或喷血同时伴肛门瘙痒、痔块脱出、黏液便和肛周不洁。肛门检查痔黏膜充血，脱垂，直肠指诊和一般肛镜检查多能明确。肠息肉、憩室病无典型表现，可有便血（隐血）、腹部隐痛。较大的息肉亦可脱出至肛管或肛门外，或导致大便习惯改变，有些本身即为癌前病变，可反复发作，但一般无进行性变化。主要靠肠镜发现和鉴别。

（3）与急性阑尾炎、炎症性肠病相鉴别：急性阑尾炎患者的腹痛常伴随发热、白细胞升高、腹膜刺激征，位置多固定于右下腹；炎症性肠病多有体重减轻、发热和出血，其中克罗恩病主要症状是腹痛和腹泻，部分患者有肛周脓肿、肛瘘；溃疡性结肠炎主要侵及大肠，常见症状为腹泻、便血和里急后重。肠镜下改变和活检病理是鉴别炎症性肠病的重要依据。

（4）与便秘相鉴别：便秘患者有大便次数减少，有时会出现急慢性肠梗阻症状。大便干燥时摩擦损伤肠壁和肛门可致便血或隐血，但患者多无体重减轻、贫血和严重的进行性腹痛。有时可触及粪块，腹平片可见有粪块停留。

（5）与乙状结肠扭转、结肠穿孔、肠套叠相鉴别：急性乙状结肠扭转多见于便秘老人，为中下腹阵发性绞痛、明显腹胀、肠鸣音早期亢进，出现血运障碍时则减弱或消失，晚期可出现腹膜刺激征和休克。消化道造影可见"鸟嘴样"改变或螺旋形狭窄。结肠穿孔则早期症状不典型，晚期出现由下腹向全腹弥散的腹痛、腹膜刺激征，腹平片不一定能发现气腹征；成人肠套叠以慢性反复发作的不完全性肠梗阻为主要表现，血便少见。消化道造影表现为"杯口状"改变。可结合相关病史、辅助检查鉴别，必要时需剖腹探查。

6. 确定诊断

（1）表现为不同程度的腹痛、腹部肿块、肠梗阻、大便习惯改变、大便潜血等症状，结合肠镜或影像学发现结直肠肿物可作疑似诊断。

（2）最终确诊依赖于病理诊断和（或）免疫组织化学。

【治疗方法】

1. 西医治疗

（1）一般治疗：以急性肠梗阻就诊时首先应禁食、卧床休息、开通静脉通道。纠正休克、水电解质、酸碱紊乱，对病情危重者行心电血氧监护并予住院治疗。生命体征平稳，以便血、腹部隐痛、腹部包块、贫血等可疑患者应进一步结肠镜检查明确诊断。

（2）对症治疗：肠梗阻者留置胃管行胃肠减压。

（3）手术治疗：行结肠癌根治手术或故息性造口术；腹腔镜结肠切除只有经验丰富的医生才能操作，不推荐用于梗阻、穿孔或肿瘤明确侵犯周围组织者。对腹部粘连高危患者不建议腹腔镜手术。如果术中发现粘连则应转为开腹手术。

2. 中医治疗 结直肠癌属中医学"锁肛痔"、"肠风"等范畴。宜早发现，早治疗，早手术。针对术后调理或晚期不能手术者，可在专科诊治的基础上，配合中医康复治疗，以减轻症状、提高生活质量。

（1）中医内治：辨证需先分虚实，临床常见有湿热蕴结证、气滞血瘀证、气阴两虚证等证型。治以扶正祛邪为主，辨证辅以清热利湿、祛瘀攻积、益气养阴等治法。常用方剂有槐角地榆丸、桃红四物汤合失笑散、四君子汤合增液汤等，另可适当加入抗癌之品。

（2）其他治疗：亦可选用白花蛇舌草、败酱草煎水保留灌肠；或外敷九华膏等外治法。

【风险规避】

1. 误诊防范 对于年龄大于50岁的患者，出现慢性腹痛、腹部包块、慢性梗阻、持续粪便潜血试验阳性或间歇性黑便等警示症状的，要警

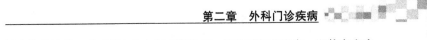

惕消化道肿瘤。对于便血和大便习惯改变、体重减轻的患者，即使存在痔病也应注意有合并结直肠癌的可能，建议结肠镜检查。

2. 医患沟通

（1）一般告知：对＞50岁、无家族史、无炎症性肠病者建议：每10年一次结肠镜检查，每年一次的大便潜血试验或大便潜血免疫试验。

（2）风险告知：结直肠癌早期症状不典型，即便进行结肠镜检和活检，亦可能存在漏诊，特别是合并有痔、息肉、憩室、便秘以及有手术史的患者，应跟踪病情变化，必要时应复查。

3. 记录要点

（1）详细记录患者腹痛、腹部包块、大便习惯和便血的变化和重要的辅助检查（尤其是肠镜活检结果）。

（2）对于暂无阳性发现的高肿瘤风险患者应记录随访时间及注意事项。

（叶锡银　王海峰）

二十五、痔

【概述】　痔是一种最常见的肛肠疾病，但除非合并出血、脱垂、疼痛等症状，大多不需要治疗。

【诊断步骤】

1. 问诊要点

（1）便血和痔块脱出的时间及其与大便的关系、发作频率，有无疼痛、便秘、潮湿、瘙痒、肛门不适感等。

（2）是否伴有消瘦、低热、乏力、大便习惯改变等。

（3）既往有无类似发作史，是否有肛门及结直肠疾病、手术史；工作的性质和体位、饮食习惯（水及纤维素摄入、嗜酒、辛辣等）；凝血异常的病史和表现（如皮肤瘀斑、出血点）、肠道疾病家族史等。

2. 体检要点

（1）检查痔块的部位、数目和大小，有无充血、水肿和溃疡等，脱垂者最好是排便后蹲位观察。

（2）直肠指诊主要用于排除直肠癌、直肠息肉、肛管狭窄等病变。

3. 辅助检查

（1）一般检查

1）血常规：痔块感染时白细胞和中性粒细胞可升高。长期慢性失血者可出现贫血，血红蛋白下降。

2）凝血功能：了解患者是否存在凝血功能异常。

3）大便潜血试验：伴便血者多为阳性。

4）肛镜或直肠镜：可清楚观察痔块，了解直肠黏膜和痔块大小、表面是否水肿、充血、溃烂等情况，特别是体外视诊未能发现的病变如肛瘘、肛周脓肿或克罗恩病、息肉或肿瘤等。

（2）选择性检查：结肠镜，有直肠出血的痔患者或高肿瘤风险患者应进一步行结肠镜检查。

4. 诊断要点

（1）内痔：主要表现为间歇性便后出血和痔块脱出，可伴肛门下坠感、便秘等。感染或嵌顿时有疼痛，出血附着于大便表面，好发于截石位3、7、11点。临床上分为①Ⅰ度，有显著的痔血管，无脱出；②Ⅱ度，脱出后能自行复位；③Ⅲ度，脱出后需手法复位；④Ⅳ度，长期脱出，手法不能复位。

（2）外痔：主要表现为肛门不适、潮湿、瘙痒，常见有结缔组织外痔（皮垂）、血栓性外痔、静脉曲张性外痔和炎性外痔。血栓性外痔表现为肛周暗紫色圆条样肿物伴剧痛，表面水肿、质硬，有明显压痛。

（3）混合痔：多由Ⅲ度内痔合并外痔发展而来，表现为二者同时存在。脱出严重时痔块呈梅花状称为环状痔，易发生嵌顿，称为嵌顿性痔。嵌顿后发生血运障碍时称为绞窄性痔。

5. 鉴别诊断要点

（1）与直肠癌相鉴别：直肠指诊直肠癌可触及高低不平的硬块，痔则为柔软的血管团。直肠镜检查可进一步明确。

（2）与直肠息肉相鉴别：直肠息肉为带蒂、实性、活动性大，多见于儿童，肛镜可明确诊断，一般不难与痔鉴别。

（3）与直肠脱垂相鉴别：直肠脱垂表现为环状肿块、表面光滑，括约肌松弛，环状痔则呈梅花状、括约肌不松弛。

6. 确定诊断　根据上述相应的典型表现、直肠指诊，直视或镜下观察到痔块可以确定诊断并可分度。

【治疗方法】

1. 西医治疗

（1）一般治疗：无症状者仅需增加膳食纤维和摄入足量水分，保持大便通畅，改变不良排便习惯（主要是避免排便过度努挣和时间过长）。

（2）对症治疗：可行温水坐浴或热敷，保持肛门清洁，痔核脱出者可轻轻手法复位。

（3）对因治疗

1）注射疗法：常用 5％苯酚植物油，5％鱼肝油酸钠等。肛周局麻下向痔核上方处黏膜下层注入硬化剂 3～5ml，1 个月后可重复。痔块较多者亦可分 2～3 次注射，应注意避免注入黏膜层和肌层，以避免组织坏死，主要用于治疗早期的出血性内痔，长期随访发现复发率较高。

2）胶圈套扎疗法：将特制的胶圈套扎到内痔的根部，使痔块缺血、坏死、脱落，较注射疗法复发率低，凝血功能障碍者禁用。

（4）手术治疗：主要以非手术治疗为主。手术治疗仅适用于非手术治疗失败和不适合非手术治疗者。手术方式有痔单纯切除术、吻合器痔上黏膜环切钉合术、血栓外痔剥离术等。

2. 中医治疗　痔属中医学"痔"的范畴。临床上针对病情轻者或不宜手术者，可使用中医康复诊疗以改善症状等。

（1）中医内治：辨证需先分虚实，临床常见有风伤肠络证、湿热下注证、气滞血瘀证、脾虚气陷证等证型。治以止血利湿为主，辨证辅以祛风凉血、行气活血、补气升提等治法。相应的常用方剂有凉血地黄汤、脏连丸、止痛如神汤、补中益气汤。

（2）其他治疗：亦可选用中药熏洗、中药外敷、塞药等外治法。

【风险规避】

1. 误诊防范　常有直肠癌患者被误诊为痔而延误治疗。对于持续大便潜血试验阳性、年龄超过 50 岁、大便习惯改变和（或）有直肠癌、腺瘤、息肉家族史的高肿瘤风险患者应当行结肠镜检查。

2. 医患沟通

（1）一般告知：改变不良的饮食、排便习惯、经常温水坐浴能有效的缓解症状。

（2）风险告知：告知痔治疗后仍可有不同程度复发，可能需重复治疗。治疗后可有短暂少量出血和疼痛。如出血较多或排便、排尿困难、发热时则应及时复诊，可能发生罕见而致命的肛周脓毒症。

3. 记录要点　详细记录便血、痔块脱出的时间和规律，痔块的大小、位置和分度及手术指征。术后注意事项和复诊时间亦应记录。

（叶锡银　王海峰）

二十六、肛周脓肿

【概述】　　肛周脓肿是肛管、直肠周围软组织或间隙内发生的急性化脓性感染，常为肛腺感染所致。破溃或切开引流后多发展为肛瘘，为门诊常见病种。

【诊断步骤】

1. 问诊要点

（1）肛周疼痛的时间、部位、范围，有无红肿、发热、畏寒、周身不适等。

（2）是否伴会阴、直肠坠胀感、里急后重、排便或排尿困难等。

（3）既往有无肛周外伤、感染或相关手术病史。

2. 体检要点

（1）观察双臀是否对称，检查肛周肿痛的部位、范围，有无局部发红肿胀、皮温升高、压痛、硬结、波动感、破溃流脓等。

（2）直肠指诊可触及硬结、肿块并有压痛。

3. 辅助检查

（1）一般检查

1）血常规：全身感染症状较重者白细胞和中性粒细胞明显升高。

2）直肠指诊：可触及压痛性硬结或肿块，脓肿形成时可触及波动感，穿刺可抽出脓液。

3）肛镜（或乙状结肠镜）检查：可发现相应的肛窦凹陷、充血和肿胀，挤压肿块时，有脓液由该处或皮肤破溃处流出。黏膜下脓肿可见直肠黏膜局限性隆起，充血或有脓性物附着。

（2）选择性检查

1）直肠内超声：可发现脓腔并协助穿刺定位。

2）脓肿穿刺：复发感染或伤口长期不愈时可抽出脓液行细菌培养和药敏，指导抗菌治疗。

3）CT：明确深部脓肿或小脓肿，在诊断难以明确时可选用。

4）三维立体超声、磁共振成像：适用于复杂性肛周脓肿和怀疑存在高位复杂性肛瘘者。

4. 诊断要点

（1）肛周皮下脓肿：特点为肛周持续性剧烈疼痛、明显红肿和触痛。位于肛门前方可致尿潴留，位于肛门后方可致骶尾部胀痛。脓肿形成后有波动感，一般无全身感染症状。

（2）坐骨肛管间隙脓肿：表现为肛门一侧的持续性胀痛逐渐发展为剧烈的持续性跳痛，活动和排便时加重。视诊患臀红肿，双侧不对称，可有排尿困难。

（3）骨盆直肠间隙脓肿：主要表现为全身感染症状如高热、畏寒、周身不适。局部症状为直肠坠胀感、里急后重，常伴排尿困难。

5. 鉴别诊断要点

（1）与化脓性汗腺炎相鉴别：化脓性汗腺炎好发于肛周皮下，多个汗腺感染后造成多个皮下瘘管相互贯通而形成。可有数 10 个小硬结、红肿和瘘口，病变仅位于皮下，不与直肠、肛隐窝相通，易于鉴别。

（2）与肛门、直肠肿瘤相鉴别：肿瘤一般为实性，无波动感和瘘口，直肠指诊可触及质硬不平肿物，指套可有脓血，多无明显的急性感染症状，肠镜下活检可鉴别。

6. 确定诊断

（1）根据临床表现、直肠指诊触及肿块时有压痛和波动感，脓肿穿刺抽出脓液基本可确定诊断。

（2）但当诊断难以明确时，应及时行超声或 CT 检查证实。

【治疗方法】

1. 西医治疗

（1）一般治疗：温水坐浴，局部理疗。

（2）对症治疗：口服缓泻剂以减轻排便疼痛；全身感染表现较重者应行对症、补液支持。

（3）对因治疗：其病原菌多为大肠埃希菌、金黄色葡萄球菌。

1）脓肿未形成时可先采用经验治疗（治愈率可达 30%～88%），根据病情可选用口服阿莫西林 0.5g，3～4 次/天；或头孢拉定 0.25～0.5g，3～4 次/天等。

2）非复杂性肛周脓肿切开引流术后不推荐使用抗菌药物，因为抗菌药物既不能降低其复发率，亦不能缩短愈合时间。

3）伴明显感染表现、免疫力低下、或合并全身性疾病、或单纯引流不能缓解症状的患者可使用抗菌药物。治疗前应穿刺抽取脓液行细菌培养和药敏试验。

4）对人工心脏瓣膜、既往有细菌性心内膜炎、先天性心脏病、有瓣膜病变的心脏移植患者在脓肿切开引流前推荐使用抗菌药物。

5）严重感染、合并有其他部位感染、或非特异性细菌如结核菌感染的患者应住院治疗。

（4）手术治疗：切开引流为最主要的治疗方法。一旦脓肿形成即应切开引流，切口应尽可能靠近肛缘，要完全打开脓肿间隔，并保证引流通畅。在保证引流充分的情况下也可行小切口细乳胶管引流，在脓腔愈合时拔除（多需 3～10 天）。

2. 中医治疗　肛周脓肿属中医学"肛痈"的范畴。临床上脓成则宜切开引流，针对早期或溃后不愈者，可使用中医康复治疗。

（1）中医内治：辨证先分期，临床常见有火毒蕴结证、热毒炽盛证、阴虚毒恋证等证型。治以清热解毒为主，辨证辅以透脓、养阴等治法。常用方剂有仙方活命饮、透脓散、青蒿鳖甲汤合三妙丸等。

(2) 其他治疗：初期可用金黄膏外敷，位置深隐者，可用金黄散调糊灌肠；脓成则早期切开引流；溃后用红油膏纱条引流；脓尽用生肌散纱条。

【风险规避】

1. 误诊防范

(1) 高位肛周脓肿表现不典型，如有时表现为高热、下腹痛、腹泻、里急后重可被误诊为急性菌痢。肛管括约肌间或盆腔直肠脓肿无典型临床表现，仅直肠指诊有盆腔或直肠压痛和波动感，容易漏、误诊。

(2) 肛周脓肿刺激膀胱引起尿急、尿频或排尿困难时可误诊为泌尿系感染，或肛瘘未发现内口而误诊为肛周脓肿等。仔细询问病史和查体，结合脓肿穿刺或必要的辅助检查可以避免误诊，术中也应进一步探查明确。

2. 医患沟通

(1) 一般告知：增加膳食纤维，避免辛辣刺激，及时治疗便秘和腹泻，积极治疗肛周炎症如肛窦炎、肛乳头炎等。

(2) 风险告知：肛周脓肿切开引流后大多也会形成肛瘘或复发（复发率为3%～44%，马蹄形脓肿复发率高达50%），需要再次手术治疗。告知保守治疗病情可能反复，无论保守或切开引流后期大多都需行肛瘘手术治疗。

3. 记录要点　记录肛周脓肿发生的时间、位置、范围、程度及其治疗过程。

（张妙兴　王海峰）

二十七、肛　　瘘

【概述】　肛瘘为存在于肛周的慢性感染性肉芽组织管道，多由肛周脓肿自然破溃或切开引流后发展而来。本病常反复发作，经久不愈，是门诊常见病。

【诊断步骤】

1. 问诊要点

(1) 肛周皮肤是否有瘘口，有无分泌物或气体排出，是否反复发生红肿疼痛和流脓。

(2) 是否伴肛门部潮湿、瘙痒、湿疹等症状，

(3) 既往有无炎性肠病或肛周感染病史、手术史，有无会阴或盆腹部

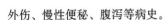

外伤、慢性便秘、腹泻等病史。

2. 体检要点

（1）检查肛周皮肤上外口的数目和位置，挤压时观察有无脓液或浆液流出，局部皮肤有无增厚，暗红、湿疹。

（2）直肠指诊内、外口有轻度压痛，内口多位于齿状线肛隐窝处，呈结节状，有时可触及条索状瘘管、硬结，须注意排除直肠和肛管实质性肿物。

3. 辅助检查

（1）一般检查

1）血常规：急性感染期白细胞和中性粒细胞升高，慢性期淋巴细胞可升高。

2）肛镜、直肠镜或乙状结肠镜：可发现肛瘘的内口位置和其他黏膜病变（如克罗恩病的直肠炎）。

（2）选择性检查

1）直肠内超声：用于明确肛瘘的位置、大小，准确率高，尤其是马蹄形瘘的形态。

2）瘘管碘油造影：可显示瘘管的结构和走向，主要用于高位复杂性肛瘘，但因准确率低已少用。

3）磁共振成像（MRI）：瘘管表现为条、片状信号，多用于诊断高位复杂性肛瘘，判断内口和瘘管形态的准确率超过 90%。

4）亚甲兰窦道染色：术中帮助了解窦道走向和寻找内口。

5）三维立体超声：经瘘管外口注入过氧化氢溶液联合三维立体超声检查准确率接近 MRI，适用于复杂性肛周脓肿和高位肛瘘。

4. 诊断要点

（1）典型表现为反复发生肛周肿痛、瘘口溃脓和肛周瘙痒。当分泌物少，引流通畅时，患者可无不适或仅有轻度不适；当脓液积聚排出不畅，发生急性感染时，局部红肿、疼痛，甚至畏寒、发热。

（2）约 80% 的肛瘘继发隐窝感染，高位肛瘘位于肛管直肠环以上，低位肛瘘位于肛管直肠环以下，当肛门两侧均有外口时应注意马蹄型肛瘘；特殊表现或位置的肛瘘应考虑克罗恩病、创伤、放射治疗后、恶性肿瘤或继发感染的可能。

（3）复杂性高位肛瘘内口和瘘管难以明确时，应行直肠内超声或MRI 检查；联合过氧化氢溶液和术中亚甲蓝外口注射确定内口位置的准确率分别超过 90% 和 80%。

（4）术前不用探针检查内口和瘘管，以免造成假道，术中麻醉松弛后方可应用。

5. 鉴别诊断要点

(1) 与会阴尿道瘘相鉴别：会阴尿道瘘多有尿道损伤或狭窄病史，瘘口分泌物为尿液，不与肛管或直肠相通，认真检查不难鉴别。

(2) 与肛周化脓性汗腺炎相鉴别：肛周化脓性汗腺炎为多个汗腺反复感染形成皮下瘘管，位置表浅，瘘口可多达 10 余个，一般容易鉴别。

(3) 与结核性肛瘘相鉴别：结核性肛瘘特点是病程长，患者无明显的急性感染，内口多而大，窦道复杂，有皮下潜行（窦道走行处皮肤呈紫红色），外口远，脓液为稀薄、或呈干酪样，胸片检查常可发现肺结核，可资鉴别。

(4) 与骶骨前瘘、先天性瘘、骶尾部瘘相鉴别：多由外伤、囊肿、藏毛窦和畸胎瘤等继发感染形成。除皮肤瘘口外，无与肛管、直肠相通的内部瘘口，一般不难鉴别。

6. 确定诊断

(1) 根据反复发生肛周肿痛、瘘口溃脓和肛周瘙痒等典型表现。直肠指诊触及条索状瘘管，辅助检查发现瘘管和内口可以确定诊断。

(2) 尚需分清高位或低位，是否复杂性等，有时在术中才能明确瘘管和瘘口位置。

【治疗方法】

1. 西医治疗

(1) 一般治疗：适当休息、避免辛辣和饮酒，保持肛周皮肤清洁，保暖、避免肛周皮肤损伤。

(2) 对症治疗：便后温水坐浴或加入稀高猛酸钾液坐浴。

(3) 对因治疗

1) 如肛周感染能在脓肿形成前积极治愈可预防肛瘘形成。肛瘘不能自愈，治疗以手术为主。

2) 无症状的克罗恩病肛瘘可首选药物治疗。甲硝唑联合喹诺酮类抗菌药物治疗对 90% 的患者有效，可改善症状、促进愈合。而应用英夫利西单抗，同时选择性地运用抗菌药物或巯嘌呤类药物被视为一线治疗方案。口服他克莫司可避免难治性肛瘘患者行改道造口术。但其病情复杂，诊断和治疗需多学科共同支持，应在有条件的医院进行诊治。

(4) 手术治疗

1) 清除瘘管内口、切除所有相通的上皮化窦管并彻底敞开、保留括约肌功能是手术成功的关键。

2) 无法避免括约肌损伤时应权衡括约肌的切断范围、治愈率、肛门功能损害之间的利弊，必要时应采用挂线疗法或分期切开、纤维蛋白胶注射等。

3) 肛瘘切开加袋形缝合术可减少术后出血、缩短愈合时间和降低肛门失禁率。

4) 克罗恩病肛瘘：无症状的肛瘘不需要手术。有症状的低位肛瘘可行肛瘘切开术。复杂的肛瘘可行挂线治疗，无法控制症状者可能需切除直肠或永久造口术。

2. 中医治疗 肛瘘属中医学"肛漏"范畴。临床上一般以手术为主，针对手术前后可配合中医治疗以增强体质，缓解症状。辨证需先分虚实，临床常见有湿热下注证、正虚邪恋证、阴液亏虚证等证型。治以清热利湿排脓为主。常用方剂有二妙丸合草薢渗湿汤、托里消毒饮、青蒿鳖甲汤等。

【风险规避】

1. 误诊防范

（1）肛瘘发生误诊多为复杂性肛瘘，难以确定内口和窦道，甚至辅助检查也难以鉴别。综合分析，必要时行 MRI 或三维立体超声，术中也应反复确认，避免遗漏瘘管组织和内口。

（2）对于结核性肛瘘主要在于发现结核感染的依据，如瘘口分泌物呈稀薄或干酪样、既往结核病史、胸片有结核阴影等。结核性肛瘘内口较多，瘘道复杂，切除困难，误诊为复杂性肛瘘而未行抗结核治疗，术后伤口将长期难以愈合。

2. 医患沟通

（1）一般告知：增加膳食纤维，避免辛辣刺激，及时治疗便秘和腹泻，积极治疗肛周炎症如肛窦炎、肛乳头炎等。

（2）风险告知：高位复杂性肛瘘，可能需要分期或多次手术治疗。术后亦可能复发或发生肛门失禁。复发多见于复杂性肛瘘、内口不明确、克罗恩病等。告知病情可能反复发作，记录患者的随访变化，分期手术应告知下一次治疗时间和注意事项。

3. 记录要点 记录肛瘘发生肿痛的时间、瘘口位置、范围、程度及其治疗过程。

（叶锡银　王海峰）

二十八、泌尿系感染

【概述】 泌尿系感染又称尿路感染，包括肾脏、输尿管、膀胱和尿道等泌尿系各个部位的感染。可分为上尿路感染和下尿路感染，上尿路感染是指肾与输尿管感染。下尿路感染是指膀胱与尿道感染。常见肾盂肾炎、肾积脓、肾皮质多发性脓肿、肾周围炎、肾周围脓肿、膀胱炎、尿道炎等。最常见的致病菌为来自肠道，60％～80％为大肠埃希菌。

【诊断步骤】

1. 问诊要点

（1）有无尿频、尿急、尿痛、排尿困难，有无腰背和（或）耻骨上疼痛，疼痛的性质和程度。

（2）开始出现尿频、尿急及尿痛时间，排尿次数、每次尿量及间隔时间。

（3）有无血尿、血块，血尿是出现在起始段、中段、末段还是全程血尿。

（4）有无尿道烧灼感或刺痛，有无尿道刺痒。

（5）有无伴随畏寒、发热、头痛、全身不适、恶心、呕吐、贫血、消瘦等。

（6）诱发因素如有无劳累、受凉，有无不洁性交史，有无导尿、尿路有创检查、治疗或流产术后等。

（7）有无急慢性感染、泌尿系统疾病病史及其诊疗经过。

2. 体检要点

（1）可否触及肾脏，有无肿大、压痛及叩击痛，检查膀胱区膀胱是否处于充盈或空虚状态，有无耻骨上压痛、叩痛，会阴部、阴囊、睾丸有无红肿、压痛，尿道口有无异常分泌物。

（2）直肠指诊前列腺有无肿大、触痛、温度升高。

（3）观察尿的颜色、性状并留取中段尿作常规检查、细菌培养、药敏试验等。

3. 辅助检查

（1）一般检查

1）尿常规：可见亚硝酸盐、白细胞酯酶阳性，尿液中细菌数量增多。注意尿检没有白细胞不能排除上尿路感染，有白细胞不一定是尿路感染，也可见于非感染性肾病。

2）尿培养：治疗前的中段尿培养是诊断尿路感染最可靠的指标。注意要正确地采集尿液标本。

（2）选择性检查

1）血常规和血培养：血白细胞和中性粒细胞升高。严重感染和怀疑伴有肾功能不全、糖尿病、免疫缺陷等疾病时必须检查。

2）泌尿系超声、静脉尿路造影（IVU）：需明确尿路梗阻、狭窄、肿瘤、严重的器质性损害时（如脓肾等），应检查。

4. 诊断要点

（1）上尿路感染：本病可出现畏寒、发热、腰痛、腰部肿块、肾区叩击痛。B超和CT检查可显示病变。

1）肾乳头坏死：急性型有高热、休克和肾区叩击痛；慢性型症状较少。静脉尿路造影是诊断肾乳头坏死的首选方法，表现为肾乳头萎缩，边缘不规整，肾盏扩大，髓质内空洞，"印戒征"。

2）肾盂肾炎：多伴有膀胱刺激征，尿检有白细胞、红细胞、蛋白、管型和细菌，血白细胞和中性粒细胞明显增多。此病与膀胱炎很难鉴别，可行膀胱冲洗试验直接定位诊断。

3）脓肾（肾积脓）、肾皮质多发性脓肿、肾周围炎与肾周脓肿：多无膀胱刺激征，以全身感染症状为主。

（2）下尿路感染

1）膀胱炎：表现为尿频、尿急、排尿困难并伴耻骨上疼痛，可伴有血尿或脓尿。

2）尿道炎：有不洁性交史或酗酒史，尿道内刺痛或酸痛，排尿时加重。尿频、尿急。尿道外口红肿，可有分泌物。男性患者常伴有包皮过长、包茎、尿道口狭窄等。

（3）复杂性尿路感染：尿培养阳性及以下所列1条或1条以上的因素即可诊断。

1）留置尿管，支架管，或间歇性膀胱导尿。

2）残余尿≥100ml。

3）任何原因引起的梗阻性尿路疾病，如膀胱出口梗阻、神经源性膀胱、结石和肿瘤。

4）膀胱输尿管反流或其他功能异常。

5）尿流改道。

6）化疗或放疗损伤尿路上皮。

7）围术期和术后尿路感染。

8）肾功能不全、移植肾、糖尿病、免疫缺陷。

（4）尿脓毒血症病死率高，主要表现为泌尿系感染伴有全身炎症反应征象（SIRS）。具备以下2个或2个以上条件即可诊断SIRS：

1）体温>38℃或<36℃。

2）心率>90次/分钟。

3）呼吸频率>20次/分钟，或二氧化碳分压（$PaCO_2$）<32mmHg

（＜4.3kPa）。

4）外周血白细胞计数＞$12×10^9$/L 或＜$4×10^9$/L 或见幼稚细胞。

5. 鉴别诊断要点

（1）与泌尿系结核相鉴别：泌尿系结核可有盗汗、消瘦、贫血等典型结核症状。胸片检查发现结核阴影，尿液发现抗酸杆菌，尿液分枝杆菌培养阳性可确诊。泌尿系超声、尿路平片、IVU、膀胱镜检查等均有诊断价值。

（2）与泌尿系结石相鉴别：泌尿系结石突出表现为腰肋或腰腹部剧烈疼痛，可伴有恶心、呕吐、血尿、肾区叩击痛明显。泌尿系超声、尿路平片、IVU 发现结石可明确诊断。

（3）与前列腺炎相鉴别：急性前列腺炎有下尿路感染症状，耻骨上区、会阴部及腹股沟区疼痛，可伴有排尿困难。直肠指诊前列腺肿大、质软，触痛、温度升高；慢性患者前列腺缩小、变硬、有小硬结。直肠指诊结合前列腺液检查、前列腺超声可鉴别。

（4）与前列腺增生相鉴别：前列腺增生主要以排尿困难为主，直肠指诊可触及增大的前列腺，表面光滑，质韧、有弹性，边缘清楚，中央沟变浅或消失。泌尿系超声、尿流率检查、前列腺特异性抗原（PSA）测定等检查有助明确诊断，一般不难鉴别。

（5）与肾癌相鉴别：以无痛、间歇性全程血尿为主要表现。血尿、腰腹痛、腰腹肿物称为肾癌三联症。可伴有低热、贫血、体重下降、乏力等全身消耗症状。泌尿系超声、IVU 及腹部 CT 可诊断，肾穿刺活检可确诊。

6. 确定诊断　根据上述不同部位尿路感染的临床特点，结合血、尿常规和细菌培养阳性即可确诊。

【治疗方法】

1. 西医治疗

（1）一般治疗：休息、多饮水、多排尿、去除相关诱因。

（2）对症治疗：口服碳酸氢钠或枸橼酸钾碱化尿液、黄酮哌酯盐解痉以缓解膀胱刺激征。

（3）对因治疗：经验治疗时按常见病原菌给药，治疗前应留取中段尿标本作细菌培养和药敏试验，结果出来后根据治疗效果及药敏结果酌情调整。抗菌药物使用原则上应持续到症状消失，尿细菌培养转阴后 2 周。病情严重者根据临床经验和症状以及尿沉渣革兰染色结果进行治疗：

1）无症状菌尿：对妊娠妇女和准备接受尿道有创检查或治疗的应予治疗。

2）绝经前非妊娠妇女、绝经后女性急性单纯性膀胱炎：首选口服用药，宜用毒性小、口服吸收好的抗菌药物。对绝经后妇女反复尿路感染，应注意是否与妇科疾患相关，酌情请妇科会诊。可选用下列药物之一：①单剂疗法可选磷霉素氨丁三醇 3g，或阿莫西林 3g 等，口服；②3 天疗法和 7 天疗法，磷霉素氨丁三醇 3g，1 次/天；或左氧氟沙星 200mg，2 次/天；或呋喃妥因 100mg，3 次/天等，口服。共 3～7 天。

3）非妊娠妇女急性单纯性肾盂肾炎：对伴有发热等明显全身症状的患者应注射给药，热退后可改为口服，一般疗程 2 周。反复发作性肾盂肾炎患者疗程需更长，并应特别关注预防措施。药物可选择如氨苄西林或阿莫西林或第一、二、三代头孢菌素等。对用药 48～72 小时无效的，应根据细菌培养和药敏结果更换有效抗菌药物。治疗后应追踪复查，如用药 2 周后仍有菌尿，应根据药敏再调整治疗 6 周。

4）男性急性单纯性泌尿道感染：通常选择 7 天疗法。

5）复发性单纯性尿路感染：①再感染者，在每晚睡前或性交排尿后口服一次复方磺胺甲噁唑 0.5～1 片；或呋喃妥因 50mg；或左氧氟沙星 100mg；或每隔 7～10 天口服一次磷霉素氨丁三醇散 3g，疗程 6 个月；②复发者，根据细菌培养结果和药敏试验选用敏感度高、尿道药物浓度高、泌尿系穿透力强的药物，用最大允许剂量治疗 6 周，注意药物不良反应和耐药。

（4）手术治疗：复杂性尿路感染、尿脓毒血症、导管相关性尿路感染应住院治疗。必要时行脓肿穿刺、脓肿切开引流术、肾造瘘术或肾切除术。

2. 中医治疗 泌尿系感染属中医学"热淋"、"劳淋"、"腰痛"等范畴。临床上应先辨轻重，明确诊断，对于下尿路感染、肾盂肾炎等，可在西医治疗的基础上，配合中医康复治疗以缓解症状、缩短病程等。

（1）中医内治：临床常见有膀胱湿热证、肝气瘀滞证、血热证、阴虚湿热证、脾肾亏虚证等证型。治以通利祛湿为主，辨证辅以行气、凉血、养阴、益气等治法。常用方剂有八正散、沉香散、小蓟饮子、知柏地黄丸、无比山药丸。金钱草胶囊、银花泌炎灵片、知柏地黄丸等中成药亦常辨证选用。

（2）其他治疗：针刺取穴以中极、膀胱俞、三阴交、阴陵泉等为主。

【风险规避】

1. 误诊防范

（1）膀胱刺激伴下腹疼痛，注意与前列腺炎、精囊炎、妇科炎症等鉴别。可行直肠指诊，必要时行生殖系及妇科超声检查进一步明确诊断。

（2）对于反复尿路感染患者，需要排除有无尿路梗阻、畸形、输尿管反流等。

（3）有腰腹疼痛剧烈的尿路感染者需行泌尿超声检查排除泌尿系结石。

（4）膀胱刺激征、血尿伴盗汗、低热、消瘦考虑泌尿系结核，应进行相关检查明确诊断。

（5）腰背痛、发热、寒战、伴墨菲征阳性的要注意排除急性胆囊炎。

2. 医患沟通

（1）一般告知：注意作息规律、避免辛辣、刺激食物，多饮水、多排尿、避免穿紧身内裤、治疗期间应避免性生活。

（2）风险告知：慢性泌尿系感染应告知病程长、病情复杂、治疗困难、易反复。长期用药应注意药物的不良反应和细菌耐药。

3. 记录要点

（1）记录尿道症状及伴随症状的性质特点，既往泌尿系感染病史、诊疗经过。

（2）记录复诊时间、注意事项，严重和复杂的泌尿系感染应安排住院治疗，拒绝者应告知风险并作好记录。

（刘志平　曾庆维）

二十九、泌尿系结石

【概述】　泌尿系结石包括：肾结石、输尿管结石、膀胱结石和尿道结石，最常见草酸钙结石。这是最常见的泌尿外科疾病之一。

【诊断步骤】

1. 问诊要点

（1）有无腰腹疼痛、部位、性质、诱发因素和发作时间，与活动、体位有无关系。

（2）有无血尿、血块以及出现在哪一段尿程，与活动、体位、进食等有无关系。

（3）有无尿频、尿急、尿痛，有无排尿中断、排尿无力，有无尿线变细、滴沥等。

（4）有无畏寒、发热、面色苍白、出汗、胸痛、胸闷、恶心、呕吐等。

（5）有无腰腹外伤、泌尿道有创检查及治疗史。

（6）既往有无类似发作及其诊疗经过，有无泌尿生殖系统疾病、家族史、尿道畸形和某些代谢性疾病如甲状旁腺功能亢进、高钙或高草酸尿症、高尿酸血症等。

2. 体检要点

（1）注意呼吸、心率、血压、精神状态。

（2）检查肾区有无叩击痛、输尿管行程处有无压痛，腹部有无压痛、反跳痛，阴茎有无压痛、可否触及结节状肿物等。

（3）注意腰腹部有无外伤，会阴部有无触及包块，观察有无血尿、尿道口外露结石。

3. 辅助检查

（1）一般检查

1）尿常规：了解有无血尿、尿道感染、蛋白尿。

2）尿路平片（KUB）：可以发现90%的X线阳性结石。

3）泌尿系超声：可以发现2mm以上泌尿系结石。

（2）选择性检查

1）肾功能：怀疑肾功能损害时应检查。

2）静脉尿路造影（IVU）：在尿路平片的基础上进一步了解尿路的解剖，确定结石的位置，同时可发现平片不能显示的阴性结石，确定肾积水的程度。

3）膀胱镜检查：主要用于膀胱和前尿道结石，可在检查同时做碎石或取石治疗。

4）非增强CT扫描：可发现1mm的结石，不受肠道内气体、结石成分、肾功能和呼吸运动影响。国外已用来取代KUB和IVU作为诊断泌尿系结石的金标准。

4. 诊断要点

（1）上尿路结石：主要表现为腰腹剧烈疼痛，血尿，可伴有膀胱刺激征（尿频、尿急、尿痛）。肾结石大多表现为腰腹部胀痛或钝痛；输尿管结石多表现为阵发性发作、腰腹部疼痛剧烈难忍，可放射至同侧腹股沟、睾丸或阴唇；输尿管膀胱壁段或输尿管口结石，可伴有膀胱刺激征及尿道和阴茎头部放射痛。查体肾区叩击痛，输尿管点、输尿管行程处压痛。泌尿系超声、KUB和IVU、CT扫描等可明确诊断。

（2）膀胱结石：典型疼痛位于阴茎根部和会阴部，改变体位如蹲位或卧位能缓解，可出现排尿中断、血尿、膀胱刺激征。泌尿系超声、KUB和IVU可明确诊断。膀胱镜检查有诊断和治疗双重作用。

（3）尿道结石：疼痛多位于阴茎及阴茎下方，可引起排尿困难、尿线变细或滴沥，可伴有膀胱刺激征及血尿，阴茎及阴茎下方可触及结节状肿物。泌尿系超声、KUB 可明确诊断。

5. 鉴别诊断要点

(1) 与消化道穿孔相鉴别：突发剧烈上腹痛、恶心呕吐、板状腹，胸片或立位腹平片可见膈下游离气体，不难与泌尿系结石鉴别。

(2) 与急性胆囊炎相鉴别：进食高脂餐后出现右上腹疼痛、伴有间歇性加剧，可出现发热、黄疸、恶心呕吐，查体肝胆区压痛，墨菲征阳性。彩超检查示胆囊肿大、胆囊壁增厚或发现胆囊结石，可鉴别并确诊。

(3) 与异位妊娠相鉴别：停经、急性腹痛、阴道流血是异位妊娠输卵管破裂特有的三大症状。多为下腹部持续性胀痛，查体下腹部有明显压痛，腹膜刺激征不明显。血、尿中绒毛膜促性腺激素检测阳性及后穹隆穿刺发现不凝固血液即可诊断。

(4) 与急性阑尾炎相鉴别：转移性右下腹痛，查体右下腹压痛、反跳痛，血白细胞、中性粒细胞升高，阑尾彩超提示阑尾肿大或脓肿，尿常规一般无潜血，无肾区叩痛，可与泌尿系结石鉴别。

(5) 与前列腺炎、前列腺增生相鉴别：伴有下尿路感染症状，有耻骨上区、会阴部及腹股沟区疼痛，或伴有排尿困难。直肠指诊前列腺肿胀、饱满、增大，表面光滑，质软，压痛；病程长者前列腺缩小、变硬、不均匀、有小硬结，前列腺超声结合前列腺液检查和细菌培养不难鉴别。

(6) 与肾损伤相鉴别：有腰、腹部损伤的外伤史，检查腰腹部有外伤痕迹，可出现血尿、肾区叩击痛。尿常规、泌尿系超声、CT 扫描可明确诊断。

6. 确定诊断

(1) 根据不同部位结石的临床特点如：①上尿路结石主要表现为腰腹剧烈疼痛，血尿，可伴有膀胱刺激征；②膀胱结石疼痛位于阴茎根部和会阴部，可出现排尿中断、血尿、膀胱刺激征；③尿道结石疼痛多位于阴茎及阴茎下方，可引起排尿困难、膀胱刺激征及血尿等可初步诊断。

(2) 结合影像学阳性发现即可确诊。

【治疗方法】

1. 西医治疗

(1) 一般治疗

1) 直径<0.4cm，光滑的结石，每日饮水 2000～3000ml。止痛可用双氯芬酸钠栓 50mg，2～3 次/天，塞肛；或口服坦索罗辛 0.2mg，1 次/天。90%能自行排出。

2) 结石<0.6cm，光滑，无尿路梗阻、无感染、纯尿酸结石及胱氨酸结石、微创或超声波碎石治疗后小碎石，可选择行药物排石或体外物理

震动排石治疗，如对纯尿酸结石及胱氨酸结石，可应用溶石药物，如枸橼酸氢钾钠颗粒每量匙为 2.5g，早晨、中午各一量匙，晚上服两量匙，饭后用水冲服。用药期间新鲜尿液 pH 值必须在下列范围内：尿酸结石和促尿酸尿治疗 pH6.2～6.8，胱氨酸结石 pH7.0～8.0。如果 pH 值低于推荐范围，晚上剂量则需增加一量匙；如果 pH 值高于推荐范围，晚上需减少半量匙。

（2）病因治疗

1）甲状腺旁腺原发肿瘤、增生及继发性甲腺旁腺功能亢进，切除腺瘤原有泌尿系结石会自行溶解、消失。

2）尿路梗阻者，解除梗阻病因可以避免结石复发。

（3）非手术治疗

1）非甾体类镇痛抗炎药物：双氯芬酸钠 50mg，每 6～8 小时一次，肌内注射；吲哚美辛 25mg，2～3 次/天，饭时或饭后即服（可减少胃肠道不良反应）；或者吲哚美辛栓 100mg/次，塞肛。

2）阿片类镇痛药：疼痛剧烈时可用氢吗啡酮 5mg，肌内注射，起始剂量为每 2～3 小时按需要给予 1mg～2mg，对于未使用过阿片类药物的患者起始剂量可以低一些；或哌替啶 50～100mg，肌内注射；或布柱喷 50～100mg，肌内注射，或曲马多 100mg，肌内注射等。不应单独使用治疗肾绞痛，一般需联合解痉类药物。

3）解痉药：山莨菪碱 10～20mg，肌内注射；或阿托品 0.5mg，肌内注射；或黄体酮 20mg，肌内注射；或硝苯地平 10mg，口服或舌下含服等。

（4）手术治疗

1）体外冲击波碎石：适用于＜2.0cm 肾盂、中上盏结石、输尿管上段结石且无禁忌证者，成功率可达 90%，重复碎石须间隔 1 周以上。

2）经皮肾镜碎石取石术：适用于所有无禁忌证、需开放手术干预的肾结石和输尿管中上段结石。

3）输尿管镜取石、钬激光碎石术：适用于无禁忌证且＜2.0cm 的肾及输尿管结石。

4）腹腔镜输尿管取石术：适用于无禁忌证、需开放手术的泌尿系结石。

5）膀胱结石可行膀胱镜检查及碎石取石；前尿道结石可钩取或钳取出；后尿道结石可用尿道探条将结石推入膀胱，再按膀胱结石处理。

6）开放性手术治疗：以上治疗方式失败、存在禁忌证、或病情复杂需开放性手术处理的泌尿系结石应选择开放性手术治疗。

2. 中医治疗　泌尿系结石属中医学"石淋"、"血淋"、"腰痛"等范畴。临床上应在专科诊治的基础上，警惕并发梗阻和感染者，针对保守治疗者，可选用中医康复治疗。排石之品多为清利，久服易伤正，故应定期复查，中病即止。

(1) 中医内治：临床常见有下焦湿热证、肝经气滞证、淤血内阻证、脾肾两虚证、气阴不足证等证型。常用方剂有石韦散合三金汤、沉香散、少腹逐瘀汤合王不留行散、济生肾气丸、生脉散合知柏地黄丸等。排石颗粒、金钱草胶囊等中成药亦常辨证选用。

(2) 其他治疗：针刺取穴以肾俞、委中、夹脊、阿是穴、三阴交等为主；不得小便者，灸关元、气门、大敦。

【风险规避】

1. 误诊防范　泌尿系结石就诊患者多表现为肾绞痛或急腹症，首先要重视排除危及生命的急腹症。误诊误治往往都是对患者不重视，问诊、查体不认真，缺乏必要的辅助检查，诊断草率，治疗中或治疗之后未充分分析病情变化等所致。

(1) 突发上腹痛并腹肌紧张的，或腰腹痛患者既往有心肌梗死病史、出现胸闷、心悸的，或腰腹痛伴黄疸、高热、寒战的，注意与消化道穿孔、心肌梗死、梗阻性胆管炎、急性重症胰腺炎等鉴别。

(2) 右下腹痛要注意与急性阑尾炎鉴别。

(3) 女性患者下腹痛，一定要询问月经史，注意异位妊娠、卵巢囊肿并蒂扭转、盆腔炎等。

(4) 可通过问诊、查体及辅助检查明确诊断，无法明确诊断时，则建议住院观察治疗。

2. 医患沟通

(1) 一般告知：泌尿系结石复发率高，需注意多运动、大量饮水，少食动物内脏、菠菜、西红柿、巧克力、浓茶等以预防结石形成和复发。

(2) 风险告知

1) 患者大多以急诊就诊，疼痛剧烈应先镇痛治疗后检查。告知因未明确诊断，有误诊或漏诊可能，有可能出现病情反复、加重，甚至危及生命安全可能，理解并同意后，予对症治疗并进一步检查确诊。治疗过程中要密切观察病情变化，若病情加重或不能缓解，应建议住院治疗。

2) 药物治疗过程中结石不一定能顺利排出，存在尿路感染、尿路梗阻、肾盂积水、肾功能受损、病情反复、加重可能。

3. 记录要点

(1) 应记录腰腹疼痛的性质特点，有意义的辅助检查结果等。既往有无类似病史，诊治经过。

（2）有手术指征建议手术治疗，患者拒绝手术治疗应作好记录并建议定期复查肾功能、泌尿系超声等。

（刘志平 曾庆维）

三十、前 列 腺 炎

【概述】 前列腺炎是指前列腺受到致病菌感染和（或）某些非感染因素刺激而出现的骨盆区域疼痛或不适、排尿异常、性功能障碍等临床综合征。这是在 50 岁以下的男性中最为常见的泌尿系统疾病。

【诊断步骤】

1. 问诊要点

（1）有无会阴部、下腹疼痛，起病缓急、性质、程度、诱发因素，与体位、性生活、饮食等有无关系。

（2）有无发热、寒战、尿频、尿急、尿痛、尿道不适、灼热，有无血尿、血精、射精痛，尿道口有无白色分泌物流出。

（3）有无尿线变细或滴沥，有无排尿中断、排尿困难等。

（4）有无类似发作史、泌尿系结石、尿路有创检查、治疗史，诊治经过和复发情况。

（5）有无头昏、头胀、疲惫、失眠、情绪低落、焦虑等精神症状和人格改变。

（6）了解患者的性生活情况包括性伴侣的数量、性功能、性取向、有无吸毒史等。

2. 体检要点

（1）全面检查，重点为泌尿生殖系统，骨盆区域如下腹部、腰骶部、会阴部、阴茎、尿道外口、睾丸、附睾和精索等有无异常，会阴部和耻骨上有无压痛。

（2）直肠指诊了解前列腺大小、质地、有无结节、有无压痛及其范围与程度。盆底肌的紧张度、盆壁有无压痛。

（3）前列腺分度：①Ⅰ度增大，腺体大小为正常的 2 倍，中央沟变浅，估计重量为 20～25g；②Ⅱ度增大，腺体为正常的 2～3 倍。中央沟近乎消失，估计重量为 25～50g；③Ⅲ度增大，腺体为正常的 3～4 倍。手指刚能触及前列腺底部，中央沟近乎消失，估计重量为 50～75g；④Ⅳ度增大，腺体超过正常的 4 倍，手指已不能触及前列腺底部，一侧或两侧的侧沟因腺体大而消失，估计重量为 75g 以上。

（4）直肠指诊前应留取尿液行常规检查和细菌培养。按摩前列腺取得前列腺液送检，如前列腺肿大、触痛、局部温度升高时禁忌行前列腺按摩。

3. 辅助检查

（1）一般检查

1）尿常规：排除尿路感染，协助诊断前列腺炎。

2）前列腺液常规：当白细胞＞10个/高倍镜视野，卵磷脂小体数量减少，有诊断意义，如发现含脂肪的巨噬细胞则可确诊。

3）细菌学检查：急性细菌性前列腺炎应行中段尿染色镜检、细菌培养与药敏试验；慢性细菌性前列腺炎和慢性盆腔疼痛综合征应行"两杯法"病原体定位试验（指通过获取前列腺按摩前、后的尿液，进行显微镜检查和细菌培养）；疑有淋病感染可选择前列腺液淋病奈瑟菌检测；或进行其他可疑病原体检测。

4）前列腺超声：了解前列腺大小、有无前列腺结石或钙化，经直肠前列腺超声对于鉴别前列腺、精囊和射精管病变以及诊断和引流前列腺脓肿有价值。

（2）选择性检查

1）尿动力学检查：疑有排尿功能障碍时检查，或协助与排尿障碍相关疾病的鉴别。

2）膀胱镜：有创检查，不作为常规，仅在怀疑有膀胱尿道病变时检查以明确诊断。

4. 诊断要点

（1）急性细菌性前列腺炎（Ⅰ型）：发病急骤，寒战高热，耻骨上和会阴部疼痛，常有尿频、尿痛和排尿困难。体检可有耻骨上压痛、不适感，尿潴留者可触及耻骨上膨隆的膀胱。直肠指诊前列腺肿大、触痛、局部温度升高和外形不规则等。尿液中白细胞计数升高，血液和（或）尿液中细菌培养阳性。注意急性期禁忌进行前列腺按摩。

（2）慢性细菌性前列腺炎（Ⅱ型）：有反复发作的下尿路感染症状如尿频、尿痛、尿不尽感。前列腺可正常或缩小、凹凸不平或局部有硬结，少数可有轻度触痛或不适感。持续时间超过3个月，前列腺液或精液或前列腺按摩后尿液中白细胞计数升高，细菌培养结果阳性。

（3）慢性前列腺炎/慢性盆腔疼痛综合征（Ⅲ型）：主要表现为长期、反复的骨盆区域疼痛或不适，持续时间超过3个月，射精后痛和不适为突出特征。可伴有不同程度的排尿症状和性功能障碍，严重影响患者的生活质量；前列腺液或精液或前列腺按摩后尿液细菌培养结果阴性。

（4）无症状性前列腺炎（Ⅳ型）：无主观症状，仅在前列腺液或精液或前列腺的病理学检查时发现炎症证据。

5. 鉴别诊断要点

（1）与前列腺增生相鉴别：症状以尿频、夜尿增多、排尿踌躇、尿无力、尿不尽、终末滴尿、排尿困难为主。直肠指诊前列腺增大，中央沟变浅或消失，表面光滑，质韧、有弹性，边缘清楚。前列腺超声、尿流率检查、前列腺特异性抗原测定等检查可明确诊断，鉴别不难。

（2）与精索静脉曲张相鉴别：多无症状或表现为阴囊坠胀感，检查阴囊呈蚯蚓样，可触及迂曲血管，精索静脉超声检查可鉴别和确诊。

（3）与睾丸炎相鉴别：主要表现为阴囊或一侧附睾睾丸红肿、疼痛，可向腹股沟放射，可伴有寒战、高热。查体阴囊皮肤红肿，附睾睾丸肿大、触痛，严重时附睾睾丸融合成一硬块，可伴有睾丸鞘膜积液。结合血常规、尿常规及超声检查可诊断，与前列腺炎鉴别不难。

（4）与膀胱炎相鉴别：二者均表现为尿频、尿急、排尿困难并伴耻骨上疼痛。膀胱炎可伴有血尿或脓尿。尿常规、尿培养、膀胱镜检查有助于诊断和鉴别。

（5）与精囊炎相鉴别：症状与前列腺炎相似，常伴有痛性射精或血精，直肠指诊触及肿大精囊，有压痛及波动感。精液检查可见红细胞、脓细胞及死精子，直肠超声及 CT 检查可协助诊断。

（6）与淋病、非淋菌性尿道炎相鉴别：淋病、非淋菌性尿道炎多有不洁性交史。淋病患者尿道口红肿、尿频、尿急、尿痛、有黄色脓性分泌物，指诊前列腺正常，尿道分泌物涂片检查见淋病奈瑟菌，而急性前列腺炎为白色脓性分泌物，指诊前列腺肿大，触痛；非淋性尿道炎尿道刺痒、烧灼感，尿道口轻度红肿、少量黏液或白色脓性分泌物、痂膜封口，尿道分泌物检查出沙眼衣原体、解脲支原体等，而慢性前列腺炎前列腺慢性萎缩、硬化，尿道分泌物检查无非淋菌病原体。

6. 确定诊断

（1）根据不同类型的前列腺炎的临床特点可初步诊断为①Ⅰ型，发病急骤，寒战高热，耻骨上和会阴部疼痛，常有尿频、尿痛和排尿困难，体检可有耻骨上压痛、不适感；②Ⅱ型表现为反复发作的下尿路感染伴排尿异常；③Ⅲ型表现为骨盆区疼痛伴排尿异常；④Ⅳ型无临床症状。

（2）结合前列腺炎的症状、直肠指诊、影像学检查、前列腺液和尿液的常规和病原学检查等综合分析方可确定诊断。

【治疗方法】

1. 西医治疗

（1）一般治疗

1）注意休息，戒酒及禁食辛辣，多饮水，热水坐浴，无症状性前列腺炎一般不需要治疗。

2）前列腺按摩，急性细菌性前列腺炎禁用。

（2）对症治疗

1）α-受体阻滞剂：一般用于Ⅱ型和Ⅲ型，疗程至少应在 12 周以上。如坦索罗辛 0.2mg，1 次/天，口服。

2）植物制剂：可用普适泰片 1 片，2 次/天，口服。

3）M-受体阻滞剂：主要用于伴有膀胱过度活动症表现如尿频、尿急和夜尿增多，但无尿路梗阻的前列腺患者，如托特罗定 1 片，2 次/天，口服。

4）非甾体抗炎镇痛药：主要缓解疼痛和不适感，如塞来昔布 200mg，2 次/天，口服。

（3）对因治疗

1）急性细菌性前列腺炎的抗菌药物治疗是必要而紧迫的，一旦确诊立即先按经验使用广谱抗菌药物治疗。治疗前应留取血尿标本进行病原学检查，等细菌培养和药敏结果出来后再行调整。待患者症状改善后，再改为口服敏感抗菌药物，疗程至少 4 周。症状较轻者也应使用抗菌药物 2～4 周。

2）慢性细菌性前列腺炎留取标本并根据细菌培养和药敏结果，选择敏感度高和对前列腺穿透力强的抗菌药物。以口服抗菌药物为主，疗程 4～6 周。

3）慢性炎性盆腔疼痛综合征（两杯法检查前列腺按摩后尿液白细胞升高者）可先口服喹诺酮等抗菌药物 2～4 周，然后根据疗效反馈决定是否继续抗菌药物治疗。只有在临床症状明确减轻时，才建议继续应用抗菌药物，推荐总疗程为 4～6 周。

4）慢性非炎性盆腔疼痛综合征不推荐使用抗菌药物。

（4）手术治疗

1）伴尿潴留者可采用细管导尿或耻骨上膀胱穿刺造瘘。

2）前列腺脓肿者可外科引流。

3）手术治疗仅在合并前列腺相关疾病有手术适应证时采用。

2. 中医治疗 前列腺炎属中医学"气淋"、"劳淋"、"腹痛"等范畴，临床上常可配合中医康复治疗，以改善症状及减少复发，尤其是针对慢性前列腺炎等。

（1）中医内治：根据病症特点及临床表现，先分虚实寒热，具体常从湿热、瘀阻、肾虚、脾虚等来辨证。治以利湿为主，辨证辅以清热、化

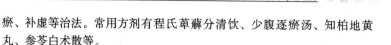

瘀、补虚等治法。常用方剂有程氏萆薢分清饮、少腹逐瘀汤、知柏地黄丸、参苓白术散等。

（2）其他治疗：针刺取穴以极、膀胱俞、三阴交、阴陵泉等为主；亦可选用穴位贴敷、中药封包等外治法。

【风险规避】

1. 误诊防范

（1）急性前列腺炎与淋病表现相似，容易误诊。淋病直肠触诊前列腺无肿大，触痛，尿道分泌物涂片作淋病奈瑟菌检查即可鉴别。

（2）慢性前列腺炎与非淋性尿道炎临床症状完全一致，难以区别，临床误诊率非常高。应注意询问有无不洁性交史，检查前列腺，进行尿道分泌物病原学检查等。

（3）慢性前列腺炎常被误诊为前列腺增生。前列腺炎多发生于性生活活跃的中青年男性，以慢性炎症刺激症状为主；前列腺增生多发生于50岁以上的老年男性，以膀胱出口梗阻症状为主。临床症状、前列腺触诊结合辅助检查多可避免误诊。

（4）认识不足，对泌尿和生殖器官检查不仔细、无明确而有说服力的诊断依据而随意诊断和治疗是误诊误治的主要原因。

2. 医患沟通

（1）一般告知：避免憋尿、久坐，注意会阴部保暖，加强体育锻炼，适当节制性生活。对性传播疾病引起的急慢性前列腺炎同时建议对其性伴同时检查和治疗、随访。

（2）风险告知：慢性前列腺炎病程长，可影响生活质量和性功能。

3. 记录要点

（1）记录疼痛、坠胀不适的部位、程度、伴随症状，有无精神症状或性功能障碍，前列腺触诊的情况。

（2）记录注意事项、复诊时间和治疗方案。

（曾庆维　刘志平）

三十一、良性前列腺增生

【概述】 良性前列腺增生是老年男性常见疾病，亦是人类男性最常见的良性肿瘤。包括前列腺增大导致尿道梗阻引起的症状，也可由逼尿肌功能改变导致的排尿力弱或过度活动而引起的症状。

【诊断步骤】

1. 问诊要点

（1）有无尿频、尿急、夜尿增多。有无排尿改变，有无排尿困难如排尿踌躇、排尿费力、尿线变低、尿流无力、尿末滴沥、排尿时间延长等。

（2）有无尿失禁、尿潴留、血尿、畏寒、发热等。

（3）了解患者一般状况，对其前列腺症状及生活质量进行询问评估。

（4）有无泌尿系疾病、性传播疾病、糖尿病、神经系统疾病史。有无盆腔手术或外伤史。

（5）近期有无服用影响膀胱出口功能或导致下尿路症状的药物如利尿剂（如利尿酸和呋塞米）、钙离子阻滞剂（如硝苯地平）、抗组胺药（如氯苯那敏、异丙嗪）、减充血剂（如含麻黄碱、伪麻黄碱的各种感冒药）、M-胆碱阻滞剂（如阿托品、山莨菪碱、异丙托溴铵）、茶碱类平喘药（如氨茶碱）、咖啡因、吗啡、氯胺酮，以及吸烟、酗酒、吸毒等不良生活方式。

2. 体检要点

（1）精神状态，体重，有无消瘦、面色苍白。

（2）腹部有无触及肿大包块，耻骨上膀胱有无充盈。有无包茎，尿道外口有无狭窄，阴茎部尿道有无纤维变，有无触及尿石，会阴部有无手术瘢痕。

（3）直肠指诊前列腺肿大分度，见本书"前列腺炎"的体检要点。

3. 辅助检查

（1）一般检查

1）尿常规：了解是否有血尿、蛋白尿、脓尿、尿糖等。

2）尿流率：主要了解最大尿流率和平均尿流率，其中最大尿流率更重要。

3）前列腺特异性抗原（PSA）：前列腺癌、前列腺增生、前列腺炎都可使血清 PSA 升高，可预测前列腺增生的临床进展，从而指导治疗方法的选择。

4）前列腺超声：了解前列腺的形态、大小、有无异常回声、突入膀胱的程度，以及残余尿量等。经直肠超声可以精确测定前列腺的体积。

（2）选择性检查

1）静脉尿路造影（IVU）：如果有反复泌尿系感染、血尿、怀疑尿道梗阻时应检查。

2）膀胱镜：怀疑尿道占位性病变、狭窄时选用。

3）尿动力学检查：对膀胱功能进行评估。

4）CT、磁共振成像：因价格较贵，不建议常规检查，但疑难病例仍需进行。

4. 诊断要点

（1）50岁以上男性，出现尿频、夜尿增多、排尿困难，可伴有尿急、尿痛，血尿，尿失禁，尿潴留等。

（2）直肠指诊前列腺增大，中央沟变浅或消失，表面光滑，质韧，有弹性。

（3）尿常规、尿流率、PSA、前列腺超声有助诊断。

5. 鉴别诊断要点

（1）与膀胱颈挛缩相鉴别：发病年龄较轻，40～50岁多见，症状与前列腺增生相似，以下尿路症状的梗阻症状为主，直肠指诊或前列腺超声前列腺体积不大；膀胱镜检可见膀胱颈后唇抬高或呈环状隆起，鉴别不难。

（2）与前列腺癌相鉴别：大多数前列腺癌患者无明显症状，少数患者因排尿困难或有骨转移甚至表现为尿毒症就医。直肠指诊前列腺坚硬呈结节状。PSA升高结合前列腺超声、前列腺穿刺活组织检查有助明确诊断。

（3）与膀胱癌相鉴别：早期表现为无痛性血尿，可伴有尿频、尿急、尿痛，亦可伴有排尿困难、尿潴留；检查可及下腹部肿块；膀胱超声、IVU、CT、膀胱镜检查均可显示膀胱内肿瘤，不难鉴别。

（4）与膀胱结石相鉴别：典型症状为阴茎根部和会阴部疼痛，改变体位如蹲位或卧位能缓解，排尿中断，血尿，膀胱刺激征。泌尿系超声可明确诊断，尿路平片和IVU亦有助诊断。膀胱镜检查有诊断和治疗作用。

（5）与神经源性膀胱功能障碍相鉴别：临床症状相似，排尿梗阻症状明显，并有尿潴留、尿石症、肾积水或肾功能不全。多有下肢感觉和（或）运动障碍并伴有肛门括约肌松弛和反射消失。膀胱超声及残余尿量测定有助诊断。

（6）与尿道狭窄相鉴别：有尿道损伤史、尿道感染史、尿道内药物灌注或尿道内器械检查治疗史。泌尿系超声、尿道膀胱造影、尿道镜检查等均可确诊。

6. 确定诊断　老年男性逐渐出现的上述尿频、夜尿增多、排尿困难等下尿路症状。直肠指诊发现前列腺增大、中央沟变浅。结合影像学检查、尿动力学检查及内镜检查等可明确诊断。

【治疗要点】

1. 西医治疗

（1）一般治疗：症状较轻，不影响生活与睡眠，一般不需要治疗可观察等待，观察期间每年至少应复诊一次。

（2）药物治疗：适用于轻至重度症状无绝对手术指征的患者。

1）5α还原酶抑制剂：此药可使前列腺体积缩小，改善膀胱出口梗阻症状。一般用非那雄胺5mg，1次/天，口服。

2）α受体阻滞剂：此药可松弛膀胱颈及后尿道周围的平滑肌，缓解膀胱出口梗阻症状。一般用坦索罗辛0.2mg，1次/天，口服。

3）植物药制剂：亦有缩小前列腺、降低膀胱流出道的阻力、保护逼尿肌功能。如普适泰片1片，2次/天，口服。

（3）手术治疗：经典手术方法为经尿道前列腺电切术，目前仍为前列腺增生治疗的"金标准"。还有经尿道前列腺切开术、经尿道前列腺电气化或气化切除术、开放性前列腺切除术。

（4）介入疗法：如经尿道针刺消融术、前列腺支架等，仅适用于反复尿潴留又不能接受外科手术的高危患者。

2. 中医治疗　良性前列腺增生属中医学"癃闭"范畴。临床上针对保守治疗者，可积极配合中医康复治疗以改善症状。

（1）中医内治：临床常见有膀胱湿热证、肝郁气滞证、浊瘀阻塞证、脾气不升证、肾阳衰惫证等证型。治以通利为主，辨证辅以清热、理气、化瘀、补虚、化气等治法。常用方剂有猪苓汤、沉香散、代抵当丸、补中益气汤合春泽汤、济生肾气丸等。前列通瘀片、桂枝茯苓丸、济生肾气丸等中成药亦常辨证选用。

（2）其他治疗：针刺取穴以关元、中极、三阴交、合谷等为主；亦可选用穴位贴敷、中医热敷等外治法。

【风险规避】

1. 误诊防范

（1）前列腺增生患者首先要排除前列腺癌，直肠指诊，检测PSA，必要时应行活检。

（2）对于可引起下尿道梗阻的病变如膀胱颈挛缩、结石应认真鉴别。不能单纯依赖临床症状进行诊断，以避免漏诊或误诊。

2. 医患沟通

（1）一般告知：少食辛辣、刺激食物、适当限制饮水、优化排尿习惯，进行精神放松和膀胱功能锻炼。

（2）风险告知

1）保守治疗期间亦可病情加重或发生尿潴留、反复尿道感染、肾积水或肾功能损害。

2）前列腺增生不需静脉输液治疗，避免过度治疗。治疗无效时还应仔细寻找原因。手术治疗要告知手术方式及其风险。

3. 记录要点

（1）记录临床症状的进展变化、前列腺指诊结果、治疗方案及效果等。

（2）记录如症状突出、反复发作并已明显影响生活质量，保守治疗效果不明显时建议行手术治疗。

（曾庆维　刘志平）

三十二、精索静脉曲张

【概述】　精索静脉曲张是指因精索静脉血流淤积而造成精索蔓状丛（静脉血管丛）血管扩张，迂曲和变长。多发生于左侧，可伴有睾丸萎缩和精子生成障碍，是男性不育症的主要原因，为青壮年男性常见的疾病。

【诊断步骤】

1. 问诊要点

（1）有无阴囊坠胀感、隐痛，步行或久站有无加重，平卧休息后能否缓解或消失。

（2）年龄大小，有无结婚，婚后有无生育。

（3）有无腹腔内或腹膜后肿瘤病史、泌尿系疾病史、腹股沟疝等病史。

2. 体检要点

（1）立位时患侧阴囊胀大，睾丸下垂，可见或触及蚯蚓状曲张的静脉团。卧位时或托起阴囊时，扩张的静脉团缩小，立位时再度充盈。若立卧位时曲张的静脉团并无缩小则考虑为继发性精索静脉曲张所致，有时可触及肿大肾脏。

（2）腹部有无触及包块，有无压痛，阴囊有无红肿，附睾及睾丸有无肿大，触痛，输精管有无增粗、硬结，有无波动感，有无透光试验阳性。

3. 辅助检查

（1）一般检查

1）精液常规：至少行两次精液常规检查，用于治疗前后对比和了解睾丸功能，术后一般 3 个月左右应复查。

2）精索静脉超声检查：可发现精索静脉内径增宽、精索增粗、精索静脉数目增多。

（2）选择性检查

1）静脉尿路造影（IVU）：排除尿道畸形、泌尿系肿瘤等其他病变。

2）CT：排除器质性病变。

3）精索内静脉造影：明确曲张的程度。

277

4. 诊断要点

（1）多见于青壮年，大多无症状，自己发现或体检发现，严重者有阴囊坠胀感、疼痛，可放射至下腹部、腹股沟或腰部，于劳累、久站后加重，平卧休息后减轻或消失。平卧曲张静脉明显减少为原发，不减少为继发梗阻性，需进一步检查原因。

（2）体检阴囊呈蚯蚓团样，触之如弯曲索状物。若阴囊和阴茎同时也有静脉曲张，意味着有通向股静脉的曲张静脉。

（3）根据体检临床分为三度①Ⅰ度触诊不明显，患者屏气增加腹压（Valsalva法）时，才能摸到曲张静脉；②Ⅱ度正常立位触诊即可摸到曲张静脉，但外观正常；③Ⅲ度阴囊表面可见曲张的静脉，触诊可扪及蚯蚓团状肿块。

（4）精索静脉超声有助诊断，有条件可作精索静脉造影以选择合适的治疗方法。

5. 鉴别诊断要点

（1）与丝虫性精索炎相鉴别：有丝虫病流行区居住史，急性发作时，阴囊剧痛并向下腹部及腰部放射，亦可为钝痛及腰部不适，精索下端或输精管周围可出现硬结，有触痛。结节病理学检查可见虫体及嗜酸性粒细胞、淋巴细胞浸润的肉芽肿。

（2）与丝虫性精索淋巴管曲张相鉴别：有反复发作的丝虫性精索炎病史，阴囊部坠胀不适，活动后加剧，阴囊肿胀，精索粗厚、迂曲、扩张。精索下部有较细小的索团状肿块，活动及立位时明显，休息及卧位时减轻，早期透光试验阳性，陈旧病例可为阴性。入睡后外周血液中可找到微丝蚴。

（3）与输精管附睾结核相鉴别：阴囊部位坠胀不适，输精管增粗呈串珠状硬结改变，附睾尾部有不规则肿大、变硬，可触及硬结，部分患者附睾硬结与阴囊粘连并形成脓性窦道。

6. 确定诊断　根据阴囊坠胀、站立时触及阴囊曲张静脉团、结合超声检查发现精索静脉内径增宽、精索增粗及精索静脉数目增多即可确诊。

【治疗要点】

1. 西医治疗

（1）一般治疗

1）轻度无症状、睾丸体积正常且无并发不育、精液分析正常者可不予处理，应定期随访，一旦出现精液异常、睾丸缩小、质地变软时应及时手术。

2）原发性精索静脉曲张伴有不育或精液异常者不论症状轻重均为治

疗指征。

（2）对症治疗

1）症状较轻且无并发不育者，可用阴囊托带、局部冷敷及减少性刺激。

2）药物治疗：联合中药可改善精子密度、活力、活动率以及降低畸形率、缩短液化时间。如复合肉碱制剂 2 袋，2 次/天，餐后口服，疗程 4～6 月；或氯米芬 25mg/d，口服，用药 25 天，停药 5 天，连用 3 个月；或应用中药伸曲助育汤、通精灵等。

（3）手术治疗

1）症状严重已影响日常生活和工作者或经非手术治疗症状不缓解者，应行手术治疗。

2）精索静脉曲张伴有不育者，存在精液检查异常，病史与体检未发现其他影响生育的疾病，内分泌检查正常，女方生育力检查无异常发现者，无论精索静脉曲张轻重，诊断确立即应及时手术。

3）青少年精索静脉曲张伴有睾丸体积缩小者尽早手术，有助于预防成年后不育。

4）合并前列腺炎、精囊炎久治不愈者。

5）手术联合药物治疗者的精液参数改善程度和妊娠率均明显优于单纯手术的治疗。

6）手术方法：高位精索静脉结扎术、低位结扎、腹腔镜精索静脉曲张结扎术等。

2. 中医治疗　本病属中医学"筋瘤"、"筋疝"等范畴。临床上针对保守治疗者，可配合中医康复治疗，以缓解症状或改善精子质量等。

（1）中医内治：根据本病的临床表现及病证特点，考虑病位多在肝、肾，血瘀是病理基础，或因气滞、或因湿浊、或因寒凝、或因气虚等，久病伤肾，而致肝肾亏虚。具体病证四诊合参，辨证施治。常用方剂有柴胡疏肝散、当归四逆汤、龙胆泻肝汤、少腹逐瘀汤、右归丸等。

（2）其他治疗：亦可选用中药熏洗、穴位贴敷等外治法。

【风险规避】

1. 误诊防范

（1）早期和轻度的精索静脉曲张因无症状或症状轻微易被患者忽略。患者就诊时应要求其站立位屏气增加腹压检查，并对比检查双侧睾丸，化验精液常规和彩超检查。

（2）某些精索静脉曲张是丝虫、结核、门脉高压、肾肿瘤、肾积水、腹膜后肿瘤、异位血管所致的继发性改变。应全面查体，追溯病史，必要时进一步检查，避免漏诊和误治。

2. 医患沟通

（1）一般告知：避免久坐久站，不穿紧身内裤，保持会阴部干爽和清洁卫生。

（2）风险告知：已造成睾丸、附睾损伤的患者即使进行手术也可能无法改善精子质量，或逆转生育功能。

3. 记录要点

（1）记录精索静脉曲张的进展变化、精液分析，睾丸彩超结果等。

（2）了解患者的生育要求，在病历中记录疾病和手术对生育的影响、手术治疗的效果，避免引起纠纷。

（曾庆维　刘志平）

三十三、包茎和包皮过长

【概述】　包茎是指包皮口狭小或包皮紧包着阴茎头，不能上翻显露阴茎头。包皮过长是指包皮全部包掩阴茎头，但可以上翻包皮显露出全部阴茎头。这可导致性功能障碍，甚至影响射精，有的继发前列腺炎，继而导致不育。

【诊断步骤】

1. 问诊要点

（1）包皮口有无狭小，有无尿线细、排尿困难，排尿时包皮腔有无鼓起水疱。

（2）有无包皮包块。

（3）有无包皮、龟头红肿、疼痛，有无尿频、尿急、尿痛，尿道口有无分泌物。

2. 体检要点　检查包皮及龟头有无红肿、触痛，有无异常分泌物，包皮腔内有无包皮垢堆积，包皮口有无狭小或包皮有无与阴茎头粘连，无法翻开包皮完全显露阴茎头；或虽不能外露，但可以上翻包皮显露出全部阴茎头。

3. 辅助检查　尿常规，了解有无感染。

4. 诊断要点

（1）典型表现尿线细、排尿困难，排尿时包皮腔鼓起水疱。

（2）查体包皮口狭小或包皮粘连阴茎头，无法翻开包皮完全显露阴茎头的为包茎；包皮包掩阴茎头，但可以上翻包皮显露出全部阴茎头的为包皮过长。

5. 鉴别诊断要点

（1）与包皮龟头炎相鉴别：包茎和包皮过长常可继发包皮龟头炎，表现为包皮与龟头红斑、红肿，甚至溃疡、糜烂。需与其他原因引起的包皮龟头炎相鉴别，如环状糜烂性龟头炎有环状损害，浆细胞性龟头炎呈斑块状损害、表面光滑或湿疹、脱屑，云母样和角化性假上皮瘤性龟头炎龟头损害浸润肥厚、角化过度并有银白色云母样痂皮。

（2）与阴茎短小相鉴别：阴茎短小指阴茎外形远小于普通人且影响进行正常性生活。阴茎短小常伴包茎或包皮过长，一般检查生殖器即可诊断。

（3）与阴茎癌相鉴别：触及包皮内有结节或肿块，且逐渐增大，包皮口常有脓性或血性分泌物流出。包皮可以外翻能够显露阴茎头的患者则表现为病变处出现丘疹、乳头状或扁平突起、疣或菜花状斑块、溃疡，表面常伴有恶臭分泌物，病理检查可确诊。

6. 确定诊断 根据包皮检查所见符合上述临床表现即可确诊。

【治疗要点】

1. 西医治疗

（1）一般治疗：小于 2 岁生理性包茎或包皮过长，无症状可不必处理，随年龄增长有自愈可能。

（2）对症治疗：对于有症状可手法上翻包皮，扩张包皮口，显露阴茎头，清洗包皮垢，合并包皮龟头炎的可局部硼酸水等外用药治疗，炎症消退后有自愈可能。

（3）手术治疗：包皮环切术、包皮套扎术。

2. 中医治疗 本病一般以西医治疗为主，中医无优势治疗方法。

【风险规避】

1. 误诊防范 本病容易诊断，一般极少误诊。

2. 医患沟通

（1）一般告知：避免阴茎和包皮损伤，经常外翻和清洁包皮，不穿紧身内裤，保持会阴部干爽和清洁卫生。

（2）风险告知：包茎和包皮过长是阴茎癌的高风险因素，早期行包皮环切能有效预防，初期外翻清理包皮后应予恢复，避免包皮嵌顿。

3. 记录要点

（1）记录包皮与龟头粘连的程度，有无继发包皮龟头炎，是否有包皮垢沉积。

（2）门诊行包皮环切或套扎术要告知风险并记录，详细告知术后注意事项和复诊时间。

（曾庆维　刘志平）

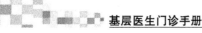

三十四、腕背部腱鞘囊肿

【概述】 腱鞘囊肿是腕背侧较常见的一种浅表肿物，病因尚不清楚，多认为是关节囊、韧带、腱鞘中的结缔组织发生退行性变所致，部分病例与外伤有关。多见于中青年，女性多于男性。最常发生在腕背，身体其他部位的关节囊、腱鞘上也可发生。

【诊断步骤】

1. 问诊要点

（1）腕、手部有无外伤及过劳病史。

（2）肿物出现的时间、大小、与腕部活动的关系。

（3）腕背部及手指有无疼痛、麻木及肌力下降。

2. 体检要点

（1）腕背部有无肿物，肿物大小、与周围有无粘连。

（2）肿物有无压痛、红肿、囊性或实性。

（3）腕部、手指有无感觉异常及活动障碍。

3. 辅助检查

（1）一般检查

1）体表包块彩超：提示有囊性占位性病变。

2）囊肿穿刺：抽出非血性、黏稠、无色液体，可确诊。

（2）选择性检查：腕关节 X 线检查无明显的诊断价值，主要用于鉴别诊断。

4. 诊断要点

（1）本病以女性和青少年多见。

（2）腕背部缓慢出现无痛性、活动性肿物。

（3）腕背部肿物表面光滑，不与皮肤粘连，有轻压痛，有囊样感或波动感。

（4）腕手部无感觉减退及活动障碍。

（5）体表包块彩超提示有囊性占位性病变，穿刺可抽出非血性、黏稠、无色液体。

5. 鉴别诊断要点

（1）与腕背隆突综合征相鉴别：主要表现为腕背部隆起、疼痛、腕关节无力，腕用力背伸时疼痛加重。常见于第 2 或第 3 掌骨基部背侧局限性骨性隆起，局部有压痛。腕关节 X 线片有异常改变征象。

（2）与单纯性皮下血肿相鉴别：有外伤史，肿胀范围较广，腕关节活动受限，X线检查一般正常，穿刺液可鉴别。

（3）与腱鞘巨细胞瘤（黄色瘤）鉴别：这是一种良性肿瘤，好发于手部及手指，女多于男，生长缓慢，呈坚实无痛性肿块，病理检查可鉴别。

（4）与皮肤癌相鉴别：多发生在中老年人，男多于女，多位于手背侧。肿物外观多样，可呈皮肤完整的圆形瘤体，也可呈溃疡创面等，可伴有疼痛及恶臭，病理组织切片可资鉴别。

6. 确定诊断 根据腕背部缓慢出现的无痛性、活动性囊性肿物即可诊断，囊肿穿刺抽出黏稠无色液体可以确诊。

【治疗要点】

1. 西医治疗

（1）一般治疗：征得患者同意后，可猛击囊肿，造成皮下破裂，然后制动，或注射局麻药后用粗针多处穿刺囊肿，然后加压按揉。

（2）糖皮质激素囊内注射治疗：糖皮质激素可促进囊壁粘连闭合。经穿刺抽出囊内积液，然后注入短效或中效糖皮质激素如曲安奈德 1ml（40mg）与 2%利多卡因 1ml，最后加压包扎后，多数可治愈。注意事项：①注意无菌操作，预防感染；②穿刺部位要准确，尽量将囊内黏液抽取干净；③加压包扎 1～2 周，减少患处活动。

（3）手术治疗：保守治疗无效，反复发作者，可考虑行腱鞘囊肿切除术，可减少复发机会。

2. 中医治疗 腕背部腱鞘囊肿属中医学"腕筋结"、"腕筋瘤"等范畴。临床上中医康复治疗多采用外治法，如局部围刺，即囊肿局部常规消毒，在囊肿的正中和四周各刺入 1 针，留针 20～30 分钟，并用艾条在局部温和灸，隔日 1 次，至囊肿消失为止。亦可用三棱针法、中药外敷、推拿按摩等治疗方法。

【风险规避】

1. 误诊防范 腕背隆突综合征与腕背部腱鞘囊肿症状相似，容易误诊，但其发病率远少于腕背部腱鞘囊肿。进行 X线检查多可发现局部骨质增生，硬化，仔细分析可避免误诊。亦有少数将肌腱变异、骨性突起误诊为腱鞘囊肿。认真查体，必要时进行超声、X线等辅助检查可明确诊断。

2. 医患沟通

（1）一般告知：平时工作时应注意姿势，劳逸结合，避免腕关节过度劳累如操作鼠标、打字、缝纫等。

（2）风险告知

1）囊内注射糖皮质激素治疗方法有局部感染可能，亦有一定的复发率。

(2) 手术切除仍有复发可能，复发后可再次手术。

3. 记录要点

(1) 详细记录包块的大小、质地、活动度，患侧腕指肌力、感觉和运动情况。

(2) 指导患肢制动和物理治疗，该病容易反复发作，如保守治疗无效，建议手术治疗。

（乔　君　王海峰）

三十五、桡骨茎突狭窄性腱鞘炎

【概述】　桡骨茎突狭窄性腱鞘炎是由于频繁活动拇指或腕部，使拇短伸肌腱和拇长展肌腱在桡骨茎突腱鞘内长期互相反复摩擦，从而导致该处肌腱与腱鞘产生无菌性炎症反应，出现茎突部隆起、疼痛，腕和拇指关节活动受限。本病多见于中青年，好发于腕部过度操作的劳动者。

【诊断步骤】

1. 问诊要点

(1) 腕、拇指有无慢性劳损或外伤史。

(2) 起病是否缓慢并逐渐加重。

(3) 桡骨茎突部有无疼痛、麻木，并向手或肘、肩臂部放射。

(4) 腕部及拇指关节活动时疼痛有无加重。

(5) 腕手部有无感觉异常及肌力下降。

2. 体检要点

(1) 桡骨茎突处有无肿胀、局部隆起。

(2) 桡骨茎突表面或其远侧有无局限性压痛。

(3) 桡骨茎突处局部皮下有无触及痛性结节。

(4) 拇指活动功能有无受限。

(5) 握拳尺偏试验（Finkelstein 征）有无阳性。患者拇指屈曲握拳，将拇指握于掌心内，然后使腕关节被动尺偏，引起桡骨茎突处明显疼痛为阳性征。

3. 辅助检查

(1) 一般检查：腕部 X 线一般显示无异常，临床上行腕部 X 线检查主要用于腕部疾病的鉴别诊断。

(2) 选择性检查：抗"O"、血沉与类风湿因子有鉴别诊断意义。

4. 诊断要点

（1）腕、拇指有外伤或慢性劳损史。

（2）起病缓慢并逐渐加重，桡骨茎突处疼痛，并向手或肘、肩臂部放射。

（3）桡骨茎突部或其远侧有局限性压痛，局部皮下有时可触及痛性结节。

（4）拇指主动内旋、外展均可引起疼痛，严重者活动受限。

（5）Finkelstein征阳性。

5. 鉴别诊断要点

（1）与腕舟骨骨折相鉴别：腕桡侧深部疼痛，鼻咽窝生理性凹陷消失，肿胀及压痛，第一、二掌骨远端腕部叩击痛阳性，腕关节外展位X线片常可明确诊断。

（2）与下尺桡关节损伤相鉴别：常有外伤史，间接扭伤为常见原因。下尺桡关节稳定性减弱，握持无力，有挤压痛、异常错动感。旋腕时可出现响声，前臂旋前时尺骨小头向背侧突出。

（3）与前臂交叉综合征相鉴别：前臂交叉综合征又称"桡侧伸肌腱周围炎"，常有手及腕部过劳史，疼痛部位广泛，于前臂下1/4桡背侧，当腕关节向尺侧偏时疼痛剧烈，伴肿胀及灼热感，抗阻力伸腕征阳性。

6. 确定诊断　根据腕部用力或提物时疼痛，桡骨茎突处压痛，可触及痛性结节，Finkelstein征阳性即可确定诊断。

【治疗方法】

1. 西医治疗

（1）一般治疗：尽量减少手腕部活动，如洗衣、拧毛巾等，再辅以热敷、理疗。

（2）药物治疗：可选用非甾体抗炎类药物，如塞来昔布200mg，每日1～2次口服；或双氯芬酸（缓释）75～100mg，1次/天，口服，注意胃肠道、心血管不良反应及出血倾向。

（3）腱鞘内注射糖皮质激素治疗：对于症状严重者，可采用短效糖皮质激素（如醋酸氢化可的松或醋酸泼尼松龙）与局麻药（如利多卡因）混合后腱鞘内注射，间隔应大于1周，3次为1疗程，疼痛症状多可缓解或消失。

（4）手术治疗：病程长，局部隆起明显，保守治疗无效并反复发作者，可予手术治疗。

2. 中医治疗　桡骨茎突狭窄性腱鞘炎属中医学"筋伤"范畴。临床上较少使用中药内治法，可选用手法治疗、针刺、膏药外敷等外治法。

【风险规避】

1. 误诊防范 桡骨茎突狭窄性腱鞘炎早期仅表现为疼痛及轻度活动受限时容易误诊为类风湿关节炎及骨性关节炎，临床医生应引起重视。熟悉相关疾病的主要表现，必要时结合辅助检查一般诊断不难。

2. 医患沟通

（1）一般告知：注意手、腕的正确工作姿势，避免手腕、拇指频繁活动，不要过度弯曲或后伸，不要提拿过重物品。

（2）风险告知：使用激素封闭治疗次数不可过于频繁，间隔时间不宜过短；长期应用糖皮质激素者可发生皮肤萎缩、色素减退、诱发或加重感染、诱发精神症状或产生依赖等不良反应。如保守治疗无效，应建议手术治疗，必要时可石膏制动 2～4 周。

3. 记录要点

（1）详细记录压痛的部位，患腕、拇指肌力、感觉和运动情况。

（2）使用激素封闭治疗时应注明指征及可能出现的不良反应。

（乔　君　王海峰）

三十六、腕管综合征

【概述】 腕管综合征是正中神经在腕管内受压而表现的一组症状和体征。是周围神经卡压综合征中最常见的一种疾病，多见于用腕过度，如计算机操作人员，扶拐杖走路的残疾人，手指及腕关节反复屈伸的劳动者，中年妇女发病率较高。

【诊断步骤】

1. 问诊要点

（1）腕部有无感染、外伤、过度用腕以及关节炎病史。

（2）拇指、示指、中指和环指桡侧半有无麻木或疼痛、持物无力。

（3）夜间或清晨麻木、疼痛症状有无加重，摇动腕关节后症状有无减轻。

2. 体检要点

（1）腕部有无隆起或包块、压痛、肿胀及鱼际肌萎缩。

（2）桡侧三个半手指感觉有无疼痛或麻木。

（3）拇外展、屈曲和对掌肌力有无减弱，压迫腕掌侧有无症状加重。

（4）替尼征（Tinel 征）、屈腕试验（Phalen 征）有无阳性。沿正中神经走行从前臂向远端叩击，如果在腕管区域叩击时出现正中神经支配区域的麻木不适感或放射痛，为 Tinel 征阳性；让患者手腕保持于最大屈曲位，如果 60 秒内出现桡侧三个半手指的麻木不适感或疼痛，则为 Phalen

征阳性。

（5）止血带试验：将血压计充气到收缩压以上 30～60 秒钟即能诱发手指疼痛者为阳性；伸腕试验，维持腕于过伸位，很快出现疼痛者为阳性；指压试验，在腕横韧带近侧缘正中神经卡压点用指压迫能诱发手指疼痛者为阳性。

3. 辅助检查

（1）一般检查

1）腕关节正侧位 X 线片：有骨性异常时具有重要的诊断意义。

2）神经电生理检查：在腕管综合征的辅助诊断和鉴别诊断中具有重要价值。典型表现是鱼际肌肌电图及腕-指正中神经传导速度测定有神经损害征。

3）可的松试验（即封闭注射）：在腕管内注射氢化可的松，如疼痛缓解则有助于诊断。

（2）选择性检查：在诊断不明确时可选择 CT、磁共振成像（MRI）、关节镜检查，但一般不作为常规使用。

4. 诊断要点

（1）腕部有感染、外伤、过劳以及风湿、类风湿病史。

（2）正中神经支配区（即拇指、示指、中指和环指桡侧半）麻木或疼痛、持物无力。

（3）夜间或清晨麻木、疼痛症状加重，摇动腕关节后症状有所减轻。

（4）拇外展、屈曲和对掌肌力减弱，压迫腕掌侧症状加重，严重者，鱼际肌有萎缩。

（5）Tinel 征、Phalen 征阳性。

（6）神经电生理检查鱼际肌肌电图及腕-指正中神经传导速度测定有神经损害征是腕管综合征的重要诊断依据。

5. 鉴别诊断要点

（1）与神经根型颈椎病相鉴别：腕管综合征体征在腕关节以下，而颈椎病的神经根损害除手指外，尚有前臂屈肌运动障碍，屈腕试验及腕部 Tinel 征均阴性。神经电生理检查两者有明显区别。

（2）与胸廓出口综合征相鉴别：为臂丛神经压迫，手臂内侧感觉异常，麻木、疼痛。常位于手指和手的尺神经分布区，另外还有锁骨下血管压迫症状。

（3）与旋前圆肌综合征相鉴别：为正中神经在前臂近侧引起的症状，一般掌侧皮神经支配区的感觉迟钝，Tinel 征的阳性部位位于前臂而不是腕部。屈腕试验阴性。旋前圆肌和屈指浅肌的拮抗运动可加重症状。

6. 确定诊断

（1）出现正中神经支配区有麻木或疼痛、持物无力等正中神经受压表现。在腕管内注射氢化可的松疼痛缓解可初步诊断。若有明确的腕管内正中神经卡压依据即可确诊。

（2）神经电生理检查鱼际肌肌电图及腕-指正中神经传导速度测定有神经损害征是本病重要诊断依据。

（3）有些病例尚需排除周围神经病变和神经根型颈椎病。

【治疗方法】

1. 西医治疗

（1）一般治疗：症状明显者，早期用石膏托或夹板固定腕部于轻度背伸位 1～2 周，或物理治疗。

（2）药物治疗：可选用非甾体抗炎类药物，如塞来昔布 200mg，每日 1～2 次口服；或双氯芬酸缓释片 75～100mg，1 次/天，口服，注意胃肠道、心血管不良反应及出血倾向。亦可应用神经营养药物如维生素 B_1、B_{12}、甲钴胺等。

（3）糖皮质激素封闭治疗：局部压痛明显者通常用曲安奈德 0.5ml 加 2％利多卡因 1ml 局部封闭。封闭方法为：在远侧腕横纹紧靠掌长肌腱（如掌长肌腱缺如就在环指的延长线）尺侧进针，针尖指向中指，针管与皮肤成 30°角，缓缓进入腕管约 2.5cm。如果引起感觉异常，则需退出针头重新定位，避免注射到神经干内。如第一次封闭无效，即应停用，有效时重复使用间隔应大于 1 周，3 次为 1 疗程。无明确压痛点者不宜应用，通常选用短效或中效糖皮质激素，不宜应用长效糖皮质激素，更不宜频繁使用。

（4）手术治疗：保守治疗无效、症状加重或有鱼际肌萎缩者，电生理检查正中神经传导和肌电图检查传导时间大于 8 微秒者，应及早行腕横韧带切开、正中神经松解术治疗。近年开展的关节镜腕管切开减压术创伤小、效果好，恢复快。

2. 中医治疗　腕管综合征属中医学"痹证"、"筋伤"等范畴。针对本病早期，常可配合中医康复治疗以改善症状、缩短病程。

（1）中医内治：临床上常可分为早期、中期、后期，治以通络为主，辨证辅以活血、益气、补肝肾等治法。常用方剂有舒筋活血汤、黄芪桂枝五物汤、当归四逆汤等。

（2）其他治疗：手法治疗是常用方法；针刺取穴以阳溪、外关、合谷、劳宫等为主。

【风险规避】

1. 误诊防范 腕管综合征易误诊为神经根型颈椎病。两者都有麻木，但颈椎病的神经根损害除手指外，尚有前臂屈肌运动障碍，Phalen 征及腕部 Tinel 征均阴性，临床上要注意鉴别。

2. 医患沟通

（1）一般告知：注意手指、手腕的正确姿势，避免超负荷、长期、重复性的使用腕、指，如操作鼠标、打字等。

（2）风险告知：使用糖皮质激素封闭治疗可短期改善症状，但存在损伤正中神经、导致皮肤萎缩、色素沉着、骨质疏松等不良反应，应避免长期、反复使用。必要时可石膏制动 2～4 周。封闭治疗或其他保守治疗无效，应手术治疗。

3. 病历记录

（1）详细记录患侧腕指肌力、感觉和运动情况以及相关试验和检查结果。

（2）记录糖皮质激素封闭治疗的适应证、药物名称及剂量。

（3）记录手术治疗指征及风险。

（黄　云　乔　君）

三十七、肱骨外上髁炎（网球肘）

【概述】　肱骨外上髁炎也称"网球肘"，是前臂伸肌群在肱骨外上髁起点处反复受到牵拉、刺激而引起的一种慢性损伤性筋膜炎，主要影响伸腕和前臂旋转功能。本病好发于木工，石匠，泥瓦工，网球运动员及家庭妇女等。

【诊断步骤】

1. 问诊要点

（1）有无腕部超负荷活动或特殊职业，特别是手和腕部反复用力背伸活动史。

（2）肱骨外上髁有无疼痛，并向前臂外侧放射。

（3）强力的握持有无使疼痛加剧。

2. 体检要点

（1）肱骨外上髁或在肱桡关节间隙或环状韧带处有无局限性压痛点。

（2）牵伸试验（Mills 征）和（或）腕伸肌紧张征是否阳性。

（3）肘关节活动范围有无受限。

（4）前臂有无感觉异常及肌力下降。

3. 辅助检查　肘关节正侧位 X 线片：了解肘关节骨骼是否正常、伸肌腱附着处有否钙化沉着。

4. 诊断要点

（1）有特殊职业或腕部超负荷活动。

（2）肱骨外上髁局限性疼痛，可向前臂反射。

（3）肱骨外上髁、肱桡关节间隙或环状韧带处有局限性压痛点。

（4）握持力量降低，强力的握持会使疼痛加剧。

（5）肘关节活动范围无受限。

（6）Mills 征和（或）腕伸肌紧张征阳性。

（7）X 线片检查正常。

5. 鉴别诊断要点

（1）与肘管综合征相鉴别：肘关节区域疼痛，向近远端反射。环指、小指多出现间歇性麻木症状，尺神经支配区感觉障碍，肌肉萎缩，肌力减退，屈肘试验阳性。X 线检查可发现肘部骨性结构异常，而本病无这些特殊表现。

（2）与神经根型颈椎病相鉴别：神经根型颈椎病也有肘部放射性疼痛，但多伴有神经根刺激症状，而本病无神经根表现。

（3）与肱桡滑膜囊炎相鉴别：局部肿胀、压痛，肘关节旋前、旋后活动均受限，前臂旋前可以引起剧烈疼痛，其疼痛点的位置比肱骨外上髁炎略高，压痛比肱骨外上髁炎轻。穿刺针抽吸可见有积液。

6. 确定诊断

（1）患者持物无力，肱骨外上髁处有压痛点，Mills 征阳性即可确定诊断。

（2）注意排除肘管综合征。

【治疗方法】

1. 西医治疗

（1）一般治疗：对绝大多数患者有效，早期应停止引起局部疼痛动作的发生，辅予制动、理疗、热敷和局部封闭，休息几周后常可自愈。

（2）药物治疗：可选用非甾体抗炎类药物，如塞来昔布 200mg，每日 1～2 次口服；或双氯芬酸（缓释）75～100mg，1 次/天，口服，注意胃肠道不良反应及出血倾向。

（3）糖皮质激素封闭疗法：急性疼痛难以忍受时可针对压痛点采用糖皮质激素和局部麻醉药混合后局部封闭，每周 1 次，3 次为 1 疗程。通常选用短效或中效糖皮质激素，注射量不宜过大，不宜应用长效糖皮质激素，更不宜频繁使用。避免将药物注入肌腱内或皮下，以免出现肌腱或皮肤局灶性坏死。避免以止痛为目的口服或静脉内注射糖皮质激素治疗。

（4）手术治疗：对非手术治疗效果差的顽固疼痛者，可予肌腱附着点剥离术，即在伸肌总腱下方，有一个细小的血管神经索，在穿过肌筋膜时可能受到压迫，手术应松解或切断此束。

2. 中医治疗　本病属中医学"臂痹"、"肘劳"等范畴。早期症状较轻者，可不需特殊治疗，适当休息和避免不利的活动即可缓解，症状较重者，常可配合中医康复治疗。

（1）中医内治：临床辨证需分虚实、寒热，常见有风寒阻络证、湿热内蕴证、气血亏虚证等证型。治以通络止痛为主，辨证辅以祛邪、养血等治法。常用方剂有蠲痹汤、二妙散、当归鸡血藤汤等。

（2）其他治疗：手法治疗是主要的治疗方法；针刺取穴以阿是穴、曲池、肘髎、手三里、合谷等为主；亦可选用膏药外敷、小针刀、直流电中药离子导入、中频等外治法。

【风险规避】

1. 误诊防范　肱骨外上髁炎容易误诊为肱桡滑膜囊炎，但肱桡滑膜囊炎肘关节旋前、旋后活动均受限，其疼痛点的位置也比肱骨外上髁炎略高，穿刺针抽吸可见有积液，临床上要仔细鉴别。

2. 医患沟通

（1）一般告知：注意肘部保暖；避免所有引起肘部疼痛的动作，如：旋转前臂、扭毛巾、书写、捶打等动作，同时要避免肘部受压；可选用弹力绷带和护肘，保护肘部；在疼痛缓解后，可去除护具，进行半张力握持训练，训练强度以患者开始感到不舒服为宜。

（2）风险告知：糖皮质激素局部封闭治疗，效果良好，但不能长期频繁使用，因其长期多次使用可损伤局部组织，导致色素沉着、局部皮肤、肌肉萎缩，加重病情。部分患者注射后可出现剧烈疼痛，前臂或手部肿胀、麻木，此时应予以抬高患肢、悬吊制动、热敷等处理，可逐渐缓解。

3. 记录要点

（1）详细记录症状、压痛点、特异性体征。

（2）记录糖皮质激素封闭治疗的适应证、药物名称及剂量。

（黄　云　乔　君）

三十八、尺骨鹰嘴滑囊炎

【概述】　鹰嘴部有两个滑囊，一个位于鹰嘴突与皮肤之间的鹰嘴皮下滑囊；另一个位于肱三头肌腱与鹰嘴上端的骨面之间的肘后腱下滑囊。鹰嘴滑囊炎多为尺骨鹰嘴皮下滑囊炎。发病原因以创伤为多见，通常见于矿工或重体力劳动者。当肘部受力时，滑囊受到慢性创伤性刺激，在肘后方鹰嘴处或其上方出现圆形囊性肿物。

【诊断步骤】

1. 问诊要点

（1）肘后部有无局部外伤及反复摩擦的劳损病史。

（2）肘后部有无疼痛或向前臂放射。

（3）肘后部有无肿胀、麻木。

2. 体检要点

（1）肘后部有无肿胀、压痛、皮温升高。

（2）肘后部有无触及肿物、波动感。

（3）肘关节有无活动受限。

（4）肘部及前臂皮肤有无感觉异常及肌力下降。

3. 辅助检查

（1）一般检查

1）肘关节正侧位 X 线片：可见到鹰嘴上方软组织肿胀影，部分能够发现鹰嘴部位的骨赘。

2）体表包块彩超提示有囊性占位性病变。

（2）选择性检查：穿刺抽出非血性、无色黏稠液体可明确诊断，必要时检验以了解有无感染。

4. 诊断要点

（1）肘后部有外伤或慢性劳损史。

（2）肘后部有不同程度疼痛，不向前臂放射。

（3）肘后部可触及囊性肿物、质软，可移动，有轻度波动感。

（4）肘关节活动范围一般正常，出现感染时可波及关节，影响肘关节活动。

（5）穿刺时可抽出无色清亮黏液。

5. 鉴别诊断要点

（1）与肘关节结核相鉴别：肘关节肿胀在肱三头肌两旁，无肌肉痉挛，肘关节呈梭形肿胀，活动受限，周围肌肉萎缩，X 线检查可见骨质破坏。

（2）与单纯性皮下血肿相鉴别：有外伤史，肿胀范围较广，肘关节活动受限，X 线检查一般正常，穿刺液可鉴别。

（3）与尺骨鹰嘴骨折相鉴别：有明显的外伤史，局部有剧烈疼痛、肿胀、畸形，关节活动障碍，可触及骨擦感，闻及骨擦音，X 线检查可鉴别。

（4）与肱三头肌腱炎相鉴别：肘尖部有压痛，局部无肿胀，肱三头肌抗阻力试验阳性。

6. 确定诊断　患者肘后部触及囊性肿物，穿刺抽出无色清亮黏液即可确定诊断。

【治疗方法】

1. 西医治疗

（1）一般治疗：减轻肿胀与炎症反应，应避免肘后部继续摩擦和压迫，给予适当制动，肿胀多数可消退。

（2）药物治疗：可选用非甾体抗炎类药物如塞来昔布 200mg，每日1～2 次口服；或双氯芬酸（缓释）75～100mg，1 次/天，口服，注意胃肠道、心血管不良反应及出血倾向。

（3）糖皮质激素囊内注射治疗：糖皮质激素可促进囊壁粘连闭合。经穿刺抽出囊内积液，然后注入短效或中效糖皮质激素如曲安奈德 1ml（40mg）与 2%利多卡因 1ml，最后加压包扎后，多数可治愈。注意①注意无菌操作，预防感染；②穿刺部位要准确，尽量将囊内黏液抽取干净；③加压包扎 1～2 周，减少患处活动。

（4）手术治疗：若保守治疗无效，反复发作者，可考虑行滑囊切除术。

2. 中医治疗　尺骨鹰嘴滑囊炎属中医学"筋结""筋伤"范畴。临床上多可配合中医康复治疗，其中针刺、针刀是主要的治疗手段，针刺以局部围刺为主。亦可适当配合中药辨证施治，治以舒筋通络，除湿散结为主。

【风险规避】

1. 误诊防范　尺骨鹰嘴滑囊炎有时会误诊为尺骨鹰嘴皮下血肿，特别是有尺骨鹰嘴局部外伤后，因此可以行穿刺检查以鉴别。

2. 医患沟通

（1）一般告知：应注意休息，避免鹰嘴部直接受压及肘关节剧烈活动，可佩戴保护性肘关节护套 3～4 周。告知功能锻炼步骤及复诊时间。

（2）风险告知

1）休息是治疗尺骨鹰嘴滑囊炎的重要措施。几周后可进行肘关节屈伸活动锻炼，避免肘关节僵硬。如出现肘部不适或明显活动受限，随时复诊。

2）本病多慢性起病，病程较长，服用止痛药物应注意其胃肠道等不良反应，有消化道溃疡病史不宜服用。

3）禁止以止痛为目的口服或静脉使用糖皮质激素。长期应用糖皮质激素的可发生皮肤萎缩、色素沉着、诱发或加重感染、诱发精神症状或产生依赖等不良反应。

3. 记录要点

（1）记录症状的发生、发展情况，如肿物出现时间、波动感、疼痛性质、持续时间及有无加重因素；肘部体查及辅助检查结果。

（2）激素囊内注射治疗应记录用药指征及疗效。

（黄 云 乔 君）

三十九、肱二头肌长头腱鞘炎

【概述】 肱二头肌长头腱鞘炎是肱二头肌长头肌腱在肱骨结节间沟处由于摩擦和刺激受到损伤，而使肩关节活动障碍的病症，是肩关节常见病。本病好发于 40 岁以上患者，主要临床特征是肱骨结节间沟部疼痛，肩关节活动受限。若不及时治疗，会发展成为冻结肩，表现为以肩关节周围疼痛和活动受限。

【诊断步骤】

1. 问诊要点

（1）肩关节有无外伤史或慢性劳损史。

（2）肩关节有无疼痛、酸胀、放射性痛及夜间疼痛、酸胀加重。

（3）肩关节活动时有无疼痛加重、活动受限。

2. 体检要点

（1）肩关节有无肌肉萎缩。

（2）结节间沟及其上方肱二头肌长头腱处有无压痛。

（3）肱二头肌抗阻力试验（Yergason 征）是否阳性改变，即屈肘抗阻力及前臂旋后时，肱二头肌长头腱处是否出现剧痛。

（4）肩关节活动有无受限、肌力有无下降及感觉异常。

3. 辅助检查

（1）一般检查：肱骨结节间沟切线位 X 线片，部分患者可见结节间沟变窄、变浅、沟底或沟边有骨刺形成。

（2）选择性检查：肩关节正侧位 X 线片一般无明显改变，可用于鉴别诊断。

4. 诊断要点

（1）常见于 40 岁以上患者，多有外伤史或慢性劳损史。

（2）肩部疼痛，肩关节活动受限。

（3）结节间沟及其上方肱二头肌长头腱处有明显压痛。

（4）Yergason 征阳性。

（5）结节间沟及肱二头肌长头肌腱部位局麻阻滞疼痛消失。

5. 鉴别诊断要点

（1）与冻结肩相鉴别：冻结肩压痛广泛，病变范围大，肩关节有外展、外旋、后伸活动受限。而本病较局限，仅表现在结节间沟部位，若不及时治疗，可以发展成为冻结肩。

（2）与肩部撞击综合征相鉴别：在疼痛弧范围内活动时疼痛，肩峰下局限性压痛，肩关节活动范围正常。X 线片示肩关节位置异常，而本病无疼痛弧。

（3）与肩袖损伤相鉴别：有明确的外伤史，夜间症状加重是常见的临床表现。肩峰下凹征，臂坠落试验、撞击试验及疼痛弧征可为阳性。本病无该类表现。

（4）与肩关节骨性关节炎相鉴别：肩关节局部压痛，被动检查时发现关节外展功能和外旋功能受限。关节环行活动时有捻发音或在等长收缩时有"嘎吱"响的声音。X 线片检查有异常改变。

6. 确定诊断　患者有外伤史或慢性劳损史，肩部疼痛伴活动受限。查体结节间沟及其上方肱二头肌长头腱处压痛，肱二头肌抗阻力试验阳性。X 线检查无阳性发现即可确定诊断。

【治疗方法】

1. 西医治疗

（1）一般治疗：避免超负荷使用肩关节，急性期或疼痛较重的患者可用三角巾悬吊前臂加以保护，辅以局部理疗或热敷有助于炎症消退。

（2）药物治疗：可选用非甾体抗炎类药物如塞来昔布 100mg，2 次/天，口服；或双氯芬酸（缓释）75～100mg，1 次/天，口服，注意胃肠道、心血管不良反应及出血倾向。

（3）糖皮质激素封闭治疗：必要时可应用短效糖皮质激素（如醋酸氢化可的松）和局麻药利多卡因混合后局部封闭治疗。仔细寻找最明显的压痛点即为封闭注射点，每周 1 次，共 2 或 3 次。疼痛一旦缓解，要立即开始主动肩关节功能锻炼，防止发生冻结肩。

（4）手术治疗：若经保守治疗半年以上无效者可行手术治疗。

2. 中医治疗　本病属中医学"肩痹证"、"筋痹"等范畴。临床上多采用分期辨证施治。早期宜固定，手法治疗宜轻柔；中、后期手法治疗宜重，积极主动功能锻炼。

（1）中医内治：临床上常可分为早、中、后期。早期宜理气活血；中期宜祛风除湿；后期宜养血荣筋。常用方剂有身痛逐瘀汤、羌活胜湿汤、当归四逆汤等。

（2）其他治疗：针刺取穴以肩髃、肩贞、肩髎、手五里、阿是穴等为主；亦可选用红外线治疗、手法治疗、小针刀、膏药外敷、中药熏洗等外治法。

【风险规避】

1. 误诊防范　肱二头肌长头腱鞘炎和冻结肩都是肩痛的常见病和多发病。两者有很多相似之处，肱二头肌长头腱鞘炎若不及时治疗，也会发展成为冻结肩。临床上有时很难区别，要结合病史、体检及辅助检查认真鉴别。

2. 医患沟通

（1）一般告知：急性疼痛期，嘱患者避免肩关节活动，症状较重者可用三角巾悬吊前臂；疼痛缓解期，要指导患者在不加重疼痛情况下适当进行肩部功能锻炼，如肩关节负重钟摆牵张训练、肩关节外展和上举活动以及滑车带臂上举法练习。

（2）风险告知

1）本病多慢性起病，病程较长，服用止痛药物应注意其胃肠道等不良反应，有消化道溃疡、高血压、心脏病病史应避免使用。

2）禁止以止痛为目的口服或静脉使用糖皮质激素。长期应用糖皮质激素者可发生皮肤萎缩、色素沉着、诱发或加重感染、诱发精神症状或产生依赖等不良反应。

3. 记录要点

（1）详细记录疾病的发生时间、病情进展、诱发因素及治疗经过、特征性表现。

（2）激素封闭治疗应记录用药指征、用药方法及注意事项，定期复诊时间。

（乔　君　黄　云）

四十、粘连性肩关节囊炎

【概述】　粘连性肩关节囊炎又称为"冻结肩"、"五十肩"、"凝肩"等。好发于 50 岁左右的女性患者，是由多种原因致肩盂肱关节囊炎性粘连、僵硬。以肩关节周围疼痛、外展外旋和内旋后伸活动受限为特点。经数月甚至更长时间，肩周疼痛逐渐消退，功能逐渐恢复，最后自愈，仍有部分患者不能恢复到以前正常功能水平。

【诊断步骤】

1. 问诊要点

（1）肩关节有无外伤及过度劳损病史。

（2）有无并发使肩关节活动受限的疾病，如冠心病、肺炎、胆囊炎等引起肩部放射性痛。

（3）肩关节疼痛是否逐渐加重、昼轻夜重。

（4）肩关节有无活动受限、感觉障碍。

2. 体检要点

（1）肩关节有无肌肉萎缩，僵硬。

（2）肩关节前、后部、喙突、肩峰下及肱二头肌长头腱区有无压痛。

（3）肩关节有无外展外旋和内旋后伸活动受限。

（4）肩关节及上肢有无感觉异常及肌力减退。

3. 辅助检查

（1）一般检查：肩关节正侧位 X 线片显示肩关节结构正常，可有不同程度的骨质疏松。

（2）选择性检查：肩关节造影术可显示关节囊下部皱褶，肩关节囊收缩的特征性改变。正常情况下肩关节很容易容纳 8～10ml 的造影剂，而严重的患者只能接受 4～5ml 的造影剂。

4. 诊断要点

（1）肩关节外伤、周围软组织病变或其他疾病继发性肩关节活动受限。

（2）肩关节疼痛逐渐加剧，并伴有肩关节僵硬、肌肉萎缩和活动受限。

（3）肩关节前、后部、喙突、肩峰下及肱二头肌长头腱区有压痛。

（4）肩关节外展外旋和内旋后伸活动受限。

（5）X 线片可有骨质疏松征象。肩关节造影术可显示关节囊下部皱褶，肩关节囊收缩的特征性改变。

5. 鉴别诊断要点

（1）与肩袖损伤相鉴别：有明确的外伤史，夜间症状加重是常见的临床表现。肩峰下凹征、臂坠落试验、撞击试验及疼痛弧征可为阳性。被动活动范围基本正常，B 超、磁共振成像（MRI）可资鉴别。

（2）与肩部撞击综合征相鉴别：在疼痛弧范围内活动时疼痛，肩峰下局限性压痛，肩关节活动范围正常，X 线片示肩关节位置异常。而粘连性肩关节囊炎无此表现。

（3）与肩关节不稳相鉴别：有肩关节外伤史，肩关节前外侧疼痛，向下牵拉上肢时会出现"凹陷征"，疼痛弧检查可能为阴性。X 线片及关节镜检查有异常改变。

（4）与神经根型颈椎病相鉴别：有神经根刺激症状，肩关节活动正常，颈椎正侧位片及双斜位片有相应椎间孔变窄。

（5）其他：永久起搏器后肩部疼痛，锁骨外端骨折、锁骨钩接骨板使用后，胸腔内炎症、肿瘤。一般有原发病或外伤史，根据病史、体查及影像学检查可资鉴别。

6. 确定诊断　根据慢性进展的肩关节疼痛，以外展外旋和内旋后伸活动受限为特点的典型表现可初步诊断。结合 X 线片可有骨质疏松征象，肩关节造影显示关节囊下部皱褶，肩关节囊收缩的特征性改变即可确诊。

【治疗方法】

1. 西医治疗

（1）一般治疗：本病主要以保守治疗为主。急性期悬吊上肢以减少疼痛，口服消炎镇痛药；物理治疗对绝大多数患者有效，可于臂丛麻醉下行肩关节手法松解术，同时坚持肩关节功能锻炼，以主动运动为主，包括肩外展、上举、外旋等联合运动。

（2）药物治疗：可选用非甾体抗炎类药物，如塞来昔布 200mg，每日 1～2 次口服；或双氯芬酸（缓释）75～100mg，1 次/天，口服。注意胃肠道、心血管不良反应及出血倾向，不应长期应用。

（3）糖皮质激素封闭疗法：急性疼痛难以忍受时可针对最明显的压痛点采用糖皮质激素和局部麻醉药混合后局部封闭，每周 1 次，3 次为 1 疗程。通常选用短效或中效糖皮质激素，不宜应用长效糖质激素，更不宜频繁使用，以免引起药物不良反应。

（4）手术治疗：长期保守治疗无效，严重影响患者生活和工作的，可住院行肱二头肌长头腱固定或移位术或喙肱韧带切断术。

2. 中医治疗　本病属中医学"肩漏风"、"肩凝症"等范畴。临床上常可采用中医康复治疗，其中以中药辨证施治及手法治疗为主。

（1）中医内治：临床辨证先分虚实，常见证型有寒湿痹阻证、血瘀气滞证、气血亏虚证等。治以舒筋活络为主，辨证辅以祛邪、活血、补虚等治法。常用方剂有三痹汤、身痛逐瘀汤、黄芪桂枝五物汤等。

（2）其他治疗：手法治疗是主要的治疗手段之一，常用推、摩、滚、揉、拨、按、捏、拿、扳等法；针刺取穴以肩髃、肩贞、肩髎、天宗、秉风等为主；亦可选用膏药外敷、煎膏调配、红外线治疗等外治法。

【风险规避】

1. 误诊防范　粘连性肩关节滑囊炎易误诊为肩袖损伤。两者都有肩部疼痛，但是肩袖损伤夜间症状加重，且有肩峰下凹征，臂坠落试验、撞击试验及疼痛弧征为阳性改变。应该详细询问病史，仔细体格检查，注意两者间的鉴别。

2. 医患沟通

（1）一般告知：避免受颈肩部受凉，纠正不良姿势，适度的康复锻炼，避免上肢突然和剧烈的运动、抬举重物。

（2）风险告知

1）病情严重的部分患者可能恢复不完全或遗留肩关节僵硬。

2）长期应用糖皮质激素的可发生皮肤萎缩、色素沉着、诱发或加重感染、诱发精神症状或产生依赖等不良反应，严重者甚至引起骨质疏松、股骨头坏死。

3. 记录要点

（1）记录肩关节的活动度、压痛点、上肢的肌力和感觉，活动受限的程度。

（2）糖皮质激素封闭治疗应记录用药指征、药物名称及疗效。

（张妙兴　乔　君）

四十一、肩袖损伤

【概述】　肩袖是由冈上肌、冈下肌、小圆肌及肩胛下肌4个短肌所组成。其越过盂肱关节，止于肱骨上端的前、上及后部，与关节囊紧密相连，并覆盖关节，称为肩袖。肩袖在肩关节的外展及旋转活动中起着重要作用。肩袖损伤常发生在需肩关节极度外展的反复运动中（如棒球，自由泳、仰泳和蝶泳，举重，球拍运动）受伤，损伤后将严重影响上肢外展的功能。

【诊断步骤】

1. 问诊要点

（1）肩关节有无外伤及过劳史。

（2）肩关节有无疼痛，或表现为不能患侧卧、夜间疼痛加剧。

（3）肩关节活动有无受限。

（4）肩关节及上肢有无感觉异常或肌力下降。

2. 体检要点

（1）肩关节前方有无明显压痛点。

（2）肩关节有无主动活动受限，如外展、上举和外旋，而被动活动正常。

（3）肩周肌肉有无萎缩、肌力检查有无下降。

299

（4）肩关节被动活动时有无摩擦感。

（5）肩峰下凹征、臂坠落试验、撞击试验及疼痛弧征是否有阳性改变。

3. 辅助检查

（1）一般检查

1）肩关节 X 线片：可显示肩峰下间隙变窄，部分病例见大结节皮质骨硬化，表面不规则或骨疣形成，松质骨呈现骨质萎缩和疏松，还有助于鉴别肩关节脱位以及其他骨、关节疾病。

2）肩关节造影：可显示造影剂通过肩关节腔经断裂的肩袖进入肩峰滑囊。

3）超声检查：能发现冈上肌以外的其他肩袖肌腱的撕裂，同时对肱二头肌长头腱疾患作出诊断，对肩袖撕裂术后随访有独特的价值。缺点是：诊断标准不易掌握，诊断的准确率与个人的操作技术和经验有很大的相关性。

（2）选择性检查：磁共振成像（MRI）、肩关节镜可进一步明确肩袖损伤的程度和分型，并有鉴别诊断意义。

4. 诊断要点

（1）肩关节外伤史或慢性劳损病史。

（2）肩前方弥漫性钝痛，不能患侧卧位且夜间疼痛加剧。

（3）结节间沟和大结节前部压痛明显。

（4）肩关节主动活动范围如外展、上举和外旋受限，被动活动范围基本正常。

（5）肩关节肌肉支配方向活动的肌力下降。

（6）肩峰下凹征，臂坠落试验、撞击试验及疼痛弧征阳性。

（7）X 线片、超声及 MRI 等影像检查出现阳性改变。

5. 鉴别诊断要点

（1）与粘连性肩关节囊炎相鉴别：肩关节区有压痛，且外展、外旋和内旋后伸活动受限。活动时没有疼痛弧，肩关节造影术可显示关节囊下部皱褶，肩关节囊收缩的特征性改变。

（2）与肩关节不稳相鉴别：有肩关节外伤史，肩关节前外侧疼痛，向下牵拉上肢时会出现"凹陷征"，疼痛弧检查可能为阳性。X 线片及关节镜检查有可发现肱骨头滑脱、关节囊松弛。

（3）与肱二头肌长头腱鞘炎相鉴别：起病缓慢，并逐渐加重，肱骨结节间沟内有局限性压痛，屈肘关节等长收缩时肩部疼痛加重。如果存在撞击，在疼痛弧范围内活动时疼痛。X 线片检查一般无异常。

（4）与肩关节骨折相鉴别：有外伤病史，肿胀、瘀斑，畸形，局限性压痛，纵向叩击痛，有时可触及骨擦感，闻及骨擦音，肩关节各个方向活动障碍，X线片及CT检查可鉴别。

6. 确定诊断

（1）患者有肩部外伤或慢性劳损病史，出现肩前部疼痛、撞击试验及疼痛弧征阳性可初步诊断。

（2）结合超声、肩关节造影、MRI等影像学检查显示肩袖损伤即可确诊。

（3）有些病例尚需除外上述鉴别诊断中的疾病方能确诊。

【治疗方法】

1. 西医治疗

（1）一般治疗：肩关节休息，三角巾悬吊或石膏将肩关节制动2～3周，同时局部物理治疗、服用消炎镇痛药作为辅助治疗。解除外固定后要进行关节功能锻炼，以不引起明显疼痛为原则。不要做诱发疼痛的动作，如上举、肩背伸等。

（2）药物治疗：可选用非甾体抗炎类药物，如塞来昔布200mg，每日1～2次口服，注意其心血管不良反应；或双氯芬酸（缓释）75～100mg，1次/天，口服。

（3）糖皮质激素封闭治疗：局部压痛明显者可用糖皮质激素封闭治疗。方法是仔细寻找最明显的固定压痛点作为注射点，采用短效或中效糖皮质激素（如醋酸氢化可的松）和局麻药利多卡因混合后局部封闭治疗，每周1次，3次为1疗程，一般不超过3次。为避免发生激素的不良反应，通常不采用长效激素。

（4）手术治疗：经过6周以上的保守治疗无效，需要考虑手术治疗，一般选择关节镜微创修补术，效果较好。部分巨大撕裂或条件较差者，可行小切口开放手术修补损伤的肩袖。

2. 中医治疗　肩袖损伤属中医学"筋伤"、"肩痹证"等范畴。临床上应在专科诊治的基础上，除损伤较重、肩袖完全撕裂外，均可配合中医康复治疗。中医内治辨证施治，治以续筋活血为主。手法治疗一定要轻柔，以免加重损伤。亦可选用针灸、红外线治疗、膏药外敷、中药熏洗等外治法。

【风险规避】

1. 误诊防范　肩袖损伤易误诊为肩部撞击综合征。两者临床和体征较为相似，容易误诊，鉴别困难时可行MRI检查。

2. 医患沟通

（1）一般告知：注意休息，肩部保暖，避免肩关节超负荷活动和暴力损伤。

（2）风险告知

1）本病可导致肩关节不稳、疼痛、肩关节活动明显受限，可严重影响患者的日常生活和工作。

2）长期应用糖皮质激素可发生皮肤萎缩、色素沉着、诱发或加重感染、诱发精神症状或产生依赖等不良反应，严重者甚至引起骨质疏松、股骨头坏死。

3）使用非甾体抗炎类药物，应注意胃肠道不良反应及出血倾向。

3. 记录要点

（1）详细记录肩部疼痛的部位、持续时间，外伤或劳损病史，有无其他伴随症状，颈、背部、上肢检查情况。

（2）注明指导急性期制动、慢性期的康复锻炼，恢复过程中的注意事项以及复诊的时间。激素封闭治疗应记录用药指征、药物名称及疗效。

（杨志霖　乔　君）

四十二、肩部撞击综合征

【概述】　肩部撞击综合征是指肩关节外展活动时，肩峰下间隙内结构在喙肩穹与肱骨头之间反复摩擦、撞击、挤压，从而引起肩痛、乏力、外展功能受限的一组临床症状，是中年以上肩痛者常见原因。其临床特征是肩关节主动外展活动时有一疼痛弧，而被动活动疼痛明显减轻，甚至完全不痛。

【诊断步骤】

1. 问诊要点

（1）肩关节有无外伤及过度劳损史。

（2）肩关节有无疼痛，有无夜间疼痛剧烈的特点。

（3）肩关节是否乏力、活动受限。

（4）肩关节有无感觉麻木。

2. 体检要点

（1）肩关节有无局限性压痛，主要发生在肩峰下至肱骨大结节区域内。

（2）肩关节被动活动时，有无闻及碎裂声及捻发音。

（3）肩关节有无外展、外旋及内旋后伸活动受限。

（4）肩关节撞击试验、疼痛弧征（肩关节外展活动 60°～120°时出现疼痛弧，而被动活动时疼痛明显减轻，甚至完全不痛）是否有阳性改变。

（5）肩关节 X 线片检查是否有异常改变。

3. 辅助检查

（1）一般检查

1）肩关节正位和冈上肌出口位片：典型表现为肱骨大结节硬化、囊性变、肩峰下表面硬化和骨赘形成，冈上肌钙化阴影，肩峰下间隙变窄（<7mm）等。

2）封闭注射试验：以 1% 利多卡因 10ml 沿肩峰下面注入肩峰下滑囊。若注射前、后均无肩关节运动障碍，注射后肩痛症状得到暂时性完全消失，则撞击征可以确立。如注射后疼痛仅有部分缓解，且仍存在关节功能障碍，则"冻结肩"的可能性较大。本方法对非撞击征引起的肩痛症可以作出鉴别。

（2）选择性检查

1）诊断性超声、关节造影术、磁共振成像（MRI）经常用于慢性和症状持续时间长的患者，以鉴别肩袖损伤。

2）关节镜检查：能明确软组织损伤情况，在诊断的同时还能进行治疗。但作为一种有创性检查方法，需在麻醉下进行。

4. 诊断要点

（1）肩关节疼痛，主要以肩峰周围为主，夜间疼痛剧烈。

（2）肩峰下至肱骨大结节区域内局限性压痛。

（3）肩关节被动活动时，可闻及碎裂声及捻发音。

（4）典型的临床表现是疼痛弧征阳性。

（5）病程长者，肩关节有外展、外旋及内旋后伸活动受限。

（6）肩关节撞击试验阳性。

（7）大多数患者 X 线片检查正常，少数严重或病程长患者 X 线片检查有异常改变。

5. 鉴别诊断要点

（1）与粘连性肩关节囊炎相鉴别：肩关节前、后部、喙突、肩峰下及肱二头肌长头腱区有压痛，外展、外旋和内旋后伸活动受限。活动时没有疼痛弧，X 线片可有骨质疏松征象，肩关节造影术可显示关节囊下部皱褶、肩关节囊收缩的特征性改变，而肩部撞击综合征无该表现。

（2）与神经根性颈椎病相鉴别：有神经根刺激症状，肩关节活动正常，并且无疼痛弧，颈椎正侧位及双斜位片有相应椎间孔变窄。

（3）与肩袖损伤相鉴别：有明确的外伤史，也有夜间症状加重，肩峰下凹征、臂坠落试验、撞击试验及疼痛弧征可为阳性。被动活动范围基本正常，MRI 对肩袖损伤的诊断具有重要作用，可资鉴别。

（4）与肩关节骨性关节炎相鉴别：肩关节局部压痛，位于关节前方、喙突的下方。被动检查时发现关节外展和外旋功能受限，关节环行活动时有捻发音或在等长收缩时有"嘎吱"响的声音。X 线片检查有异常改变。

6. 确定诊断

（1）患者存在慢性过度使用肩关节病史，肩峰周围慢性疼痛并夜间加剧。查体肩峰前外侧压痛，撞击试验及疼痛弧征阳性。X 线发现肩峰形态异常或骨赘形成即可确定诊断。

（2）少数病例尚需与上述疾病相鉴别，必要时应行关节造影术、MRI 等检查。

【治疗方法】

1. 西医治疗

（1）一般治疗：治疗的目标是增加肩峰下空间，减轻撞击程度，预防肌腱炎和肌腱断裂的发生。病变早期肩部理疗，口服消炎止痛类药物。急性发病时可用三角巾悬吊患肢，避免肩部撞击动作发生。对肩关节活动范围受限者，应注意选择肩关节负重钟摆牵张锻炼，防止继发喙肱韧带挛缩，而导致冻结肩。局部注射麻醉药物可用于明确肩峰下撞击综合征的诊断。

（2）药物治疗：可选用非甾体抗炎类药物如塞来昔布 200mg，每日 1～2 次口服；或双氯芬酸（缓释）75～100mg，1 次/天，口服，注意胃肠道、心血管不良反应及出血倾向，不应长期应用。

（3）糖皮质激素封闭治疗：局部注射糖皮质激素可用于并发活动期肌腱炎的肩峰撞击综合征患者的治疗。采用糖皮质激素和局部麻醉药混合后局部痛点封闭注射，每周 1 次，3 次为 1 疗程。通常选用短效或中效糖皮质激素，不宜应用长效糖皮质激素，更不宜频繁使用。

（4）手术治疗：保守治疗效果差及顽固性撞击综合征患者可住院行肩峰下间隙减压手术治疗。切除肩锁关节并非常规进行，只有当肩锁关节有压痛、肩锁关节的骨赘被确定是撞击征的部分病因时才具有指征。

2. 中医治疗 肩部撞击综合征属中医学"肩痹证"、"肩漏风"等范畴。临床上多采用中医康复治疗，以缓解症状等。

（1）中医内治：辨证施治，以理气通络为主，辅以散寒、活血、补益等治法，具体可参考粘连性肩关节囊炎。

（2）其他治疗：针刺取穴以肩髃、肩贞、肩髎、肾俞、关元等为主；亦可选用红外线治疗、手法治疗、膏药外敷等外治法。

【风险规避】

1. 误诊防范 肩部撞击综合征有时会与肩袖损伤相混淆。两者都有肩部疼痛、夜间症状加重，撞击试验及疼痛弧征阳性。鉴别困难时可行MRI，其对肩袖损伤的诊断具有重要作用。

2. 医患沟通

（1）一般告知：注意休息，肩部保暖，避免肩关节超负荷活动和暴力损伤，限制肩关节活动。指导急性期制动、慢性期的康复锻炼。

（2）风险告知

1）疼痛、肩关节活动明显受限，严重影响患者的日常生活和工作。有确切的手术适应证者建议手术治疗。

2）长期应用糖皮质激素可发生皮肤萎缩、色素沉着、诱发或加重感染、诱发精神症状或产生依赖等不良反应，严重者甚至引起骨质疏松、股骨头坏死。

3. 记录要点

（1）详细记录肩部疼痛的部位、持续时间，外伤或劳损病史，有无其他伴随症状，颈、背部、上肢查体情况。

（2）记录并交代注意事项以及复诊的时间。

（3）激素封闭治疗应记录用药指征、药物名称及疗效。

（杨志霖 乔 君）

四十三、颈 部 劳 损

【概述】 颈部劳损是一种颈部和上背部肌肉痉挛和激惹引起的慢性疼痛。这是由多种因素导致的颈部筋膜、肌肉内微循环障碍、组织渗出、水肿纤维性变，而形成的非特异性无菌性炎症。斜方肌、肩胛提肌、大小菱形肌和颈长肌是最容易受累的肌肉。根据病因、症状出现时间的长短和解剖部位，此类疾患可被称为颈部劳损、颈部挥鞭样损伤、斜方肌劳损、斜颈、纤维肌痛和纤维组织炎。

【诊断步骤】

1. 问诊要点

（1）颈部、肩背部是否有僵硬、疼痛及紧缩感及上肢放射性疼痛。

（2）晨起或天气变化及受凉后是否症状加重，活动后疼痛减轻，是否反复发作。

（3）颈部转动时有无眩晕、恶心、呕吐。

（4）颈肩部有无活动受限。

2. 体检要点

（1）在疼痛区域内有无明显的压痛点、局部肌肉痉挛、痛性结节、索状物。

（2）颈部同侧的被动旋转功能和对侧的被动屈曲功能是否减退。

（3）骨性结构有无压痛点。

（4）上肢的神经功能检查有无异常，一般需与神经根型颈椎病鉴别。

（5）肩部有无活动受限。

3. 辅助检查

（1）一般检查：推荐行颈椎系列 X 线片（包括颈椎前后、侧位、双斜位和张口位）。

（2）选择性检查：颈椎磁共振成像（MRI）和肌电图适用于长期并发或有中重度神经根症状者，以排除颈部劳损合并神经根型颈椎病。

4. 诊断要点

（1）患者大多数有慢性劳损史（落枕、颈部不良姿势等）或寒冷、潮湿环境下生活、工作经历。

（2）颈部有局限性的压痛点，压痛明显的地方可能局限于一个小的方形区域。

（3）颈部同侧的被动旋转和颈部对侧屈曲时疼痛症状加重。

（4）X 线检查一般没有阳性发现。

5. 鉴别诊断要点

（1）与颈椎退行性变相鉴别：本病常与颈椎退行性变并存。后者一般在 X 线上有明显的椎体、关节、韧带等结构变性、增生及钙化，而颈部劳损 X 线检查一般没有阳性发现。

（2）与神经根型颈椎病相鉴别：开始多为颈肩痛，短期内加重，并向上肢放射，有神经刺激症状，同时有上肢无力、手指动作不灵活，臂丛牵拉试验及压头试验阳性，不难与颈部劳损相鉴别。

（3）与肩周炎相鉴别：肩部各方向主动、被动活动均受到不同程度影响，以外展外旋和内旋后伸最重，而颈部劳损不会出现肩关节活动受限。

6. 确定诊断

（1）具有慢性劳损病史（如落枕、颈部不良姿势等）及颈肩背部僵硬、疼痛，颈部有局限性的压痛点伴活动受限可初步诊断。

（2）结合影像学检查可正常或仅有生理曲度改变，或轻度椎间隙狭窄，少有骨赘形成即可确定诊断。

【治疗方法】

1. 西医治疗

（1）非手术治疗：本病以保守治疗为主，热敷或理疗，以减轻肌肉的刺激和痉挛症状。

（2）药物治疗：可选用非甾体抗炎类药物，如塞来昔布 200mg，每日 1～2 次口服；或双氯芬酸（缓释）75～100mg，1 次/天，口服，注意胃肠道、心血管不良反应及出血倾向，避免长期应用。

（3）糖皮质激素封闭治疗：疼痛剧烈且有明确的压痛点时，可采用短效或中效糖皮质激素（如醋酸氢化可的松或醋酸泼尼松龙）与局部麻醉药（如利多卡因）混合后于压痛点处局部注射，每周 1 次，3 次为一疗程。无明确压痛点不宜盲目采用封闭疗法。

（4）手术治疗：对有明确的压痛点，末梢神经卡压者，可以进行局部片状或点状软组织松解术，将粘连、纤维化的筋膜及血管神经末梢切开减压。

2. 中医治疗　颈部劳损属中医学"筋伤"、"颈部筋伤"等范畴。本病以手法治疗为主，手法主要有拿法、揉法、滚法、捏法、捻法、摇法、扳法、点穴法等。也可配合牵引、针灸、红外线治疗、药酒外擦、煎膏调配、功能锻炼等。必要时可内服中药，治宜祛瘀止痛，常用方剂有桃红四物汤、大活络丹等。

【风险规避】

1. 误诊防范　颈部劳损容易误诊为颈椎病，但颈部劳损一般无神经血管的压迫、刺激症状，旋颈时无眩晕，恶心、呕吐，只是表现为肌筋膜的劳损和慢性炎症，且 X 线、MRI 检查无异常，临床上应注意二者鉴别。

2. 医患沟通

（1）一般告知：注意休息，颈部保暖，避免颈部于持续固定姿势下工作。

（2）风险告知

1）本病严重者可导致颈椎不稳、颈椎病，出现神经、血管压迫症状如头晕、肢体麻木等。

2）本病应经常改变颈部姿势。急性期过后，在医生指导下进行颈部肌肉功能锻炼，重建颈椎生理弯曲，维护颈椎稳定性，否则会加重病情。

3）长期应用糖皮质激素可发生皮肤萎缩、色素沉着、诱发或加重感染、诱发精神症状或产生依赖等不良反应，严重者甚至引起骨质疏松、股骨头坏死。

3. 记录要点

（1）详细记录颈部症状的主要性质特点，有无其他伴随症状，颈部检查情况，以及颈椎 X 线片表现。

（2）记录并指导患者生活及工作中应注意事项、功能锻炼步骤、方法和复诊时间。

（3）激素封闭治疗应记录用药指征、用药方法、疗效。

（张妙兴　杨志霖）

四十四、颈椎病（神经根型）

【概述】　神经根型颈椎病是由于颈椎间盘侧后方突出、关节突关节或钩椎关节变性、肥大、增生，刺激或压迫颈神经、颈髓，导致颈、上肢功能受损。开始多为颈肩痛，短期内逐渐加重，并向臂和胸部放射，伴手指麻木和肌力减退。

【诊断步骤】

1. 问诊要点

（1）颈部有无过度劳损或外伤史。

（2）上肢有无放射性疼痛、皮肤麻木及感觉过敏等。

（3）上肢是否有肌无力或肌萎缩、肌张力增高。

（4）有无上肢或头部姿势诱发放电样锐痛。

（5）对颈椎进行牵引后，颈神经根刺激症状有无减轻。

2. 体检要点

（1）颈肩部及上肢有无肌肉萎缩。

（2）颈肩部有无压痛。

（3）臂丛牵拉试验（Eaton 试验）和压头试验（Spurling 试验）是否有阳性改变。

（4）上肢皮肤和手指针刺感、轻触觉和两点分辨觉有无减退或消失。

3. 辅助检查

（1）一般检查：颈椎正侧位、双斜位 X 线片，可显示病变椎体移位、退变。

（2）选择性检查：颈椎 CT、磁共振成像（MRI），可同时显示椎体病变和椎间盘病变，椎管、椎间孔有无狭窄以及神经根受压的情况。

4. 诊断要点

（1）颈肩疼痛、上肢麻木、疼痛及感觉异常等，且其范围与颈神经根所支配的区域相一致。

（2）Eaton 试验和 Spurling 试验一般为阳性改变，痛点封闭无显效。

（3）影像学检查有典型改变。

5. 鉴别诊断要点

（1）与腕管综合征相鉴别：腕管综合征体征在腕关节以下，局部封闭

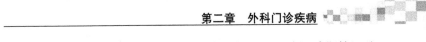

治疗效果明显，腕管综合征 Tinel 征和屈腕试验（Phalen 征）为阳性；而颈椎病的神经根损害除手指外，尚有上肢和颈肩部症状，局部封闭治疗无效。

（2）与尺神经炎相鉴别：表现为尺神经受累症状，手掌尺侧、小指、环指尺侧的皮肤感觉障碍，手内肌运动障碍，骨间肌萎缩、无力或麻痹。病程长者可出现"爪形手"畸形，并且尺神经炎患者多有肘部神经沟处压痛，两者感觉障碍分布区域也不同。

（3）与胸廓出口综合征相鉴别：胸廓出口综合征斜角肌挤压试验及上肢外展试验阳性，X 线检查可发现第 7 颈椎横突或颈肋过大；而神经根型颈椎病无此改变。

（4）与颈背部筋膜炎相鉴别：颈背部筋膜炎可引起颈背疼痛或上肢麻木感，但无上肢放射痛及上肢感觉障碍，也无上肢腱反射异常。局部封闭治疗有效，而颈椎病无该表现。

6. 确定诊断

（1）患者早期有颈肩痛，然后出现根性分布的症状和体征如上肢麻木、疼痛及感觉异常等，且其范围与颈神经根所支配的区域相一致。椎间孔挤压试验和（或）Eaton 试验阳性，影像学所见与临床表现基本相符合，即可初步诊断。

（2）少数病例需排除颈椎外病变所致的疼痛才能确诊。

【治疗要点】

1. 西医治疗

（1）一般治疗：主要为保守治疗，包括颈椎牵引、理疗、改善不良工作体位和睡眠姿势，尽快进行短期休息、冷敷。

（2）药物治疗：服用非甾体抗炎药物，如塞来昔布 200mg，每日 1～2 次口服；肌肉松弛药物如氯唑沙宗 0.2～0.4g，3 次/天等，避免长期服用，用药期间应注意胃肠道不良反应。

（3）脊髓造影引导下硬脊膜激素注射（ESIs）：可推荐作为治疗腰椎间盘突出神经根病疼痛的短期控制手段。

（4）若保守治疗半年无效或影响正常的工作和生活、或神经损害症状进行性加重者，可考虑采取颈前路前方减压和（或）固定融合术。

2. 中医治疗 神经根型颈椎病属中医学"痹证"、"项肩痛"等范畴。临床上针对保守治疗者，常可配合中医康复治疗。

（1）中医内治：临床辨证需分虚实，常见有外邪痹阻证、肝肾亏虚等证型。治以祛邪通络为主，辨证辅以活血化瘀、补肾强筋等治法。常用方剂有桂枝加葛根汤、薏苡仁汤、蠲痹汤等。颈椎康颗粒、活血止痛胶囊等中成药亦常辨证选用。

（2）其他治疗：针刺取穴以颈部华佗夹脊、肩髃、肩贞、曲池、手三里、合谷等为主；亦可配合红外线治疗、手法推拿、中频、牵引、中药热奄包等外治法。

【风险规避】

1. 误诊防范　神经根型颈椎病因为上肢放射性麻木、疼痛，容易误诊为胸廓出口综合征。但后者为锁骨下动、静脉和臂丛神经在胸廓上口受压迫而产生的一系列症状，除神经刺激症状外还有血管受压，斜角肌挤压试验及上肢外展试验阳性。X线检查可发现第7颈椎横突或颈肋过大，而神经根型颈椎病无此改变。

2. 医患沟通

（1）一般告知：注意颈部防寒保暖，纠正生活中不良姿势，尽可能避免头颈过度前倾或后仰、后屈，保持正确的坐姿和睡眠方式，加强颈肩部肌肉的功能锻炼。亦可做颈部保健操，增强颈椎的稳定性。

（2）风险告知

1）若保守治疗半年无效或影响正常的工作和生活、或神经损害症状加重者，要及时复诊，必要时可考虑采取手术治疗。

2）神经根已经变性坏死者即使手术也无法恢复。

3. 记录要点

（1）应详细记录疼痛、肢体麻木的诱因、发病的情况及有无伴随症状，压痛点及颈部、肢体活动情况、相关辅助检查结果。

（2）记录并详细交代门诊治疗注意事项及功能锻炼的方法和步骤、复诊时间。

（3）ESIs治疗应记录用药指征、用药方法和疗效。

（杨志霖　乔　君）

四十五、颈椎病（椎动脉型）

【概述】　椎动脉型颈椎病是由于颈椎退行性病变所致颈椎节段性不稳定，压迫或刺激椎动脉，使椎动脉狭窄、痉挛或迂曲，从而引起椎-基底动脉供血不足。典型症状是转头时突发眩晕、闭目难立、恶心、呕吐，偏头痛、耳鸣、听力障碍或耳聋、视力障碍，四肢无力、共济失调，甚至猝倒。

【诊断步骤】

1. 问诊要点

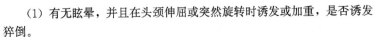

（1）有无眩晕，并且在头颈伸屈或突然旋转时诱发或加重，是否诱发猝倒。

（2）头枕部及顶枕部有无跳痛或胀痛、恶心、呕吐、出汗等自主神经紊乱症状。

（3）视力有无出现短时间弱视或失明。

（4）面部是否有感觉异常、口周或舌部麻木。

2. 体检要点

（1）颈椎棘突有无压痛。

（2）旋颈诱发试验是否阳性。

（3）神经系统检查有无异常。

（4）有无视力障碍或面部感觉异常。

3. 辅助检查

（1）一般检查：颈椎 X 线片，需行颈椎正侧位、双斜位及过伸、过屈位 X 线片检查，可显示钩突或上关节突增生、节段性不稳定，提示颈椎病存在的可能性。一定要常规行颈椎张口位 X 线片，观察寰枢椎有否移位，齿侧间隙是否左右对称。

（2）选择性检查，椎动脉造影，显示受压或血管痉挛等现象，脑血流图显示椎-基底动脉供血不足，对诊断有帮助，但不是确诊依据。

4. 诊断要点

（1）旋颈诱发试验阳性。

（2）颈源性眩晕和猝倒史，应排除眼源性及耳源性眩晕。

（3）个别患者出现自主神经功能紊乱症状。

（4）X 线、颈部血管彩超及椎动脉造影有助于诊断。

5. 鉴别诊断要点

（1）与耳源性眩晕相鉴别：是由于内耳淋巴回流受阻引起发作性眩晕、耳鸣及感应性进行性耳聋，即 Meniere 征；而颈性眩晕症与头颈转动有关，耳鸣程度轻。

（2）与眼源性眩晕相鉴别：眼睛检查可有明显屈光不正，闭眼后可缓解；而椎动脉型颈椎病不会因为闭眼而减轻。

（3）与颅内肿瘤相鉴别：肿瘤可以压迫前庭神经及其中枢，转头时可诱发眩晕，但颅内肿瘤占位性病变可以引起颅内高压症状，行颅内 CT 可以鉴别。

（4）与脑动脉病变引起的疾病相鉴别：鉴别诊断比较困难，此时应以有条件的医院神经内科诊断与治疗为主。

6. 确定诊断

（1）患者有猝倒发作史、并伴有颈性眩晕，旋颈试验及颈部运动试验阳性。影像学显示节段性不稳定或钩椎关节增生，即可初步诊断。

（2）必须排除其他原因导致的眩晕才能确诊。

【治疗方法】

1. 西医治疗

（1）一般治疗：首选保守治疗，改善不良工作体位和睡眠姿势、颈椎牵引、理疗等，必须密切观察病情的进展和变化。

（2）手术治疗：若保守治疗半年无效或影响正常的工作和生活；行颈选择性椎动脉造影或数字减影血管造影成像（DSA）证实者，可考虑采取颈前路前方减压固定融合术。

2. 中医治疗 椎动脉型颈椎病属中医学"眩晕"范畴。临床上常可配合中医康复治疗以改善症状。

（1）中医内治：临床常见证型有肝肾亏虚证、痰瘀交阻证、气血亏虚证等。治以标本同治，辨证以补肾壮骨、活血通络、化痰通窍等治法。常用方剂有独活寄生汤、补中益气汤合四物汤、温胆汤、通窍活血汤等。补中益气丸、颈椎康颗粒、仙灵骨葆胶囊等中成药亦常辨证选用。

（2）其他治疗：针刺取穴以颈部华佗夹脊、肩髃、肩贞、曲池、手三里、合谷等为主；亦可配合手法推拿、红外线治疗、中频、牵引、中药热奄包等外治法。

【风险规避】

1. 误诊防范 椎动脉型颈椎病易误诊为耳源性眩晕。两者都有眩晕症状，但病因不同，且颈性眩晕症与头颈转动有关，耳鸣程度轻。根据各种眩晕的特点和血管超声检查仔细鉴别，多可避免误诊。

2. 医患沟通

（1）一般告知：避免高枕睡眠的不良习惯，注意纠正不良的习惯姿势，要保持脊柱的挺直。及早、彻底治疗颈肩、背软组织劳损，防止其发展为颈椎病。注意颈肩部保暖，避免头颈负重物。长期伏案工作者，应定时改变头部体位，按时做颈肩部肌肉的锻炼，增强颈椎的稳定性。

（2）风险告知：长期供血不足，可出现小脑及大脑枕叶损害的症状（脑性轻瘫、共济失调、眼球震颤等复杂的中枢神经损害症状）。

3. 记录要点

（1）应详细记录颈痛的诱因、发病的情况及有无伴随症状，压痛点及颈部活动情况、相关辅助检查结果。

（2）详细交代并记录门诊治疗注意事项及功能锻炼，复诊时间和相关风险，必要时应建议住院治疗。

（杨志霖　乔　君）

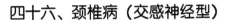

四十六、颈椎病（交感神经型）

【概述】　交感神经型颈椎病是由于颈椎结构退变累及交感神经，从而引起交感神经功能紊乱表现的疾病。交感神经型颈椎病症状繁多，但是主观症状多，而客观体征少，多数表现为交感神经兴奋，少数为交感神经抑制。

【诊断步骤】

1. 问诊要点

（1）有无眩晕、头痛、颈肩部疼痛、恶心、呕吐，有无视力、听力、发声障碍、心悸等交感神经兴奋症状。

（2）有无流泪、鼻塞、心动过缓、情绪不稳定、睡眠差及胃肠胀气等交感神经抑制症状。

2. 体检要点

（1）颈椎棘突间或椎旁小关节周围的软组织是否有压痛点。

（2）有无显示界线模糊的皮肤痛觉过敏和异常。

（3）患侧上肢有无水肿、苍白、发凉及汗腺分泌改变。

（4）患侧上肢有无感觉异常及肌力下降。

3. 辅助检查

（1）一般检查：颈椎正侧位、双斜位 X 线片可显示病变椎体移位、退变、椎管或椎间孔狭窄，必要时还应检查过伸、过屈位 X 线片。

（2）选择性检查：颈椎 CT、磁共振成像（MRI）可同时显示椎体病变和椎间盘病变，椎管、椎间孔有无狭窄以及神经根受压的情况。

4. 诊断要点

（1）缺乏明确的诊断依据，主要根据患者具有交感神经功能紊乱的临床症状。

（2）X 线、CT 及 MRI 等检查可见颈椎一定程度退变，但神经结构和脊髓受压不明显。

（3）除外脑血管病，高血压及心脏器质性疾病。X 线示颈椎动力位摄片有颈椎不稳时，行颈椎高位硬膜外封闭后，原有症状消失可诊断此病。

（4）需排除其他原因所致的眩晕，如：

1）耳源性眩晕：由于内耳出现前庭功能障碍，导致眩晕。如梅尼埃综合征、耳内听动脉栓塞。

2）眼源性眩晕：屈光不正、青光眼等眼科疾患。

3）脑源性眩晕：因动脉粥样硬化造成椎-基底动脉供血不足、腔隙性脑梗死、脑部肿瘤、脑外伤后遗症等。

5. 鉴别诊断要点

（1）与神经症、更年期综合征相鉴别：病程较长者与交感神经型颈椎病难以区别，可行颈硬膜外封闭疗法加以鉴别。

（2）与心脏病相鉴别：心脏病患者可伴胸闷、心悸，心电图有供血不足或心律失常改变，硬膜外封闭治疗无效。

（3）与脑血管病相鉴别：常伴有头痛、头晕、恶心、呕吐症状，可以行 CT 或血管造影检查，且硬膜外封闭治疗无效，可考虑为脑血管病。

6. 确定诊断

（1）诊断较难，目前尚缺乏客观的诊断指标。患者出现交感神经功能紊乱的临床表现、影像学显示颈椎节段性不稳定；对部分症状不典型的患者，如果行星状神经节封闭或颈椎高位硬膜外封闭后，症状有所减轻，则有助于作出初步诊断。

（2）需排除上述原因所致的眩晕方能确定诊断。

【治疗要点】

1. 西医治疗

（1）一般治疗：主要为保守治疗，包括颈椎牵引、理疗。

（2）药物治疗：必要时应用肌肉松弛剂如氯唑沙宗 0.2～0.4g，3 次/天，口服；或口服止痛药物，如塞来昔布 200mg，每日 1～2 次口服；或口服曲马多 50～100mg，1～3 次/天等。

（3）颈交感神经封闭和颈椎高位硬膜外封闭：可用糖皮质激素（如泼尼松龙）加用适量的局麻药（如 0.2% 的利多卡因）。①颈交感神经封闭时，是让患者仰卧，将 20～30ml 该混合药液注射到位于颈 6 横突附近的颈交感神经节处（双侧）；②而进行颈椎高位硬膜外封闭时，则让患者侧卧，选第 7 颈椎与第 1 胸椎棘突间隙，从后方进行穿刺，也可移至其上一个间隙或其下一个间隙，将 6～8ml 混合药液注入硬膜外腔。给药后观察患者的主观症状，症状能明显缓解，而安慰剂（生理盐水）进行对照时没有效果，则可能为交感型颈椎病。如果二者没有明显的区别，则很有可能不是交感型颈椎病。封闭疗法能够缓解交感型颈椎病患者的交感症状，但效果持续时间短，疗效难以巩固。多次封闭治疗应注意糖皮质激素的不良反应。

（4）手术治疗：症状严重者影响患者生活，经保守治疗无效且证实为椎间盘膨出或节段性不稳者可考虑椎管减压和（或）内固定手术。

2. 中医治疗 交感神经型颈椎病可见于中医学"头痛"、"心悸"等病证，根据病证结合的原则，选用合适的中医康复治疗。

（1）中医内治：临床辨证先分虚实，常见证型有肝阳化风证、淤血阻络证、气血亏虚证，治以活血通络为主，辨证辅以平肝、补益气血等治法。常用方剂有天麻钩藤饮、通窍活血汤、八珍汤等。丹七片、血府逐瘀丸、仙灵骨葆胶囊等中成药亦常辨证选用。

（2）其他治疗：针刺取穴以颈部华佗夹脊、肩髃、肩贞、曲池、手三里、合谷等为主；亦可配合手法推拿、红外线治疗、中频、牵引、中药热奄包等外治法。

【风险规避】

1. 误诊防范　交感神经型颈椎病容易误诊为神经症、更年期综合征，且病程较长者与交感神经型颈椎病难以区别，此时可用颈硬膜外封闭疗法加以鉴别。

2. 医患沟通

（1）一般告知：消除患者紧张情绪，注意休息，避免睡眠不足、工作过度紧张及颈椎长时间保持固定姿势；另外注意颈部防寒保暖，保持正确的坐姿和睡眠方式，进行适当的颈椎功能锻炼。

（2）风险告知

1）该病可能导致血压突然升高或下降，要密切注意血压变化。若出现恶心、呕吐、头晕等不适，应立即复诊，以免造成脑卒中或发生低血压性休克。

2）频繁使用激素封闭治疗可产生严重的不良反应，如诱发或加重感染、骨质疏松、色素沉着、免疫抑制、激素依赖性等。

3. 记录要点

（1）应详细记录发病的诱因、症状，有无压痛点及颈部、肢体活动、感觉情况、相关辅助检查结果。

（2）详细交代并记录门诊治疗注意事项，定期复诊时间。

（杨志霖　乔　君）

四十七、颈椎病（脊髓型）

【概述】　脊髓型颈椎病是颈椎病中最严重的一种类型，主要是由于颈椎退变结构压迫脊髓，造成压迫平面以下的感觉减退及运动神经元损害。出现压迫平面以下的麻木、肌张力增高以及肌力下降等症状。

【诊断步骤】

1. 问诊要点

（1）下肢单侧或双侧有无沉重、麻木、行走困难。

（2）下肢肌肉有无发紧，跨越障碍物困难。

（3）双足有无踩棉花样感觉，足尖不能离地。

（4）双手精细动作有无笨拙，写字困难，持物无力。

（5）胸部以下皮肤有无感觉减退、胸腹部发紧（即皮肤"束带感"）。

（6）大小便功能有无障碍。

2. 体检要点

（1）腱反射（肱二头肌腱、肱三头肌腱、膝跟腱反射）有无明显亢进、下肢浅反射减弱或消失。

（2）病理性反射如霍夫曼（Hoffman）征、巴宾斯基（Babinshi）征有无阳性改变，有无出现髌阵挛和踝阵挛，腹壁反射、提睾反射、肛门反射减弱或消失。

（3）有无出现皮肤感觉异常。

3. 辅助检查

（1）一般检查

1）颈椎正侧位 X 线片：能显示颈椎生理性前屈消失或变直，椎体退变，椎间隙变窄。

2）CT：能够发现椎体后缘致压物是位于正中还是有偏移。

（2）选择性检查：磁共振成像（MRI）分辨能力高，能从矢状位切层直接观察硬膜囊是否受压，较 X 线片更准确可靠。

4. 诊断要点

（1）颈部不适感、胸腹部可有束带感、手部精细动作不协调等。

（2）下肢肌力减退、步态不稳、跨越障碍物困难、容易跌倒。

（3）有感觉障碍平面、肌力减退，四肢腱反射活跃或亢进，而腹壁反射、提睾反射、肛门反射减弱或消失。

（4）CT、MRI 可显示椎间盘突出、椎体退变、脊髓不同程度受压情况。

5. 鉴别诊断要点

（1）与椎管内肿瘤相鉴别：病情呈进行性加重，可同时出现运动障碍和感觉障碍，应用 MRI 可进行鉴别。

（2）与脊髓空洞症相鉴别：多见于青壮年患者，脊髓内有空洞形成，病程缓慢，呈节段性分布，可出现感觉分离现象，以温、痛觉丧失为主，触觉及深感觉存在。可发现关节因神经保护机制丧失而损害，导致 Charcot 关节。CT 及 MRI 可发现两者的差异。

（3）与颈椎后纵韧带骨化症相鉴别：颈椎后纵韧带骨化症是指因颈椎

的后纵韧带发生骨化，从而压迫脊髓和神经根，产生肢体的感觉和运动障碍以及内脏自主神经功能紊乱的疾患，X线及CT检查可进行鉴别。

（4）与肌萎缩型侧索硬化症相鉴别：本病发病年龄较脊髓型颈椎病早10年左右，起病突然，病情发展迅速，以上肢为主的四肢瘫为主要特征，一般无感觉障碍，目前尚无有效疗法。该病易与脊髓型颈椎病相混淆，但其发病速度快，很少伴随自主神经症状，且肌萎缩范围较颈椎病广泛，由远端向近端发展出现肩部和颈部肌肉萎缩。

6. 确定诊断

（1）患者出现颈段脊髓损害的临床表现如：肢体麻木、沉重、皮肤束带感、精细动作失调等；查体见肢体肌张力增高、肌力下降，病理反射阳性等，可作出初步诊断。

（2）结合影像学显示颈椎退行性改变、颈椎管狭窄，并证实存在与临床表现相符合的颈脊髓压迫等可确定诊断。

（3）少数病例尚需排除椎管内肿瘤、脊髓空洞症、肌萎缩性脊髓侧索硬化症、脊髓损伤、继发性粘连性蛛网膜炎、多发性末梢神经炎等神经系统病变方能确诊。

【治疗方法】

1. 西医治疗

（1）一般治疗：对于椎管较宽而症状较轻者，可采取适宜的保守治疗方案如改善不良工作体位和睡眠姿势、颈部保暖和颈部支具、理疗等，并嘱患者定期随诊，症状无改善或加重者，则采取积极手术治疗。

（2）手术治疗：治疗的目的是解除神经压迫及重建脊柱的稳定性，使脊髓获得相应的椎管容积和形态。原则上一经确诊为脊髓型颈椎病、且无手术禁忌证，应尽早手术治疗。

2. 中医治疗 脊髓型颈椎病属中医学"痿病"、"痹证""项筋急"等范畴。针对保守治疗者，可配合中医康复治疗。

（1）中医内治：临床常见有湿热内盛证、气虚血瘀证、肝肾亏虚等证型。治以活血化瘀为主，辨证辅以祛湿、通络、益气、补肾等治法。常用方剂有四妙散、补阳还五汤、独活寄生汤等。独一味胶囊、大活络丸等中成药亦常辨证选用。

（2）其他治疗：针刺取穴以颈部华佗夹脊、肩髃、肩贞、曲池、足三里、丰隆等为主；亦可配合红外线治疗、中频、牵引、中药热奄包等外治法。

【风险规避】

1. 误诊防范 由于大多数患者突出表现为下肢运动麻痹，因此容易误诊或漏诊。在初期，往往被认为是神经功能性疾病，如误诊为癔症，而未正确治疗，使患者失去早期诊断和早期治疗的良机；在后期则因出现肢体痉挛性瘫痪，病理反射阳性，而误诊为运动神经元疾病或笼统地诊断为"进行性脊髓变性"、"脊髓退行性疾病"，延误了治疗。所以在下肢运动麻痹和肢体痉挛性瘫痪的患者中必须根据临床表现和颈部影像学检查排除颈部脊髓病变以避免误诊和延误治疗。

2. 医患沟通

（1）一般告知：避免颈椎长时间不良姿势，注意颈部防寒保暖，保持正确的坐姿和睡眠方式，进行适当的体育锻炼，增加抵抗力。

（2）风险告知

1）注意肢体的感觉、运动，严重时可导致脊髓不可逆损害，甚至截瘫。按摩、牵引等不适当的理疗可能加重病情，甚至瘫痪。明确诊断后尽早手术治疗。

2）神经压迫变性坏死后即使手术也恢复有限。

3. 记录要点

（1）应详细记录发病的诱因、发病的症状，有无压痛点及颈部、肢体活动、感觉情况、相关辅助检查结果。

（2）病情较轻者详细交代并记录门诊治疗注意事项，定期复诊时间。

（杨志霖　乔　君）

四十八、急性腰扭伤

【概述】　当外力的作用超过腰部软组织的生理负荷，从而使腰部的肌肉、筋膜、韧带等软组织因过度牵拉发生损伤，为急性腰扭伤。常发生于扛物、举重及腰自前屈位伸直起立时。急性腰扭伤不但可使腰骶部肌肉的附着点、筋膜、深部韧带纤维断裂，而且可能损伤其他部位，如腹外斜肌、前锯肌肋骨附着部及第12肋筋膜附着部等。

【诊断步骤】

1. 问诊要点

（1）有无明显的腰部外伤史。

（2）腰部有无被迫或限制体位。

（3）腰部疼痛是否为持续性，翻身、咳嗽、喷嚏、大小便时有无加剧。

（4）腰部活动有无受限如不能伸直或转动等。

2. 体检要点

(1) 腰部有无侧弯畸形，腰椎生理性前凸消失。

(2) 腰肌有无明显痉挛、僵硬。

(3) 腰部有无明显的固定性压痛点或疼痛触发点。

(4) 腰部有无明显的活动受限。

3. 辅助检查

(1) 一般检查：腰椎正侧位及斜位 X 线片，可显示腰椎生理性前凸减少或消失，也可出现侧凸，但无骨质破坏等异常变化，可作为与其他脊柱疾病鉴别的依据。

(2) 选择性检查：CT、磁共振成像（MRI），可显示腰椎、椎间盘的病变和占位以及神经根受压情况，用于鉴别诊断。

4. 诊断要点

(1) 大多数有明显的急性腰部扭伤病史，常发生于扛物、举重及腰自前屈位伸直起立时，下腰段为好发部位。

(2) 腰部疼痛多在活动后加重，有明显的反射性疼痛，但不扩散至小腿及足。

(3) 腰肌痉挛和腰骶部有明显的压痛点，腰部活动受限。

(4) X 线检查无明显阳性改变。

5. 鉴别诊断要点

(1) 与腰椎间盘突出症相鉴别：腰椎间盘突出症为慢性病程，有向下肢放射性疼痛，一般扩散至小腿及足部；而急性腰扭伤为急性发病，其放射性疼痛一般不扩散至小腿及足，腰部 CT 可以鉴别。

(2) 与棘上韧带和棘间韧带损伤相鉴别：棘上韧带和棘间韧带损伤时，常在棘突间后正中线处局限性压痛并可扪及局部棘上、棘间韧带凹陷，一般无反射性疼痛。MRI、棘间韧带造影可发现棘上或棘间韧带损伤。

6. 确定诊断

(1) 患者有搬抬重物史，伤后疼痛剧烈，检查见腰肌痉挛和腰骶部有明显的压痛点、腰部活动受限。X 线检查无明显阳性改变，即可确立诊断。

(2) 个别病例需与腰椎间盘突出症、棘上韧带和棘间韧带损伤等疾病相鉴别。

【治疗方法】

1. 西医治疗

(1) 一般治疗：一般经保守治疗可痊愈。对外伤引起的急性腰扭伤，要绝对卧床休息，一般需要 3～4 周。最好的休息体位是仰卧屈髋屈膝位，可使腰部肌肉完全松弛。伤后 2 周可以进行腰背肌功能锻炼。

（2）药物治疗：可选用非甾体抗炎类药物，如塞来昔布 200mg，每日 1～2 次口服；或双氯芬酸（缓释）75～100mg，1 次/天，口服，注意胃肠道、心血管不良反应。或肌肉松弛剂如复方氯唑沙宗 1～2 片/次，3～4 次/天，疗程 10 天。

（3）糖皮质激素封闭疗法：可针对压痛点采用糖皮质激素和局部麻醉药混合后局部封闭，每周 1 次，3 次为 1 疗程。通常选用短效或中效糖皮质激素，不宜应用长效糖皮质激素，更不宜频繁使用。

2. 中医治疗　急性腰扭伤属中医学"闪腰"、"筋伤"等范畴，临床上中医康复理疗是主要的治疗手段。

（1）中医内治：临床辨证分气血，常见有气滞血瘀证、湿热内蕴证等证型。治以活血止痛、理筋解痉为主，辨证辅以强筋、祛湿等治法。常用方剂有活血止痛汤、四妙散等。四妙丸、活血止痛胶囊等中成药亦常辨证选用。

（2）其他治疗：手法治疗是本病主要治疗手段之一，常用有点按法、推法、拿法、揉法、滚法、斜扳法、牵拉法等；针刺取穴以阿是穴、肾俞、命门、腰阳关、大肠俞、委中、承山、昆仑等为主；亦可用红外线治疗、煎膏调配等外治法；后期加强腰部的功能锻炼。

【风险规避】

1. 误诊防范　腰椎间盘突出症患者早期可以表现为腰部疼痛，诊断为急性腰扭伤时，注意有无合并腰椎间盘突出症，对于有下肢放射性疼痛患者，可以行腰椎间盘 CT 或 MRI 鉴别。

2. 医患沟通

（1）一般告知：适当休息，避免弯腰负重、突然腰部用力，尽量不穿高跟鞋，外伤引起的建议绝对卧床休息 3～4 周。

（2）风险告知

1）本病是劳损所致，可反复发作，可因疼痛限制体位而影响工作和生活。

2）长期应用糖皮质激素可发生皮肤萎缩、色素沉着、诱发或加重感染、诱发精神症状或产生依赖等不良反应，严重者甚至引起骨质疏松、股骨头坏死。

3）告知如出现下肢疼痛、麻木、乏力等应复诊。

3. 记录要点

（1）详细记录腰痛的部位、程度，双下肢肌力、感觉和运动情况、X 线检查结果。

（2）指导患者进行合理的康复锻炼并在病历中记录。

（3）记录激素封闭治疗的适应证、方案和效果。

（乔　君　张妙兴）

四十九、腰椎间盘突出症

【概述】 腰椎间盘突出症是由于腰椎间盘变性，纤维环破裂，髓核突出刺激或压迫神经组织所引起的一系列症状和体征，属脊柱退行性病变，是腰腿痛最常见的原因之一。

【诊断步骤】

1. 问诊要点

（1）腰部有无外伤史或影响腰椎稳定的相关疾病史，如妊娠、司机、长期从事负重、伏案职业者等。

（2）腰背部有无疼痛或放射性下肢疼痛、麻木，是否在活动、咳嗽、喷嚏和排便时加剧，休息后减轻。

（3）有无便秘、排尿困难、尿频、尿急，尿、大便失禁，会阴区麻木及性功能障碍。

（4）腰部有无僵直、活动受限、强迫性体位，有无间歇性跛行。

2. 体检要点

（1）腰部有无侧凸畸形。

（2）腰椎棘突旁侧有无局限性压痛点，或伴有向小腿或足部放射性痛。

（3）腰椎前屈后伸活动有无受限。

（4）直腿抬高试验、加强试验及健侧直腿抬高试验等有无阳性改变。患者取仰卧位，腰背部贴紧床面，膝关节伸直，检查者举起患者的踝部使髋关节屈曲。当直腿抬高70°以内时，引起下肢疼痛或神经感觉异常加重，则为直腿抬高试验阳性；当出现下肢疼痛或神经感觉异常加重时，将下肢高度轻度降低，使疼痛消失，然后将踝关节突然背伸，诱发下肢疼痛或神经感觉异常加重，则为直腿抬高加强试验阳性。检查健侧引起患侧下肢疼痛或神经感觉异常加重，则为健侧直腿抬高试验阳性。提示该侧股神经神经根（L4、L5、S1）受压、紧张。

（5）腘绳肌紧张、股神经牵拉试验等有无阳性改变。患者为儿童及青少年时，直腿抬高试验常不典型，但多有腘绳肌紧张。患者取侧卧位，受检侧在上，或取俯卧位，检查者抓住患者小腿及踝部，在屈膝90°的状态下使髋关节后伸，引起大腿前侧或小腿内侧疼痛或感觉异常，则为股神经

321

牵拉试验阳性。提示该侧股神经神经根（L2、L3、S4）受压、紧张。

（6）下肢神经检查有无肌力减退、浅表感觉减退、膝腱反射、跟腱反射减退或消失。

（7）会阴区麻木、感觉异常，肛门括约肌无力、松弛等。

3. 辅助检查

（1）一般检查

1）腰椎正侧位：可见脊柱侧弯，腰生理前凸消失，相邻边缘有骨赘增生，腰椎不稳的可加摄双斜位及过伸过屈位片，有鉴别诊断意义。

2）磁共振成像（MRI）：无创，可以清晰地显示椎间盘突出的形态及其与硬膜囊、神经根等周围组织的关系，有条件时应作为首选。

3）腰椎间盘CT：可较清楚地显示椎间盘突出的部位、大小、形态和神经根、硬脊膜囊受压移位的情况，同时可显示椎板及黄韧带肥厚、小关节增生肥大、椎管及侧隐窝狭窄等情况。

（2）选择性检查

1）脊髓造影：怀疑椎管狭窄、椎管内占位时可选用。

2）电生理和肌电图检查：可协助确定神经损害的范围及程度，观察治疗效果。

3）尿动力学和直肠功能评定：马尾神经受压时应选择。

4. 诊断要点

（1）反复出现的腰腿疼痛为本病的基本症状，劳累后加重，卧床休息可减轻。

（2）腰痛伴下肢麻木、放射痛，腰痛常发生于腿痛之前，也可同时发生，压迫马尾神经时表现为大小便功能障碍。

（3）腹压增高可以加重腰痛和放射性痛。

（4）腰椎棘突旁侧多有局限性压痛点。

（5）腰部僵硬、腰椎活动受限，下肢肌力、浅表感觉减退、反射减退或消失，并按神经根支配区域分布。

（6）直腿抬高试验（Lasegue征）、加强试验、健侧直腿抬高试验或腘绳肌紧张、股神经牵拉试验可呈阳性。

（7）MRI及CT有腰椎间盘突出改变。

5. 鉴别诊断要点

（1）与腰椎管狭窄相鉴别：间歇性跛行是其最突出症状，腰椎过伸试验阳性，主诉多而体征少也是重要特点。CT、MRI和脊髓造影检查可进一步确诊。

（2）与急性腰扭伤相鉴别：多有腰部扭伤病史，腰部疼痛在活动后加重，有明显的放射性疼痛，但不扩散至小腿及足，一般封闭治疗后疼痛症状缓解，Lasegue 征多为阴性，CT 检查无阳性改变。

（3）与腰椎结核相鉴别：腰椎结核早期多为局限性，可刺激邻近的神经根，造成腰痛和下肢放射性痛，并且有结核病的全身反应，腰痛较剧烈，X 线片上可见椎体、椎弓根破坏，侵入椎间隙，CT 扫描可发现椎体早期局限性结核病灶。

（4）与梨状肌综合征相鉴别：为坐骨神经干卡压症状，非坐骨神经根性损伤表现。梨状肌可有局部压痛点并致下肢放射痛，腰部可无压痛。腰椎间盘 CT 检查多无阳性改变。

（5）与马尾肿瘤相鉴别：腰痛呈持续性加重，夜间疼痛明显，MRI 及脊髓造影可明确诊断。

（6）与腰椎不稳相鉴别：腰痛为主，亦可伴有神经根性刺激症状，腰椎侧位、过屈及过伸 X 线片可见椎间不稳及滑脱。

（7）与骶髂部和髋部疾病相鉴别：主要表现为臀部疼痛或髋痛，有时有下腰痛、股前部疼痛及膝部疼痛，检查屈髋屈膝试验和"4"字试验（患者仰卧，一侧下肢伸直，另侧下肢以"4"字形状放在伸直下肢近膝关节处，并　于按住膝关节，另一手按压对侧髂嵴上，两手同时下压。下压时，骶髂关节出现痛者，和（或）者曲侧膝关节不能触及床面为阳性。）多为阳性，一般行骨盆 X 线片和骶髂部或髋部 CT，可以鉴别。

（8）与腹腔和盆腔疾病相鉴别：腹膜后疾病也可引起腰部、下腰部和骶尾部疼痛，有时会向肛周及会阴部放射，检查时应注意腹盆部体征，结合必要的辅助检查鉴别。

6. 确定诊断

（1）反复出现的腰腿疼痛，伴下肢麻木、放射痛、肌力、感觉减退并按神经根区域分布，或伴会阴区麻木、大小便功能异常，Lasegue 征阳性，可初步诊断。

（2）MRI 或 CT 显示腰椎间盘突出改变并与神经定位相符即可确诊。

【治疗方法】

1. 西医治疗

（1）非手术治疗：腰椎间盘突出症症状较轻者可采用保守治疗，一般可收到满意的疗效，主要有卧硬板床休息，辅以理疗和按摩、牵引等常可缓解或治愈。

（2）药物治疗：可选用非甾体抗炎类药物，如塞来昔布 200mg，每天 1～2 次口服；或双氯芬酸（缓释）75～100mg，1 次/天，口服，注意胃肠道、心血管不良反应及出血倾向。以及肌肉松弛剂，如乙哌立松，成人一次 50mg，一天 3 次，饭后口服，可视年龄、症状酌情增减。神经营养药物如维生素 B_1、B_{12}、甲钴胺等。

（3）阻滞疗法：如痛点阻滞、关节突关节阻滞、硬膜外阻滞、选择性神经根造影及阻滞等。

（4）手术治疗：以下情况应考虑手术治疗。

1）诊断明确经非手术治疗无效或症状较重，影响正常的工作、生活者。

2）神经损伤症状明显、广泛，甚至继续恶化，疑有椎间盘纤维环完全破裂，髓核碎片突出至椎管者。

3）中央型腰椎间盘突出有大小便功能障碍者。

4）合并明显的腰椎椎管狭窄症者。

可根据病情选择经皮穿刺椎间盘内治疗技术、标准的椎板部分切除减压、椎间盘切除技术、椎间盘镜技术腰椎显微手术等。

2. 中医治疗　腰椎间盘突出症属中医学"腰腿痛"、"痹证"等范畴。对于无手术指征或身体不能耐受手术者，均可采取中医康复治疗。

（1）中医内治：肝肾亏虚是本病发病的基础，在急性期或初期，治宜活血止痛为主，而慢性期或晚期，治宜补益肝肾，温经通络。常用方剂有舒筋活血汤、蠲痹汤、独活寄生汤、阳和汤等。补肾壮腰丸、活血止痛胶囊等中成药亦常辨证选用。

（2）其他治疗：手法复位治疗是常用治法；针刺取穴以肾俞、腰阳关、大肠俞、委中、昆仑等为主；亦可用牵引、功能锻炼、中药热奄包等外治法。

【风险规避】

1. 误诊防范　腰椎间盘突出症早期常表现为腰痛，常误诊为腰肌劳损、棘上或棘间韧带损伤；有下肢放射性麻痛时，又可能误诊为梨状肌综合征。及时行腰椎 MRI 或 CT、造影等影像学检查可避免误诊。

2. 医患沟通

（1）一般告知

1）注意腰背部保暖，保护腰部，避免腰部剧烈活动及长时间坐、站、弯腰和下蹲。

2）应保持正确的腰部姿势，坐位时应选择有靠背的椅子，休息时应选择硬度合适的床。

3）初次发病或病程较短的患者可绝对卧床休息 3 周，带腰围带逐步下地活动。

4）应在医生指导下，加强腰背肌功能锻炼，减少弯腰负重，维护脊柱稳定性，如：三点支撑法、五点支撑法及飞燕式等。

（2）风险告知：对于症状严重，有明显的下肢感觉减退、马尾神经损害、肌肉萎缩以及严重的间歇性跛行，合并有腰椎峡部裂或椎体滑脱的患者，要积极手术治疗，以免神经压迫坏死不可逆转。

3. 记录要点

（1）记录腰腿痛的部位、持续时间、疼痛性质、有无诱因及缓解因素，上述神经根张力试验有无阳性改变，影像学检查结果。

（2）应注明定期复诊时间，病情严重有手术指征者建议手术治疗并在病历中记录。

（杨志霖　乔　君）

五十、慢性腰肌劳损

【概述】 慢性腰肌劳损为腰痛的常见原因，是腰部肌肉及其附着点筋膜或骨膜的慢性损伤无菌性炎症。一般为急性腰扭伤后治疗不当、长期弯腰劳动、腰椎先天或后天畸形或腰椎骨、关节、韧带退行性改变发展而来。

【诊断步骤】

1. 问诊要点

（1）腰部有无扭伤病史。

（2）有无长期从事弯腰、固定坐位或负重工作，或在湿冷环境中工作。

（3）腰部有无广泛酸痛，在活动或劳累、风寒湿时加重，休息或保温后减轻。

（4）是否不能久坐或久站，经常要变换体位。

2. 体检要点

（1）腰肌的骶骨或髂骨附着处或腰肌其他部位有无紧张、压痛。

（2）腰部活动有无受限。

（3）单侧或双侧骶棘肌有无痉挛征。

（4）手法按摩或叩击腰背部后疼痛有无减轻。

3. 辅助检查

（1）一般检查：腰椎正侧位片了解腰椎前凸有无变化，椎体有无病变，椎管、椎间孔有无狭窄等。

（2）选择性检查：腰椎间盘 CT、磁共振成像（MRI），主要用于鉴别诊断。

4. 诊断要点

（1）既往有腰部扭伤病史，或长期从事弯腰、固定坐位、负重工作。

（2）有广泛性腰背疼痛，髂腰部或腰大肌外沿有压痛点。

（3）腰部伸肌紧张，前屈活动明显受限。

（4）X 线无阳性改变。

5. 鉴别诊断要点

（1）与棘上、棘间韧带劳损相鉴别：压痛点在棘突上，可扪及局部的棘上、棘间韧带凹陷。慢性腰肌劳损无此阳性体征，压痛点多不在脊柱线上。

（2）与骶髂劳损相鉴别：常有急性发作，发病原因多与急性扭伤或长时间在不良姿势下劳动有关。急性发作时，下腰一侧疼痛严重，放射至臀部或腹股沟区，但不至小腿坐骨神经分布区。而慢性腰肌劳损为广泛性腰背疼痛。

（3）与第 3 腰椎横突综合征相鉴别：第 3 腰椎横突尖部有压痛，有的患者压痛范围广泛，或无明显的固定压痛点。疼痛为牵扯样或酸痛状。症状重者还可有下肢放射性疼痛，直至膝以上，极少数病例疼痛可延及小腿的外侧，但并不因腹压增高而加重。

（4）与腰椎间盘突出症相鉴别：腰椎间盘突出症常伴有腰痛，但严重者常伴有下肢放射性疼痛、麻木，腰椎间盘 CT、MRI 可予鉴别。

6. 确定诊断

（1）慢性反复发生的广泛性腰背部疼痛，有慢性劳损或腰扭伤病史，髂腰部或腰大肌外沿有压痛点、腰椎前屈受限，X 线检查无阳性发现，即可确定诊断。

（2）极少数病例尚需与上述腰椎间盘突出症、棘上棘间韧带等疾病相鉴别。

【治疗方法】

1. 西医治疗

（1）一般治疗：以保守治疗为主，方法有很多，但主要以消除病因、协调平衡、镇痛、活血化瘀、防止复发为治疗原则。可应用按摩、理疗、热敷结合药物治疗、中医康复治疗等多能迅速缓解。

（2）药物治疗：可选用非甾体抗炎类药物如塞来昔布 200mg，每天 1～2 次口服；或双氯芬酸（缓释）75～100mg，1 次/天，口服，注意胃肠道、心血管不良反应。肌肉松弛剂，如乙哌立松，成人一次 50mg，一天 3 次，饭后口服，可视年龄、症状酌情增减。

（3）糖皮质激素封闭疗法：急性疼痛难以忍受时可针对压痛点采用糖

皮质激素和局部麻醉药混合后局部封闭，每周1次，3次为1疗程。通常选用短效或中效糖皮质激素，不宜应用长效糖皮质激素，更不宜频繁使用。

2. 中医治疗 慢性腰肌劳损属中医学"腰痛"、"筋伤"等范畴。临床上中医康复理疗是重要的治疗手段。

（1）中医内治：临床辨证先分虚实，常见有肝肾亏虚证、气滞血瘀证、风寒湿证、湿热证等证型。治以舒筋活络，理气止痛为主，辨证辅以补肾强筋、祛邪、活血化瘀等治法。常用方剂有独活寄生汤、身痛逐瘀汤、羌活胜湿汤、二妙散等。尪痹片、四妙丸、活血止痛胶囊等中成药亦常辨证选用。

（2）其他治疗：理筋手法是本病主要治疗手段之一，常用有推法、拿法、揉法、按法、滚法、拨法、扳法等；针刺取穴以肾俞、腰阳关、委中、承山等为主；亦可用红外线治疗、拔罐、中频、直流电中药离子导入等外治法。

【风险规避】

1. 误诊防范 腰椎间盘突出症早期也常表现为腰痛，之后逐渐出现下肢放射性疼痛、麻木。因此，慢性腰肌劳损容易误诊为腰椎间盘突出症，必要时行腰椎间盘CT、MRI即可避免误诊。

2. 医患沟通

（1）一般告知

1）适当休息，避免久坐久站、长时间弯腰负重和湿冷环境中工作。无法避免者应养成间歇休息习惯。指导患者康复锻炼的方法。

2）加强腰背肌功能锻炼，减少弯腰负重，维护脊柱稳定性，如：三点支撑法、五点支撑法及飞燕式等。

（2）风险告知

1）本病为慢性劳损所致，可反复发作，严重者可最终进展为腰椎间盘突出症。

2）长期应用糖皮质激素可发生皮肤萎缩、色素沉着、诱发或加重感染、诱发精神症状或产生依赖等不良反应，严重者甚至引起骨质疏松、股骨头坏死。

3. 记录要点

（1）详细记录腰痛的部位、程度，双下肢肌力、感觉和运动情况。

（2）记录使用糖皮质激素封闭治疗指征、药物名称及疗效，记录复诊时间。

（乔　君　张妙兴）

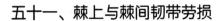

五十一、棘上与棘间韧带劳损

【概述】 胸段棘上韧带纤细，腰段又增宽，故胸段棘上韧带损伤多见。腰 5～骶 1 处一般无棘上韧带，且处于活动的腰椎和固定的骶椎之间，受力最大，因此此处棘间韧带损伤多见。

【诊断步骤】

1. 问诊要点

（1）有无胸腰部外伤史。

（2）有无长期从事弯腰负重工作，以及不良的体位姿势。

（3）既往有无腰椎增生、骨质疏松、陈旧性腰椎骨折等腰椎退变病史。

2. 体检要点

（1）棘突间后正中线处有无局限性压痛，是否可扪及局部凹陷。

（2）腰部有无活动受限。

（3）弯腰或伸腰时腰痛有无加重。

（4）下肢有无感觉异常及肌力下降。

3. 辅助检查

（1）一般检查：腰椎 X 线片常无明显阳性改变，部分可发生合并腰椎退变，棘上、棘间韧带损伤在局部封闭后摄过屈位片，可见椎间隙后部增宽。

（2）选择性检查：棘间韧带造影、磁共振成像（MRI）可发现棘间韧带损伤，但价格昂贵，应视病情选择。

4. 诊断要点

（1）有胸腰部外伤史或长期从事弯腰负重工作，以及不良的体位姿势（如低头弯腰工作）。

（2）腰前屈位出现疼痛，前屈活动受限。

（3）棘突间后正中线处局限性压痛并可扪及局部棘上韧带缺如。

（4）X 线片无明显阳性改变，棘间韧带造影可发现棘间韧带损伤。

5. 鉴别诊断要点

（1）与腰椎间盘突出症相鉴别：腰椎间盘突出症也有棘突上及棘间压痛，但压痛不是局限性并且不可扪及局部棘上韧带缺如，腰椎间盘 CT 可以鉴别。

（2）与腰椎不稳、椎弓崩裂及腰椎滑脱相鉴别：腰椎不稳、椎弓崩裂及腰椎滑脱均可加重棘上及棘间韧带损伤，但 X 线及 CT 都有阳性改变。

6. 确定诊断

（1）患者有胸腰部前屈位的外伤或劳损病史，棘突间后正中线处有局限性压痛，或可扪及局部凹陷，封闭试验可迅速缓解，X线检查无阳性改变，即可初步诊断。

（2）棘间韧带造影和MRI发现棘间韧带损伤可确诊。

【治疗方法】

1. 西医治疗

（1）一般治疗：继发于其他疾病所致的棘上与棘间韧带损伤，应积极处理原发病，对于因工作所致者，应避免长时间固定及不良姿势并加强腰背肌锻炼。

（2）药物治疗：可选用非甾体抗炎类药物，如塞来昔布200mg，每天1～2次口服；或双氯芬酸（缓释）75～100mg，1次/天，口服，注意胃肠道、心血管不良反应及出血倾向。肌肉松弛剂，如乙哌立松，成人一次50mg，一天3次，饭后口服，可视年龄、症状酌情增减。

（3）糖皮质激素封闭治疗：疼痛剧烈且有明确的固定压痛点可采用醋酸氢化可的松或醋酸泼尼松龙与利多卡因混合后于压痛点处局部注射，每周1次，一疗程不超过3次。压痛点广泛且无固定者不宜用。

（4）手术治疗：对于长期保守治疗无效者，可考虑采用手术修补损伤韧带。

2. 中医治疗 棘上与棘间韧带损伤属中医学"筋伤"、"腰背痛"等范畴，对于保守治疗者，可应用中医康复治疗以改善症状。

（1）中医内治：临床辨证先分表里、虚实，常见证有外邪袭表证、湿热证、血瘀证、肝肾亏虚证等。治以舒筋止痛为主，辨证辅以祛邪、活血、补益等治法。常用方剂有九味羌活汤、四妙散、桃红四物汤、独活寄生汤等。九味羌活丸、活血止痛胶囊、疼痛片等中成药亦常辨证选用。

（2）其他治疗：推拿手法治疗是本病的主要治疗手段，亦可配合针刺、红外线治疗、中频、穴位注射、中药热敷等外治法。

【风险规避】

1. 误诊防范 棘上及棘间韧带损伤易与腰椎间盘突出症混淆，腰椎间盘突出症也有棘突上及棘间压痛，但压痛不是局限性并且不可扪及局部棘上韧带缺如。过屈位X线检查及腰椎间盘CT可以鉴别。

2. 医患沟通

（1）一般告知：适当休息，避免久坐久站、长时间弯腰工作或习惯性姿势不良，尽量不穿高跟鞋，进行合理的康复锻炼和按摩，或者理疗。

（2）风险告知

1）本病为慢性劳损所致，可反复发作，有时可致限制性体位而影响工作和生活。

2）长期应用糖皮质激素可发生皮肤萎缩、色素沉着、诱发或加重感染、诱发精神症状或产生依赖等不良反应，严重者甚至引起骨质疏松、股骨头坏死。

3. 记录要点

（1）记录疼痛的部位、程度，肢体肌力、感觉和运动情况。

（2）记录激素封闭治疗的指征、药物名称及疗效。

（张妙兴　王海峰）

五十二、第三腰椎横突综合征

【概述】　第三腰椎横突综合征是由于第三腰椎横突最长，且水平位伸出，是腰部牵张应力的中心，因此最容易受外力作用，在活动中常与附近软组织发生摩擦、牵拉和压迫，随后产生一系列症状。本病好发于青壮年体力劳动者，常有腰部外伤史。

【诊断步骤】

1. 问诊要点

（1）腰部有无外伤或慢性劳损病史。

（2）有无单侧或双侧腰痛，甚至放射至臀部、大腿后外侧、膝下或下腹部。

2. 体检要点

（1）第三腰椎横突尖端处有无明显压痛，或局部可触及硬结。

（2）直腿抬高试验、加强试验是否阳性。

（3）腰部前屈活动是否受限。

（4）下肢有无感觉异常及肌力下降。

3. 辅助检查

（1）一般检查：腰椎正侧位 X 线片，可发现腰椎横突肥大。

（2）选择性检查：腰椎 CT、磁共振成像（MRI），主要用于鉴别诊断。

4. 诊断要点

（1）青壮年体力劳动者，常有腰部外伤或慢性劳损病史。

（2）程度和性质不一的腰痛，可放射至同侧下肢，直腿抬高试验可阳性，但加强试验阴性。

（3）第三腰椎横突尖端处压痛明显，腰部前屈活动明显受限。

（4）X线检查提示第三腰椎横突肥大、畸形、双侧不对称。

（5）局部封闭可使疼痛症状缓解或消失。

5. 鉴别诊断要点

（1）与腰椎间盘突出症相鉴别：第三腰椎横突综合征加强试验阴性，且无下肢感觉麻木，腰椎正侧位X线片可见第三腰椎横突肥大，CT检查无特殊性改变。

（2）与棘上及棘间韧带损伤相鉴别：棘突间后正中线处局限性压痛并可扪及局部棘上韧带缺如，而腰椎第三横突综合征为第三腰椎横突尖端处压痛明显，棘上、棘间韧带损伤在局部封闭下摄过屈位片，可见椎间隙后部增宽。

（3）与慢性腰肌劳损相鉴别：慢性腰肌劳损有广泛性腰背疼痛，髂腰部或腰大肌外沿有压痛点。X线片提示横突没有异常改变，而腰椎第三横突综合征为第三腰椎横突尖端处压痛明显。

6. 确定诊断

（1）青壮年体力劳动者，慢性腰痛，有腰部外伤或慢性劳损病史，检查见第三腰椎横突尖端处有明显压痛，可触及条索状硬结，激素封闭试验治疗可迅速缓解即可确定诊断。

（2）不典型病例需排除腰椎间盘突出症和椎管狭窄等病变才能确诊。

【治疗方法】

1. 西医治疗

（1）一般治疗：可采用理疗、休息、按摩及限制腰部活动等。

（2）药物治疗：可选用非甾体抗炎类药物，如塞来昔布200mg，每天1～2次口服；或双氯芬酸（缓释）75～100mg，1次/天，口服，注意胃肠道、心血管不良反应及出血倾向。肌肉松弛剂，如乙哌立松，成人一次50mg，一天3次，饭后口服，可视年龄、症状酌情增减。

（3）糖皮质激素封闭治疗：一般治疗无效，症状较重者可采用短效糖皮质激素（如醋酸氢化可的松）和局麻药利多卡因混合后局部封闭治疗，每周1次，3次为1疗程。尽量不使用长效糖皮质激素，亦不可频繁注射。第三腰椎横突为腰大肌、腰方肌、骶棘肌的起止点，多为痛点所在，平脐水平骶棘肌外缘可触摸及，长针注射疗法常可取得良效。

（4）手术治疗：症状重，时间长，有明显的神经卡压征，经保守治疗无效者，可手术将横突部位挛缩的筋膜、肌腱切断，松解神经血管束的卡压。

2. 中医治疗　第三腰椎横突综合征属中医学"腰腿痛"、"腰痛"等范畴，临床上多可配合中医康复治疗，以减轻症状及增强体质。

(1) 中医内治：临床辨证需分虚实，常见有肾阳虚证、肾阴虚证、淤血阻滞证、寒湿腰痛等证型。治以舒筋止痛为主，辨证辅以补肾强筋、活血化瘀、散寒除湿等治法。常用方剂有补肾活血汤、知柏地黄丸、地龙散、独活寄生汤等。

(2) 其他治疗：手法推拿治疗是常用治法之一；针刺取穴以阿是穴、肾俞、环跳、秩边、委中等为主；亦可用膏药外敷、煎膏调配、中频等外治法。

【风险规避】

1. 误诊防范　第三腰椎横突综合征易误诊为腰肌劳损或腰椎间盘突出症，要注意鉴别压痛点；另外第三腰椎横突综合征直腿抬高试验加强试验阴性，且无下肢感觉麻木症状。

2. 医患沟通

(1) 一般告知：选择正确的坐姿和站姿，避免在固定的体位和姿势下较长时间工作，加强腰背肌功能锻炼，提高腰肌耐受力，维护脊柱稳定性。

(2) 风险告知

1) 若合并有下肢麻木、腰腿疼痛等症状，应及时复诊，以排除椎间盘突出症等其他病变。

2) 激素封闭治疗有导致局部色素沉着、继发感染、骨质疏松、电解质紊乱、诱发精神症状等诸多不良反应，应严格把握适应证，控制应用。

3. 记录要点

(1) 详细记录腰痛的诱因、发病的情况及有无伴随症状，如：间歇性跛行、下肢麻木等症状；腰部压痛点及腰部活动情况；相关辅助检查阳性结果。

(2) 记录激素封闭治疗的指征、药物名称及疗效。

(乔　君　王海峰)

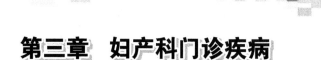

第三章 妇产科门诊疾病

一、自然流产

【概述】 妊娠不足 28 周、胎儿体重不足 1000g 而自行终止者，称为自然流产。根据妊娠周数，小于 12 周者称为早期流产，大于或等于 12 周者称为晚期流产。按自然流产的不同发展阶段，临床可分为以下类型：先兆流产、难免流产、不全流产和完全流产。还有 3 种特殊类型：稽留流产、复发性流产和流产合并感染。

【诊断步骤】

1. 问诊要点

（1）停经情况，末次月经起止时间、量、与既往月经有无差别，有无避孕等。

（2）腹痛的诱因、时间、部位、性质、放射性、缓解因素、疼痛程度变化过程。

（3）阴道流血的时间、量、颜色、气味、有无蜕膜或肉样组织物排出、血量变化过程。

（4）伴随症状中有无发热、恶心、呕吐、头晕、胸闷、乏力、尿频、白带异味等。

（5）有无不良孕产史、生殖器官畸形、全身性疾病、内分泌异常、免疫功能异常、吸烟酗酒等不良习惯、辅助生殖技术后等病史。尚需了解其配偶有无异常疾病，环境因素如何等。

2. 体检要点

（1）测量患者体温、血压、脉搏、呼吸。

（2）体查患者发育情况、有无贫血貌、甲状腺有无肿大、心肺情况、腹部平坦或隆起、有无胎心音、压痛等。

（3）妇科检查了解外阴发育情况；阴道有无流血、颜色、血量；宫颈口闭合或扩张、有无血液或羊水自宫口流出、有无宫颈赘生物、妊娠物堵塞宫口等。根据病情需要进行双合诊（疑为先兆流产要求保胎者尽量避免），了解子宫大小与孕周是否相符、有无压痛；双侧附件区有无肿块及压痛。

3. 辅助检查

（1）一般检查

1）尿绒毛膜促性腺激素（hCG）：阳性，提示妊娠。

2）血 β-hCG：连续监测了解胎儿生长发育情况，正常妊娠 6～8 周时每日应以 66% 的速度增长，若低值或下降考虑流产，高值警惕妊娠滋养细胞疾病。

3）血孕酮：大于 25ng/ml 提示正常妊娠可能性大，小于 5ng/ml 提示宫内妊娠流产或异位妊娠，10～25ng/ml 提示孕酮水平偏低，不能确定是否正常妊娠。

4）妇科 B 超或阴道 B 超：确定是否宫内妊娠，胚胎存活。

（2）选择性检查

1）血糖：若升高，进一步检查是否存在糖尿病。

2）凝血功能：增高提示血栓前状态。

3）甲状腺功能：了解有无甲状腺功能亢进或减退。

4）优生四项：了解有无弓形虫、风疹病毒、巨细胞病毒、单纯疱疹病毒感染。

5）雌激素：可作为妊娠监测指标，持续低水平或下降提示胚胎发育不良。

6）催乳素：内分泌异常、高危孕产史者可作检测。

7）抗精子抗体、抗人绒毛膜促性腺激素抗体、抗子宫内膜抗体、抗卵巢抗体、抗心磷脂抗体、封闭抗体：了解有无免疫紊乱。

8）妇科彩超或阴道彩超：普通 B 超难以确诊是否宫内活胎时选择检查。

9）阴道后穹隆分泌物胎儿纤维连接蛋白检测：20 周后腹痛患者选用，判断是否需用宫缩抑制剂，避免过度用药。

10）染色体检查：多次自然流产者可做检查，了解胚胎或夫妇双方有无染色体异常。

11）病理检查：可疑组织送检了解是否为绒毛，判断是否宫内妊娠流产。

4. 诊断要点　自然流产的临床表现主要是停经后阴道流血和下腹部阵发性疼痛。

（1）先兆流产：阴道流血和（或）腹痛轻微，宫颈口闭合，胎膜未破，B 超提示宫内活胎。

（2）难免流产：在先兆流产基础上症状加重，宫颈口已扩张，有时可见妊娠组织堵塞于宫颈口内，或出现胎膜破裂，B超可能见胚胎或孕囊已在子宫下段，流产已不可避免。

（3）不全流产：难免流产继续发展，部分妊娠物已排出，仍残留部分于宫腔。一般阴道流血量多，腹痛难忍，宫颈口已扩张，宫颈口有残留妊娠组织堵塞及持续性血液流出，B超示宫腔已无完整胚胎或孕囊。

（4）完全流产：妊娠物已完全排出宫腔，阴道流血减少，腹痛减轻，宫颈口已关闭，子宫接近正常大小，B超示宫腔内未见妊娠组织。

（5）稽留流产：胚胎或胎儿已亡，滞留在宫腔未能自然排出。宫颈口闭合，子宫可较停经周数小，胎心消失，B超提示胚胎已亡。

（6）复发性流产：指与同一性伴侣连续遭受 2 次或 2 次以上的自然流产，国内仍把 3 次或 3 次以上的自然流产称为习惯性流产。

（7）流产合并感染：流产过程中，合并出现发热、宫体压痛、阴道分泌物异味、血白细胞计数升高等提示宫腔感染，严重者可扩展至盆腔、腹腔甚至全身，并发盆腔炎、腹膜炎及感染性休克。

5. 鉴别诊断要点

（1）与异位妊娠相鉴别：一般为少于月经量的不规则阴道流血，常为一侧下腹部隐痛或酸胀感，可伴有肛门坠胀感。血孕酮多数在 $10\sim25ng/ml$ 之间，血 β-hCG 的倍增时间大于 7 日诊断可能性大。妇科 B 超示宫腔内未探及妊娠囊，宫旁探及异常包块，甚至见胚芽及原始心管搏动。血腹症时后穹隆穿刺可抽出暗红色不凝血。

（2）与葡萄胎相鉴别：多为不规则阴道流血，子宫异常增大及变软，无胎心音，B超见无妊娠囊及胎心搏动，宫腔内可呈"落雪状"或"蜂窝状"。血 β-hCG 值明显高于正常孕周值，病理检查可明确诊断。

（3）与功能失调性子宫出血相鉴别：不规则阴道流血，一般无停经及腹痛，尿及血 β-hCG 阴性，B超未见宫腔异常。

（4）与急性盆腔炎相鉴别：腹痛症状相似，常伴有异常阴道分泌物，无停经及阴道流血。宫颈举痛，宫体压痛，尿及血 β-hCG 阴性，血白细胞计数可升高，B超未见宫内妊娠。

（5）与急性阑尾炎相鉴别：转移性及持续性右下腹痛是该病的典型症状，右下腹有固定压痛点。无停经、阴道流血、休克体征，血 β-hCG 阴性，B超示子宫附件未见异常，阑尾区可能见肿块。

（6）与妊娠合并子宫颈息肉相鉴别：妊娠妇女，反复出现阴道流血，无腹痛，容易误诊为先兆流产。但妇科检查见子宫颈息肉样赘生物出血，必要时行摘除术，术后不再出现阴道流血，可印证此诊断。

(7) 与妊娠合并子宫颈癌相鉴别：妊娠妇女，反复出现阴道流血，可伴有腹痛，妇科检查宫颈可见菜花状赘生物出血，病理检查可明确诊断。

(8) 与出血性输卵管炎相鉴别：多有宫腔操作史，无停经史，有阴道流血及腹痛，发热早期出现，炎性体征为主，很少发生休克。血白细胞计数升高、血 β-hCG 阴性，B超提示输卵管增粗、内径扩张。

6. 确定诊断

(1) 具有停经、腹痛和（或）阴道流血的临床表现。

(2) hCG 阳性，B 型超声提示宫内妊娠即可确诊。

(3) 根据临床表现的不同，胚胎是否存活及排出宫腔，有无并发宫腔感染，可确定流产的类型。

【治疗方法】

1. 西医治疗

(1) 先兆流产

1) 一般治疗：心理安慰，卧床休息，营养饮食，禁止性生活。

2) 药物治疗：可选择①黄体酮 10～20mg，每天或隔天 1 次肌注；②hCG 1000～2000IU，每天或隔天 1 次肌注；③维生素 E100mg，2～3 次/天，口服；④抑制宫缩，需静脉使用硫酸镁、利托君等药物时，必须住院治疗。甲状腺功能低下者补充甲状腺素片。

3) 监测随访：动态测定血 β-hCG，1～2 周复查 B 超。

(2) 难免流产：一旦确诊，尽快行清宫术。清宫术为 II 类切口，手术部位存在大量人体寄殖菌群，手术时可能污染手术部位导致感染，故此类手术通常需预防用抗菌药物。应选用对肠道革兰阴性菌和脆弱拟杆菌等厌氧菌的抗菌药物，如第一、二代头孢菌素联合或不联合甲硝唑，或多西环素，若患者对 β-内酰胺类抗菌药物过敏，可用克林霉素＋氨基糖苷类，或氨基糖苷类＋甲硝唑。给药途径大部分为静脉输注，仅有少数为口服给药，术前 1～2 小时开始给药，用药时间为 24 小时。

(3) 不全流产：一旦确诊，尽快行清宫术。

(4) 完全流产：无特殊情况不需要处理。

(5) 稽留流产：纠正凝血功能障碍后，尽快排出妊娠物。子宫＜12 孕周者，可行刮宫术；子宫≥12 孕周者，可使用米非司酮加米索前列醇，或静脉滴注缩宫素促使胎儿、胎盘排出。

(6) 复发性流产：完善检查明确病因，对因治疗。如甲状腺功能低下者应在孕前及整个孕期补充甲状腺素；黄体功能不全者应补充孕激素至 12 周；黏膜下肌瘤者可行宫腔镜下摘除术；抗磷脂抗体阳性者可在确定妊娠后使用小剂量阿司匹林 50～75mg/d，和（或）低分子肝素 5000IU，

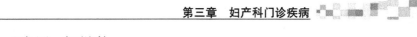

1～2 次/天，皮下注射。

（7）流产合并感染：诊断盆腔感染、发热等感染症状明显者，应全身应用抗菌药物，药物应覆盖需氧菌、厌氧菌、沙眼衣原体及支原体等病原微生物。用药前尽量采取血、尿、宫颈管分泌物和盆腔脓液等标本做病原学检测，结果出来前先经验用药，获知病原菌检查结果后，应参考药敏结果及治疗反应调整用药。症状严重者初始治疗时静脉给药，病情好转后可改为口服，剂量应足够，疗程宜 14 天。宜选药物有二代或三代头孢菌素类＋甲硝唑/替硝唑＋多西环素/阿奇霉素，或青霉素类＋甲硝唑/替硝唑＋多西环素/阿奇霉素，或氧氟沙星/左氧氟沙星＋甲硝唑/替硝唑。感染控制后，尽快清除宫腔内残留妊娠物。

2. 中医治疗 自然流产属中医学"胎漏"、"胎动不安"、"小产"、"滑胎"等范畴，临床上针对先兆流产及流产后修复，可积极配合中医康复治疗，以期保胎或调理气血。

（1）中医内治：先兆流产临床常见有肾虚证、气血虚弱证、血热证、跌仆伤胎证等证型，治以安胎为主，辨证辅以固肾、益气、补血、滋阴清热等治法。常用方剂有寿胎丸、胎元饮去当归、保阴煎、圣愈汤等。流产后调理或复发性流产临床常见有肾虚证、脾肾两虚证、气血虚弱证、阴虚血热证等证型，治以调理气血为主，辅以补肾、健脾、养血、滋阴等治法。常用方剂有补肾固冲丸、温土毓麟汤、八珍汤、两地汤等。滋肾育胎丸、孕康颗粒、八珍益母胶囊等中成药亦常辨证选用。

（2）其他治疗：不宜用针灸治疗。

【风险规避】

1. 误诊防范

（1）对于以发热、腹痛、阴道流血、月经异常、呕吐等就诊的育龄女性，均应行 hCG 检查排除妊娠相关疾病。

（2）动态的病情监测，主要是血 β-hCG 和 B 型超声的复查。妊娠是不断进展的过程，在诊断和治疗过程中也需要不断的评估和调整治疗方案，盲目的一味保胎可能延误稽留流产诊断。

（3）提高对异常妊娠的诊断能力，特别是异位妊娠和葡萄胎。在清宫术中未能仔细观察是否有绒毛，可能漏诊异位妊娠。对可疑宫腔组织未进行病理检查，可能漏诊葡萄胎。

（4）复发性流产病因复杂，避免误诊误治，首先要加强对免疫性因素如抗精子抗体、封闭抗体等的认识，还要积极开展相关项目的检查。

（5）重视基本操作，如妇科检查。对于阴道流血患者，常规行妇科检查可鉴别出血部位，以免误诊宫颈疾病等导致的阴道流血。

2. 医患沟通

（1）一般告知：保胎者需卧床休息、禁性生活。做检查前应充分告知患者检查的必要性及安全性，取得患者同意。出现腹痛加重、阴道流血增多等不适症状立即就医。

（2）风险告知

1）流产是动态发展的过程，尤其是先兆流产保胎者，必须告知可能保胎失败、感染、后期检查发现胎儿畸形等。

2）早期 B 超未能提示宫内妊娠时，必须告知患者有可能为异位妊娠。

3）需要静脉输液者，告知输液的不良反应，如发热反应、急性肺水肿、过敏反应、静脉炎等。

3. 记录要点

（1）记录腹痛、阴道流血的动态过程及治疗措施，停经史及孕产史也应记录。

（2）记录复诊时间，对于腹痛严重、阴道流血的有保胎意愿患者，建议住院并在病历中记录，拒绝者应当签字。

（李　杰　陈　燕）

二、异位妊娠

【概述】　受精卵在子宫体腔以外着床称为异位妊娠，发生部位约95％在输卵管，其他有卵巢、宫颈、腹腔、阔韧带、宫角、残角子宫、剖宫产后子宫瘢痕等。异位妊娠是妇科常见的急腹症之一，临床表现与许多急腹症相似，需进行仔细鉴别。

【诊断步骤】

1. 问诊要点

（1）停经情况，平素月经周期、经量，末次月经时间、量，与既往月经有无差异，有无避孕及采取方式。

（2）腹痛的时间、诱因、部位、性质、放射性、有无缓解因素、变化情况。

（3）阴道流血的时间、量、颜色、气味、有无蜕膜或肉样组织物排出。

（4）伴随症状中有无恶心、呕吐、晕厥、胸痛、腹胀、腹泻、尿痛、血尿、白带异常等。

（5）有无异位妊娠、慢性盆腔炎、剖宫产、辅助生殖技术后等病史。

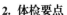

2. 体检要点

（1）注意患者一般情况，特别是血压、脉搏、呼吸、心率、神志。

（2）全身检查患者是否有面色苍白、皮肤湿冷、腹肌软或紧、腹部饱满、包块、最明显压痛点、移动性浊音、肠鸣音等。

（3）妇科检查了解外阴、阴道情况，特别是后穹隆触痛、饱满，宫颈举痛、摇摆痛，子宫大小、压痛，附件压痛、包块等。

3. 辅助检查

（1）一般检查

1）尿绒毛膜促性腺激素（hCG）：阳性。

2）妇科 B 超或阴道 B 超：宫内未见孕囊，宫旁见包块，甚至见胚芽及原始心管搏动。

（2）选择性检查

1）血常规：白细胞计数正常或稍高，红细胞计数及血红蛋白下降提示异位妊娠流产或破裂可能。

2）血孕酮：多数在 10～25ng/ml 之间。

3）血 β-hCG：若倍增时间大于 7 日诊断异位妊娠可能性极大，倍增时间小于 1.4 日异位妊娠可能性极小。

4）妇科彩超或阴道彩超：普通 B 超难以清楚诊断，需进一步检查时选用。

5）阴道后穹隆穿刺术：简单可靠，选用于有盆、腹腔积液的患者，若抽出暗红色不凝血提示血腹症。

6）诊刮术＋病理检查：在阴道流血多或不能明确妊娠部位时选用，见绒毛可明确宫内妊娠。

7）宫腔镜检查：适用于不规则阴道流血者，一般结合诊刮术选用。

8）腹腔镜检查：异位妊娠诊断的金标准，诊断兼治疗，但需住院。

4. 诊断要点

（1）多有 6～8 周的停经史，有些不规则阴道流血误认为月经，但一般比月经量少。

（2）腹痛常表现为一侧下腹隐痛或酸胀感，当发生流产或破裂时为突感一侧下腹部撕裂样疼痛。常伴有肛门坠胀感，由于血液扩散，可引起上腹部、胸部、肩胛部放射痛。

（3）贫血症状较重而外出血量较少；后穹隆触痛、饱满；宫颈举痛、摇摆痛；子宫正常大小，内出血多时漂浮感；附件区可能扪及包块、压痛。

（4）血 β-hCG 的倍增时间大于 7 日诊断可能性极大，血孕酮多数在

10～25ng/ml 之间。

（5）妇科 B 超宫腔内未探及妊娠囊，宫旁探及异常包块，甚至见胚芽及原始心管搏动。注意妊娠囊在膨大的宫颈管内、在剖宫产术后患者的子宫峡部前壁等特殊部位的异位妊娠。当血 β-hCG＞2000IU/L，阴道 B 超宫内未见妊娠囊时，异位妊娠诊断基本成立。

（6）阴道后穹隆穿刺抽出暗红色不凝血说明血腹症存在，更加支持异位妊娠诊断，但阴性时不能排除。

（7）腹腔镜可直视盆腔，是诊断异位妊娠的金标准，而且可鉴别其他急腹症，亦可在确诊的同时行手术治疗。

5. 鉴别诊断要点

（1）与早期妊娠流产相鉴别：腹痛一般为下腹正中的阵发性腹痛，阴道排出物中可能见到绒毛和蜕膜组织，贫血症状与外出血量相符。无内出血体征，子宫增大与停经周数相符。孕囊未排前 B 超宫内有妊娠囊，孕囊排出后监测血 β-hCG 下降。

（2）与黄体破裂相鉴别：多发生于月经后半周期，无停经及阴道流血，腹痛及贫血症状与异位妊娠相似。但血 β-hCG 阴性，B 超可见附件区包块，内无妊娠囊及原始心管搏动。

（3）与急性盆腔炎相鉴别：好发于性活跃期妇女，下腹痛伴发热、白带异常等，无停经及阴道流血。妇科检查宫颈举痛或子宫压痛或附件压痛。检验结果提示感染而非内出血，血 β-hCG 阴性。B 超未见异常，或盆腔积液，或附件低回声区、肿块形成。后穹隆穿刺可能为渗出液或脓液。

（4）与卵巢囊肿蒂扭转相鉴别：无停经及阴道流血，突发的剧烈持续性一侧下腹痛，活动后加剧，无内出血体征。附件区可能触及卵巢肿块，蒂部压痛明显。血 β-hCG 阴性，B 超一侧附件区低回声区，边缘清晰，有条索状蒂。

（5）与卵巢子宫内膜异位囊肿破裂相鉴别：无停经史，多有继发性渐进性痛经。血 β-hCG 阴性，后穹隆穿刺抽出巧克力样液体，结合 B 超一般诊断不难。

（6）与出血性输卵管炎相鉴别：症状与输卵管妊娠非常相似，鉴别困难。多有宫腔操作史，无停经史，发热早期出现，炎性体征为主，很少发生休克。血白细胞计数升高、血 β-hCG 阴性，B 超提示输卵管增粗、内径扩张。

（7）与急性阑尾炎相鉴别：转移性及持续性右下腹痛是该病的典型症状，右下腹有固定压痛点。无停经、阴道流血、休克体征，血 β-hCG 阴性，B 超子宫附件未见异常，阑尾区可能见肿块。

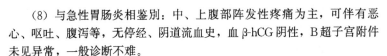

（8）与急性胃肠炎相鉴别：中、上腹部阵发性疼痛为主，可伴有恶心、呕吐、腹泻等，无停经、阴道流血史，血 β-hCG 阴性，B超子宫附件未见异常，一般诊断不难。

6. 确定诊断

（1）具有停经、腹痛、阴道流血的典型临床表现，妇科检查后穹隆触痛、饱满，宫颈举痛或摇摆痛，子宫旁触及压痛包块，可初步诊断。

（2）hCG 阳性，B 型超声提示宫腔内未探及妊娠囊，若宫旁探及异常低回声区，且见胚芽及原始心管搏动，可确定诊断。若宫旁探及混合回声区，子宫直肠窝有游离暗区，虽未见胚芽及胎心搏动，也应高度怀疑异位妊娠。

（3）子宫腔以外部位的病理切片见到绒毛可最终确诊。

【治疗方法】

1. 西医治疗 疑诊异位妊娠者应当住院进一步诊治，一旦确诊行药物或手术治疗。

（1）药物治疗：采用化学药物治疗，全身用药常用甲氨蝶呤。主要适用于早期输卵管妊娠、要求保存生育能力的年轻患者。药物治疗必须符合下列条件：①无药物治疗的禁忌证；②输卵管妊娠未发生破裂；③妊娠囊直径＜4cm；④血 β-hCG＜2000IU/L；⑤无明显内出血。主要的禁忌证为：①生命体征不稳定；②异位妊娠破裂；③妊娠囊直径≥4cm 或≥3.5cm 伴胎心搏动。

（2）手术治疗：分为保留患侧输卵管的保守手术和切除患侧输卵管的根治性手术，可经腹或经腹腔镜完成，其中腹腔镜手术是治疗异位妊娠的主要方法。主要适应证为：①生命体征不稳定或有腹腔内出血征象者；②诊断不明确而症状严重生命体征不稳定者；③异位妊娠有进展者（如血 β-hCG＞3000IU/L 或持续升高、有胎心搏动、附件区大包块等）；④随诊不可靠者；⑤药物治疗有禁忌证或无效者。

2. 中医治疗 异位妊娠属中医"癥瘕"、"妊娠腹痛"、"胎漏"等范畴，临床上应在专科诊治的基础上，针对保守治疗者，可配合中药杀胚消癥治疗。

（1）中医内治：临床可分为未破损期和已破损期，未破损期常见有胎元阻络证、胎瘀阻滞证等证型，多实证；已破损期常见有气血亏脱证、气虚血瘀证、瘀结成癥证等证型，多虚证。治以活血化瘀，消癥杀胚为主，辨证辅以益气、养血等治法。常用方剂有异位妊娠Ⅰ号方、异位妊娠Ⅱ号方、四物汤等。常用的药物有丹参、桃仁、天花粉、紫草、三棱、莪术、九香虫、水蛭。桂枝茯苓胶囊等中成药亦常辨证选用。

（2）其他治疗：亦可选用中药封包、外敷等外治法。

【风险规避】

1. 误诊防范

（1）提高对异位妊娠的警惕性。对于以腹痛、阴道流血、恶心、呕吐等就诊的育龄女性，无论有无停经或避孕措施，均应行 hCG 检查排除妊娠。

（2）思路要广，对症状、结果要多方面的思考。阴道流血不一定是月经，可能是子宫蜕膜剥离所致；B超宫内无回声不一定是妊娠囊，可能是假孕囊；子宫下段的妊娠囊不一定是流产所致，可能是子宫瘢痕妊娠。

（3）切忌过分依赖辅助检查。尿 hCG 有 10% 的假阴性率，血 β-hCG 阴性亦不能 100% 排除妊娠，还可能是陈旧性异位妊娠包块。B超宫内可见妊娠囊，还可能是假妊娠囊或者罕见的宫内宫外同步妊娠。

（4）动态的病情监测。在门诊遇到不典型病例切不可贸然诊断，动态的病情发展、反复的复查有利于作出正确诊断。

2. 医患沟通

（1）一般告知：异位妊娠诊断有一定困难，告知患者可能需要反复的追踪复查才能明确诊断。本病是突发疾病，出现腹痛、头晕、晕厥等不适症状需立即就医。

（2）风险告知

1）异位妊娠的诊断有不确定性，治疗方案多种，应当详细告知患者及家属每个方案的优缺点，令其充分知情选择。

2）治疗后一定要随诊，特别是药物治疗和保守手术治疗的患者，因其可能药物治疗失败、持续性异位妊娠等，必须严密复查。

3）治疗效果欠佳者，可能需再次药物或手术治疗。

3. 记录要点

（1）记录主要症状及阳性的盆腔体检情况，有无晕厥与休克，与疾病相关的辅助检查结果。

（2）若患者拒绝检查或住院，告知风险并在病历中记录，患者知情并签字。

（3）记录手术指征，复诊时间。

（陈 燕 李 杰）

三、妊娠期高血压疾病

【概述】 妊娠期高血压疾病是指妊娠和血压升高并存的一组疾病，包括妊娠期高血压、子痫前期、子痫、慢性高血压并发子痫前期和慢性高血压合并妊娠。基本病理改变是全身小血管痉挛、内皮损伤及局部缺血，全身多系统多脏器受累，严重者可致母胎死亡。

【诊断步骤】

1. 问诊要点

（1）妊娠周数、孕期经过、胎动时间、胎动如何、是否规律产前检查、体重变化等。

（2）既往血压水平、发现血压升高时间、如何发现、最高血压、波动情况、与情绪及休息的关系如何、是否用药降压等。

（3）伴随症状中有无头晕、头痛、眼花、视物模糊、抽搐、昏迷、恶心、呕吐、胸闷、上腹部不适、腹痛、腹胀、阴道流血、下肢水肿等。

（4）有无高血压、糖尿病、肾炎、癫痫、子痫前期家族史、子痫前期、抗磷脂抗体阳性等病史。

2. 体检要点

（1）注意患者一般情况，特别是血压、脉搏、呼吸、心率、神志。血压是同一手臂至少间隔 4 小时的 2 次测量。

（2）全身检查患者是否有贫血貌、肥胖、水肿程度，听诊心肺情况，腹部压痛等。

（3）产科检查了解宫高、腹围、胎心音、有无宫缩及阴道流血、流液等。

3. 辅助检查

（1）一般检查

1）尿常规：有无蛋白尿是本病疾病分类的关键，应留取中段尿进行检验，避免阴道分泌物或羊水污染。

2）血常规：可出现血红蛋白降低，若伴随血小板降低，警惕溶血、肝酶升高及血小板降低（HELLP）综合征。

3）凝血功能：可出现凝血酶原时间、部分凝血活酶时间、凝血酶时间可明显缩短，纤维蛋白原明显增加，D-二聚体、纤维蛋白降解产物含量升高。

4）肝、肾功能：可出现转氨酶、血肌酐、尿酸等升高，乳酸脱氢酶升高是诊断 HELLP 综合征的敏感指标。

5）血脂：可增高。

6）心电图：可表现为窦性心动过速，若出现 ST 段下移、T 波低平或倒置、心律失常等，提示心脏受损。

7）产科 B 超：了解胎儿情况，若出现胎儿生长受限或羊水过少，提示疾病严重。

8）胎心监测：了解胎儿情况，主要排除胎儿宫内窘迫。

（2）选择性检查

1）24 小时尿蛋白定量：可疑子痫前期妊娠妇女选用。

2）电解质：了解钾、钠、氯等离子水平。

3）眼底检查：可见视网膜小动脉痉挛，严重者视网膜水肿、剥离。

4）B 超（肝、胆、脾、胰、泌尿系）、超声心动图：了解各脏器情况。

5）产科彩超：进一步了解胎儿宫内情况。

6）动脉血气分析、头颅 CT 或磁共振成像（MRI）：拟诊子痫患者选用。

4. 诊断要点

（1）妊娠期高血压：妊娠期首次出现血压升高，收缩压≥140mmHg，和（或）舒张压≥90mmHg，产后 12 周内血压恢复正常；尿蛋白阴性；产后方可确诊。可伴有上腹部不适或血小板减少（<100×10^9/L）。

（2）子痫前期

1）轻度：妊娠 20 周后出现收缩压≥140mmHg，和（或）舒张压≥90mmHg 伴尿蛋白≥0.3g/24h，或随机尿蛋白 1+。

2）重度：血压（收缩压≥160mmHg，和（或）舒张压≥110mmHg）和蛋白尿（≥2g/24h 或随机尿蛋白 2+）持续升高，发生母体脏器功能不全或胎儿并发症。

（3）子痫：子痫前期患者出现抽搐，不能以其他原因解释者。

（4）慢性高血压并发子痫前期：慢性高血压患者于妊娠前尿蛋白阴性，但在妊娠后出现尿蛋白定量≥0.3g/24h；或妊娠前已有蛋白尿，妊娠后突然出现尿蛋白增加、血压进一步升高或血小板减少。

（5）慢性高血压合并妊娠：妊娠前或妊娠 20 周前出现收缩压≥140mmHg，和（或）舒张压≥90mmHg（排除滋养细胞疾病），妊娠期无明显加重；或妊娠 20 周后首次诊断高血压病持续到产后 12 周后。

5. 鉴别诊断要点

（1）与慢性肾炎合并妊娠相鉴别：既往有肾炎病史，常在妊娠 20 周前已发病，临床上以蛋白尿、血尿、高血压和水肿为基本特征，尿液中见管型，B 超可能发现肾脏缩小，肾皮质变薄。

（2）与原发性高血压相鉴别：妊娠前及产后 12 周后都有高血压病，但一般不出现水肿、蛋白尿及血液肝肾功能变化，眼底改变以动脉硬化为主。

（3）与嗜铬细胞瘤相鉴别：阵发性或持续性高血压为本病最主要症状，持续性高血压者常有阵发性加剧，血压骤升时伴有心悸、头痛、出汗、面色苍白等症状，间歇期可恢复正常血压。少数患者在中上腹可扪及肿块，实验室检查提示儿茶酚胺及其代谢产物升高，肾上腺 B 超、CT、MRI 可诊断。

（4）与高渗性昏迷相鉴别：与子痫昏迷相似，以严重高血糖、高血浆渗透压、脱水为特点，一般血压不高，尿糖强阳性，随机血糖高值。

（5）与低血糖昏迷相鉴别：妊娠妇女容易发生低血糖，若昏迷与子痫昏迷相似，但一般有饥饿、出汗、颤抖、心悸、软弱无力等症状，一般无高血压，随机血糖低值。

（6）与癫痫相鉴别：癫痫发作时与子痫抽搐类似，既往有癫痫病史，无高血压、蛋白尿，脑电图有特征性改变。

（7）与脑出血相鉴别：子痫抽搐、昏迷与脑出血难鉴别，可合并存在。在子痫的积极治疗后患者仍持续昏迷应考虑有脑出血，头颅 CT 或 MRI 可发现脑病变部位。

（8）与颅内感染相鉴别：有发热、头痛、喷射性呕吐及脑膜刺激征，脑电图、头颅 CT 或 MRI 可提供鉴别依据，脑脊液检查可提示感染征象。

6. 确定诊断

（1）妊娠妇女有慢性高血压病史，或妊娠期出现收缩压≥140mmHg，和（或）舒张压≥90mmHg 即可确诊。

（2）尿蛋白阴性或阳性，结合其定量结果，可确定诊断的类型。

【治疗方法】

1. 西医治疗

（1）一般治疗：休息、侧卧位、营养饮食、自数胎动、监测血压。妊娠期高血压可在门诊或住院治疗，轻度子痫前期应住院评估是否院内治疗，重度子痫前期和子痫应住院治疗。

（2）对症治疗：镇静用地西泮 2.5～5mg，1 次/晚，口服。当收缩压≥160mmHg，和（或）舒张压≥110mmHg 时降压治疗，可选用下列药物之一：①硝苯地平 10mg，3 次/天，口服；②拉贝洛尔 50～150mg，3～4 次/天，口服。防治子痫用硫酸镁 2.5～5g，溶于 5％葡萄糖 100ml 快速静滴，继而 1～2g/h 维持静滴（必须在住院严密监护下执行）。

（3）分娩时机：妊娠期高血压、轻度子痫前期的妊娠妇女可期待至足月，重度子痫前期需住院评估分娩时机及方式，子痫病情控制后可终止妊娠。

2. 中医治疗　妊娠期高血压疾病属中医学"妊娠眩晕"、"子晕"、"子冒"、"子痫"等范畴，临床上针对病证较轻者，可在专科诊治的基础上，配合中医康复治疗。

（1）中医内治：临床辨证先分虚实，常见有阴虚肝旺证、痰火上扰证、脾虚肝旺证、血虚肝旺证等证型，治以平肝潜阳为主，辨证辅以养阴、清热、化湿、补虚等治法。常用方剂有杞菊地黄丸、天麻钩藤饮、半夏白术天麻汤、八珍汤等。坤宝丸、滋肾育胎丸等中成药亦常辨证选用。

（2）其他治疗：针刺取穴以百会、曲池、太冲、太溪等为主；亦可选用磁珠耳穴等外治法。

【风险规避】

1. 误诊防范

（1）做好产前宣教，孕期规律产前检查，监测血压及尿蛋白。遇到血压、尿蛋白可疑的患者，必须要动态的观察病情及复查结果，做到早诊早治。

（2）忽略了高血压、肾炎等病史可能造成原发病的误诊误治。直接表现为抽搐或昏迷的子痫患者可能首次就诊于内、外科，有些患者未曾产前检查甚至隐瞒妊娠事实给诊断带来困难，必须通过病史及体征的检查，筛查妊娠妇女考虑妊娠并发症，否则易误诊。

（3）尿蛋白可能受到阴道分泌物、羊水等污染致阳性，必须充分判断可靠性，否则草率诊断会给患者及家属带来沉重的心理负担。同样阴性结果不可确定排除妊娠期高血压疾病，尤其是高危者，病情可能进展，必须随访复查。

（4）有些患者血压及尿蛋白升高不明显，并不代表病情轻度。借助完善的辅助检查可能发现有肾、脑、肝和心血管等受累表现，亦应当诊断为重度子痫前期。产科医生对疾病不同阶段的母胎处理则完全不同，否则误治可能导致严重后果。

（5）重度子痫前期和子痫属于危重症，诊治不及时可导致母婴严重并发症，风险极大。各级医院必须制订并执行重度子痫前期和子痫孕产妇抢救预案，建立急救绿色通道，完善危重孕产妇转诊及救治体系。

2. 医患沟通

（1）一般告知：保证充足的睡眠、蛋白质和热量，侧卧位，自数胎动，自我监测血压。应用降压药者需平稳降压，且血压不低于 130/80mmHg。出现头晕、头痛、腹痛、胎动异常等不适，随时就诊。

（2）风险告知

1）产前检查中首次发现妊娠期高血压疾病患者，则必须对其详细交代病情及可能发生的各种并发症，如胎盘早剥、胎儿窘迫、脑出血等。

2）妊娠期高血压疾病围产儿病死率高，虽然经过规范治疗，仍有一定的并发症发生率。在紧急情况下可能需要终止妊娠，特别是早发型的重度子痫前期，胎儿可能不能存活。

3）产后仍有严重并发症发生的可能性，需要继续严密监测。出院后需要随访到产后 12 周，仍有高血压者需在内科进一步诊治。

3. 记录要点

（1）记录血压、尿蛋白、胎儿情况及诊疗经过，是否有过抽搐与昏

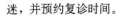

迷，并预约复诊时间。

（2）记录主要并发症，拒绝住院、转院及治疗者，告知风险并记录，患者或家属应知情签字。

（李 杰 陈 燕）

四、妊娠合并糖尿病

【概述】 妊娠合并糖尿病包括两种不同类型的糖代谢异常，一种是在原有糖尿病的基础上合并妊娠，即糖尿病合并妊娠（PGDM）；另一种是妊娠前糖代谢正常，妊娠期才出现的糖尿病，即妊娠期糖尿病（GDM），约占妊娠合并糖尿病的 90% 以上。糖尿病严重影响母胎安全，维持孕期血糖正常，可大大降低并发症的发生。

【诊断步骤】

1. 问诊要点

（1）注意妊娠年龄、妊娠周数、孕期经过、是否多胎、胎动时间、胎动如何、是否规律产前检查、体重变化等。

（2）既往血糖水平、发现血糖升高时间、如何发现、波动情况、治疗方式及效果、与饮食、运动的关系如何等。

（3）伴随症状中有无多饮、多食、多尿、消瘦、视物模糊、昏迷、恶心、呕吐、腹痛、腹胀、阴道流血、下肢水肿、外阴瘙痒、白带异常等。

（4）有无自然流产、死胎、死产、胎儿先天畸形、巨大儿、羊水过多、前次妊娠期糖尿病等不良孕产史。

（5）有无糖尿病家族史、高血压、多囊卵巢综合征、超重等病史。

2. 体检要点

（1）注意患者一般情况，特别是血压、脉搏、呼吸、心率、体重、随机血糖。

（2）全身检查患者是否肥胖、皮肤有无感染病灶、听诊心肺情况、腹部压痛等。

（3）产科检查了解宫高、腹围、胎心音、有无宫缩及阴道流血、流液等。

3. 辅助检查

（1）一般检查

1）血常规：注意有无白细胞计数增高、血红蛋白下降等。

2）尿常规：注意有无尿糖、尿酮体、尿蛋白。

3）空腹血糖：了解血糖水平。

4）葡萄糖耐量试验（OGTT）：妊娠 24～28 周及以后常规筛查，葡萄糖用量 75g。

5）肝功能、血脂、肾功能：了解肝肾情况。

6）凝血功能：常规了解凝血功能，多数无异常。

7）心电图：常规了解心脏一般情况，多数无异常。

8）产科 B 超、胎心监护：了解胎儿情况，主要排除胎儿宫内生长受限、巨大胎、胎儿宫内窘迫等。

（2）选择性检查

1）糖化血红蛋白：评估过去 2～3 个月的血糖水平。

2）电解质：了解钾、钠、氯等离子水平。

3）B 超（肝、胆、脾、胰、泌尿系）、超声心动图：了解各脏器情况。

4）产科彩超：进一步了解胎儿宫内情况。

5）眼底检查：了解有无糖尿病视网膜病变。

6）动脉血气分析、头颅 CT 或磁共振成像（MRI）：重症或昏迷者选用。

4. 诊断要点

（1）PGDM 的诊断

1）妊娠前已确诊为糖尿病患者。

2）存在糖尿病高危因素者（如肥胖、一级亲属患 2 型糖尿病、妊娠期糖尿病病史、大于胎龄儿分娩史、多囊卵巢综合征患者、妊娠早期空腹尿糖反复阳性者），达到以下任何一项标准应诊断 PGDM。

a. 空腹血糖（FPG）≥7.0mmol/L。

b. 糖化血红蛋白≥6.5%。

c. 伴有典型高血糖或高血糖危象症状，同时任意血糖≥11.1mol/L。

（2）GDM 的诊断

1）所有未被诊断糖尿病的妊娠妇女在妊娠 24～28 周及以后均应行 75g OGTT。空腹及服糖后 1、2 小时血糖，达到或超过任何一点即诊断 GDM，值分别为 5.1mol/L、10.0mol/L、8.5mol/L。

2）医疗资源缺乏地区，可在妊娠 24～28 周先查 FPG，若 FPG≥5.1mmol/L，直接诊断 GDM；若 4.4mol/L≤FPG＜5.1mol/L，尽早行 75g OGTT；若 FPG＜4.4mol/L，可暂不行 75g OGTT。

3）妊娠妇女具有高危糖尿病因素，首次 75g OGTT 正常，建议妊娠晚期重复筛查。

5. 鉴别诊断要点

（1）与假性糖尿相鉴别：多在进食甜食或某些药物、创伤等情况后出

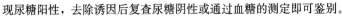

现尿糖阳性，去除诱因后复查尿糖阴性或通过血糖的测定即可鉴别。

（2）与急性胃肠炎相鉴别：出现腹痛伴恶心、呕吐与糖尿病酮症酸中毒症状可相似，但一般有不洁食物进食史，呕吐后腹痛缓解，进行血糖及尿糖、尿酮体的测定有助于鉴别。

（3）与脑血管意外相鉴别：一般有高血压病史，出现病理体征，头颅CT 或 MRI 有阳性影像学改变。而糖尿病患者低血糖昏迷，多在使用降糖药后出现，随机血糖的测定即可明确。

（4）与皮肤感染相鉴别：一般有皮肤挫伤史，经常规抗感染治疗后效果佳。若是自发性皮肤反复感染，经久不愈，需检查血糖以排除糖尿病。

（5）与外阴阴道假丝酵母菌病相鉴别：阴道分泌物查找到假丝酵母菌的芽生孢子或假菌丝可诊断，一般常规抗真菌治疗后效果佳。对于妊娠妇女反复出现的阴道炎，必须检查血糖排除糖尿病引起。

（6）与嗜铬细胞瘤相鉴别：可有糖代谢异常表现，但尚有阵发性或持续性高血压及代谢亢进表现，尿中儿茶酚胺及其代谢产物测定含量明显升高。

6. 确定诊断

（1）妊娠妇女有糖尿病病史，或 FPG≥7.0mmol/L，或糖化血红蛋白≥6.5%，或伴有典型高血糖或高血糖危象症状且同时任意血糖≥11.1mol/L，可确定诊断为 PGDM。

（2）妊娠妇女行 75g OGTT 试验，空腹及服糖后 1、2 小时血糖，达到或超过任何一点即确定诊断为 GDM，值分别为 5.1mol/L、10.0mol/L、8.5mol/L。

【治疗方法】

1. 西医治疗

（1）一般治疗：糖尿病医学营养治疗及运动疗法，指导进行自我血糖监测。

（2）对症治疗：经一般治疗后血糖控制仍不理想者，及时收入院，加用胰岛素。遵循个体化原则，从小剂量开始。多数患者在孕早、中期为0.3～0.5U/(kg·d)，孕晚期为 0.5～0.8U/(kg·d)，先用总计算量的1/3～1/2 作为试探量，早、晚、午餐前胰岛素用量分配为 2/5、<2/5、>1/5。根据血糖情况调整药物剂量，每次调整后观察 2～3 天判断疗效，每次以增减 2～4 U 或不超过胰岛素每天用量的 20% 为宜，直至达到血糖控制目标。

（3）分娩时机：血糖控制满意的 PGDM 患者或需用胰岛素治疗的GDM 患者，一般于妊娠 38～39 周终止妊娠；不需胰岛素治疗的 GDM 患者，尽量等待至近预产期终止妊娠。

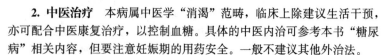

2. 中医治疗 本病属中医学"消渴"范畴，临床上除建议生活干预，亦可配合中医康复治疗，以控制血糖。具体的中医内治可参考本书"糖尿病"相关内容，但要注意妊娠期的用药安全。一般不建议其他外治法。

【风险规避】

1. 误诊防范

（1）做好产前宣教，加强对糖尿病患者的基础教育，孕前控制好血糖，孕后规律产前检查。所有妊娠妇女都应常规进行糖尿病的筛查，控制血糖正常水平，预防并发症。

（2）提高对糖尿病并发症的认识，包括酮症酸中毒、高渗高血糖状态、糖尿病心脏病、糖尿病肾病、高血压、糖尿病视网膜病变等临床症状复杂多变的并发症，必须熟悉掌握，避免误诊误治。

（3）妊娠妇女发生妊娠并发症，尤其是昏迷、心脑血管意外、反复感染，常规进行血糖的测定，避免糖尿病的漏诊。

（4）对于高危人群，切不可一次检查就否定糖尿病的存在，做到动态监测血糖，应当在妊娠晚期再次复查。

2. 医患沟通

（1）一般告知：对妊娠期妇女都做好糖尿病筛查的宣教，无任何高危因素的妊娠妇女亦必须在 24～28 周进行筛查。指导患者糖尿病饮食、自我血糖监测，空腹血糖控制在 3.3～5.3mmol/L，餐前 30 分钟 3.3～5.3mmol/L，餐后 2 小时 4.4～6.7mmol/L，夜间 4.4～6.7mmol/L。门诊随诊者，出现意识障碍、昏迷、胎动异常等不适，随时就诊。产后 6～8 周需复查 OGTT，仍诊断为糖尿病的患者需在内科诊治，早期控制血糖，以减少糖尿病晚期的微血管病变。

（2）风险告知：产前检查中首次发现糖尿病患者，则必须对其详细交代病情及可能发生的各种并发症，对妊娠妇女可能致流产、感染、酮症酸中毒、羊水过多、增加妊娠期高血压疾病、难产、产道损伤的几率；对胎儿可能致畸形、巨大胎儿、胎儿生长受限、早产等；对新生儿可能致呼吸窘迫综合征、低血糖等。

3. 记录要点

（1）记录血糖水平，经治疗后的血糖控制情况；是否有过意识障碍与昏迷，并记录胎儿情况。

（2）记录并发症，拒绝住院、转院及治疗者，告知风险并记录，患者或家属应知情签字。

（李 杰 陈 燕）

五、妊娠剧吐

【概述】 妊娠剧吐是指在妊娠期间出现的频繁恶心、呕吐，不能进食，需排除其他疾病引起的呕吐，体重较妊娠前减轻≥5%，体液电解质失衡及新陈代谢障碍，需住院输液治疗者。可出现严重的并发症，如韦尼克（Wernicke）综合征，未治疗者病死率达到 50%。

【诊断步骤】

1. 问诊要点

（1）呕吐的起始时间、每日次数、呕吐内容物性质、与进食的关系，是否为喷射状等。

（2）伴随症状中有无停经、发热、头晕、头痛、乏力、黄疸、胸闷、心悸、腹痛、腹泻、阴道流血等。

（3）精神状态、胃纳、睡眠、二便情况，特别是尿量及体重变化情况。

（4）有无胃炎、肝炎、服用某些可能致呕吐的药物等病史。

2. 体检要点

（1）注意患者一般情况，特别是体温、血压、脉搏、呼吸、心率、体重及神志。

（2）全身检查患者是否有面色苍白、皮肤干燥、皮肤黄染、眼球震颤、甲状腺肿大、心律不齐、腹部隆起、压痛、阴道流血、共济失调等。

（3）妇科检查主要是了解阴道有无异常分泌物、流血，宫颈是否扩张等，早孕期间一般不做双合诊。

3. 辅助检查

（1）一般检查

1）尿常规＋尿绒毛膜促性腺激素（hCG）：尿酮体阳性为本病特点，尿 hCG 阳性，可出现尿比重增加、管型、蛋白尿。

2）妇科 B 超：提示宫内妊娠，胚胎存活，主要排除多胎妊娠和滋养细胞疾病。

（2）选择性检查

1）血常规：可出现血红蛋白、血细胞比容升高。

2）电解质：可出现钾、钠、氯等离子降低。

3）肝、肾功能：可出现血清胆红素、尿素氮、肌酐升高。转氨酶轻度升高，但一般不会超过正常值上限的 4 倍。

4）凝血功能：一般正常，或出现凝血酶原时间及活化部分凝血活酶时间轻度缩短。

5）血 β-hCG：一般在相符孕周的范围值内，明显高于正常警惕滋养细胞疾病。

6）动脉血气分析：严重者出现碳酸氢根离子降低（<21mmol/L）和酸碱度值降低（<7.35）的代谢性酸中毒。

7）甲状腺功能：可出现甲状腺素（T_4）升高和促甲状腺激素（TSH）下降。

8）当出现神经系统症状时需选择做眼底检查、头颅 CT 等。

4. 诊断要点

（1）停经后出现频繁呕吐，至少每日呕吐≥3 次。

（2）Wernicke 综合征可出现特征性三组症状：眼肌麻痹、精神异常和运动失调。

（3）体重较妊娠前减轻≥5%。

（4）尿酮体阳性。

（5）尿、血 hCG 阳性，B 超提示宫内妊娠。

5. 鉴别诊断要点

（1）与早孕反应相鉴别：早孕期间出现恶心、呕吐，症状轻微，仍可进食，对生活和工作影响不大。血常规、尿酮体、电解质等检查在正常范围，不需要特殊处理。

（2）与葡萄胎相鉴别：停经后出现剧烈恶心、呕吐，子宫增长大于停经周数，血 β-hCG 明显高于正常孕周的相应值，通过 B 超鉴别不难。宫腔内容物的组织学检查结果是最终的诊断依据。

（3）与急性胃肠炎相鉴别：常在进食不洁食物后出现恶心、呕吐，伴有上腹部阵发性疼痛、嗳气、腹泻等，症状在呕吐、腹泻后可缓解。体格检查可有上腹部压痛，肠鸣音活跃。大便检查有白细胞或脓细胞，抗感染治疗后症状迅速消失。

（4）与神经症性呕吐相鉴别：呕吐发作与精神刺激密切相关，呕吐声响却仅为少量水分呕出，不影响进食。虽反复发作却无营养障碍，血、尿常规、肝肾功能等未见异常。

（5）与甲状腺功能亢进症相鉴别：呕吐少见，进食多，常有突眼、甲状腺肿大等体征，T_4 升高和 TSH 下降、甲状腺抗体阳性、甲状腺彩超可提供诊断依据。

（6）与病毒性肝炎相鉴别：可出现恶心、呕吐、食欲缺乏、黄疸等，一般非剧烈呕吐，仍可进食。常有右上腹疼痛，肝区叩痛，肝炎病毒标志物阳性，转氨酶升高。

（7）与急性胆囊炎相鉴别：常在进食油腻食物后出现恶心、呕吐，伴右上腹绞痛，放射至右肩，还可有发热、寒战、黄疸。腹部体检可扪及肿大的胆囊，墨菲征阳性，B超检查胆囊增大、胆囊壁增厚。

（8）与病毒性脑炎相鉴别：一般发病前有发热、头痛、乏力等前驱症状，继而出现意识障碍，呕吐多为喷射性。脑电图、头颅 CT 或 MRI 可提供鉴别依据，脑脊液检查可明确诊断。

6. 确定诊断

（1）妊娠妇女具有每日呕吐≥3 次，体重较妊娠前减轻≥5%，尿酮体阳性，高比重尿以及低钾血症的典型临床表现，可初步诊断。

（2）眼肌麻痹、精神异常和运动失调提示维生素 B_1 缺乏的 Wernicke 综合征。

（3）本病是排除诊断法，需排除胃肠道感染、胃溃疡、肝炎、胰腺炎等方可确诊。

【治疗方法】

1. 西医治疗

（1）一般治疗：避免接触容易诱发呕吐的气味及食物、休息、心理安慰等。轻度妊娠呕吐患者可选择口服药物治疗，如 线止吐药物维生素 B_6（维生素 B_6 10～25mg，8 小时一次口服）或维生素 B_6-多西拉敏复合制剂。

（2）对症治疗：频繁恶心、呕吐和酮症的妊娠剧吐患者需住院静脉输液治疗。禁食，监测每天尿量应≥1000ml。

1）补液：每天补充葡萄糖液、葡萄糖生理盐水、平衡液共 3000ml，其中加入维生素 B_6 100mg、维生素 C 2～3g，给予维生素 B_1 肌注。

2）止吐镇静：可用异丙嗪 12.5～25mg，4 小时一次肌注。

3）纠正电解质紊乱：低钠者适当补钠，每天补钾 3～4g，严重低钾血症者 6～8g（见尿方能补钾）。

4）纠正代谢性酸中毒：适当补充碳酸氢钠或乳酸钠溶液。

（3）出现下列情况时，需考虑终止妊娠：①持续黄疸；②持续蛋白尿；③体温升高，持续在 38.0℃以上；④心动过速（≥120 次/分）；⑤伴发 Wernicke 综合征等。

2. 中医治疗 妊娠剧吐属中医学"妊娠恶阻"、"子病"等范畴，临床上可在西医支持治疗的基础上，配合中医康复治疗。如呕吐剧烈，服药时应少量频服，以不吐为度。

（1）中医内治：辨证需先分虚实，临床常见有脾胃虚弱证、肝胃不和证、痰湿阻滞证、气阴两亏证等证型。治以降逆止呕为主，辨证辅以健脾、疏肝、化痰、养阴等治法。常用方剂有香砂六君子汤、苏叶黄连汤、半夏茯苓汤、生脉散合增液汤等。

（2）其他治疗：针刺取穴以中脘、内关、足三里等为主；亦可选用穴位贴敷、中药熏蒸等外治法。

【风险规避】

1. 误诊防范

（1）提高对妊娠的诊断能力。对于育龄女性，无论有无停经，出现恶心、呕吐、头晕、头痛、腹痛等，建议都查尿或血 hCG 排除妊娠，否则可能误诊为胃肠道疾病。

（2）提高对 Wernicke 综合征的认识。此类患者可能因眼球震颤就诊于眼科，精神异常就诊于精神病科，运动失调就诊于神经内科等，专科医生可能仅考虑本科疾病而误诊。对于妊娠妇女出现伴随恶心呕吐后的多脏器损害时，应考虑本病。尽早给予补充维生素 B_1，必要时维生素 B_1 试验性治疗，以提高此病诊断率，避免误诊及误治。

（3）详细询问病史及认真体格检查。特别是停经史、妊娠妇女剧烈呕吐病史等，可对诊断提供重要的依据。

（4）治疗需全面。妊娠剧吐患者不能仅补充液体，而都应补充维生素 B_1，防止 Wernicke 综合征发生。

2. 医患沟通

（1）一般告知：告知患者妊娠期恶心、呕吐大部分是自限性的，解除其心理负担及精神紧张。本病至今病因不明，可能与妊娠妇女血 hCG 水平有关，但又难以针对病因治疗，所以疗程长还可能病情反复，以取得患者的理解与配合。

（2）风险告知

1）剧烈恶心呕吐患者有静脉输液指征，但需告知输液的不良反应，如发热反应、急性肺水肿、过敏反应等，输液过程中应留意观察。

2）妊娠剧吐经过治疗后大部分是无远期并发症的，若不治疗或治疗不当，可能导致母亲死亡、胎儿生长受限等不良影响。

3）当考虑终止妊娠时，需与患者及家属做好充分的病情沟通，并告知下次妊娠仍有可能再次发生妊娠剧吐。

3. 记录要点

（1）记录患者的呕吐、进食、体重变化情况及阳性体征，尿酮体及胎儿情况。

（2）有终止妊娠的指征时必须在病历中记录清楚，需取得患者或家属的知情同意签字后方可操作。

（陈　燕　李　杰）

六、产褥感染

【概述】　产褥感染是指分娩后生殖道的感染，发病率 1‰～8‰，是产褥期最严重的并发症。产褥病率（puerperal morbidity）指分娩 24 小时以后的 10 日内，每日测量体温 4 次，间隔时间 4 小时，有 2 次体温≥38℃（口腔）。产褥病率常由产褥感染引起，也可由生殖道以外感染如急性乳腺炎、上呼吸道感染、泌尿系统感染等原因所致。

【诊断步骤】

1. 问诊要点

（1）发热出现的缓急、时间、最高体温、波动情况，有无规律性、诱因及缓解因素。

（2）疼痛出现的缓急、时间、部位、性质、程度、放射性，有无加重及缓解因素。

（3）恶露的颜色、量、性质、气味。

（4）伴随症状中有无寒战、头痛、呕吐、咽痛、咳嗽、乳房胀痛、尿频、尿急、尿痛、血尿、腹泻、下肢肿痛等。

（5）有无孕期贫血、卫生不良、生殖道感染，此次分娩有无胎膜早破、产科手术、产程延长、产后出血、多次阴道检查等。

2. 体检要点

（1）测量体温、脉搏、呼吸、血压、体重。

（2）观察患者精神状态，有无消瘦、贫血、脱水貌，注意浅表淋巴结有无肿大、压痛；咽部有无充血、扁桃体肿大；乳房有无红、肿及触痛；听诊心肺有无异常；腹部有无剖宫产切口及愈合情况，有无腹部包块、压痛、双肾区叩痛；下肢有无肿胀、压痛等。有切口者需描述部位、有无红肿、渗液，有无皮温升高及触痛，有无痛性包块等。

（3）生殖道检查，主要是外阴有无伤口、红肿、触痛、渗液；阴道有无伤口、黏膜充血、水肿、脓性分泌物；宫颈有无充血、举痛，宫口流出的恶露颜色、量、有无恶臭味；子宫大小、压痛，有无痛性包块；双侧附件区有无增粗、包块及压痛。

3. 辅助检查

（1）一般检查

1）血液检查：周围血白细胞总数增高及分类核左移常提示感染，需要注意产褥早期产妇有生理性的白细胞增高，可达（15～30）×10⁹/L。

2）C-反应蛋白：大于 8mg/L 有助于感染的早期诊断。

3）阴道分泌物常规：有阴道异常分泌物者应常规检查。

4）细菌培养＋药敏：对宫腔分泌物、脓肿穿刺物、后穹隆穿刺物尽量取标本检查，明确病原体。

5）B型超声或彩超：可能提示宫腔胎盘胎膜残留、盆腔积液、宫旁包块、腹部切口积液等。彩超对于鉴别包块和积液性质、发现血管病变更有优势。

（2）选择性检查

1）尿常规及尿培养：可疑尿路感染者可作检测。

2）降钙素原：升高，提示细菌感染。

3）血培养：有发热、寒战等全身感染症状者选择检查，明确有无菌血症。

4）支原体培养＋药敏、沙眼衣原体抗原、淋病奈瑟菌培养＋药敏：性传播疾病高危患者选择检查，明确有无此类病原体。

5）胸片：无异常改变，主要用于排除肺部感染。

6）CT或磁共振成像（MRI）：进一步明确盆腔情况时可作检查。

4. 诊断要点　发热、疼痛、异常恶露是产褥感染的三大主要症状。依感染部位不同，主要有以下类型。

（1）急性外阴、阴道、子宫颈炎：多见于软产道裂伤或行会阴切开分娩的产妇。会阴伤口疼痛，查体伤口红肿触痛，甚至见伤口裂开有脓血性分泌物；阴道、宫颈处黏膜充血、水肿、异常分泌物。一般全身症状轻，依据临床表现即可诊断。

（2）子宫感染：发热、腹痛，恶露增多呈脓血性、臭味，伴宫体压痛可诊断。宫腔分泌物培养有阳性菌可确定病原体。

（3）剖宫产腹部切口、子宫切口的局部感染：剖宫产产妇出现腹部切口疼痛，查体切口红肿触痛，甚至裂开见脓血性分泌物可诊断。子宫切口位置较深，难以查体明确。一般是表现持续发热、查体子宫下段压痛，超声可见子宫下段切口处隆起混合型包块，且包块周边血流丰富，可诊断。

（4）血栓性静脉炎：下肢血栓性静脉炎多发生于卧床时间过久的产妇，高热、寒战、患肢疼痛、肿胀、皮肤发白、栓塞部位压痛者可初步诊断，借助于血管彩超可明确。盆腔内血栓性静脉炎症状无特异性，多在产后1周表现为单侧下腹疼痛，活动子宫后疼痛加重，确诊需借助盆腔CT或MRI。

（5）脓毒血症及败血症：生殖道感染迁延至全身，表现为持续高热、寒战、呕吐的全身明显中毒症状，可危及生命，血培养阳性可明确。

5. 鉴别诊断要点

（1）与呼吸系统感染相鉴别：发热常见于产后 24 小时内，还伴随鼻塞、流涕、咽痛、咳嗽、咳痰等呼吸道感染表现，查体可能见到咽部充血、扁桃体肿大、肺部有啰音等。根据症状及体征多可明确诊断，必要时行胸片协助鉴别。

（2）与泌尿系统感染相鉴别：多发生于有导尿病史的产妇，有尿频、尿急、尿痛、血尿及腰痛，严重感者出现高热、寒战及肋脊痛。尿常规中有红细胞及白细胞，即可初步诊断，必要时行中段尿细菌培养见阳性菌可明确诊断。

（3）与急性乳腺炎相鉴别：常见于乳头皲裂、乳汁堆积的哺乳期初产妇，乳房胀痛，局部可出现红肿、触痛或痛性肿块。若为深部脓肿，则全乳房肿胀、疼痛。根据症状及体征即可诊断，必要时借助于乳腺彩超检查，有积液者穿刺见脓液即可确诊。

（4）与乳腺内乳汁堆积相鉴别：乳腺内乳汁堆积可引起发热，一般不超过 24 小时，很少超过 39℃。查体见乳房胀满，甚至扪及硬结，但无红肿触痛等感染体征，排空乳汁后体温渐下降至正常即可诊断。

（5）与药物热相鉴别：常见于应用青霉素或头孢菌素的产妇，表现为非特异性的体温升高，脉率和白细胞计数常在正常范围，体格检查无阳性发现。停药后体温渐降至正常即可鉴别。

6. 确定诊断

（1）发热、疼痛、异常恶露，结合生殖道炎性体征改变大多可确定诊断。

（2）分泌物培养有阳性菌可进一步确诊并明确病原体。

（3）少数病例如盆腔脓肿、血栓性静脉炎需借助超声检查、CT、MRI 等才可明确。

【治疗方法】

1. 西医治疗

（1）一般治疗：加强营养，注意休息及卫生，补充水分及维生素等。取半卧位利于恶露引流，高温时采取物理降温，或对乙酰氨基酚 0.3～0.6g 口服退热。1∶5000 高锰酸钾溶液冲洗会阴伤口或坐浴。

（2）抗菌治疗：抗菌药物治疗前，应先采取血、宫腔、脓腔分泌物做病原学检测，结果出来前可先经验性用药，选用广谱高效抗菌药物，同时要考虑药物对哺乳的影响。如有病原学证据，则应参考药敏结果及治疗反应适当调整药物。对于轻度感染者可选择口服抗菌药物，对中重度感染特别是剖宫产术后患者应选择静脉或肌内用药。当中毒症状严重者，短期加用糖皮质激素，提高机体应激能力。可选用：①β-内酰胺抗菌药物如头孢西丁 1～2g，3～4 次/天，肌注或静脉滴注，重症一日量可达 12g；②广谱青霉素如哌拉西林静脉滴注，中度感染者 4g，2 次/天；重度感染者 3～4g，4 次/天，用药前需青霉素皮试；③复合制剂如哌拉西林钠舒巴坦钠、美洛西林钠舒巴坦钠等；④氨苄西林和氨基糖苷类以及甲硝唑的组合在严重的盆腔感染时对大多数的病原体有效。

（3）肝素治疗：血栓性静脉炎时，应用大剂量抗菌药物的同时，可加用普通肝素 150U/(kg·d)，加入 5% 葡萄糖液 500ml 中静脉滴注，也可用活血化瘀中药治疗，用药期间监测凝血功能。

（4）切开引流：会阴、腹部切口感染并见积液、脓液形成，及时行切开引流术。若为盆腔脓肿可经腹或后穹隆切开引流。

（5）手术治疗：宫腔有胎膜胎盘残留者，控制感染后及时行清宫术。若子宫严重感染，经积极治疗无效且炎症继续扩散，出现不能控制的出血、败血症或脓毒血症时，为抢救患者生命应及时行子宫切除术。

2. 中医治疗　产褥感染属中医学"产后发热"范畴，本病转变迅速，在病情危重时，需在专科诊治的基础上，适当配合中医康复治疗，以缓解症状或缩短病程。

（1）中医内治：本病属妇科热病，可按卫气营血辨证，临床常见有感染邪毒证、瘀热互结证等证型。治以清热解毒、凉血化瘀为主，辨证辅以透热祛邪、活血解毒等治法。常用方剂有五味消毒饮合失笑散、大黄牡丹汤合生化汤等。安宫牛黄丸、紫雪散、妇科千金片等中成药亦常辨证选用。

（2）其他治疗：针刺取穴以合谷、大椎、曲池、风池等为主。

【风险规避】

1. 误诊防范

（1）对于产后发热者，首先考虑产褥感染。只有当排除生殖道感染，或者有明显生殖道外的症状或体征时才考虑其他产褥病率。

（2）对于会阴、阴道、宫颈、腹部切口的感染，一般通过体检即可诊断。但在炎症初期可能体征不明显而漏诊，需要动态的观察病情才能明确。

（3）产褥感染在积极抗菌药物治疗后，大约 90% 的患者在 48～72 小时内临床表现好转。若症状、体征持续甚至加重，常提示有难治性盆腔感染，如宫旁蜂窝织炎、子宫切口感染、盆腔脓肿、感染性血肿、感染性盆腔血栓性静脉炎等。需进一步行彩超、CT、MRI 等相关检查明确病因，否则易漏诊或误诊。

（4）生殖道感染可能合并有产褥病率的其他部位感染，除详细的病史询问及体格检查外，必要时需借助于辅助检查，如尿常规、胸片等。

2. 医患沟通

（1）一般告知：产褥感染重在预防，积极治疗产前感染，住院分娩，科学合理的产褥期保健。产后有发热、疼痛、恶露异味等不适症状应及时就医。

（2）风险告知

1）产褥感染与产科出血、妊娠合并心脏病及严重的妊娠期高血压疾病为导致孕产妇死亡的四大原因，若不积极规范化治疗，后果严重。

2）会阴伤口、剖宫产腹部切口感染可能需要拆除缝线引流，多次换药，待感染消散后再次缝合，少数患者再次缝合后仍有可能感染。

3）有些重症感染积极药物治疗无效，并且逐渐加重会危及生命。如剖宫产后发生子宫切口坏死、子宫严重感染者，可能需要子宫切除术。

3. 记录要点

（1）记录发热、疼痛、恶露的临床表现；产前、分娩、产后的异常情况亦应记录。

（2）中、重度感染或门诊治疗无效患者建议住院治疗，若拒绝，告知风险并作病历记录。

（3）若需要短期使用糖皮质激素，需记录用药指征及可能出现的不良反应。

（陈　燕　李　杰）

七、前庭大腺炎

【概述】　病原体侵入前庭大腺引起炎症，称为前庭大腺炎。好发于育龄女性，常见的病原体为葡萄球菌、大肠埃希菌、链球菌、肠球菌，随着性传播疾病发病率的增长，淋病奈瑟菌及沙眼衣原体已成为常见病原体。

【诊断步骤】

1. 问诊要点

（1）外阴疼痛部位、性质、进展情况，是否形成包块及变化过程，有无脓液流出。

（2）伴随症状中有无停经、发热、白带增多、排尿排便障碍、行走困难等。

（3）既往有无前庭大腺疾病、不洁性生活等病史。

2. 体检要点

（1）测量患者体温，是否有腹股沟淋巴结肿大等。

（2）重点检查外阴情况，病变部位是否在大阴唇下 1/3、处女膜与小阴唇之间的前庭大腺，一侧或双侧发病，是否红、肿、热、痛，有无包块形成，有无破溃见分泌物或脓液流出。见包块者需描写部位、大小、边界是否清楚、有无波动感、有无压痛、有无破溃及分泌物等。

（3）妇科检查还需了解有无阴道异常分泌物、宫颈举痛、子宫压痛、附件区压痛及包块等。

3. 辅助检查

（1）一般检查：分泌物培养＋药敏，有前庭大腺分泌物时常规筛查，明确病原体。

（2）选择性检查

1）阴道分泌物常规：阴道分泌物异常时选用，可能有阳性菌。

2）支原体培养＋药敏、沙眼衣原体抗原、淋病奈瑟菌培养＋药敏：性病高危人群选用。

3）血常规、C-反应蛋白、降钙素原：有发热时选用。

4. 诊断要点

（1）外阴疼痛。

（2）前庭大腺红、肿、热、痛，甚至形成脓肿。

（3）前庭大腺分泌物培养出致病菌更能明确诊断。

5. 鉴别诊断要点

（1）与前庭大腺囊肿相鉴别：前庭大腺无痛性囊性包块，无红肿热痛的急性炎症表现，必要时可抽出囊液进行培养，鉴别不难。若为前庭大腺囊肿者，不需输液治疗。

（2）与外阴疖相鉴别：外阴皮肤表面的小包块，有急性红肿热痛炎症表现，但无脓液形成，非前庭大腺部位发病，鉴别不难。

（3）与尿道旁腺炎相鉴别：尿道旁腺与尿道关系密切，位置在小阴唇的上方，与前庭大腺在处女膜与小阴唇之间是有明显区别的。

（4）与腹股沟疝相鉴别：疝是在腹压增加时出现，一般无压痛，压之可回纳，除非发生嵌顿。而前庭大腺炎并发腹股沟淋巴结炎性肿大时一般压痛明显，抗感染治疗后很快消失。

（5）与外阴湿疣相鉴别：外阴见到散在簇状增生的粉色或白色小乳头状疣，不痛不痒，无炎性改变，醋酸白试验阳性有提示作用，赘生物送病检可明确。

（6）与外阴癌相鉴别：常见结节状、菜花状、溃疡状的肿物，边界不清，在外阴生长部位不定，合并感染时出现疼痛、渗液、出血，依靠肿物病检明确诊断。而前庭大腺脓肿界限清晰，表面光滑，一般体查即可鉴别。

6. 确定诊断

（1）根据前庭大腺红肿有压痛，皮温升高的典型表现即可确诊。

（2）前庭大腺分泌物培养出致病菌更能证实诊断并可明确病原体。

【治疗方法】

1. 西医治疗

（1）一般治疗：保持外阴清洁，卧床休息。1：5000 高锰酸钾溶液湿敷患处或坐浴，每天 1～2 次。

（2）药物治疗：采取前庭大腺开口处脓液或分泌物做病原学检测，结果出来前可先经验性用药，选用口服或肌注抗菌药物，首选口服。若有发热、白细胞计数升高等全身症状时考虑静脉用药。抗菌药物用至体温正常、症状消退后 72～96 小时。前庭大腺炎被控制或完全消散时应停药。如有病原学证据，应当参考药敏结果及治疗反应适当调整药物。可选择下列药物之一口服：①甲硝唑 400mg，2 次/天；②头孢氨苄 500mg，4 次/天；③克林霉素 300mg，3～4 次/天；④红霉素 500mg，3～4 次/天。

（3）手术治疗：脓肿形成时切开引流及造口术，并放置引流条。

2. 中医治疗　前庭大腺炎属中医学"阴疮"、"痈"等范畴，临床上中医康复治疗有一定优势。辨证注重分期，分虚实，病位在肝，主要证型有热毒内蕴证、湿热下注证、正虚毒恋证等。治疗原则为早期清热解毒，脓成则排脓，溃后益气生肌。常用的方剂有五味消毒饮、仙方活命饮、托里消毒散等。亦可选用如意金黄散等外敷。

【风险规避】

1. 误诊防范

（1）巩固基础知识，特别是对前庭大腺的解剖位置应熟悉掌握，在体查中认真鉴别是否为前庭大腺疾病，避免误诊。

（2）重视基本操作，对于体表包块简单的穿刺即可提供初步诊断。如抽出脓液，提示脓肿形成；抽出血液，提示血肿形成；抽出黏液或清液，提示囊肿可能。

2. 医患沟通

（1）一般告知：保持外阴清洁，注意性卫生。

（2）风险告知

1）前庭大腺炎未形成脓肿时积极给予抗菌药物治疗，以口服为主，尽量不用静脉或肌内注射给药。但仍有可能病情发展到后来形成脓肿，需要脓肿切开引流及造口术。

2）前庭大腺造口术是保留前庭大腺功能的手术，所以治愈后仍有可能反复再发，需取得患者理解。

3）需要静脉用药者，告知输液的不良反应，如发热反应、急性肺水肿、过敏反应等，在输液过程中应留意观察。

3. 记录要点

（1）记录前庭大腺的体检情况，治疗方案和治疗效果。

（2）当前庭大腺包块达到 3cm 时建议住院治疗，病历中需记录。

（3）前庭大腺造口术后，至少需连续 3 天换药，否则极易复发，应向患者说明并作记录。

（陈　燕　谭　毅）

八、滴虫阴道炎

【概述】　滴虫阴道炎是由阴道毛滴虫感染引起的阴道炎症，是门诊最常见的阴道炎症之一。以性接触为主要传播方式，也是常见的性传播疾病。

【诊断步骤】

1. 问诊要点

（1）阴道分泌物出现的时间、量、颜色、气味、性状、与月经的关系等。

（2）伴随症状中有无停经、外阴瘙痒、阴道烧灼、接触性出血、性交痛、尿痛、尿频、血尿、不孕等。

（3）有无不洁性生活、性伴侣患病等病史。

2. 体检要点　妇科检查主要观察阴道分泌物情况：外阴阴道黏膜改变、分泌物来源、性状、量及气味。

3. 辅助检查

（1）一般检查：阴道分泌物常规检查见滴虫是本病特点，酸碱度（pH）为 5.0～6.5，乙酰氨基葡萄糖苷酶可能阳性。

（2）选择性检查

1）尿常规：有尿路感染症状时选用，可能有白细胞、红细胞出现。

2）滴虫培养：可疑患者多次常规检查阴性，可送培养。

3）支原体培养＋药敏、沙眼衣原体抗原、淋病奈瑟菌培养＋药敏：考虑合并其他性病时选用。

4. 诊断要点

（1）稀薄脓性、黄绿色、泡沫状、有臭味的阴道分泌物。

（2）外阴阴道黏膜充血，严重者见出血点，"草莓样"宫颈。

（3）阴道分泌物中找到滴虫即可确诊。

5. 鉴别诊断要点

（1）与外阴炎症相鉴别：外阴瘙痒症状相似，但病变局限在外阴区，阴道分泌物未见异常。

（2）与蛲虫性外阴阴道炎相鉴别：多见于女童，伴肛周瘙痒，夜间尤甚。肛周发现乳白色小虫、在大便或肛周及外阴分泌物中找到蛲虫卵即可确诊。

（3）与外阴阴道假丝酵母菌病相鉴别：分泌物白色稠厚呈凝乳或豆腐渣样，通过阴道分泌物查找到假丝酵母菌的芽生孢子或假菌丝可诊断。

（4）与细菌性阴道病相鉴别：多呈灰白、匀质、鱼腥臭味分泌物，外阴阴道黏膜无炎症改变，阴道分泌物线索细胞阳性，胺臭味试验阳性，未见滴虫。

（5）与需氧性阴道炎相鉴别：致病菌为需氧菌，症状相似，但阴道分泌物中无滴虫，细菌培养为B组链球菌、大肠埃希菌等需氧菌。

（6）与急性子宫颈炎相鉴别：分泌物一般呈黏液脓性，妇科检查宫颈充血，脓性分泌物附着或自子宫颈管处流出。宫颈分泌物检查白细胞增高，可能检测有淋病奈瑟菌、衣原体阳性。

（7）与急性盆腔炎相鉴别：亦有异常阴道分泌物，常有下腹痛，还伴随宫颈举痛、子宫、附件区压痛等盆腔感染表现，不难鉴别。

6. 确定诊断

（1）阴道分泌物中找到滴虫即可确诊。

（2）诊断困难时，可取分泌物培养，阳性可确定诊断。

【治疗方法】

1. 西医治疗

（1）一般治疗：内裤及毛巾应煮沸消灭病原体，注意性卫生，性伴侣同时治疗。

（2）对症治疗：1∶5000 高锰酸钾溶液冲洗阴道或坐浴，每天 1 次；0.5% 醋酸溶液冲洗阴道，每天 1 次等。

（3）病因治疗：取阴道分泌物做病原体检查，通常在显微镜下检查即可诊断，必要时再做培养。根据结果选择抗菌药物，若为两种病原体，可同时使用两种抗感染药物。抗菌药物以口服为主，不必采用静脉或肌内注射给药。滴虫阴道炎通常合并其他部位的滴虫感染，故治愈此病，需全身用药，不推荐单独局部用药治疗。巩固疗效，预防复发，必要时于月经后重复检查、治疗。治疗主要是硝基咪唑类药物，选用下列药物之一：①首选甲硝唑 2g，单次口服；②替硝唑 2g，单次口服；③甲硝唑 400mg，2

次/天，连服 7 天；④甲硝唑凝胶 1 支，每晚 1 次，阴道上药，连用 7 天等。

（4）特殊人群的治疗

1）妊娠期的治疗：对妊娠妇女滴虫阴道炎进行治疗，可缓解阴道分泌物增多症状，防止新生儿呼吸道和生殖道感染，阻止阴道毛滴虫的进一步传播，但临床中应权衡利弊，妊娠初 3 个月，禁用可能对胎儿有影响的药物，患者知情选择。可选择甲硝唑 2g，单次口服或甲硝唑 400mg，2 次/天，连服 7 天。

2）哺乳期的治疗：服用甲硝唑者，服药后 12～24 小时内避免哺乳，以减少甲硝唑对婴儿的影响；服用替硝唑者，服药后 3 天内避免哺乳。

2. 中医治疗 滴虫阴道炎是阴道炎的一种，属中医学"带下病"、"阴痒"范畴。临床上反复发作者、混合感染者或无症状者，尤适合使用中医康复治疗，具体的治疗可参考"细菌性阴道病"的中医治疗。根据滴虫阴道炎的临床表现，辨证时除强调湿邪外，还需注重热毒，治疗时结合全身辨证施治，不忘加用清热解毒杀虫之品。

【风险规避】

1. 误诊防范

（1）提高对滴虫阴道炎的警惕性。建议对需要行阴道分泌物检查的妇女常规检查滴虫这一项，避免漏诊 50% 早期感染无症状的患者。无症状的带虫者可传染他人，需重视这类患者的治疗。反复发生的泌尿道感染久治不愈，应做滴虫培养排除滴虫感染。

（2）滴虫阴道炎常合并其他阴道炎和其他性传播疾病，借助必要的辅助检查避免漏诊。

2. 医患沟通

（1）一般告知：阴道炎患者不需要静脉输液治疗。内裤及洗涤用的毛巾应煮沸 5～10 分钟以消灭病原体，此病属于性传播疾病，需要性伴侣一起诊治，治愈前避免无保护性交。治疗效果不佳者可能伴有其他性传播疾病，需要进一步检查，取得患者理解。再次感染率高，需要患者按周期治疗，月经后返院复查。

（2）风险告知：妊娠期滴虫阴道炎可能导致胎膜早破、早产、低出生体重儿、新生儿感染等，有症状的患者需治疗。

3. 记录要点

（1）记录主要症状及阴道分泌物的体检情况，还需记录患者的月经、避孕情况。

（2）记录性伴侣需同时诊治，用药期间建议避孕。

（3）对于特殊人群的治疗，用药前应取得患者或家属的知情同意签字，并记录注意事项。

（陈　燕　谭　毅）

九、外阴阴道假丝酵母菌病

【概述】　外阴阴道假丝酵母菌病是由假丝酵母菌引起的外阴阴道炎症，是门诊最常见的阴道炎症之一。假丝酵母菌属机会致病菌，主要为内源性感染。

【诊断步骤】

1. 问诊要点

（1）阴道分泌物出现的时间、量、颜色、气味、性状、与月经的关系。

（2）伴随症状中有无停经、外阴瘙痒、外阴肿痛、阴道烧灼、接触性出血、性交痛、尿痛、尿频、血尿等。

（3）有无糖尿病、妊娠、使用抗菌药物、激素治疗等病史。

2. 体检要点　妇科检查主要观察阴道分泌物情况：外阴阴道黏膜改变、分泌物来源、性状、量及气味。

3. 辅助检查

（1）一般检查：阴道分泌物常规查见假丝酵母菌的芽生孢子或假菌丝，酸碱度（pH）为 4.0～4.7，乙酰氨基葡萄糖苷酶可能阳性。

（2）选择性检查

1）尿常规：有尿路感染症状时选用，可能有白细胞、红细胞出现。

2）假丝酵母菌培养：可疑患者多次常规检查阴性，可送培养。

3）支原体培养＋药敏、沙眼衣原体抗原、淋病奈瑟菌培养＋药敏：考虑合并其他生殖道感染时选用。

4. 诊断要点

（1）外阴阴道黏膜红肿等急性炎症改变；凝乳、豆腐渣样阴道分泌物。

（2）pH＜4.5，可能为单纯假丝酵母菌感染；pH＞4.5，可能存在混合感染。

（3）阴道分泌物中找到假丝酵母菌的芽生孢子或假菌丝。

5. 鉴别诊断要点

（1）与非特异性外阴炎相鉴别：外阴瘙痒及红肿等急性炎症改变与外阴阴道假丝酵母菌病相似，但病变局限在外阴部，阴道分泌物未见异常。

（2）与细菌性阴道病相鉴别：分泌物呈匀质、稀薄、白色、腥臭味改变，外阴阴道黏膜无炎症改变，阴道分泌物线索细胞阳性，胺臭味试验阳性，未见假丝酵母菌。

（3）与滴虫阴道炎相鉴别：多有不洁性生活史，分泌物呈灰黄色泡沫状，阴道黏膜可见散在出血点，通过阴道分泌物检查到滴虫可确诊。

（4）与需氧性阴道炎相鉴别：致病菌为需氧菌，分泌物呈黄色，有异味但非鱼腥臭味，阴道分泌物未找见假丝酵母菌，细菌培养为 B 组链球菌、大肠埃希菌等需氧菌。

（5）与急性子宫颈炎相鉴别：分泌物一般呈黏液脓性，妇科检查宫颈充血，脓性分泌物附着或自子宫颈管处流出。宫颈分泌物检查白细胞增高，可能检测到淋病奈瑟菌、衣原体阳性。

（6）与急性盆腔炎相鉴别：亦有异常分泌物，常有下腹痛，还伴随宫颈举痛、子宫、附件区压痛等盆腔感染表现，不难鉴别。

（7）与外阴上皮内瘤变相鉴别：外阴瘙痒症状相似，外阴可见病理病灶，阴道分泌物未见异常，确诊依赖组织活检的病理检查。

6. 确定诊断

（1）阴道分泌物中找到假丝酵母菌的芽生孢子或假菌丝即可确诊。

（2）诊断困难时，可送培养，阳性可确定诊断。

【治疗方法】

1. 西医治疗

（1）一般治疗：消除诱因，如控制糖尿病，及时停用广谱抗菌药物、激素等。注意卫生，性伴侣不需要常规治疗，但对有症状男性应该诊治。

（2）病因治疗：取阴道分泌物做病原体检查，通常在显微镜下检查即可诊断，必要时再做培养及药敏试验。单纯性外阴阴道假丝酵母菌病患者应选择局部或口服单疗程抗真菌药物；严重者应加大剂量或延长疗程为 7～14 天的治疗；多次复发性患者应先强化治疗，再巩固半年。可选用下列药物之一：①氟康唑 150mg，顿服，复发者则第 4 天、第 7 天各加服 1 次；②制霉菌素栓剂 1 粒，1 次/晚，阴道上药，连用 7 天；③咪康唑栓剂 1 粒，1 次/晚，阴道上药，连用 7 天；④克霉唑栓剂 1 粒，1 次/晚，阴道上药，连用 7 天等。

（3）特殊人群的治疗：妊娠期及哺乳期用药以阴道局部治疗为主，7 天疗法，禁用口服唑类药物。

2. 中医治疗　外阴阴道假丝酵母菌病是阴道炎的一种，属中医学"带下病"、"阴痒"等范畴。临床上反复发作者、混合感染者或体虚者，适合采用中医康复治疗，具体的治疗可参考"细菌性阴道病"的治疗。根据外阴阴道假丝酵母菌病的临床表现，辨证时需注重本虚标实，治疗时尤其要注重调整肝、脾、肾等脏器的功能。

【风险规避】

1. 误诊防范

(1) 提高对复杂性外阴阴道假丝酵母菌病的认识，不能局限在反复的单一阴道炎中，要考虑有无全身性因素，避免漏诊糖尿病、艾滋病等。

(2) 分泌物未找到假丝酵母菌的芽生孢子或假菌丝不能完全排除诊断，特别是已用药者，切忌过分依赖辅助检查。必须结合病史、症状、体征多方面考虑。

2. 医患沟通

(1) 一般告知：本病不需要静脉输液治疗。勤换内裤，用过的内裤及毛巾均应开水烫洗。此病复发率高，必须消除诱因及不良生活习惯，规律治疗，建议月经后重复检查，必要时再治疗。有些复杂性外阴阴道假丝酵母菌病的治疗疗程长，需要患者有很好的依从性。部分患者可通过性交传播，若男性有症状者仍需诊治，取得患者及家属的配合。

(2) 风险告知：妊娠合并外阴阴道假丝酵母菌病可能导致胎膜早破、宫腔感染等。治疗起效较慢，而且容易复发。

3. 记录要点

(1) 记录发病诱因、主要症状及阴道分泌物体检情况。

(2) 特殊人群用药前应取得患者或家属知情同意签字，有妊娠意愿者记录治疗期间建议避孕。

（陈　燕　谭　毅）

十、细菌性阴道病

【概述】　细菌性阴道病为阴道内正常菌群失调所致的一种混合感染，但临床及病理特征无炎症改变。主要为阴道加德纳菌感染引起，还包括厌氧菌、支原体等，是门诊最常见的阴道炎症之一。

【诊断步骤】

1. 问诊要点

(1) 阴道分泌物出现的时间、量、颜色、气味、性状与月经的关系等。

(2) 伴随症状中有无外阴瘙痒、阴道烧灼、接触性出血、尿痛、尿频等。

2. 体检要点　妇科检查主要观察阴道分泌物情况：外阴阴道黏膜改变、分泌物来源、性状、量及气味。

3. 辅助检查

（1）一般检查：阴道分泌物常规查见线索细胞是本病特点，酸碱度（pH）＞4.5，唾液酸苷酶可能阳性。

（2）选择性检查

1）尿常规：有尿路感染症状时选用，可能发现白细胞、红细胞等。

2）支原体培养＋药敏、沙眼衣原体抗原、淋病奈瑟菌培养＋药敏：考虑有合并其他生殖道感染时选用。

4. 诊断要点 下列4项中有3项阳性即可诊断为细菌性阴道病。

（1）匀质、稀薄、白色阴道分泌物，常黏附于阴道壁。

（2）线索细胞阳性。

（3）阴道分泌物 pH＞4.5。

（4）胺臭味试验阳性。

5. 鉴别诊断要点

（1）与外阴阴道假丝酵母菌病相鉴别：分泌物白色稠厚呈凝乳或豆腐渣样，外阴阴道黏膜充血、水肿等急性炎症改变，通过阴道分泌物查找到假丝酵母菌的芽生孢子或假菌丝可诊断。

（2）与滴虫阴道炎相鉴别：多有不洁性生活史，分泌物呈灰黄色泡沫状，阴道黏膜散在出血点，通过阴道分泌物查找到滴虫可确诊。

（3）与需氧性阴道炎相鉴别：致病菌为需氧菌，分泌物呈黄色，有异味但非鱼腥臭味，胺臭味试验阴性，细菌培养为B组链球菌、大肠埃希菌等需氧菌。

（4）与急性子宫颈炎相鉴别：分泌物一般呈黏液脓性，妇科检查宫颈充血，脓性分泌物附着或自子宫颈管处流出。宫颈分泌物检查白细胞增高，可能检测有淋病奈瑟菌或衣原体阳性。

（5）与急性盆腔炎相鉴别：亦有异常分泌物，伴有下腹痛，还伴随宫颈举痛、子宫、附件区压痛等盆腔感染表现，不难鉴别。

（6）与阴道鳞状上皮癌相鉴别：阴道分泌物增多，可排出恶臭液、无痛性阴道出血等。妇科检查见阴道壁增生病灶，进行组织活检，诊断不难。

6. 确定诊断

（1）具有匀质稀薄的阴道分泌物特性，但无炎症体征，结合线索细胞阳性，可初步诊断。

（2）阴道分泌物特性、线索细胞阳性、pH＞4.5及胺臭味试验阳性4项中符合3项可确诊。

【治疗方法】

1. 西医治疗

（1）一般治疗：注意营养、休息及性卫生，性伴侣不需常规治疗。

（2）病因治疗：取阴道分泌物作病原体检查，通常在显微镜下检查即可诊断，选用抗厌氧菌药物，以口服为主。可选用下列药物之一：①首选甲硝唑 400mg，2 次/天，口服，连用 7 天；②替硝唑 2g，1 次/天，口服，连用 3 天；③克林霉素 300mg，2 次/天，口服，连用 7 天；④甲硝唑阴道泡腾片 200mg，1 次/晚，阴道上药，连用 7 天等。

（3）特殊人群的治疗：任何有症状的细菌性阴道病妊娠妇女均需筛查及治疗，妊娠初 3 个月，禁用可能对胎儿有影响的药物，患者知情选择。可选用甲硝唑 400mg，2 次/天，口服，连用 7 天或克林霉素 300mg，2 次/天，口服，连用 7 天。

2. 中医治疗　细菌性阴道病是阴道炎的一种，属中医学"带下病"、"阴痒"等范畴。临床上常可借助现代的辅助检查明确诊断，采用中医康复治疗，尤其适用于反复发作的患者、混合性感染者或无症状患者。

（1）中医内治：阴道炎的临床常见有湿热下注证、湿毒蕴结证、肝肾阴虚证等证型，治以清热利湿、解毒杀虫为主，辨证辅以调理肝、脾、肾。常用方剂有止带方/龙胆泻肝汤、五味消毒饮、知柏地黄汤/知柏地黄汤合萆薢渗湿汤。四妙丸、龙胆泻肝丸、知柏地黄丸等中成药亦常辨证选用。根据细菌性阴道病的临床表现，辨证时需注重湿邪，或湿热，或湿毒，或湿困等，亦要有整体观，结合全身表现治病求本，辨证施治，而不是盲目的清热解毒。

（2）其他治疗：亦可选用中药熏洗坐浴、阴道纳药等外治法。

【风险规避】

1. 误诊防范

（1）提高对细菌性阴道病的警惕性，建议对需要行阴道分泌物检查的妇女常规检查细菌性阴道病这一项，避免漏诊 10%～40%无症状的患者。

（2）不能简单考虑都是单纯炎症改变，漏诊混合性感染或其他病变。特别是仔细的妇科检查避免漏掉有意义的病理体征，如阴道肿瘤被误诊为阴道炎。

2. 医患沟通

（1）一般告知：本病不需要静脉输液治疗。治疗期间禁止性交或正确使用避孕套。本病容易复发，症状持续或重复者，应月经后复诊。

（2）风险告知：告知细菌性阴道病的可能不良结局：对妊娠妇女可导致绒毛膜羊膜炎、胎膜早破、早产等；对非妊娠妇女可导致子宫内膜炎、盆腔炎、术后感染等。

3. 记录要点

（1）记录主要症状及阴道分泌物的体检情况。

（2）合并妊娠者需记录疾病可能导致的不良妊娠结局，用药前应取得患者或家属知情同意签字。

（3）用药期间建议避孕，对于久治不愈者建议做其他性传播疾病的检查。

（张妙兴　陈　燕）

十一、急性子宫颈炎

【概述】　急性子宫颈炎是指子宫颈发生的急性炎症，习称急性宫颈炎。随着性传播疾病的增长，急性子宫颈炎已成为妇科常见疾病之一，包括宫颈阴道部炎症及宫颈管黏膜炎症。病因复杂，可由多种病原体引起，也可由物理、化学因素刺激或机械性子宫颈损伤、子宫颈异物伴发感染所致。

【诊断步骤】

1. 问诊要点

（1）阴道分泌物出现的时间、量、颜色、气味、性状、与月经的关系等。

（2）伴随症状中有无外阴瘙痒、经间期或性交后出血、腰酸、腹痛、尿频、尿急、尿痛等。

（3）有无年龄小于25岁，多性伴侣或新性伴侣，并且为无保护性性交等高危因素，了解其性伴侣情况。

2. 体检要点

（1）注意患者体温，腹部有无压痛、包块。

（2）妇科检查主要观察子宫颈情况，是否充血、水肿、糜烂、黏膜外翻，有无黏液脓性分泌物附着甚至从子宫颈管流出，有无接触性出血等。

3. 辅助检查

（1）一般检查

1）阴道分泌物常规：见大量白细胞。

2）宫颈分泌物涂片革兰染色：查找中性粒细胞内有无革兰阴性双球菌，但敏感性、特异性差，不推荐用于女性淋病的诊断方法。

3）沙眼衣原体抗原：可能阳性。

4）淋病奈瑟菌培养＋药敏：可能阳性，诊断淋病的金标准方法。

（2）选择性检查

1）尿常规：排除尿路感染。

2）尿或血绒毛膜促性腺激素（hCG）：阴性，主要是排除妊娠相关疾病。

3）支原体培养＋药敏：考虑有支原体感染时选用。

4. 诊断要点

（1）于子宫颈管或子宫颈管棉拭子标本上，肉眼见到脓性或黏液脓性分泌物。

（2）或用棉拭子擦拭子宫颈管时，容易诱发子宫颈管内出血。

（3）结合显微镜检查子宫颈或阴道分泌物白细胞增多，可初步诊断。

5. 鉴别诊断要点

（1）与阴道炎症相鉴别：妇科检查见阴道内异常分泌物，宫颈管未见充血、脓性分泌物等炎症表现，阴道分泌物常规可能有加德纳菌、滴虫等病原体，但两者常可并存。

（2）与急性盆腔炎相鉴别：常有盆腔炎、宫腔操作病史，下腹痛伴发热、白带异常等。妇科检查宫颈管无脓性分泌物等炎症表现，有宫颈举痛或子宫压痛或附件压痛，但两者常可并存。

（3）与宫颈癌相鉴别：常表现为接触性出血，晚期可伴有消瘦、贫血、腹痛等，妇科检查可能见到宫颈赘生物呈乳头状、菜花状，非炎症性改变，通过宫颈癌的筛查或宫颈赘生物的病理检查可明确诊断。

（4）与宫颈结核相鉴别：可能有午后潮热、消瘦、乏力等全身结核中毒症状，阴道分泌物可呈脓血性，宫颈处见溃疡、坏死组织如猪油样附着，病理活检可明确，结核菌培养阳性。

6. 确定诊断

（1）宫颈管处见脓性或黏液脓性分泌物或棉拭子擦拭易出血，显微镜检查见分泌物中白细胞增多，可初步诊断。

（2）宫颈管分泌物检测到病原体才能确定诊断。

【治疗方法】

1. 西医治疗　取宫颈管分泌物做淋病奈瑟菌培养或核酸检测为阳性时，可诊断为淋菌性宫颈炎予以相应抗菌治疗；如衣原体抗原检测或核酸检测为阳性时，可诊断沙眼衣原体感染予以相应抗菌药物治疗。结果出来前可先经验性用药，如有病原学证据，应当参考药敏结果及治疗反应适当调整药物。治疗期间避免性生活，并同时治疗性伴侣。抗菌药物的剂量和疗程必须足够。约半数淋菌性宫颈炎合并沙眼衣原体感染，应同时治疗两种病原体。

（1）经验性抗菌药物治疗：可选用①阿奇霉素 1g，单次顿服；②多西环素 100mg，2 次/天，连服 7 天。

（2）针对病原体的抗菌药物治疗

1) 单纯急性淋病奈瑟菌性子宫颈炎可选用下列药物之一：①头孢曲松钠 250mg，单次肌注；②头孢克肟 400mg，单次口服；③大观霉素 4g，单次肌注；④头孢西丁 2g 肌注＋丙磺舒 1g 口服。

2) 沙眼衣原体感染所致子宫颈炎可选用下列药物之一：①多西环素 100mg，2 次/天，连服 7 天；②阿奇霉素 1g，单次顿服；③红霉素 500mg，4 次/天，连服 7 天；④氧氟沙星 300mg，2 次/天，连服 7 天。

2. 中医治疗 急性子宫颈炎属中医学"带下病"的范畴，临床上针对反复发作者或迁延难愈者，尤可配合中医康复治疗。

(1) 中医内治：临床辨证先分虚实，常见有湿热内蕴证、湿毒瘀结证、脾虚湿蕴证、肾阳不足证等证型。治以清热解毒为主，辨证辅以化瘀祛湿、健脾补肾等治法。常用方剂有止带方、五味消毒饮、完带汤、内补丸。抗宫炎颗粒等中成药亦常辨证选用。

(2) 其他治疗：可选用阴道纳药等外治法。

【风险规避】

1. 误诊防范

(1) 妇科检查时应仔细、认真，特别是对异常分泌物的来源要仔细检查，可鉴别病变部位。否则仅当是一般性阴道炎处理，可能致子宫颈炎漏诊漏治，发展成慢性子宫颈炎。

(2) 对于性病高危人群，适当选用性传播疾病的相关病原体检查，针对病原体治疗，否则误诊导致治疗效果不理想。

2. 医患沟通

(1) 一般告知：本病抗菌药物的治疗以口服为主，必要时肌内注射，很少需要静脉内给药。注意性卫生，性传播疾病时性伴侣一同诊治。若为沙眼衣原体或淋病奈瑟菌感染者，可在治疗后 4～6 周复查病原体。注意沟通时语言措辞得当，保护患者隐私。

(2) 风险告知：妊娠期合并急性子宫颈炎，若病原体为性传播疾病者，早期可致感染性流产和人工流产后感染，晚期可致胎膜早破、宫腔感染、早产等风险增加，出生后新生儿可能出现眼炎、肺炎等，严重者可致播散性感染。

3. 记录要点

(1) 记录子宫颈的体检情况，既往有何种生殖道感染及治疗经过。

(2) 治疗方案记录在病历中，规范、足量，门诊复查者，具体写明复诊时间。

(3) 合并妊娠者，各种风险告知并应当记录，患者或家属知情签字。

（谭 毅 陈 燕）

十二、盆腔炎性疾病

【概述】 盆腔炎性疾病是指女性上生殖道的一组感染性疾病，包括子宫内膜炎、输卵管炎、输卵管卵巢脓肿、盆腔腹膜炎，其中以急性输卵管炎最常见。好发于性活跃期妇女，急性期若未得到及时正确的诊断或治疗，可导致不孕、输卵管妊娠、慢性盆腔痛、炎症反复发作的盆腔炎性疾病后遗症，严重影响妇女的生殖健康和生活质量。

【诊断步骤】

1. 问诊要点

（1）腹痛出现的时间、部位、性质、诱发或加重因素、有无放射性、与月经有无关系等。

（2）阴道分泌物有无增多、性状、异味、血性等。

（3）伴随症状中有无发热、头晕、寒战、恶心、呕吐、腹胀、腹泻、尿频、尿急、尿痛、月经增多、经血异味、性交痛等。

（4）有无宫腔操作、妇科手术、反复盆腔炎、不洁性生活、性传播疾病等病史。

2. 体检要点

（1）注意患者一般情况，特别是体温、脉搏、呼吸、心率、神志。

（2）腹肌软或紧、有无包块及压痛，有无麦氏点压痛及墨菲征阳性，有无双肾区叩痛、输尿管行径处压痛等。

（3）妇科检查了解外阴、阴道分泌物情况，特别是宫颈举痛、摇摆痛，子宫大小、压痛，附件区压痛、包块等。

3. 辅助检查

（1）一般检查

1）阴道分泌物常规：见大量白细胞。

2）沙眼衣原体抗原：可能阳性。

3）淋病奈瑟菌培养＋药敏：可能阳性。

4）血常规、红细胞沉降率、C-反应蛋白：白细胞计数、红细胞沉降率、C-反应蛋白可升高。

5）妇科B超或阴道B超：可能有盆腔积液，甚至见附件炎性包块，亦可无异常表现。

（2）选择性检查

1）尿或血绒毛膜促性腺激素（hCG）：阴性，主要是排除妊娠相关疾病。

2）降钙素原：升高，提示细菌感染。

3）妇科彩超或阴道彩超：盆腔包块需要进一步明确性质时选用。

4）盆腔 CT 或磁共振成像（MRI）：进一步明确盆腔情况时选用。

5）阴道后穹隆穿刺术：适用于有盆腔积液患者，可抽取行常规检查或培养明确性质及病原体。

6）子宫内膜活检术：急性感染期禁做，可疑内膜病变时可选用。

7）腹腔镜检查：准确率高，但有创伤且费用较高，少用。

4. 诊断要点

（1）宫颈举痛或子宫压痛或附件区压痛，诊断的最低标准。

（2）附加标准

1）体温超过 38.3℃（口腔）。

2）宫颈或阴道异常黏液脓性分泌物。

3）阴道分泌物出现大量白细胞。

4）红细胞沉降率升高。

5）血 C-反应蛋白升高。

6）实验室证实的宫颈淋病奈瑟菌或衣原体阳性。

（3）特异标准

1）子宫内膜活检组织学证实子宫内膜炎。

2）阴道超声或 MRI 检查显示输卵管增粗、输卵管积液、伴或不伴有盆腔积液、输卵管卵巢肿块。

3）腹腔镜检查发现盆腔炎性疾病征象。

5. 鉴别诊断要点

（1）与异位妊娠相鉴别：腹痛常为一侧下腹部隐痛或酸胀感，非双侧，可伴有肛门坠胀感。一般有停经和阴道流血，尿或血 hCG 阳性，结合 B 超检查即可初步鉴别。

（2）与卵巢肿瘤蒂扭转相鉴别：既往可能有卵巢肿瘤病史，常在体位改变后突然出现急性一侧腹痛，不敢活动，压痛点明显固定，结合妇科 B 超鉴别不难。

（3）与子宫内膜异位症相鉴别：继发性痛经，渐进性加重是其特点。若发生子宫内膜异位囊肿破裂，一般是在经期前后或月经期，妇科检查可扪及触痛结节甚至异位囊肿包块，后穹隆穿刺可抽出巧克力样液体，结合妇科 B 超鉴别不难。

（4）与急性阑尾炎相鉴别：转移性及持续性右下腹痛是该病的典型症状，麦氏点固定压痛，无宫颈举痛或子宫压痛。B 型超声可提供诊断依据，但临床上二者同时发生者不少见，必要时腹腔镜检查术。

　　(5) 与泌尿系结石相鉴别：既往可能有泌尿系结石病史，呈绞痛，活动后加重。可伴有腰痛、尿频、尿急、尿痛、血尿等，双肾区叩痛，腹部是输尿管行径处压痛，尿常规可能出现白细胞、潜血阳性，泌尿系 B 超可发现大部分结石患者。

　　(6) 与急性胆囊炎相鉴别：盆腔炎性疾病患者伴有肝周围炎时出现右上腹疼痛与急性胆囊炎临床症状相似；急性胆囊炎者无下腹部疼痛，无宫颈举痛或子宫压痛或附件区压痛，墨菲征阳性，B 型超声或胆囊造影可明确诊断。

6. 确定诊断

　　(1) 高危人群出现下腹痛，具有宫颈举痛或子宫压痛或附件区压痛的临床表现，辅助检查支持炎症改变，需排除异位妊娠流产或破裂、子宫内膜异位症、卵巢肿瘤蒂扭转等可初步诊断。诊断后需进一步明确病原体。

　　(2) 超声检查显示输卵管增粗、积液，伴或不伴有盆腔积液、输卵管卵巢肿块等特征，可确诊。子宫内膜活检组织学证实子宫内膜炎及腹腔镜检查发现盆腔炎性疾病征象亦可确诊。

【治疗方法】

1. 西医治疗

　　(1) 一般治疗：注意休息，补充水分，禁性生活等。

　　(2) 抗菌治疗：盆腔炎症大多为需氧菌、厌氧菌、沙眼衣原体、淋病奈瑟菌及支原体混合感染，治疗时应覆盖所有上述病原体。采取血、尿、宫颈管分泌物和盆腔脓液等标本做病原学检测。结果出来前可先经验性用药，如有病原学证据，应当参考药敏结果及治疗反应适当调整药物。发热等感染症状明显者、妊娠期患病者，应全身应用抗菌药物。抗菌药物的剂量应足够，疗程宜 14 天，以免病情反复发作或转成慢性。症状严重者初始治疗时宜静脉给药，病情好转后可改为口服。可选用：①头孢曲松钠250mg 或头孢西丁钠 2g 单次肌内注射，同时口服丙磺舒 1g，后改为多西环素 100mg 口服，2 次/天，可同时加服甲硝唑 400mg，2 次/天；②氧氟沙星 400mg 口服，2 次/天或左氧氟沙星 500mg 口服，1 次/天，同时加服甲硝唑 400mg，2~3 次/天。

　　(3) 盆腔炎性疾病后遗症的治疗：急性发作者给予抗菌药物治疗；慢性盆腔炎者不需静脉输液治疗。慢性盆腔炎者可采用激光、超短波、微波等物理治疗。不孕者选择腹腔镜手术或辅助生育技术。

　　(4) 住院治疗：若患者一般情况差，病情严重，伴有发热、恶心、呕吐；或有盆腔腹膜炎；或输卵管卵巢脓肿；或门诊治疗无效；或不能耐受口服抗菌药物等，均应住院给予抗菌药物治疗为主的综合治疗。若抗菌药物控制不满意的输卵管卵巢脓肿或盆腔脓肿，可能需要手术治疗。

2. 中医治疗 盆腔炎性疾病之病名在中医古籍中无明确的记载，根据其初期临床表现与中医学"热入血室"、"产后发热"相类似。临床上可在专科诊治的基础上，积极配合中医康复治疗，以期快速控制，减少复发。

（1）中医内治：临床常见有热毒炽盛证、湿热瘀结证等证型，治以清热解毒为主，辨证辅以祛湿化瘀等治法。常用方剂有五味消毒饮合大黄牡丹汤、仙方活命饮等。金刚藤胶囊、妇乐颗粒、花红片等中成药亦常辨证选用。

（2）其他治疗：针刺取穴以中极、关元、归来、三阴交、足三里、肾俞等为主；亦可选用直肠给药、中药保留灌肠等外治法。

【风险规避】

1. 误诊防范

（1）许多基层医院医疗资源欠缺，无法对急性盆腔炎性疾病进行病因学诊断及必要的实验室检查，可参考女性下腹痛的处理流程，见图 3-12-1。避免延误诊治，遗留后遗症。

（2）对于性活跃的或具有性传播疾病高危因素的妇女，出现下腹痛，有宫颈举痛或子宫压痛或附件区压痛，可能考虑本病。在抗菌药物治疗前必须排除外科或妇产科引起下腹痛的其他急症，如异位妊娠、卵巢囊肿蒂扭转、急性阑尾炎等，常规进行 hCG 及妇科 B 超的检查是避免误诊的关键。

（3）右侧输卵管炎与阑尾炎最容易误诊，偶有并存。除了详细的病史询问、认真的体格检查、完善的辅助检查外，必要时需请外科医生会诊。

（4）考虑盆腔炎性包块时，给予规范的抗菌药物治疗后无好转，应及时行腹腔探查，避免误诊，延误治疗。

2. 医患沟通

（1）一般告知：注意休息，增加营养，补充水分，禁性生活。患者出现症状前 60 天内接触过的性伴侣应进行诊治。治疗过程中若出现腹痛加重、持续发热、呕吐等不适症状立即就医。若为沙眼衣原体或淋病奈瑟菌感染者，可在治疗后 4～6 周复查病原体。

（2）风险告知：盆腔炎性疾病给予抗菌药物恰当的治疗，一般能彻底治愈，但疗程长，需要患者的耐心配合。炎症病情可能加重及扩散，严重者发生败血症、脓毒血症等危及生命。妊娠期盆腔炎性疾病，增加孕产妇死亡、死胎、早产的风险。

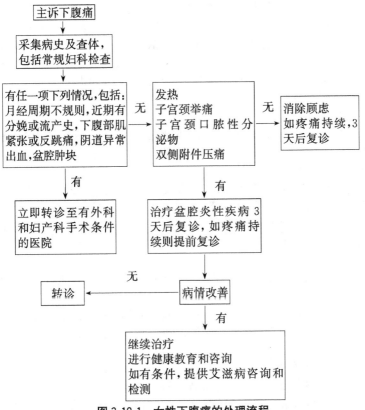

图 3-12-1　女性下腹痛的处理流程

注：引自中华医学会妇产科学分会感染性疾病协作组 . 盆腔炎性疾病诊治规范（修订版）. 中华妇产科杂志 . 2014，49（6）：403

3. 记录要点

（1）记录腹痛、盆腔体检情况，对诊断有意义的辅助检查阳性结果，治疗方案及疗效。

（2）若持续抗菌药物治疗 72 小时临床表现无明显改善者应建议进一步检查并调整治疗方案，病历中需记录。

（谭　毅　陈　燕）

十三、子宫内膜异位症

【概述】　子宫内膜组织（腺体和间质）出现在子宫腔被覆内膜及子宫

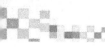

体以外的部位时，称为子宫内膜异位症（内异症）。是育龄妇女的常见病，发病率约为 10％，且有逐年增加趋势。异位内膜可侵犯全身任何部位，以卵巢和宫骶韧带最常见，其次为子宫及其他脏器腹膜、阴道直肠隔等部位。在其他部位出现、生长、浸润，反复出血，继而引发持续加重的盆腔粘连、疼痛、不孕及结节或包块等，具有性激素依赖的特点。

【诊断步骤】

1. 问诊要点

（1）月经初潮出现的时间、平素月经经量、颜色、周期、有无痛经病史，月经改变出现的时间，是否痛经、进行性加重，是否经期延长、经量增多、周期紊乱等。

（2）伴随症状中有无咯血、慢性盆腔痛、腹痛、腹胀、性交痛、不孕、尿频、尿痛、血尿、便血等。特别是了解各种症状与月经的关系。

（3）有无先天性处女膜闭锁史，有无剖宫产或进入宫腔的手术史，有无家族史等。

2. 体检要点

（1）全身一般情况，有无与月经关系密切的包块出现。若有，需描述部位、大小、颜色、界限、与周围组织有无粘连、活动度、压痛等。

（2）妇科检查主要是双合诊盆腔情况，子宫位置、大小、活动度、有无包块及压痛；双侧附件区有无肿大包块、压痛，若有包块需具体描述。

3. 辅助检查

（1）一般检查

1）癌抗原 125（CA125）：升高，可用于监测异位内膜病变活动情况。

2）妇科 B 超或彩超：可确定卵巢、膀胱和直肠异位囊肿位置、大小和形状。

（2）选择性检查

1）子宫内膜抗体：阳性率在 60％以上，特异性为 90％～100％。

2）腹腔镜检查：是目前国际公认的内异症诊断的最佳方法。但需要住院，且费用较高，仅在下列情况下作为首选检查：疑为内异症的不孕症患者；妇科检查及 B 超检查无阳性发现的慢性腹痛及痛经进行性加重者；有症状特别是血清 CA125 水平升高者。

3）阴道后穹隆穿刺术：盆腔积液时抽出有巧克力样液体支持诊断，是鉴别盆腔积液性质的简单易行的方法。

4）盆腔 CT 或磁共振成像（MRI）：需要了解盆腔内异症时可选择，但费用较高，慎重选择。

5）膀胱镜或肠镜检查：可疑膀胱内或肠道内异症时可选择，并行活检确诊。

4. 诊断要点

（1）疼痛（痛经、慢性盆腔痛、性交痛等）、不孕。

（2）盆腔检查触及与子宫相连的囊性、压痛包块或盆腔触痛性结节。

（3）妇科 B 超或彩超提示子宫异位囊肿包块，CA125 轻、中度升高，必要时腹腔镜检查可见内异症病灶。

5. 鉴别诊断要点

（1）与原发性痛经相鉴别：青春期多见，多在月经来潮后出现腹痛，无进行性加重，持续 2～3 天自行缓解，妇科检查及辅助检查无异常发现。

（2）与异位妊娠相鉴别：急腹症时与内异症包块破裂相似，一般有停经史，大量内出血时可能有晕厥、面色苍白、皮肤湿冷、血压下降等休克表现，绒毛膜促性腺激素阳性，后穹隆穿刺抽出暗红色不凝血，而非巧克力样液体。

（3）与卵巢肿瘤蒂扭转相鉴别：可能既往有盆腔包块病史，常在体位改变后突然出现急性一侧腹痛，不敢活动，扪及压痛的肿块在子宫一侧，蒂部有明显固定压痛点，通过妇科 B 超可初步判断。

（4）与黄体囊肿相鉴别：在月经后半周期出现，一般无症状，在月经后复查可消失，肿瘤标志物检查无异常。

（5）与盆腔炎性包块相鉴别：一般有反复发作的盆腔感染史，疼痛无周期性，可伴有发热、阴道异常分泌物，血白细胞计数、C-反应蛋白、降钙素原等升高，抗菌药物治疗有效。

（6）与子宫肌瘤相鉴别：月经周期规律，经期延长、经量增多是其特点。无继发性痛经，妇科检查扪及子宫增大，表面不规则单个或多个结节突起，无压痛。B超检查有助于与子宫腺肌瘤鉴别，但有时两者可以并存。

（7）与腹壁伤口感染，瘘管形成相鉴别：剖宫产术后患者，腹壁伤口见脓性分泌物，久治不愈，并见瘘管形成，分泌物培养可见致病菌。而腹壁伤口内异症患者出现与月经关系密切的伤口周期性疼痛，逐渐增大的包块，可能有血性分泌物，一般诊断不难。确诊依靠病理活检。

（8）与卵巢癌相鉴别：多呈持续性痛疼腹胀，无进行性痛经表现，晚期伴有消瘦、贫血、乏力等恶病质表现。妇科检查可能扪及质硬、边界不清包块。B超检查显示为混合性或实性包块。CA125 多大于 100IU/ml，必要时腹腔镜检查并行活检。

（9）与泌尿系感染相鉴别：有尿频、尿急、尿痛、血尿等症状，但与月经无周期性关系，尿常规见白细胞增多，尿培养可见致病菌，抗感染治疗有效。

（10）与直肠癌相鉴别：有腹痛、腹胀、腹泻、便血等症状，肛门指诊有肿块。但与月经无周期性关系，还可伴有消瘦、贫血、乏力等恶病质表现，结肠镜检查可明确。

6. 确定诊断

（1）育龄女性具有继发性痛经且进行性加重、不孕或慢性盆腔痛。盆腔检查触及与子宫相连的囊性包块或盆腔内有触痛性结节的典型临床表现，即可初步诊断。

（2）B型超声可诊断96％以上的内异症，但不能单纯依靠B超结果确诊。

（3）确诊需依据腹腔镜检查或剖腹探查结合活组织病理检查见异位子宫内膜组织。但病理检查阴性不能排除内异症诊断，典型临床表现和术中所见符合亦可确定诊断。

【治疗方法】

1. 西医治疗　腹腔镜诊断、手术＋药物为内异症的金标准治疗。内异症相关疼痛的诊治流程，见图3-13-1。

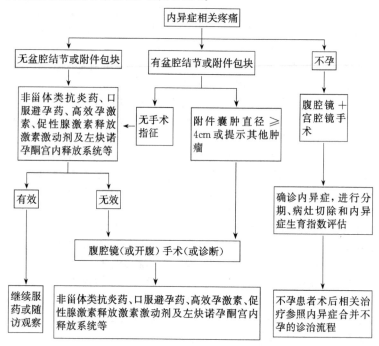

图 3-13-1　内异症相关疼痛的诊治流程图

注：引自中华医学会妇产科学分会子宫内膜异位症协作组．子宫内膜异位症的诊治指南．中华妇产科杂志．2015，（3）：165

（1）期待治疗：适用于症状轻或无症状的轻微病变且无生育要求的患者。

（2）药物治疗：适用于有慢性盆腔痛、经期痛经症状明显、有生育要求及无卵巢囊肿形成患者。可选用①布洛芬0.3，2次/天，口服止痛治疗；②炔雌醇环丙孕酮片或去氧孕烯炔雌醇片月经第1天起1片/天，口服，连用21天，停药7天开始下个周期治疗，连用6个月以上；③甲羟孕酮30mg/d，口服，连用6月；④米非司酮25～100mg/d，口服，连用6月；⑤孕三烯酮月经第1天起2.5mg口服，2～3次/周，连用6月；⑥达那唑月经第1天起200mg口服，2～3次/天，连用6月；⑦亮丙瑞林3.75mg或戈舍瑞林3.6mg月经第1天皮下注射，1次/28天，连用3～6月。

（3）手术治疗：适用于药物治疗后症状不缓解、局部病变加剧或生育功能未恢复者，较大的卵巢内膜异位囊肿患者（囊肿直径≥4cm），腹腔镜是首选的手术方法。手术方式有病灶切除术、子宫及双侧附件切除术、子宫切除术及神经阻断手术。

（4）手术与药物联合治疗：术前用药缩小病灶，术后继续药物治疗，预防复发。

2. 中医治疗　本病属中医学"痛经"、"月经过多"、"不孕"、"癥瘕"等范畴，临床上常可配合中医康复治疗以改善症状、调整月经周期、促孕。

（1）中医内治：临床辨证先分虚实、再辨寒热，常见有气滞血瘀证、寒凝血瘀证、湿热瘀阻证、痰瘀互结证、气虚血瘀证、肾虚血瘀证等证型。治以活血化瘀为主，辨证辅以行气、散寒、清热除湿、益气、补肾等治法。常用方剂有血府逐瘀汤、少腹逐瘀汤、清热调血汤、苍附导痰汤合桃红四物汤、血府逐瘀汤合补中益气汤、归肾丸合桃红四物汤等。桂枝茯苓胶囊、血府逐瘀胶囊、痛经丸、散结镇痛丸、八珍益母丸等中成药亦常辨证选用。

（2）其他治疗：针刺取穴以中极、关元、足三里、三阴交、大横、天枢等为主；亦可选用直肠给药、中药外敷、中药保留灌肠、耳针等外治法。

【风险规避】

1. 误诊防范

（1）熟练掌握内异症的特点，如周期性下腹痛、深部性交痛、不孕、月经不调等。症状与月经密切相关，进行性加重，多为固定、压痛的病灶。在临床上遇到此类的患者，应当进行相关检查，避免漏诊。

（2）加强对盆腔外内异症的认识，如异位至肠道、肺部、脑部等，临床症状复杂多变，非妇科临床表现时可能就诊于内、外科，缺乏相关知识容易误诊。

（3）加强对急腹症各种疾病的鉴别能力，对月经情况、腹痛特点等病史认真询问，对腹痛部位、包块情况仔细检查，重视后穹隆穿刺等简单易行的操作。

2. 医患沟通

（1）一般告知：避免在月经期及经前期性交，尽早治疗可能导致经血逆流的疾病，如先天性生殖道畸形、继发性宫颈粘连等。

（2）风险告知

1）内异症药物及保留生育功能手术治疗后，复发率高，必须告知患者有思想准备。

2）对于有强烈妊娠意愿的患者，需积极治疗内异症，但告知不孕原因复杂，纵使治愈内异症，仍不能确定能否妊娠。

3）药物治疗者疗程长，可能会出现雄激素过高、雌激素过低的类似更年期症状，严重不适者需更改治疗方案。

3. 记录要点

（1）记录患者的主要症状及阳性体征，特别是记录清楚与月经的关系。

（2）有手术指征时及时安排住院治疗并在病历上记录。

（3）记录治疗方案，说明已指导有妊娠意愿的患者及时妊娠。

（谭　毅　陈　燕）

十四、子宫颈上皮内瘤变

【概述】　子宫颈上皮内瘤变（CIN）是指宫颈上皮的不典型增生和宫颈原位癌，是与宫颈浸润癌密切相关的一组癌前病变，也是宫颈癌防治的关键时期。根据病理学诊断分为 3 级：CIN Ⅰ级：轻度异型；CIN Ⅱ级：中度异型；CIN Ⅲ级：重度异型和原位癌。

【诊断步骤】

1. 问诊要点

（1）有无多个性伴侣、吸烟、性生活过早（<16 岁）、多产、性传播疾病、口服避孕药等高危因素。

（2）阴道分泌物的量、性质、颜色、气味，有无接触性出血等。

（3）伴随症状中有无发热、消瘦、腹痛、腰痛、尿频、尿急、便秘、下肢肿痛等。

（4）既往有无宫颈病变及治疗过程、人乳头瘤病毒（HPV）感染史、家族史等。

2. 体检要点 妇科检查主要观察宫颈情况：大小、质地、病变范围，有无糜烂、息肉、溃疡、赘生物，有无接触性出血、举痛及摇摆痛等。

3. 辅助检查

(1) 一般检查

1) 传统巴氏细胞学涂片：需要高标准的细胞病理学家对细胞进行评价，准确性受许多因素影响，难以推广和应用，应当联合其他筛查技术以降低假阴性率。

2) 膜式液基薄层细胞学检查（TCT）：常规筛查项目，在缺乏细胞病理学家的地区，所取标本可外送，进行异地读片诊断。

3) 高危型 HPV DNA 检测：与细胞学检测联合应用于子宫颈癌筛查。

4) 肉眼直接观察子宫颈上皮对染色的反应，包括用 3％～5％的冰醋酸染色和 5％的碘液染色，对经济不发达地区具有推广前景和实用价值。但假阳性和假阴性率均较高，应与细胞学联合使用。

5) 阴道镜检查：临床可疑或细胞学检查异常的妇女进一步检查。

(2) 选择性检查

1) 宫颈活检术＋病理：任何可见病灶，均应作单点或多点活检。

2) 子宫颈管搔刮术：需要了解子宫颈管的病变情况时选用。

3) 宫颈锥切术：治疗兼诊断，活检阳性者需进一步排除子宫颈癌。

4. 诊断要点

(1) 无特异性症状，接触性出血、血性白带常为就诊原因。

(2) 妇科检查宫颈可为光滑，或仅见局部糜烂样改变、质脆易出血等。

(3) 诊断主要是依据病理学结果。

1) CIN Ⅰ级：上皮下 1/3 层细胞核增大，核质比例略增大，核染色稍加深，核分裂象少，细胞极性正常。

2) CIN Ⅱ级：上皮下 1/3～2/3 层细胞核明显增大，核质比例增大，核深染，核分裂象较多，细胞数量明显增多，细胞极性尚存。

3) CIN Ⅲ级：病变细胞占据 2/3 层以上或全部上皮层，细胞核异常增大，核质比例显著增大，核形不规则，染色较深，核分裂象多，细胞拥挤，排列紊乱，无极性。

5. 鉴别诊断要点

(1) 与慢性宫颈炎相鉴别：症状、体征类似，无法根据临床表现及体征鉴别，必须依靠 TCT、阴道镜、宫颈活检术才能明确诊断。

(2) 与子宫颈癌相鉴别：常表现为接触性出血，晚期可伴有消瘦、贫血、腹痛等。妇科检查可能见到宫颈赘生物呈乳头状、菜花状，早期难以鉴别，必须通过宫颈癌的筛查或宫颈赘生物的病理检查才能明确诊断。

（3）与宫颈湿疣相鉴别：属于性传播疾病，一般是宫颈见到散在簇状增生的粉色或白色小乳头状疣，多伴有外阴湿疣，质地柔软，不易出血。醋酸白试验阳性有提示作用，赘生物送病检可明确诊断。

（4）与宫颈结核相鉴别：可能有午后潮热、消瘦、乏力等全身结核中毒症状，阴道分泌物可呈脓血性，妇科检查宫颈可见溃疡、坏死组织如猪油样附着，病理活检可明确，结核菌培养阳性。

（5）与宫颈乳头状瘤相鉴别：多有接触性出血，宫颈可见乳头状、菜花状赘生物，根据症状、体征难鉴别，必须行赘生物的病理检查才能明确诊断。

6. 确定诊断 CIN 诊断无特异性临床表现，确诊需根据活组织病理检查。

【治疗方法】

1. 西医治疗 任何一个筛查计划都必须后继适当的治疗（查治相结合），才能有效地进行癌前干预和减少晚期癌的发生。治疗前必须做病理检查予以证实。CIN 的治疗应个体化，主要取决于 CIN 的级别、病变范围；是否合并持续、高危的 HPV 感染；患者年龄、对生育及对生活质量的要求、随访条件；医院技术因素等。

（1）CIN Ⅰ：密切随访或行冷冻治疗、激光消融、电灼和冷凝等物理治疗。

（2）CIN Ⅱ～CIN Ⅲ：均应治疗，建议住院行子宫颈环形电切除术（LEEP）、冷刀锥切术（CKC）或子宫全切术。治疗后第一年每 6 个月一次宫颈细胞学和 HPV DNA 检查。若随访正常，每年一次重复联合筛查，建议随访终身。

2. 中医治疗 本病在中医古籍中无相对的病名，根据本病的临床表现及疾病特点，属中医"癥瘕"范畴，亦散见于"带下病"、"漏证"等病证。临床上针对早期轻症、不愿手术者或术后未痊愈者，可积极配合中医康复治疗，以期改善症状或延缓病程进展。

（1）中医内治：临床辨证先分虚实，常见有湿热内蕴证、湿毒瘀结证、脾虚湿蕴证、肾虚不固证等证型。治以除湿解毒为主，辨证辅以清热、化瘀、补虚等治法。常用方剂有止带方、五味消毒饮、完带汤、内补丸等。

（2）其他治疗：亦可选用宫颈吹药、阴道纳药等外治法。

【风险规避】

1. 误诊防范

（1）加强对子宫颈癌筛查的宣教，提高对 CIN 的诊治水平。借鉴 2012 年美国癌症学会（ACS）、美国阴道镜与子宫颈病理学会（ASCCP）、美国临床病理学会（ASCP）联合发表的《子宫颈癌筛查与早诊指南》(2012)，见表 3-14-1。无论有无症状、体征，对任何有三年以上性行为或 21 岁起符合年龄阶段有性生活史的妇女，常规进行宫颈癌的筛查，早诊早治，阻断其发展成为子宫颈癌。

表 3-14-1　美国 ACS、ASCCP、ASCP 2012 年
对子宫颈癌筛查与早诊指南的建议概要

人群	建议的筛查方法	筛查结果的管理	注　释
＜21 岁	不需要宫颈筛查		禁用 HPV 检测行宫颈筛查，对不典型鳞状上皮细胞（ASC-US）不做分流试验
21～29 岁	每 3 年一次宫颈细胞学筛查	• ASC-US 并高危型 HPV 阳性或细胞学≥低度鳞状上皮内病变（LSIL）：参考 ASCCP 指南 • 细胞学阴性或高危型 HPV 阴性的 ASC-US：3 年内重复宫颈细胞学筛查	不应使用 HPV 检测进行宫颈筛查
30～65 岁	每 5 年高危型 HPV 和宫颈细胞学联合筛查（首选）	• 高危型 HPV 阳性的 ASC-US 或细胞学≥LSIL：查阅 ASCCP 指南 • 高危型 HPV 阳性、细胞学阴性： 选项 1—12 个月重复联合筛查 选项 2—HPV16 或 HPV-16/18 基因分型检测 如果 HPV16 或 HPV16/18 阳性—转诊阴道镜 如果 HPV16 或 HPV16/18 阴性—12 个月重复联合筛查	在大多数情况下，不推荐单独用 HPV 检测做宫颈筛查

续表

人群	建议的筛查方法	筛查结果的管理	注 释
	每3年单独宫颈细胞学筛查（可接受）	• 联合筛查双阴性或高危型HPV阴性的ASC-US：5年重复联合筛查 • 高危型HPV阳性的ASC-US或细胞学≥LSIL：参考ASCCP指南 • 细胞学阴性或高危型HPV阴性的ASC-US：3年重复细胞学筛查	
>65岁	先前宫颈筛查充分阴性则不再做筛查		有≥CINⅡ或宫颈癌治疗史的妇女应继续常规筛查至少20年
子宫切除术后	不需要继续筛查		适用于没有子宫颈的妇女，以及过去20年没有≥CINⅡ或宫颈癌治疗史的妇女
已接种HPV疫苗	依据年龄阶段划分的建议进行宫颈癌筛查（与未接种疫苗妇女相同）		

注：引自曹泽毅. 中华妇产科学. 第3版. 北京：人民卫生出版社，2014，2119

（2）凭经验或照顾患者经济利益，仅肉眼见宫颈糜烂就诊断慢性宫颈炎行宫颈治疗，可能误诊误治。必须按照《子宫颈癌筛查与早诊指南》（2012）合理选择检查，才能正确诊治。

（3）完善术前检查，有些因其他妇科疾病行子宫次全切除术患者，未做宫颈癌筛查，而漏诊宫颈病变，可能为宫颈CINⅢ级，甚至为宫颈浸润癌。

（4）由于医技水平的限制，取材可能不准确，特别是宫颈管组织可能漏掉，造成误诊漏诊。对于高危人群、症状反复者，建议多点取材、追踪复查。

2. 医患沟通

（1）一般告知：戒烟戒酒，注意性卫生，预防性传播疾病。

（2）风险告知

1）有些无症状患者面对费用不少的宫颈癌筛查项目难以接受，应当告知无症状不代表无病，充分告知筛查的意义，让患者知情选择。

2）检查结果不是永久的，病情会变化，尤其是高危人群及症状反复者，更要密切随访。

3）拟行宫颈治疗者必须告知手术风险及并发症，如可能流产、早产、增加剖宫产率、宫颈再次病变等。

3. 记录要点

（1）记录主要症状，是否有接触性出血，宫颈体检情况。既往宫颈诊治经过及 HPV 感染史。

（2）适龄筛查者，病历上记录建议行宫颈癌筛查的相关项目。

（3）行宫颈治疗者，记录手术风险及并发症，尤其是对以后妊娠的影响，患者或家属知情同意签字。

（谭　毅　陈　燕）

十五、子宫肌瘤

【概述】　子宫肌瘤是由平滑肌及结缔组织组成，是女性生殖器官最常见的良性肿瘤。子宫肌瘤可能位于子宫的浆膜下、肌壁间、黏膜下、宫颈和韧带上，可发生玻璃样变、囊性变、红色样变、肉瘤样变、钙化等变性。临床症状与子宫肌瘤的生长部位、有无变性密切相关。

【诊断步骤】

1. 问诊要点

（1）既往月经情况，月经改变后的周期、经量、持续时间，有无规律性、血块、痛经等。

（2）伴随症状中有无停经、腹痛、腹胀、腹部包块、腰酸、白带异常、不规则阴道流血、排尿困难、头晕、乏力、不孕等。

（3）有无家族史、服用雌激素等病史。

2. 体检要点

（1）全身检查是否有贫血貌、消瘦，有无腹部隆起、包块、压痛、移动性浊音、肠鸣音等。扪及包块时注意部位、大小、数目、质地、边界、活动度、与周围组织的关系、压痛等。

（2）妇科检查了解外阴、阴道情况；尤其是宫颈大小、宫口情况、质地、有无肿物突出；子宫大小、轮廓、质地、活动度、压痛、有无扪及异常包块；附件区包块、压痛等。

3. 辅助检查

（1）一般检查：妇科 B 超或阴道 B 超可鉴别肿块来源、大小、数目等。

（2）选择性检查

1）血常规：了解有无贫血及程度。

2）尿绒毛膜促性腺激素（hCG）或血 β-hCG：排除妊娠疾病。

3）妇科肿瘤标志物：一般正常，升高时警惕恶性肿瘤。

4）妇科彩超、下腹部 CT 或磁共振成像（MRI）：普通 B 超不能明确，需进一步检查时酌情选用。

5）诊断性刮宫术：探查宫腔情况，并刮取内膜做病理检查。

6）宫腔镜检查：直视下观察内膜情况，主要对于黏膜下肌瘤可诊断兼治疗。

7）腹腔镜检查：对于诊断困难的实性肿块时选用，可诊断兼治疗，需住院。

4. 诊断要点

（1）经量增多及经期延长是子宫肌瘤最常见的症状。

（2）妇科检查可能扪及子宫增大，表面实质性单个或多个结节状突起肿物。

（3）妇科 B 超提示子宫肌瘤影像。

（4）确诊依赖于肿物的病理诊断。

5. 鉴别诊断要点

（1）与妊娠子宫相鉴别：有停经史，早孕时恶心、呕吐，子宫增大与停经周数相符，中孕时可出现自觉胎动。听诊胎心音及 B 超检查即可鉴别。

（2）与妊娠流产相鉴别：妊娠合并子宫肌瘤时可发生红色样变，当出现腹痛时，易误诊为妊娠流产。但流产发生时为阵发性腹痛，常伴有阴道流血，可扪及宫缩，子宫无压痛，甚至可见宫颈口扩张。而肌瘤红色变性表现为持续性剧烈腹痛，伴恶心、呕吐、发热，瘤体明显压痛，白细胞升高，妇科 B 超提示肌瘤迅速增大。

（3）与卵巢肿瘤相鉴别：多无月经改变，肿块多呈囊性位于子宫一侧，通过妇科 B 超检查鉴别不难。

（4）与子宫腺肌病相鉴别：常有继发性痛经表现，子宫均匀性增大，很少超过 3 个月妊娠子宫大小，通过妇科 B 超检查有助于鉴别，但两者可以并存。

（5）与子宫肉瘤相鉴别：多见于老年妇女，下腹部肿块生长迅速、伴有腹痛、不规则阴道流血。妇科 B 超、诊刮术及 MRI 有助于鉴别，确诊有赖于病理诊断。

（6）与子宫内膜癌相鉴别：多见于绝经后妇女，出现不规则阴道流血，子宫正常大小或均匀性增大。妇科 B 超、诊刮术及宫腔镜有助于鉴别，确诊有赖于病理诊断。

（7）与宫颈癌相鉴别：常有接触性出血及阴道异常排液，肿物突出于宫颈口与有蒂的子宫黏膜下肌瘤难鉴别。有蒂肌瘤在妇科检查时可通过宫颈口触摸到瘤蒂，而宫颈癌不会有瘤蒂。借助于宫颈活检、妇科 B 超检查有助于鉴别。

（8）与功能失调性子宫出血相鉴别：月经过多表现与子宫肌瘤相似，诊断应采用排除法，必须通过妇科 B 超、宫腔镜检查等排除器质性病变才可诊断。

（9）与葡萄胎相鉴别：妇科 B 超结果与子宫肌瘤黏液变性相似，但一般有停经史、血 β-hCG 阳性，通过诊刮术不难鉴别。

6. 确定诊断

（1）具有经量增多、经期延长的月经改变。妇科检查可扪及子宫增大，表面有单个或多个不规则结节状突起或有蒂与子宫相连的实性肿物，结合 B 型超声检查多可临床诊断。

（2）一些不易明确诊断的肌瘤，需借助宫腔镜、腹腔镜、CT、MRI 等方法。

（3）确诊依靠活组织病理检查，见主要由梭形平滑肌细胞和不等量纤维结缔组织所构成。

【治疗方法】

1. 西医治疗 应根据患者的症状、年龄和生育要求，以及肌瘤的类型、大小、数目等综合分析，个体化治疗。

（1）密切观察：无症状，特别是近绝经期妇女，可 3～6 个月门诊随访。

（2）药物治疗：症状轻、近绝经年龄或全身情况不宜手术者，可选用：①亮丙瑞林 3.75mg，1 次/月，皮下注射；②戈舍瑞林 3.6mg，1 次/月，皮下注射；③米非司酮片 12.5mg/d，口服，连用 3 个月等。

（3）手术治疗：有下列指征时收入院手术治疗：①月经过多致继发贫血，药物治疗无效；②严重腹痛、性交痛或慢性腹痛、有蒂肌瘤扭转引起急性腹痛；③体积大或引起膀胱、直肠等压迫症状；④确定肌瘤是不孕或反复流产的唯一原因者；⑤疑有肉瘤变。

（4）其他治疗：子宫动脉栓塞术、宫腔镜子宫内膜电切术等。

2. 中医治疗　子宫肌瘤属中医学"癥瘕"范畴，一般预后良好，针对保守治疗者，可考虑中医康复治疗。但因消癥散结之品长期服用会耗气破血，损伤正气，故应中病即止，定期复查。

（1）中医内治：临床常见有气滞血瘀证、寒凝血瘀证、痰湿瘀阻证、肾虚血瘀证、气虚血瘀证、湿热瘀阻证等证型，治以活血化瘀，软坚散结为主，辨证辅以攻邪、扶正等治法。常用方剂有香棱丸、少腹逐瘀汤、苍附导痰丸合桂枝茯苓丸、金匮肾气丸合桂枝茯苓丸、补中益气汤合鳖甲煎丸、大黄牡丹汤等。桂枝茯苓胶囊、宫瘤消胶囊、大黄蟅虫丸等中成药亦常辨证选用。

（2）其他治疗：亦可选用中药外敷等外治法。

【风险规避】

1. 误诊防范

（1）子宫肌瘤发生变性后临床症状多变而无特异性，必须提高对特殊类型、少见病的认识，避免误诊。

（2）详细询问病史和认真体格检查。对于不规则阴道流血患者，除认真询问月经史、避孕史等外，认真的体格检查可判别出血部位、包块来源等，亦对诊断有很大的帮助。

（3）对 B 型超声检查的依赖性过强，追求一切以 B 超结果作为诊断，可能误诊。对于实性肿块不一定能准确判断其来源、性质，如浆膜下肌瘤误诊为卵巢肿瘤，还需要根据病史、症状、体征综合分析，动态观察，必要时手术明确。

（4）一些基本操作不需要特殊设备，可在基层医院执行。对于不规则阴道流血患者，简单的诊刮术可了解子宫及内膜情况。

（5）充分利用医技设备，例如宫腔镜对不规则阴道流血者是很好的辅助检查，特别是检查宫腔内情况，可直视下活检，可减少黏膜下肌瘤、子宫内膜癌的误诊。

2. 医患沟通

（1）一般告知：告知无症状的子宫肌瘤不需静脉输液治疗。若出现肿块迅速增大、发热、消瘦、阴道异常排液等及时就医。需要收住院手术治疗的子宫肌瘤，特别是涉及可能需要子宫切除术的患者，一定要做好入院前的沟通工作。

（2）风险告知

1）子宫肌瘤为良性肿瘤，但也有少见的恶变率，建议患者 3～6 个月随访一次。

2）妊娠合并子宫肌瘤，可能导致流产、胎位异常、前置胎盘、产道梗阻、产后出血等。

3. 记录要点

（1）记录患者月经情况及肿块的妇科检查结果，既往子宫肌瘤的诊治经过、发展情况。

（2）需行宫腔镜、诊刮术等其他检查时，记录具体项目，需要随访者记录复诊时间。

（3）需手术治疗者记录手术指征。

（谭　毅　陈　燕）

十六、功能失调性子宫出血

【概述】 功能失调性子宫出血（功血），是由于生殖内分泌轴功能紊乱造成的异常子宫出血，而全身及内外生殖器官无器质性病变，为妇科常见病。根据发病机制分为无排卵性和排卵性功血两类，前者占 $70\%\sim80\%$，多发生于青春期及围绝经期；后者占 $20\%\sim30\%$，多为育龄女性。

【诊断步骤】

1. 问诊要点

（1）首先要判断是否为异常子宫出血。月经周期不规律：频发（周期 <21 天），稀发（周期 >35 天，但 <6 个月），闭经（周期 $\geqslant6$ 个月）；经期延长（ >7 天），经期缩短（ <3 天）；经量过多（ >80ml），经量过少（ <20ml）。

（2）伴随症状中有无停经、头晕、恶心、乏力、发热、心悸、腹痛、白带异常、接触性出血、其他部位出血、肿块等。

（3）注意患者年龄，询问月经史、生育史、避孕措施等。

（4）有无黏膜下子宫肌瘤、子宫内膜息肉、高催乳素血症、宫颈糜烂、甲状腺功能亢进或减退、肝炎、血液病、服用干扰排卵的药物或抗凝血药等病史。

2. 体检要点

（1）注意全身发育情况，是否有贫血貌、甲状腺肿大、皮肤出血点、肝区叩痛、脾大等。

（2）妇科检查重点是阴道流血来源、量、颜色、气味，有无黏膜充血、宫颈糜烂、赘生物等。必要时双合诊检查子宫大小、压痛、包块；双附件区压痛、包块等。

3. 辅助检查

（1）一般检查

1）血常规：可能血红蛋白降低，存在贫血，注意血小板计数。

2）尿或血绒毛膜促性腺激素（hCG）：有性生活史妇女常规检查。

3）妇科 B 超或阴道 B 超：排除子宫、附件、盆腔的器质性疾病。

（2）选择性检查

1）基础体温测定：在家即可操作，大致反应排卵和黄体情况。

2）凝血功能：了解有无凝血功能障碍。

3）孕酮、雌二醇、睾酮、促黄体生成素、卵泡刺激素、催乳素：了解内分泌情况。

4）甲状腺功能检查：了解有无甲状腺功能异常。

5）宫颈刮片：用于排除宫颈癌及癌前病变。

6）诊断性刮宫术：诊断兼治疗，适用于有性生活的急性大出血和绝经过渡期患者。

7）宫腔镜检查：直视下观察病变及取材，敏感性高于一般诊断性刮宫术。

4. 诊断要点

（1）子宫异常出血。

（2）查体、辅助检查可排除器质性疾病。

5. 鉴别诊断要点

（1）与先兆流产相鉴别：一般有明确的停经史，可伴有下腹部阵发性疼痛，尿或血 hCG 阳性，妇科 B 超提示宫内妊娠，可鉴别。

（2）与异位妊娠相鉴别：多有 6～8 周的停经史，一侧下腹部隐痛或酸胀感，不规则少量阴道流血。宫颈举痛或摇摆痛，子宫一侧或后方可能触及肿块。尿或血 hCG 阳性，妇科 B 超提示异位妊娠包块，可鉴别。

（3）与黏膜下子宫肌瘤相鉴别：多为经期延长、经量增多，妇科检查可能扪及子宫均匀增大，或见粉红色、表面光滑的肿物突出于宫颈口，B 型超声提示子宫黏膜下肌瘤影像，宫腔镜检查及病理可明确诊断。

（4）与子宫内膜炎相鉴别：一般是周期不规律的少量阴道流血，主要症状是下腹痛、子宫压痛的急性炎症表现，一般诊断不难。

（5）与多囊卵巢综合征相鉴别：一般是月经稀发、少甚至闭经，伴肥胖、多毛、痤疮、不孕、高血压、糖尿病等。妇科 B 超提示卵巢多囊改变，内分泌检查中黄体生成素与卵泡刺激素的比值≥2～3，雄激素过高，可初步诊断。

（6）与高催乳素血症相鉴别：一般是月经稀发、少甚至闭经，溢乳是其特征之一，根据内分泌血清催乳素＞1.14nmol/L（25μg/L）即可诊断。

（7）与子宫内膜息肉相鉴别：一般是月经过多，妇科 B 超可见内膜增厚或未见异常，通过宫腔镜检查可见内膜息肉样增生，病理可明确诊断。

（8）与甲状腺功能亢进症相鉴别：可有月经不规律甚至闭经，还常有怕热多汗、多食消瘦、突眼、甲状腺肿大、手指细震颤等高代谢症状及体征，可查促甲状腺激素进行筛查。

（9）与血液病相鉴别：一般是月经周期紊乱，阴道流血过多，还可伴有牙龈出血、皮肤瘀点瘀斑等其他部位的出血表现。血常规发现白细胞、血小板异常可初步诊断，骨髓活检可明确诊断。

6. 确定诊断　符合异常子宫出血，排除妊娠、子宫肌瘤、子宫内膜息肉、子宫内膜癌、甲状腺功能亢进症、血液病等器质性疾病后可确诊。

【治疗方法】

1. 西医治疗

（1）一般治疗：加强营养，补充铁剂、叶酸和维生素 C，当血红蛋白 $\leqslant 60g/L$ 时需输红细胞治疗。

（2）药物治疗：功血的一线治疗是药物治疗，不合并贫血的功血不需静脉输液治疗。

1）止血：

a. 一般止血药物：可选择①氨甲环酸 1g，2～3 次/天，口服；②维生素 K_4 4mg，3 次/天，口服；③肾上腺色腙片 5mg，3 次/天，口服；④酚磺乙胺 0.25～0.5g 肌内注射，1～2 次/天；⑤注射用血凝酶 1～2IU 肌内注射，1～2 次/天。

b. 性激素止血：可选择①雌孕激素联合用药的止血效果优于单一药物，主要适用于青春期和育龄期无排卵性功血患者，如三代短效口服避孕药炔雌醇环丙孕酮片或去氧孕烯炔雌醇片 1～2 片，每 8～12 小时 1 次，血止 3 日后每 3 天递减 1/3 量直至维持量每天 1 片，共 21 天停药；②单纯雌激素主要适用于青春期无性生活且血红蛋白 $<80g/L$ 的患者，如戊酸雌二醇 2mg，每 4～6 小时 1 次，口服，血止 3 日后每 3 天递减 1/3 量，直至 1mg/d，维持至用药 20 天左右当血红蛋白 $\geqslant 90g/L$ 时加用孕激素使内膜脱落；③单纯孕激素主要适用于围绝经期且血红蛋白 $>80g/L$ 的功血患者，如黄体酮 20～40mg/d，肌注，连用 3～5 天，或炔诺酮 5mg，每 8 小时 1 次，口服，血止后每 3 天递减 1/3 量，直至维持量 2.5～5mg/d，血止后第 21 天停药。

2）调整月经周期需 3～6 月：可选择①雌孕激素序贯疗法，如妊马雌酮 1.25mg 或戊酸雌二醇 2mg，在撤药性出血第 5 天开始口服，每晚一次，连用 21 天，后 10 天加用醋酸甲羟孕酮或地屈孕酮 10mg/d 口服；

②雌孕激素联合应用，炔雌醇环丙孕酮片或去氧孕烯炔雌醇片在月经第 1 天起口服，每次 1 片，每晚 1 次，连用 21 天，停药 7 天后开始下个周期治疗；③地屈孕酮或醋酸甲羟孕酮 10mg/d，口服，在撤药性出血的第 16～25 天用。

3）促排卵：氯米芬 50～150mg/d，在撤药性出血的第 3～5 天起口服，连用 5 天。

4）多种药物治疗失败且无生育要求者，放置含左炔诺孕酮的宫内节育器常有效。

（3）诊断性刮宫术：对于绝经过渡期及病程长的生育年龄患者应首选。

（4）手术治疗：对于药物治疗疗效不佳或不宜用药、无生育要求的患者，尤其是不易随访的年龄较大患者，应考虑手术治疗，如子宫内膜切除术、子宫切除术。

2. 中医治疗　功血属中医学"崩漏"、"月经先期"、"月经过多"、"经期延长"、"经间期出血"等范畴，临床上宜在了解贫血情况的基础上，积极配合中医康复治疗，往往可获良效。

（1）中医内治：临床分无排卵性和有排卵性功血，其中无排卵性功血常见有肾阳虚证、肾阴虚证、脾虚证、虚热证、实热证、血瘀证等证型，有排卵性功血常见有肾气虚证、脾虚证、阴虚血热证、阳盛血热证、肝郁血热证、血瘀证、湿热证等证型。出血期治以止血为主，止血后固本调经，恢复正常的月经周期。治疗无排卵性功血侧重于止血促排卵，常用方剂有右归丸、左归丸合二至丸、固本止崩汤、保阴煎、清热固经汤、逐瘀止血汤等。治疗无排卵性功血侧重于止血调经，常用方剂有归肾丸、固本止崩汤、两地汤合二至丸、清经固经汤、丹栀逍遥散、逐瘀止血汤、清肝止淋汤等。葆宫止血颗粒、龙血竭胶囊、乌鸡白凤丸等中成药亦常辨证选用。

（2）其他治疗：针刺取穴以断红穴为主；亦可选用耳针等外治法。

【风险规避】

1. 误诊防范

（1）功血是排除器质性疾病的诊断，参照功血的诊断流程，见图 3-16-1。充分利用好各种检查手段，如内分泌检查、B 型超声、诊刮术等去排除器质性病变，特别是用药疗效差者，切不可草率诊断功血而反复用药。但对于检查结果亦不可盲目依赖，一定要病史、症状、体征及检查结果全面分析，才能避免误诊。

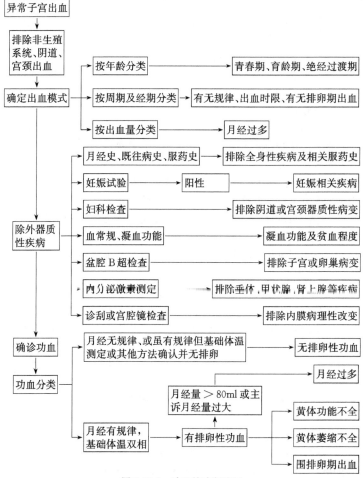

图 3-16-1　功血的诊断流程

注：引自中华医学会妇产科学分会妇科内分泌学组、中华医学会妇产科学分会绝经学组．功能失调性子宫出血临床诊断治疗指南（草案）．中华妇产科杂志．2009，44（3）：235

（2）对有性生活史的妇女常规检查 hCG，避免误诊妊娠相关疾病为功血。

（3）重视阴道检查这一项基本操作，可以判断出血来源，切不可将阴道流血就认为是异常子宫出血，可能是阴道壁裂伤出血、宫颈息肉出血等，以免误诊误治。临床上主要是对未婚青年女性不宜进行阴道检查，但对于反复出血不明原因，特别是药物疗效不满意的患者，建议征得患者同意可行处女窥器阴道检查，有指征时需行诊断性刮宫术。

（4）对于异常子宫出血患者，宫腔镜检查可以作为常规手段。可以发现早期的宫腔病变，如子宫内膜息肉、子宫黏膜下肌瘤、子宫内膜癌等，从而大大提高诊断的准确性。

2. 医患沟通

（1）一般告知：功血是排除性诊断，可能需要患者进行相关的检查，取得其配合。治疗期间注意休息，加强营养，放松心情，戒烟忌酒。

（2）风险告知

1）药物是功血的一线治疗方式，但性激素用药切记遵医嘱服用，否则盲目停药或者擅自调整剂量，可能导致撤药性出血。

2）调整月经周期需 3～6 月，部分患者停药后又可能病情反复。

3. 记录要点

（1）记录异常子宫出血的情况，有鉴别意义的即使是阴性的体征及检查结果也应记录。

（2）性激素用药者需在病历中清楚记录药物的用法，何时调整药物剂量，制订随访计划。

（3）根据病情需要做的检查及治疗记录在病历中，特别是诊断性刮宫术，拒绝者应当签字。

（李　杰　陈　燕）

十七、多囊卵巢综合征

【概述】 多囊卵巢综合征（PCOS）是一类至今病因未明的临床最常见的妇科内分泌疾病之一，以雄激素过高的临床和生化表现、持续无排卵、卵巢多囊改变为特征，常伴有胰岛素抵抗和肥胖。好发于青春期及生育期妇女，月经失调和不孕常是就诊的首要原因。

【诊断步骤】

1. 问诊要点

（1）月经初潮出现的时间、平素月经经量、颜色、周期；月经改变出现的时间，是否周期不规律、经量减少（＜20ml）、月经稀发（周期＞35天，但＜6个月）、有无达到闭经（周期≥6个月）。

（2）伴随症状中有无多毛、痤疮、不孕、肥胖、皮肤色素加深、脱发等。

（3）有无卵巢或肾上腺肿瘤、高催乳素血症、甲状腺功能异常、遗传性疾病等病史。了解患者有无妊娠意愿。

2. 体检要点

（1）注意患者一般情况，血压、随机血糖，特别是体重指数（BMI）＝体重（kg）/身高（m^2），BMI≥25 为肥胖。腰臀围比（WHR）＝腰围/臀围，WHR≥0.80 时称为腹部肥胖型。

（2）注意患者全身面貌，特别是多毛、痤疮、秃顶、肌肉发达、乳房萎缩、出现喉结、黑棘皮病等。

（3）妇科检查主要是看生殖器发育情况，是否呈男性阴毛分布、阴蒂是否增大、能否扪及增大的卵巢等。

3. 辅助检查

（1）一般检查

1）血清雄激素：睾酮通常升高不超过正常上限 2 倍，雄烯二酮常升高，脱氢表雄酮、硫酸脱氢表雄酮正常或轻度升高。

2）妇科 B 超：提示卵巢多囊样改变［一侧或双侧卵巢直径 2～9mm 的卵泡≥12 个，和（或）卵巢体积≥10ml（卵巢体积＝0.5×最大纵径×前后径×横径）］，还可连续监测未见优势卵泡及排卵现象。

3）基础体温测定：呈单相型基础体温曲线，提示无排卵。

（2）选择性检查

1）血清黄体生成素（LH）、卵泡刺激素（FSH）：LH/FSH 比值≥2～3。

2）血清雌激素：雌酮（E_1）升高，雌二醇（E_2）正常或轻度升高，$E_1/E_2>1$。

3）尿 17-酮类固醇：正常时提示雄激素来源于卵巢，升高时提示肾上腺功能亢进。

4）血清催乳素：可轻度升高，大于 1.14nmol/L（$25\mu g/L$）考虑高催乳素血症。

5）促甲状腺激素：排除甲状腺疾病。

6）血糖、口服葡萄糖耐量试验、胰岛素、血脂：肥胖者应选用。

7）诊断性刮宫：了解有无排卵，一般在月经前数天或来潮 6 小时内进行。

8）腹腔镜检查：可能发现卵巢增大，多个卵泡却无排卵，镜下活组织检查可确诊。

4. 诊断要点

（1）目前世界范围内的 PCOS 诊断标准尚不统一，多采用的是欧洲生殖和胚胎医学会与美国生殖医学会 2003 年提出的鹿特丹标准为：①稀发排卵或无排卵；②高雄激素的临床表现和（或）高雄激素血症，如多毛、痤疮、雄激素性脱发、血清总睾酮或游离睾酮升高；③卵巢多囊改变；④3 项中符合 2 项并排除其他高雄激素病因，如先天性肾上腺皮质增生、库欣综合征、分泌雄激素的肿瘤。

（2）2011 年 7 月由我国前卫生部发布的《中国 PCOS 诊断行业标准》分为：

1）疑似 PCOS：月经稀发或闭经或不规则子宫出血是诊断的必须条件。另外，再符合下列 2 条中的 1 条①高雄激素的临床表现或高雄激素血症；②超声表现为卵巢多囊改变。

2）确定诊断：具备上述疑似 PCOS 诊断条件后还必须逐一排除其他可能引起高雄激素的疾病和引起排卵异常的疾病。

5. 鉴别诊断要点

（1）与甲状腺功能亢进症相鉴别：可有月经不规律甚至闭经，还常有怕热多汗、多食消瘦、多言好动、突眼、甲状腺肿大、手指细震颤等高代谢症状及体征，可查促甲状腺激素进行筛查。

（2）与高催乳素血症相鉴别：一般有溢乳-闭经典型表现，血清催乳素增高 $>1.14nmol/L$（$25\mu g/L$），可诊断。

（3）与皮质醇增多症相鉴别：常见满月脸、水牛背、高血压及精神异常，而 PCOS 无此表现。血清皮质醇水平增高，肾上腺 B 超、颅脑 CT 或 MRI 找到占位性病变更可鉴别。

（4）与卵巢分泌雄激素的肿瘤相鉴别：如支持细胞-间质细胞肿瘤，男性化体征及血雄激素水平更高。B 超见肿瘤多为单侧，与 PCOS 的双侧卵巢增大不同，也可进一步行 MRI 或 CT 鉴别，确诊依靠病理。

（5）与先天性肾上腺皮质增生相鉴别：临床类型以 21 羟化酶缺乏型最多见，早发性可见出生时即发现有女性外生殖器畸形。迟发性在青春期后发病者症状与 PCOS 非常相似，鉴别方法是 17α 羟孕酮基础值或促肾上腺皮质激素刺激后反应值增高。

（6）与间质卵泡膜增生相鉴别：可在 40 岁以后年龄较大时发病，本病雄激素过多程度更严重，胰岛素抵抗及高胰岛素血症较重，血清 LH 水平正常或低。B 超提示卵巢卵泡较小，最终需待病检明确诊断。

（7）与多毛症相鉴别：常有家族史，全身多毛表现，但月经规则，有正常排卵，生化指标及 B 超检查正常。

6. 确定诊断

（1）月经稀发或闭经或不规则子宫出血。

（2）高雄激素的临床表现或高雄激素血症，或超声表现为卵巢多囊改变可初步诊断。

（3）本病是排除诊断法，需排除先天性肾上腺皮质增生、库欣综合征、间质卵泡膜增生等疾病后方可确诊。

【治疗方法】

1. 西医治疗

（1）一般治疗：控制饮食，体育锻炼，控制 BMI 在正常范围，缩小腰围。

（2）药物治疗

1）调整月经周期需 3～6 月，可选用：①对于月经紊乱及多毛痤疮的 PCOS 患者；对于青少年 PCOS 患者；对于尚未月经初潮但有临床或生化高雄激素血症，且第二性征发育明显的患者来说，推荐首选激素避孕药治疗。需除外禁忌证如超过 160/100mmHg 的高血压、病程超过 20 年的糖尿病、神经病变、视网膜病变或肾脏病变、抽烟超过 15 支/天等。可用炔雌醇环丙孕酮片或去氧孕烯炔雌醇片月经第 1 天起口服，1 片/天，连用 21 天；②地屈孕酮或醋酸甲羟孕酮 10mg/d，在撤药性出血的第 16～25 天口服；③雌孕激素序贯口服，如戊酸雌二醇片/雌二醇环丙孕酮片复合包装按照顺序连服 21 天，停药 1 周后开始下个周期治疗。

2）降低雄激素水平可选用：①螺内酯 20mg，3 次/天，口服，连用 6～9 月；②炔雌醇环丙孕酮片每天 1 片，口服，连用 21 天，疗程至少 6 月；③地塞米松 0.25mg，口服，1 次/晚（适用于 PCOS 的雄激素过多为肾上腺来源或肾上腺和卵巢混合来源者，利用地塞米松的抗雄激素作用阻止女性雄性化，低剂量，能口服则口服，服药时间以每晚睡前为佳，常规药物无效时才选用）。

3）促排卵：氯米芬 50～150mg/d 在撤药性出血的第 3～5 天起口服，连用 5 天。

4）改善胰岛素抵抗可选用二甲双胍 500mg，2～3 次/天，口服。

（3）手术治疗：适用于药物促排卵无效，可选择腹腔镜下多囊卵巢打孔术。

（4）体外射精-胚胎移植：难治性 PCOS 不孕者选用。

2. 中医治疗　本病在临床上较为常见，中医学无此病名，根据其临床表现，可归属"闭经"、"月经失调"、"不孕症"等范畴。临床上可在专科诊治的基础上，积极配合中医康复治疗以调经促孕。

（1）中医内治：临床辨证先分虚实，常见有肾阴虚证、肾阳虚证、痰湿证、气滞血瘀证、肝经湿热证等证型。治以调经促孕为主，辨证辅以温肾、育阴、化痰、活血、行气等治法。常用方剂有左归丸、右归丸、苍附导痰丸、膈下逐瘀汤、龙胆泻肝汤等。左归丸、右归丸、血府逐瘀胶囊等中成药亦常辨证选用。

（2）其他治疗：针刺取穴以关元、中极、子宫、三阴交等为主；亦可选用艾灸、耳针等外治法。

【风险规避】

1. 误诊防范

（1）对于门诊以月经失调、不孕就诊的女性，应怀疑 PCOS，进行相关检查，按照上述诊断标准逐一检验，否则漏诊导致疗效不满意。

（2）PCOS 诊断及治疗须慎重，不可根据临床表现考虑本病立即给予各类激素治疗，有时候控制体重就能达到满意的效果。

（3）PCOS 属于排除性诊断，加强对其他可能导致高雄激素分泌疾病的认识，如先天性肾上腺皮质增生、库欣综合征等，必要时借助于辅助检查，治疗原发病，避免误诊误治。

2. 医患沟通

（1）一般告知：调整饮食及加强锻炼，降低体重，是本病治疗的第一线处理。

（2）风险告知

1）告知 PCOS 至今病因尚未阐明，未能根治，可能伴随终身。

2）促排卵药物治疗时告知药物的不良反应，如卵巢过度刺激综合征，累及多系统，严重者可死亡。

3）糖皮质激素治疗时告知可能出现的药物不良反应，如感染、代谢紊乱、体重增加、骨质疏松、股骨头坏死等，一般在长期大剂量使用时发生。

4）PCOS 合并妊娠可能出现自然流产，妊娠期糖尿病、妊娠期高血压疾病的发病率增加。

3. 记录要点

（1）记录月经史及月经改变的过程，治疗经过及效果，患者的孕产史及妊娠意愿。

（2）与疾病相关的各种阳性体征及检验结果应详细记录，特别是内分泌检查的结果。

（3）记录复诊时间及随访计划，特殊用药需记录有无出现不良反应。

（张妙兴　陈　燕）

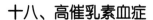

十八、高催乳素血症

【概述】 任何原因导致血清催乳素（PRL）水平升高，大于 1.14nmol/L（25μg/L），称为高催乳素血症（HPRL）。多种生理状态下 PRL 可升高，如妊娠、哺乳、应激、锻炼、睡眠等；而许多病理状态和应用某些药物也可升高，如垂体催乳素瘤、多囊卵巢综合征、原发性甲状腺减退症、使用抗精神病药等。

【诊断步骤】

1. 问诊要点

（1）月经初潮时间，经量、经期、周期、月经改变过程、有无不规则阴道流血、有无闭经。

（2）溢乳情况，是否有双乳流出或可挤出乳白色或透明液体。

（3）伴随症状中有无头痛、呕吐、眼花、偏盲、不孕、流产、多毛、痤疮、体重增加、乳房萎缩、性欲减退等。

（4）有无服用抗精神病药、抗高血压药、抗溃疡病药、激素类药等。有无慢性肾衰竭、胸壁炎症、手术切除卵巢及子宫等病史。抽血检查前有无运动、性交、精神紧张或盆腔检查等。

2. 体检要点

（1）注意患者一般情况，特别是体温、血压、脉搏、呼吸、心率、体重。

（2）全身检查患者发育情况、面貌是否异常、多毛，甲状腺有无肿大，有无泌乳及泌乳量，心肺情况，腹部平坦或隆起、有无压痛等。

（3）妇科检查了解外阴发育情况，是否萎缩；阴道壁黏膜是否变薄、萎缩；宫颈是否糜烂；子宫大小、有无压痛；双侧附件区有无包块及压痛。

3. 辅助检查

（1）一般检查：血 PRL：＞1.14nmol/L（25μg/L），检测最好在上午 9～12 时；当＞4.55nmol/L（100μg/L）时，应行垂体磁共振成像（MRI）或 CT 明确是否存在垂体微腺瘤或腺瘤。

（2）选择性检查

1）垂体 MRI 或 CT：可疑垂体病变时选用。

2）血清黄体生成素、卵泡刺激素：可正常或偏低。

3）眼底检查：视觉障碍时选用，操作简单价廉有价值，对大腺瘤患者可作为常规筛查。

4）甲状腺功能：了解有无甲状腺功能减低。

5）血皮质醇：了解肾上腺功能。

4. 诊断要点

（1）溢乳、闭经病史。

（2）双乳流出或可挤出乳白色或透明液体。

（3）血清 PRL＞1.14nmol/L（25μg/L）。

5. 鉴别诊断要点

（1）与垂体疾病引起的 HPRL 相鉴别：垂体疾病是 HPRL 最常见的病因，偶伴有头晕头痛、视野缺损等垂体压迫及神经系统症状。当血 PRL＞4.55nmol/L（100μg/L）时，常规行垂体 MRI 或 CT 明确是否存在垂体微腺瘤或腺瘤。

（2）与生理性 HPRL 相鉴别：有明确诱因，如运动、疾病、低血糖、妊娠等，血 PRL 短暂性升高，通过详细的病史询问不难问出诱因。去除诱因后复查血 PRL 正常，可诊断。

（3）与下丘脑疾病引起的 HPRL 相鉴别：有引起下丘脑病变的病因，如外伤、颅咽管瘤、脑膜炎、结核、头部放疗等。出现多饮、多尿、嗜睡及肥胖等下丘脑损害的表现，头颅 MRI 或 CT 可提供诊断依据。

（4）与原发性甲状腺功能减退引起的 HPRL 相鉴别：可能有甲状腺手术、碘-131 治疗史等，常伴有易疲劳、怕冷、懒言少语、反应迟钝、月经稀少、皮肤干燥发冷、颜面水肿等甲状腺功能减退表现。通过甲状腺功能检查提示促甲状腺激素高，甲状腺素降低即可明确。

（5）与多囊卵巢综合征引起的 HPRL 相鉴别：主要临床表现是月经异常，还伴有多毛、痤疮、雄激素性脱发等高雄激素的临床表现。B超提示多囊卵巢样改变，PRL 轻度升高，垂体影像学检查无异常。

（6）与特发性 HPRL 相鉴别：血 PRL 一般在 2.73～4.55nmol/L（60～100μg/L）的高值，但垂体影像学检查未见异常。不少此类患者有正常的排卵及生育功能。

（7）与药物性 HPRL 相鉴别：有明确药物使用史，如雌激素、避孕药、利血平、甲基多巴等抗高血压药、氯丙嗪、奋乃静等抗精神病药等，

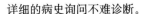

详细的病史询问不难诊断。

6. 确定诊断 具有月经紊乱、闭经、溢乳的典型临床表现，血清催乳素（PRL）＞1.14nmol/L（25μg/L），可确诊。

【治疗方法】

1. 西医治疗

（1）药物治疗：可选用：①甲磺酸溴隐亭 1.25mg 始，1 次/晚，口服，每周增加半片，直至 2.5mg，2 次/天，3 个月为一疗程；②喹高利特 25μg，1 次/天，口服，连服 3 天，随后每 3 天递增 25μg，直至获得满意效果；③卡麦角林 0.5～2.0mg，1～2 次/周，口服，④维生素 B_6 20～30mg，3 次/天，口服；⑤促排卵治疗：氯米芬 50～150mg，月经第 5 天起 1 次/天，口服，连服 5 天。

（2）手术治疗：垂体肿瘤产生明显压迫及神经系统症状或药物治疗无效时，应考虑手术切除肿瘤。

（3）放射治疗：适用于药物无效、不耐受，手术后残留、复发，或一些侵袭性、恶性催乳素腺瘤，手术禁忌证或拒绝手术的患者。

2. 中医治疗 本病现代又称为"闭经溢乳综合征"，属中医"月经过少"、"月经后期"、"闭经"、"乳泣"等范畴。临床上可在专科诊治的基础上，针对非手术及放射治疗者，配合中医康复诊疗。辨证需分虚实，分气血，辨脏腑，审证求因，辨证施治。根据乳为血化之理论，可适当加入引血下行之品。

【风险规避】

1. 误诊防范

（1）参照 HPRL 的诊断流程，见图 3-18-1，提高疾病的诊断能力。PRL 在多种生理状态下可升高，有疑问时需在避免诱因后复查，否则草率诊断不但给患者带来巨大心理负担，也会造成过度医疗。

（2）适时行垂体影像学的检查，避免漏诊垂体疾病。一般是在 PRL 值高时选做垂体影像学检查，但对于未明确原因引起 HPRL 的患者，低 PRL 值仍建议该项检查，避免漏诊。

（3）溢乳与 PRL 水平无正相关关系，切不可由有无溢乳判断 PRL 水平的高低，避免漏诊 PRL 值高的疾病。

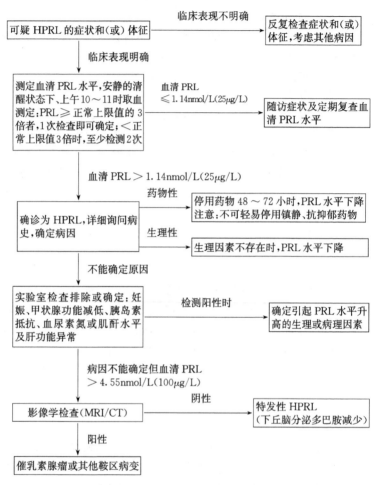

图 3-18-1　HPRL 的诊断流程

注：引自《高催乳素血症诊疗共识》编写组．高催乳素血症诊疗共识．中华妇产科杂志．2009，49（9）：716

2. 医患沟通

（1）一般告知：HPRL 病因复杂，可能需要患者配合完善相关检查，取得理解。特别是高 PRL 患者，一定要告知垂体影像学检查的意义。

（2）风险告知

1）有生育要求的垂体微腺瘤（直径≤10mm）患者，PRL 水平降至正常，恢复规律月经后可妊娠，在孕12周后停药。

2）垂体大腺瘤（＞10mm）患者，妊娠后瘤体增长的可能性达到25％以上，引起垂体压迫及神经系统症状，药物治疗无效时可能需要手术治疗，可能发生流产。需在溴隐亭治疗腺瘤缩小后方可妊娠，推荐妊娠期全程用药。

3）巨大腺瘤者，可能难以切除干净，需要术后继续药物治疗或者放疗。

3. 记录要点

（1）记录月经情况及阳性体征，内分泌检查的结果，并记录随访的时间、内容。

（2）若垂体瘤患者有妊娠意愿，应当记录妊娠和垂体瘤的相互影响。

（3）记录手术指征。

（陈　燕　谭　毅）

十九、不　孕　症

【概述】　不孕症是指育龄女性无避孕性生活至少12个月而未孕者，在男性则称为不育症。既往至今从未妊娠者为原发不孕，既往有过妊娠史，而后无避孕连续12个月未孕者，称为继发不孕。我国不孕症发病率约为7％～10％，病因复杂，包括女方的盆腔因素、排卵障碍；男方的精液异常、性功能异常、免疫因素；还有10％～20％为不明原因不孕。

【诊断步骤】

1. 问诊要点

（1）注意患病年龄，不孕年限，有无低热、畏寒、盆腹腔痛、白带异常、泌乳、多毛、痤疮、性交困难、精神紧张、体重改变等，有关的辅助检查及诊治经过。

（2）月经初潮年龄、周期、经量、月经变化过程、是否伴发痛经及其发生的时间和程度。

（3）婚姻及性生活状况、避孕方式、孕产史。

（4）既往有无盆腔炎、盆腔包块、结核病、性传播疾病、盆腹腔手术、自身免疫性疾病等；有无吸烟、酗酒、成瘾性药物、吸毒、毒物接触史；职业及生活环境如何；家族中有无出生缺陷及流产史。

（5）了解男方情况，有无致其他女性妊娠，有无诊治生育情况，若无应当在男性不育科诊治。

2. 体检要点

（1）观察患者体形，计算体重指数（BMI）＝体重（kg）/身高（m²），BMI≥25为肥胖。

（2）查看患者女性第二性征发育是否成熟，甲状腺有无肿大，心肺一般情况，特别是有无多毛、痤疮、乳房萎缩、溢乳、黑棘皮病等。

（3）妇科检查主要是看外阴发育情况，阴道和宫颈有无异常分泌物和赘生物，子宫大小、形状、位置、压痛和活动度，附件区有无包块和压痛，子宫直肠凹处有无包块、触痛和结节，盆腔和腹壁有无压痛和反跳痛、盆腔包块等。

3. 辅助检查

（1）一般检查

1）血常规：常规筛查，了解有无感染、贫血等。

2）尿常规：排除尿路感染，月经异常者同时检查绒毛膜促性腺激素排除妊娠相关疾病。

3）阴道分泌物常规：了解有无生殖道炎症，性病高危人群同时检查支原体、衣原体和淋病奈瑟菌。

4）男方精液常规：了解有无男方生育障碍。

（2）选择性检查

1）基础体温测定：在家即可操作，大致反应排卵和黄体情况。

2）B型超声监测卵泡发育：推荐使用经阴道超声，常于月经来潮后第10天起监测卵泡，了解有无成熟卵泡发育及排出，还可了解子宫、输卵管、卵巢及盆腔情况。

3）基础激素水平测定：月经周期第2～4天测卵泡刺激素（FSH）、黄体生成素（LH）和雌二醇（E_2）可反映卵巢的储备功能和基础状态，LH/FSH比值≥2～3考虑多囊卵巢综合征；促甲状腺激素（TSH）反映甲状腺功能；催乳素（PRL）＞1.14nmol/L（25μg/L）考虑高催乳素血症；睾酮（T）升高存在高雄激素血症；孕酮（P）评价黄体功能和监测排卵，＞15.9nmol/L提示有排卵。

4）生殖、免疫学检查：抗精子抗体、抗子宫内膜抗体、抗心磷脂抗体、封闭抗体、甲状腺球蛋白抗体、胰岛素抗体等了解有无免疫紊乱。

5）染色体检查：生殖器畸形或发育异常时，可疑先天性染色体疾病时选用。

6）输卵管通畅度检查：包括子宫输卵管通液术及造影术，可观察宫腔形态、位置；输卵管走行、形态、位置、通畅情况。

7）性交后试验：了解能否正常性交，有无存活精子，存活率低可能存在生殖道炎症；有无抗精子抗体及精液本身异常。

8) 宫腔镜检查：了解宫腔情况，可以联合腹腔镜检查输卵管通畅度。

9) 腹腔镜检查：常规检查未见异常时选用，直接观察盆腔情况，可同时行输卵管通液术观察输卵管是否通畅，盆腔疾病时同时行手术治疗。

4. 诊断要点

(1) 病史：正常性生活 1 年，未避孕，未妊娠。

(2) 临床表现：继发性渐进性痛经提示子宫内膜异位症；闭经-溢乳提示高催乳素血症；月经稀发、多毛、痤疮、黑棘皮病提示多囊卵巢综合征；妇科检查可能发现生殖器畸形、盆腔包块等。

(3) 必须借助于完善的辅助检查去找出不孕原因。

5. 鉴别诊断要点

(1) 与子宫内膜异位症相鉴别：继发性痛经且进行性加重，盆腔触及与子宫相连的囊性、压痛包块或盆腔触痛性结节。B 型超声提示子宫异位囊肿包块，腹腔镜是诊断的金标准。

(2) 与多囊卵巢综合征相鉴别：稀发月经、多毛、痤疮、黑棘皮病、雄激素过高，B 型超声提示卵巢多囊改变，可初步诊断。

(3) 与高催乳素血症相鉴别：闭经-溢乳临床表现，血清催乳素增高＞1.14nmol/L（26μg/L），可诊断。

(4) 与盆腔炎性疾病后遗症相鉴别：既往有急性盆腔感染病史，出现慢性盆腔痛，妇科检查可触及条索状增粗的输卵管，轻压痛，输卵管通畅度检查发现输卵管阻塞，此类患者多需要辅助生育技术助孕。

(5) 与盆腔结核相鉴别：原发不孕、月经稀少或闭经，既往有结核病史，或是伴有低热、乏力、盗汗、食欲减退、消瘦等结核中毒症状的结核病表现，均应考虑本病。取月经血或宫腔刮出物或腹腔液作结核菌检查阳性，病理切片找到典型结核结节，即可确诊。

(6) 与宫腔粘连相鉴别：一般是在宫腔操作术后出现月经减少甚至闭经，基础激素水平测定提示卵巢功能良好，宫腔镜检查即可明确宫腔情况。

(7) 与子宫内膜息肉相鉴别：一般有月经过多表现，妇科 B 超可能提示子宫内膜增厚，宫腔镜检查可观察宫腔内膜情况，病理可明确诊断。

(8) 与免疫性不孕相鉴别：若出现长期的非感染性发热，蝶形红斑或盘状红斑，对称非侵蚀性的多关节炎，还可能有光敏感、口腔溃疡等，考虑有系统性红斑狼疮；若有易疲劳、怕冷、懒言少语、反应迟钝、月经稀少、皮肤干燥发冷、颜面水肿等甲状腺功能减退表现，甲状腺球蛋白抗体阳性，考虑有自身免疫性甲状腺疾病；若多饮、多食、多尿、消瘦，血糖升高，考虑有 1 型糖尿病；有些仅表现为不孕，需要借助于相关的免疫学检查才能明确。

6. 确定诊断

（1）具有正常性生活 1 年，未避孕，未妊娠的即可确诊不孕症。

（2）病因诊断需借助于辅助检查去明确，如激素水平、B 型超声、输卵管通畅度检查、宫腔镜、腹腔镜等。

【治疗方法】

1. 西医治疗

（1）一般治疗：健康的生活方式，控制正常体重，纠正营养不良和贫血；戒烟戒酒戒毒；了解正确的性知识，自我监测排卵，性交频率适中。

（2）针对不孕病因的治疗

1）治疗生殖道器质性病变：①根据生殖道病原体对因治疗，如甲硝唑治疗滴虫感染、多西环素治疗衣原体感染等；②地塞米松 5mg，庆大霉素 4 万 U，2%利多卡因 5ml，溶于 20ml 生理盐水中于月经干净后 3～7 天行输卵管内注药，可控制局部炎症、消除水肿、疏通粘连和溶解瘢痕组织、抑制纤维组织形成；③根据病因行相应的手术治疗，如输卵管成形术、子宫内膜异位病灶清除术、卵巢肿瘤剥除术、子宫肌瘤剥除术、宫腔粘连松解术等。

2）诱发排卵：可选择①氯米芬（CC）50～150mg/d 于月经周期第 3～5 天起口服，连用 5 天；②绒毛膜促性腺激素（hCG）5000 单位，1 次/天，在卵泡成熟时一次或二次肌内注射；③尿促性素（hMG）75 单位于月经周期第 2～3 天起，每日或隔日肌内注射，直至卵泡成熟；④CC＋hCG，hCG＋hMG 的联合药物治疗。

3）免疫性不孕的治疗：如抗精子抗体阳性的女方可选择①采取避孕套 6～12 个月，避免精子抗原直接暴露于女性生殖道，降低抗体效价；②小剂量口服泼尼松 5mg，每天 3 次，共 3 个月（利用糖皮质激素有抑制自身免疫的药理作用，需由妇产科主治医师以上专业技术职务任职资格的医生制订，能口服则口服，用药过程中应密切监测药物不良反应，如感染、代谢紊乱、体重增加、出血倾向、血压异常、骨质疏松、股骨头坏死等）；③辅助生殖技术助孕。

4）不明原因不孕治疗：对年轻、卵巢功能良好的夫妇可行不超过 3 年的期待治疗；对卵巢功能减退和年龄大于 30 岁的夫妇，尽早行辅助生殖技术助孕。

5）辅助生殖技术：适用于常规治疗无法妊娠者，包括人工授精、体外受精-胚胎移植及其衍生技术等。

2. 中医治疗 不孕症属中医学"全不产"、"断续"等范畴，临床上需在专科诊治的基础上，明确病因，以免耽误病情，大多不孕症，常可采用或配合中医康复治疗，可获良效。

（1）中医内治：临床辨证先分虚实，尤其应重视肝肾的作用，常见有肾气虚证、肾阳虚证、肾阴虚证、肝气郁结证、痰湿内阻证、瘀滞胞宫证等证型。治以促孕为主，辨证辅以调理冲任、气血等治法。常用方剂有毓麟珠、温胞饮、养精种玉汤、开郁种玉汤、苍附导痰丸、少腹逐瘀汤等。滋肾育胎丸、右归丸、六味地黄丸、定坤丹、桂枝茯苓胶囊等中成药亦常辨证选用。

（2）其他治疗：针刺取穴以中极、关元、三阴交、子宫、气海、肾俞、足三里等为主；亦可选用中药外敷等外治法。

【风险规避】

1. 误诊防范

（1）不孕症的诊断必须非常慎重，并非所有 1 年不孕者都为不孕症，还需了解双方的性生活情况是否正常及有无避孕，否则草率诊断会给患者及其家人带来莫大的心理压力。

（2）不孕症的诊断关键是病因的寻找，首先对各种复杂的病因必须熟悉掌握，还要积极开展相关项目的检查，如生殖免疫学检查、宫腔镜等，借助于完善的检查手段避免误诊误治。

（3）基层医院资源有限，当无法为患者提供合适的诊治时，及时转诊到有资质医院，以免延误治疗。

2. 医患沟通

（1）一般告知：妊娠是男女双方的事，需要双方共同诊治。因为诊治需要，医生需了解患者的隐私，譬如性生活的具体情况、有无流产史等，请患者坦诚告知，医生需承诺会对病情保密。治疗期间放松心情，保持适当的性交频率。

（2）风险告知

1）不孕症病因复杂，虽然男女双方经过系统的检查，但仍有部分原因未明。因病因尚不明确，目前缺乏肯定有效的治疗和疗效指标，可能最后未能达到妊娠的目的。

2）经过治疗后妊娠，但妊娠过程仍有很多不确定性，如流产、胎儿畸形等，不能保证正常生育。

3）对于需要使用糖皮质激素治疗的患者，必须告知药物不良反应。

4）不孕症的治疗过程漫长，切不可随意中断，否则影响治疗效果。

3. 记录要点

（1）记录与不孕症相关的病史及治疗情况。

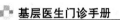

（2）不孕症的治疗过程疗程长，对每一步的治疗方案都应记录清楚。

（3）当使用糖皮质激素治疗自身免疫性疾病时，监测并记录相关的不良反应。

（陈　燕　谭　毅）

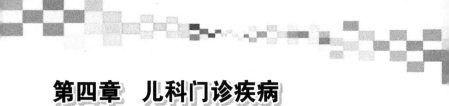

第四章　儿科门诊疾病

一、儿童急性上呼吸道感染

【概述】　急性上呼吸道感染（上感），大多由病毒感染引起，病程自限，一般不需要使用抗菌药物。发病不分年龄、性别和地区，免疫功能低下者易感，是儿童最常见的疾病。根据感染部位的不同可分为急性鼻炎、急性咽炎、急性扁桃体炎等。疱疹性咽峡炎和咽结合膜热是两种特殊类型的上感。一年四季均可发病，以冬春季节及气候骤变时多见。

【诊断步骤】

1. 问诊要点

（1）有无受凉等诱因，询问接触史（包括疫区接触史、传染病接触史、禽类接触史或蚊虫叮咬史等）。

（2）有无发热、鼻塞、流涕、喷嚏、咽部不适、咳嗽、呼吸急促；有无呕吐、腹痛、腹泻；有无哭闹不安、拒食；有无头痛、头晕及惊厥等。

（3）发病以来是否到医院诊治过，曾做过哪些检查和治疗，疗效如何。

（4）发病以来精神状态、饮食、睡眠、大小便情况及体重变化。

2. 体检要点

（1）咽部有无充血、疱疹、溃疡、异常分泌物；扁桃体有无肿大、脓性分泌物；浅表淋巴结有无肿大、触痛等。

（2）有无结膜充血、腹部压痛及皮疹等。

3. 辅助检查

（1）一般检查

1）血常规：本病多为病毒感染，白细胞计数偏低或在正常范围内。

2）C-反应蛋白：本病多为病毒感染，C-反应蛋白多正常或升高不明显。

（2）选择性检查

1）降钙素原：细菌感染时可明显升高。

2）咽拭子或分泌物病原学检查：可以明确感染源，指导治疗。

4. 诊断要点

（1）一般类型上感：婴幼儿多急骤起病，全身症状为主，局部症状较轻，多有高热、咳嗽、呕吐、腹泻、腹痛，甚至惊厥；年长儿常是受凉后出现呼吸道卡他症状，查体可见咽部充血，或伴扁桃体肿大、颌下淋巴结肿大等，但肺部呼吸音正常。

（2）疱疹性咽峡炎：常发生于夏秋季，急性起病，表现为高热、咽痛、流涎、畏食、呕吐等。查体咽部充血，可见疱疹，周围有红晕，疱疹破溃后形成溃疡，一般诊断不难。

（3）咽结合膜热：好发于夏秋季，散发或小流行，其特征性临床表现为咽炎、结膜炎、发热。

5. 鉴别诊断要点

（1）与流行性感冒（流感）相鉴别：流感有明显的流行病史，发热、寒战、头痛、肌痛、乏力等全身症状较重。突然发生及迅速传播是本病的最大特点。

（2）与急性传染病早期相鉴别：上感的常见症状亦常为幼儿急疹、麻疹、猩红热、流行性脑脊髓膜炎、百日咳等急性传染病的前驱症状，根据当地的流行病史、临床表现、实验室检查及病情的演变可以鉴别。

（3）与急性阑尾炎相鉴别：转移性及持续性右下腹痛是急性阑尾炎的典型症状。一般腹痛常先于发热，常有腹肌紧张，腰大肌试验、闭孔内肌试验、结肠充气试验可阳性。血常规检查常提示白细胞及中性粒细胞增高。上感引起的腹痛多为脐周阵发性疼痛，腹肌软，无明显压痛。

（4）与消化系统疾病相鉴别：婴幼儿上感往往有呕吐、腹痛、腹泻等消化系统症状，应注意与肠套叠、肠梗阻等相鉴别。大便常规、大便潜血试验、腹部彩超、腹部立位片等可协助诊断。

（5）与过敏性鼻炎相鉴别：喷嚏、鼻痒、流涕和鼻塞是过敏性鼻炎最常见的四大症状。可有过敏病史，常与吸入过敏原有关，一般无发热。鼻腔分泌物涂片检查示嗜酸性粒细胞增多有助于诊断。

6. 确定诊断

（1）年长儿出现流涕、咽痛等上呼吸道局部症状，伴或不伴发热等全身症状；婴幼儿则以发热等全身症状为主，上呼吸道局部症状较轻。查体可见咽部充血，扁桃体红肿、颌下淋巴结肿大等体征（可单独存在，亦可同时存在）、肺部呼吸音无异常可确定诊断。

（2）有少数病例尚需排除流感、急性传染病早期、疱疹性口炎、过敏性鼻炎等疾病。

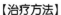

【治疗方法】

1. 西医治疗

（1）一般治疗：注意休息，加强护理，保持良好的周围环境，多饮水。

（2）对症治疗：高热者可选用对乙酰氨基酚每次 10～15mg/kg 口服或塞肛，根据体温情况每 4～6 小时 1 次；或布洛芬每次 5～10mg/kg 口服退热，根据体温情况每 6～8 小时 1 次，也可温水擦浴降温。由于糖皮质激素对患儿生长和发育有不良影响，目前不主张以退热为目的而使用糖皮质激素。高热惊厥时予吸氧、止惊等处理，如地西泮每次 0.3～0.5mg/kg 静脉缓慢推注，最大量婴幼儿每次剂量≤2mg，年长儿每次剂量≤10mg；或苯巴比妥 3～5mg/kg 肌内注射；或水合氯醛每次 40～60mg/kg 口服或灌肠，每次量＜1g。

（3）抗感染治疗

1）抗病毒治疗：上感约 90％以上为病毒感染，为自限性疾病，可予利巴韦林 10～15mg/(kg·d)，分 3 次口服，3～5 天为 1 个疗程。如为流感病毒感染，予磷酸奥司他韦口服治疗，用法如下（适用于 1 岁以上的儿童，须注意磷酸奥司他韦对 1 岁以下儿童的安全性和有效性尚未确定）：体重＜15kg，每次 30mg，体重 15～23kg，每次 45mg，体重 23～40kg，每次 60mg，体重＞40kg，每次 75mg，均 2 次/天，疗程一般 5 天。

2）抗菌药物治疗：抗菌药物对病毒无效，亦不能预防细菌感染，随意应用会引起耐药菌株的产生。因此，抗菌药物仅限于发热或呼吸道症状持续超过 7～10 天、咳脓痰或流脓涕、白细胞计数升高等继发细菌感染情况出现时使用，给药前应先留取咽拭子标本培养。经验性初始治疗首选青霉素类如阿莫西林 20～40mg/(kg·d)，分 3～4 次口服；或头孢菌素类如头孢羟氨苄 20～40mg/(kg·d)，分 2 次口服；青霉素过敏者可选用大环内酯类抗菌药物如阿奇霉素 10mg/kg，1 次/天口服。效果好继续使用，若效果不好则应根据细菌培养及药敏试验结果调整抗菌药物。

（4）病程 3 天以内、体温 38℃以下、精神状态好，首选口服药物治疗，不主张静脉输液，因为静脉输液不良反应多见，风险大。如有以下特殊情况可使用静脉输液：

1）出现较为严重的并发症。

2）呕吐严重无法进食者。

3）持续高热导致脱水、电解质紊乱者。

2. 中医治疗 儿童上感属中医"小儿感冒"范畴，是临床的常见病，常可采用中医康复治疗，但需警惕与急性传染病早期相鉴别。

(1) 中医内治：临床上分为主证与兼证，主证常见有风寒感冒证、风热感冒证、暑邪感冒证、时疫感冒证等证型，兼证有感冒夹痰证、感冒夹滞证、感冒夹惊证等证型，治以疏风解表为主，辨证辅以散寒、辛凉、解暑、解毒、化痰、消食、镇惊等治法。常用方剂有荆防败毒散、银翘散、新加香薷饮、银翘散合普济消毒饮，兼证夹痰可加二陈汤，夹滞可加保和丸，夹惊可加镇惊丸等。小儿感冒颗粒、双黄连颗粒、藿香正气口服液、清热化滞颗粒等中成药亦常辨证选用。

(2) 其他治疗：针刺取穴以大椎、曲池、外关、合谷等为主；风寒者可选用艾灸、拔罐等；风热者可选用中药灌肠、中药雾化等外治法。

【风险规避】

1. 误诊防范

(1) 提高对上感这一疾病的认识。上感的急性期病程约 3~5 天，如体温持续不退或病情加重，应考虑感染可能侵袭其他部位或在病毒感染的基础上继发细菌感染。

(2) 要仔细询问病史，认真详细完成体格检查，了解整个疾病的发病过程。特别是伴有皮疹的患儿，了解皮疹出现的先后部位及出现的时间，与服药有无关系，注意与药物性皮疹、急性出疹性传染病鉴别。全身症状重，表现为呕吐伴有高热惊厥者易误诊为中枢神经系统感染。

(3) 上感如不及时治疗可能会引起较多并发症，并发咽后壁脓肿时可出现头向后仰，有"颈项抵抗"，进食或饮水后呕吐，易误诊为中枢神经系统感染而行腰椎穿刺，但此时患儿前囟无隆起，咽后壁检查可发现脓肿。

2. 医患沟通

(1) 一般告知：告知患儿家长本病属儿科常见病，病程自限（一般 7 天可自愈），多数预后良好。静脉输液不良反应多，风险大。激素退热也不可取。

(2) 风险告知

1) 上感可能是某些疾病的前期症状；也可能会向周围或向下发展，甚至发展成肺炎，特别是婴幼儿的病情变化快，有可能上午诊断为急性上感，夜间或明日就会发展为急性支气管炎、肺炎等。

2) 对于既往有热性惊厥病史的患儿出现发热时有再次惊厥可能，必要时可口服地西泮等预防惊厥的发生并及时退热处理。

3) 少数患儿可并发病毒性心肌炎、中枢神经系统感染、风湿热、急性肾小球肾炎等；告知患儿家长婴幼儿若出现剧烈呕吐、精神差，年长儿出现心悸、胸闷及气促、血尿及上眼睑水肿等情况立即复诊。

3. 记录要点

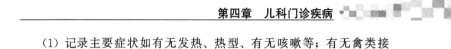

（1）记录主要症状如有无发热、热型、有无咳嗽等；有无禽类接触史。

（2）记录咽部有无充血及疱疹、双侧扁桃体有无肿大及分泌物、肺部呼吸音情况；心律是否整齐、心音是否有力。

（3）记录使用静脉输液或抗菌药物依据、药物剂量、疗程及不良反应。

（刘飞交　邝玉洁）

二、急性支气管炎

【概述】　急性支气管炎又称为急性气管-支气管炎，是由病毒、细菌等病原体引起的支气管黏膜感染。多见于婴幼儿，常继发于上呼吸道感染及某些急性传染病后，慢性鼻炎、鼻窦炎、咽炎常是本病的诱因。

【诊断步骤】

1. 问诊要点

（1）咳嗽的性质、节律、音色、时间、与体位的关系；咳嗽是否有痰，痰的颜色、性状、气味、痰量，痰中有无异物，咳痰与体位的关系。

（2）有无发热、胸痛；有无声嘶、气喘、呼吸困难、面色发绀、哭闹不安；有无呕吐、腹痛、腹泻等。

（3）有无反复喘憋、反复呼吸道感染、结核病、支气管异物、先天性心脏病、佝偻病、过敏性鼻炎等病史。

2. 体检要点

（1）一般情况检查，特别是体温、呼吸频率及深浅度、精神状态。

（2）咽部有无充血，肺部听诊双肺呼吸音粗糙或可闻及不固定的、散在的干性啰音或粗湿性啰音。

（3）对喘息明显的患儿注意有无三凹征、鼻翼扇动、面色发绀；有无皮肤干燥、弹性差、眼窝及前囟凹陷等脱水表现，注意气管的位置、双肺呼吸音是否对称、有无干湿性啰音；注意心率、心律、心音。

3. 辅助检查

（1）一般检查

1）血常规：细菌感染外周血白细胞计数可明显增高，以中性粒细胞升高为主，核左移。病毒及非典型病原体感染白细胞计数可减少或基本正常。

2）C-反应蛋白：病毒感染时 C-反应蛋白多正常或升高不明显，细菌感染多升高。

415

（2）选择性检查

1）降钙素原：细菌感染可明显升高，病毒及非典型病原体感染可不升高或升高不明显。

2）流感抗原筛查：可明确是否流感病毒感染。

3）胸片：可显示正常或双肺纹理增粗、排列紊乱。

4. 诊断要点

（1）发病可急可慢，多有上呼吸道感染症状，渐出现明显咳嗽。

（2）肺部听诊双肺呼吸音粗糙，伴或不伴有粗湿性啰音。

（3）胸部 X 线显示肺纹理增粗或肺门阴影增深，也可正常。

5. 鉴别诊断要点

（1）与支气管哮喘相鉴别：本病有反复发作的哮喘病史，一般无发热，夜间、清晨或接触致敏原时突然发作，使用支气管扩张药后可缓解。

（2）与流行性感冒相鉴别：简称"流感"，流感有明显的流行性病史，发热、寒战、头痛、肌痛、乏力等全身症状较重。突然发生及迅速传播是本病的最大特点。根据病毒分离及血清学检查可协助鉴别。

（3）与肺结核相鉴别：一般有结核病接触史，伴有结核中毒症状，如发热、盗汗、体重下降、食欲缺乏等，结核菌素试验（PPD）、胸片或胸部 CT 检查可协助诊断。

（4）与气管异物相鉴别：有异物吸入史，可出现剧烈呛咳、呕吐、呼吸困难，根据异物的大小与停留在气管的位置而有不同的症状。气喘哮鸣、气管拍击音、气管冲撞感是一般气管异物的典型表现；支气管异物并发肺气肿、肺不张时，肺部听诊患侧呼吸音减低或消失，鉴别不难。胸部 X 线及 CT 可协助诊断。

（5）与支气管肺炎相鉴别：可表现为发热、咳嗽、呼吸困难，一般肺部听诊可闻及固定的细湿性啰音，胸部 X 线可确诊。

（6）与毛细支气管炎相鉴别：本病好发于 2 岁以内小儿，尤其是＜6 个月婴儿，主要的临床特点是喘憋、三凹征和气促。双肺可闻及明显的哮鸣音，喘憋缓解期可闻及中、细湿性啰音。

6. 确定诊断

（1）以咳嗽为主要症状，初为干咳，逐渐有痰，伴或不伴发热。听诊双肺可闻及干啰音，或痰鸣音或不固定的粗湿性啰音。

（2）胸片可正常或仅显示双肺纹理增粗。

（3）具有上述临床表现可临床诊断，同时有病原学诊断依据可做病原学诊断。

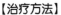

【治疗方法】

1. 西医治疗

（1）一般治疗：注意休息，多饮水；经常变换体位和拍背促进痰液排出。

（2）对症治疗：①祛痰：对痰多者予氨溴索 1.2～1.6mg/(kg·d) 分 3 次口服或乙酰半胱氨酸每次 0.1g，2～4 次/天口服治疗；②平喘：喘憋患儿可雾化吸入 β_2 受体激动剂，如沙丁胺醇每次 2.5～5.0mg，3～4 次/天雾化吸入。喘憋严重者可短期使用糖皮质激素，如泼尼松 1～2mg/(kg·d)，分 3 次口服，必要时予氢化可的松 5～10mg/(kg·d) 静脉滴注；③抗过敏：过敏体质患者可酌情使用，如马来酸氯苯那敏 0.3～0.4mg/(kg·d)，分 3～4 次口服；④缺氧时予吸氧治疗。

（3）抗感染治疗：本病多见于病毒感染，不需要常规使用抗菌药物治疗。可用利巴韦林 10～15mg/(kg·d)，分 3～4 次口服或分 2 次静脉滴注抗病毒治疗。如有细菌感染的明显证据如高热不退、咳黄色痰、白细胞计数及中性粒细胞明显升高则予青霉素类或第一或第二代头孢菌素类，青霉素过敏或肺炎支原体感染患儿予大环内酯类抗菌药物抗菌治疗，可选用下列之一：①青霉素类如阿莫西林 20～40mg/(kg·d)，分 3～4 次口服或青霉素 5 万～20 万/(kg·d)，分 2～4 次静脉滴注；②第一代头孢菌素如头孢羟氨苄 20～40mg/(kg·d)，分 2 次口服或头孢唑林 50～100mg/(kg·d) 分 2～3 次静脉滴注；③第二代头孢菌素如头孢克洛 20～40mg/(kg·d)，分 3 次口服，每日量不超过 1g 或头孢呋辛 50～100mg/(kg·d) 分 3～4 次静脉滴注；④大环内酯类如阿奇霉素 10mg/kg，1 次/天口服或静脉滴注。

（4）患儿无发热或发热时体温在 38.0℃ 以下者应首选口服药物治疗，如有以下特殊情况可使用静脉输液。

1）出现较为严重的并发症。

2）呕吐严重无法进食者。

3）持续高热导致脱水、电解质紊乱者。

4）病情重，缺氧明显、严重喘憋需要紧急处理者。

2. 中医治疗　急性支气管炎属中医"小儿咳嗽"范畴，临床上中医康复治疗效果良好，可积极使用或配合中医治疗，以期缓解症状或减少反复。

（1）中医内治：临床常见有风寒袭肺证、风热犯肺证、风燥伤肺证、痰热壅肺证、痰湿蕴肺证、阴虚肺热证、肺脾气虚证等证型，治以宣肺止咳为主，辨证辅以祛邪、化痰、补虚等治法。常用方剂有华盖散、桑菊饮、桑杏汤、清金化痰汤、二陈汤合三子养亲汤、沙参麦冬汤、六君子汤等。急支糖浆、小儿咳喘灵颗粒、橘红痰咳液等中成药亦常辨证选用。

（2）其他治疗：亦可选用穴位贴敷、小儿推拿等外治法。

【风险规避】

1. 误诊防范

（1）提高对急性支气管炎这一疾病的认识。本病若不及时治疗可发展为肺炎。部分支气管炎与肺炎早期难以区分，如呼吸增快、肺部听诊可闻及湿性啰音，咳嗽后啰音无明显减少需考虑肺炎可能。注意观察咳嗽的表现，对于痉挛性的咳嗽需排除百日咳可能。以喘息症状为主的支气管炎易误诊为支气管哮喘，可以检查过敏原及肺功能以协助诊断。

（2）要仔细询问病史，认真详细完成体格检查，了解整个疾病的发病过程。对以呛咳、刺激性咳嗽为主的患者，必须询问有无异物吸入史，漏问病史是导致误诊的主因。

（3）对反复发作的支气管炎需要与支气管异物、支气管哮喘、先天性上呼吸道畸形、先天性心脏病、右肺中叶综合征等疾病鉴别。

2. 医患沟通

（1）一般告知：本病为儿科常见病，病程 1～2 周，肺炎支原体感染者病程较长，多数预后良好。

（2）风险告知

1）急性支气管炎容易发展成肺炎，特别是婴幼儿的病情变化快，有可能上午诊断为急性支气管炎，夜间或明日就发展为肺炎等。

2）本病多为病毒感染引起，尚未明确合并细菌感染者不轻易使用抗菌药物；平喘以局部吸入型糖皮质激素雾化吸入为主，全身使用糖皮质激素有其严格的适应证，不主张常规使用，以取得患儿家长的理解。

3）有明显发绀、呼吸困难及合并有严重基础疾病者需住院治疗。

3. 记录要点

（1）记录咳嗽的性质，如有咳痰应记录痰的性状、颜色，量等；有无气喘、呼吸困难及发绀；有无发热。

（2）记录呼吸频率，有无三凹征，肺部有无啰音；心律是否整齐、心音是否有力。

（3）记录静脉输液、抗菌药物及糖皮质激素使用指征。

（刘飞交　邝玉洁）

三、急性感染性喉炎

【概述】　急性感染性喉炎是由病毒、细菌等感染引起的喉部黏膜的急性弥漫性炎症，临床特征为犬吠样咳嗽、声嘶、喉鸣、吸气性呼吸困难。

冬、春季多发，多见于 6 个月至 3 岁的婴幼儿。根据吸气性呼吸困难的轻重将喉梗阻分为四度。

【诊断步骤】

1. 问诊要点

（1）有无发热，有无犬吠样咳嗽、声嘶、喉鸣、呼吸困难；有无哭闹不安、面色苍白。

（2）既往有无类似病史，有无佝偻病、反复咳喘、先天性喉喘鸣病史；有无异物吸入史；是否接种过白喉疫苗等。

2. 体检要点

（1）注意体温及精神状态，有无烦躁不安；咽部有无明显充血；有无吸气性呼吸困难、三凹征、鼻翼扇动、面色苍白；肺部呼吸音有无异常；有无心率增快、心律不齐、心音低钝。

（2）吸气时有无喉软骨下陷导致吸气性呼吸困难及喉喘鸣。

3. 辅助检查

（1）一般检查

1）血常规：病毒感染者白细胞计数正常或偏低；细菌感染者白细胞计数刁高。

2）C-反应蛋白：细菌感染时可明显升高。

（2）选择性检查

1）咽拭子或气管分泌物病原学检查：可以明确感染源，指导治疗。

2）喉镜：间接喉镜检查可见声带肿胀，声门下黏膜可见梭形肿胀。

4. 诊断要点

（1）多见于 6 个月至 3 岁的婴幼儿，犬吠样咳嗽、声嘶、喉鸣、吸气性呼吸困难是本病的主要临床表现。烦躁及哭闹不安时常加重喉鸣和气管梗阻。多夜间发病，一般夜间症状较白天严重。

（2）体检可发现咽部明显充血，严重者会出现烦躁不安、三凹征、鼻翼扇动、面色苍白、心率增快、心律不齐、心音低钝等。

（3）间接喉镜检查可发现声带轻度至明显的充血、水肿，声门下黏膜呈梭形肿胀。

附：急性感染性喉炎喉梗阻分度：Ⅰ度是指活动后出现吸气性喉鸣和呼吸困难，双肺呼吸音清，心率无改变；Ⅱ度是指安静时亦可出现喉鸣和吸气性呼吸困难，肺部可闻及喉传导音或管状呼吸音，心率增快；Ⅲ度是指除上诉梗阻症状外，有烦躁不安、口唇及指趾发绀、双眼圆睁、惊恐万状、出汗，肺部呼吸音明显降低，心音低钝，心率快；Ⅳ度是指呈昏睡状，三凹征不明显，面色苍白发灰，肺部呼吸音几乎消失，仅有气管传导音，心音低钝，心律不齐。

5. 鉴别诊断要点

（1）与白喉相鉴别：主要表现为咽、喉部白色假膜和全身毒血症症状，严重时可出现心肌炎、周围神经麻痹。喉白喉的症状与急性感染性喉炎相似，但白喉均可见白喉假膜，咽白喉不易脱落，强行剥脱易出血，喉白喉的假膜易脱落致梗阻性窒息。

（2）与喉痉挛相鉴别：常在夜间突然发生吸气性呼吸困难、喉鸣、面色发绀等。多在深吸气后缓解，发作时与发作后均无声嘶、发热，喉镜检查基本无异常，鉴别不难。

（3）与急性会厌炎相鉴别：发病数分钟或数小时内即可出现严重的喉梗阻症状，一般无声嘶，咽部多无明显病变或仅有充血。增大、红肿、樱桃样的会厌是本病的特点。喉部侧位 X 线可见会厌肿胀如球状。

（4）与气管异物相鉴别：有异物吸入史，可出现剧烈呛咳、呕吐、呼吸困难，根据异物的大小与停留在气管的位置而有不同的症状。气喘哮鸣、气管拍击音、气管冲撞感是一般气管异物的典型表现。胸部 X 线及 CT 可协助鉴别。

（5）与肺炎相鉴别：可表现为发热、咳嗽、呼吸困难，肺部听诊可闻及固定的细湿性啰音，胸部 X 线可确诊。一般无声嘶、犬吠样咳嗽，鉴别不难。

（6）与先天性喉喘鸣相鉴别：常见于营养不佳伴佝偻病的婴儿，多生后即有喉喘鸣声，患儿无声嘶、发热，鉴别不难。

6. 确定诊断

（1）根据患儿出现犬吠样咳嗽、声嘶、喉鸣、吸气性呼吸困难典型症状，排除白喉、支气管异物、喉痉挛、急性喉气管支气管炎等疾病可临床诊断。

（2）如同时有间接喉镜所见的证据，则可确诊。有病原学诊断依据可做病原学诊断。

【治疗方法】

1. 西医治疗

（1）一般治疗：保持安静及呼吸道通畅；吸氧。

（2）对症治疗：高热者可予对乙酰氨基酚每次 10～15mg/kg 口服或塞肛，根据体温情况每 4～6 小时 1 次；或布洛芬每次 5～10mg/kg 口服，根据体温情况每 6～8 小时 1 次，也可温水擦浴降温。烦躁不安者予异丙嗪 0.5～1mg/kg 肌内注射（2 岁以下禁用），镇静的同时可减轻喉头水肿。

（3）控制感染：本病急性起病，病情变化快，难以区分系病毒还是细菌感染，特别是伴有呼吸困难者，应及早足量予全身广谱抗菌药物治疗，如青霉素类、大环内酯类、头孢菌素类，病情严重者可联合应用抗菌药物抗感染治疗。可选用下列药物之一：①青霉素类如青霉素 5 万～20 万/（kg·d），分 2～4 次静脉滴注；②头孢菌素类如头孢唑林 50～100mg/（kg·d）分 2～3 次静脉滴注；或头孢呋辛 50～100mg/（kg·d）分 3～4 次静脉滴注；③大环内酯类如阿奇霉素 10mg/kg，1 次/天静脉滴注。

（4）糖皮质激素：Ⅰ度喉梗阻可口服泼尼松片每次 1mg/kg，每 4～6 小时一次，喉鸣及呼吸困难缓解或消失后即可停药；Ⅱ度以上喉梗阻可予氢化可的松每次 5～10mg/kg 静脉滴注，6 小时后根据情况重复给药或改成口服泼尼松，也可予地塞米松 0.25～0.5mg/kg，1 次/天。吸入型的糖皮质激素可减轻黏膜水肿，如布地奈德悬液每次 1～2mg 雾化吸入，2～4 小时后可重复使用。

（5）气管切开：经以上处理仍缺氧严重或有Ⅲ度以上喉梗阻患儿，需及时行气管切开。

2. 中医治疗　急性感染性喉炎属中医"急喉痦"、"急喉风"等范畴，临床上因病情危急，变化迅速，有发生喉梗阻而窒息可能，故应在专科诊治的基础上，待病情缓解后可配合中医康复治疗。

（1）中医内治：临床常见有风热外侵证、风寒外袭证、痰热壅盛证、热毒蕴结证等证型，治以开音消肿为主，辨证辅以祛邪、化痰、解毒等治法。常用方剂有银翘散、荆防败毒散、清金化痰汤、清瘟败毒饮等。

（2）其他治疗：针刺取穴以天突、合谷、廉泉等为主，或少商、委中点刺放血；亦可选用吹药、中药雾化等外治法。

【风险规避】

1. 误诊防范

（1）提高对急性感染性喉炎这一疾病的认识。当患儿有特征性的犬吠样咳嗽伴有声嘶时应高度怀疑本病，结合相关检查可作出判断。本病需早发现早治疗，如治疗不及时易发生喉梗阻甚至窒息死亡。

（2）要仔细询问病史，认真详细完成体格检查，了解整个疾病的发病过程。对以吸气性喉鸣就诊的患儿需排除先天性喉喘鸣、上气管异物梗阻等疾病。

2. 医患沟通

（1）一般告知：本病为儿科常见呼吸道急症疾病，需要及时处理。治疗以抗感染及应用糖皮质激素减轻喉头水肿为主，大部分患儿预后良好，少部分患儿病情持续进展，病情凶险。

（2）风险告知

1）对于Ⅰ度以上的急性感染性喉炎均应建议留院观察或住院治疗。

2）对于轻症或不住院的患儿，需告知患儿家长急性感染性喉炎是儿科的急症，病情变化快，可能会发生喉头水肿、梗阻，若不及时抢救，可能会导致窒息死亡。

3）告知患儿家长密切观察患儿病情变化，如出现呼吸困难、精神萎靡、面色苍白等不适及时至附近医院就诊。对于给予对症治疗后仍有严重缺氧征象或有Ⅲ度以上喉梗阻的患儿需要行气管切开术。

3. 记录要点

（1）详细记录患儿的主要临床表现及体检中有价值的体征，有无异物吸入史也很重要。

（2）抗菌药物及糖皮质激素需记录应用指征、药物剂量及疗程。

（3）向家长告知该病的主要风险，以得到家长理解，必要时家长需知情签字并作好记录。

（刘飞交　邝玉洁）

四、毛细支气管炎

【概述】　毛细支气管炎是仅见于2岁以下婴幼儿的呼吸道感染性疾病，主要临床特点是喘息、三凹征和气促。冬、春季高发，是一种婴幼儿较常见的下呼吸道感染，亦是一种特殊类型的肺炎，称为喘憋性肺炎。

【诊断步骤】

1. 问诊要点

（1）注意患儿的年龄，询问喘息及咳嗽发生的时间、性质、加重及诱发因素、两者是否同时发生等。

（2）是否伴有发热、鼻塞、流涕、咳嗽、是否有痰；有无气促、面色发绀、哭闹不安；有无呕吐、腹痛、腹泻。

（3）注意询问个人史，有无早产、窒息抢救史；有无百日咳、反复喘息、支气管异物、过敏性疾病等病史；有无先天性心脏病病史。

2. 体检要点

（1）一般情况检查，特别是体温、呼吸频率及深浅度、心率、精神状态和全身营养状况。

（2）有无三凹征、鼻翼扇动、呼吸困难、发绀。

（3）气管位置有无移位、肺部叩诊是否为过清音、肺部是否闻及呼气相哮鸣音、中细湿性啰音。

（4）注意心率、心律、心音。

（5）有无肝脏大；有无下肢水肿。

（6）有无皮肤干燥、弹性差、眼窝及前囟凹陷。

3. 辅助检查

（1）一般检查

1）血常规：本病多为病毒感染，白细胞计数及中性粒细胞多不升高。

2）C-反应蛋白：一般不升高，升高多提示合并细菌感染。

（2）选择性检查

1）鼻咽拭子或分泌物病原学检查：可以明确感染源，指导治疗。

2）胸部X线检查：大部分表现为不同程度的阻塞性肺气肿或小点片状阴影，少部分表现为肺不张。

3）动脉血气：可明确有无呼吸衰竭及类型、有无酸碱平衡紊乱及类型。

4）电解质：有脱水症状的需行血清电解质检测，明确有无电解质紊乱。

5）血培养：当体温大于38.5℃，有感染中毒症状应做血培养。

4. 诊断要点

（1）仅发生在2岁以内婴幼儿，喘息和肺部哮鸣音是其突出表现。

（2）主要表现为下呼吸道梗阻症状，呼气性呼吸困难、喘鸣，严重者可出现面色苍白、烦躁不安、口唇发绀。

（3）查体发现，呼吸浅快、鼻翼扇动、三凹征、心率加快；肺部叩诊可呈过清音，听诊可闻及呼气相哮鸣音，喘息缓解时亦可闻及中细湿啰音，肝脾因肺过度充气被推向肋缘下，常可触及。

（4）胸部X线检查可见不同程度的梗阻性肺气肿及肺不张，也可见支气管周围炎及肺纹理增粗。

5. 鉴别诊断要点

（1）与婴幼儿哮喘相鉴别：婴幼儿的第一次感染性喘息发作多为毛细支气管炎，如反复发作3次以上，家属有变态反应史或患儿有先天性小气管、被动吸烟史等，则要考虑发展为婴幼儿哮喘可能。

（2）与心力衰竭相鉴别：具备以下四项时可考虑婴幼儿心力衰竭：①安静时心率增快，婴儿>180次/分，幼儿>160次/分，不能用缺氧或发热解释；②呼吸困难，青紫突然加重，安静时呼吸>60次/分；③肝脏大，至右侧肋缘下3cm以上，或在短时间内较前增大而不能以横膈下移等原因解释；④心音明显低钝或出现奔马律。

（3）与原发性肺结核相鉴别：一般有结核病接触史，伴有结核中毒症状，如发热、盗汗、体重下降、食欲缺乏等，结核菌素试验（PPD）、胸片或胸部 CT 检查可协助诊断。

（4）与气管异物相鉴别：可出现剧烈呛咳、不同程度的呼吸困难，根据异物的大小与停留在气管-支气管的位置而有不同的症状。若不能及时取出异物，局部黏膜炎症致气管完全阻塞，肺部听诊患侧呼吸音减低、呼气喘鸣。根据异物误吸史，胸部 X 线及 CT、纤维支气管镜发现异物可协助鉴别。

（5）与百日咳相鉴别：多见于 1～5 岁儿童，新生儿与婴儿也可发病。病程长，可达数周至 3 个月，主要表现为阵发性痉挛性咳嗽及咳嗽末高音调吼鸣。根据传染病接触史及典型的临床表现一般不难鉴别。

6. 确定诊断

（1）2 岁以内婴幼儿出现咳嗽、发作性喘憋。肺部听诊喘息发作时闻及呼气相哮鸣音，缓解期可闻及中细湿啰音。

（2）胸部 X 线检查以梗阻性肺气肿及肺不张为主。

（3）病原学检查血中检出呼吸道合胞病毒（RSV）-IgM、副流感病毒-IgM 等病原体抗体阳性，或鼻咽分泌物中检出相应病原体抗原或核酸。

符合（1）～（2）可临床诊断，同时具备（3）可做病原学诊断。

【治疗方法】

1. 西医治疗

（1）一般治疗：多饮水，抬高头部及胸部；经常变换体位和拍背促进痰液排出。有缺氧表现，如烦躁不安、发绀或动脉血氧分压（PaO_2）< 60mmHg 时，予以氧疗，监测血氧饱和度。

（2）控制喘憋：重症患者可试用支气管扩张剂雾化吸入，如沙丁胺醇每次 2.5～5.0mg，3～4 次/天雾化吸入。对于普通病例沙丁胺醇不需常规使用。本病不应常规全身使用糖皮质激素，推荐吸入型糖皮质激素雾化吸入治疗，如布地奈德悬液每次 0.5～1mg，2 次/天雾化吸入；严重的喘憋其他治疗措施不能控制发作者，可予甲泼尼龙 1～2mg/kg；或琥珀酸氢化可的松 5～10mg/kg 静脉滴注，根据病情每 6～8 小时一次，可连用 3～5 天。

（3）抗感染治疗：病毒感染者予以利巴韦林 10～15mg/（kg·d）分 2 次静脉滴注；如系肺炎支原体感染予以大环内酯类抗菌药物治疗或继发细菌感染者（表现为高热不退、咳黄色脓痰、白细胞计数及中性粒细胞分类增高、降钙素原上升）予以适当的抗菌药物治疗，选用下列方法之一：①青霉素类如阿莫西林 20～40mg/（kg·d），分 3～4 次口服或青霉素 5 万～20 万/（kg·d），分 2～4 次静脉滴注；②第一代头孢菌素如头孢羟氨苄片 20～40mg/（kg·d），分 2 次口服；或注射用头孢唑林钠 50～100mg/

(kg·d)分 2～3 次静脉滴注。或第二代头孢菌素如头孢克洛 20～40mg/(kg·d)，分 3 次口服，每日量不超过 1g；或头孢呋辛 50～100mg/(kg·d) 分 3～4 次静脉滴注；或感染严重时予第三代头孢菌素如头孢曲松20～80mg/(kg·d) 分 1～2 次静脉滴注；③大环内酯类如阿奇霉素 10mg/kg，1 次/天口服或静脉滴注。轻度喘憋患儿不建议静脉用药。

（4）其他：保持呼吸道通畅，纠正酸碱平衡及保证液体输入量，喘憋伴烦躁不安者可适当给予镇静处理，如：水合氯醛每次 40～60mg/kg 口服或灌肠，每次量＜1g；重症患儿可予静脉滴注免疫球蛋白 400mg/(kg·d)，1 次/天，连用 3～5 天，可缓解临床症状，减少排毒量及缩短排毒期限。

（5）当患儿出现以下情况时，建议住院治疗：①低氧血症或中心性发绀；②呼吸增快；③呼吸困难；④拒食或合并有脱水征；⑤持续高热 3～5 天不退或有先天性基础疾病者；⑥间歇性呼吸暂停、呼吸呻吟。

2. 中医治疗 毛细支气管炎属中医"肺炎喘嗽"范畴，可在专科诊治的基础上，积极配合中医康复治疗，以期改善症状，或后期调理，以增强体质，减少其反复发作。

（1）中医内治：临床上多分为常证与变证，常证有风寒郁肺证、风热郁肺证、痰热闭肺证、毒热闭肺证、阴虚肺热证、肺脾气虚证等证型，变证有心阳虚衰证、邪陷厥阴证等证型，其中变证为危急候，出现休克征，应采用西医治疗以挽救生命。常证治以止咳平喘为主，辨证辅以散寒、清热、化痰、解毒、补虚等治法。常用方剂有华盖散、麻杏石甘汤、五虎汤合葶苈大枣泻肺汤、黄连解毒汤合麻杏石甘汤、沙参麦冬汤、人参五味子汤等。通宣理肺丸、羚羊清肺散等中成药亦常辨证选用。

（2）其他治疗：亦可选用穴位贴敷、中药雾化等外治法。

【风险规避】

1. 误诊防范

（1）要仔细询问病史，认真详细完成体格检查，了解整个疾病的发病过程。婴幼儿的第一次感染性喘息发作多为毛细支气管炎。对以呛咳、刺激性咳嗽为主的患者，如未询问异物吸入史是导致误诊的主因。毛细支气管炎的喘憋表现为呼气性喘鸣，而气管异物和先天性喉喘鸣则表现为吸气性喘鸣。

（2）本病属于自限性疾病，若喘息反复不愈，需注意是否为先天性疾病（如气管、支气管软化）、气管狭窄、血管发育异常、气管异物等易误诊为毛细支气管炎的疾病。

（3）本病的患儿胸片可出现异常，但其与病情的严重程度的关系不确定，故临床上不推荐常规行胸片检查。但如果治疗效果欠佳，需进一步评估病情严重程度或怀疑其他疾病时，则应行影像学或相关检查协助诊断。

2. 医患沟通

（1）一般告知：本病以喘憋、呼吸困难为主要表现，症状大多在呼吸困难发生后的48～72小时缓解；本病大多为病毒感染，未明确为肺炎支原体感染或合并细菌感染之前不需要使用抗菌药物，尽管患儿喘憋明显，一般不需要全身应用糖皮质激素，大多数预后良好。

（2）风险告知

1）少数患儿可发生呼吸衰竭、心力衰竭、中毒性脑病等。如患儿出现反复严重的咳喘、发热、精神萎靡、喷射性呕吐、抽搐、发绀等情况，需要及时住院治疗。

2）本病多为病毒引起，尚未明确合并细菌感染者不轻易使用抗菌药物，以防耐药菌株的产生；平喘以吸入型糖皮质激素雾化吸入为主，全身使用糖皮质激素有其严格的适应证，滥用激素降低患儿抗感染能力且对生长发育有不良影响，以取得患儿家长的理解。

3. 记录要点

（1）记录主要症状喘憋发生的时间及程度，有无合并心力衰竭或呼吸衰竭的症状及体征。

（2）记录静脉输液、抗菌药物及糖皮质激素使用指征及不良反应的观察。

（3）记录各种辅助检查阳性结果。

（刘飞交　邝玉洁）

五、儿童社区获得性肺炎

【概述】　儿童社区获得性肺炎（CAP）是指儿童在医院外环境中罹患的感染性肺实质炎症，包括在社区感染具有明确潜伏期的病原体，而在入院后平均潜伏期内发病的肺炎。病毒、细菌、衣原体、支原体、真菌、原虫是引起社区获得性肺炎的常见病原体。

【诊断步骤】

1. 问诊要点

（1）起病的时间及诱因。

（2）有无发热，咳嗽的性质、节律、音色、时间；咳嗽是否有痰，痰的颜色、性状、气味、痰量，痰中有无异物，咳痰与体位的关系。

（3）年长儿有无胸痛，有无气喘、呼吸困难、声嘶、面色发绀；有无

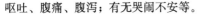

呕吐、腹痛、腹泻；有无哭闹不安等。

（4）有无到医院治疗、用过何种药物、疗效如何。

（5）有无禽类、传染病患者及疫水接触史。

（6）有无先天性心脏病、佝偻病、营养不良、反复呼吸道感染、免疫缺陷病、结核病、支气管异物等病史。

2. 体检要点

（1）一般情况检查，特别是体温、呼吸频率、心率和精神状态。

（2）有无鼻翼扇动、三凹征、胸壁吸气性凹陷、肺部听诊双肺呼吸音是否对称、有无干湿性啰音。

（3）心律是否整齐、心音是否有力、有无杂音及奔马律。

（4）有无皮肤干燥、弹性差、眼窝及前囟凹陷等脱水表现，有无肝脏大，下肢有无水肿、皮肤黏膜是否发绀。

3. 辅助检查

（1）一般检查

1）血常规：细菌感染外周血白细胞可明显增高，以中性粒细胞升高为主，核左移。病毒感染及非典型病原菌感染白细胞计数可减少或基本正常。

2）降钙素原：细菌感染性肺炎可明显升高，病毒及非典型病原体感染升高不明显。

3）痰液检查：痰涂片检查如见大量革兰阳性或阴性细菌，提示细菌感染，痰培养出相应菌株对确定病原体及指导抗菌药物治疗有重要意义。

4）胸片：不同病原体感染的肺炎有不同的影像学表现，多表现为点状、小斑片状阴影，以双肺下野、中内带居多。

（2）选择性检查

1）胸部 CT：对胸片不能明确炎症部位，需要了解有无纵隔内病变的肺炎患儿可行胸部 CT 检查。

2）动脉血气：适应于重症肺炎患儿，可明确有无低氧血症及酸碱平衡紊乱。

3）病原学检查：取相应标本如咽拭子、痰液行直接涂片镜检和细菌分离鉴定、病原体抗原检查以及使用杂交或酶联免疫聚合反应（PCR）测定病原体特异性核酸。可明确病原体，指导抗菌药物使用。

4）血清学检查：取单份血清行特异性 IgM 和 IgG 检查；双份血清特异性 IgG 恢复期较急性期升高 4 倍以上。

5）纤维支气管镜：明确病因同时又能治疗疾病，对于诊断不明确的肺炎可行纤维支气管镜取肺活组织或深部痰检测，明确病因；对于因支气

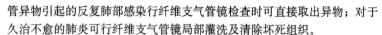

管异物引起的反复肺部感染行纤维支气管镜检查时可直接取出异物；对于久治不愈的肺炎可行纤维支气管镜局部灌洗及清除坏死组织。

4. 诊断要点

（1）发热、咳嗽、气喘、呼吸增快。

（2）肺部听诊双肺呼吸音粗糙，可闻及固定细湿性啰音。

（3）胸部X线显示双肺点片状阴影或单侧显示片状阴影。

5. 鉴别诊断要点

（1）与支气管哮喘相鉴别：患儿为过敏体质，有反复发作的喘息病史，一般无发热，夜间、清晨或接触致敏原时突然发作，使用支气管扩张药后可缓解，肺功能检查有助于鉴别。

（2）与肺结核相鉴别：一般有结核病接触史，伴有结核中毒症状，如发热、盗汗、体重下降、食欲缺乏等，但肺部湿性啰音不明显。结核菌素试验（PPD）、胸片检查可协助诊断。

（3）与气管异物相鉴别：有异物吸入史，可出现剧烈呛咳、呕吐、呼吸困难，根据异物的大小与停留在气管的位置而有不同的症状。气喘哮鸣、气管拍击音、气管冲撞感是一般气管异物的典型表现。支气管异物做胸部X线多显示肺气肿或肺不张，纤维支气管镜有助于诊断。

（4）与急性支气管炎相鉴别：一般情况好，一般不发热或低热，以咳嗽为主要症状，肺部可闻及干湿性啰音，部位随咳嗽改变。胸片多显示双肺纹理增粗、排列紊乱，鉴别困难时按肺炎处理。

6. 确定诊断

（1）出现咳嗽、气喘、呼吸困难等呼吸道症状，伴或不伴发热等全身症状。听诊单侧或双侧肺部闻及固定湿性啰音。影像学显示为肺炎征象可初步诊断。

（2）少数病例尚需排除吸入性、过敏性等非感染性肺炎方可确诊。有病原体学诊断依据可做病原学诊断。

【治疗方法】

1. 西医治疗

（1）一般治疗：注意休息、多饮水、加强营养、经常变换体位和拍背促进痰液排出、不同病原体肺炎患儿宜分室居住，预防交叉感染。

（2）对症治疗：①氧疗：患儿烦躁不安、动脉血氧分压＜60mmHg时需要吸氧，常用鼻导管（氧流量0.5～1L/min）或面罩及头罩（氧流量2～4 L/min）；②退热：高热可用药物退热 如对乙酰氨基酚每次10～15mg/kg口服或塞肛，必要时间隔4～6小时后可重复；或布洛芬每次5～10mg/kg口服，根据体温情况可间隔6～8小时1次。体温顽固时可辅以物理降温如温水擦浴、冰敷；③管理气管：及时清除鼻腔分泌物，对痰多者予氨溴索 1.2～1.6mg/(kg·d) 分 3 次口服或乙酰半胱氨酸每次 0.1g，2～4 次/天口服治疗，必要时吸痰；④腹胀者：应针对病因治疗，低钾应予补钾。中毒性肠麻痹时应禁食、胃肠减压、腹部热敷，亦可予以酚妥拉明 0.1～0.3mg/kg（最大量每次少于 10mg）静脉滴注；⑤烦躁不安者：可选用氯丙嗪、异丙嗪（2 岁以下禁用）各 0.5～1mg/kg 肌内注射；或水合氯醛每次 40～60mg/kg 灌肠或口服，每次量<1g；或苯巴比妥 5mg/kg 肌内注射。

（3）抗微生物治疗

1）抗菌药物：抗菌药物仅限于细菌性肺炎、真菌性肺炎、支原体肺炎及衣原体肺炎。病毒性肺炎未合并细菌感染不建议使用抗菌药物。轻症社区获得性肺炎可根据患儿年龄、病史、病程长短、严重度等选择抗菌药物在门诊治疗。社区获得性肺炎初始抗菌药物的使用多是经验性的，病原体一旦明确，则有针对性选择抗菌药物。轻症且胃肠道功能正常患者可选用生物利用度良好的口服药物，病情较重者选用静脉给药，待临床症状明显改善时改用口服药物，不建议联合使用抗菌药物。建议门诊患者按以下方案行初始抗感染治疗：①对少于 3 月龄的患儿肺炎衣原体感染多见，5 岁以上患儿则肺炎支原体感染多见，建议首选大环内酯内抗菌药物，如阿奇霉素 10mg/kg 口服，1 次/天；②4 个月至 5 岁患儿细菌感染以肺炎球菌、流感嗜血杆菌多见，首选阿莫西林剂量增至 80～90mg/(kg·d)，分 3～4 次口服，也可选择阿莫西林克拉维酸钾（7∶1 剂型）、头孢克洛、头孢地尼等；③抗菌药物使用时间：一般用至热退后 5～7 天，症状、体征消失后 3 天。支原体肺炎、衣原体肺炎平均 2～3 周，葡萄球菌肺炎需用至体温正常后 2～3 周。

2）抗病毒药物：目前尚无理想的抗病毒药物，可予以利巴韦林 10～15mg/(kg·d)，口服或静滴，1 天 2～3 次；如为流感病毒感染，予以磷酸奥司他韦口服治疗，用法如下（适用于 1 岁以上的儿童，须注意磷酸奥司他韦对 1 岁以下儿童的安全性和有效性尚未确定），体重<15kg，每次 30mg，体重 15～23kg，每次 45mg，体重 23～40kg，每次 60mg，体重>40kg，每次 75mg，均 2 次/天，疗程 5 天，病程严重可适当延长。

（4）糖皮质激素的应用：社区获得性肺炎不建议常规使用糖皮质激素。使用指征为①全身中毒症状明显，如合并感染性休克、中毒性脑病；②喘憋明显；③胸腔短期内有大量液体渗出；④高热持续不退伴过强炎性反应者。可选用琥珀酸氢化可的松 5～10mg/(kg·d) 或甲泼尼龙 1～2 mg/(kg·d) 静脉滴注。疗程 3～5 天。

2. 中医治疗 本病属中医学"肺炎喘嗽"的范畴。因本病如有治疗不当或不及时，可有变证之虞，即出现心阳虚衰证或邪陷厥阴证，故临床上应在专科诊治的基础上，可配合中医康复治疗，以减轻症状，缩短病程。

（1）中医内治：临床辨证先分表里、寒热、虚实，常见有风寒郁肺证、风热郁肺证、痰热闭肺证、毒热闭肺证、阴虚肺热证、肺脾气虚证等证型，治以宣肺化痰、止咳平喘为主，辨证辅以解表、涤痰、通腑、养阴、益气等治法。常用方剂有华盖散、麻黄杏仁甘草石膏汤、五虎汤合葶苈大枣泻肺汤、黄连解毒汤合麻黄杏仁甘草石膏汤、沙参麦冬汤、人参五味子汤等。通宣理肺丸、羚羊清肺散、猴枣散等中成药亦常辨证选用。

（2）其他治疗：可选用穴位敷贴、拔罐等外治法。

【风险规避】

1. 误诊防范 典型社区获得性肺炎诊断多不难，对于症状、体征不明显患儿、小婴儿容易误诊及漏诊。为了防止误诊，医生应做到以下几点：

（1）详细的病史询问及体格检查，应重点关注患儿流行病学接触史、疫苗接种史。

（2）对咳嗽、气喘不重、发热4天以上的患儿应及时拍胸片检查。

（3）重视不同年龄段、不同病原体导致社区获得性肺炎的症状、体征及影像学特点。

2. 医患沟通

（1）一般告知：加强护理与营养，保持室内空气流通。

（2）风险告知

1）多种病原体可引起社区获得性肺炎，尚未明确为细菌感染者不轻易使用抗菌药物，药物使用尽量以口服药物为主，静脉输液和糖皮质激素的使用有严格的适应证，取得患儿家长的理解。

2）肺炎病情变化快，重症肺炎可合并呼吸衰竭、心力衰竭、中毒性脑病等危及生命。

3）有明显呼吸困难及合并有严重基础疾病者需住院治疗。

3. 记录要点

（1）记录主要临床表现，小婴儿是否有口吐白沫、年长儿是否有胸痛。

（2）记录呼吸频率，有无三凹征，肺部有无啰音；心律是否整齐、心音是否有力。

（3）记录静脉输液、抗菌药物及糖皮质激素使用指征。

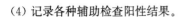

（4）记录各种辅助检查阳性结果。

（黄德力　刘飞交）

六、儿童支气管哮喘

【概述】　支气管哮喘（哮喘）是多种细胞（如嗜酸性粒细胞、肥大细胞、T淋巴细胞、中性粒细胞、气管上皮细胞）、细胞组分共同参与的气管慢性炎症性疾病。这种慢性炎症导致气管高反应性，出现多变的可逆性气流受限，临床表现为反复发作的咳嗽、喘息、气促、胸闷。受遗传和环境因素影响，是儿童时期最常见的慢性呼吸道疾病。

【诊断步骤】

1. 问诊要点

（1）气喘或呼吸困难是否反复发作、发作的时间、持续时间，加重或缓解的因素、有无诱发因素。

（2）是否有咳嗽、咳痰、痰的性质，是否伴发热。

（3）是否有湿疹、过敏性鼻炎病史，是否有被动吸烟史及居住环境都要详细询问。

2. 体检要点

（1）呼吸频率、有无三凹征、双肺呼吸音是否对称、有无哮鸣音及湿性啰音。

（2）心音及心律情况。

3. 辅助检查

（1）一般检查

1）血常规检查：可见嗜酸性粒细胞增高，伴有细菌感染时白细胞计数及中性粒细胞升高。

2）胸片：无特异性变化，但可初步排除肺炎、肺结核、支气管异物等疾病，在鉴别诊断中有重要意义。

（2）选择性检查

1）肺功能：用于判定气管反应性及是否存在可逆性气流受限，是诊断儿童哮喘的金标准。由于低龄儿童配合性差，目前适合应用于5岁以上儿童。

2）特异性过敏原检测：常用吸入性过敏原或食物性过敏原提取液所做的皮肤点刺试验及血清特异性 IgE 测定。可识别高危因素及触发因子，有助于制定环境干预措施和特异性免疫治疗方案。

4. 诊断要点

431

（1）儿童哮喘诊断标准

1）反复发作喘息、咳嗽、气促、胸闷，多与接触变应原、冷空气、物理、化学性刺激、呼吸道感染以及运动等有关，常在夜间和（或）清晨发作或加剧。

2）发作时双肺可闻及散在或弥漫性、以呼气相为主的哮鸣音，呼气相延长。

3）上述症状和体征经抗哮喘治疗后缓解或自行缓解。

4）除外其他疾病引起的喘息、咳嗽、气促和胸闷。

5）临床表现不典型者（如无明显喘息或体征），应至少具备以下一项：

a. 支气管激发试验或运动激发试验阳性。

b. 证实存在可逆性气流受限（满足以下任意 1 项）：①支气管舒张试验阳性，吸入速效 β_2 受体激动剂后 15 分钟第一秒用力呼吸容积（FEV_1）增加≥12%；②抗哮喘治疗有效，使用支气管舒张剂和口服（吸入）糖皮质激素治疗 1~2 周后，FEV_1 增加≥12%；③连续监测 1~2 周最大呼气流量（PEF）每日变异率≥20%。

符合 1）~4）条或 4）~5）条者，可以诊断为支气管哮喘。

（2）咳嗽变异性哮喘：是儿童慢性咳嗽最常见原因之一，以咳嗽为唯一或主要表现，诊断标准如下：

1）咳嗽持续时间＞4 周，常在夜间和（或）清晨发作加重，以干咳为主。

2）临床上无感染征象，或经较长时间抗菌药物治疗无效。

3）抗哮喘药物诊断性治疗有效。

4）排除其他原因引起的慢性咳嗽。

5）支气管激发试验阳性和（或）PEF 每日变异率（连续监测 1~2 周）≥20%。

6）个人或一、二级亲属特应性疾病史，或变应原检测阳性。

以上 1）~4）项为诊断基本条件。

（3）哮喘预测指数：适用于 3 岁以下的喘息患儿，过去 1 年喘息≥4 次，具有 1 项主要危险因素或 2 项次要危险因素，为哮喘预测指数阳性。主要危险因素：①父母有哮喘病史；②经医生诊断为特应性皮炎；③有吸入性变应原致敏的依据。次要危险因素：①有食入性变应原致敏的依据；②外周血嗜酸性粒细胞≥4%；③与感冒无关的喘息。如哮喘预测指数阳性，建议按哮喘规范化治疗。

（4）哮喘分期

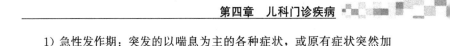

1）急性发作期：突发的以喘息为主的各种症状，或原有症状突然加重。处理不当可发展为哮喘危重状态。

2）慢性持续期：近 3 个月内不同频率和（或）不同程度出现症状（喘息、气急、胸闷、咳嗽等）。

3）临床缓解期：经过治疗或未经治疗症状、体征消失，肺功能（FEV_1 或 PEF）≥80％预计值，或恢复到急性发作前水平，维持 3 个月以上者。

5. 鉴别诊断要点

（1）与毛细支气管炎相鉴别：毛细支气管炎表现为喘息及呼气性呼吸困难，与支气管哮喘症状相似，毛细支气管炎多见于 6 个月以下婴儿，以呼吸道合胞病毒感染为主。婴儿第一次感染性哮喘发作，即为毛细支气管炎，但若反复发作达 3 次以上，则应考虑为婴幼儿哮喘可能。

（2）与肺结核相鉴别：支气管淋巴结核可引起支气管管腔狭窄，引起喘息，但一般有结核中毒症状，结核菌素试验（PPD）可阳性。X 胸片可发现肺门结节样阴影，鉴别不难。

（3）与气管异物相鉴别：有异物吸入史，可出现剧烈呛咳、呕吐、呼吸困难，根据异物的大小与停留在气管的位置而有不同的症状。气喘哮鸣、气管拍击音、气管冲撞感是一般气管异物的典型表现，鉴别不难。胸部 X 线及 CT 可协助诊断。

（4）与先天性心、血管畸形相鉴别：严重的左向右分流先天性心血管畸形，导致肺动脉及心脏增大，压迫大气管所致。主要表现为吸气性喘鸣，心脏听诊一般可闻及杂音，超声心动图可帮助鉴别。

（5）与心源性哮喘相鉴别：由左心功能衰竭引起，儿童多见于急、慢性肾炎和二尖瓣狭窄患儿，初次发作时与哮喘难以区分，需注意原发病的表现，抗哮喘治疗无效多可以鉴别。

6. 确定诊断

（1）反复发作的喘息、咳嗽，听诊以呼气相哮鸣音为主，经治疗后缓解或自行缓解，排除其他可能引起喘息的疾病可诊断为支气管哮喘。

（2）临床表现不典型患儿肺功能提示为可逆性气流受限，或试验性抗哮喘治疗有效亦可确定诊断。

【治疗方法】

1. 西医治疗　治疗原则为启动治疗时机越早越好，坚持规范、长期、持续、个体化治疗；糖皮质激素是目前最有效的控制气管炎症的药物；无感染指征不建议使用抗菌药物。

（1）支气管哮喘治疗的糖皮质激素使用原则

1）吸入性糖皮质激素是哮喘长期治疗的首选药物，哮喘急性发作时可短期使用全身糖皮质激素。

2）给药途径包括吸入、口服、静脉应用，非应急状态时首选吸入途径。

3）当哮喘控制 3 个月后，糖皮质激素可以逐步减量，直至最小有效量。

4）轻、中度的哮喘急性发作可选择口服糖皮质激素，症状缓解后逐步减量至停用。应根据症状灵活掌握剂量及疗程，也可吸入布地奈德混悬液；严重的哮喘急性发作，应及时静脉给予短效糖皮质激素：如氢化可的松或甲泼尼龙，无糖皮质激素依赖者短期内停药，有糖皮质激素依赖者应适当延长使用时间，哮喘控制后逐步减量，不推荐长期使用地塞米松；对未控制和急性加重的哮喘患儿，应先给予大剂量的糖皮质激素控制症状，再逐步减少剂量，用最少有效量维持。同时予大剂量吸入性糖皮质激素，减少口服糖皮质激素维持剂量，减轻不良反应。

5）使用吸入性糖皮质激素后应及时用清水漱口。

（2）急性发作期的治疗：急性发作期主要是迅速控制症状，防止发展成哮喘危重状态。

1）立即脱离变应原，中重度发作予氧疗。

2）吸入速效 β_2 受体激动剂：使用氧驱动雾化或空气压缩泵雾化。沙丁胺醇每次 2.5～5mg，或特布他林每次 5～10mg，第 1 小时每 20 分钟 1 次，以后根据病情每 2～4 小时重复吸入。

3）糖皮质激素：轻度发作口服泼尼松 1～2mg/(kg·d)，分 3 次；重症患儿可予以琥珀酸氢化可的松，每次 5～10mg/kg 或甲泼尼龙每次 1～2mg/kg，根据病情 4～8 小时 1 次静脉滴注，疗程多小于 5 天。

4）吸入型抗胆碱药：对 β_2 受体激动剂治疗效果差的重症患儿应尽早联合使用，对多痰及夜间喘息患儿效果更好。异丙托溴铵 250～500μg，可单独亦可加入 β_2 受体激动剂溶液雾化吸入，第 1 小时每 20 分钟 1 次，以后根据病情每 2～4 小时重复吸入，不良反应少见。

5）氨茶碱：负荷量给药方法，负荷量 4～5mg/kg（最大量≤250mg），加入 30～50ml 的液体静脉滴注 20～30 分钟，继之予每小时 0.6～0.8mg/kg 维持静脉滴注，对已口服氨茶碱者，可直接使用维持剂量持续静脉滴注；间歇给药方法，静脉滴注 4～5mg/kg，每 6～8 小时 1 次。24 小时内用过氨茶碱者首剂剂量减半。发病初为重度或危重度哮喘发作患儿或轻、中度哮喘发作患儿经上述处理病情仍不缓解建议住院治疗。

（3）慢性持续期治疗　儿童哮喘长期治疗方案见表 4-6-1、表 4-6-2。

表 4-6-1　<5 岁儿童哮喘长期治疗方案

治疗级别	每天治疗药物
第 1 级	一般不需要
第 2 级	选用以下一种：①低剂量 ICS；②LTRA
第 3 级	选用以下一种：①中剂量 ICS；②低剂量 ICS 加 LTRA
第 4 级	选用以下一种：①中高剂量 ICS 加 LTRA；②中高剂量 ICS 加缓释茶碱；③中高剂量 ICS/LABA 加 LTRA 或缓释茶碱
第 5 级	选用以下一种：①高剂量 ICS 加 LTRA 与口服最小剂量的糖皮质激素；②高剂量 ICS 联合 LABA 与口服最小剂量糖皮质激素

注：(1) 所有支气管哮喘患儿治疗时都要重视哮喘教育及环境控制等非药物干预措施；不论其分级级别，如有急性发作可按需使用速效 β_2 受体激动剂。

(2) ICS：吸入型糖皮质激素；LTRA：白三烯受体拮抗剂；LABA：长效 β_2 受体激动剂。

表 4-6-2　≥5 岁儿童哮喘长期治疗方案

治疗级别	每天治疗药物
第 1 级	一般不需要
第 2 级	选用以下一种：①ICS；②LTRA
第 3 级	选用以下一种：①低剂量 ICS 加吸入型 LABA；②中高剂量 ICS；③低剂量 ICS 加 LTRA
第 4 级	选用以下一种：①中高剂量 ICS 加 LABA；②中高剂量 ICS 加 LTRA 或缓释茶碱；③中高剂量 ICS/LABA 加 LTRA 或缓释茶碱
第 5 级	选用以下一种：①中高剂量 ICS/LABA 加 LTRA 和（或）缓释茶碱加口服最小剂量的糖皮质激素；②中高剂量 ICS/LABA 加 LTRA 和（或）缓释茶碱；③≥12 岁可加抗 IgE 治疗

(4) 临床缓解期治疗

1) 坚持定时监测 PEF，监测病情变化，记录哮喘日记。

2) 出现哮喘发作先兆，及时使用缓解药物。

3) 即使病情缓解后，也应坚持使用长期控制药物。

4) 根据病情调整药物剂量和疗程。单用中高剂量吸入型糖皮质激素患儿，尝试在达到并维持哮喘控制 3 个月后剂量减少 50%；单用低剂量吸入型糖皮质激素达到控制时，可改为每天 1 次，联合应用吸入型长效 β_2 受体激动剂和糖皮质激素患儿达到上述标准时，先减少吸入型糖皮质激素 50%，直至达到低剂量时考虑停用长效 β_2 受体激动剂；如使用低剂量吸入性糖皮质激素患儿维持控制达到 1 年，并且 1 年内症状无反复，可考虑停药。

2. 中医治疗　儿童支气管哮喘属中医学"小儿哮喘"的范畴。急则治其标，缓则治其本，故急性发作期，可在专科诊治的基础上，配合中医康复以平喘化痰，而缓解期则坚持长期规范治疗以减少其发作或长期缓解。

（1）中医内治：临床辨证需先分期，再分表里、寒热、虚实。发作期常见有风寒束肺证、痰热阻肺证、外寒内热证、肺实肾虚证等证型，治以止咳平喘为主，辨证辅以散寒、清肺化痰、泻肺等治法。常用方剂有小青龙汤合三子养亲汤、麻黄杏仁甘草石膏汤合苏葶丸、大青龙汤、苏子降气汤/都气丸合射干麻黄汤等。缓解期常见有肺脾气虚证、脾肾阳虚证、肺肾阴虚证等证型，治以补不足为主。常用方剂有玉屏风散合人参五味子汤、金匮肾气丸、麦味地黄丸等。小青龙合剂、哮喘宁颗粒、玉屏风颗粒等中成药亦常辨证选用。

（2）其他治疗：针刺取穴以定喘、天突、内关、丰隆等为主；亦可选用白芥子散穴位贴敷（三伏贴）等外治法。

【风险规避】

1. 误诊防范

（1）儿童特别是 3 岁以下患儿支气管哮喘诊断仍存在诸多困难，多种疾病可引起喘息发作。对症状不典型者可先试验性抗哮喘治疗，如症状明显缓解，则支持哮喘诊断；年龄越小，越要注意先天性畸形存在。对抗哮喘治疗不佳者应及时作相关检查如胸部 CT、纤维支气管镜检查，避免误诊。

（2）对咳嗽为主要症状的患儿，特别是抗菌药物治疗无效时，应想到咳嗽变异性哮喘可能，可行肺功能检查或试验性抗哮喘治疗。

2. 医患沟通

（1）一般告知

1）支气管哮喘是一种慢性呼吸道疾病，需要长期规范的治疗；平时生活规律，避免诱发因素，增强体质。

2）支气管哮喘目前尚不能根治，以抑制炎症为主的规范治疗能够控制临床症状。控制哮喘的花费似乎很高，但不规范的治疗其代价更高。

（2）风险告知

1）哮喘未规范化治疗，可致反复哮喘急性发作，长期未控制可使肺

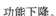

功能下降。

2）哮喘急性发作时，未及时处理或部分患儿虽经处理，可发展为哮喘危重状态，危及患儿生命。

3）哮喘慢性持续期和临床缓解期以吸入性糖皮质激素治疗为主，不宜长期全身使用糖皮质激素，否则可对患儿生长发育造成严重的不良影响。

4）过多增加吸入糖皮质激素剂量对控制哮喘的获益较小而不良反应增加。长期高剂量吸入糖皮质激素后可能出现的不良反应包括抑制生长发育、骨密度降低和肾上腺功能抑制等。

3. 记录要点

（1）记录主要症状喘息、呼吸困难的特点。

（2）记录肺部呼吸音特点，心率及心音。

（3）记录各种辅助检查阳性结果。

（4）记录应用糖皮质激素的指征及可能出现的不良反应。

（黄德力　刘飞交）

七、小儿腹泻病

【概述】　小儿腹泻病是一组多病原、多因素导致大便次数增多和大便性状改变为特点的消化道综合征。这是儿科最常见的病种之一，6个月至2岁儿童发病率高，可造成儿童营养不良、生长发育障碍甚至死亡。在治疗上以调整饮食、维持水电解质平衡及其他对症处理为主，但目前临床上存在不规范使用抗菌药物及过多使用静脉输液情况，须引起重视。

【诊断步骤】

1. 问诊要点

（1）有无受凉、饮食不洁病史，传染病接触史。

（2）大便次数、性状及量，是否伴有发热、呕吐、腹痛。

（3）精神状态，小便量及近几天进食情况。

（4）发病以来是否到医院诊治过，曾做过哪些检查和治疗，疗效如何。

（5）是否有长期使用抗菌药物及糖皮质激素病史。

2. 体检要点

（1）一般情况，精神状态、体温、脉搏及血压（中重度脱水时）。

（2）前囟、双侧眼窝有无凹陷、面色及嘴唇颜色、皮肤弹性、腹部有无压痛及包块、肠鸣音有无亢进。

3. 辅助检查

（1）一般检查：大便常规可初步区分细菌感染性腹泻与非细菌感染性腹泻。

（2）选择性检查

1）血电解质：中、重度脱水患儿需行血电解质检查明确有无电解质紊乱。

2）动脉血气分析：中、重度脱水患儿行血气分析可明确有无酸碱平衡紊乱及类型。

3）大便培养：可明确病原体，指导抗感染药物使用。

4）其他：对迁延性和慢性腹泻患儿可行粪酸度检测、还原糖检测、食性过敏原检测等，明确病因。

4. 诊断要点

（1）根据大便性状改变（主要条件）和大便次数比平时增多可诊断为腹泻病。

（2）病程分类①急性腹泻：病程≤2周；②迁延性腹泻：病程2周至2个月；③慢性腹泻：病程＞2个月。

（3）脱水程度的评估　见表4-7-1。

表 4-7-1　脱水程度评估

脱 水 程 度	轻　　度	中　　度	重　　度
丢失体液（占体重%）	≤5%	5%～10%	＞10%
精神状态	稍差	萎靡或烦躁	嗜睡～昏迷
皮肤弹性	尚可	差	极差
黏膜	稍干燥	干燥	明显干燥
前囟、眼窝	稍有凹陷	凹陷	明显凹陷
肢端	尚温暖	稍凉	凉或发绀
尿量	稍少	明显减少	无尿
脉搏	正常	增快	明显增快且弱
血压	正常	正常或稍降	降低、休克

注：（1）皮肤弹性极差是指捏起皮肤回复≥2秒

（2）引自中华医学会儿科学分会消化学组．中华医学会儿科学分会感染学组．《中华儿科学杂志》编辑委员会．儿童腹泻病诊断治疗原则的专家共识．2009，47（8）：634

5. 鉴别诊断要点

（1）与生理性腹泻相鉴别：6 个月以内婴儿多见，外观虚胖，常伴有湿疹，多为母乳喂养。大便次数多，食欲正常，无其他症状，生长发育正常。

（2）与细菌性痢疾相鉴别：有流行病学史，全身症状重，脓血便多见，与侵袭性细菌性肠炎症状类似，大便培养为痢疾杆菌可鉴别。

（3）与急性阑尾炎相鉴别：转移性及持续性右下腹痛是急性阑尾炎的典型症状。一般腹痛常先于发热，常有腹肌紧张，腰大肌试验、闭孔内肌试验、结肠充气试验可阳性。血常规检查常提示白细胞及中性粒细胞增高。

（4）与坏死性肠炎相鉴别：腹痛、腹胀明显，全身中毒症重，大便开始为水样或黏液样便，渐出现赤豆汤样血便，常伴水电解质紊乱，病情严重者伴感染性休克。

6. 确定诊断

（1）本病根据大便性状改变（黏液便、脓血便、稀水便等）与大便次数较平时增多即可确定诊断。

（2）注意排除细菌性痢疾、坏死性肠炎等疾病。

【治疗方法】

1. 西医治疗

（1）治疗原则：继续饮食、预防和纠正脱水，合理使用抗菌药物及液体疗法、加强护理。

（2）急性腹泻的治疗

1）调整饮食：6 个月以下的母乳喂养患儿继续母乳喂养，非母乳喂养儿可继续喂配方乳；大于 6 个月患儿继续食用平时习惯的食物；病毒性肠炎常继发双糖酶缺乏，可改为低（无）乳糖配方奶，持续 1～2 周。

2）预防脱水：从患儿腹泻开始，就应该补充足够的液体预防脱水。建议在每次稀便后补充一定量的液体（＜6 个月者，50ml；6 个月～2 岁者，100ml；2～10 岁者，150ml；10 岁以上能喝多少给多少）至腹泻停止。

3）纠正脱水：轻至中度脱水患儿可在门诊治疗，轻度脱水可以口服补液者不需要静脉输液。予口服补液盐（世界卫生组织推荐新的低渗口服补液盐，口服补液盐Ⅲ），用量（ml）＝体重（kg）×（50～75），4 小时内服完。以下情况提示口服补液可能失败：①持续、频繁、大量腹泻[＞10～20ml/(kg·h)]；②口服补液盐（ORS）服用量不足；③频繁、严重呕吐；如果临近 4 小时患儿仍有脱水表现，要调整补液方案。4 小时后重新评估患儿的脱水状况，然后选择适当的方案。如为重度脱水，建议住院治疗。

4）药物治疗

a. 抗菌药物的合理使用：腹泻患儿须行粪便的常规检查和 pH 试纸检测（pH 值 7 以上）；急性水样便腹泻在排除霍乱后，多为病毒性或产肠毒素性细菌感染，目前不主张常规使用抗菌药物；黏液脓血便多为侵袭性细菌感染，须应用抗菌药物，药物可根据当地药敏情况的经验性选用；用药后 48 小时后评估，病情未见好转，可考虑更换抗菌药物；用药的第 3 天须进行随访；强调抗菌药物疗程要足够；应用抗菌药物前应首先行粪便标本的细菌培养和药敏试验，以便依据分离出的病原体及药物敏感试验结果选用和调整抗菌药物；轻症病例予口服药物治疗，口服药物无效或重症病例可静脉给药，病情好转改口服药物治疗。抗菌药物可选用下列方案之一：①第三代头孢菌素，如头孢克肟，>6 个月，3～6mg/(kg·d)，分 2 次口服或头孢噻肟，50～100mg/(kg·d)，分 2 或 3 次静脉滴注或头孢曲松，20～80mg/(kg·d)，1～2 次/天静滴；②小檗碱（溶血性贫血或葡萄糖-6-磷酸脱氢酶缺乏患儿禁用），每日 10mg/kg，分 3 次口服；③空肠弯曲菌肠炎首选大环内酯内，如红霉素，25～30mg/(kg·d)，分 4 次口服或 2 次静脉滴注；④真菌性肠炎首先停用原用抗菌药物，予以制霉菌素 5 万～10 万 U/(kg·d)，分 3～4 次口服。

b. 肠黏膜保护剂：蒙脱石散，1 岁以下，每日 3 克，1～2 岁，每日 3～6 克，2～3 岁，每日 6～9 克，3 岁以上每日 9 克，每天分 3 次口服。

c. 微生态疗法：选用乳酸菌素片，每次 20～30mg/kg，每日 3 次口服或其他微生态制剂。

d. 补锌治疗：每日给予元素锌 20mg（>6 个月），6 个月以下婴儿每日 10mg，疗程 10～14 天。

（3）迁延性和慢性腹泻治疗：病情复杂，宜采取综合治疗措施，忌滥用抗菌药物，避免顽固的肠道菌群失调。治疗措施为①调整饮食：母乳喂养患儿继续母乳喂养，大于 6 个月患儿继续食用平时习惯的食物；②糖源性腹泻：以乳糖不耐受最多见。治疗宜采用去乳糖饮食，如去（或低）乳糖配方乳或去乳糖豆奶粉；③过敏性腹泻：以牛奶过敏较常见。避免食入过敏食物，不限制已经耐受的食物。予深度水解酪蛋白配方奶、氨基酸为基础的配方奶或全要素饮食；④要素饮食：适用于慢性腹泻、肠黏膜损伤、吸收不良综合征者；⑤静脉营养：适用于不能耐受口服营养物质的患儿，好转后改为口服。

2. 中医治疗　小儿腹泻属中医学"小儿泄泻"的范畴，在注意预防脱水的基础上，可采用中医康复治疗，以缓解症状或调整脏腑功能。

（1）中医内治：临床上分为常证与变证，辨证分表里、寒热、虚实。常证的证型有湿热泻、风寒泻、伤食泻、脾虚泻、脾肾阳虚泻；变证有气阴两伤证、阴竭阳脱证等证型。治以运脾化湿为主，辨证辅以清热、散寒、消食、补虚等治法。常用方剂有葛根芩连汤、藿香正气散、保和丸、参苓白术散、附子理中汤合四神丸、人参乌梅汤、生脉散合参附龙牡救逆汤等。藿香正气口服液、小儿肠胃康颗粒、附子理中丸等中成药亦常辨证选用。

（2）其他治疗：针刺取穴以足三里、中脘、天枢、脾俞等为主；亦可选用小儿推拿、神阙穴位贴敷等外治法。

【风险规避】

1. 误诊防范

（1）提高小儿腹泻病这一疾病的认识。对于6个月以下腹泻患儿，应结合临床表现与实验室检查综合考虑，避免将生理性腹泻误诊为腹泻病。

（2）要仔细询问病史，认真详细完成体格检查，了解整个疾病的发病过程。特别是伴有腹痛的患儿，应认真检查腹部情况，注意压痛部位、有无包块，避免将急腹症（如急性阑尾炎、肠套叠）误诊为腹泻病。

（3）对于迁延性和慢性腹泻患儿，应完善相关检查，寻找病因。

2. 医患沟通

（1）一般告知：加强护理与营养，指导家长配制口服补液盐及蒙脱石散。

（2）风险告知

1）腹泻病多由病毒感染和其他非感染因素引起，未明确为细菌感染者不轻易使用抗菌药物。药物使用尽量以口服药物为主。对于轻度脱水能正常进食患儿不轻易使用静脉输液。

2）腹泻病病情变化快，易并发脱水及电解质紊乱，严重者危及生命。

3）迁延性及慢性腹泻患儿不建议使用抗菌药物，以免造成严重的菌群失调。

4）确因病情需要使用喹诺酮类药物患儿应向家长说明风险（可能影响儿童软骨发育），取得家长同意并在病历上签字。

3. 记录要点

（1）门诊病历需记录大便性状及次数、呕吐及腹痛情况、能反应水电解质平紊乱的症状及体征。

（2）特殊治疗如喹诺酮类药物情况应详细记录。

（3）记录各种辅助检查的阳性结果。

（4）静脉输液及应用抗菌药物应记录应用的依据。

（5）感染性腹泻者应填写传染病报告卡，在规定时间内进行网络直报。

（丘健新　刘飞交）

八、手足口病

【概述】　手足口病是由肠道病毒引起的急性传染性疾病，其中以柯萨奇 A 组 16 型（CoxA16）、肠道病毒 71 型（EV71）多见。儿童为高发人群。夏季多见，患者和隐性感染者均为传染源，主要通过消化道、密切接触和呼吸道等途径传播。主要症状表现为手、足、口腔等部位皮疹。少数病例可出现脑膜炎、脑炎、脑脊髓炎、肺水肿、循环障碍等，个别患儿病情进展迅速，出现脑干脑炎及神经源性肺水肿，导致死亡。

【诊断步骤】

1. 问诊要点

（1）有无发热、皮疹，有无头痛、呕吐、精神差，四肢抖动、抽搐，有无呼吸困难。

（2）发病以来是否到医院就诊过，曾做过哪些检查和治疗，疗效如何。

（3）有无手足口病患者接触史、幼儿园及学校有无相似病例。

2. 体检要点

（1）体温、脉搏、呼吸、血压，精神状态。

（2）手、足、口腔黏膜有无皮疹，皮疹特点，口唇颜色，有无呼呼困难，双肺呼吸音有无异常，心律是否整齐、心音是否有力，四肢末梢是否发凉，神经系统是否有异常。

3. 辅助检查

（1）一般检查

1）血常规：白细胞计数一般不高或降低，危重患儿常升高。

2）生化检查：部分患儿心肌酶、血糖、转氨酶升高。

3）病原学检查：咽、气管分泌物、疱疹液、粪便中肠道病毒特异性核酸阳性或分离到相应肠道病毒。

4）血清学检查：血清中特异性肠道病毒抗体检测阳性。

（2）选择性检查

1）胸片：重症病例累及肺部常表现为双肺纹理增多，网格状、点片状阴影，部分病例以单侧为著，迅速进展为双侧。

2）心电图：正常或窦性心动过速或过缓，ST-T 改变。

3）脑脊液检查：合并神经系统感染时需行脑脊液检查，表现为外观

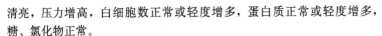

清亮，压力增高，白细胞数正常或轻度增多，蛋白质正常或轻度增多，糖、氯化物正常。

4. 诊断要点

（1）临床诊断病例

1）在流行季节发病，常见于学龄前儿童，婴幼儿多见。

2）发热伴手、足、口、臀部皮疹，部分病例可无发热。

3）极少数重症病例皮疹不典型，临床诊断困难，需综合病原学或血清学检查做出诊断。无皮疹不宜诊断为手足口病。

（2）确诊病例：临床诊断病例具有下列表现之一者可确诊：

1）肠道病毒特异性核酸检测阳性。

2）分离出肠道病毒，并鉴定为柯萨奇 A 组 16、肠道病毒 71 型或其他可引起手足口病的肠道病毒。

3）急性期或恢复期柯萨奇 A 组 16、肠道病毒 71 型或其他可引起手足口病的肠道病毒中和抗体有 4 倍以上的升高。

（3）临床分类诊断

1）普通病例：手、足、口、臀部皮疹，伴或不伴发热。

2）重症病例

a. 重型：普通病例出现神经系统受累表现，如精神萎靡，嗜睡、肢体抖动、无力等。

b. 危重型：具有下列表现之一可诊断为危重型①抽搐频繁、昏迷、脑疝；②呼吸困难、发绀、血性泡沫痰等神经源性肺水肿表现；③低血压、休克等循环功能衰竭表现。

（4）重症病例早期识别：手足口病治疗的关键在于早期识别可能发展成重症病例的高危人群，早期干预。3 岁以下患儿伴有下列情况之一者有可能短期内进展为危重病例，需要密切关注：①体温（腋温）＞39℃，持续 4～6 小时不退者；②精神差、呕吐、肢体抖动、易惊、无力、站立不稳；③呼吸频率（加快或减慢）及节律改变；④出冷汗、四肢末梢凉、皮肤花纹、血压升高、心率增快，毛细血管充盈时间（CRT）＞2 秒；⑤外周白细胞计数＞15×10^9/L；⑥血糖＞8.3mmol/L。

5. 鉴别诊断要点

（1）与其他出疹性疾病相鉴别：手足口病普通病例需要与幼儿急疹、麻疹、风疹、水痘等其他出疹性疾病鉴别。根据当地的流行病史、皮疹发生的时间、皮疹与发热的关系、皮疹的部位、形态、发展演变的过程及伴随症状通常可以鉴别。鉴别困难时可行病原学及血清学检查。

（2）与疱疹性咽峡炎相鉴别：手足口病早期仅咽峡部皮疹时不易与疱

疹性咽峡炎鉴别，随病情发展，皮疹累及手、足或其他部位时鉴别不难。

（3）与其他病毒性脑膜炎或脑炎相鉴别：手足口病累及神经系统时可出现脑膜炎或脑炎症状，与单纯疱疹病毒等其他病毒所致中枢系统感染症状不易区分，此时应尽快行病原学检查加以鉴别。

6. 确定诊断

（1）流行季节，发热伴手、足、口、臀部皮疹可初步诊断。

（2）在临床诊断基础上，有前述导致手足口病相关肠道病毒病原体的证据，可确定诊断。

【治疗方法】

1. 西医治疗　本病为病毒感染性疾病，病程自限，无合并细菌感染证据不建议使用抗菌药物；无发热或发热在38℃以下、精神状态好、血象不高者，不建议静脉输液治疗；普通病例可在门诊治疗；对于3岁以下有可能进展为危重型患儿应根据病情在定点医院留观观察或住院治疗；重症病例均需在定点医院住院治疗，治疗原则是控制颅内高压，静脉注射免疫球蛋白，酌情应用糖皮质激素，呼吸、循环衰竭时对症、支持治疗。建议普通病例治疗方法如下：

（1）一般治疗：注意休息，加强口腔护理，注意隔离，防止交叉感染。

（2）对症治疗：高热者可予对乙酰氨基酚每次10～15mg/kg口服或塞肛，根据体温情况间隔4～6小时1次；或布洛芬每次5～10mg/kg口服退热，根据体温情况间隔6～8小时1次。也可温水擦浴降温，禁用阿司匹林（可引起Reye综合征）及慎用糖皮质激素退热；高热惊厥时予吸氧、止惊等处理，如地西泮每次0.3～0.5mg/kg缓慢静脉注射，最大量婴幼儿每次剂量≤2mg，年长儿每次剂量≤10mg；或水合氯醛每次40～60mg/kg口服或灌肠，每次量＜1g。

2. 中医治疗　手足口病属中医学"疫疹"、"时疫"等范畴。本病尤其是3岁以下患儿可发生变证，如邪陷心肝证、邪伤心肺证、邪毒侵心证、湿热伤络证等，可导致神昏、谵语、心悸、怔忡、肢体颤动等重症，故临床上应在专科诊治的基础上，针对病情较轻者，可配合中医康复治疗，以缓解症状或缩短病程。

（1）中医内治：辨证先分表里，临床常见有邪犯肺脾证、湿热毒盛证、心脾积热证等证型，治以清热祛湿解毒为主，辨证辅以解表、凉营、泻脾等治法。相应的常用方剂有甘露消毒丹、清瘟败毒饮、清热泻脾散合导赤散等。清热解毒口服液、双黄连口服液、黄栀花口服液、蒲地蓝消炎口服液等中成药亦常辨证选用。

（2）其他治疗：针刺取穴以曲池、合谷、颈胸腰部夹脊穴、大椎、阴

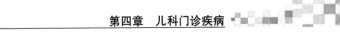

陵泉等为主；亦可选用中药煎汤灌肠、中药煎汤漱口等外治法。

【风险规避】

1. 误诊防范

（1）提高对手足口病这一疾病的认识。熟悉常见出疹性疾病的特点，对皮疹不典型患儿，鉴别困难时应做病原学检测。

（2）对临床诊断为疱疹性咽峡炎患儿，应常规交代患儿家长注意观察患儿病情发展，一旦手、足其等其他部位出现皮疹，应及时就诊。接诊医生应及时修正诊断。

（3）重症病例出现神经精神症状怀疑累及中枢神统感染时及时行脑脊液检查，避免误诊为其他类型中枢神经系统感染性疾病。

2. 医患沟通

（1）一般告知：手足口病为病毒感染性疾病，可能持续发热 3～5 天，病程 1 周左右；以对症治疗为主，未合并细菌感染者不需要使用抗菌药物。一般情况稳定的患儿不需要使用静脉输液。

（2）风险告知

1）手足口病为病毒性传染性疾病，主要经消化道、密切接触和呼吸道传幡，普通型患儿最好居家隔离治疗。

2）手足口病病情变化快，尤以 3 岁以下婴幼儿多见，极少数患儿在几小时内可进展为重型及危重型而危及生命。

3）所有门诊诊断为手足口病普通型患儿，接诊医生应向家长提供手足口病病情告知书（上面详细记载有手足口病重症病例早期识别方法），告诉家长患儿如有告知书上任何一种表现应及时复诊。医患双方需在告知书上签字确认。

3. 记录要点

（1）记录主要症状尤其是皮疹的特点、发热的时间及热型、接触史。

（2）记录呼吸、肺部呼吸音、心率及神经系统体征。

（3）手足口病为法定丙类传染病，接诊医生应按规定时限上报，并记录在病历中。

（4）记录辅助检查的阳性结果。

（刘飞交　黄德力）

九、水　痘

【概述】　水痘是由水痘－带状疱疹病毒引起，以皮肤、黏膜分批出现并迅速发展的斑疹、丘疹、疱疹、结痂为特点的急性呼吸道传染病。冬春季多发，传染性极强，儿童多见。大多病情较轻，预后良好。

【诊断步骤】

1. 问诊要点

（1）有无发热，出疹顺序、皮疹特点，是否有头痛、呕吐，是否乏力、年长儿是否有心慌。

（2）近3周内有无水痘患儿接触史、学校及幼儿园有无相似病例、是否接种过相关疫苗，是否最近使用免疫抑制剂与糖皮质激素。

2. 体检要点

（1）体温、皮疹的形态、分布特点及疱液的颜色。

（2）局部皮肤有无破溃化脓，心律是否整齐、心音是否低钝，神经系统有无异常。

3．辅助检查

（1）一般检查

1）血常规：白细胞计数正常或减少。

2）尿常规：并发肾炎时可见血尿等。

3）疱疹组织刮片：取疱疹液和疱疹基底组织涂片，可见多核巨细胞及核内包涵体或直接荧光抗体染色检测病毒抗原。

4）病毒分离：疱液或咽部分泌物或血液行病毒分离。

5）血清学检查：早期血液水痘－带状疱疹病毒特异性 IgM 阳性；间隔2～3周双份血清特异性 IgG4 倍以上升高。

（2）选择性检查

1）胸片：排查有无合并肺炎。

2）心肌酶谱：排查有无合并心肌炎。

4. 诊断要点

（1）流行病学史：根据流行季节、当地流行情况及3周内有接触水痘患儿病史。

（2）临床表现：急性起病，表现有发热、全身不适、食欲缺乏、皮肤、黏膜分批出现并迅速发展的斑疹、丘疹、疱疹、部分结痂。皮疹常见于头部或躯干受压部位，呈向心性分布，头面、躯干、皮疹密集，而四肢稀疏散在。

（3）外周血白细胞计数正常或降低，淋巴细胞分类偏高。

（4）具有上述临床表现，结合流行病学史可作临床诊断，非典型病例结合血清学检查可帮助诊断。

5. 鉴别诊断要点

（1）与丘疹性荨麻疹相鉴别：多有虫螨叮咬史，皮疹大小均匀，多见

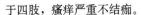

于四肢，瘙痒严重不结痂。

（2）与脓疱疮相鉴别：多见于四肢等暴露部位，黏膜无皮疹，疱液混浊，无分批出现，抗菌药物治疗有效。

（3）与药疹相鉴别：多有近期服药史，皮疹多形性，皮疹分布广泛、对称，摩擦、受压部位多见。

6. 确定诊断

（1）皮疹分批出现，各种形态皮疹同时存在，呈向心性分布，伴瘙痒，伴或不伴发热等全身症状，结合流行病学史可初步诊断。

（2）符合临床诊断，有病原学诊断依据可确诊。

【治疗方法】

1. 西医治疗 本病为病毒感染性疾病，病程自限，以对症处理为主。糖皮质激素可造成病毒播散可能，普通病例不宜使用。对有严重并发症时，在有效抗感染药物使用前提下，酌情短疗程使用。无继发细菌感染时不宜使用抗菌药物。

（1）一般治疗：注意休息，加强皮肤护理、对皮肤瘙痒者可使用炉甘石洗剂每次 5～10ml 擦患处，每天 3 次，注意隔离，防止交叉感染。

（2）对症治疗：高热者可了对乙酰氨基酚每次 10～15mg/kg 口服或塞肛，根据体温情况间隔 4～6 小时 1 次，禁用糖皮质激素、阿司匹林（可引起 Reye 综合征）退热。

（3）抗病毒治疗：对免疫功能正常患儿，起病在 48 小时内，首选阿昔洛韦，每次 20mg/kg（＜800mg），每天 4 次口服，疗程 5～7 天；对重症或有并发症或免疫受损的患儿应静脉滴注阿昔洛韦 30mg/(kg·d)，分 3 次，每次滴注时间在 1 小时以上。疗程 7 天或无新皮疹出现达 48 小时。

（4）并发症治疗：继发皮肤感染时可局部应用莫匹罗星软膏，严重时需使用抗菌药物，如头孢羟氨苄 20～40mg/(kg·d)，分 2 次口服；或青霉素 5～20 万 U/(kg·d)，分 2～4 次静脉滴注。并发心肌炎、肺炎、中枢神经系统感染建议住院治疗。

2. 中医治疗 水痘属中医学"水痘"的范畴，传染性强，应在家中隔离，临床上病情可轻可重，要密切观察，注意变证，适当配合中医康复治疗，以减轻症状。

（1）中医内治：临床上分为常证与变证，辨证分表里，常证的证型有邪伤肺卫证、邪炽气营证，变证有邪陷心肝证、邪毒闭肺证、毒染痘疹证等证型。治以清热解毒利湿为主，辨证辅以辛凉解表、清营透热、凉血解毒等治法。常用方剂有银翘散合六一散、清胃解毒汤、清瘟败毒饮合羚角钩藤汤、麻杏石甘汤合黄连解毒汤、仙方活命饮等。一旦发生变证时，需结合西医治疗，以免耽误病情。板蓝根颗粒、双黄连口服液、痰热清注射液等中成药亦常辨证选用。

（2）其他治疗：可用中药洗浴等外治法。

【风险规避】

1. 误诊防范

（1）提高对水痘这一疾病的认识。水痘前驱期可出现发热、不适和畏食，易误诊为急性上呼吸道感染，此时应结合流行季节，详细询问接触史，密切注意患儿病情发展，避免误诊。

（2）对重症水痘常伴血小板减少，皮疹可融合成大疱性或出血性紫癜，此时应结合病史、临床症状，必要时行病原学检查，避免误诊。

2. 医患沟通

（1）一般告知：该病为病毒感染性疾病，目前主要以对症治疗为主，无相应并发症不需要使用抗菌药物，普通病例不宜应用糖皮质激素。

（2）风险告知

1）本病可并发局部皮肤感染、心肌炎、肺炎、脑膜脑炎。

2）本病皮疹伴瘙痒时，禁止自行给患儿外用或口服糖皮质激素，否则可导致病毒扩散，引发严重后果。

3）本病为法定传染病，主要经呼吸道传播，门诊治疗患儿需居家隔离治疗，学龄儿童皮疹完全干燥结痂方可上学。

3. 记录要点

（1）记录皮疹特点，发热的时间及热型、接触史。

（2）记录双肺呼吸音、心率，心律，心音变化情况，神经系统阳性体征。

（3）水痘为法定丙类传染病，接诊医生应按规定时限上报，并记录在病历中。

（4）使用抗菌药物应记录其适应证。

（刘飞交　黄德力）

十、流行性腮腺炎

【概述】　流行性腮腺炎是由腮腺炎病毒引起的儿童时期常见的呼吸道传染病，以腮腺肿痛为主要特点，亦可累及全身其他腺组织。常并发脑炎、胰腺炎、睾丸炎。早期患者与隐性感染者为主要传染源。儿童多见，亦可见于成年人。

【诊断步骤】

1. 问诊要点

（1）有无发热、腮腺或其他唾液腺肿痛的时间，是否有头痛、腹痛、睾丸痛，是否乏力、年长儿是否有心慌。

（2）近1个月内有无流行性腮腺炎患儿接触史、幼儿园及学校有无相似病例、是否接种过相关疫苗。

2. 体检要点

（1）腮腺肿痛是否以耳垂为中心、肿块的范围、质地、有无波动感、按压腮腺时及开口处有无脓液流出。

（2）心律是否整齐、心音是否低钝，腹部有无压痛及部位，脑膜刺激征及病理征是否阳性，睾丸是否肿大，有无触痛。

3. 辅助检查

（1）一般检查

1）血常规：白细胞计数正常或降低，淋巴细胞分类偏高。

2）尿常规：肾脏受累时可出现血尿、蛋白尿。

3）血清、尿淀粉酶测定：轻至中度升高，并发胰腺炎时不易鉴别。

4）病原学检查：酶联免疫法可早期检测血清腮腺炎病毒特异性 IgG 与 IgM（近1个月内未接种腮腺炎减毒活疫苗）；IgG 抗体恢复期比急性期抗体效价升高4倍以上；早期患儿唾液、脑脊液、血、尿中分离出病毒或病毒核酸检测阳性。

（2）选择性检查

1）血清脂肪酶：并发胰腺炎时升高，对伴发腹痛怀疑胰腺炎时有鉴别诊断意义。

2）心电图：并发心肌炎时可有心律失常或 ST 段改变。

3）脑脊液检查：并发中枢神经系统感染时可行脑脊液检查。

4. 诊断要点

（1）流行病学史：根据流行季节、当地流行情况及近1个月内有接触流行性腮腺炎患者病史。

（2）临床表现：急性起病，单侧或双侧以耳垂为中心的肿大包块，为非化脓性炎症。

（3）外周血白细胞计数正常或降低，淋巴细胞分类偏高。

（4）具有上述临床表现，结合流行病学史可作临床诊断，血清学检查阳性患儿可作确诊病例。

5. 鉴别诊断要点

（1）与化脓性腮腺炎相鉴别：常反复发作，多见于同一侧。早期腮腺红、肿、热、痛，晚期呈化脓性改变，可触及波动感，压迫腮腺时其开口处有脓液流出。外周血白细胞计数及中性粒细胞升高，抗菌药物治疗有效。

（2）与颈部、耳前淋巴结炎相鉴别：肿块不以耳垂为中心，质较硬、边界清，压痛明显，活动度好，口咽部可见炎性病灶。

（3）与其他病毒性腮腺炎相鉴别：流感病毒、副流感病毒、肠道病毒等可引起腮腺肿大，鉴别困难，可行病原学检查鉴别。

（4）与症状性腮腺肿大相鉴别：慢性消耗性疾病、唾液管结石等疾病时，可致腮腺肿大，根据相应的病史或临床表现可帮助鉴别。

（5）与其他病毒性脑膜炎或脑炎相鉴别：流行性腮腺炎患儿累及神经系统时可出现脑膜炎或脑炎症状，与其他病毒所致中枢系统感染症状不易区分，此时应尽快行病原学检查加以鉴别。

6. 确定诊断

（1）单侧或双侧以耳垂为中心的非化脓性肿块伴疼痛，伴或不伴发热等全身症状。

（2）具有上述临床表现，且外周血白细胞数正常或偏低，淋巴细胞升高，结合流行病学史排除化脓性腮腺炎、颈或耳前淋巴结炎、其他病毒性腮腺炎等疾病可初步诊断。

（3）有病原学诊断依据，可确诊。

【治疗方法】

1. 西医治疗　本病为病毒感染性疾病，病程自限，普通病例无相应并发症不建议使用抗菌药物及糖皮质激素；重症病例确需使用糖皮质激素者可短期使用短效糖皮质激素如氢化可的松 5mg/（kg·d）静脉滴注，疗程 3～5 天；普通病例不建议静脉输液治疗。建议普通病例治疗方法如下：

（1）一般治疗：注意卧床休息，至腮腺肿大消失；加强口腔护理、予流质或半流质饮食；注意隔离，防止交叉感染。

（2）对症治疗：高热者可予对乙酰氨基酚每次 10～15mg/kg 口服或塞肛，根据体温情况间隔 4～6 小时 1 次；或布洛芬每次 5～10mg/kg 口服，根据体温情况间隔 6～8 小时 1 次，也可温水擦浴降温，不推荐使用糖皮质激素退热。

（3）并发症治疗：并发睾丸炎时可用棉花及丁字带将睾丸托起，局部予以冷敷；并发心肌炎、胰腺炎、中枢神经系统感染建议住院隔离治疗。

2. 中医治疗　流行性腮腺炎属中医学"痄腮"的范畴，有一定传染性，亦应家中隔离，临床上要注意变证，即并发症，在专科诊治基础上，配合中医康复治疗。

（1）中医内治：临床上分为常证与变证，常证的证型有邪犯少阳证、热毒蕴结证；变证有邪陷心肝证、毒窜睾腹证、毒结少阳证等。治以清热解毒，软坚散结为主。常用方剂有柴胡葛根汤、普济消毒饮、清瘟败毒饮、龙胆泻肝丸、大柴胡汤等。变证多为危重症，必要时结合西医治疗。龙胆泻肝丸、腮腺炎片等中成药亦常辨证选用。

（2）其他治疗：针刺取穴以翳风、颊车、合谷、外关、关冲等为主；亦可选用青黛、如意金黄散、鲜仙人掌等外敷患处等外治法。

【风险规避】

1. 误诊防范

（1）近年来，门诊腮腺肿痛患儿多诉有腮腺炎减毒活疫苗接种史或以前患过腮腺炎，此类患儿应详细询问流行性腮腺炎接触史，必要时可做病原学检查。

（2）对不典型的流行性腮腺炎患儿（如以颌下腺肿大为主要表现），常被误诊为淋巴结炎，应特别注意接触史及认真体检。

（3）少数以中枢神经系统感染就诊患儿，开始可无腮腺肿痛，对此类患儿要提高警惕，要详细询问病史，必要时行病原学检查，避免误诊。

2. 医患沟通

（1）一般告知：此病为病毒感染性疾病，目前主要以对症治疗为主，无相应并发症不需要使用抗菌药物及糖皮质激素。加强护理是治疗成功的关键，避免交叉感染。

（2）风险告知

1）本病可并发心肌炎、胰腺炎、脑膜脑炎可能，严重者可危及生命；部分患儿并发耳聋及睾丸炎（男性患儿）、卵巢炎（女性患儿）影响生育。

2）本病为法定传染病，主要经呼吸道传播，门诊治疗患儿需居家隔离治疗，学龄儿童腮腺肿大消失后3天方可上学。

3. 记录要点

（1）记录主要症状尤其是腮腺肿痛时间、肿大的范围等、发热的时间及热型、接触史。

（2）记录体检中发现的其他阳性体征。

（3）流行性腮腺炎为法定丙类传染病，接诊医生应按规定时限上报，并记录在病历中。

（4）记录辅助检查的阳性结果。

（丘健新　刘飞交）

十一、过敏性紫癜

【概述】 过敏性紫癜是以全身小血管炎为主要病理改变的全身综合征。以非血小板减少性可触性皮肤紫癜为特点，常伴有关节痛、腹痛、便血、肾脏损害。多见于 2～8 岁儿童。

【诊断步骤】

1. 问诊要点

（1）皮疹的形态、部位、是否对称性、有无瘙痒、是否反复发作、分批出现。其他部位有无血管神经性水肿表现。

（2）伴随症状如是否伴有腹痛、便血、关节痛、血尿等。

（3）有无既往发作史、近期有无上呼吸道感染及肠道感染病史、疫苗接种史。

2. 体检要点

（1）皮疹性质是否为可触性高出皮肤，是否对称分布，压之是否褪色。

（2）关节肿痛的部位，活动是否受限，腹痛部位，有无压痛等。

3. 辅助检查

（1）一般检查

1）血常规：白细胞计数正常或升高，血小板计数正常或增高，可与原发免疫性血小板减少症鉴别。

2）尿常规：合并肾脏疾病时可出现镜下血尿和（或）蛋白尿。

3）大便隐血试验：合并消化道出血时可出现大便隐血试验阳性。

4）抗链球菌溶血素：升高者提示为链球菌感染所致，需要抗链球菌治疗。

5）凝血功能测定：排除出血性疾病。

6）免疫学检查：IgA 或 IgE 升高，提示发病与免疫介导反应有关。

（2）选择性检查

1）腹部及泌尿系超声检查：对腹痛原因不明，怀疑肠套叠、肠系膜淋巴结炎时可行腹部超声检查，可发现肠套叠特征性的同心圆影像，肠系膜淋巴结炎可发现肠系膜周围肿大的淋巴结；血尿时行泌尿系超声检查可排除其他原因所致血尿。

2）电子胃镜检查：对合并上消化道出血的腹型过敏性紫癜患儿有鉴别诊断意义。

4. 诊断要点

（1）皮肤紫癜多见于四肢伸面，高出皮面，对称性分布，分批出现，大小不等，颜色深浅不一，可有痒感，散在或融合成片。

（2）过敏性紫癜诊断标准：可触性皮疹（必要条件）伴以下任何1条①弥漫性腹痛；②任何部位活检示 IgA 沉积；③关节炎/关节痛；④肾脏受损表现〔血尿和（或）蛋白尿〕。

5. 鉴别诊断要点

（1）与免疫性血小板减少症相鉴别：免疫性血小板减少症表现为全身皮疹分布不对称，伴有多部位出血现象，外周血血小板计数明显减少，鉴别不难。

（2）与外科急腹症相鉴别：过敏性紫癜有部分患儿在皮疹出现前反复出现腹痛，应与急腹症鉴别。过敏性紫癜腹痛特点为症状与体征分离（腹痛重，查体无固定压痛点，压痛轻，无反跳痛及肌紧张）。出现血便等消化道出血时，需与肠套叠鉴别，此时仔细询问病史，详细体格检查在鉴别诊断中有重要意义，必要时行腹部彩色超声检查可帮助鉴别。

（3）与风湿性关节炎相鉴别：风湿性关节炎可出现关节痛，抗链球菌溶血素（ASO）升高，但其皮肤无紫癜，仅可见环形红斑，可出现心脏受损表现，一般鉴别不难。

（4）与急性肾小球肾炎相鉴别：因急性肾小球肾炎可出现血尿和（或）蛋白尿，与过敏性紫癜肾损害症状类似，但前者血清补体降低，可以区分。

6. 确定诊断

（1）皮肤紫癜对称分布，高出皮面，分批出现，多见于双下肢。伴或不伴其他组织、器官损害（如关节肿痛、腹痛、便血、肾炎）。

（2）根据上述临床表现，结合辅助检查血小板计数、出血时间、凝血时间、血块退缩时间正常即可确诊。

【治疗方法】

1. 西医治疗

（1）一般治疗：注意休息，寻找和去除致病因素。伴消化道出血者，腹痛轻、仅大便隐血试验阳性可进食流质；严重腹痛、呕吐者需禁食及胃肠外营养支持。有明显细菌感染证据（如伴有扁桃体炎等或系肺炎支原体感染所致，血常规白细胞计数明显升高者）可使用抗菌药物。

（2）药物治疗

1）有荨麻疹或血管神经性水肿者可予以抗组胺药物如氯雷他定口服，

2～12岁，体重≤30kg者，5mg，1次/天，体重＞30kg者，10mg，1次/天；12岁以上同成人，10mg，1次/天；2岁以下儿童不推荐使用。亦可选用葡萄糖酸钙25mg/kg，1次/天加入适量葡萄糖液中静脉滴注。近年来有学者提出可应用 H_2 受体拮抗剂西咪替丁 20～40mg/(kg·d)，分2次加入适量葡萄糖液中静脉滴注，1～2周后改口服，15～20mg/(kg·d)，分3次，继用1～2周。

2）有腹痛时可应用解痉药物如山莨菪碱，每次 0.1～0.2mg/kg，每天3次口服；消化道出血较重时建议住院治疗。

3）抗血小板聚集药物：选用以下一种①阿司匹林 3～5mg/(kg·d)，或 25～50mg/d，每日1次口服；②双嘧达莫 3～5mg/(kg·d)，分3次口服。

4）糖皮质激素：单独皮肤或关节病变时，不建议使用糖皮质激素，下列几种情况是使用糖皮质激素的指征。①有严重消化道出血时，可予以泼尼松 1～2mg/(kg·d)，分3次口服或甲泼尼龙每次 1～2mg/kg，根据病情4～8小时1次静脉滴注，病情缓解后即可停药；②表现为肾病综合征者，可予以泼尼松 1～2mg/(kg·d)，疗程不少于8周；③急进性肾炎可用甲泼尼龙冲击疗法，建议在住院部进行。

2. 中医治疗　过敏性紫癜属中医学"紫癜"、"紫癜风"、"葡萄疫"、"肌衄"等范畴，临床上可在专科诊治的基础上，尤其是紫癜性肾炎，可配合中医康复治疗以缓解症状或减少复发。

（1）中医内治：辨证先分虚实，临床常见有风热伤络证、血热忘行证、湿热痹阻证、阴虚火旺证、气不摄血证等证型，治以活血止血为主，辨证辅以清热凉血、祛风、滋阴降火、益气摄血等治法。常用方剂有银翘散、犀角地黄汤、四妙丸、大补阴丸、归脾汤等。紫癜性肾炎需加重解毒化瘀之品。归脾丸、荷叶丸等中成药亦常辨证选用。

（2）其他治疗：中医外治法少用。

【风险规避】

1. 误诊防范

（1）腹型过敏性紫癜在腹部症状出现之前可无皮肤改变，此时容易误诊为急腹症，仔细查体，有针对性选用相关检查可最低限度降低误诊可能。

（2）部分患儿紫癜少且针尖样，应在光线充足背景下、充分暴露皮肤

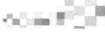

下仔细查体，避免误诊。

（3）部分患儿紫癜出现时间早，消退快，相应伴随症状仍存在，容易误诊，对不明原因腹痛、关节痛等要追问病史中有无皮疹出现，防止误诊。

2. 医患沟通

（1）一般告知：本病病因不明，大多数患儿预后良好，肾脏受损预后差，部分患儿反复发作；治疗以对症治疗为主，寻找和避免接触相应过敏原对治疗和预防复发均有重要意义。

（2）风险告知

1）部分患儿可出现严重消化道出血、急性肾衰竭等并发症危及生命。

2）应用糖皮质激素特别是激素冲击疗法时可能对患儿生长发育造成不良影响。

3）本病的肾脏表现常见颜面水肿、蛋白尿、镜下血尿和管型尿。这些表现，一般数周内恢复，少数持续数月、数年，甚至发展成尿毒症，需定期复诊。

3. 记录要点

（1）记录皮疹特点、伴随症状及体征。

（2）记录应用糖皮质激素和抗菌药物的依据，可能出现的不良反应。

（3）记录复诊及复查尿常规时间（本病患儿发病后半年内可能发生肾损害）。

（刘飞交　黄德力）

十二、儿童泌尿道感染

【概述】　泌尿道感染是指病原体侵入尿路且在其中定植并侵犯尿路黏膜和组织而引起的尿路炎性疾病，按感染部位不同分为肾盂肾炎、膀胱炎、尿道炎。肾盂肾炎又称上尿路感染；下尿路感染包括膀胱炎、尿道炎。二者在临床特征及处理上有所不同，儿童时期不易区分，故常不加区分统称为泌尿道感染。

【诊断步骤】

1. 问诊要点

（1）小婴儿特别是<3个月是否有发热、哭闹、喂养困难，黄疸；年

长儿除全身症状外应询问是否有尿频、尿急、尿痛（尿路刺激征），是否有腹痛及腰痛。

（2）发病以来是否到医院就诊过，曾做过哪些检查和治疗，疗效如何。

（3）既往有无类似病史。

2. 体检要点 体温、年长儿腹部有无压痛，双肾区有无叩痛，尿道口有无红肿及异常分泌物，有无肉眼可见的泌尿道畸形（如男性患儿有无包茎、女性患儿有无处女膜伞）。

3. 辅助检查

（1）一般检查

1）血常规：白细胞计数及中性粒细胞数升高。

2）尿常规：白细胞≥5个/高倍视野（HP），部分可见血尿、轻、中度蛋白尿。

3）尿培养细菌学检查：尿细菌培养与菌落计数是诊断尿路感染的主要依据。清洁中段尿细菌培养菌落数>10^5/ml可确诊，10^4～10^5可疑，<10^4系污染。高度怀疑泌尿道感染而普通细菌培养阴性患儿，应行L型细菌和厌氧菌培养。

4）泌尿系B超检查：可发现泌尿系发育畸形。

（2）选择性检查

1）核素肾静态扫描：是诊断急性肾盂肾炎的金标准并能及时发现肾瘢痕，建议在急性感染后3～6个月行核素肾静态扫描以评估肾瘢痕。

2）排泄性尿路造影：是确诊膀胱输尿管反流的基本方法和分级的金标准。①<2岁所有患儿，伴有发热，不管泌尿系B超检查有无异常，均需在感染控制后行排泄性尿路造影；②>4岁B超检查异常者感染控制后行排泄性尿路造影；③2～4岁根据病情而定。

4. 诊断要点 年长儿有尿路刺激征，结合尿液检查诊断不难。婴幼儿缺乏典型的尿路刺激征，以全身症状为主，诊断较困难。对反复发热原因不明的婴幼儿应反复检查尿液，争取在应用抗菌药物之前进行尿培养、菌落计数与药敏试验。完整的泌尿道感染的诊断包括：①本次感染为初发、复发或再感染；②初步确定致病菌并进行药敏试验；③是否存在泌尿道畸形；④定位诊断，是上尿路或下尿路感染。

5. 鉴别诊断要点

（1）与肾结核相鉴别：有结核患者接触史，起病慢，可有结核中毒症状，结核菌素（PPD）试验阳性，常规尿细菌培养无阳性发现，尿沉渣可发现结核分枝杆菌。

（2）与急性肾小球肾炎相鉴别：急性肾小球肾炎可有血尿，亦可出现轻微尿路刺激征，但常伴水肿，血清补体下降，尿培养无细菌生长。

（3）与急性尿道综合征相鉴别：患儿可出现尿路刺激征，但多次尿培养无真性菌尿，可帮助鉴别。

6. 确定诊断

（1）年长儿出现尿路刺激征，伴或不伴发热，婴幼儿以发热等全身症状为主。

（2）根据上述临床表现，具有真性菌尿，即清洁中段尿定量培养菌落数$\geq 10^5/ml$或球菌$\geq 10^3/ml$，或耻骨联合上膀胱穿刺尿液培养有细菌生长即可确定诊断。

【治疗方法】

1. 西医治疗

（1）一般治疗：注意休息，多饮水，注意会阴部清洁。高热者可选用对乙酰氨基酚每次$10\sim15mg/kg$口服或塞肛、根据体温情况间隔$4\sim6$小时1次；或布洛芬每次$5\sim10mg/kg$口服，根据体温情况间隔$6\sim8$小时1次，也可配合使用物理降温。

（2）抗菌药物治疗

1）抗菌药物使用原则：①肾盂肾炎应选择血浓度高的药物，下尿路感染选择尿浓度高的药物；②对肾功能影响小的药物；③根据尿培养及药敏结果结合临床疗效选用药物；④选用的药物应具有抗菌能力强、抗菌谱广、为强效杀菌剂、不易耐药等特点；⑤经验性选药时，对上路道感染建议使用第2代以上头孢菌素、氨苄西林与克拉维酸复合物；⑥重视先天性畸形的矫正并及时去除后天形成的各种梗阻因素；⑦氨基糖苷类抗菌药物因肾毒性大及影响听力，儿童不轻易使用，临床必须使用建议监测血药浓度；⑧喹诺酮类抗菌药物对泌尿道效果显著，因可影响儿童软骨发育，临床使用时必须慎重。

2）上尿道感染（急性肾盂肾炎）治疗

a.≤3月龄婴儿：全程静脉滴注敏感抗菌药物$10\sim14$天。

b.>3月龄患儿：有中毒、脱水或不能耐受口服抗菌药物治疗，先静脉应用抗菌药物 2～4 天后改口服抗菌药物治疗，总疗程 10～14 天。

c. 治疗过程中影像学检查如未完成，足量抗菌药物疗程结束后仍应予小剂量（1/3～1/4 治疗量）的抗菌药物维持治疗，直至影像学检查显示无膀胱输尿管反流等畸形。

d. 药物选择：氨苄西林－舒巴坦，新生儿≤7 天，50mg/(kg·d)，＞7 天，75g/(kg·d)，每 12 小时 1 次静脉滴注，儿童 0.15g/(kg·d)，每 12 小时 1 次静脉滴注；或头孢曲松 20～80mg/(kg·d)，每天 1 次静脉滴注；或头孢噻肟 50～100mg/(kg·d)，分 2～3 次静脉滴注。治疗开始后应连续 3 天尿细菌培养，若 24 小时尿细菌阴转，表示用药有效，否则按尿培养药敏试验结果调整用药，停药 1 周后再作尿培养一次。

3）下尿路感染治疗

a. 疗程：①标准疗程是口服抗菌药物 7～14 天；②短疗程是口服抗菌药物 2～4 天。建议使用短疗程疗法。

b. 药物选择：首选阿莫西林克拉维酸钾，20～40mg/(kg·d)，分 3 次口服；或头孢克洛，20～40mg/(kg·d)，分 3 次口服；或头孢泊肟酯，10mg/(kg·d)，分 2 次口服；或头孢克肟 3～6mg/(kg·d)，分 2 次口服。

c. 疗效评估：48 小时后评估抗菌药物疗效，包括临床症状、尿检指标，若未达预期效果需重新留取尿液进行尿细菌学检查。

4）复发性尿路感染的治疗

a. 复发尿路感染的定义：①尿路感染发作≥2 次且均为急性肾盂肾炎；②1 次急性肾盂肾炎伴≥1 次下尿路感染；③≥3 次的下尿路感染。

b. 治疗方法：根据尿培养结果选用抗菌药物，可联用 2 种抗菌药物，亦可 2～3 种抗菌药物交替使用。多次反复发作者急性期控制后建议预防性使用抗菌药物，如呋喃妥因 1～2 mg/(kg·d)（治疗量的 1/3）睡前顿服，（1 月以内婴儿禁用），疗程 3～6 个月，为防止耐药，可交替使用 2～3 种敏感抗菌药物。需要指出的是，对复发性尿路感染患儿一定要排除尿路畸形，并积极治疗尿路结构和功能异常。

2. 中医治疗　　儿童泌尿道感染属中医"淋证-热淋"范畴，临床上常可采用中医康复治疗，对于反复感染患儿，应专科检查以明确泌尿系有无先天性或获得性畸形。

（1）中医内治：临床辨证先分虚实，再辨脏腑，常见有膀胱湿热证、心火炽盛证、肝胆湿热证、肝肾阴虚证、脾肾阳虚证、气阴两虚证等证型，治以化湿通淋为主，辨证辅以清心、清肝、补虚等治法。常用方剂有八正散、导赤散、龙胆泻肝汤、知柏地黄丸合二至丸、无比山药丸、六味地黄丸合四君子汤等。三金片、尿感宁冲剂、济生肾气丸等中成药亦常辨证选用。

（2）其他治疗：针刺取穴以肾俞、三阴交、关元、膀胱俞等为主；亦可选用推拿、穴位贴敷等外治法。

【风险规避】

1. 误诊防范

（1）儿童泌尿道感染症状不典型，特别是婴幼儿，由于尿路刺激征不明显或缺如，容易误诊为急性上呼吸道感染、小儿腹泻。造成误诊的原因是医生询问病史不仔细、临床思维局限，建议对发热、呕吐、哭闹的患儿常规行尿常规检查，避免误诊。

（2）从无症状性菌尿患儿中发现真正的泌尿道感染者仍是临床上的难点，建议对泌尿道感染可能性比较大的无症状性菌尿患儿采取①插尿管尿培养和尿分析；②先用最简便方法留取尿液分析，如提示泌尿系感染，再采取插尿管行尿培养和尿分析，避免误诊或漏诊。

2. 医患沟通

（1）一般告知：多饮水，注意会阴部卫生。

（2）风险告知

1）本病有部分患儿复发或再感染，此类患儿多伴有尿路结构和功能改变，须积极行影像学检查。

2）反复发作的尿路感染，如伴有膀胱输尿管反流，如不及时处理，可造成肾瘢痕，最终可发展为尿毒症。

3. 记录要点

（1）记录有无发热及尿路刺激征。

（2）记录辅助检查的阳性结果。

（3）抗菌药物使用指征、疗程、可能出现的不良反用应详细记录。

（4）记录复诊时间。

（刘飞交　黄德力）

十三、儿童肾病综合征

【概述】 肾病综合征是各种原因引起的肾小球基底膜通透性增高，大量血浆蛋白从尿中丢失的临床综合征。以大量蛋白尿、低蛋白血症、水肿、高脂血症为特点。可分为先天性肾病综合征、原发性肾病综合征、继发性肾病综合征。由于儿童以原发性肾病综合征为主，本文仅介绍原发性肾病综合征。

【诊断步骤】

1. 问诊要点

（1）是否有水肿、水肿部位及发展情况，是否有尿少及血尿。

（2）发病以来是否到医院就诊过，曾做过哪些检查和治疗，疗效如何。

（3）既往有无类似发作史、有无乙型肝炎、过敏性紫癜、狼疮性肾炎等病史，家族中有无肾脏病病史。

2. 体检要点 注意有无水肿及水肿性质（凹陷性或非凹陷性）、部位；相关并发症体征如感染（如咽部及肺部体征）、低血容量休克体征（血压、神志、四肢湿冷等）及血栓形成体征（肾区叩击痛等）。

3. 辅助检查

（1）一般检查

1）尿常规：尿蛋白定性多≥3＋，偶有镜下血尿，持续时间短。可见透明管型、颗粒管型和卵圆脂肪小体。

2）尿蛋白定量：24小时尿蛋白定量＞50mg/（kg·d），尿蛋白/肌酐（mg/mg）≥2.0。

3）血浆蛋白及血脂检查：血浆白蛋白＜25g/L，胆固醇、甘油三酯、低密度脂蛋白等升高。

4）血清补体测定：肾炎性肾病综合征患儿补体水平可下降。

5）系统性疾病的血清学检查：对新诊断的肾病综合征患儿应检测抗核抗体、抗dsDNA抗体、Smith抗体等，以鉴别继发性肾病综合征。

6）高凝状态检测：血小板计数增多、血小板聚集率增加、纤维蛋白原等增加。

7）肾功能检查：早期可无异常，晚期可有肾小管功能受损表现，肾炎性肾病时尿素氮及肌酐可升高。

（2）选择性检查

1）影像学检查：血栓形成时可行彩色多普勒 B 型超声检查或数字减影血管造影；胸腔积液形成时可行 X 线胸片检查。

2）经皮肾穿刺组织病理学检查：诊断不明确或对糖皮质激素耐药或复发频繁患儿、怀疑继发性肾病综合征以及表现为肾炎性肾病患儿可行此项检查。

4. 诊断要点

（1）诊断标准为：①1 周内 3 次尿蛋白定性 3＋～4＋，或随机或晨尿，尿蛋白/肌酐（mg/mg）≥2.0，24 小时尿蛋白定量＞50mg/（kg·d）；②低蛋白血症：血浆白蛋白＜25g/L；③高脂血症：胆固醇大于 5.7mmol/L；④不同程度水肿。以①和②为必备条件。

（2）临床分型

1）以临床表现分型

a. 单纯型肾病：只有上述表现。

b. 肾炎型肾病：除以上表现外，尚具有以下 4 项之一或多项表现：①2 周内分别 3 次以上离心尿检查红细胞≥10 个/高倍视野，并证实为肾小球源性血尿；②反复或持续高血压（学龄儿童≥130/90mmHg，儿童≥120/80mmHg），并除外使用糖皮质激素等原因所致；③肾功能不全，并排除由于血容量不足等所致；④持续低补体血症。

2）按糖皮质激素反应分型

a. 激素敏感型肾病：以泼尼松足量 2mg/（kg·d）或 60mg/m² 治疗≤4 周尿蛋白转阴。

b. 激素耐药型肾病：泼尼松足量治疗＞4 周尿蛋白仍阳性。

c. 激素依赖型肾病：对激素敏感，但连续 2 次减量或停药 2 周内复发。

（3）肾病复发与频复发

1）复发：连续 3 天晨尿蛋白由阴性转为 3＋或 4＋，或尿蛋白/肌酐（mg/mg）≥2.0 或 24 小时尿蛋白定量＞50mg（kg·d）。

2）频复发：指肾病病程中半年复发≥2 次，或 1 年内≥3 次。

5. 鉴别诊断要点

（1）与急性肾小球肾炎相鉴别：急性肾小球肾炎有高血压、血尿、血清补体降低，与肾炎型肾病鉴别有时困难，但急性肾小球肾炎尿蛋白不显著，血浆蛋白及血脂正常。

（2）与过敏性紫癜肾炎相鉴别：部分过敏性紫癜患儿可合并肾病综合征表现，有皮肤紫癜相关病史鉴别诊断不难。

（3）与狼疮性肾炎相鉴别：为多系统损害性疾病，血清抗核抗体、抗dsDNA抗体、Smith抗体阳性。

6. 确定诊断

（1）各部位水肿（晨起眼睑水肿常见），可有尿少或血尿。

（2）辅助检查有大量蛋白尿、低蛋白血症，伴或不伴高脂血症可初步诊断。

（3）排除紫癜性肾炎、乙型肝炎病毒相关性肾炎、系统性红斑狼疮性肾炎等继发性肾病综合征可确诊。经皮肾穿刺活检可做病理学诊断。

【治疗方法】

1. 西医治疗

（1）一般治疗：注意休息，加强护理，治疗水肿，避免肾毒性药物并防治感染，饮食中蛋白质摄入量为 1g/（kg·d），不推荐常规预防性使用抗菌药物。

（2）糖皮质激素治疗

1）原则：①初始治疗应足量、足疗程；②药物选择以半衰期为 12～36 小时中效糖皮质激素较好；③维持治疗建议隔日晨顿服；④坚持个体化原则，不同性别及年龄药物剂量可不同；⑤积极发现并及时处理糖皮质激素不良反应；⑥糖皮质激素连续应用 3 个月以上，其方案需由相应学科具有主治医师以上任职资格的医生制订。

2）初发肾病综合征的治疗

a. 诱导缓解期阶段：足量泼尼松（泼尼松龙）60mg/（m²·d）或 2mg/（kg·d）（按身高的标准体重计算），最大量 80mg/d 分次服用。尿蛋白转阴后改每天早晨顿服，疗程 6 周。

b. 巩固维持阶段：隔日晨顿服 1.5mg/kg（最大剂量 60mg/d），共 6 周后每周减量 2.5～5mg 至停药。

3）非频复发肾病综合征治疗

a. 寻找诱发因素，控制感染，少数患儿控制感染可自行缓解。

b. 激素治疗：①重新诱导缓解治疗，足量泼尼松（泼尼松龙）60mg/

（m² · d）或 2mg/（kg · d）（按身高的标准体重计算），最大量 80mg/d 分次服用或晨顿服，尿蛋白转阴连续 3 天后减量，改为 1.5mg/kg 隔日顿服，共 4 周，再用 4 周以上时间逐渐减量；②感染时增加糖皮质激素维持量维持阶段感染时可改糖皮质激素隔日疗法为每日疗法，剂量则不变，共 7 天，可降低复发率。

4）频复发和糖皮质激素依赖型肾病综合征治疗

a. 拖尾疗法：诱导缓解后泼尼松每 4 周减 0.25mg/kg，给予能维持缓解的最小有效剂量（0.25～0.5mg/kg），隔日口服，共 9～18 个月。

b. 感染时增加糖皮质激素维持量：维持阶段感染时可改糖皮质激素隔日疗法为每日疗法，剂量则不变，7 天后恢复原剂量。

c. 改善肾上肾皮质功能：可用醋酸氢化可的松片口服，每天 7.5～15mg，或静滴促肾上腺皮质激素（ACTH），0.4U/（kg · d），总量<25U，静脉滴注 3～5 天。

d. 更换糖皮质激素类型：如曲安西龙。

e. 肾穿刺明确病理类型：加用免疫抑制剂。

（3）免疫抑制剂：适用于糖皮质激素耐药、不良反应严重、有应用糖皮质激素禁忌证、频复发及糖皮质激素依赖患儿，可选用下列药物进行免疫抑制治疗。

1）环磷酰胺：剂量 2～3mg/（kg · d）分 3 次口服，共 8 周，或 8～12mg/（kg · d）静脉冲击治疗，每 2 周连用 2 天，总量≤200mg/kg，或每月 1 次静脉滴注，500～600mg/（m² · 次），共 6 次，为防止出血性膀胱炎，应水化和碱化尿液，可给予 30～50ml/kg 的 1/4 或 1/5 张含碳酸氢钠的液体静滴。注意肝功能损害、骨髓抑制、性腺损害等不良反用。

2）环孢素 A：3～7mg/（kg · d）或 100～150mg/（m² · d），调整剂量使血谷浓度在 80～120ng/ml，疗程 2 年，注意肾损害。

3）吗替麦考酚酯：20～30mg/（kg · d）或 800～1200mg/m²，分 2 次口服，疗程 1～2 年。注意胃肠道反应、白细胞减少等不良反应。

（4）抗凝及纤溶药物治疗

1）口服抗凝药：双嘧达莫 5～10mg/（kg · d）分 3 次口服，6 个月 1 疗程。

2）肝素：1mg/（kg · d）加入 10% 葡萄糖 50～100ml 静脉滴注，1 天 1 次，2～4 周 1 疗程，也可选用低分子肝素，病情缓解后改口服抗凝药。

3）尿激酶：3 万～6 万 U/d 静脉滴注，1～2 周 1 疗程。

（5）血管紧张素转换酶抑制剂与血管紧张素Ⅱ受体拮抗剂　可延缓或减轻肾小球的硬化，前者如卡托普利 0.3～0.5mg/(kg•d)，分 3 次口服；后者如氯沙坦 1～2mg/(kg•d)，每天 1 次口服。

2. 中医治疗　肾病综合征属中医学"水肿"、"虚劳"、"腰痛"、"尿浊"、"关格"、"癃闭"等范畴。本病是慢性疾病，应在专科诊治的基础上，可配合中医康复治疗，以减轻症状、减少激素等药物的不良反应、增强体质、减少复发。

（1）中医内治："本虚标实"是本病的主要病机，临床分本证及标证，辨证先分虚实、脏腑，再从气从血从水辨证。本证有肺脾气虚证、脾虚湿困证、脾肾阳虚证、肝肾阴虚证、气阴两虚证等证型；标证有外感风邪证、水湿内停证、湿热内蕴证、淤血阻滞证、湿浊停聚证。治以扶正培本、祛邪治标为主。常用方剂有防己黄芪汤合五苓散、防己茯苓汤合参苓白术散、真武汤（偏肾阳虚）/实脾饮（偏脾阳虚）、知柏地黄丸、参芪地黄丸、麻黄汤（风寒）/银翘散（风热）、五皮饮、五味消毒饮、桃红四物汤、温胆汤等。肾炎消肿片、肾康宁片、济生肾气丸等中成药亦常辨证选用。

（2）其他治疗：针刺取穴以肾俞、腰阳关、委中、命门等为主；亦可选用逐水散神阙贴敷等外治法。

【风险规避】

1. 误诊防范

（1）典型原发性肾病综合征诊断不难，但少数继发性肾病综合征，原发病症状不典型时（如紫癜性肾炎），容易误诊为原发性肾病综合征。仔细询问病史及体检能减少误诊率，必要时行肾穿刺活检帮助鉴别。

（2）本病并发症多，近年来，以肾病综合征并发症为首发表现如以发热，胸、腹腔积液等为主要表现患儿误诊为结核性胸、腹膜炎；下肢静脉血栓形成误诊为血栓性静脉炎；腹痛误诊为急腹症等屡见不鲜。提高认识，加强体检，及时了解肾脏病情况，早期行肾活检可降低误诊率。

2. 医患沟通

（1）一般告知：肾病综合征目前以糖皮质激素与免疫抑制剂治疗为主，治疗周期较长，需数月至数年，治疗过程中可能复发，需要家长理解并配合治疗；平时生活规律，避免诱发因素，按时复诊。

（2）风险告知

1）肾病综合征患儿由于低蛋白血症致抵抗力下降容易患感染性疾病，感染性疾病会加重患儿病情，平时应避免感冒，疾病流行期间应采取保护性隔离措施。

2）少数肾病综合征患儿可并发急性肾功能不全及低血容量休克而危及生命。

3）肾病综合征以口服糖皮质激素治疗为主，可对患儿生长发育造成不良影响，家长不能因害怕糖皮质激素不良反应而自行停用药物，否则容易导致病情反复及加重。

3. 记录要点

（1）记录水肿的性质、程度，发展过程亦应详细记录。

（2）记录各种辅助检查阳性结果。

（3）记录复诊时间，长期应用糖皮质激素和（或）免疫抑制剂时，特别是糖皮质激素冲击疗法时应取得患儿家长同意并在病历上签字确认。

（黄德力　刘飞交）

十四、缺铁性贫血

【概述】 缺铁性贫血是各种原因导致体内铁缺乏使血红蛋白合成减少而引起的一种小细胞低色素性贫血，多见于 6 个月至 2 岁儿童，是儿童贫血中最常见的一种。

【诊断步骤】

1. 问诊要点

（1）有无烦躁不安、精神不振，年长儿有无头晕、心悸、注意力不集中、记忆力减退，有无食欲减退、异食癖。

（2）婴幼儿出生史、喂养史，年长儿有无偏食、挑食，有无慢性腹泻、慢性失血、容易感染病史。

2. 体检要点

（1）体温、脉搏、呼吸、精神状态。

（2）皮肤黏膜是否苍白，有无心脏扩大、肝脏大及淋巴结肿大，有无反甲。

3. 辅助检查

（1）一般检查

1）血常规：为小细胞低色素性贫血表现，血红蛋白与红细胞数均降低，以血红蛋白降低明显。平均红细胞容积（MCV）<80fl，平均红细胞血红蛋白含量（MCH）<26pg，平均红细胞血红蛋白浓度（MCHC）<310g/L。涂片见细胞大小不等，以小细胞为主，中央淡染区扩大。网织红细胞数正常或轻度减少。白细胞数及血小板数一般正常。

2）铁代谢检查

a. 血清铁蛋白（SF）：降低，一般<15μg/L 是诊断缺铁铁减少期（ID 期）敏感指标，但当机体存在感染、肿瘤、肝脏和心脏疾病时 SF 明显升高。

b. 红细胞游离原卟啉（FEP）：FEP>0.9μmmol/L（500μg/dl）提示细胞内缺铁，如 SF 值降低，FEP 值升高而未出现贫血，则是缺铁性红细胞缺铁期（IDE 期）的表现。FEP 升高亦可见于铅中毒、慢性炎症和先天性原卟啉增多症。

c. 血清铁（SI）、总铁结合力（TIBC）、转铁蛋白饱和度（TS）：这三项检查反映血浆中铁含量，缺铁性贫血期（IDA 期）出现异常。TS<15%有诊断意义。

（2）选择性检查

1）骨髓检查：骨髓象显示增生活跃，以中晚幼红细胞增生为主，各期红细胞体积较小，胞浆成熟落后于胞核，粒细胞系与巨核细胞系正常。

2）骨髓涂片铁染色检查：显示细胞外铁减少，红细胞内铁粒细胞数<15%。

4. 诊断要点

（1）缺铁（包括 ID 和 IDE）诊断标准

1）具有导致缺铁的危险因素，如生长发育过快、胃肠疾病、喂养不当和慢性失血。

2）血红蛋白正常，且外周血成熟红细胞形态正常。

3）血清铁蛋白<15μg/L，伴或不伴有血清转铁蛋白饱和度降低（<15%）

（2）缺铁性贫血（IDA）诊断标准

1）血红蛋白降低，6 个月～6 岁<110g/L，6 岁～14 岁<120g/L。海拔每升高 1000m，血红蛋白标准升高 4%。

2）外周血红细胞呈低色素性改变：平均红细胞容积（MCV）＜80fl，平均红细胞血红蛋白量（MCH）＜26pg，平均红细胞血红蛋白浓度（MCHC）＜310g/L。

3）具有明确的缺铁原因，如生长发育过快、胃肠疾病、喂养不当和慢性失血。

4）铁剂治疗有效，铁剂治疗后4周血红蛋白应升高≥20g/L。

5）铁代谢检查指标符合IDA诊断标准，下述4项中至少满足2项，但应注意血清铁和转铁蛋白饱和度易受感染和进食等因素影响，并存在一定程度的昼夜变化。①血清铁蛋白＜15μg/L，同时测C-反应蛋白（CRP），尽可能排除感染和炎症因素的影响；②血清铁＜10.7μmmol/L（60μg/dl）；③总铁结合力＞62.7μmmol/L（350μg/dl）；④转铁蛋白饱和度降低＜15％。

6）骨髓穿刺涂片和铁染色，骨髓可染色铁减少甚至消失，骨髓细胞外铁明显减少（0～±）（正常期1＋～3＋），铁粒幼细胞＜15％。

7）排除其他小细胞低色素性贫血，尤其应与轻型地中海贫血鉴别，注意鉴别慢性病性贫血、肺含铁血黄素沉着症等。

凡符合1）～2）项，结合病史排除其他小细胞低色素性贫血，可拟诊IDA；如铁代谢检查指标同时符合IDA诊断标准，可确诊IDA；基层医疗单位无相关实验室检查条件可直接予铁剂诊断性治疗，治疗5～7天网织红细胞升高，2周后血红蛋白上升，如有效，可诊断为IDA；骨髓穿刺涂片和铁染色不作为常规诊断手段，在诊断困难或治疗无效时可考虑进行。

5. 鉴别诊断要点

（1）与地中海贫血相鉴别：地中海贫血亦为小细胞低色素性贫血，与缺铁性贫血类似，但地中海贫血有家族史及一定的地域性，体检有特殊面容，肝脾一般代偿性增大。血红蛋白电泳可初步筛查，血清铁增高，骨髓中铁粒幼细胞增高，地中海贫血基因检测可确诊。

（2）与慢性感染性贫血相鉴别：大部分为小细胞正色素性贫血，极少部分为小细胞低色素性贫血，血清铁与总铁结合力降低，骨髓中铁粒细胞增多，有感染证据，铁剂治疗无效。

（3）与肺含铁血黄素沉着症相鉴别：肺含铁血黄素沉着症亦表现为低色素性贫血，铁代谢检查同缺铁性贫血，但其有咳嗽，咯血，痰和胃液中可找到含铁血黄素细胞。X 胸片可见斑点状、网状阴影。

（4）与铁粒幼细胞性贫血相鉴别：血清铁增高，总铁结合力降低，骨髓涂片检查细胞外铁增加，见较多环状铁粒幼细胞，铁剂治疗无效。部分患儿用维生素 B_6 治疗有效。

6. 确定诊断

（1）外周血提示为小细胞低色素性贫血，结合病史中有缺铁高危因素。

（2）具有上述临床表现，排除地中海贫血、肺含铁血黄素沉着症等疾病可初步诊断。同时铁代谢检查指标符合 IDA 诊断标准，或没有行铁代谢检查患儿，铁剂试验性治疗有效可确诊。

【治疗方法】

1. 西医治疗

（1）一般治疗：合理喂养，给予富含铁的食物，注意休息，避免感染。

（2）去除病因：缺铁性贫血应及时纠正病因，治疗方可取得满意的效果。如纠正患儿偏食、挑食习惯；治疗慢性失血性疾病，如钩虫病等；治疗慢性腹泻以免影响铁剂的吸收。

（3）铁剂治疗

1）口服铁剂：铁剂是治疗缺铁性贫血的特效药物，无特殊原因，首选口服铁剂治疗。因二价铁容易吸收，一般予亚铁制剂如硫酸亚铁（含元素铁 20％）、富马酸铁（含元素铁 30％）。婴儿为服用方便，多配成 2.5％的硫酸亚铁合剂溶液. 以元素铁 4～6mg/（kg · d）［折合硫酸亚铁 30mg/（kg · d）；富马酸铁 20mg/（kg · d）；2.5％硫酸亚铁合剂溶液 1.2ml/（kg · d）］，分 3 次口服，在二餐之间服用可减少胃肠道反应。同时服用维生素 C，可增加铁剂的吸收，不宜与浓茶、牛奶、咖啡及抗酸药同服。

2）注射铁剂：注射铁剂不良反应多见，发生过敏反应严重时可致死。故应严格掌握以下适应证：①确诊为缺铁性贫血，口服铁剂无效者；②口服后胃肠道反应严重，经改变制剂种类、剂量与给药时间仍不能耐受者；③胃肠疾病术后不能应用口服制剂或口服制剂吸收不良者。常用注射铁剂有右旋糖酐铁、山梨醇铁注射液，每支均含铁 100mg，应根据患儿机体需铁量确定给药。通常体重＞6kg，每次 25mg，1 次/天；体重＜6kg，每次 12.5mg，1 次/天。可深部肌内注射或稀释后缓慢静脉滴注。

3）疗效评估：补铁后，网织红细胞 2～3 天后开始上升，5～7 日达高峰，2～3 周后下降至正常。1～2 周后血红蛋白开始上升，3～4 周达正常，如 3 周内血红蛋白上升不足 20g/L，应寻找原因。血红蛋白正常后应再服用铁剂 6～8 周，以增加铁贮存。

（4）输血治疗　一般不需输血，输血指征为：

1）极重度贫血，特别是合并心功能不全患儿。

2）合并严重感染者。

3）急需外科手术者。

2. 中医治疗　缺铁性贫血属中医学"血虚"、"黄胖"的范畴。因本病是营养缺乏性疾病，故应在补充铁剂的基础上，可配合中医康复治疗，以帮助吸收、调理脏腑功能、改善伴随症状等。

（1）中医内治：本病多属虚，辨证先辨脏腑，尤其应重视脾脏的功能。临床常见有脾胃虚弱证、心脾两虚证、肝肾阴虚证、脾肾阳虚证等证型，治以补气生血为主，注重健运脾胃、益气养血，辨证辅以养心、滋阴、补肾等治法。常用方剂有六君子汤、归脾汤、左归丸、右归丸等。因小儿多畏中药重味苦，故选方用药时要考虑药材味道。健脾生血颗粒、归脾丸、归芪口服液等中成药亦常辨证选用。

（2）其他治疗：多食含铁量丰富的食物；忌饮茶，尤其是浓茶。亦可选用小儿推拿等外治法。

【风险规避】

1. 误诊防范

（1）由于缺铁性贫血可能为某些疾病的后果，临床上很多医生仅满足于缺铁性贫血的诊断，而忽视了原发病如钩虫病、慢性肠炎的诊断，不但造成误诊，且治疗效果不佳。临床医生应牢记对缺铁性贫血患儿要仔细寻找病因，病因治疗最为重要。

（2）部分医生见到小细胞低色素性贫血就武断做出缺铁性贫血的诊断，而忽略了其他可能导致小细胞低色素性贫血如地中海贫血等疾病的诊断。知识面不广、先入为主及思维局限是造成误诊的主要原因。

2. 医患沟通

（1）一般告知：本病为小儿时期最常见的营养缺乏性疾病，铁剂治疗效果良好。平时应加强喂养，避免感染。

（2）风险告知

1）缺铁性贫血如不及时纠正会影响患儿的生长发育、运动和免疫功能。

2）口服铁剂可能出现胃肠道不良反应，更换制剂及剂量多可耐受。注射铁剂不良反应明显，有严格的适应证，不轻易使用。

3）治疗上需要定期复查血常规，效果欠佳者可能需要骨髓穿刺检查。

4）本病是缓慢发生的，多数患儿能耐受贫血，铁剂治疗有良好疗效，不轻易输血。因为输血有传播疾病的风险。

3. 记录要点

（1）记录主要症状、阳性体征及辅助检查阳性结果。

（2）记录铁剂治疗的疗程、疗效及复诊时间。

（3）注射铁剂及输血治疗应记录其适应证。

（刘飞交　黄德力）

第五章 眼耳鼻喉科门诊疾病

一、睑 腺 炎

【概述】 睑腺炎是细菌感染眼睑腺体及睫毛毛囊引起的急性化脓性炎症。根据被感染的腺体的不同部位，可分为外睑腺炎和内睑腺炎。致病菌多为葡萄球菌。

【诊断步骤】

1. 问诊要点

（1）单眼或双眼发病，发病时间。

（2）是否眼痒、眼睑疼痛、眼睑红肿、同侧颜面部红肿。

（3）是否睁眼困难、发热、寒战、头痛等。

（4）有无眼球胀痛、视力下降等。

（5）有无眼内异物史、肺结核病史等。

2. 体检要点

（1）重点注意眼睑的改变。眼睑皮肤是否局限性充血肿胀，压痛，近睑缘处是否触之有硬结。球结膜有无水肿。

（2）脓点位于睫毛根部、近睑缘皮肤或者睑结膜面。

（3）是否有多个脓点，脓点是否自行穿破。

（4）是否形成眼睑脓肿。

（5）有无耳前淋巴结肿大、压痛。

3. 辅助检查

（1）一般检查：裂隙灯检查以明确睑腺炎的部位，检查球结膜有无水肿。

（2）选择性检查

1）血常规：当有发热、畏寒等全身症状时可选择检查。

2）空腹血糖：顽固复发病例应检查有无糖尿病的可能。

3）眼球彩超、眼眶 CT：当眼睑肿物可疑为异物存留或者性质不能确定时可选择检查。

4）细菌培养、药敏试验：取脓性分泌物做细菌培养和药敏试验，以指导全身用药。

5）结核菌素试验：考虑为眼睑结核时可选择检查。

4. 诊断要点

（1）眼痒、眼睑胀痛。

（2）眼睑局部隆起，充血肿胀，可伴球结膜水肿。

（3）触诊可及硬结，边界清，伴压痛。

（4）重者耳前淋巴结肿大、发热等。

5. 鉴别诊断要点

（1）与睑板腺囊肿相鉴别：睑板腺囊肿是睑板腺排出管道阻塞和分泌物潴留的基础上而形成的睑板腺慢性炎症肉芽肿。一般发生于上睑，睑板上可触及坚硬硬块，无压痛，界限清楚，相应结膜面呈紫红色或灰红色。

（2）与眼睑蜂窝织炎相鉴别：眼睑蜂窝织炎的主要特征是眼睑弥漫性潮红肿胀，病变界限不清，无局限性压痛和硬结，毒血症状较重。

（3）与急性结膜炎相鉴别：急性结膜炎的眼睑各部并无硬结和压痛，球结膜充血显著而弥漫。结膜囊内可有脓性或黏液脓性分泌物。

（4）与急性泪囊炎相鉴别：急性泪囊炎的病变发生于泪囊区，泪囊区红、肿、热、痛，肿胀蔓延至鼻根部，并沿下睑至本侧颊部，疼痛可放射至额部和牙齿。常并发急性结膜炎、边缘性角膜溃疡等。

6. 确定诊断 单眼或双眼发病，根据眼痒、眼睑胀痛的典型症状，眼睑局部隆起，触诊可及硬结，边界清，伴压痛等即可确定诊断。

【治疗方法】

1. 西医治疗

（1）在脓肿未形成之前可作热敷，以促进成脓，轻度炎症可在热敷后完全消失。

（2）结膜囊内滴抗菌药物眼液及眼膏，促使炎症消退，如 3‰氧氟沙星滴眼液，红霉素眼膏。白天用抗菌药物滴眼，睡前用抗菌药眼膏。

（3）一旦脓肿形成应及时切开排脓。脓肿自行穿破者，可用无菌棉球轻轻拭去。

（4）凡局部症状重，耳前淋巴结肿大，或伴有全身症状者，应卧床休息，全身给予抗菌药物治疗。如阿莫西林一次 0.5～1g，口服，3～4 次/天。不过，这种情况较为少见。

2. 中医治疗 睑腺炎，又称麦粒肿，属中医学"针眼"、"包珍珠"、"土疳"等范畴。临床上针对疾病早期及脓成排脓后或反复发作者，均可配合中医康复治疗，以缓解症状，促病愈。

（1）中医内治：辨证需先分虚实，再分表里，临床常见有风热外袭证、热毒炽盛证、热毒内陷证、脾虚夹实证等证型。治疗需分期，初期，退赤消肿，促其消散；已酿脓者，促其溃脓；脓已熟者，决以刀针，切开排脓。常用方剂有银翘散、仙方活命饮、清营汤、托里消毒散等。银翘解毒片、牛黄上清丸等中成药亦常辨证选用。

（2）其他治疗：针刺取穴以攒竹、睛明、丝竹空、瞳子髎、阳白、鱼腰、四白、承泣、合谷等为主；亦可选用如意金黄散外敷、耳尖放血、挑刺法等外治法。

【风险规避】

1. 误诊防范 经规范治疗后本病仍反复发作者，需进一步查明原因。如儿童应考虑有无结膜囊异物的可能性，需行眼球彩超、眼眶 CT 以明确诊断；成年人应考虑是否有糖尿病、眼睑结核的可能性。

2. 医患沟通

（1）一般告知：注意用眼卫生，不要过度用眼，勤洗手，勿用力揉眼；热敷时防止烫伤皮肤，可在眼睑上覆盖凡士林纱布；本病早期症状轻微，通过局部治疗如白天滴眼液局部频点，晚上眼膏外涂，往往就能控制其发展，炎症可很快消退而治愈，抗菌药物以局部应用为主，很少需要全身应用抗菌药物，更不宜随意静脉给药。

（2）风险告知：脓肿出现时切忌挤压，以免感染扩散，因为眼静脉没有静脉瓣，血液可向各个方向回流，挤压会使炎症扩散，引起严重并发症，如眼眶蜂窝织炎、海绵窦血栓形成等，从而危及生命。

3. 记录要点

（1）记录单眼或双眼发病时间，脓肿是否已形成，治疗方案及复诊时间。

（2）在脓肿未形成时以局部药物治疗为主，脓肿形成后建议手术治疗。

（吴　君　张妙兴）

二、睑板腺囊肿

【概述】 睑板腺囊肿是因睑板腺排出管道阻塞和分泌物潴留的基础上而形成的睑板腺慢性炎症肉芽肿。儿童和成年人均可发病，多发于上睑。其病理形态类似结核结节，但不形成干酪样坏死。

【诊断步骤】

1. 问诊要点

（1）单眼或双眼发病，单个或多个，发病时间。

（2）是否睑板腺肿块呈渐进性增大。

（3）有无眼睑沉重感、眼痛、异物感、眼痒。

（4）有无畏光流泪、视物模糊等。

（5）是否曾行睑板腺囊肿刮除术。

2. 体检要点

（1）单眼或双眼，上睑或下睑肿块。

（2）是否肿块局部表面隆起，边界清楚，相应结膜面局限性暗红色充血。

（3）肿块是否自行破溃，有无胶样内容物。

（4）睑结膜面是否形成蘑菇样肉芽肿。

（5）睑缘开口处是否有乳头增生。

3. 辅助检查

（1）一般检查：裂隙灯检查以明确睑板腺囊肿的部位，检查球结膜有无水肿。

（2）选择性检查

1）眼底检查、眼球彩超：考虑眼底有病变时可选择检查。

2）检影、普通视力检查、视野检查：有视力下降时可选择检查。

3）眼眶 CT：考虑为眼睑肿瘤时可选择检查。

4. 诊断要点

（1）病程进展缓慢，睑板上可触及单个或多个韧性肿块，表面皮肤隆起，与肿块无粘连，相应结膜面局限性暗红色充血。

（2）肿块质地柔软，可自行破溃，排出胶样内容物，可在睑结膜表面呈现肉芽组织生长。

5. 鉴别诊断要点

（1）与睑板腺癌相鉴别：睑板腺癌多发生于老年人，结膜面粗糙成黄白斑点，且睑缘常受累。晚期肿瘤可侵犯眼球、眶内组织和眼睑邻近组织，肿瘤多为实性、质脆。冷冻切片可予确诊。

（2）与眼睑基底细胞癌相鉴别：基底细胞癌多见于老年人，好发于下睑及内眦，病变初起为半透明珍珠样小硬结，表面覆有痂皮，继而中央形成溃疡，溃疡边缘隆起内卷，外观呈火山口状。病理活检可予确诊。

（3）与眼睑皮脂腺癌相鉴别：皮脂腺癌多见于 50 岁以上的女性，好发于上睑，多数发展较慢。初起睑板面有无痛性小硬结，边缘清楚，相应的结膜面有黄白色豆腐渣样斑块状物，继之在睑板内弥漫性增长，穿破皮肤形成黄白色肿块，表面有溃疡和出血。病理活检可予确诊。

6. 确定诊断

（1）单眼或双眼发病，睑板腺肿块呈渐进性增大，肿块表面皮肤隆

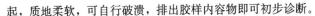

起，质地柔软，可自行破溃，排出胶样内容物即可初步诊断。

（2）有些病例尚需与睑板腺肿块为特征的相关疾病鉴别，如眼睑皮脂腺癌、眼睑基底细胞癌等方可确定诊断。

【治疗方法】

1. 西医治疗

（1）早期保守治疗，如热敷，较小的睑板腺囊肿可自行消退。

（2）睑板腺囊肿不能自愈且影响视力和外观时可行切开刮除引流术。

（3）囊肿自行破溃者，伴肉芽组织突出时需将肉芽组织连同囊肿内容物、囊壁清除干净，并送病理检查。

（4）合并感染时需同时抗感染治疗，以局部用药为主，如氧氟沙星眼水、妥布霉素滴眼液等。

2. 中医治疗 睑板腺囊肿，又称霰粒肿，属中医学"胞生痰核"、"目疣"、"脾生痰核"等范畴。临床上针对疾病早期、反复发作者或术后复发者，可使用中医康复治疗，以减轻症状、减少复发。

（1）中医内治：本病病邪主要为痰，为湿，为热，但辨证先分清虚实，常见有痰湿结聚证、痰热搏结证等证型，常用方剂有化坚二陈汤、清胃汤等。

（2）其他治疗：亦可选用中药外敷、中药煎汤外洗等外治法。

【风险规避】

1. 误诊防范 青年人、老年人睑板腺囊肿反复发作时需进行活检，而且需考虑睑板腺癌、眼睑皮脂腺癌的可能性。

2. 医患沟通

（1）一般告知：注意用眼卫生，不用脏手揉眼，避免用眼疲劳；如合并有结膜炎、角膜炎等疾病，需及时治疗。

（2）风险告知

1）睑板腺囊肿继发感染时即形成内睑腺炎，此时切忌挤压，以免感染扩散，因为眼静脉没有静脉瓣，血液可向各个方向回流，挤压会使炎症扩散，引起严重并发症，如眼眶蜂窝织炎、海绵窦血栓性静脉炎等。

2）部分患者为瘢痕体质，睑板腺囊肿刮除术后眼睑内瘢痕收缩，容易形成睑内翻。

3. 记录要点

（1）记录单眼或双眼发病时间，治疗方案及复诊时间。

（2）考虑为眼睑肿瘤的患者，需详细记录肿瘤的质地、大小、边界等，病理活检结果及建议住院治疗等。

（吴　君　张妙兴）

三、细菌性角膜炎

【概述】　细菌性角膜炎是由细菌感染引起，导致角膜上皮缺损及缺损区下角膜基质坏死的化脓性角膜炎，严重者可发生角膜溃疡、穿孔甚至化脓性眼内炎。常见致病菌为金黄色葡萄球菌、铜绿假单胞菌、肺炎球菌、肠道杆菌等。

【诊断步骤】

1. 问诊要点

（1）是否有眼外伤史、眼内异物史、戴接触镜史、眼部或全身长期用药史。

（2）有无畏光流泪、眼痛、视力障碍、眼睑痉挛等。

（3）有无糖尿病、营养不良、艾滋病、肺结核等。

2. 体检要点

（1）是否眼睑水肿，球结膜水肿，睫状充血或混合性充血。

（2）有无角膜上皮溃疡，仔细观察溃疡形态及浸润范围，明确有无角膜穿孔。

（3）角膜浸润呈羽毛状或牙膏状，是否有卫星病灶或伪足。

（4）角膜溃疡表面和结膜囊有无黏性或脓性分泌物。

（5）有无房水闪辉，房水混浊、前房积脓、前房积血。

（6）是否瞳孔缩小，虹膜后粘连。

3. 辅助检查

（1）一般检查

1）裂隙灯检查、眼前节照相：从外向内检查眼睑、睑缘、睑结膜、球结膜、结膜囊、角膜、前房、瞳孔、晶状体等。

2）荧光素染色：染色后角膜上皮缺损区更加清晰。

3）检影、普通视力检查、视野检查：有助于了解视力。

4）角膜溃疡组织刮片镜检：有助于早期病原学诊断。

5）细菌培养和药敏试验：有助于筛选敏感抗菌药物以指导治疗。

（2）选择性检查

1）非接触眼压计法：考虑眼压升高时可选择检查。

2）裂隙灯下眼底检查、眼底照相、眼球彩超：考虑眼底病变时可选择检查。

3）共焦显微镜检查：能够有效排除真菌感染的可能，而且能动态观察治疗效果。

4. 诊断要点

(1) 起病急骤，患眼畏光流泪、疼痛、视力障碍等。

(2) 眼睑、球结膜水肿，睫状充血或混合性充血，角膜上皮溃疡，结膜囊内多有脓性分泌物，前房不同程度积脓。

(3) 角膜病变区刮片镜检可找到细菌。

5. 鉴别诊断要点

(1) 与真菌性角膜炎相鉴别：真菌性角膜炎发病主要与植物性外伤史有关，角膜浸润灶呈白色，表面呈牙膏状或苔垢样外观，溃疡周围有免疫环。角膜病变区刮片镜检可找到真菌和菌丝，共焦显微镜在早期阶段可发现真菌病原体。

(2) 与单纯疱疹病毒性角膜炎相鉴别：单纯疱疹病毒性角膜炎的特点为单眼畏光流泪，视力下降等，出现角膜树枝状、地图状溃疡灶、或盘状角膜基质炎等体征。角膜上皮刮片可发现多核巨细胞。聚合酶链式反应可检测出角膜上皮组织和泪液中的病毒 DNA。

(3) 与棘阿米巴角膜炎相鉴别：棘阿米巴角膜炎是由角膜外伤或接触污染水源所致，由棘阿米巴原虫感染引起的一种进行性角膜炎，致盲率极高。角膜环形基质浸润、放射状角膜神经炎是其特征性表现。角膜病变区刮片镜检可找到棘阿米巴包囊。

6. 确定诊断　根据患眼畏光流泪、疼痛、视物模糊等典型症状，角膜上皮溃疡，前房不同程度积脓，角膜病变区刮片镜检找到细菌即可确定诊断。

【治疗方法】

1. 西医治疗

(1) 一经诊断后立即给予抗菌药物的经验性治疗，首选广谱强效抗菌药。如左氧氟沙星滴眼液每次 1 滴，每天 3 次。如果经验性治疗效果欠佳，应根据细菌培养＋药敏试验的结果调整用药。

(2) 病原治疗，根据病原种类选用抗菌药物，见表 5-3-1。

表 5-3-1　**细菌性角膜炎的抗菌药治疗**（眼局部用）

病　　原	宜 选 药 物	可 选 药 物
金黄色葡萄球菌	左氧氟沙星	氧氟沙星，环丙沙星，糖肽类
肺炎链球菌	左氧氟沙星	氧氟沙星，环丙沙星
铜绿假单胞菌	妥布霉素，左氧氟沙星	氧氟沙星，环丙沙星
肠杆菌科细菌	氧氟沙星，妥布霉素	环丙沙星

（3）伴大量前房积脓时，应同时静脉给抗菌药物。

（4）儿童、老年人使用滴眼液依从性欠佳时，可考虑使用结膜下注射的抗菌药物给药方式。

（5）病情控制后在足量有效抗菌药物的治疗下，可局部应用小剂量糖皮质激素以减轻症状及抑制炎症反应。

（6）药物治疗无效，病情发展迅速可能或已经导致溃疡穿孔时宜考虑角膜移植。

（7）并发虹膜睫状体炎时应给予阿托品眼膏散瞳。

2. 中医治疗 细菌性角膜炎属中医学"凝脂翳"、"黄液上冲"等范畴，本病起病急，变化快，对视力危害大，故应在专科诊治的基础上，可配合中医康复治疗，内外兼治，及时治疗。

（1）中医内治：辨证需先分表里、虚实，临床常见有肝经风热证、肝胆火炽证、阳明腑实证、正虚邪实证等证型，治以清热解毒为主，辨证辅以祛风、通腑扶正等治法。相应的常用方剂有新制柴连汤、龙胆泻肝汤、四顺清凉饮子、托里消毒散等。银翘解毒片、龙胆泻肝丸、三黄片等中成药亦常辨证选用。

（2）其他治疗：针刺取穴以睛明、承泣、丝竹空、攒竹、翳明、合谷、肝俞、阳白等为主；亦可选用中药煎水湿敷、中药滴眼等外治法。

【风险规避】

1. 误诊防范

（1）详细询问病史。了解有无眼内异物史、植物性外伤史、戴接触镜史等，可帮助寻找病因。

（2）熟练掌握疾病的临床特点。细菌性角膜炎致病菌繁多，使用局部抗菌药物后角膜感染的症状和体征可失去原有的特征性，所以临床诊断时需根据实际情况仔细分析判断。

（3）重视病原学检查。部分细菌性角膜炎与真菌性角膜炎仅凭临床表现难以分辨，故可通过实验室检查寻找病原体，如角膜病灶刮片镜检、细菌培养和药敏试验、共焦显微镜检查。

2. 医患沟通

（1）一般告知：部分重症患者经规范治疗后仍不能控制感染，故应根据感染部位和感染程度决定是否需手术治疗；当病变发展到角膜深层或者经药物治疗后，刮片镜检病原体阳性率明显降低，所以需多次取材，在刮片过程中会选择不同病变部位反复多次采集标本。

（2）风险告知

1）铜绿假单胞菌性角膜炎起病迅速，发展迅猛，患者眼部剧烈疼痛、

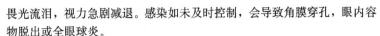

畏光流泪，视力急剧减退。感染如未及时控制，会导致角膜穿孔，眼内容物脱出或全眼球炎。

2）结膜下注射能提高角膜和前房的药物浓度，但多次注射易造成结膜下出血、瘢痕化。

3. 记录要点

（1）记录单眼或双眼畏光流泪、疼痛、视力障碍等，裂隙灯下角膜形态，角膜病灶刮片镜检结果，治疗方案及复诊时间。

（2）药物治疗无效，或角膜穿孔者建议住院治疗，拒绝者应作记录。

（廖光美　张妙兴）

四、单纯疱疹病毒性角膜炎

【概述】　单纯疱疹病毒引起的角膜感染称为单纯疱疹病毒性角膜炎（HSK），它是一种重要的致盲性眼病。其临床分类多样、临床表现差异性大且病变程度不同，给诊治带来很大难度。

【诊断步骤】

1. 问诊要点

（1）单眼或双眼患病，发病时间。

（2）幼儿是否有唇部疱疹，眼睑皮肤疱疹等。

（3）是否眼痛、异物感、畏光流泪、眼睑痉挛。

（4）是否全身发热、疲劳等。

2. 体检要点

（1）是否有耳前淋巴结肿大。

（2）角膜感觉是否减退，有无角膜浸润、混浊、水肿、穿孔。

（3）是否角膜上皮层有针尖样小疱，有无树枝状角膜溃疡、地图状角膜溃疡、溃疡排列成岛屿状、角膜云翳、角膜瘢痕。

（4）角膜溃疡是否呈圆形或椭圆形，边缘光滑，浸润轻微。

（5）角膜是否呈毛玻璃样外观。

（6）有无睫状充血、角膜后弹力层皱褶、角膜后沉着物、前房闪辉。

3. 辅助检查

（1）一般检查

1）裂隙灯检查、眼前节照相：从外向内检查眼睑、睑缘、结膜、结膜囊、角膜、前房、瞳孔、晶状体等。

2）角膜荧光素染色：染色后角膜上皮缺损区更加清晰。

3）检影、普通视力检查、视野检查：有助于了解视力。

（2）选择性检查

1）角膜上皮刮片：可发现多核巨细胞。

2）裂隙灯下眼底检查、眼底照相、眼球彩超：考虑眼底有病变时可选择检查。

3）聚合酶链式反应：可检测角膜上皮组织、泪液中的病毒 DNA。

4）免疫荧光检测：检测单纯疱疹病毒的特异性抗原。

4. 诊断要点

（1）单眼或双眼发病，畏光流泪，眼痛，异物感等。

（2）角膜呈树枝状、地图状溃疡灶，盘状角膜基质炎等体征。

（3）角膜上皮刮片发现多核巨细胞。

（4）聚合酶链式反应检测角膜上皮组织、泪液中的病毒 DNA。

5. 鉴别诊断要点

（1）与急性闭角型青光眼相鉴别：急性闭角型青光眼多见于虹膜明显膨隆型的窄房角眼，发作时眼压急剧升高，伴有剧烈的头痛、恶心、呕吐等症状，视力高度减退。急性发作阶段以挽救视功能和保护房角功能为治疗目的。

（2）与急性虹膜睫状体炎相鉴别：急性虹膜睫状体炎起病急、畏光流泪、视力下降，前房深度和房角均正常，但有睫状充血、角膜后沉着物、房水闪光、瞳孔缩小、虹膜后粘连等体征。治疗上需散大瞳孔，拮抗炎症。

6. 确定诊断

（1）单眼或双眼发病，有畏光流泪，眼痛等典型症状。角膜有溃疡灶，盘状角膜基质炎等体征即可初步诊断。

（2）聚合酶链式反应检测到角膜上皮组织、泪液中的病毒 DNA 即可确诊。

【治疗方法】

1. 西医治疗

（1）药物治疗

1）抗病毒药物

a. 最常用的是更昔洛韦滴眼液，急性期每 1～2 小时点眼 1 次，晚上涂更昔洛韦眼膏。

b. 口服阿昔洛韦 400mg，每天 2 次，持续 1 年，可减少复发率。

2）糖皮质激素

a. 给药时机、给药量、减量速度非常关键。

b. 治疗目的：减轻炎症反应及组织损害，减少角膜瘢痕形成和血管新生，减轻基质水肿与浸润，使基质炎症反应过程明显萎缩。

c. 不良反应：损害角膜组织，长期局部应用可引起角膜穿孔。

d. 用药原则：①存在角膜上皮损害或角膜溃疡者禁用；②角膜基质炎可局部大剂量使用糖皮质激素，但水肿控制后立即停药；③角膜无溃疡并同时有基质水肿者可局部使用糖皮质激素；④以能控制炎症的最低浓度、最少滴眼次数为原则。

e. 常用药物有复方妥布霉素滴眼液，每次 1～2 滴，每天 4～6 次。

f. 重症 HSK 患者继发中重度虹膜睫状体炎时需口服泼尼松 20～30mg，持续 7～14 天，不宜长期使用。

（2）手术治疗：角膜穿孔可行治疗性穿透角膜移植。

2. 中医治疗　本病属中医学"聚星障"范畴。因本病有致盲的可能，故临床上应在专科诊治的基础上，针对疾病早期或迁延不愈者，可配合中医康复治疗。

（1）中医内治：临床辨证先分虚实，再辨邪重，常见有肝经风热证、肝胆火炽证、湿热蕴蒸证、阴虚邪留证等证型，治以祛风清热、明目退翳为主，辨证辅以清肝泻火、除湿、滋阴等治法。常用方剂有羌活胜风汤、龙胆泻肝汤、除湿汤、加减地黄丸等。银翘解毒片、龙胆泻肝丸、知柏地黄丸等中成药亦常辨证选用。

（2）其他治疗：针刺取穴以睛明、四白、丝竹空、攒竹、合谷、足三里、光明、肝俞等为主，亦可选用鱼腥草滴眼液点眼、中药湿敷、中药超声雾化等外治法。

【风险规避】

1. 误诊防范

（1）全面认识重症 HSK。对于治疗效果不佳的严重 HSK 患者，因为常伴发眼部虹膜炎症及小梁网炎症，易误诊为急性虹膜睫状体炎，采用大量局部糖皮质激素治疗，导致疾病迁延难愈，视力严重受损。所以需重视各种临床表现之间的相互关系以及建立正确的临床诊断思路。

（2）重视明确致病病原体的诊断。早期通过聚合酶链反应、免疫荧光检查等明确诊断致病病原体，可减少误诊率，提高治疗的有效性，明显缩短病程。

2. 医患沟通

（1）一般告知：因为其临床表现常不典型，易漏诊误诊，故快速而且灵敏的实验室诊断非常必要；单纯疱疹病毒原发感染后病毒终生潜伏于体内待机再发，角膜是单纯疱疹病毒潜伏的主要场所。一些非特异性刺激如感冒、太阳暴晒、发热、创伤和情绪紧张等可激惹病毒活化感染；复发是

HSK 的特点，病变位置越深越容易复发，复发频率越多，每次复发间隔时间就越短。

（2）风险告知

1）HSK 是一种高复发率和高致盲性疾病，所以需长期服用抗病毒药物。

2）对于角膜溃疡及上皮不完整的患者，不宜局部应用糖皮质激素治疗，避免引起角膜软化及穿孔，导致细菌感染和真菌感染。

3）角膜基质炎或内皮炎可局部大剂量使用糖皮质激素，但水肿控制后即停药，以免诱发或加重感染，骨质疏松及水盐代谢紊乱等不良反应。

3. 记录要点

（1）详细记录发病时间，是否眼痛、畏光流泪、异物感、视物模糊等，记录相关辅助检查结果及治疗方案，是否需要住院手术治疗，并预约复诊时间。

（2）劝导用眼卫生，适当时机缓解用眼疲劳并作记录。

（3）记录糖皮质激素的应用指征及可能引起的不良反应。

（廖光美　张妙兴）

五、急性细菌性结膜炎

【概述】　急性细菌性结膜炎是由细菌感染引起的急性流行性眼病，多见于春秋季节，是眼科常见病、多发病之一。其主要特征为结膜明显充血、轻度异物感、有脓性或黏液脓性分泌物等。常见病原菌为流感嗜血杆菌、肺炎球菌、金黄色葡萄球菌、淋病奈瑟菌等。

【诊断步骤】

1. 问诊要点

（1）单眼或双眼患病，同时或先后发病，是否有接触史。

（2）是否眼痒、异物感、烧灼感等。

（3）是否畏光流泪、眼痛、视物模糊等。

（4）晨起时上下睑是否难以睁开、眼睑沉重。

2. 体检要点

（1）眼睑肿胀，结膜充血，结膜囊内浆液、黏液性或黏脓性分泌物。

（2）球结膜水肿、结膜下出血。

（3）有无乳头增生、滤泡形成。

（4）有无耳前淋巴结压痛。

（5）结膜囊是否有伪膜。

（6）是否出现结膜肉芽肿、结膜瘢痕、假性上睑下垂。

（7）病情严重时有无累及角膜，是否出现周边角膜溃疡。

3. 辅助检查

（1）一般检查

1）裂隙灯检查：从外向内检查眼睑、睑缘、睑结膜、球结膜、结膜囊、角膜、前房、瞳孔、晶状体等。

2）结膜刮片、结膜囊分泌物涂片：可初步了解有无细菌感染。

（2）选择性检查

1）结膜囊分泌物的细菌培养和药敏试验：确定病原菌的种类，用于指导用药。

2）裂隙灯下眼底检查、眼底照相、眼球彩超：考虑眼底有病变时可选择检查。

3）检影、普通视力检查、视野检查：有视力下降时可选择检查。

4. 诊断要点

（1）起病急，患眼异物感、疼痛、灼热感，严重时眼睑沉重，畏光流泪，视力下降。

（2）结膜囊内分泌物起初为浆液性，随病情进展为黏液性或脓性。

（3）结膜刮片和结膜囊分泌物的细菌培养和药敏试验可确定致病菌。

5. 鉴别诊断要点

（1）与流行性角结膜炎相鉴别：流行性角结膜炎是腺病毒引起的一种强传染性的接触性传染病。其典型特征是急性滤泡性结膜炎和炎症晚期出现的角膜上皮下浸润，结膜刮片可见大量单核细胞，假膜形成时中性粒细胞数量增加。

（2）与季节性过敏性结膜炎相鉴别：季节性过敏性结膜炎主要特征是季节性发作，在接触致敏原时发作，脱离致敏原后症状缓解或消失。表现为眼痒、异物感、烧灼感、畏光流泪等。主要体征为结膜充血及睑结膜乳头增生。

（3）与包涵体性结膜炎相鉴别：包涵体性结膜炎是沙眼衣原体感染引起的一种通过性接触或产道传播的急性或亚急性滤泡性结膜炎。结膜刮片检查可见包涵体。

6. 确定诊断

（1）起病急，根据患眼异物感、疼痛、灼热感等典型症状，结膜囊内黏性或黏脓性分泌物即可初步诊断。

（2）结膜刮片和结膜囊分泌物的细菌培养和药敏试验确定致病菌后方可确诊。

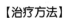

【治疗方法】

1. 西医治疗

（1）患眼分泌物较多时，可用大量生理盐水冲洗结膜囊。

（2）尽早局部应用能覆盖常见病原菌的抗菌药物进行经验性治疗，确定病原菌后给予敏感抗菌药物。

（3）流感嗜血杆菌感染者，宜选氧氟沙星滴眼液、左氧氟沙星滴眼液。

（4）肺炎球菌、金黄色葡萄球菌感染者，宜选氧氟沙星滴眼液、红霉素眼膏。

（5）奈瑟菌感染者应及时全身使用足量抗菌药物，首选青霉素类。新生儿急性细菌性结膜炎可用静脉滴注或肌内注射方法给药。

（6）对经验性治疗效果不佳者，应进行结膜囊分泌物涂片及培养，查明病原菌后进行药敏试验，据以调整用药。

（7）结膜炎症未累及角膜时，可局部联合使用糖皮质激素以减轻炎症反应，症状明显改善后即停用，一般不超过1周。

（8）切勿包扎患眼，可配戴太阳镜以减少光线的刺激。

（9）儿童选择眼膏，避免滴眼液随眼泪排出。成人白天用抗菌药滴眼液，睡前用抗菌药眼膏。

（10）滴眼液用法：早期治疗应频繁点眼，每15分钟1次，连续2小时，然后改为每小时1次，连续24～48小时，随后酌情减量。

2. 中医治疗 急性细菌性结膜炎属中医学"暴风客热"等范畴，发病急，传染性强。临床上可采用中医康复治疗，以减轻症状，缩短病程。

（1）中医内治：临床辨证需分风热轻重，常见有风重于热证、热重于风证、风热并重证等证型，治以清热祛风为主。相应的常用方剂有羌活胜风汤、泻肺饮、防风通圣散等。银翘解毒丸、牛黄上清丸等中成药亦常辨证选用。

（2）其他治疗：针刺取穴以合谷、外关、曲池、攒竹、丝竹空、睛明、太阳、瞳子髎、风池等为主；亦可选用鱼腥草滴眼液点眼、中药熏洗法、中药超声雾化、耳尖放血、耳针等外治法。

【风险规避】

1. 误诊防范

（1）本病多在流行季节发病，故需重视裂隙灯检查，仔细判断细菌性结膜炎是否累及角膜，若累及角膜，需按照角膜炎治疗。

（2）询问病史时需仔细询问是否为接触变应原后出现眼痒、异物感等症状，目的在于排除过敏性结膜炎。

2. 医患沟通

（1）一般告知：提倡流水洗脸，毛巾、手帕等物品与他人分开；提倡勤洗手，避免随意揉眼，防止一眼患病时传染至另一眼；冲洗结膜囊时翻转眼睑，头转向同侧，避免冲洗液流入对侧眼，否则易造成交叉感染。

（2）风险告知

1）本病虽然预后良好，但传染性很强，易广泛流行，所以一旦发现患者应严格消毒隔离。

2）病情严重者可累及角膜，出现角膜溃疡，从而影响视力，所以一旦确诊需立即治疗。

3）急性细菌性结膜炎开始时感染的细菌数量不大，病菌毒力不强，在发病之初症状轻微，若不能及时治疗，或治疗后未完全治愈易迁延为慢性。

4）在糖皮质激素的使用过程中密切观察病情，如发现结膜炎症迅速扩散或炎症波及角膜，应立即停用糖皮质激素，加大抗菌药物用量。

3. 记录要点

（1）详细记录发病时间，是否眼痛、流泪、异物感、视物模糊等，记录相关辅助检查结果及治疗方案，并预约复诊时间。

（2）劝导注意个人卫生，不要遮盖患眼并作记录。

（廖光美　张妙兴）

六、季节性过敏性结膜炎

【概述】　季节性过敏性结膜炎又名枯草热性结膜炎，是结膜对外界变应原产生的一种超敏反应。它是眼部过敏性疾病最常见的类型，其致敏原主要为植物的花粉。

【诊断步骤】

1. 问诊要点

（1）是否为季节性发作，发病的时间与快慢，病程的长短。

（2）单眼或双眼发病。

（3）有无眼痒，晨起睁眼困难，鼻痒喷嚏。

（4）是否眼异物感、烧灼感、畏光流泪、眼痛、眼干涩感、视力下降等。

（5）是否在高温环境下症状加重。

（6）有无药物史、接触镜配戴史。

（7）有无过敏性鼻炎和支气管哮喘病史。

2. 体检要点

（1）眼睑充血、水肿、或者苍白，结膜充血、水肿。

（2）有无睑结膜乳头增生。

（3）结膜囊内有无黏液性、黏脓性分泌物。

（4）病变是否累及角膜，有无角膜溃疡、白斑。

（5）眼周有无色素沉着。

3. 辅助检查

（1）一般检查

1）裂隙灯检查：从外向内检查眼睑、睑缘、睑结膜、球结膜、结膜囊、角膜、前房、瞳孔、晶状体等。

2）结膜分泌物涂片：观察是否有嗜酸性粒细胞或颗粒。

（2）选择性检查

1）泪液分泌试验：了解泪液量的多少。

2）荧光素染色：考虑有角膜上皮缺损时可选择检查。

3）变应原皮肤试验：查明过敏原，有助于过敏性结膜炎的诊断和治疗。

4）血清总 IgE 检测：过敏性结膜炎患者血清总 IgE 含量升高。

5）鼻内镜检查：考虑有变应性鼻炎时可选择检查。

4. 诊断要点

（1）家族过敏性疾病史，明确的过敏原接触史，或者过敏原虽不明确，但在特定的季节发病。

（2）通常在春季发作，双眼发病，起病迅速，反复眼痒，伴异物感、烧灼感、畏光流泪等。

（3）眼睑及球结膜轻度水肿，睑结膜细小乳头增生。

（4）结膜分泌物涂片观察到嗜酸性粒细胞或颗粒。

（5）变应原皮肤试验有助于寻找过敏原。

5. 鉴别诊断要点

（1）与常年性过敏性结膜炎相鉴别：常年性过敏性结膜炎其致敏原为粉尘、虫螨、羽毛等，眼部症状持续存在，但通常比季节性过敏性结膜炎轻微。通常需要长期服药，很少采用脱敏疗法。

（2）与急性细菌性结膜炎相鉴别：急性细菌性结膜炎是由细菌感染引起的急性流行性眼病，患眼异物感、疼痛、灼热感、畏光流泪等。结膜囊内分泌物起初为浆液性，随病情进展为黏液性或脓性。结膜刮片和结膜囊分泌物的细菌培养和药敏试验可确定致病菌。

（3）与干眼症相鉴别：干眼症最常见的症状是视疲劳、异物感、干涩

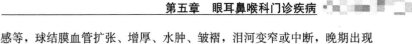

感等，球结膜血管扩张、增厚、水肿、皱褶，泪河变窄或中断，晚期出现角膜溃疡、穿孔。干眼症需要长期治疗。如果是因为眼睑暴露导致的泪液过度蒸发，应根据病情进行眼睑的重建。

（4）与巨乳头性结膜炎相鉴别：巨乳头性结膜炎是由于长期配戴角膜接触镜或义眼而引起的一种变应性结膜炎。患眼奇痒、流泪，上睑结膜见硬而扁平的巨大乳头。结膜囊分泌物细胞学检查可发现嗜酸性粒细胞增多。更换接触镜，采用肥大细胞稳定剂、非甾体抗炎药治疗，一般预后良好。

6. 确定诊断

（1）在特定的季节发病，起病迅速，反复眼痒，伴异物感、烧灼感、畏光流泪等症状。眼睑及球结膜轻度水肿，睑结膜细小乳头增生等可初步诊断。

（2）结膜分泌物涂片观察到嗜酸性粒细胞或颗粒即可确诊。

【治疗方法】

1. 西医治疗

（1）一般治疗：避免接触过敏原，眼睑冷敷，生理盐水冲洗结膜囊。

（2）药物治疗

1）抗组胺类：缓解眼痒、结膜充血等症状。如盐酸左卡巴斯汀滴眼液每次1滴，每日2～4次。

2）肥大细胞稳定剂：缓解眼痒、流泪等症状。如色甘酸钠滴眼液每次1～2滴，每日4次。

3）非甾体抗炎药：发挥抗炎、止痛的作用。如双氯芬酸钠滴眼液每次1滴，每日4～6次。不建议长期使用。

4）糖皮质激素：对于病情严重，使用其他药物治疗无效的患者可考虑短期大剂量局部使用糖皮质激素。它通过抑制炎性细胞介质的释放、抑制淋巴细胞和补体系统、减少抗体形成等多个途径发挥免疫抑制作用。如复方妥布霉素滴眼液每次1～2滴，每日4～6次。

（3）脱敏治疗：只要找到明确的过敏原，应用脱敏疗法可以取得满意的效果。对于因植物花粉及杂草引起的过敏性结膜炎其效果相对较佳。

（4）如诊断有变应性鼻炎，需同时治疗。

2. 中医治疗　季节性过敏性结膜炎属中医学"时复目痒"、"时复症"等范畴，临床上可采用中医康复诊疗以期缓解症状，减少复发。

（1）中医内治：临床辨证需先分虚实，常见有外感风热证、湿热夹风证、血虚生风证等证型，治以祛风止痒为主，辨证辅以祛邪、除湿、养血等治法。相应的常用方剂有消风散、除湿汤、四物汤等。

（2）其他治疗：针刺取穴以睛明、承泣、合谷、外关等为主；亦可选用中药熏蒸法等外治法。

【风险规避】

1. 误诊防范

（1）详细询问病史，既重视眼部特征，也重视全身状况。过敏性结膜炎是变应性疾病，在临床上大多伴有其他疾病，如变应性鼻炎、哮喘、特异性皮炎等。

（2）充分认识季节性过敏性结膜炎的特征，其临床症状类似其他细菌性结膜炎的症状，抗菌药物治疗无效的情况下，应考虑此病的发生。需仔细行眼科专科检查并详细询问家族史和过敏史，能为正确诊断作出重要的提示，必要时进行血清特异性 IgE 检测和过敏原的筛查。

2. 医患沟通

（1）一般告知：滴眼药的使用①症状恶化前使用；②症状暂时消退时不能自作主张停药，需听从医生的指示使用。注意用眼卫生，改掉经常揉眼的坏习惯，避免长时间注视手机。

（2）风险告知

1）脱敏治疗疗程长，短期内不能有很好的效果，而且脱敏剂量不易把握，脱敏期间因仍接触大量过敏原和其他不良刺激，所用治疗的效果会受到一定的影响。如果采用皮下注射的脱敏疗法，皮下注射后可能出现皮肤局部的一些轻微不良反应，如注射部位的硬结及红晕等。

2）病变累及角膜者，出现角膜溃疡、穿孔者，需严格按照角膜疾病治疗。

3）重症患者可使用糖皮质激素，其原则为大剂量、短时间。轻症患者不需要使用糖皮质激素。因反复发作而长期使用糖皮质激素者，要密切观察糖皮质激素的不良反应，尤其是眼压升高。

3. 记录要点

（1）记录单眼或双眼发病时间，眼部体征，治疗方案及复诊时间。

（2）采用脱敏治疗者，明确记录药物名称和剂量，注射后有无局部和全身不良反应，并预约下次治疗时间。

（3）记录应用糖皮质激素的临床适应证及眼压变化。

（吴　君　张妙兴）

七、眼化学性烧伤

【概述】　眼化学性烧伤是由化学物品的溶液、粉尘或气体接触眼部所致，属眼科急诊之一。多发生在化工厂、实验室或施工场所，其中以酸、碱烧伤最为常见。化学性物质对眼组织常造成严重损害，如不及时给予恰当处理，预后欠佳，重者甚至失明。

【诊断步骤】

1. 问诊要点

（1）化学物质的酸碱度、剂量、接触时间、接触方式。

（2）眼部受伤后是否出现灼痛、异物感、畏光、流泪、视物模糊等。

（3）有无采取急救措施，如结膜囊冲洗、外用滴眼液等。

（4）有无糖尿病、青光眼、白内障等疾病的家族史。

2. 体检要点

（1）眼睑有无充血肿胀、坏死、痉挛。

（2）角膜是否清晰，有无上皮剥脱、溃疡、穿孔，角膜缘是否缺血。

（3）结膜是否充血、水肿、缺血、乳头增生。

（4）有无化学物眼部沉着。

3. 辅助检查

（1）一般检查

1）裂隙灯检查、眼前节照相：从外向内检查眼睑、睑缘、睑结膜、球结膜、结膜囊、角膜、前房、瞳孔、晶状体等。

2）裂隙灯下眼底检查：了解有无视网膜病变。

3）检影、普通视力检查、视野检查：病情稳定后可检查。

（2）选择性检查

1）结膜囊分泌物的细菌培养和药敏试验：合并感染者确定病原菌的种类，用于指导用药。

2）眼底照相、眼球彩超：考虑眼底有病变时可选择检查。

3）眼眶CT：当眼球活动障碍、怀疑眼内异物存留时可选择性检查。

4. 诊断要点

（1）化学物品接触史。

（2）眼部受伤后即刻出现眼灼热痛、异物感、畏光流泪、视物模糊等。

（3）轻者仅有角膜上皮剥脱、基质水肿混浊，结膜充血水肿，重者角膜及角膜缘可完全被破坏。

5. 鉴别诊断要点

（1）与眶蜂窝织炎相鉴别：多见于眶周围结构感染灶的眶内蔓延，早期表现为眼球突出、眼球运动障碍，伴有头痛、发热、恶心、呕吐等全身症状，如蔓延至海绵窦可引起海绵窦血栓而危及生命。无化学物质接触史可与本病相鉴别。

（2）与眼内异物相鉴别：眼内异物指致伤物穿破眼球壁存留于眼内的损害。在眼内的反应取决于异物的化学成分、部位和有无带菌。角膜有线状伤口或全层伤口，相应的虹膜部位有穿孔痕，晶状体局限性混浊，表明有异物进入眼内。眼眶 CT 有助于眼内异物定位。

（3）与角膜挫伤相鉴别：角膜挫伤是指机械性的钝力直接伤及角膜，轻者角膜上皮擦伤，重者角膜溃疡、角膜深层挫伤，患者有明显的疼痛、畏光流泪、眼睑痉挛等症状。选用抗菌药物类滴眼液治疗。

6. 确定诊断　有化学物品接触史，眼异物感，灼热痛，视物模糊等典型症状，结合角膜基质水肿混浊，角膜上皮剥脱等体征可确诊。

【治疗方法】

1. 西医治疗

（1）现场急救：用大量清水或其他水源反复冲洗，冲洗时翻转眼睑，转动眼球，将结膜囊内的化学物质彻底洗出。应至少冲洗 30 分钟。

（2）后继治疗

1）始发期：①阿托品散瞳，并行局部抗感染治疗，如 3% 氧氟沙星滴眼液；②前房穿刺：在伤后 1～2 小时内进行，不仅排除有毒物质，新产生的房水亦有消炎和营养作用，有助于受伤组织的修复；③结膜切开术：结膜放射状切开，在结膜下略作分离和冲洗，以达到放出结膜下碱性液体，改善角膜供血之目的；④口服止痛药：如吲哚美辛 25mg，2 次/天。

2）急性期：①局部用抗菌药物滴眼液抗感染，如 3% 氧氟沙星滴眼液；②口服抗菌药物：给予抗菌药物的经验性治疗。首选广谱强效抗菌药，如阿莫西林 0.5g，每天 3～4 次。可根据细菌培养和药敏试验的结果调整用药；③口服糖皮质激素对减轻角膜水肿和前房渗出有一定作用，如地塞米松每次 0.75～3mg，每天 2～4 次，水肿消退即停药，不宜长期应用。

3）早期修复期：创造适宜条件，促使眼表上皮化。如维生素 C 每次 0.2g，3 次/天；乙酰半胱氨酸滴眼液。

4）晚期修复期：促使眼表上皮化进程为治疗重点。如玻璃酸钠滴眼液、重组牛碱性成纤维细胞生长因子滴眼液。

（3）后遗症治疗：病情相对稳定的情况下，应对角膜穿孔、睑球粘连、血管翳、继发性青光眼、白内障等后遗症进行妥善的处理，根据具体病症选择合适的手术方式。

2. 中医治疗　眼化学性烧伤相当于中医学"酸碱入目"、"碱水入目"

等范畴。临床上以急救冲洗为主，针对处理后仍有眼伤者，可配合中医康复治疗，治以养阴退翳明目，常用方剂有消翳汤等。

【风险规避】

1. 误诊防范　深刻认识本病的病理转归及其发展规律，在病情稳定后需重视相关辅助检查，如裂隙灯检查、普通视力检查、视野检查、眼球彩超、眼底照相、眼眶 CT 等，了解有无角膜上皮损坏、角膜穿孔、结膜缺血、视网膜眼底病变等，不应忽视眼部出现的轻微不适或较小的变化。

2. 医患沟通

（1）一般告知：眼化学性烧伤属于眼科急症，一旦发生应立即分秒必争现场就地取材冲洗结膜囊，以防止感染，减少并发症和后遗症；病情发展迅速，每天应密切观察角膜、结膜、前房、玻璃体、视网膜等变化情况；应重视化学烧伤的预防，如长期在化工厂、实验室工作的人员，在操作过程中可配戴防护眼镜。工作场地，准备清水以备酸碱物质溅入眼内时及时冲洗。

（2）风险告知：由于眼球组织脆弱，耐受力差，其预后取决于化学物质酸碱浓度、剂量、接触时间、接触面积以及应急处理措施。有部分重症患者病程长，后遗症严重，甚至可能出现睑球粘连、角膜穿孔、视力丧失、白内障、眼球萎缩等。

3. 记录要点

（1）记录化学物质的名称、接触方式、接触时间，自行急救措施等。

（2）详细记录眼睑、角膜、结膜、虹膜、玻璃体等体征，根据病情轻重所采取的治疗措施以及是否需住院治疗。

（3）记录抗菌药物及糖皮质激素的应用指征。

（廖光美　张妙兴）

八、突 发 性 聋

【概述】　突发性聋是 72 小时内突然发生的、原因不明的感音神经性听力损失，至少在相邻的两个频率听力下降≥20dBHL。可发生于任何年龄和季节，多为单耳发病，严重影响生活和工作。

【诊断步骤】

1. 问诊要点

（1）听力下降发生的特点：突发性、渐进性、波动性等。

（2）听力下降前的诱因：如情绪波动、睡眠障碍、精神紧张等。

（3）眩晕有无反复发作，是否与体位变化有关，有无视物旋转、恶心呕吐等。

(4) 耳鸣的性质、持续时间、耳鸣加重或缓解因素。

(5) 听力下降与耳鸣、耳闷胀感、眩晕发生的时间关系。

(6) 有无耳闷胀感、耳痛、流脓等。

(7) 有无血管性疾病、病毒感染、自身免疫性疾病、传染性疾病、肿瘤等。

(8) 有无耳毒性药物使用史。

(9) 头部有无外伤史。

2. 体检要点

(1) 是否神志清楚、步态协调、双侧瞳孔等大等圆、对光反射灵敏。

(2) 耳周皮肤有无疱疹、红肿，外耳道有无耵聍、疖肿、疱疹等。

(3) 观察鼓膜的色泽、标志、完整性、活动度等。

3. 辅助检查

(1) 一般检查

1) 视频耳内镜检查：详细检查外耳道、鼓膜。

2) 音叉试验：包括林纳试验、韦伯试验、施瓦巴赫试验。

3) 纯音测听：包括 250Hz、500Hz、1000Hz、2000Hz、3000Hz、4000Hz 及 8000Hz 的骨导和气导听阈。

4) 声导抗检查：包括鼓室图和同侧及对侧镫骨肌声反射。

(2) 选择性检查

1) 耳蜗电图、耳声发射、听觉脑干诱发电位：反应耳蜗功能状态、鉴别耳聋病变部位、中枢神经系统的功能。

2) 颅脑或内耳道磁共振成像：排除听神经瘤等桥小脑角病变。

3) 血常规、血糖、血脂、凝血功能：为治疗时选用抗凝药提供依据。

4) 病原学检查：疱疹病毒、水痘病毒、人类免疫缺陷病毒、支原体、梅毒等。

5) 前庭功能检查：伴有眩晕需进一步明确诊断和治疗者。

4. 诊断要点

(1) 72 小时内突然发生的、至少在相邻的两个频率听力下降≥20dBHL 的感音神经性听力损失。

(2) 多为单侧，少数为双侧同时或先后发生。

(3) 未发现明确病因。

(4) 可伴耳鸣、耳闷胀感、耳周皮肤感觉异常。

(5) 可伴眩晕、恶心呕吐。

5. 鉴别诊断要点

（1）与梅尼埃病相鉴别：梅尼埃病是内耳膜迷路积水引起的前庭功能与耳蜗功能受损，以反复发作的旋转性眩晕为特征，多伴有耳内胀满感及耳鸣，早期听力损失多在低频区，多次发作后高频听力也下降。

（2）与听神经瘤相鉴别：约 10％的听神经瘤患者以突发单侧听力下降为首发症状，内耳道 MRI 检查是诊断的金标准。

（3）与分泌性中耳炎相鉴别：分泌性中耳炎是以中耳积液及听力下降为特征的中耳非化脓性炎性疾病，鼓膜颜色呈淡红色或蜡黄色，鼓室内有积液，纯音听阈测定一般为传导性聋，鼓膜穿刺抽出积液即可确诊。

（4）与圆窗膜破裂相鉴别：中耳气压与内耳液压的巨变引起圆窗膜破裂导致耳蜗功能受损，主要症状有听力下降、耳鸣、眩晕，其诊断较为困难。对高度可疑患者，只有鼓室探查才能明确诊断。

（5）与自身免疫性内耳病相鉴别：自身免疫性内耳病为局限性自身免疫损害，单侧或双侧快速进行性、波动性感音神经性听力损失，可伴有耳鸣，眩晕，可伴有全身其他免疫性疾病。大剂量类固醇药物和免疫抑制剂对此病有疗效。

（6）与药物中毒性耳聋相鉴别：有耳毒性药物使用史，早期双耳高频听力下降，可有耳鸣、眩晕、步态不稳等，早期发现、早停药、早期治疗听力可恢复。

6. 确定诊断

（1）突然发生的感音神经性听力损失，至少在相邻的两个频率听力下降≥20dBHL，伴眩晕、耳鸣、耳闷等即可初步诊断。

（2）少数病例尚需与听力下降相关的疾病相鉴别，如梅尼埃病、听神经瘤、分泌性中耳炎等才能最后确定诊断。

【治疗方法】

1. 西医治疗 本病一般需住院治疗，尤其是静脉内给药治疗，不宜在门诊施行。

（1）一般治疗：注意休息，适当镇静，积极治疗相关疾病，如高血压病、糖尿病等。

（2）药物治疗

1）糖皮质激素类药物

a. 主要目的：消除内耳水肿、抗炎、改善内耳微循环、增加内耳血流量、改善电解质紊乱等。

b. 激素治疗首选全身给药：①口服给药：泼尼松每天 1mg/kg（最大剂量建议为 60mg），晨起顿服，连用 3 天，如有效，再用 2 天后停药，如无效直接停药；②静脉注射给药：甲泼尼龙 40mg 或地塞米松 10mg，疗程同口服激素。

c. 对于高血压病、糖尿病等病史的患者，在征得其同意，密切监测血压、血糖变化情况下，可以考虑全身酌情使用糖皮质激素或者局部给药。

d. 激素治疗局部给药作为补救性治疗：①鼓室内注射：地塞米松5mg或甲强龙20mg，隔日1次，连用4～5次；②耳后注射：地塞米松5～10mg，或甲强龙20～40mg，隔日1次，连用4～5次。

2）分型治疗推荐方案

a. 低频下降型：①糖皮质激素；②5％葡萄糖注射液250ml＋银杏叶提取物注射液87.5mg静脉滴注，连用10天。

b. 高频下降型：①糖皮质激素；②0.9％氯化钠注射液250ml＋银杏叶提取物注射液105.0mg静脉滴注，连用10天；③0.9％氯化钠注射液250ml＋2％利多卡因注射液10ml静脉滴注，连用10天；④耳鸣疗效最好的是利多卡因＋激素组。

c. 平坦下降型＋全聋型：①糖皮质激素；②0.9％氯化钠注射液250ml＋巴曲酶5～10BU，隔日1次，巴曲酶首次为10BU，之后每次5BU，共5次，每次输液时间不少于1小时，每次使用前检查血纤维蛋白原，如果低于1g/L，则暂停1天后再次复查，高于1g/L方可继续使用；③0.9％氯化钠注射液250ml＋银杏叶提取物注射液105.0mg静脉滴注，连用10天。

3）急性期或急性期后可给予营养神经药物，如甲钴胺0.5mg，3次/天。

（3）其他治疗：最终效果不佳者可根据听力损失程度，选用助听器或人工耳蜗等听觉辅助装置。

2. 中医治疗　突发性聋属于中医学"暴聋"的范畴。临床上一旦确诊，应及早积极配合中医康复治疗，以改善听力。

（1）中医内治：本病主要病机为气血瘀阻耳窍，多属实证，病因多为风热侵袭、痰火壅结、肝火上扰，治以行气活血通窍为主。常用方剂可选用通窍活血汤、桃红四物汤加减等，常用中药有赤芍、当归、川芎、柴胡、丹参、石菖蒲等。

（2）其他治疗：中医外治有电针、穴位敷贴、穴位注射等方法。推拿按摩有营治城郭法、鼓膜按摩法、鸣天鼓法。

【风险规避】

1. 误诊防范

（1）突发性聋是耳科急症，诊断主要依靠典型的病史以及听力学检查，需与很多疾病鉴别。首先需排除鼻咽癌、听神经瘤、脑卒中等严重疾病，其次需排除常见的局部或全身疾病，如梅尼埃病、各种类型的中耳炎、耳带状疱疹等。双侧突发性聋需考虑全身因素，如甲状腺功能低下、药物中毒、自身免疫性内耳病等。所以应详细询问病史、重视相关辅助检查结果。

（2）病史中尤其关注耳聋与耳鸣、眩晕出现的时间关系，以免误诊。

2. 医患沟通

（1）一般告知：避免接触噪声环境；本病虽有自愈倾向，但切不可等待观望或放弃治疗；老人的治疗效果较青年人、中年人差；低频下降型，由于可能存在膜迷路积水，故需要限盐，输液量不宜过大，最好不用生理盐水。

（2）风险告知

1）突发性聋一旦确诊，采用激素冲击疗法，需具有主治医师以上专业技术职务任职资格的医生决定。冲击疗法若无效大部分情况下不可在短时间内重复冲击治疗。

2）糖皮质激素的不良反应与用药品种、剂量、疗程、剂型和用法等明显相关，可能存在以下不良反应，如感染、代谢紊乱、体重增加、出血倾向、骨质疏松等。

3）本病治疗开始的时间对听力恢复有重要的影响。由发病至就诊治疗时间越短，预后越好，一般在7～10天内开始治疗者，效果较好。

4）低频下降型突发性聋患者容易复发。

5）发病一开始就为全聋或接近全聋者、伴有眩晕的全聋型患者，预后较差。

3. 记录要点

（1）记录患耳听力下降的时间、听力损失程度、相关检查结果以及治疗方法。

（2）突发性聋属耳科急症，确诊后应立即住院治疗，若患者拒绝住院系统诊治，可将本病预后情况告知并作好记录。

（3）记录糖皮质激素的应用指征、剂量及疗程。

（柴向华　廖光美）

九、分泌性中耳炎

【概述】 分泌性中耳炎是临床常见的中耳非化脓性炎性疾病，以中耳积液、听力下降为主要特征。儿童发病率较成人高，是儿童听力下降的重要原因。持久的分泌性中耳炎会引起中耳粘连、咽鼓管功能不良等严重并发症，进而导致听力损失、语言障碍及增加中耳炎急性发作的风险。

【诊断步骤】

1. 问诊要点

（1）有无上呼吸道感染病史或头部外伤史。

（2）单侧或双侧耳痛，耳痛的部位、发作时间、持续时间以及缓解因素。

（3）是否有耳堵塞感、耳鸣、眩晕、听力下降、发热等症状。

（4）是否有其他伴随症状，如鼻塞、流涕、涕中带血、发现颈部异常包块等。

（5）有无牙源性疾病、颞颌关节疾病、咽喉疾病等。

（6）中年人、老年人应询问祖籍或出生是否在鼻咽癌高发区，有无鼻咽癌家族史。

2. 体检要点

（1）耳廓有无发育畸形或外伤瘢痕，耳道有无耵聍栓塞，是否狭窄。

（2）观察鼓膜是否完整，有无充血。鼓膜颜色是否正常，标志是否清晰，透过鼓膜是否可见占位影或液平面，有无紧张部或松弛部内陷，鼓膜有无钙化斑或愈合性穿孔痕迹。

（3）详细检查鼻腔，了解有无鼻腔狭窄，鼻甲是否肥大，鼻腔有无新生物或脓性分泌物。

（4）详细检查鼻咽部，了解鼻咽部黏膜是否光滑，有无异常新生物或者腺样体肥大，咽鼓管口是否通畅。

（5）详细检查口咽部，了解有无扁桃体肥大。

（6）头颅、乳突区有无畸形，异常包块或压痛，颈部淋巴结，耳前后淋巴结。

3. 辅助检查

（1）一般检查：视频耳内镜检查、鼻内镜检查了解鼓膜、鼻腔、鼻咽部病变。

（2）选择性检查

1）音叉试验：初步鉴别耳聋为传导性或感音神经性。

2）纯音听阈测定：鉴别耳聋为传导性或感音神经性，并准确判断听力损失的程度。

3）声导抗测试：声导抗鼓室图对本病的诊断具有重要价值。

4）颞骨 CT：CT 扫描对中耳炎症有较高的诊断价值。

4. 诊断要点

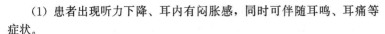

（1）患者出现听力下降、耳内有闷胀感，同时可伴随耳鸣、耳痛等症状。

（2）鼓膜颜色呈琥珀色、淡红色或者淡黄色，完整无穿孔，鼓室内积液。

（3）纯音听阈测定一般为传导性聋。

（4）声导抗测试，鼓室图为 B 型或 C 型。

（5）鼓膜穿刺抽出积液，即可确诊。

（6）颞骨 CT 见鼓室内有密度均匀一致的阴影，乳突部分或全部气房内积液，有些气房内可见液平面。

5. 鉴别诊断要点

（1）与**鼻咽癌**相鉴别：临床上以鼻部症状、耳部症状、颈部淋巴结肿大、脑神经症状、远处转移等为特征。好发于鼻咽顶前壁及咽隐窝，早期病变不典型，仅表现为黏膜充血、血管怒张或一侧咽隐窝饱满。需结合纤维鼻咽喉镜、鼻咽部 CT 增强等检查，鼻咽部肿物病理活检可确诊。

（2）与**脑脊液耳漏**相鉴别：颞骨骨折并脑脊液耳漏者，如果鼓膜完整，脑脊液聚积于鼓室内，可能会出现类似分泌性中耳炎的临床表现。但根据头部外伤史、鼓室液体的实验室检查、颞骨 CT 等可与之鉴别。

（3）与**胆固醇肉芽肿**相鉴别：胆固醇肉芽肿起病缓慢，所有患者都有不同程度的听力下降，伴有耳内胀闷感。鼓膜多呈深蓝色，纯音听阈测定多为传导性聋，鼓室曲线一般为 B 型。颞骨 CT 示鼓室及乳突内有软组织影，少数有骨质破坏。

（4）与**粘连性中耳炎**相鉴别：粘连性中耳炎的主要特征为中耳乳突内纤维组织增生或瘢痕形成，从而引起中耳传音系统运动障碍，导致传导性听力损失。纯音听阈测定骨导听阈基本正常，也可出现卡哈切迹。声导抗鼓室图为 B 型。颞骨 CT 显示听骨链被软组织影包绕，鼓室内有网织状或细条索状阴影。

（5）与**突发性聋**相鉴别：突然发生的、不明原因的感音神经性听力损失，听力可在数分钟或数小时内下降到最低点，伴有耳鸣或眩晕。纯音听阈测定为感音神经性聋，重振试验阳性，声导抗鼓室图为 A 型。

（6）与**鼓室球体瘤**相鉴别：鼓室球体瘤患者的鼓膜一般无充血内陷改变，透过鼓膜可见前下部凸面向上的暗红色肿物影，不随体位改变，部分可见搏动。颞骨 CT 显示鼓岬处有边缘光滑的软组织占位改变，乳突无破坏。

6. 确定诊断

（1）根据耳痛、耳闷、听力下降等典型症状，耳内镜下见鼓室内液平面，声导抗鼓室图呈 B 型即可初步诊断。

（2）在无菌条件下行鼓膜穿刺抽出积液即可确诊。

【治疗方法】

1. 西医治疗

（1）药物治疗

1）抗菌药物：①急性分泌性中耳炎可用抗菌药物治疗，中耳有渗液时需采集标本作细菌培养及药敏试验；②初治宜口服青霉素类，如阿莫西林一次 0.5～1g，3～4 次/天，用药 3 天无效者可选用阿莫西林克拉维酸口服，如阿莫西林克拉维酸钾 312.5mg，3 次/天；③还可选用一代或二代头孢菌素类，如头孢呋辛酯 0.25g，2 次/天。

2）减充血剂：伴有鼻塞症状时，可用盐酸羟甲唑啉喷雾剂 1～3 喷，2 次/天，疗程小于 7 天。

（2）病因治疗：针对原发病治疗，其中腺样体切除术已成为治疗儿童分泌性中耳炎的主要手段。如伴有扁桃体肥大，扁桃体切除术可同时进行。疑为鼻咽癌患者，一定要反复仔细检查鼻咽部情况，必要时及时活检。

（3）手术治疗：鼓膜穿刺术、鼓膜切开术、耳内镜下鼓膜切开置管术。

2. 中医治疗　分泌性中耳炎属中医学"耳胀、耳闭"等范畴。临床上常可应用或配合中医康复治疗以改善症状、缩短病程等。

（1）中医内治：辨证先分虚实，常见证型有风邪外袭证、肝胆湿热证、脾虚湿困证、气滞血瘀证。治疗本病以通利耳窍为原则，新病多为实邪困阻耳窍，病久兼有体虚或虚实夹杂之证。实则祛邪通窍，虚则补虚通窍，虚实夹杂应扶正祛邪。常用方剂有荆防败毒散、龙胆泻肝汤、参苓白术散、通窍活血汤。

（2）其他治疗：常用外治法有针灸疗法、穴位注射、鼓膜按摩、咽鼓管吹张法等。对于顽固积液反复难愈者，可采用中西医结合治疗，并针对病因进行治疗。

【风险规避】

1. 误诊防范

（1）重视临床表现，除了耳部症状外还需注意是否有邻近器官的症状。

（2）对于成人单侧的分泌性中耳炎患者，应警惕鼻咽癌的可能。病理活检取材时部位要准确。

（3）儿童分泌性中耳炎多与腺样体肥大有关，若听力差防碍其学习语

言者，需重视鼻内镜检查，了解有无腺样体肥大。

2. 医患沟通

（1）一般告知：患有鼻炎、鼻窦炎等疾病时，注意保持鼻腔及咽鼓管通畅，采取正确擤鼻涕的方法以免鼻涕进入咽鼓管引起中耳炎；抗菌药物以口服为主，很少需要静脉内给药治疗。

（2）风险告知

1）急性分泌性中耳炎应尽早彻底治疗，以免发展为慢性分泌性中耳炎。

2）病程较长而未经治疗或治疗不当的儿童患者，会因听力下降而影响语言发育、学习以及交流的能力。

3）成人分泌性中耳炎患者若鼻咽部发现肿物时应行病理活检以明确诊断。

3. 记录要点

（1）详细记录耳痛、耳堵塞感时间，有无鼻塞、流涕、涕中带血、耳鸣，以及听力下降程度，记录治疗方案以及复诊时间。

（2）内镜检查报告应详细记录鼓膜颜色、鼓室内有无积液，腺样体是否肥大，鼻咽部有无新生物等。

（3）鼓膜穿刺术、鼻咽部活检术，如果患者拒绝执行，则应将疾病的并发症及不良后果予以告知，病历中需详细记录。

（廖光美　张妙兴）

十、慢性化脓性中耳炎

【**概述**】　慢性化脓性中耳炎是中耳黏膜、骨膜或者骨质的慢性化脓性炎症。临床上以耳内长期间断或持续性流脓、鼓膜穿孔、伴或不伴有听力下降为特点。在致病菌毒力强、耐药性增加、各种原因造成的免疫力低下时均可导致耳源性颅内外并发症。

【**诊断步骤**】

1. 问诊要点

（1）流脓耳侧别、流脓的诱因、性质、时间。

（2）流脓发作频次，每次发作时伴随症状，如头痛、眩晕、耳闷、发热等。

（3）是否流脓突然减少后出现头痛、眩晕、发热等症状。

（4）其他伴随症状，如鼻塞、流涕等。

（5）听力下降出现的时间，听力下降有无波动，有无耳鸣，耳鸣加重或缓解因素。

（6）既往治疗过程、治疗效果。

2. 体检要点

（1）耳廓有无畸形，乳突区有无红肿及压痛。

（2）外耳道壁有无充血肿胀，外耳道分泌物质地、色泽、气味。

（3）鼓膜穿孔部位，形状。

（4）鼓室内壁黏膜有无充血肿胀、增厚、高低不平，有无肉芽、息肉、脓性分泌物等。

（5）详细检查鼻腔，了解有无鼻腔狭窄，鼻甲是否肥大，鼻腔有无新生物或脓性分泌物。

（6）详细检查鼻咽部，了解鼻咽部黏膜是否光滑，有无异常新生物或者腺样体肥大，咽鼓管咽口是否通畅。

3. 辅助检查

（1）一般检查：视频耳内镜检查、鼻内镜检查了解鼓膜、鼻腔、鼻咽部结构。

（2）选择性检查

1）纯音听阈测定：鉴别传导性聋、感音性聋、混合性聋，了解听力损失的程度。

2）声导抗测试：客观测试中耳传音系统的方法。

3）颞骨CT：对各种中耳炎症具有较高的诊断价值。

4. 诊断要点

（1）患者耳内流脓、听力下降、同时可伴随耳鸣、耳堵塞感等症状。

（2）鼓膜穿孔，鼓室内或穿孔附近有肉芽或息肉，肉芽周围有脓性分泌物。

（3）纯音听阈测试为传导性聋或混合性聋，少数可为重度感音性听力损失。

（4）颞骨CT病变主要局限于中鼓室者乳突充气良好。中耳出现骨疡，黏膜增厚或肉芽生长时中鼓室、上鼓室及乳突内有软组织影，听小骨可有破坏或正常。

5. 鉴别诊断要点

（1）与慢性鼓膜炎相鉴别：耳内长期或间断流脓，听力无明显改变，鼓膜表面及外耳道深部皮肤有颗粒状肉芽或浅表溃疡，颞骨CT示鼓室及乳突均正常。

（2）与结核性中耳炎相鉴别：多继发于肺结核和其他部位的结核。初起时患者多无症状，以后突发耳内堵塞感，耳内脓液稀薄，并有臭味。鼓

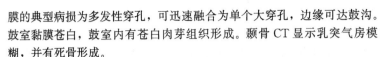

膜的典型病损为多发性穿孔，可迅速融合为单个大穿孔，边缘可达鼓沟。鼓室黏膜苍白，鼓室内有苍白肉芽组织形成。颞骨 CT 显示乳突气房模糊，并有死骨形成。

(3) 与中耳癌相鉴别：中耳癌患者大多数有慢性化脓性中耳炎病史，其早期症状不典型，可有耳痛、耳内出血、张口困难等。晚期有多种颅神经受损。外耳道、鼓室内有息肉样肿物或肉芽及血性分泌物是本病的局部检查特征，颞骨 CT 示骨质破坏。肿物活检可确诊。

6. 确定诊断

(1) 根据耳内反复流脓、听力下降、耳鸣等典型症状，视频耳内镜下见鼓膜穿孔即可初步诊断。

(2) 颞骨 CT 可明确中耳炎的类型，鼓室或乳突内有软组织影即可明确诊断。

【治疗方法】

1. 西医治疗

(1) 药物治疗

1) 引流通畅者，首选局部用药，如 0.3% 氧氟沙星滴耳液。

2) 炎症急性发作时，宜全身应用抗菌药物，用药前先取脓液作细菌培养及药敏试验。

3) 抗菌药物可选用青霉素类，如阿莫西林一次 0.5~1g，3~4 次/天。也可选用一代或二代头孢菌素类，如头孢呋辛酯一次 0.25g，2 次/天。经验性治疗效果不好，应根据细菌培养及药敏试验调整用药。

(2) 手术治疗：中耳有肉芽或息肉，或者耳内镜下未发现肉芽或息肉，但鼓室黏膜明显肥厚，经正规药物治疗无效，CT 示乳突、上鼓室有病变时，可行改良乳突根治术。中耳炎症已吸收，遗留鼓膜紧张部穿孔者，可行鼓室成形术。

2. 中医治疗 慢性化脓性中耳炎属中医学"脓耳"的范畴。因本病为慢性病，临床上常可配合中医康复治疗以增强体质，缩短病程，改善症状等。

(1) 中医内治：本病多本虚标实，常见证型有：脾虚湿困、肾元亏损。治疗本病以健脾补肾、解毒排脓、燥湿收敛为原则。常用方剂有托里消毒散、知柏地黄丸。

(2) 其他治疗：常用外治法有清洁法、滴耳法、吹耳法、涂敷法等。针刺疗法常用穴位有耳门、听宫、外关、足三里、阳陵泉等。

【风险规避】

1. 误诊防范

(1) 仔细询问疾病的时间和分析脓液的性状，了解外耳道、鼓室内息肉或肉芽是否易出血等。化脓性中耳炎颅内外并发症与许多颅内感染性疾病或肿瘤等有类似症状。

（2）仔细和全面的检查，如视频耳内镜检查、纯音听阈测定、颞骨CT等，可初步判断化脓性中耳炎的类型，从而判断是否有可能是中耳炎引起的并发症。

2. 医患沟通

（1）一般告知：氨基糖苷类抗菌药物滴耳剂可引起内耳中毒，应忌用；耳内脓液较多时，先用3%过氧化氢溶液清洁外耳道，无脓后再滴药；患耳朝上，滴入药液后用手指按压耳屏数次，促使药液经鼓膜穿孔处流入鼓室。

（2）风险告知：慢性化脓性中耳炎易引起颅内、颅外并发症，患者若出现头痛、发热、流脓突然停止或增加、神志改变、表情淡漠时应考虑并发症的发生，应立即住院治疗。

3. 记录要点

（1）详细记录患耳流脓时间，脓液性质，耳鸣及听力下降程度，颞骨CT结果，记录治疗方案以及复诊时间。

（2）内镜检查报告应详细记录鼓膜颜色、鼓膜穿孔位置，鼓室内有无积液，腺样体是否肥大，鼻咽部有无新生物等。

（3）记录抗菌药物应用指征及疗程。

（柴向华　廖光美）

十一、鼻　出　血

【概述】　鼻出血是临床常见的鼻科疾病之一，可由鼻病引起，亦可由全身性疾病所导致。一般认为，小儿及青少年鼻出血大多在利氏动脉区，中老年人鼻出血多发生在鼻腔后部。出血量多少不一，轻者仅涕中带血，重者可引起失血性休克。反复出血可致贫血。

【诊断步骤】

1. 问诊要点

（1）最初是哪一侧鼻腔出血，出血速度，出血量。

（2）过去有无鼻出血，此次出血有无伴随症状，如头昏、口渴、乏力、烦燥等。

（3）是否曾尝试自己止血，是否血止。

（4）明确有无外伤史、酗酒史。

（5）是否有高血压病、血液系统疾病、肝肾疾病、内分泌疾病、急性

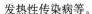

发热性传染病等。

（6）儿童有无鼻腔异物史、饮食偏嗜。

（7）家族中是否有鼻出血的病史。

（8）既往有无药物治疗史，是否服用过影响凝血功能的药物。

（9）是否为女性青春发育期的月经期鼻出血和先兆性鼻出血。

2. 体检要点

（1）评估一般情况，如血压、心率、脉搏、面色及口唇颜色等。

（2）关注鼻腔鼻咽解剖结构，如鼻中隔有无偏曲，鼻中隔前下方的利氏动脉区，鼻腔外侧壁的后部的吴氏静脉丛，鼻腔、鼻咽部是否有肿物生长。

（3）观察肿物的形状、色泽、边界、质地，轻触后是否有弹性，触之是否易出血等。

（4）口咽部检查有助于辅助判断哪侧鼻腔出血，如果有新鲜的血液从一侧咽后壁流下，则该侧出血的可能性大。

3. 辅助检查

（1）一般检查

1）前鼻镜检查：多能发现鼻腔前部的出血。

2）鼻内镜检查：主要目的在于明确鼻腔后部或隐匿部位的出血。注意检查下鼻道穹隆顶部、中鼻道后上部、嗅裂鼻中隔部、蝶筛隐窝等区域。

3）血常规、凝血功能：初步判断有无血液系统疾病。

（2）选择性检查

1）肝功能、肾功能：肝肾慢性疾病也可引起鼻出血。

2）鼻窦 CT、鼻咽 CT：在鼻出血间歇期施行，考虑为鼻中隔病变、鼻腔鼻窦炎症、鼻部肿瘤引起鼻出血时可选择。

4. 诊断要点

（1）单侧或双侧鼻腔出血，出血剧烈或鼻腔后部的出血常表现为口鼻同时流血或双侧流血。血块凝集于鼻腔可出现鼻塞症状，咽入大量血液可出现恶心、呕吐，需与咯血和呕血鉴别。

（2）前鼻镜检查、鼻内镜检查以确定出血部位。

（3）估计出血量。

（4）排除全身性疾病，如心血管疾病、血液系统疾病等。

5. 鉴别诊断要点

（1）与鼻腔内翻性乳头状瘤相鉴别：鼻腔内翻性乳头状瘤具有侵袭性生长、易复发和恶性变的特点。一般为单侧鼻腔发病，流黏脓涕时带血，单侧鼻塞呈渐进性加重，常同时伴有鼻窦炎和鼻息肉。肿瘤外观呈息肉样，硬度不一，表面不平，触之易出血。病理活检可确诊。

（2）与鼻咽纤维血管瘤相鉴别：鼻咽纤维血管瘤常发生于 10～25 岁青年男性，以阵发性鼻腔和（或）口腔出血为首诊主诉。鼻咽部圆形或分叶状红色肿瘤，表面光滑而富有血管，瘤组织侵入鼻腔可引起外鼻畸形，压迫咽鼓管引起耳鸣、耳闷、听力下降。主要采取手术治疗，术前行血管栓塞，术中控制性低血压以减少出血，最后诊断有赖于术后病理检查。

（3）与鼻腔异物相鉴别：鼻腔异物多见于儿童。多有单侧鼻塞和流脓涕，时有涕中带血，且呼出气有臭味，异物取出后上述症状减轻或消失。

6. 确定诊断　根据单侧或双侧鼻腔出血，鼻内镜下能明确鼻腔出血部位即可确定诊断。

【治疗方法】

1. 西医治疗

（1）一般处理

1）镇静：苯巴比妥钠 100mg 肌内注射。或地西泮 5mg 肌内注射。

2）颈部或头部施行冷敷可反射性的减少出血。

（2）寻找出血点

1）采取坐位或半坐位，休克患者采取平卧位。

2）先将鼻腔填塞物及血块取出，用 1% 丁卡因棉片收缩麻醉鼻腔黏膜后详细检查鼻腔和鼻咽部。

3）动作轻柔，以免造成鼻腔黏膜新的创伤。

（3）鼻腔止血法

1）指压法：适用于出血量少且出血部位在易出血区的患者。

2）烧灼法：适用于少量出血并有明确出血点者。

3）填塞法：适用于出血较剧烈、渗血面较大或出血部位不明者。分为前鼻孔填塞、后鼻孔填塞、鼻咽填塞术。

4）鼻内镜下止血：有视野清晰、止血准确、损伤小等优点。

5）血管凝固术：经鼻内镜检查出血部位不明或经鼻腔填塞后出血仍不能控制时，应根据鼻腔血管分布以及可疑出血部位进行相应的血管电凝术。

（4）手术治疗

1）鼻中隔手术：因鼻中隔偏曲、骨嵴或骨棘反复发生鼻出血者，可在血止后行鼻中隔黏骨膜下矫正术。

2）对鼻腔或鼻窦肿瘤引起的鼻出血，应视具体情况灵活处理，可先止血，明确肿瘤性质后再进一步治疗，如采用手术方式切除良性肿瘤。

（5）全身治疗

1）半坐位休息，给予高热量易消化饮食。失血严重者，请相关科室协助诊治，当血容量减少导致血红蛋白低于70g/L时，需要考虑输血。如出现失血性休克，应及时进行抗休克治疗。在保证生命体征安全的情况下，必要时转上级医院进一步诊治。

2）针对病因治疗：如有明确的出血原因，应选择适合的治疗措施，积极治疗原发病。

3）止血剂：仅适用于凝血功能障碍导致的黏膜弥漫性出血。

2. 中医治疗　鼻出血属中医学"鼻衄"的范畴。临床上可应用或配合中医康复治疗以止血，或减少复发。但需警惕肿瘤或全身疾病而导致的鼻衄，以免贻误病情。

（1）中医内治：常见证型有肺经风热证、胃热炽盛证、肝火上逆证、心火亢盛证、脾不统血证、肝肾阴虚证。治疗本病应遵循急则治标、缓则治本的原则。出血时应首先止血，迅速控制出血以治其标；出血暂时停止后再审证求因，辨证治疗以治其本。肺经风热证者，治疗应疏风清热，桑菊饮加减；胃热炽盛证者，治疗应清热凉血，凉膈散加减；肝火上逆证者，治疗应清肝泻火，龙胆泻肝汤加减；心火亢盛证者，治疗应清心泻火，导赤散加减；肝肾阴虚证者，治疗应滋阴降火，知柏地黄汤加减；脾不统血证者，治疗应益气摄血，归脾汤加减。

（2）其他治疗：针灸疗法主穴：天府、合谷、大椎、上星。配穴根据不同证型选择相应穴位。如肺经风热证加尺泽、孔最；胃热炽盛证加内庭；肝火上逆证加太冲、行间；心火亢盛证加少冲、少泽；肝肾阴虚证加太溪、涌泉；脾不统血证加太白、足三里。

【风险规避】

1. 误诊防范

（1）充分认识鼻出血有多种病因，当鼻出血处于间歇期，应行相关辅助检查以寻找病因，可行鼻内镜探查以明确出血部位，切忌盲目施行鼻腔填塞。

（2）若有肿物则应根据年龄、鼻出血的部位、出血量，结合鼻内镜、鼻窦及鼻咽部CT，全面评估肿物的性质，明确是否可行肿物活检术。

（3）出血剧烈者，应迅速判断是否存在失血性休克。如高血压病患者鼻出血时，可能因出血过多，血压下降至正常范围，不可误认为血压正常。

（4）要重视患者的出血量，不能片面的依赖实验室检查。

2. 医患沟通

（1）一般告知：出血凶猛时，应耐心安慰患者，切忌烦燥；由全身性疾病引起的鼻出血，需积极治疗原发病。在取出鼻腔填塞物之前，需与患者沟通，有再次鼻腔出血需重新填塞的可能性。

（2）风险告知

1）成人急性失血量超过 500ml 时，多有头昏、口渴等症状，失血量超过 1000ml 时可出现血压下降、心率加快等休克前期症状。如出现失血性休克，应及时进行抗休克治疗等急救处理。

2）头颅外伤引起的鼻腔大出血，需考虑颈内动脉破裂、颈内动脉假性动脉瘤的可能，需进行相应的介入治疗。

3）位于鼻中隔的出血，应避免同时处理相同部位的两侧黏膜，以防造成鼻中隔穿孔。

3. 记录要点

（1）详细记录鼻腔出血侧别、出血部位、估计的出血量、血压、脉搏、心率、面色及口唇颜色等，血常规、凝血功能、肝肾功能、鼻内镜、鼻窦 CT 检查结果。

（2）鼻腔及鼻咽部有肿物生长时，需详细记录肿物的色泽、边界、质地、触之是否易出血等。

（3）记录鼻腔止血措施，并预约取出鼻腔填塞物时间。

（柴向华　廖光美）

十二、变应性鼻炎

【概述】　变应性鼻炎是机体接触变应原后主要由 IgE 介导的鼻黏膜非感染性炎性疾病。临床上以鼻痒、发作性喷嚏、流清涕、鼻塞为主要表现，多见于儿童及青少年。一年四季均可随时发病，以秋冬季节气候改变时为多见。其发病率很高，且有逐年继续增加的趋势。

【诊断步骤】

1. 问诊要点

（1）有无鼻痒、喷嚏、鼻涕、鼻塞、眼痒、流泪、咽痒、胸闷、咳嗽等。

（2）是否头痛、流脓涕、面部胀满感、耳鸣、听力减退等。

（3）儿童有无揉鼻、鼻出血、全身痒等。

（4）各类症状是否随时间变化明显。

（5）生活环境是否发生变化，如环境绿化、家庭装修等。

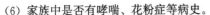

（6）家族中是否有哮喘、花粉症等病史。

（7）既往有无药物治疗史，症状是否改善。

2. 体检要点

（1）关注鼻黏膜的色泽和湿润度，如鼻黏膜苍白、水肿、充血，鼻腔内可见大量水样涕、黏白涕、黄脓涕等。

（2）关注鼻腔解剖结构，如鼻中隔有无偏曲，中鼻甲前端有无水肿或息肉样变等。

（3）肺部听诊有无哮鸣音。

（4）儿童有无结膜充血、变应性黑眼圈、变应性皱褶、行为异常、腺样体肥大等。

3. 辅助检查

（1）一般检查

1）鼻内镜检查：了解鼻腔解剖结构，明确有无鼻息肉生长。

2）皮肤点刺试验：该试验应在停用抗组胺药物至少 7 天后进行。

3）血清特异性 IgE 检测：变应性鼻炎患者血清特异性 IgE 升高。

（2）选择性检查

1）鼻分泌物涂片：发作期行鼻分泌物涂片检查可见较多嗜酸性粒细胞。

2）鼻窦 CT：伴有鼻息肉、鼻窦炎时可行鼻窦 CT 检查。

4. 诊断要点

（1）喷嚏、清水样涕、鼻塞、鼻痒等症状出现 2 项以上（含 2 项），每天症状持续或累计在 1 小时以上。可伴有眼痒、结膜充血等眼部症状。

（2）鼻黏膜苍白、水肿，鼻腔水样分泌物。

（3）变应原皮肤试验呈阳性反应。

（4）血清特异性 IgE 升高。

5. 鉴别诊断要点

（1）与血管运动性鼻炎相鉴别：临床表现与变应性鼻炎相似，其发病机制复杂，可能与自主神经功能紊乱有关，变应原皮肤试验及血清特异性 IgE 测试均为阴性，鼻分泌涂片未见嗜酸性粒细胞和中性粒细胞。

（2）与非变应性鼻炎伴嗜酸性粒细胞增多综合征相鉴别：临床表现与变应性鼻炎相似，鼻分泌中有大量嗜酸性粒细胞，但变应原皮肤试验和特异性 IgE 测试均为阴性，无明显的诱因使症状发作。

（3）与急性鼻炎相鉴别：病程短，属病毒感染性疾病。以鼻塞流涕多为主症，鼻痒喷嚏程度较轻，且伴有发热、肌肉酸痛等全身症状，鼻黏膜充血肿胀，总鼻道或鼻底有水样、黏液样或黏脓性分泌物，治疗主要是对症及预防并发症。

（4）与反射亢进性鼻炎相鉴别：本病以突发性喷嚏为主，鼻黏膜稍有不适或感受某种气味，即可诱发喷嚏发作，继之清涕流出。临床检查无典型发现。

6. 确定诊断

（1）根据鼻痒喷嚏、清水样涕、鼻塞等症状，结合鼻黏膜苍白水肿，鼻腔水样分泌物等即可初步诊断。

（2）变应原皮肤试验呈阳性反应即可确诊。

【治疗方法】

1. 西医治疗

（1）避免接触过敏原。

（2）药物治疗

1）抗组胺药：可有效缓解鼻痒、喷嚏、流涕等症状，疗程不少于 2 周。如氯雷他定 10mg，口服，1 次/天。

2）鼻用糖皮质激素：它是目前治疗变应性鼻炎最有效的药物，具有抗变态反应、抗炎作用，减轻鼻高反应性，缓解鼻变态反应症状，如鼻塞、流涕和喷嚏等。该药不良反应很少，一般不抑制下丘脑-垂体-肾上腺轴，不妨碍生长发育。如糠酸莫米松鼻喷雾剂 2 揿，1 次/天。

3）抗白三烯药：对变应性鼻炎和哮喘有效。如孟鲁司特钠 10mg，1 次/天。

4）减充血剂：对鼻充血引起的鼻塞症状有缓解作用，疗程控制在 7 天以内。如盐酸羟甲唑啉喷雾剂 1～3 喷，2 次/天。

5）鼻用抗胆碱药：可有效抑制流涕。如异丙托溴胺气雾剂 1～2 揿，2～3 次/天。

（3）免疫疗法：变应原特异性免疫治疗有皮下注射和舌下含服，总疗程不少于 2 年。

（4）手术治疗：不推荐手术。仅仅在鼻塞严重，明显的解剖结构异常，合并慢性鼻窦炎、鼻息肉，规范药物治疗无效时才考虑手术。

2. 中医治疗 变应性鼻炎属中医学"鼻鼽"的范畴。临床上多可应用中医康复治疗以改善症状，减少复发，甚则根治。

（1）中医内治：本病病因病机主要是肺脾肾三脏虚损，外加风寒、异气侵袭所致，主要以补肺、益气、固表、健脾、温肾为治疗大法，根据不同分型辨证施治，常用方剂有温肺止流丹、补中益气汤、金匮肾气丸、辛夷清肺饮。

（2）其他治疗：常用外治法有体针、灸法、耳穴贴压、穴位注射、穴

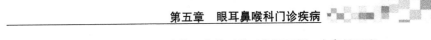

位敷贴等。患者可将双手大鱼际摩擦至发热后贴于鼻梁两侧，自鼻根至迎香穴轻轻摩擦至局部觉热，或以两手中指于鼻梁两边按摩 20～30 次。

【风险规避】

1. 误诊防范

（1）充分认识变态反应检查的重要性，如变应原皮肤点刺试验、血清特异性 IgE 抗体测定，当未能证实为变态反应时，即可诊断为非变应性。

（2）详细检查鼻腔，重视解剖变异情况，必要时行鼻窦 CT 检查，了解有无慢性鼻窦炎、鼻息肉等疾病。

2. 医患沟通

（1）一般告知：对季节性发病的患者，可在季节前 2～3 周预防性用药；本病经及时针对性治疗，症状可迅速缓解或消失，但受个体过敏体质的差异以及气候、生活居住环境的影响，症状易反复发作。

（2）风险告知

1）儿童变应性鼻炎易引起支气管哮喘、上气管咳嗽综合征、分泌性中耳炎和睡眠呼吸障碍等，所以患儿家长应予重视。

2）如果采用皮下注射的免疫治疗方法，在半年内患者的症状有轻度的反复，皮下注射后可能出现皮肤局部的一些轻微不良反应，如注射部位的硬结及红晕等。

3）鼻内糖皮质激素对鼻腔黏膜有一定刺激作用，可引起鼻腔干燥、鼻结痂、鼻出血等不良反应，长期使用者如鼻部发生局部真菌感染，则应停用并给予适当治疗。

3. 记录要点

（1）详细记录鼻痒、喷嚏、流涕、鼻塞等症状的持续时间和严重程度，记录变应原测试结果及治疗方案。

（2）采用免疫治疗者，明确记录药物名称和剂量，注射后有无局部和全身不良反应，并预约下次治疗时间。

（廖光美　张妙兴）

十三、慢性鼻-鼻窦炎

【概述】 慢性鼻-鼻窦炎是鼻窦及鼻腔的慢性炎症持续 12 周以上，其主要症状是鼻塞流涕、头痛、嗅觉减退等，是耳鼻咽喉科最常见的疾病之一。

【诊断步骤】

1. 问诊要点

（1）鼻塞：单侧或双侧，持续性或间歇性，夜间是否张口呼吸、睡眠时打鼾。

(2) 流涕：黏性或黏脓性，是否涕中带血，是否伴腥臭味。

(3) 头痛：部位、性质、持续时间、诱因、缓解因素、发作有无明显时间规律性。

(4) 有无嗅觉障碍、鼻出血、耳闷、听力下降等。

(5) 有无变应性鼻炎的症状，如鼻痒、喷嚏、流清涕等。

(6) 有无哮喘、高血压病、糖尿病等。

(7) 既往手术史、用药史。

(8) 是否有咽喉反流症状，如咽异物感、恶心呕吐、反酸等。

2. 体检要点

(1) 鼻腔黏膜：是否有充血、苍白、肿胀、光滑、干燥、萎缩、糜烂及出血点。

(2) 鼻中隔：是否有结节、偏曲、C 型、S 型、嵴突、棘突、偏曲部分与鼻甲相抵、穿孔。

(3) 鼻甲：下鼻甲是否肥大，桑葚样改变，骨质高拱，是否有弹性。中鼻甲是否呈泡状改变、反向弯曲、水肿、息肉样改变。上鼻甲尾端是否呈息肉样改变。

(4) 鼻腔分泌物：来源于中鼻道、下鼻道、嗅裂、上鼻道等。稀薄水样涕、黏性白涕、脓涕、黏稠涕中是否伴有干酪样分泌物。

(5) 鼻腔、鼻咽部是否有肿物，如有，应观察质地、颜色、形状、边界、根蒂，触之是否易出血。

(6) 口咽部：咽后壁有无脓性分泌物引流。

3. 辅助检查

(1) 一般检查：鼻内镜检查了解鼻腔、鼻咽解剖结构。

(2) 选择性检查

1) 鼻窦 CT：经保守治疗效果欠佳时，可行鼻窦 CT 检查了解鼻窦炎症范围、肿物扩展范围、骨质破坏情况等，对制订手术方案有指导意义。

2) 纤维喉镜检查：伴有咽喉反流症状时可行纤维喉镜检查。

3) 变应原检测：伴有变应性鼻炎症状时可行变应原检测。

4) 声反射鼻量计法：主要目的是判断鼻通气程度、鼻气管阻力大小、鼻气管狭窄部位等。

5) 血常规、凝血功能：适用于以鼻出血为首诊症状的患者。

4. 诊断要点

(1) 以鼻塞，黏性或黏脓性鼻涕为多见。

(2) 以头面部胀痛，嗅觉减退或丧失为主。

（3）诊断时以上述两种或两种以上相关症状为依据，其中主要症状中的鼻塞、黏性或黏脓性鼻涕必具其一。

（4）鼻腔检查可发现来源于中鼻道、嗅裂的黏性或黏脓性分泌物，中鼻道黏膜充血、水肿或有鼻息肉。

（5）鼻窦 CT 示窦口鼻道复合体和（或）鼻窦黏膜炎性病变。

5. 鉴别诊断要点

（1）与慢性鼻炎相鉴别：慢性鼻炎是鼻黏膜及黏膜下层的慢性炎症。早期鼻塞为间歇性和交替性，晚期多为持续性，主要病变部位在下鼻甲。鼻窦 CT 扫描提示鼻窦未见异常。

（2）与鼻窦黏液囊肿相鉴别：鼻窦黏液囊肿多发生于筛窦，其次为额窦。临床表现除有鼻塞、流涕、头痛等症状外，通常伴有眼部、面部等症状。若鼻窦骨壁有破坏则发展迅速，视其扩展方向不同而出现相应的临床症状。根据囊肿部位及大小，可选择鼻内或鼻外径路手术尽可能切除囊肿。

（3）与鼻腔内翻性乳头状瘤相鉴别：鼻腔内翻性乳头状瘤一般为单侧发病，鼻塞呈进行性加重，涕中带血。随肿瘤扩大和累及部位不同而出现相应症状和体征。肿瘤硬度不一，外观呈息肉样，表面不平，触之易出血。主要以手术治疗为主，肿瘤切除后易复发。

（4）与鼻窦恶性肿瘤相鉴别：临床表现为脓血鼻涕，面颊部疼痛和麻木，持续性鼻塞，流泪复视，张口困难，磨牙疼痛和松动等。鼻窦 CT 提示肿瘤边界不清，向周围骨质侵犯。以手术切除为主的综合治疗预后最佳。

（5）与鼻腔异物相鉴别：多见于儿童，单侧鼻腔流黏脓涕，涕中带血和鼻塞症状，呼出气有臭味。如异物存留过久，鼻内有肉芽组织形成时，需吸除分泌物后以探针探查方可发现异物。

6. 确定诊断

（1）根据鼻塞流涕、头痛、嗅觉障碍等典型症状，结合中鼻道、嗅裂黏性或黏脓性分泌物即可初步诊断。

（2）鼻窦 CT 提示鼻窦黏膜炎性病变方可确诊。

【治疗方法】

1. 西医治疗

（1）药物治疗

1）抗炎药物：这类药物主要为：①糖皮质激素：鼻内糖皮质激素和全身糖皮质激素。首选鼻内糖皮质激素，可以抗炎，有效的抑制鼻-鼻窦黏膜炎症反应，减轻充血水肿，使病变的黏膜逆转，提高和恢复黏膜纤毛的摆动，从而恢复黏膜的清除功能。如糠酸莫米松鼻喷雾剂 2 撤，1 次/天。全身糖皮质激素主要用于慢性鼻-鼻窦炎伴鼻息肉患者，尤其是严重、复发性鼻息肉患者，可以短期减量口服。如泼尼松，30mg，1 次/天，晨起顿服，连用 3 天后停用；②大环内酯类药物：主要用于慢性鼻-鼻窦炎不伴鼻息肉患者、常规药物治疗效果不佳、无嗜酸性粒细胞增多、IgE 值正常、变应原检测阴性的非变应性慢性鼻-鼻窦炎患者。小剂量长期口服，疗程不少于 12 周。如罗红霉素 150mg，2 次/天。

2）抗菌药物：慢性鼻-鼻窦炎伴急性感染时，根据细菌培养和药物敏感试验结果选择敏感的抗菌药物口服治疗，常规剂量，疗程不超过 2 周。一般选用青霉素类，如阿莫西林一次 0.5～1g，3～4 次/天；一代或二代头孢菌素，如头孢呋辛酯 0.25g，2 次/天。

3）黏液溶解促排剂：可稀化黏液并改善纤毛活性，有助于恢复鼻腔鼻窦的生理功能。如标准桃金娘油 300mg，2 次/天。

4）抗过敏药物：对伴有变应性鼻炎和（或）哮喘的患者可应用。如氯雷他定 10mg，口服，1 次/天。

5）减充血剂：持续性严重鼻塞的患者可短期使用，疗程＜7 天。如盐酸羟甲唑啉喷雾剂 1～3 喷，2 次/天。

6）鼻腔冲洗：这是治疗慢性鼻-鼻窦炎的有效手段。可选择生理盐水、高渗盐水等用于鼻腔冲洗。

（2）手术治疗：有以下情况之一者可手术治疗

1）影响窦口鼻道复合体或各鼻窦引流的明显解剖学异常。

2）影响窦口鼻道复合体或各鼻窦引流的鼻息肉。

3）经药物治疗症状改善不满意。

4）出现颅内、眶内等并发症。

2. 中医治疗 慢性鼻-鼻窦炎属中医学"鼻渊"的范畴。临床上针对保守治疗者，常可配用中医康复治疗以改善症状。

（1）中医内治：辨证先分虚实，常见证型有肺经风热证、胆腑郁热证、脾胃湿热证、肺气虚寒证、脾气虚弱证。治疗本病以清除浊涕、宣通鼻窍为原则。常用方剂有银翘散、龙胆泻肝汤、甘露消毒丹、温肺止流丹、参苓白术散。

（2）其他治疗：中药制剂滴鼻、鼻窦冲洗灌注、超声雾化吸入等。还可采用体针、灸法、穴位注射、耳穴贴压及按摩疗法。

【风险规避】

1. 误诊防范

（1）充分认识鼻腔鼻窦肿瘤的多样性和复杂性，大部分肿瘤早期症状

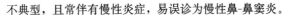

不典型，且常伴有慢性炎症，易误诊为慢性鼻-鼻窦炎。

（2）鼻内镜检查时充分收缩鼻腔黏膜，吸净鼻腔分泌物，观察鼻腔解剖结构。在鼻内镜下仔细观察肿物的形态和生长部位，辨别肿物组织与正常黏膜，并且仔细阅读鼻窦 CT 了解肿物的影像学特征，病理活检有助于确诊。

2. 医患沟通

（1）一般告知：慢性鼻-鼻窦炎需长期药物治疗，症状在用药期间得以控制，但停药后又容易复发。本病的近期疗效评定不少于 3 个月，远期疗效评定不少于 1 年。鼻腔冲洗是治疗慢性鼻-鼻窦炎的有效手段，应坚持应用。

（2）风险告知

1）慢性鼻-鼻窦炎保守治疗时，鼻用糖皮质激素疗程不少于 3 个月，全身糖皮质激素是短期应用并以口服为主，静脉内用药不良反应多。鼻内糖皮质激素对鼻腔黏膜有一定刺激作用，可引起鼻腔干燥、鼻结痂、鼻出血等不良反应。若长期使用引起鼻部发生局部真菌感染时，则应停用并给予适当治疗。

2）以鼻出血为首诊症状的中年人需提高警惕，鼻内镜下鼻腔止血后需查明出血原因，考虑为鼻腔、鼻窦、鼻咽部疾病及全身性疾病时建议住院检查及治疗。

3. 记录要点

（1）详细记录鼻部症状，头痛有无时间规律性，鼻内镜报告重点记录鼻腔异常解剖结构、分泌物性质，记录鼻窦 CT 结果。治疗方案中记录鼻用糖皮质激素和全身糖皮质激素名称、剂量、用法。

（2）经药物治疗症状改善不满意时考虑手术治疗，拒绝者应作记录。

（3）鼻内镜检查时发现肿物，需详细记录质地、颜色、形状、边界、根蒂，触之是否易出血等，是否行病理活检以明确诊断。

（廖光美　张妙兴）

十四、咽　异　物

【概述】　咽异物在耳鼻咽喉科各类异物中最为多见，常见的原因是注意力不集中，匆忙进食。异物大多存留于扁桃体、舌根、会厌谷、梨状窝等处。鼻咽部异物少见。

【诊断步骤】

1. 问诊要点

（1）明确的异物误吞史，进食时间。

513

（2）了解异物的种类、性质、形状，异物发生后有无继续进食。

（3）咽部有无异物刺痛感，位置是否固定。

（4）异物嵌顿后是否吞咽困难、张口流涎、痰中带血。

（5）有无呼吸困难、呛咳、声嘶。

（6）有无颈部活动受限。

（7）有无发热、胸痛、吐血、黑便等。

2. 体检要点

（1）咽部黏膜有无损伤。

（2）扁桃体、腭舌弓、腭咽弓、舌根、会厌谷、梨状窝有无异物。

（3）梨状窝是否有黏液性分泌物潴留。

（4）颈部有无轻微压痛、皮下气肿。

3. 辅助检查

（1）一般检查

1）用压舌板进行口咽部检查，间接鼻咽镜检查鼻咽部。

2）间接喉镜：了解异物是否存留于喉咽部。

3）纤维喉镜或电子喉镜检查：高亮度，视野清晰，容易寻找异物。

（2）选择性检查

1）食管造影：咽喉部未发现异物，怀疑食管异物时可选择检查。

2）胸片：少数金属丝类异物，当咽喉部未发现异物时可行胸片检查予以确诊。

3）颈部侧位片、颈部 CT、颈段食管 CT：当异物刺穿咽壁进入颈部软组织时可选择检查。

4. 诊断要点

（1）有明确的异物误吞史，并有咽异物感、刺痛感、吞咽困难、痰中带血等。

（2）较大异物存留于下咽部，导致呼吸困难。

（3）间接喉镜、纤维喉镜下见扁桃体窝、舌根、会厌谷、梨状窝处异物。

5. 鉴别诊断要点

（1）与气管异物相鉴别：常发生于 5 岁以下儿童，有明显的异物吸入史。异物进入气管后立即引起剧烈呛咳、呕吐、呼吸困难等症状，较大异物即刻发生窒息。在颈、胸部气管区可闻及气管拍击音，常在纤维支气管镜下取出异物。

（2）与食管异物相鉴别：常见于成人，有明确的异物误吞史，间接喉镜下可见梨状窝处有分泌物潴留，异物多位于食管上段，食管造影及胸部

CT 可予确诊，常在电子胃镜或食管镜下取出异物。

6. 确定诊断

（1）患者有咽异物史，在间接喉镜下见异物即可确诊。

（2）扁桃体窝、舌根、会厌谷、梨状窝处异物有时难以发现，需在纤维喉镜或电子喉镜下仔细观察见到异物方能确诊。

【治疗方法】

1. 西医治疗

（1）口咽部异物一旦发现，宜用枪状镊取出。

（2）儿童因为扁桃体肥大，咽异物多数容易存留于扁桃体周围。对于不合作者，需由家长抱着固定好头部。发现异物后用枪状镊迅速钳取。

（3）明显恶心的患者，先行黏膜表面麻醉后再行喉镜检查。

（4）舌根、会厌谷、梨状窝等处的异物，行黏膜表面麻醉后可在间接喉镜下用异物钳取出。舌体肥大、颈短不能配合者可在纤维喉镜或电子喉镜下取出。

（5）因咽异物导致咽后脓肿或咽旁脓肿者，应从口咽或颈侧行脓肿切开排脓引流术。

2. 中医治疗　咽异物属中医学"骨鲠"的范畴，本病治疗以及时取出异物为基本原则。对于较小尖锐异物，存留部位隐蔽，检查未能发现，但吞咽疼痛明显者，根据具体病情适当选用软化、松脱骨鲠法。如威灵仙30g，水两碗煎成半碗，加醋半碗徐徐咽下，日服 1～2 剂。

【风险规避】

1. 误诊防范

（1）咽异物诊断及治疗并不难，但异物穿透咽壁或颈段食管壁至颈部者易误诊，所以此类患者需详细耐心的问诊，并行相关辅助检查以明确诊断。

（2）唾液分泌较多的患者应反复清水漱口做深呼吸动作，尽量将口腔内残留唾液清除干净，避免影响检查结果。

（3）因异物存留较长时间，随喉部活动反复损伤局部黏膜，继发炎症增生、溃疡等改变后，进一步遮挡异物，使异物的发现更加困难。同时局部增生、溃疡、假膜等反应形成"肿物"假象，造成误诊。此时应行纤维喉镜、电子喉镜检查，不可盲目诊断为肿瘤。

（4）对于病史高度提示异物存在可能的患者，当纤维喉镜或食管镜未发现异物时，应及时行硬性喉镜检查，以免对异物嵌顿部位隐蔽的患者造成不必要的误诊。

2. 医患沟通

（1）一般告知：误吞异物后，切忌强行吞咽食物试图将异物咽下，以免加重咽黏膜损伤；患者有明确的异物史及局部特征，经纤维喉镜、食管造影检查未发现异物，但症状有反复者，不能轻易作出结论，可行颈部CT检查，检查后仍不能发现异物者，嘱其定期复查。

（2）风险告知

1）咽部异物在强行吞咽大团食物时，可以穿透咽壁黏膜，移行于颈部软组织，出现颈部包块、颈部感染或者声音嘶哑等症状。

2）咽异物未能及时取出有可能导致喉水肿、吸入性肺炎、纵隔炎等并发症，所以咽喉部有异物应及时取出。

3. 记录要点

（1）记录误吞异物的时间及异物名称，纤维喉镜报告应详细记录异物存留部位，异物是否取出等。若异物未能及时取出，则需转上级医院进一步诊治。

（2）当咽喉部未发现异物而患者症状明显时，建议行食管造影、颈段食管CT。患者拒绝检查时应作好病历记录。

（廖光美　张妙兴）

十五、急性扁桃体炎

【概述】　急性扁桃体炎是腭扁桃体的急性非特异性炎症，往往伴有轻重程度不等的急性咽炎。其病原菌主要为A组β-溶血性链球菌。本病常见于儿童及青少年，在春秋两季气温变化时容易发病。

【诊断步骤】

1. 问诊要点

（1）有无受凉、疲劳、上呼吸道感染、睡眠打鼾病史。

（2）有无咽痛、耳部放射痛、吞咽困难、言语含糊不清、耳闷耳鸣、听力下降、呼吸困难、鼻塞、流涕等。

（3）有无发热、头痛、食欲下降、疲乏无力等全身症状。

（4）儿童有无高热、抽搐、呕吐及昏睡等。

（5）是否有梅毒、肺结核、白血病等特殊病史。

（6）是否继发于急性传染病，如猩红热、流感、麻疹等。

2. 体检要点

（1）详细检查咽部黏膜有无肿胀、白斑，悬雍垂有无肿胀、松弛下垂，软腭有无运动障碍。

（2）判断扁桃体质地，扁桃体有无充血肿大，隐窝口处有无黄白色或灰白色点状豆渣样渗出物。扁桃体及周围有无白膜、溃疡。

（3）下颌角淋巴结有无肿大、压痛。

（4）详细检查鼻腔及鼻咽部，明确有无鼻窦炎、腺样体肥大。

3. 辅助检查

（1）一般检查

1）血常规：白细胞总数升高，中性粒细胞增多。

2）纤维镜检查：扁桃体肥大，隐窝口可见黄白色脓点。

（2）选择性检查

1）咽拭子涂片：可检出链球菌。

2）梅毒筛选试验、梅毒特异性确诊试验：考虑咽梅毒时可检查。

3）痰查抗酸杆菌、胸片：考虑咽结核时可选择检查。

4）鼻内镜检查：考虑鼻部疾病与扁桃体炎有关联时可选择检查。

5）视频耳内镜检查：急性扁桃体炎向上蔓延引起急性中耳炎时可选择检查。

4. 诊断要点

（1）起病较急，有发热、头痛、疲乏无力等全身症状。

（2）咽痛为主要局部症状，疼痛剧烈时可致吞咽困难、耳部放射痛。

（3）咽部黏膜弥漫性充血，扁桃体肿大，其表面有黄白色脓点，隐窝口有豆渣样渗出物。下颌角淋巴结肿大，压痛。

（4）血常规提示白细胞总数升高，中性粒细胞增多。

5. 鉴别诊断要点

（1）与急性会厌炎相鉴别：急性会厌炎咽堵塞感明显，有咽痛、吞咽困难，严重者可出现呼吸困难。纤维喉镜检查可见会厌充血肿胀。

（2）与咽梅毒相鉴别：大多有不洁性生活史。一期梅毒常为一侧扁桃体硬下疳，伴颈部淋巴结肿大。二期梅毒以咽部黏膜白斑为特征，双侧扁桃体充血肿胀、潮红，伴全身淋巴结肿大及弥漫性皮疹。三期梅毒出现硬腭穿孔、咽腔狭窄畸形等。

（3）与咽结核相鉴别：大多继发于肺结核和胃肠结核。急性粟粒型咽结核患者咽痛向耳部放射，有明显的全身中毒症状。局部特征为咽部黏膜苍白，软腭、腭弓、咽后壁的粟粒状结节迅速发展成浅表溃疡。

（4）与樊尚咽峡炎相鉴别：樊尚咽峡炎的特征为单侧咽痛，一侧扁桃体覆有灰色或黄色假膜，拭去后可见溃疡，全身症状较轻。咽拭涂片可检出梭形杆菌及樊尚螺旋体。

（5）与声门上癌相鉴别：声门上癌是原发于会厌喉面或喉室的肿瘤，咽部疼痛常于肿瘤向深层浸润或出现较深溃疡时才出现，纤维喉镜检查可发现早期病变。

（6）与白血病性咽峡炎相鉴别：一般无咽痛，以扁桃体和咽峡部坏死溃疡为特征，伴全身淋巴结肿大。骨髓象的细胞学特点是白细胞增多或减少，分类以原始白细胞和幼稚白细胞为主。

（7）与粒细胞缺乏症性咽峡炎相鉴别：扁桃体表面常有溃疡，被覆深褐色假膜，周围组织苍白、缺血，颈部淋巴结无肿大。骨髓象的细胞学特点是白细胞显著减少，分类则粒系白细胞锐减或消失。

6. 确定诊断　急性扁桃体炎一般有典型的临床表现，如咽痛、耳痛、发热、头痛等，扁桃体隐窝口有黄白色或灰白色豆渣样渗出物，下颌角淋巴结肿大等即可确诊。但有时需与咽结核、樊尚咽峡炎等相鉴别。

【治疗方法】

1. 西医治疗

（1）一般治疗：隔离患者，进流质饮食及多饮水，加强营养及保持大便通畅。

（2）药物治疗

1）首选青霉素类药物口服治疗，疗程为 10 天。如阿莫西林一次 0.5～1g，3～4 次/天。也可选用一代或二代头孢菌素，如头孢呋辛酯 0.25g，2 次/天。青霉素过敏患者可选用大环内酯类药物，如罗红霉素 150mg，2 次/天。

2）发热或咽痛剧烈时可口服退热药及镇痛药。如对乙酰氨基酚 0.5g，2 次/天。

（3）局部治疗：选用清热解毒、利咽消肿的中药煎水含漱，如复方硼砂含漱液。

2. 中医治疗　急性扁桃体炎属中医学"急乳蛾"的范畴。临床上积极应用中医康复治疗，可获良效。

（1）中医内治：本病多为热证，宜先分表里，常见证型有风热外犯证、肺胃热盛证，治疗以清热、消肿、利咽为原则，常用方剂有疏风清热汤、清咽利膈汤。

（2）其他治疗：中医外治法有针刺、穴位注射、耳穴贴压、刮痧火罐法等。外敷选用三黄散、如意金黄散等，用水、蜜调成糊状，外敷于与喉核对应之颈部皮肤，每日 2 次。

【风险规避】

1. 误诊防范

（1）详细询问病史，如结核、梅毒等病史，注意排除咽部特异性感染。

（2）仔细进行体格检查，必要时行某些特殊检查。如颈淋巴结肿大、假膜、溃疡可能是炎症，也可能是特殊感染或恶性肿瘤，可进一步作咽拭子涂片，必要时行内镜检查及病理活检。

2. 医患沟通

（1）一般告知：养成良好的生活和饮食习惯；积极治疗邻近器官疾病，如慢性鼻炎、慢性鼻窦炎等疾病，减少诱发本病的机会；由于溶血性链球菌感染后可发生非化脓性并发症，因此抗菌治疗以清除病灶中细菌为目的，病程需10天。以口服为主，不轻易肌内及静脉内给药。

（2）风险告知

1）在少数情况下急性扁桃体炎可引起身体其他系统的疾病，如急性肾小球肾炎、风湿性心内膜炎、急性关节炎等。并发症的危害性往往大于急性扁桃体炎本身。所以对反复发作者或已有并发症者，宜在急性期过后考虑施行扁桃体切除术。

2）急性扁桃体炎易引起扁桃体周围蜂窝织炎、扁桃体周围脓肿、咽旁脓肿、急性中耳炎等局部并发症，所以一旦确诊应及时治疗。

3. 记录要点

（1）记录患者咽痛的时间，扁桃体有无肥大，隐窝口有无干酪样分泌物。具体治疗方案及复诊时间。

（2）根据病情综合分析后怀疑咽部特殊感染时，如梅毒、结核、艾滋病等，建议行相关辅助检查予以确诊，若患者拒绝执行，此时病历需详细记录相关情况及患者意愿。

（廖光美 张妙兴）

十六、阻塞性睡眠呼吸暂停低通气综合征

【概述】 阻塞性睡眠呼吸暂停低通气综合征（OSAHS）是睡眠过程中上气管塌陷阻塞引起的呼吸暂停和低通气，通常伴有打鼾、睡眠结构紊乱、低氧血症、白天嗜睡、头痛、注意力不集中等，可诱发多种疾病，如高血压病、冠心病、糖尿病、心律失常等。本病发病率有逐年增加趋势，可发生于各个年龄阶段，但以中年肥胖男性发病率最高。

【诊断步骤】

1. 问诊要点

（1）睡眠时打鼾，是否随年龄和体重的增加逐渐加重，是否在睡眠中频繁的呼吸停止、憋醒。

（2）晨起后是否头痛、咽部干燥、异物感。

（3）白天是否嗜睡、记忆力减退、注意力不集中。

（4）是否有性功能减退，夜尿次数增多，性格改变。

（5）是否有高血压病、冠心病、糖尿病、胃食管反流病等疾病。

（6）是否长期大量饮酒、吸烟等。

2. 体检要点

（1）血压、体重、身高、颈围，有无下颌后缩、下颌畸形。

（2）关注鼻腔解剖结构，了解有无鼻中隔偏曲、鼻甲肥大、鼻息肉、腺样体肥大等。

（3）咽喉部检查，注意有无悬雍垂肥厚、软腭组织肥厚、口咽腔狭窄、扁桃体肥大、舌根肥厚、会厌囊肿等。

3. 辅助检查

（1）一般检查

1）纤维喉镜检查：了解上气管解剖结构。

2）多导睡眠监测（PSG）：它是诊断 OSAHS 的金标准。按 7 小时睡眠时间计算，用众多检测项目来分析呼吸暂停类型、血氧饱和度下降程度、心律变化等，通常用呼吸暂停低通气指数（AHI）、动脉血氧饱和度等指标进行诊断。

（2）选择性检查

1）血常规：病程长、低氧血症严重者，血细胞计数和血红蛋白可有不同程度的增加。

2）动脉血气分析：了解是否有低氧血症、高碳酸血症、呼吸性酸中毒等。

3）肺功能：病情严重时有不同程度的通气功能障碍。

4）可能发生的并发症的相应检查，如心电图、胸片等。

4. 诊断要点

（1）典型的夜间睡眠打鼾伴呼吸暂停、白天嗜睡等，查体可见上气管狭窄及阻塞，AHI≥5 次/时者可诊断为 OSAHS。

（2）夜间睡眠打鼾伴呼吸暂停，白天嗜睡不明显，AHI≥10 次/时。

（3）夜间睡眠打鼾伴呼吸暂停，白天嗜睡不明显，AHI≥5 次/时，存在认知功能障碍、高血压、冠心病、脑血管疾病、糖尿病和失眠等 1 项或 1 项以上 OSAHS 并发症。

5. 鉴别诊断要点

（1）与中枢性睡眠呼吸暂停低通气综合征相鉴别：睡眠时呼吸暂停以中枢性为主，可能伴有高碳酸血症，通过多导睡眠监测即可鉴别。

（2）与腺样体肥大相鉴别：腺样体肥大多见于儿童。它可引起鼻窦炎、分泌性中耳炎反复发作，而且影响儿童生长发育，也是引起 OSAHS 的原因之一。一经确诊，应尽早施行腺样体切除术。

（3）与发作性睡病相鉴别：发病年龄多在 14～16 岁，男多于女，主要表现为难以控制的白天嗜睡、发作性猝倒、睡眠瘫痪和睡眠幻觉。本病发病年龄较轻，无呼吸梗阻等病症，易与 OSAHS 鉴别。

（4）与不宁腿综合征相鉴别：患者夜间强烈需求腿动，常伴异样不适感，安静或卧位时严重，活动时缓解，多导睡眠监测有典型的周期性腿动。结合体征和多导睡眠监测结果可与 OSAHS 相鉴别。

（5）与单纯鼾症相鉴别：夜间有不同程度鼾症，AHI＜5 次/时，白天无症状。

6. 确定诊断 根据睡眠时打鼾伴呼吸暂停等典型症状，上气管狭窄及阻塞，或合并糖尿病、高血压病等疾病。同时 PSG 提示 AHI≥5 次/时，呼吸暂停以阻塞性为主即可确诊。

【治疗方法】

1. 西医治疗

（1）一般治疗：减肥、戒酒、建立侧卧位睡眠习惯、慎用镇静催眠药物、适当抬高床头。

（2）无创气管正压通气治疗

1）即鼻腔持续正压通气疗法，它是成人 OSAHS 患者的首选治疗方法。一般采用家用呼吸机在家庭治疗。

2）适合于中、重度 OSAHS 患者（AHI＞15 次/时），轻度 OSAHS（AHI 5～15 次/时）患者但症状明显，合并或并发心脑血管疾病和糖尿病等。

3）持续正压通气治疗压力的调定：初始压力从较低的压力开始，如 4～6cmH$_2$O（1cmH$_2$O＝0.098 kPa），如果临床观察有鼾声或呼吸不规律，或者血氧监测 SaO$_2$ 下降，睡眠监测发现呼吸暂停时可将压力上调 0.5～1.0cmH$_2$O；如果鼾声或呼吸暂停消失，SaO$_2$ 平稳后，可保持压力或下调 0.5～1.0cm H$_2$O，再观察临床情况及血氧监测，反复此过程以获得最佳压力。

（3）外科治疗：仅适合于手术确实可解除上气管阻塞的患者。

（4）重视并发症的治疗。

2. 中医治疗 OSAHS 属于中医学"鼾眠"的范畴。临床上可在专科诊治的基础上，配合中医康复诊疗以改善症状。

（1）中医内治：临床常见证型有痰瘀互结证、肺脾气虚证。治以通窍为主，辨证辅以化痰、活血、补虚等治法。常用方剂有导痰汤合桃红四物汤、补中益气汤等。常用中药有法半夏、赤芍、当归、川芎、党参、白术、柴胡等。

（2）其他治疗：中医外治有电针、穴位埋线、耳穴贴压等方法。若患者体质壮实，可在辨证论治的基础上，配合针灸减肥，辅助太极拳、五禽戏等传统保健方法。

【风险规避】

1. 误诊防范

（1）充分认识 OSAHS 的疾病特征。OSAHS 作为源头疾病可引起多系统、多器官的渐进性损害。其并发症易转化为主要症状，所以详细询问病史后应重视纤维喉镜检查、PSG 检查，详细评估病情程度。

（2）诊断过程中需重视多科室的密切配合。如上呼吸道的解剖，尤其是咽部气管的解剖与上颌骨、下颌骨的发育有关，所以需要口腔科医生的合作。

2. 医患沟通

（1）一般告知：培养良好的睡眠姿势，尽量采取侧卧位，以改善通气；按计划进行适当的活动与锻炼。

（2）风险告知

1）OSAHS 是多种心脑血管疾病的发生危险因素，对缺血性心脏病、原发性高血压、糖尿病等的发生、发展、转归有着重要的影响。重者可导致生命危险，如睡眠中猝死。所以早期发现、早期治疗是控制疾病发展、减少并发症发生、降低病死率的关键。

2）确诊为 OSAHS 的患者如未接受积极的治疗方法，嘱其家属注意患者夜间鼾声的变化，有无憋气以及白天嗜睡的情况，鼾声时断时续或白天嗜睡加重均提示病情可能恶化，应及时复诊并采取相应的治疗措施。

3. 记录要点

（1）详细记录患者体重、身高、睡眠过程中出现的症状和全身症状。描述上气管解剖结构异常，PSG 检查结果，治疗方案及复诊时间。

（2）重视预防与监护，说明建立侧卧位睡眠姿势，坚持健康饮食习惯的重要性并作好记录。

（3）记录家用呼吸机型号及疗效。

（廖光美　张妙兴）

十七、腺样体肥大

【概述】 腺样体因反复炎症刺激而发生病理性增生肥大，引起相应的症状者称为腺样体肥大。本病多见于儿童，常合并慢性扁桃体炎，与分泌性中耳炎密切相关。其上气管阻塞与睡眠障碍导致患儿呼吸暂停及低通气，出现低氧血症、高碳酸血症。严重者出现生长发育迟缓、记忆力减退、认知功能障碍、肺心病、猝死等并发症。

【诊断步骤】

1. 问诊要点

（1）鼻部症状：是否有鼻塞流涕，涕中带血，说话时闭塞性鼻音，鼻干燥感。

（2）耳部症状：有无耳闷，耳痛，听力下降。

（3）咽部症状：是否咽痛，咳嗽，咽异物感。

（4）睡眠障碍：睡眠中有无憋气、张口呼吸、磨牙、易惊醒，鼾声是否过大。

（5）行为异常：反应迟钝，注意力不集中、性情暴躁、白天嗜睡、记忆力减退。

2. 体检要点

（1）鼻腔：有无鼻翼萎缩，前鼻孔狭窄。鼻腔有无黏液性或脓性分泌物流出。后鼻孔是否通畅，了解后鼻孔堵塞程度。

（2）耳科：鼓膜颜色是否正常，标志是否清晰，透过鼓膜是否可见占位影或液平面。

（3）鼻咽：鼻咽顶后壁有无红色块状隆起，表面呈橘瓣状，有纵行沟槽，了解咽鼓管咽口的压迫情况。

（4）口咽：咽后壁有无分泌物附着，扁桃体有无肥大。

（5）腺样体面容：是否有上颌骨变长，腭骨高拱，牙列不齐，上切牙突出，唇厚，缺乏表情。

3. 辅助检查

（1）一般检查：鼻内镜检查能够直接反映腺样体的大小、颜色、形态、堵塞后鼻孔的面积，是否压迫咽鼓管咽口。

（2）选择性检查

1）视频耳内镜检查、声导抗测试、纯音听阈测定：伴有分泌性中耳炎的患儿可选择检查。

2）多导睡眠监测：伴有睡眠障碍时可选择检查，其目的在于明确睡眠呼吸暂停的严重程度、夜间缺氧状况等。

3）鼻咽部 CT：判断腺样体的部位及大小，也有助于与鼻咽部肿瘤相鉴别。

4）EB 病毒的 VCA-IgA 检查：怀疑鼻咽部肿瘤时可选择检查。

5）病理学诊断：怀疑鼻咽部肿瘤时可行鼻咽部活检术。

4. 诊断要点

（1）症状呈多样化，但仍以呼吸道症状为主，如鼻塞流涕、张口呼吸、打鼾、咳嗽等。

（2）有典型的腺样体面容，口咽部有黏脓液从鼻咽部流下，常见扁桃体肥大。

（3）鼻内镜检查可见鼻咽顶后壁分叶状淋巴组织，有5～6条深纵槽，槽中可见脓液及碎屑。腺样体较大时可将鼻咽部全部占满并阻塞后鼻孔。

（4）鼻咽部 CT：鼻咽部软组织增厚。

5. 鉴别诊断要点

（1）与鼻后滴漏综合征相鉴别：鼻后滴漏综合征是由于鼻部疾病引起分泌物倒流向鼻后部和咽喉部，甚至反流入声门或气管，导致以咳嗽为主要表现的综合征。治疗上对病因进行针对性治疗。

（2）与鼻咽纤维血管瘤相鉴别：鼻咽纤维血管瘤好发于青年男性，阵发性鼻腔和（或）口腔出血为首诊主诉。鼻咽部圆形或分叶状红色肿瘤，表面光滑而富有血管，瘤组织侵入鼻腔可引起外鼻畸形。压迫咽鼓管引起耳鸣、耳闷、听力下降。主要采取手术治疗，术前行血管栓塞，术中控制性低血压以减少出血。最后诊断有赖于术后病理检查。

（3）与鼻咽癌相鉴别：鼻咽癌可能与遗传因素、病毒因素及环境因素有关。临床上以鼻部症状、耳部症状、颈部淋巴结肿大、脑神经症状、远处转移等为特征。好发于鼻咽顶前壁及咽隐窝。早期病变不典型，仅表现为黏膜充血、血管怒张或一侧咽隐窝饱满。需结合纤维鼻咽喉镜、鼻咽部 CT 检查，鼻咽部肿物病理活检来确诊。

（4）与鼻咽脊索瘤相鉴别：鼻咽脊索瘤好发于中年男性，属低度恶性肿瘤，常表现为进行性鼻塞、脓性鼻涕、嗅觉减退、闭塞性鼻音、夜间鼾声、耳鸣、头痛等。治疗上以手术为主，术后易复发，少数可发生恶变。

6. 确定诊断

（1）根据鼻塞流涕、张口呼吸、打鼾等症状，典型的腺样体面容，结合鼻内镜下腺样体较大时阻塞后鼻孔即可初步诊断。

（2）鼻咽部 CT 以及鼻咽部活检可进一步明确诊断。

【治疗方法】

1. 西医治疗

（1）手术治疗：有以下情况之一者应动员家长接受手术治疗

1）腺样体肥大引起张口呼吸、打鼾或有闭塞性鼻音者。

2）腺样体肥大堵塞咽鼓管咽口，引起分泌性中耳炎，出现听力下降者；或导致化脓性中耳炎反复发作，久治不愈者。

3）已形成"腺样体面容"，并有消瘦、发育障碍者。

4）腺样体肥大伴鼻腔、鼻窦炎症反复发作，或上呼吸道感染频发者。

（2）保守治疗：腺样体肥大引起分泌性中耳炎、慢性鼻窦炎反复发作，若患儿家长不考虑手术治疗时，可根据疾病特征给予相应治疗。如分泌性中耳炎，慢性鼻窦炎（详见本书相关疾病的治疗）。

2. 中医治疗　腺样体肥大，在祖国医学中无相应病名。根据其临床表现及病症特点，常见证型有肺肾阴虚、肺脾气虚、气血瘀阻，常用方剂有六味地黄汤、补中益气汤、会厌逐瘀汤。

【风险规避】

1. 误诊防范

（1）儿科医生应提高对本病的认识，凡儿童在睡眠中憋气、张口呼吸、磨牙、鼾声过大来就诊者应及时请耳鼻喉科医生会诊，以避免本病的漏诊与误诊。

（2）腺样体增生肉眼形态与鼻咽良性肿瘤难以鉴别。如腺样体明显增生如结节状，表面光滑无纵沟，肿物表面富有血管，需注意与鼻咽纤维血管瘤相鉴别。

（3）成人腺样体肥大可出现与鼻咽癌相似的临床症状，如腺样体肥大伴炎症较重时，黏膜表面糜烂、出血伴脓性分泌物，易误诊为鼻咽癌。临床上要排除鼻咽癌需进行鼻咽部活检、鼻咽部 CT 检查等。

2. 医患沟通

（1）一般告知：轻度腺样体肥大患儿若未引起明显局部症状及睡眠呼吸紊乱，早期应重视生活习惯调整，并密切关注疾病进展及症状表现，一旦出现上述典型症状应及时就诊；儿童分泌性中耳炎及鼻窦炎与腺样体肥大关系密切，目前腺样体切除术已成为治疗儿童分泌性中耳炎和慢性鼻窦炎的常规手术，如伴随扁桃体肥大，年长儿可与扁桃体切除术同时进行。

（2）风险告知

1）肥大的腺样体不同程度的阻塞后鼻孔和压迫咽鼓管，以及下流分泌物对咽、喉和下呼吸道的刺激，可引起耳、鼻、咽、喉和下呼吸道的多种症状。严重者出现生长发育迟缓、认知功能减退、肺心病等，所以本病宜早发现、早诊断及早治疗。

2）患儿长期鼻塞和张口呼吸，引起面骨发育障碍，出现腺样体面容。腺样体切除术后面骨仍难以恢复至正常水平，故在本病确诊后宜早期手术为宜。

3. 记录要点

（1）详细记录鼻塞流涕、耳闷、听力下降的持续时间，睡眠状态，鼻咽部体征，具体治疗方法及复查时间。

（2）腺样体肥大有手术指征时，建议住院手术治疗。不愿手术者应告知可能出现的风险并作记录。

（3）当考虑鼻咽部肿瘤时，如行鼻咽部活检术，需记录病理检查结果。

（廖光美　张妙兴）

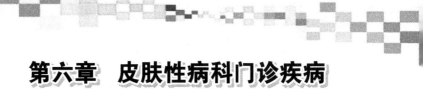

第六章　皮肤性病科门诊疾病

一、带 状 疱 疹

【概述】　带状疱疹是由水痘-带状疱疹病毒（VZV）所致的一种急性疱疹性皮肤病。初次感染 VZV 后表现为水痘或呈隐性感染，愈合后残留的病毒潜伏于脊神经后根或颅神经的神经节中。临床表现为沿单侧周围神经分布的簇集性小水疱，常伴显著的神经痛。可发生于任何皮区，但最常见的是胸神经和颅神经支配的皮区。

【诊断步骤】

1. 问诊要点

（1）是否感染过水痘，有无接触外源性物质，是否清楚出疹时间。

（2）有无皮肤疼痛，了解疼痛部位、性质、特点、诱发因素、持续时间、加重及缓解因素、伴随症状等。

（3）是否皮肤感觉异常，如剧烈瘙痒、烧灼感。

（4）有无全身乏力、头痛、发热、畏寒等症状。

（5）有无畏光流泪、眼痛、视力丧失、耳痛、眩晕、耳鸣、听力下降等。

（6）有无高血压病、糖尿病、慢性支气管炎、冠心病、慢性肾炎、肾结石等。

2. 体检要点

（1）皮疹部位、分布特点、色泽、边界、有无高出皮肤、触之是否碍手、有无压痛。

（2）皮疹特点是否表现为风团样红斑、皮肤潮红、丘疹、斑丘疹、水疱、脓疱、糜烂、渗液、脓痂、结痂、脱屑、皲裂等。

（3）皮损有无色素沉着、色素脱失性瘢痕。

（4）有无局部淋巴结肿大，是否有压痛。

（5）是否有角膜溃疡、结膜充血、上睑下垂、睫状充血、眼外肌瘫痪、面部瘢痕。

（6）耳郭、硬腭或舌部有无带状疱疹小水疱。

3. 辅助检查

（1）一般检查

1）疱液涂片检查：可检测到多核巨细胞和核内包涵体。

2）组织培养法直接检测病毒：有助于明确诊断。

3）从皮损基底部做细胞刮片进行 VZV 感染细胞的直接荧光抗体染色：有助于明确诊断。

（2）选择性检查

1）血常规：以明确有无继发感染。

2）腹部 B 超：腹部疼痛时可选择检查。

3）胸片、心电图、超声心动图：胸部疼痛时可选择检查。

4）酶联免疫吸附试验和免疫荧光技术检测特异性 IgG、IgM、IgA：IgM 增高及高效价的抗 VZV IgA 抗体意味着 VZV 感染复发。

5）裂隙灯检查、普通视力检查：伴有眼部症状时可检查。

6）视频耳内镜检查、口咽部检查：伴有耳部、咽部症状时可检查。

4. 诊断要点

（1）发疹前有乏力、食欲缺乏、全身不适等前驱症状，皮肤感觉异常或疼痛。

（2）皮疹按神经支配区域分布：呈单侧性、不过躯体中线；病程有自限性，约 2-3 周，愈后可有色素改变或瘢痕。

（3）组织培养法直接检测可发现带状疱疹病毒。

5. 鉴别诊断要点

（1）与单纯疱疹相鉴别：单纯疱疹表现为皮肤与黏膜交界处的成群水疱，自觉有灼热及痒感，常有反复发作史。疱液病毒培养可鉴别。

（2）与脓疱疮相鉴别：脓疱疮是一种细菌感染性皮肤病，表现为脓疱，疱壁薄，易破溃、糜烂，干涸后形成蜜黄色厚痂，因搔抓而使脓疱向周围扩散。细菌学检查可明确诊断。

（3）与接触性皮炎相鉴别：接触性皮炎是皮肤或黏膜接触外源性物质后，在接触部位发生的炎症性反应。表现为红斑、肿胀、丘疹、水疱甚至大疱。病变局限于接触部位，形态单一，边界清楚，去除病因后，多易治愈。

（4）与肾结石、胆结石相鉴别：局部疼痛而无皮疹时，B 超检查可排除肾结石、胆结石，或待皮疹出现后可以鉴别。

6. 确定诊断

（1）带状疱疹的症状和体征非常有特点，一旦看到不对称皮区的皮疹

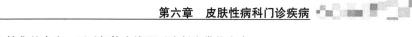

和簇集的水疱，不过躯体中线即可诊断为带状疱疹。

（2）实验室的病毒学诊断是诊断不典型病例的重要方法。

【治疗方法】

1. 西医治疗 带状疱疹的治疗目标是缓解急性期疼痛，限制皮损的扩散，缩短皮损持续时间。

（1）抗病毒治疗

1）进行系统性抗病毒治疗的指征包括：①大于 50 岁患者任一部位的带状疱疹；②所有年龄患者的头/颈部带状疱疹；③躯干/四肢严重的带状疱疹；④免疫功能低下或缺陷患者的带状疱疹；⑤伴有严重特应性皮炎或严重湿疹患者的带状疱疹。

2）常用药物：①阿昔洛韦 400mg，5 次/天，服 7 天；5～10mg/kg，静脉滴注，3 次/天，滴注时间至少 1 个小时，给药期间应多补充水分，防止阿昔洛韦在肾小管内沉淀，对肾功能造成损害；②伐昔洛韦 300mg，2 次/天，服用 7 天，能减轻带状疱疹急性疼痛及后遗神经痛的发生率；③泛昔洛韦 250mg，3 次/天，服用 7 天，是口服治疗无并发症带状疱疹最常应用的抗病毒药物。

3）对肾功能受损患者，静脉用阿昔洛韦、口服阿昔洛韦、伐昔洛韦及泛昔洛韦的剂量要相应调整。

（2）糖皮质激素疗法：在带状疱疹急性发作早期的治疗中，系统应用大剂量糖皮质激素可以抑制炎症过程，缩短急性疼痛的持续时间和皮损愈合时间。一般用泼尼松 30mg/天，疗程为 7 天。在没有系统性抗病毒治疗时不宜单独使用激素。

（3）神经痛的治疗：采用阶梯治疗方案。

1）第一步选用非甾体类镇痛药，如对乙酰氨基酚 1.5～5g/d。

2）第二步选用麻醉性镇痛药，如曲马多 200～400mg/d，可待因 120mg/d。

3）第三步选用中枢阿片类药物，如吗啡 30～360mg/d。

4）严重的神经痛，可在第一步或第二步联用抗癫痫药卡马西平 400～1200mg/d。

（4）外用药物：局部可以用 3% 硼酸溶液或冷水湿敷进行干燥和消毒，每日数次，每次 15～20 分钟。水疱少时可涂炉甘石洗剂。

（5）物理治疗：半导体激光及氦氖激光照射可作为辅助治疗方法。

（6）眼带状疱疹的治疗

1）系统性静脉或口服抗病毒治疗必须尽早开始，优先考虑静脉内给药，如阿昔洛韦 5～10mg/kg，静脉滴注，3 次/天。

2）病毒性角膜炎可局部应用抗病毒药，如阿昔洛韦眼膏。

3）一般情况下，避免使用糖皮质激素疗法。当角膜内皮和小梁发生炎症时，推荐使用阿昔洛韦和泼尼松龙联合治疗。

（7）耳带状疱疹的治疗：通常需要大剂量抗病毒疗法（首选静脉给药）与糖皮质激素联合。

2. 中医治疗　带状疱疹属中医学"蛇串疮"范畴，蛇串疮治疗不当可后遗神经痛，是临床治疗难点，故应及早诊治。针对病情轻者或不宜使用抗病毒药物者，可使用中医康复治疗。

（1）中医内治：临床辨证需分期、分虚实，常见有肝经郁热证、脾虚湿蕴证、气滞血瘀证等证型。早期治以祛邪为主，晚期攻补兼施，辨证辅以解毒、行气、活血、止痛等治法。相应的常用方剂有龙胆泻肝汤、除湿胃苓汤、血府逐瘀汤合金铃子散等。季德胜蛇药、龙胆泻肝丸等中成药亦常辨证选用。

（2）其他治疗：亦可选用疱疮围刺、梅花针扣刺、刺络拔罐、金黄散或云南白药或青黛散调液外敷等外治法。

【风险规避】

1. 误诊防范

（1）熟悉带状疱疹的特点，提高诊断水平。查不出体征的具有神经痛特征的疼痛，不管皮肤有无皮疹，均应考虑到带状疱疹。可通过动态观察病情变化，特别是观察局部皮肤的变化，进行鉴别诊断。

（2）重视相关辅助检查。带状疱疹在潜伏期内全身症状轻微，初次就诊时易误诊，如在头面部三叉神经支配区域疼痛，易误诊为偏头痛、三叉神经痛；胸部疼痛常误诊为心绞痛；肋间神经痛；腹部疼痛常误诊为胆囊炎、肾结石等。因此，在临床工作中需重视相关辅助检查，如心电图、B超、胸片等，可避免误诊。

2. 医患沟通

（1）一般告知：注意休息，清淡饮食，注意皮损的护理。抗病毒治疗应尽可能在皮肤症状出现后的 48 至 72 小时内开始，才能获得最佳的治疗效果。

（2）风险告知

1）皮疹消退后持续超过 4 周的疼痛，或在疼痛缓解后再次发生的超过 4 周的疼痛称为带状疱疹后神经痛。老年人多见。

2）眼部受累可致眼痛、面部瘢痕、视力丧失等，需要眼科医生协助治疗。耳部受累可致耳痛、面瘫、听力丧失等。老年人或免疫功能低下的患者耳部受累的风险较高。

3. 记录要点

（1）发疹前的前驱症状、皮肤疼痛的部位及特点、皮疹的特征、治疗方法及复诊时间。

（2）糖皮质激素治疗的依据、药物剂量及疗程。

（3）带状疱疹后神经痛的治疗应记录阶梯治疗的步骤及药物不良反应。

（何妙玲　张妙兴）

二、手癣和足癣

【概述】　手癣和足癣是发生在手掌和足跖以及指（趾）间的皮肤癣菌感染，亦可波及手、足背及腕、踝部。致病菌以毛癣菌为主，其中最常见的是红色毛癣菌和须癣毛癣菌。主要通过接触传染，公用木盆、拖鞋等为足癣的重要传染途径，而足癣又是手癣的重要传染源。

【诊断步骤】

1. 问诊要点

（1）是否曾与人共用脚盆、鞋袜、浴巾等，是否赤足在公共设施上行走。

（2）了解发病部位，有无瘙痒、疼痛感、灼热感等。

（3）是否反复发作，有无季节性发作特点，是否与光线刺激、花粉、多汗等有关。

（4）采用何种药物治疗、疗程和疗效。

（5）有无长期搔抓、洗烫、摩擦、各种化学物品和溶剂刺激。

2. 体检要点

（1）皮损的部位、颜色、边界、有无双侧对称、是否高出皮肤、触之是否碍手、有无压痛。

（2）皮损的表现有无红斑、丘疹、水疱、脓疱、糜烂、浸渍发白、角化过度、苔藓样变、粗糙、皲裂、脱屑、边缘高起有无呈圈状等。

3. 辅助检查

（1）一般检查

1）真菌直接镜检：可见菌丝或孢子。

2）真菌培养：明确致病菌种有利于选择药物和预防复发。

（2）选择性检查：血常规及皮损细菌培养有助于明确有无继发细菌感染。

4. 诊断要点

531

（1）临床表现：足癣多累及双侧，手癣多为单侧。根据临床特点的不同，可分为以下三型：

1）水疱型：原发损害为针尖大的深在水疱，成群或散在分布，疱壁厚，内容物澄清，干燥吸收后出现领圈状脱屑。皮损向四周蔓延扩大，形成环形或多形环损害，边缘较清楚。常伴瘙痒。

2）指（趾）间型：以4～5和3～5指（趾）间最为常见。皮损表现为指（趾）间糜烂、浸渍发白，除去浸渍发白的上皮可见其下红色糜烂面，可有少许渗液。瘙痒明显，继发细菌感染可致丹毒或蜂窝织炎等。

3）鳞屑角化型：皮损多累及掌跖，皮肤粗糙、增厚、脱屑。自觉症状轻微，每到冬季易发生皲裂、出血、疼痛。

（2）真菌直接镜检阳性或真菌培养阳性。

5. 鉴别诊断要点

（1）与湿疹相鉴别：湿疹的皮损为多形性，表现为红斑、丘疹、丘疱疹、糜烂、结痂、皮肤增厚、苔藓样变等，中央明显，向周围蔓延，境界不清，有渗出倾向，慢性者有浸润肥厚。反复发作，剧烈瘙痒。真菌直接镜检可鉴别。

（2）与汗疱疹相鉴别：汗疱疹春秋发病，夏季加重，冬季自愈，多见于掌跖和指趾侧缘，对称分布，深在性小水疱，干涸后形成衣领状脱屑，伴瘙痒及烧灼感。真菌直接镜检可区分。

（3）与剥脱性角质松解症相鉴别：剥脱性皮炎表现为表皮剥脱明显，形成较多鳞屑，无明显深在性小水疱。真菌直接镜检及真菌培养可予鉴别。

6. 确定诊断

（1）根据手部或足部反复瘙痒、疼痛的典型症状，针尖大的水疱散在分布，吸收后出现领圈状脱屑等即可初步诊断。

（2）真菌直接镜检阳性或真菌培养阳性即可确诊。

【治疗方法】

1. 西医治疗 根据病情的严重程度，选择局部和（或）系统性药物联合治疗。

（1）局部治疗：抗癣药膏有联苯苄唑霜、益康唑霜、咪康唑霜、酮康唑霜、1%～3%克霉唑霜、特比萘芬霜、萘替芬霜、复方苯甲酸软膏等，2次/天，疗程一般至少4周。适用于初发或病灶局限者。

1）水疱型选择溶剂，如3%柳酸、6%苯甲酸搽剂、复方雷琐辛搽剂，10%冰醋酸溶液，2次/天。

2）间擦糜烂型先用粉剂如咪康唑粉、枯矾粉，再用软膏。

3）鳞屑角化型选择霜剂、软膏。

（2）系统治疗：常用伊曲康唑和特比萘芬。伊曲康唑 100mg，顿服，连服 14 天；或 100～200mg，2 次/天，连服 7 天。特比萘芬 250mg，顿服，连服 7～14 天。

2. 中医治疗 手癣和足癣属中医学"鹅掌风"、"脚湿气"等范畴，临床上可配合中医康复治疗，以减轻症状、减少复发。

（1）中医内治：根据皮损的部位、性质及舌脉等辨证，临床常见有风湿毒聚证、湿热下注证等证型。治以祛湿止痒为主，辨证辅以解毒、利湿等治法。常用方剂有消风散、苦参汤、萆薢化毒汤、龙胆泻肝汤。

（2）其他治疗：水疱型可选用 1 号癣药水、复方土槿皮酊外搽；二矾汤熏洗；中药煎汤浸泡等外治法。糜烂型可选用二矾汤浸泡；雄黄膏外搽。

【风险规避】

1. 误诊防范

（1）应当对浅部真菌病及需要鉴别的疾病有充分的认识和全面的掌握，正确辨认皮损及其特征，认真询问病史，了解皮损在病程中的变化以及对治疗的反应，这样有助于正确诊断，避免误诊。

（2）对于手部的炎症性皮肤病的鉴别诊断要考虑到手癣，尤其是单侧发病者，详细询问有无皮肤擦伤、足癣、体癣等病史，全面检查皮肤有无足癣、体癣、股癣等真菌感染性疾病，对可疑病例应及时正确取材做真菌学镜检以鉴别诊断。

2. 医患沟通

（1）一般告知：穿透气鞋袜，保持足部干燥，避免搔抓，避免长期将手足浸泡水等液体中，不与他人共用鞋袜、脚盆、手套、浴巾等生活用品。

（2）风险告知

1）对婴幼儿和成人皮肤娇嫩处不宜用刺激性药物。

2）口服抗真菌药可能损伤肝功能，用药期间需监测肝功能，肝功能不全的患者不宜选用。

3）单纯外用药治疗费用较低，极少发生系统不良反应，起效较快，但疗程较长。

3. 记录要点

（1）详细记录皮肤不适症状和持续时间，皮损特征，真菌直接镜检和真菌培养结果，具体治疗方案及复诊时间。

（2）外用药物治疗疗程，加用口服药物的依据及其不良反应。

（何妙玲 张妙兴）

三、湿 疹

【概述】 湿疹是由多种内外因素引起的一种具有明显渗出倾向的炎症性皮肤病。其病因较复杂，发病机制尚不明确。皮疹多样性，可发生于全身的各个部位，病程不规则，易反复发作，严重影响患者的生活质量。

【诊断步骤】

1. 问诊要点

（1）有无皮肤瘙痒及疼痛，了解发病部位、发病时间规律、诱发因素、加重及缓解因素、是否影响睡眠等。

（2）是否有全身症状，如发热、恶寒、头痛、恶心等。

（3）采用何种药物治疗，病情有无反复发作。

（4）有无接触致敏物质，是否有营养障碍、肿瘤、慢性感染、免疫缺陷、内分泌疾病、个人或家族过敏史等。

2. 体检要点

（1）皮疹部位、分布特点、色泽、边界、有无高出皮肤、触之是否碍手、有无压痛。

（2）皮疹特点是否表现为风团样红斑、皮肤潮红、丘疹、斑丘疹、水疱、脓疱、糜烂、渗液、结痂、脱屑、皲裂、局限性、泛发性等。

（3）皮损有无粗糙肥厚、苔藓样变、色素沉着、色素脱失性瘢痕等。

（4）有无局部淋巴结肿大，是否有压痛。

3. 辅助检查

（1）一般检查

1）血常规：提示嗜酸性粒细胞增多。

2）血清嗜酸性阳离子蛋白增高，部分患者有血清 IgE 增高。

（2）选择性检查

1）变应原测试：有助于寻找致敏原。

2）斑贴试验：有助于除外接触性皮炎。

3）疥虫检查：有助于排除疥疮。

4）真菌试验：可除外真菌病。

5）血清免疫球蛋白：可帮助鉴别具有湿疹皮炎皮损的先天性疾病。

6）皮损细菌培养：有助于诊断有无继发细菌感染。

7）皮肤组织病理学检查：有助于明确诊断。

4. 诊断要点

（1）皮损特点

1）急性湿疹：皮损表现为红斑、水肿基础上粟粒大丘疹、丘疱疹、水疱、糜烂及渗出，病变中心往往较重，而逐渐向周围蔓延。外围又有散在丘疹、丘疱疹，故境界不清。常合并毛囊炎、疖、局部淋巴结炎等。

2）亚急性湿疹：皮损以小丘疹、鳞屑、结痂为主，有少数丘疱疹或小水疱、糜烂。皮损范围渐趋局限。

3）慢性湿疹：慢性湿疹主要表现为粗糙肥厚、苔藓样变。可伴有色素改变，手足部湿疹可伴发甲改变。

（2）反复发作的病史。

5. 鉴别诊断要点

（1）与接触性皮炎相鉴别：接触性皮炎是皮肤或黏膜接触外源性物质后，在接触部位发生的炎症性反应。表现为红斑、肿胀、丘疹、水疱甚至大疱。病变局限于接触部位，形态单一，境界清楚，病程短，去除病因后，多易治愈。

（2）与神经性皮炎相鉴别：神经性皮炎多因皮肤瘙痒搔抓后出现，多见于颈、肘、骶尾部，以苔藓样变为主，多无多形性丘疹，无渗出表现。

（3）与特异性皮炎相鉴别：特异性皮炎是一种慢性复发性、瘙痒性、炎症性皮肤病病。具有遗传倾向，随着年龄增长可能出现哮喘、变应性鼻炎等呼吸道过敏症状。

（4）与疥疮相鉴别：疥疮是疥螨寄生在皮肤表皮层引起的接触传染性皮肤病。好发于手指缝及其两侧、腕屈侧、腋窝等皮肤薄嫩处。其特点为夜间剧痒，皮损处有隧道，可找到疥虫。

（5）与手足癣相鉴别：手足癣是皮肤癣菌侵犯指趾、指趾间、掌跖部所引起的感染。常单侧发病，皮疹以红斑、鳞屑为主，可有水疱，指趾间常有浸渍糜烂。真菌镜检阳性。

6. 确定诊断

（1）皮损反复发作，以丘疹、水疱、鳞屑、结痂为主，或者皮肤表面干燥、苔藓样变、色素沉着等特点可初步诊断。

（2）皮肤组织病理学检查可确诊。

【治疗方法】

1. 西医治疗

（1）一般治疗

1）避免各种外界刺激，如搔抓、摩擦、烫洗、过度清洗等。

2）避免易致敏和有刺激性的食物，如鱼、虾、浓茶、咖啡、酒类等。

（2）局部治疗

1）急性湿疹

a. 仅红肿、丘疹、水疱无渗出时，选用炉甘石洗剂、糖皮质激素乳膏或凝胶。

b. 大量渗出时应选择冷湿敷，如 3％硼酸溶液、1：2000 醋酸铅溶液、0.5％硫酸锌溶液湿敷。有糜烂但渗出不多时用锌氧油、氧化锌糊剂。

2）亚急性期：外用氧化锌糊剂、乳剂、糖皮质激素乳膏。

3）慢性期：外用糠馏油、黑豆馏油、糖皮质激素软膏或硬膏。合用保湿剂及角质松解剂，如 20％～40％尿素软膏等。

4）外用糖皮质激素

a. 原则上不应全身应用糖皮质激素，而以局部应用为主。外用糖皮质激素应根据病情、病变部位、面积等合理用药。一般为每日 2 次用药。

b. 根据皮损的性质选择合适强度的糖皮质激素：①轻度湿疹建议选弱效糖皮质激素，如氢化可的松、地塞米松乳膏；②中度湿疹建议选择中效激素，如糠酸莫米松、曲安奈德等；③重度肥厚性皮损建议选择强效糖皮质激素如卤米松乳膏。

c. 儿童和老人手足湿疹患者、面部及皮肤皱褶部位皮损一般用弱效或中效糖皮质激素即有效。

d. 强效糖皮质激素连续应用一般不超过 2 周，以减少不良反应。

5）抗菌药物：细菌定植和感染可诱发或加重湿疹，可选用各种抗菌药物的外用制剂，如红霉素软膏、莫匹罗星软膏等。

（3）系统治疗

1）抗组胺药：根据患者情况适当选择。湿疹多在晚间痒剧，最好于晚餐后或睡前服 1 次。常用第一代：氯苯那敏 4mg，3 次/天；苯海拉明 25～50mg，2～3 次/天。第二代：西替利嗪 10mg，1 次/天；氯雷他定 10mg，1 次/天；地氯雷他定 5mg，1 次/天；依匹斯汀 20mg，1 次/天；咪唑斯汀 10mg，1 次/天。必要时两种配合或交替使用。

2）抗菌药物：伴有广泛感染者建议应用抗菌药物 7～10 天，以口服为主。

3）葡萄糖酸钙：可用于急性发作或瘙痒明显者。10％葡萄糖酸钙注射液 10ml 加 5％葡萄糖注射液 100ml 静脉滴注，1 次/天。

4）糖皮质激素：①一般不主张常规使用；②可用于病因明确，短期可以去除病因的患者；③严重水肿、泛发性皮疹、红皮病等为迅速控制症状也可以短期应用，但必须慎重，以免发生全身不良反应及病情反跳。如地塞米松 10mg 加 5％葡萄糖注射液，静脉滴注，1 次/天。

（4）物理治疗：紫外线疗法对慢性顽固性湿疹有较好疗效。

2. 中医治疗 湿疹属中医学"湿疮"的范畴，根据其病程及皮损特

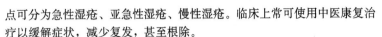

点可分为急性湿疮、亚急性湿疮、慢性湿疮。临床上常可使用中医康复治疗以缓解症状，减少复发，甚至根除。

（1）中医内治：临床辨证先分期、分虚实，常见有风热蕴肤证、湿热浸淫证、脾虚湿蕴证、血虚风燥证等证型。急性、亚急性期以清热利湿、祛风止痒为主，慢性期以健脾化湿、养血止痒为主。常用方剂有消风散、龙胆泻肝汤、除湿胃苓汤、四物消风饮等。

（2）其他治疗：急性湿疮初期无渗出时，可选用三黄洗剂、中药煎汤外洗，或青黛散外搽；糜烂有渗出时，可用中药煎汤湿敷，糜烂面外涂紫草油或黄连油。亚急性湿疮可选用油剂外涂，三黄洗剂外洗，青黛散或三妙散外敷。慢性湿疮可选用中药软膏类药物，如大风子油膏、普连膏等。

【风险规避】

1. 误诊防范

（1）熟悉湿疹的皮疹特点及演变过程是避免误诊的关键。湿疹的急性期容易误诊为接触性皮炎，而苔藓样变的慢性期又易与神经性皮炎相混淆。仔细询问病史及耐心观察皮疹部位及特点并不难鉴别。

（2）对于少数皮疹性质难以确定的病例，充分利用实验室检查手段是避免误诊的又一重要措施，如斑贴试验、光敏感试验、真菌试验等，尤其是皮肤组织病理学检查均有助于与类似湿疹表现的疾病相鉴别。

2. 医患沟通

（1）一般告知：本病易复发，建议患者定期复诊，急性湿疹在治疗后1周，亚急性患者在治疗后1～2周，慢性患者在治疗后2～4周复诊一次；日光、炎热环境、持续出汗、寒冷干燥时均可使病情加重；解释正规使用糖皮质激素的安全性、用药剂量、用法、疗程、如何调整等。

（2）风险告知

1）湿疹患者皮肤屏障功能有破坏，易继发刺激性皮炎、感染及过敏等，因此保护屏障功能非常重要。

2）糖皮质激素的不当使用对皮肤可造成激素依赖性皮炎。

3. 记录要点

（1）记录发病部位、皮疹的特征、治疗方法及复诊时间。

（2）糖皮质激素使用的适应证、方法及注意事项。

（廖光美　张妙兴）

四、荨 麻 疹

【概述】 荨麻疹是由于皮肤、黏膜小血管扩张及渗透性增加出现的一种局限性水肿反应。其病因复杂，发病机制尚未明确。临床特征为大小不等的风团伴瘙痒，可伴有血管性水肿。风团通常在2～24小时内消退，但易反复发生新的皮疹。

【诊断步骤】

1. 问诊要点

（1）是否有皮肤瘙痒、烧灼刺痛感，出现风团时间，是否有皮肤破损。

（2）诱发因素、缓解因素、风团持续时间、昼夜发作规律。

（3）是否恶心呕吐、头痛、胸闷、腹痛、腹泻、关节痛、发热等。

（4）采用何种药物治疗，经治疗后风团是否消失。

（5）个人及家族过敏史、感染病史、外伤史、手术史、心理及精神状况。

（6）女性发病是否与月经周期有关。

（7）生活习惯、工作及生活环境等。

2. 体检要点

（1）风团大小、数目、形状、色泽、边界、分布范围。

（2）风团触之是否疼痛。

（3）风团消退后皮肤是否有色素沉着或鳞屑。

3. 辅助检查

（1）一般检查：血常规检查以了解发病是否与感染或过敏相关。

（2）选择性检查

1）疑为风湿病引起的荨麻疹，可检查血沉、抗核抗体、血清补体测定。

2）寒冷性荨麻疹，可行梅毒血清试验，测定冷球蛋白、冷纤维蛋白原、冷溶血素、抗核抗体等。

3）疑与感染有关，可行肝功能、肾功能、便虫卵检查等。

4）疑为吸入或食物过敏者，可行变应原筛查、食物激发试验。

5）疑为自身免疫性荨麻疹，可行自体血清皮肤试验、甲状腺功能检测。

4. 诊断要点

（1）常先有皮肤瘙痒，随即出现风团。

（2）典型的风团为局限的水肿型圆顶隆起的皮损，形态、大小、分布不一，持续时间不超过 24～36 小时，愈后皮肤无色素沉着。

（3）可能伴有血管性水肿。

（4）病理变化主要为真皮水肿，皮肤毛细血管及小血管扩张充血，血管周围炎细胞浸润。

5. 鉴别诊断要点

（1）与荨麻疹性血管炎相鉴别：荨麻疹性血管炎是一种主要累及皮肤小血管的血管炎，好发于中年或老年。临床表现为风团样损害，局部烧灼或疼痛感，皮损消退后遗留色素沉着。组织学检查显示白细胞碎裂性血管炎改变。

（2）与发疹性药疹相鉴别：发病前有明确用药史，多见于躯干并呈对称分布，皮肤消退后伴薄层脱屑或色素沉着。组织学显示表皮有淋巴细胞和凋亡的角质形成细胞，真皮浅层血管周围有单核细胞浸润。

（3）与荨麻疹性皮炎相鉴别：多发于老年人，皮肤表现为长期持久性斑片伴风团，在躯干或四肢近端两侧对称分布，消退后有痕迹。组织学检查显示表皮轻微细胞间水肿，真皮湿疹样反应伴真皮乳头水肿。

6. 确定诊断

（1）以大小不等的风团伴瘙痒为典型特征，消退后无色素沉着即可初步诊断。

（2）病理组织学提示血管性水肿即可确诊。

（3）少数病例尚需与表现为风团或血管性水肿形成的疾病相鉴别。如丘疹性荨麻疹、荨麻疹型药疹等。

【治疗方法】

1. 西医治疗

（1）病因治疗

1）诱导性荨麻疹，避免诱发刺激可改善临床症状。

2）慢性荨麻疹，在其他治疗抵抗或无效时可酌情考虑抗感染或控制炎症等治疗。

3）与食物相关的荨麻疹患者，应寻找可能的食物并加以避免。

4）对自体血清皮肤试验阳性的患者，常规治疗无效且病情严重时可考虑加用免疫抑制剂，自体血清注射治疗或血浆置换等。

（2）控制症状：药物选择遵循安全、有效和规则使用的原则。可根据病情和对治疗的反应制订、调整治疗方案，见图 6-4-1。

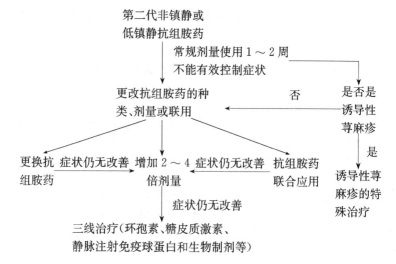

图 6-4-1 慢性荨麻疹治疗流程

注：引自中国荨麻疹诊疗指南（2014 版）中华皮肤科杂志.2014，47（7）：515

1）一线治疗：首选第二代抗组胺药，治疗有效后逐渐减少剂量，以达到控制风团发作为标准。如氯雷他定 10mg，1 次/天。

2）二线治疗：在常规剂量 1～2 周后不能有效控制症状，可选择以下方法治疗。①更换药物；②获得患者知情同意后增加 2～4 倍剂量；③联合第一代抗组胺药，如氯苯那敏 4mg，3 次/天；④联合第二代抗组胺药，提倡同类结构的药物联合使用，如氯雷他定与地氯雷他定联合；⑤联合抗白三烯药物，如孟鲁司特钠 10mg，1 次/天。

3）三线治疗：上述治疗无效时选择此类治疗。①环孢素，每日 3～5mg/kg，分 2～3 次口服；②糖皮质激素适用于急性、重症或伴有喉头水肿的荨麻疹，如泼尼松 30～40mg，口服 4～5 天后停药；③免疫球蛋白适合于严重的自身免疫性荨麻疹，如静脉注射免疫球蛋白，每日 2g，连用 5 天。

4）急性荨麻疹的治疗：在去除病因以及口服抗组胺药不能有效控制症状时可选择糖皮质激素。①泼尼松 30～40mg，口服 4～5 天后停药；②重症或伴有喉头水肿的荨麻疹，可选择地塞米松静脉或肌内注射；③伴有休克或严重的荨麻疹伴血管性水肿，可选择 1：1000 肾上腺素溶液 0.2～0.4ml 皮下或肌内注射。

5）诱导性荨麻疹的治疗：治疗无效的情况下，可选择一些特殊的治疗方法，见表 6-4-1。

表 6-4-1 部分诱导性荨麻疹的治疗选择

类 型	特殊治疗方法
人工荨麻疹	1）减少搔抓； 2）联合酮替芬（1mg，每日 1～2 次）； 3）窄谱 UVA 或 UVB
冷接触性荨麻疹	1）联合赛庚啶（2mg，每日 3 次）； 2）联合多塞平（25mg，每日 2 次）； 3）冷水适应性脱敏
胆碱能性荨麻疹	1）联合达那唑，0.6g/d，以后逐渐减为 0.2～0.3g/d； 2）联合美喹他嗪（波丽玛朗，5mg，每日 2 次）； 3）联合酮替芬（1mg，每日 1～2 次）； 4）逐渐增加水温和运动量
延迟压力性荨麻疹	抗组胺药无效时可选择 1）糖皮质激素，如泼尼松 30～40mg； 2）难治患者可选择氨苯砜，50mg，每日 1 次； 3）柳氮磺胺吡啶，2～3g/d，口服
日光性荨麻疹	1）羟氯喹，每次 0.2g，每日 2 次； 2）UVA 或 UVB 脱敏治疗

注：（1）UVA：长波黑斑效应紫外线；UVB：中波红斑效应紫外线。
（2）引自中国荨麻疹诊疗指南（2014 版）中华皮肤科杂志 .2014，47（7）：516

6）妊娠和哺乳期妇女及儿童的治疗：妊娠期如症状反复发作，严重影响工作及生活时，药物治疗同时需告知患者目前无绝对安全可靠的药物。哺乳期可酌情选用氯雷他定、西替利嗪，使用较低的剂量。儿童荨麻疹选择非镇静作用的抗组胺药，治疗无效时，可联合第一代（晚上使用）和第二代（白天使用）抗组胺药物治疗。

2. 中医治疗 荨麻疹属中医学"瘾疹"的范畴，临床上常可使用中医康复治疗以缓解症状及减少发作，甚至根治。

（1）中医内治：辨证先分表里、寒热、虚实，临床常见有风热犯表证、风寒束表证、胃肠湿热证、卫表不固证、气血两虚证、气血瘀滞证等证型。治以祛风止痒为主，辨证辅以调和营卫、通腑利湿、益气养血等治法。相应的常用方剂有消风散、桂枝麻黄各半汤、防风通圣散、玉屏风散合桂枝汤、八珍汤合当归饮子、血府逐瘀汤。防风通圣散、玉屏风颗粒等中成药亦常辨证选用。

（2）其他治疗：针刺取穴以曲池、合谷、足三里、血海、三阴交、百虫窝、阳陵泉、风池、大椎等为主；亦可选用等炉甘石洗剂外搽等外治法。

【风险规避】

1. 误诊防范

（1）儿童急性腹型荨麻疹，皮疹和胃肠道症状不一定同时出现，腹痛在皮疹之前出现常使本病难以诊断，易被误诊。所以应仔细了解患儿是否为过敏体质，有无荨麻疹病史，有无接触过敏原，还需重视腹部体征，了解腹部B超、X线检查有无特异性改变。

（2）许多皮肤病都可能出现风团样皮损，在诊断时除依据特征性的临床表现外，还必须对风团样皮疹行病理组织学检查。

2. 医患沟通

（1）一般告知：慢性荨麻疹病因复杂，病情易反复发作，为了提高患者的生活质量以及减少停药后复发的几率，抗组胺药治疗有效后继续维持是关键；疑与食物相关的荨麻疹患者，可记录食物日记。

（2）风险告知

1）妊娠期间尽量避免使用抗组胺药物。如必须采用抗组胺药治疗时，需将药物的不良反应告知患者，如嗜睡、乏力、口干、头痛等。

2）儿童荨麻疹治疗需慎重选择抗组胺药，镇静类抗组胺药会给患儿学习造成影响。

3）应用糖皮质激素时应告知4～5天后立即停药，长期应用可能引起不良反应，如骨质疏松、肌无力、体重增加、月经紊乱等。

3. 记录要点

（1）详细记录风团持续时间，昼夜发作规律，病理学检查结果，具体药物名称及联合用药指征、复查时间。

（2）记录是否有系统性疾病、血液病、家族遗传史等。

（3）记录糖皮质激素应用指征及主要不良反应。

（廖光美　张妙兴）

五、特应性皮炎

【概述】　特应性皮炎是一种慢性、复发性、炎症性皮肤病，表现为皮肤干燥、剧烈瘙痒、慢性湿疹样皮炎。发病与遗传和环境因素关系密切，但确切发病机制尚未明确。正规的治疗可使症状完全消退或显著改善，提高患者的生活质量。

【诊断步骤】

1. 问诊要点

（1）皮肤是否剧烈瘙痒及干燥。了解最初发病年龄、发病部位、性质、特点、诱发因素、加重及缓解因素、伴随症状等。

（2）皮肤有无烧灼感、疼痛，是否畏光流泪、视力下降、发热、呕吐、腹泻、多汗等。

（3）采用何种药物治疗，了解疗程及疗效。

（4）有无家族过敏史，如哮喘、过敏性鼻炎、花粉症等。

（5）有无食物及吸入物过敏原，了解职业及工作环境。

2. 体检要点

（1）皮疹部位、分布特点、色泽、边界、有无高出皮肤、触之是否碍手、有无压痛。

（2）皮疹特点是否表现为红斑、斑片、皮肤潮红、丘疹、丘疱疹、水疱、脓疱、糜烂、渗液、脓痂、血痂、黄色厚痂、鳞屑、苔藓样变、皲裂等。

（3）皮损有无白色划痕征、浸润肥厚、色素沉着。

（4）有无局部淋巴结肿大，是否有压痛。

（5）有无眶下褶痕，眼周黑晕，面色苍白等。

（6）是否并发毛囊炎、急性湿疹样改变。

3. 辅助检查

（1）一般检查

1）血常规：嗜酸性粒细胞计数增多。

2）补体系列：血清总 IgE 增高。

（2）选择性检查

1）食入、吸入过敏原及斑贴试验：查找过敏物质。

2）1∶1 万乙酰胆碱延迟发白试验：乙酰胆碱 0.1ml 皮内注射后 3～5 分钟，本病在注射部位周围出现苍白区，持续 15～30 分钟。

4. 诊断要点

（1）2 岁以前发病，迁延至儿童或成人。

（2）本人或家族中有遗传过敏史（哮喘、过敏性鼻炎、过敏性结膜炎、特应性皮炎等）。

（3）不同时期的临床表现

1) 婴儿期（出生至 2 岁）：表现为婴儿湿疹，分布于双颊、额部、头皮，皮疹干燥或渗出。

2) 儿童期（2～12 岁）：以亚急性和慢性皮炎为主，发生于肘窝、腘窝和小腿伸侧，皮疹干燥肥厚，明显苔藓样变。

3) 青年及成人期：表现为亚急性和慢性皮炎，分布于肘窝、腘窝、颈周、躯干、四肢及掌跖部，皮疹为干燥肥厚性皮炎，也可为痒疹样皮疹。

(4) 嗜酸性粒细胞计数增高和血清总 IgE 升高。

(5) 特异性皮炎 Williams 诊断标准：

1) 主要标准：皮肤瘙痒。

2) 次要标准：①屈侧皮炎湿疹史，包括肘窝、腘窝、踝前、颈部（10 岁以下儿童包括颊部皮疹）；②哮喘或过敏性鼻炎史（或在 4 岁以下儿童的一级亲属中有特应性疾病史）；③近年来全身皮肤干燥史；④有屈侧湿疹（4 岁以下儿童面颊部/前额和四肢伸侧湿疹）；⑤2 岁前发病（适用于 4 岁以上患者）。

确定诊断：主要标准＋3 条或 3 条以上次要标准。

5. 鉴别诊断要点

(1) 与湿疹相鉴别：湿疹是一种具有明显渗出倾向的炎症性皮肤病，无家族史，无一定好发部位。

(2) 与慢性单纯性苔藓相鉴别：皮损为苔藓样变和多角形扁平丘疹，无个人和家族遗传过敏史，皮损无特殊的发生和发展规律，无血清和皮肤点刺试验的异常发现。

(3) 与婴儿脂溢性皮炎相鉴别：常见于生后不久的婴儿，好发于头皮、耳后、眉间、鼻唇沟，特征性皮损为灰黄色或棕黄色油腻性鳞屑，无遗传过敏性家族史。

6. 确定诊断　家族中有遗传或本人有过敏史，根据上述皮疹的特点、部位，结合血常规中嗜酸性粒细胞计数增多、血清总 IgE 升高即可确诊。

【治疗方法】

1. 西医治疗

(1) 一般治疗

1) 避免各种外界刺激，如搔抓、摩擦、过度清洗等。

2) 避免易致敏和有刺激性的食物，如鸡蛋、鱼、贝类、奶、花生、大豆、坚果等，可在数周内采取试验性排除食物方法来证实致敏食物。

3) 避免吸入性过敏物质，如尘螨，花粉，动物皮屑等。

4) 避免皮肤接触刺激性纤维，如羊毛，粗的纤维纺织品等。

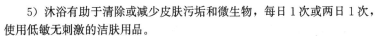

5）沐浴有助于清除或减少皮肤污垢和微生物，每日1次或两日1次，使用低敏无刺激的洁肤用品。

（2）外用药物治疗

1）外用糖皮质激素：局部外用糖皮质激素是治疗特应性皮炎的一线疗法，应根据患者年龄、皮损的性质、部位及病情，选择合适强度的糖皮质激素。一般初始选强效迅速控制炎症，再过渡到中弱效或钙调神经磷酸酶抑制剂。面颈、皱褶部选择中弱效并避免长期使用。儿童宜用中弱效并用润肤剂稀释。用药宜每日2次。病情控制后，维持治疗每周2～3次，减少复发。长期大面积使用激素应注意不良反应。外用激素强度分级：①弱效如氢化可的松、地塞米松乳膏；②中效如糠酸莫米松、曲安奈德等；③强效如卤米松乳膏、氯倍他索乳膏。

2）钙调神经磷酸酶抑制剂：多用于面颈部和皱褶部位，可与糖皮质激素联合或序贯使用。常用药有吡美莫司软膏和他克莫司软膏。前者用于轻中度特应性皮炎；后者用于中重度特应性皮炎。他克莫司儿童0.03%浓度，成人0.1%浓度，每日2次。

3）外用抗微生物制剂：微生物定植和感染可诱发或加重病情，可选用各种抗菌药物的外用制剂，如红霉素软膏、莫匹罗星软膏、夫西地酸软膏等，每日2次，用1～2周。

（3）系统治疗

1）抗组胺药及抗炎症介质药物：适用于瘙痒明显或伴有过敏性鼻炎，荨麻疹等合并症的患者。常选用口服：氯苯那敏4mg，3次/天；或氯雷他定10mg，1次/天；或地氯雷他定5mg，1次/天；或咪唑司汀10mg，1次/天；或依匹斯汀10mg，1次/天。

2）抗感染药：病情严重或继发细菌感染，可短期（1周左右）选用系统抗感染药物，如红霉素族、四环素族和喹诺酮类，少用青霉素类、磺胺类，因其易致敏。

3）糖皮质激素：原则上不应全身应用糖皮质激素，而以局部应用为主。在病情较重时可短期内全身使用如泼尼松20～30mg/d，口服；地塞米松10mg加5%葡萄糖注射液100ml，静脉滴注。

4）免疫抑制剂：适用于病情重且常规疗法不易控制的患者。环孢素应用最多，起始剂量为2.5～3.5mg/(kd·d)，分2次口服，病情控制后减少至最小维持量。用药期间监测血压及肾功能。甲氨蝶呤，每周10～15mg，可顿服，也可分2次服。

5）紫外线疗法：紫外线疗法有较好疗效，窄谱中波紫外线和长波紫外线1安全有效。光疗后注意使用润肤剂。6岁以下儿童应避免使用全身紫外线疗法。

2. 中医治疗 特应性皮炎属中医学"四弯风"的范畴，因其好发于关节曲面而得名。本病好发年龄偏小，临床上为减少药物的不良反应，可使用中医康复治疗，以改善症状或减少复发，甚至根治。

（1）中医内治：辨证先分虚实，根据其临床表现及病情特点，多从风、从湿、从热、从脾虚来辨证。治以祛湿止痒为主，辨证辅以祛风、清热、运脾等治法。常用方剂有麻黄连翘赤小豆汤、导赤散、除湿胃苓汤。但因本病属过敏性疾病，故选方用药时可考虑适当加入提高免疫力之中药，如黄芪、白术、防风等。

（2）其他治疗：可参考湿疹的外治，初期无渗出时，可选用三黄洗剂、中药煎汤外洗，或青黛散外搽；糜烂有渗出时，可用中药煎汤湿敷，糜烂面外涂紫草油或黄连油。亚急性湿疮可选用油剂外涂，三黄洗剂外洗，青黛散或三妙散外敷。慢性湿疮可选用中药软膏类药物，如大风子油膏、普连膏等。

【风险规避】

1. 误诊防范 根据家族或个人"特应性"病史，皮损特点、不同阶段的发展变化、外周血嗜酸性粒细胞升高和血清总 IgE 增高，诊断不难。但临床上有部分患者表现不典型，容易误诊为脂溢性皮炎、非特应性湿疹、鱼鳞病、副银屑病等，应当仔细检查和问诊，必要时长期随诊再下最后诊断。

2. 医患沟通

（1）一般告知：告知患者和家属本病的性质、临床特点和注意事项，互相配合，建立长期、良好的医患关系；内衣以纯棉、宽松为宜；保持适宜的环境温度和湿度，不养宠物，不铺地毯，少养花草。

（2）风险告知

1）应向患者及其家属说明，本病临床表现多种多样且病程迁延，反复发作。

2）治疗的目的是缓解或消除症状，减少复发，正规和良好的治疗十分重要。

3）治疗应以局部外用药物为主。长期大面积使用激素也会引起不良反应。糖皮质激素和抗菌药物不宜全身应用，即使应用也不宜超过 1 周，因为长期应用会引起严重不良反应。

3. 记录要点

（1）详细记录发病部位、皮损特征，家族遗传及过敏史、治疗方案和复诊时间。

（2）记录应用激素和抗菌药物的依据及其不良反应。

（何妙玲　张妙兴）

六、痤　疮

【概述】　痤疮是一种毛囊皮脂腺的慢性炎症性皮肤病，好发于青少年，其发病可能与遗传、痤疮丙酸杆菌繁殖、炎症和免疫反应等因素有关。发病机制尚未明确，治疗方法是根据其分级选择相应的治疗药物和手段。本病对青少年的心理影响较大。

【诊断步骤】

1. 问诊要点

（1）皮损部位，持续时间，皮损处是否疼痛。

（2）皮肤有无挤压、摩擦、牵拉、创伤等。

（3）是否发热、关节痛、头痛、畏食、倦怠等。

（4）发病前有无过度劳累、精神紧张、抑郁等精神因素。

（5）是否在月经前发作。

（6）有无痤疮家族遗传史、化妆品使用史。

（7）有无进食刺激性食物、高脂肪类食物等。

2. 体检要点

（1）皮损部位，痤疮形状、单发或成簇、单头或多头、性质、色泽、边界、有无压痛。

（2）是否有黑头、白色粉刺、丘疹、脓疱、结节、囊肿、脓肿、糜烂、破溃、痂皮、窦道、瘢痕。

（3）是否有皮脂溢出、分泌物色泽及气味。

（4）愈后是否有色素沉着、浅表性瘢痕。

3. 辅助检查

（1）一般检查：痤疮合并感染时，血常规可见白细胞和中性粒细胞增高。

（2）选择性检查

1）细菌培养和药敏试验：用于指导临床合理用药。

2）血沉、C反应蛋白、疼痛部位的X线片：有助于暴发性痤疮的诊断。

3）痤疮皮损涂片镜检：有助于明确痤疮合并的感染类型。

4. 诊断要点

（1）皮损好发于面颊、前额和鼻唇沟，其次是胸部、背部、肩部。

（2）初起皮肤损害为圆锥形丘疹，顶端开始呈黄白色，逐渐发展为黑头粉刺，用手挤压后头部是黑色而其下呈白色半透明的脂栓。

（3）皮损较重时形成炎症丘疹、暗红色结节、囊肿，破溃后形成窦道和瘢痕。

（4）炎症明显时伴有疼痛。

（5）根据皮损性质将痤疮分为3度和4级，轻度（Ⅰ度）：仅有粉刺；中度（Ⅱ度）：炎性丘疹；中度（Ⅲ级）：脓疱；重度（Ⅳ级）：结节、囊肿。

（6）痤疮皮损的病理改变：皮脂腺肥大，毛囊皮脂腺导管异常角化及炎症反应。

5. 鉴别诊断要点

（1）与酒渣鼻相鉴别：酒渣鼻可能与蠕形螨有关，好发于中年人，是一种发生在颜面中部以外鼻为中心的慢性皮肤损害。表现为皮肤潮红、毛细血管扩张、丘疹脓疱、鼻赘。病理改变为皮脂腺肥大，毛囊及皮脂腺周围有大量炎症细胞浸润。

（2）与颜面播散性粟粒狼疮相鉴别：好发于青年及中年，皮损多分布于眼睑、口唇四周、面颊等。表现为扁平或半球形丘疹或小结节，呈暗红色或褐色，质地柔软，用玻片按压呈苹果酱色。病理改变为真皮中、下部有结核性浸润，可有干酪样坏死，周围朗格汉斯细胞较多。

（3）与皮脂腺瘤相鉴别：结节性硬化症的面部皮脂腺瘤好发于鼻周，皮损为伴毛细血管扩张的丘疹，集簇分布点，无炎症反应，多伴有癫痫、智力障碍等。病理改变为皮脂腺增生肥大，结缔组织增生。

6. 确定诊断

（1）皮损好发于面颊、前额和鼻唇沟等部位，皮肤损害以粉刺、丘疹、脓疱、结节等为主要特点即可初步诊断。

（2）皮肤的病理改变如皮脂腺肥大，毛囊皮脂腺导管异常角化可予确诊。

【治疗方法】

1. 西医治疗

（1）局部治疗

1）外用药物

a. 外用维A酸类药物：它既是轻度痤疮的单独一线用药，又是中度痤疮的联合用药以及痤疮维持治疗的首选药物。如0.1%阿达帕林凝胶，建议低浓度或小范围使用，每晚1次，避光。

b. 过氧化苯甲酰：它可作为炎性痤疮的首选外用抗菌药物之一。本药可单独使用，也可联合外用维A酸类药或外用抗菌药物。

c. 外用抗菌药物：1％氯林可霉素磷酸酯溶液适用于皮肤干燥和敏感的痤疮患者。建议和过氧化苯甲酰或外用维A酸类药物联合应用。

d. 二硫化硒：2.5％二硫化硒洗剂有抑制真菌、细菌及寄生虫的作用。用法是洁净皮肤后，将药液稀释后均匀涂布于脂溢显著的部位，3～5分钟后用清水清洗。

2）化学疗法：应用20％，35％，50％，70％的甘醇酸治疗痤疮，根据患者耐受程度递增果酸浓度或停留时间。每2～4周治疗1次，1个疗程为4次，增加治疗次数可提高疗效。

3）物理疗法

a. 光动力疗法：适用于Ⅲ级和Ⅳ级痤疮，特别是伴有脂肪肝、肝功能损害或高脂血症的患者。轻、中度皮损患者可使用发光二极管蓝光或红光治疗。

b. 激光疗法：多种近红外波长的激光常用于治疗痤疮炎症性皮损。根据皮损炎症程度选择能量密度及脉宽，4～8个治疗周期，每次间隔2～4周。

4）其他治疗

a. 粉刺清除术：选择粉刺挤压器挤出粉刺。挤压时注意挤压的力度和方向。

b. 囊肿内注射：严重的囊肿型痤疮，药物治疗同时可配合醋酸曲安奈德混悬剂＋1％利多卡因囊肿内注射，使病情迅速缓解，每1～2周治疗1次。

（2）系统治疗

1）维A酸类药物：目前为最有效的抗痤疮药物。

a. 适应证：①结节囊肿型痤疮；②其他治疗方法效果不好的中、重度痤疮；③有瘢痕或有形成倾向的痤疮；④频繁复发的痤疮；⑤痤疮伴严重皮脂溢出过多；⑥轻、中度痤疮但患者有快速疗效需求的；⑦痤疮患者伴有严重心理压力；⑧痤疮变异型如暴发性痤疮和聚合性痤疮，可在使用抗菌药物和糖皮质激素控制炎症反应后使用。

b. 口服剂量：推荐从0.25～0.5mg/（kg·d）剂量开始，累积剂量的大小与痤疮复发相关，故推荐累积剂量以60mg/kg为目标，痤疮基本消退并无新发疹出现后可将药物剂量逐渐减少至停药。

2）抗菌药物：针对痤疮丙酸杆菌的抗菌治疗。

a. 适应证：①中、重度痤疮患者首选的系统药物治疗；②重度痤疮患者，特别是炎症较重时早期阶段可先使用抗菌药物，再序贯使用异维A

酸，或异维 A 酸疗效不明显时可以改用抗菌药物治疗；③痤疮变异型如暴发性痤疮和聚合性痤疮。

b. 药物选择：首选四环素类如多西环素、米诺环素等，不能使用时可选择大环内酯类。抗菌药物治疗前争取将感染部位标本送病原学检查。获病原检查结果后，根据治疗反应和药敏试验结果调整用药。

c. 剂量和疗程：米诺环素和多西环素的剂量为 $100 \sim 200 \text{mg/d}$，可以 1 次或 2 次口服；四环素 1.0g/d，分 2 次空腹口服；红霉素 1.0g/d，分 2 次口服。疗程 $6 \sim 8$ 周。

3）激素

a. 抗雄激素：抗雄激素治疗仅针对女性患者，适应证为：①伴有高雄激素表现的痤疮；②女性青春期后痤疮；③经前期明显加重的痤疮；④常规治疗如系统用抗菌药物甚至系统用维 A 酸治疗反应较差，或停药后迅速复发者。目前常用的药物是避孕药和螺内酯。炔雌醇环丙孕酮在月经周期的第 1 天开始每天服用 1 片，连用 21 天，停药 7 天，再次月经后重复用药 21 天。通常疗程 >6 个月。螺内酯推荐剂量每日 $1 \sim 2 \text{mg/kg}$，疗程为 $3 \sim 6$ 个月。

b. 糖皮质激素：疗程短、较高剂量的糖皮质激素可控制重度痤疮患者的炎症。①暴发性痤疮：泼尼松 $20 \sim 30 \text{mg/d}$，可分 $2 \sim 3$ 次口服，持续 $4 \sim 6$ 周后逐渐减量，并开始联合或更换为异维 A 酸；②聚合性痤疮：泼尼松 $20 \sim 30 \text{mg/d}$，持续 $2 \sim 3$ 周，于 6 周内逐渐减量至停药；③生理剂量泼尼松 5mg 或地塞米松 0.75mg，每晚服用，对于经前期痤疮患者，每次月经前 $7 \sim 10$ 天开始服用泼尼松至月经来潮为止。

（3）痤疮的维持治疗

1）维持治疗可减轻和预防复发，提高患者的依从性，改善患者生活质量。

2）首选药物为外用维 A 酸。对有轻度炎性皮损需要抗菌药物治疗的，可考虑联合外用过氧化苯甲酰。

（4）痤疮的分级和联合治疗

1）Ⅰ级治疗：主要采用局部治疗。首选外用维 A 酸类药物，必要时加用过氧化苯甲酰或水杨酸等以提高疗效。

2）Ⅱ级治疗：在外用维 A 酸类药物治疗的基础上，联合过氧化苯甲酰或其他外用抗菌药物。

3）Ⅲ级治疗：推荐口服抗菌药物，外用维 A 酸类药物、过氧化苯甲酰或其他抗菌药物。

4）Ⅳ级治疗：口服异维 A 酸是一线治疗方法。

2. 中医治疗　痤疮属中医学"肺风粉刺"的范畴，临床上使用中医康复治疗往往可获良效。

（1）中医内治：临床可根据部位、粉刺性质、病程、舌脉等来辨证，多热，多湿，可从病因、三焦、脏腑等来辨证。常见有肺经风热证、胃肠湿热证、肝经郁热证、热毒夹瘀证、痰瘀聚结证等证型。治以祛邪为主，辨证辅以利湿、行气、解毒、凉血等治法。相应的常用方剂有枇杷清肺饮、茵陈蒿汤、丹栀逍遥散、五味消毒饮、海藻玉壶汤合桃花四物汤等。龙胆泻肝丸、熊胆降热胶囊等中成药亦常辨证选用。

（2）其他治疗：亦可选用马齿苋、紫花地丁、黄柏等煎水湿敷；中药面膜外敷等外治法。

【风险规避】

1. 误诊防范

（1）熟练掌握痤疮的临床特征及病理特点。有些疾病如马拉色菌性毛囊炎、颜面播散性粟粒性狼疮在发病部位、皮疹形态上与痤疮相似，临床上容易混淆。取皮损标本镜检有助于明确诊断，必要时可做免疫组织化学检查。

（2）在进行皮损检查时可多取几个部位会更加有利于病原体的发现，不取完全化脓的丘疹或者不取过多的脓液。

2. 医患沟通

（1）一般告知：痤疮合并感染以局部外用抗菌药物为主，感染较重时可短期口服抗菌药物，一般不需静脉内给药治疗；多食蔬菜水果，限制可能诱发或加重痤疮的辛辣甜腻食物；避免长期接触电脑，注意面部皮肤清洁，保持大便通畅；忌用手挤压、搔抓粉刺和丘疹等皮损。

（2）风险告知

1）部分痤疮患者皮肤屏障受损，若长期口服或外用抗痤疮药物如维A酸类，往往会加重皮肤屏障的破坏，导致皮肤敏感。

2）口服避孕药的起效时间需2～3个月，通常疗程＞6个月，一般要求皮损完全控制后再巩固1～2个月再停药，停药过早会增加复发的几率。长期口服避孕药，可能的不良反应有乳房胀痛、恶心、体重增加、黄褐斑、头痛等。

3）长期口服抗菌药物，可能出现肝损害、光敏反应、胃肠道反应、狼疮样综合征等。

4）避免长期大剂量使用糖皮质激素，以免发生不良反应，如精神异常、诱发或加重感染、骨质疏松、电解质紊乱等，使病情复杂化。

5）口服维A酸类药物应避妊娠。

3. 记录要点

（1）记录皮损部位、痤疮分级、具体药物名称及联合用药指征及复诊时间。

（2）记录糖皮质激素的应用指征及主要药物不良反应。

（廖光美　张妙兴）

七、梅　　毒

【概述】　梅毒是由苍白螺旋体引起的一种慢性、系统性传染病，是危害人类健康较为严重的性传播疾病之一。以潜伏感染和反复发作为其特点，性接触为最主要传播途径。

【诊断步骤】

1. 问诊要点

（1）有无皮疹及变化过程，特别是外生殖器有无瘙痒、赘生物、异常分泌物等。

（2）有无伴随发热、头痛、咽喉痛、胸痛、肌肉痛、关节痛、畏食、疲倦等全身症状。

（3）有无流行病学史：不安全性行为，多性伴侣，性伴侣感染或母亲感染等。

（4）有无输血史，既往有无梅毒病史及治疗经过，有无合并淋病、艾滋病等其他性传播疾病。女性患者还需询问月经史、孕产史等。

2. 体检要点

（1）测量体温、脉搏、呼吸、血压，注意患者神志、视力及听力，面貌有无楔状齿、马鞍鼻等异常体征。浅表淋巴结有无肿大、压痛。

（2）全身皮肤黏膜情况：掌跖部暗红斑及脱屑性斑丘疹，外阴及肛周的湿丘疹或扁平湿疣为其特征性损害。有无硬下疳、脱发及口、舌、咽喉或生殖器黏膜红斑、水肿和糜烂。典型硬下疳表现为外生殖器部位单发的边界清楚、初为粟粒大小高出皮面的结节，后发展成直径约1～2cm的圆形或椭圆形浅表性溃疡，不痛不痒，也无压痛。

（3）听诊心肺情况，触诊有无肝脾大，神经系统检查有无颈项强直、病理征等。

3. 辅助检查

（1）一般检查

1）梅毒螺旋体检查：早期病损处分泌物涂片，用暗视野显微镜、镀银染色显微镜或直接免疫荧光抗体检查梅毒螺旋体。

2）非梅毒螺旋体血清学试验：包括快速血浆反应素试验（RPR）、甲苯胺红不加热血清学试验（TRUST）和性病研究实验室试验（VDRL）等，抗体效价与梅毒活动期相关，用于筛查和疗效判断，但缺乏特异性，确诊需做梅毒螺旋体血清学试验。治疗后抗体效价可以下降甚至转阴，但有些可以持续存在。感染不足 $2\sim3$ 周，该试验可呈阴性，应于感染 4 周后复查。

3）梅毒螺旋体血清学试验：包括荧光螺旋体抗体吸收试验（FTA-ABS）、梅毒螺旋体明胶凝集试验（TPPA）和梅毒酶联免疫吸附试验（ELISA）等。抗体效价与疗效无关，大部分梅毒患者终生可呈阳性。可用作梅毒初筛试验，极早期可能阴性，阳性者需进行标准的非螺旋体血清学试验，根据抗体效价以决定治疗方案。

（2）选择性检查

1）脑脊液检查：排除神经梅毒时选做，异常者白细胞计数 $\geqslant 5 \times 10^6$/L、蛋白量 $>500\text{mg/L}$ 和脑脊液 VDRL、FTA-ABS 阳性。在没有条件做 VDRL、FTA-ABS 的情况下，可用 TPPA 和 RPR/TRUST 替代。

2）肝、胆、脾 B 超：了解肝、脾等脏器情况。

3）超声心动图：了解有无心血管病变。

4）人类免疫缺陷病毒（HIV）抗体：所有梅毒患者均应同时做 HIV 抗体筛查。

5）淋病奈瑟菌培养＋药敏：排除淋病时选做。

4. 诊断要点 梅毒可分为后天获得性梅毒和胎传梅毒（先天性梅毒）。获得性梅毒又分为早期和晚期梅毒。早期梅毒指感染梅毒螺旋体在 2 年内，包括一期、二期和早期隐性梅毒；晚期梅毒的病程在 2 年以上，包括三期梅毒、心血管梅毒、晚期隐性梅毒等。胎传梅毒又分为早期（出生后 2 年内发病）和晚期（出生后 2 年后发病）。

（1）一期梅毒：①疑似病例符合临床表现（硬下疳、腹股沟或患部近处淋巴结肿大），且非梅毒螺旋体血清学试验阳性或梅毒螺旋体血清学试验阳性，可有或无流行病学史；②确诊病例应符合疑似病例的要求，且梅毒螺旋体涂片阳性或两类梅毒血清学试验均为阳性。

（2）二期梅毒：①疑似病例应同时符合临床表现（硬下疳发生后 $4\sim6$ 周、病程 2 年内的皮肤黏膜损害、全身浅表淋巴结肿大、梅毒性骨关节、眼、内脏及神经系统损害）和非梅毒螺旋体血清学试验阳性，可有或无流行病学史；②确诊病例应符合疑似病例的要求，且梅毒螺旋体涂片阳性或两类梅毒血清学试验阳性。

（3）三期梅毒：①疑似病例应同时符合临床表现（病程 2 年以上、晚期梅毒的皮肤黏膜、骨、眼、心血管损害）和非梅毒螺旋体血清学试验阳性，可有或无流行病学史；②确诊病例应同时符合疑似病例的要求，且两类梅毒血清学试验阳性。

（4）神经梅毒：①疑似病例应同时符合临床表现（无症状或有发热、头痛、呕吐、颈项强直、视乳头水肿、偏瘫、失语、精神症状等）和脑脊液常规检查异常（排除引起异常的其他原因），可有或无流行病学史；②确诊病例应同时符合疑似病例的要求，且梅毒血清学试验阳性。

（5）隐性梅毒（潜伏梅毒）：①疑似病例应符合非梅毒螺旋体血清学试验阳性，既往无梅毒诊断与治疗史，无临床表现者；②确诊病例同时符合疑似病例的要求，且两类梅毒血清学试验阳性。如有条件可行脑脊液检查以排除无症状神经梅毒。

（6）胎传梅毒：①疑似病例指所有未经有效治疗的患梅毒母亲所生的婴儿，或所发生的死胎、死产、流产病例，证据尚不确定为胎传梅毒者；②确诊病例为符合下列任何一项即可，涂片查到梅毒螺旋体或梅毒螺旋体核酸检测阳性；婴儿血清梅毒螺旋体 IgM 抗体检测阳性；婴儿出生时非梅毒螺旋体血清学试验效价≥母亲效价的 4 倍，且梅毒螺旋体血清学试验阳性；婴儿出生时非梅毒螺旋体血清学试验阴性或虽未达到母亲效价的 4 倍，但在随访中发现由阴转阳，或效价上升有临床症状，且梅毒螺旋体血清学试验阳性；患梅毒母亲所生婴儿随访到 18 个月梅毒螺旋体抗原血清学试验仍持续阳性。

5. 鉴别诊断要点

（1）与软下疳相鉴别：表现为急性、多发性、疼痛性生殖器溃疡，伴腹股沟淋巴结肿大、化脓及破溃为其特征。质地柔软有触痛，与硬下疳的软骨样硬度、创面清洁及无明显触痛是有明显区别的。

（2）与生殖器疱疹相鉴别：集簇或散在的小水疱，逐渐破溃形成糜烂和溃疡，局部出现瘙痒、疼痛或烧灼感，而梅毒疹一般无瘙痒，病原体血清学的抗原、抗体检测可明确诊断。

（3）与尖锐湿疣相鉴别：多在外阴部位出现颗粒状、毛刺状、菜花状、鸡冠状赘生物，淡红色或灰色，醋酸白试验阳性，病理切片可明确诊断。梅毒的疣为丘疹或斑块，表面扁平而潮湿，也可呈颗粒状或菜花状，暗视野检查可查到梅毒螺旋体，梅毒血清学试验阳性。

（4）与脑卒中相鉴别：多发生于高血压、动脉粥样硬化的中老年患者。急性出现的神经系统损害，头颅 CT 或磁共振成像可明确诊断。注意流行病学的询问，必要时取脑脊液进行梅毒的相关检查可鉴别神经梅毒。

6. 确定诊断

（1）梅毒螺旋体病原体检查阳性可确诊；两类梅毒血清学试验同时阳性亦可确诊。

（2）根据有无临床症状、传播途径、病程年限、累及器官情况，进行诊断分类。

【治疗方法】

1. 西医治疗

（1）一般治疗：门诊可疑或确诊梅毒者，均需填报传染病报告卡，按乙类传染病隔离；治疗期间禁止性生活，对所有性伴侣同时进行检查和治疗；治疗后要经过2～3年的追踪观察。

（2）药物治疗：剂量足够，疗程规则。

1）早期梅毒推荐方案：普鲁卡因青霉素 G 80 万 U/d，肌内注射，连续 15 天；或苄星青霉素 240 万 U，分为两侧臀部肌内注射，每周 1 次，共 2 次。对青霉素过敏者，可选用多西环素 100mg，每天 2 次，连服 15 天；或盐酸四环素 500mg，每天 4 次，连服 15 天（肝、肾功能不全者禁用）。

2）晚期梅毒及二期复发梅毒推荐方案：普鲁卡因青霉素 G 80 万 U/d，肌内注射，连续 20 天为 1 个疗程，也可间隔 2 周后给予第 2 个疗程；或苄星青霉素 240 万 U，分为两侧臀部肌内注射，每周 1 次，共 3 次。对青霉素过敏者选用多西环素 100mg，每天 2 次，连服 30 天；或盐酸四环素 500mg，每天 4 次，连服 30 天。

3）心血管梅毒推荐方案：应住院治疗。如有心力衰竭，待心功能可代偿时，注射青霉素，从小剂量开始以避免发生吉海反应（梅毒治疗时，由于大量梅毒螺旋体被杀死，释放出异种蛋白进入血液，引起机体超敏反应，出现各种损害加重，内脏和中枢神经系统梅毒症状显著恶化的现象）。

4）神经梅毒、眼梅毒推荐方案：水剂青霉素 G 1800 万 U～2400 万 U 静脉滴注（300 万～400 万 U，每 4 小时 1 次），连续 10～14 天。必要时继以苄星青霉素治疗 3 次。

5）胎传梅毒推荐方案：脑脊液异常者应住院治疗，选择水剂青霉素 G 治疗 10～14 天。脑脊液正常者苄星青霉素 5 万 U/kg，1 次分两侧臀部肌内注射。

6）妊娠期梅毒：疑似病例，或对既往治疗和随诊有疑问，或此次检查发现有梅毒活动征象者应接受治疗。梅毒患者妊娠时，如果已接受正规治疗和随访，则无需再治疗。首选青霉素，过敏者首选口服或静脉滴注青霉素脱敏后再用青霉素治疗。禁用四环素和多西环素，红霉素和阿奇霉素疗效差，也不推荐使用。一期、二期梅毒和病程不到 1 年的潜伏梅毒给予苄星青霉素治疗 2 次，病程超过 1 年或病程不详的潜伏梅毒应治疗 3 次；或普鲁卡因青霉素治疗 10～14 天。妊娠后的前 3 个月和妊娠末 3 个月各进行 1 个疗程的抗梅毒治疗。

2. 中医治疗　梅毒属中医学"杨梅疮"的范畴。临床上以西医治疗为主，亦可根据病情需要，适当配合中医康复治疗，以缩短病程、改善症状。

（1）中医内治：根据临床表现及分期，可分为疳疮期、横痃期、杨梅疮疹期、杨梅结毒期。治以解毒为主，辨证辅以清热除湿、疏肝散结、凉血等治法。常用方剂有换肌消毒散、龙胆泻肝汤、早夺汤、二苓化毒汤等。土茯苓是治疗本病的常用药。

（2）其他治疗：亦可选用中药煎汤外洗、中药外敷等外治法。

【风险规避】

1. 误诊防范

（1）梅毒临床表现复杂多样，容易误诊。患者可能就诊于泌尿科、妇科、内科等，非皮肤性病专科医生缺乏专业知识可能造成误诊。这需要基层医生掌握梅毒诊治的相关知识，必要时请专科会诊，避免误诊。

（2）梅毒有较长的潜伏期，早期梅毒血清学检查阴性即否定梅毒诊断，可能漏诊。对于可疑病例，建议追踪复查。

（3）神经梅毒可以直接表现为神经系统症状，容易误诊为脑血管意外、脑炎等疾病，除重视流行病学史的询问外，还需做梅毒相关的检查。

（4）不规范使用抗菌药物使得梅毒的临床表现更无规律，更易误诊。临床工作中需规范应用抗菌药物。对于不典型病例需警惕梅毒的可能性，重视相关的检查及随访。

2. 医患沟通

（1）一般告知：梅毒属于性传播疾病，注意性卫生，治疗期间禁止性生活。且属于传染性疾病，避免传染他人。性伴侣必须同时诊治。

（2）风险告知

1）早期梅毒传染性强，破坏性小，经足量规范治疗可彻底治愈；晚期梅毒传染性弱，破坏性大，经治疗只能减轻症状而难以彻底治愈。

2）早期主要表现为皮肤黏膜损害，晚期可侵犯心血管、神经系统等重要脏器，造成劳动力丧失甚至死亡。

3）梅毒孕妇还可通过胎盘垂直感染胎儿，造成流产、早产或娩出先天性梅毒婴儿。

3. 记录要点

（1）记录皮肤黏膜损害情况，有无心血管、神经系统的损害表现。

（2）记录梅毒血清学的动态监测结果。治疗方案应详细记录并写明复诊时间及随访内容。

（3）符合三期梅毒、心血管梅毒及神经梅毒诊断，或门诊治疗症状无缓解，甚至加重或出现并发症者，建议住院治疗并作记录。

（陈　燕　王海峰）

八、淋　病

【概述】　淋病是由淋病奈瑟菌（淋球菌）感染所致，主要表现为泌尿生殖系统黏膜的化脓性炎症。多通过性交传染，极少数通过间接接触传染，是最常见的性传播疾病之一。其潜伏期短、传染性强，如及时治疗可治愈，否则可出现不同程度的并发症，并可致不孕不育。

【诊断步骤】

1. 问诊要点

（1）男性患者有无尿道不适，如尿痛、尿道刺痒、尿频、尿急、排尿无力、淋漓不尽、排尿困难等，尿液与分泌物性状；女性患者有无白带异常或增多、阴道出血、外阴刺痒、烧灼感、下腹或会阴坠痛等。

（2）发生于何时，是否于不洁性交后发病，有无伴寒、发热、头痛、恶心呕吐，心悸、腹痛或全身不适等。

（3）了解患者的职业，有无淋病病史或与淋病患者密切接触史，性伴侣的身份与职业。

（4）注意患者性取向，女性应了解其阴道炎病史，儿童、幼女、新生儿应注意询问其父母有无淋病病史或与淋病患者密切接触史。

（5）询问患者及其性伴侣检查和治疗的经过、使用的药物、方案以及效果。

（6）问诊应特别注意措词和保护患者隐私。

2. 体检要点

（1）男性：尿道口有无红肿、触痛、溢脓。尿道旁是否扪及触痛、波动性肿块，或存在瘘管、瘘口。龟头、包皮内板有无红肿、糜烂，注意包皮可否外翻，有无嵌顿。有无阴囊皮肤红肿、发热，触诊睾丸和附睾有无肿大、触痛。直肠指检精囊、前列腺有无触痛、肿大，或扪及其他有触痛和波动感的肿块，注意观察分泌物性状。

（2）女性：外阴皮肤、阴道黏膜、前庭大腺开口处有无红肿，腺体处有无压痛或波动感的包块。阴道分泌物的量与性状。有无宫颈举痛、子宫颈有无红肿、触痛、糜烂，宫颈口有无分泌物流出，附件区可否触及包块、压痛。

（3）肛门直肠检查：对于男性同性恋患者或有肛交史、阴道淋菌感染的女性患者，应检查肛周皮肤、肛管直肠黏膜有无红肿、潮湿、糜烂和黏液脓性分泌物渗出。

（4）腹部有无压痛，腹股沟淋巴结有无肿大、红肿、压痛、破溃、化脓等。

（5）性生活较活跃的高危患者其他部位的急性炎症病灶也应仔细检查：①咽部黏膜有无充血、咽后壁有无分泌物；②眼结膜有无充血、水肿、分泌物，巩膜有无红斑、角膜有无混浊、溃疡、穿孔；③肢端部位有无皮疹，手指、腕和踝部小关节有无疼痛、红肿；④有无右上腹压痛、全身有无严重感染如脓毒血症、脑膜炎、心内膜炎、心包炎、心肌炎等体征。

3. 辅助检查

（1）一般检查

1）分泌物涂片：阳性率＞95％，取脓性分泌物涂片作革兰染色，镜检多形核细胞内见革兰阴性双球菌为阳性，可确诊。涂片不应过厚和过于用力，否则可因染色不足和细胞破坏、变形影响检查结果，主要用于有尿道炎表现的男性患者。直肠、咽部、女性宫颈等位置分泌物中杂菌较多，敏感性和特异性较差，确诊需用培养法。

2）分泌物培养：淋病奈瑟菌培养阳性可确诊淋病，并可作药敏试验指导临床用药，但应准确采集标本：①男性患者可采用无菌棉拭子，轻柔的插入尿道内 2～3cm 处转动后取出分泌物（应略带黏膜）；②女性患者先用窥阴器暴露宫颈口，再用无菌棉拭子拭去宫颈口表面的分泌物，另取一棉拭子插入宫颈口内 1～2cm，转动并停留 10～20 秒取出；③直肠炎标本应将棉拭子插入肛门 2～3cm 在肛隐窝处取材；④咽炎标本，应从扁桃体及扁桃体窝取材；⑤对青春期前女童可采集阴道处分泌物标本。

（2）选择性检查

1）核酸检测：用基因探针检测、聚合酶链反应检测（PCR）等技术检测各类临床标本中淋球菌核酸，具有快速、敏感度高、特异性强的特点。

2）其他性传播病原体检测：性传播疾病常存在多重感染，应同时检测有无沙眼衣原体感染、梅毒以及艾滋病，可作血清学或分泌物病原体检测。

3）超声：可发现局部脓肿、盆腔积液和附件炎性包块。

4. 诊断要点

（1）有流行病学史。

（2）成人淋病：主要表现为尿道炎和宫颈炎，如尿频、尿急、尿痛、尿道口流脓或宫颈口、阴道口有脓性分泌物等；或有化脓性结膜炎、直肠炎、咽炎等表现；或有播散性淋病症状。查体尿道口、阴道口、宫颈口或肛周、直肠、咽眼结膜红肿、触痛，有黏液脓性分泌物渗出。或出现生殖系合并症如前列腺炎、附睾炎、盆腔炎等。

（3）儿童淋病：男童多见尿道炎和包皮龟头炎，表现为尿痛、包皮、龟头和尿道口红肿，有尿道脓性分泌物；幼女常为外阴炎和阴道炎，有尿痛、尿频、尿急，外阴、阴道和尿道口红肿，阴道及尿道口有脓性分泌物。

（4）分泌物涂片、淋病奈瑟菌培养、核酸检测阳性。

5. 鉴别诊断要点

（1）与非淋菌性尿道炎相鉴别：非淋菌性尿道炎与淋病尿道炎症状相似但较轻，多为慢性尿道炎表现，潜伏期比淋病长，达1～3周，分泌物稀薄，为浆液性且量较少，可有尿道口糊口，排尿困难极少见，无全身症状，取分泌物作检查时常可发现衣原体或支原体，抗淋病治疗无效。而淋病患者多呈急性尿道炎表现，症状较重，分泌物多为脓性，挤压可见淋丝，分泌物涂片和培养淋病奈瑟菌阳性可确诊。

（2）与慢性前列腺炎相鉴别：淋病患者有淋病病史或不洁性交史，有脓性分泌物，可见淋丝，多呈急性前列腺炎表现；慢性前列腺炎无相关流行病学史，分泌物较稀薄，无淋丝和脓性分泌物，临床症状较轻。前列腺液涂片和培养是鉴别和确诊的依据，必要时可能需多次复查。

（3）与阴道炎相鉴别：念珠菌阴道炎，外阴剧烈瘙痒，分泌物呈白色乳酪样或豆渣样，分泌物涂片见大量孢子和菌丝，培养有念珠菌生长；滴虫性阴道炎，阴道黏膜和宫颈黏膜部分明显充血和有出血点，呈特征性草莓状外观，分泌物呈黄色泡沫状，分泌物涂片见水滴状、透明带活动鞭毛的滴虫；加特纳菌性阴道炎，分泌物有鱼腥味，阴道分泌物涂片可见上皮细胞有特殊的斑点或颗粒，细胞边缘晦暗，呈锯齿状。根据上述特点一般不难鉴别，最终确诊依赖于涂片镜检和培养结果。

（4）与非淋病性宫颈炎、盆腔炎相鉴别：淋病患者除有下腹坠痛、腰骶酸痛、白带增多，伴发热、全身不适等表现外，还有不洁性交史或淋病接触史，宫颈分泌物或后穹隆穿刺抽取腹腔液作涂片和培养检查，淋病奈瑟菌阳性即可确诊。

6. 确定诊断

（1）符合淋病上述临床表现（常见为尿道炎和宫颈炎），伴或不伴流行病学史，可作初步诊断。但如为儿童需同时具有流行病学史和儿童淋病临床表现。

（2）分泌物淋病奈瑟菌培养阳性、核酸检测阳性、男性尿道拭子涂片镜检多形核细胞内见革兰阴性双球菌可确诊。

【治疗方法】

1. 西医治疗

（1）一般治疗：治疗期间禁止性生活，注意个人卫生，不与他人共用洗浴物品、衣物，或发生直接接触。对患者使用过的坐厕、衣物、个人用品等严格消毒隔离，性生活时提倡应用安全套，避免传染和交叉感染。

（2）药物治疗：确诊前不应随意应用抗菌药物，且最好能同时明确是否合并衣原体感染和是否存在耐药，确诊后根据药敏结果和病情，选用敏感抗菌药物并结合下列方案及时、足量、规则用药。

1）淋菌性尿道炎、子宫颈炎、直肠炎：头孢曲松 250mg，单次肌内注射；或大观霉素 2g（宫颈炎 4g），单次肌内注射；替代方案：头孢噻肟 lg，单次肌内注射；或其他第 3 代头孢菌素类药物单次肌内注射。

2）淋菌性附睾炎、前列腺炎、精囊炎：头孢曲松 250mg，每日 1 次肌内注射，共 10 日；或大观霉素 2g，每日 1 次肌内注射，共 10 日。替代方案：头孢噻肟 1g，每日 1 次肌内注射，共 10 日。

3）淋菌性盆腔炎：头孢曲松 250mg，每日 1 次肌内注射，共 10 日；加口服多西环素 100mg，每日 2 次，共 14 日；加口服甲硝唑 400mg，每日 2 次，共 14 日。必要时住院治疗，孕期或哺乳期妇女禁用四环素、多西环素。妊娠头 3 个月内应避免使用甲硝唑。

4）淋菌性咽炎：头孢曲松 250mg，单次肌内注射；或头孢噻肟 1g，单次肌内注射。注意：因大观霉素对淋菌性咽炎的疗效欠佳，不推荐使用。

5）妊娠期感染：头孢曲松 250mg，单次肌内注射；或大观霉素 4g，单次肌内注射。禁用四环素类和喹诺酮类药物。

6）淋菌性眼结膜炎

a. 新生儿：头孢曲松 25～50mg/kg（总量不超过 125 mg），静脉或肌内注射，每日 1 次，连续 3 日。新生儿应住院治疗，并检查有无播散性感染，不宜应用大观霉素。其母亲应进行检查，如患有淋病，同时治疗。

b. 儿童：体重＞45kg 者按成人方案治疗，体重＜45kg 的儿童：头孢曲松 50mg/kg（最大剂量 1g），单次肌内注射或静脉滴注。

c. 成人：头孢曲松 1g，单次肌内注射。或大观霉素 2g，每日 1 次肌内注射，共 3 日。应同时应用生理盐水冲洗眼部，每小时 1 次。

7）儿童淋病：体重＞45kg 者按成人方案治疗，体重＜45kg 者：头孢

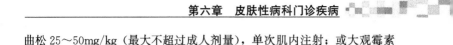

曲松 25～50mg/kg（最大不超过成人剂量），单次肌内注射；或大观霉素 40mg/kg（最大剂量 2g），单次肌内注射。

8）播散性淋病，建议住院治疗。

9）上述不能排除衣原体感染的，需加用抗沙眼衣原体感染药物。

2. 中医治疗 淋病属中医学"花柳毒淋"、"赤白浊"、"膏淋"等范畴。临床上常以西医治疗为主，但针对慢性淋病患者或症状较重者，可配合中医康复治疗以减轻症状、缩短病程。

（1）中医内治：根据病程长短，临床常见有湿热下注证、脾气下陷证、阴虚下脱证等证型。治以清热解毒为主，辨证辅以除湿、补气升提、滋阴等治法。常用方剂有萆薢分清饮、补中益气汤、知柏地黄丸等。

（2）其他治疗：可选用中药煎汤外洗等外治法。

【风险规避】

1. 误诊防范

（1）有合并症的淋病可被误诊为普通尿道炎、前列腺炎、前列腺增生、附睾炎、盆腔炎等。误诊原因：①未进行分泌物涂片和培养，或是采集标本方法不正确；②未详细了解流行病学史；③也有可能与某些患者刻意隐瞒病史，故意诱导有关。所以应仔细询问，取得其真实的流行病学史，分泌物取材应按上述要求和部位进行，力求取得准确可靠的标本送检。

（2）对特殊职业者、同性恋、多个性伴侣等高危群体患者的咽炎、肛周直肠炎、眼结膜炎，以及其他部位的急性炎症均应详细检查和询问其流行病学史，必要时应取分泌物标本培养确定诊断，以免误诊为普通感染。

（3）诊断为淋病尿道炎反复治疗效果不佳的，可能为：①合并沙眼衣原体感染；②或治疗期间仍然进行性生活，或性伴侣未同时治疗，反复交叉感染；③也可能为饮酒、嗜辛辣等刺激因素和疲劳、虚弱致抵抗力减弱而复发；④或淋病奈瑟菌耐药。此时应进一步查找原因，进行病原体培养和药敏试验，及时、足量、规则用药，减少误治。

2. 医患沟通

（1）一般告知：在症状发作期间或确诊前 2 个月内与患者有过性接触的所有性伴侣，都应作淋病奈瑟菌和沙眼衣原体感染的检查和治疗。

（2）风险告知

1）尽可能在早期治疗，争取治愈，否则转为慢性、耐药，或出现合并症时治疗难度加大。

2）可传染给家人或性伴侣，可再次复发，影响生活质量和性功能。

3）慢性淋病还可因尿道狭窄、输卵管或输精管闭塞而致不孕不育。

3. 记录要点

（1）记录发病的时间、症状和分泌物的性状、病原学检查结果。

（2）诊断明确建议其通知性伴侣同时检查和治疗，记录治疗方案和效果，作好随访。

（王海峰　陈　燕）

九、非淋菌性尿道炎

【概述】　非淋菌性尿道炎（NGU），是指经性接触传染的、由淋病奈瑟菌以外的病原体引起的尿道炎。最主要的病原体是沙眼衣原体，其次是解脲脲原体，少数还可由阴道毛滴虫、白色念珠菌、单纯疱疹病毒等微生物引起。由于女性患者常伴有子宫颈炎等生殖道炎症，故又称为非特异性生殖道感染。NGU 的发病率在西方国家居性传播疾病之首，在我国亦逐年上升，故对 NGU 的防治具有重要的公共卫生和临床意义。

【诊断步骤】

1. 问诊要点

（1）有无尿道刺痒、烧灼感和排尿疼痛，有无尿频、血尿、尿道异常分泌物，有无晨起见尿道口痂膜、内裤污渍等。起病时间、缓急、程度、有无诱因及缓解因素，有无治疗及疗效。

（2）女性患者有无外阴瘙痒、白带异常、性交后出血等。

（3）有无伴随发热、腹痛、性交痛、排精痛、骨关节疼痛、不孕、不育等。

（4）有无流行病学史：不安全性行为，多个性伴侣，性伴侣感染或母亲有泌尿生殖道沙眼衣原体、支原体感染等。

2. 体检要点

（1）男性患者主要是观察尿道口有无红肿、分泌物，必要时用手挤压尿道，一般为稀薄、量少的浆液性或稀薄脓性分泌物。有无附睾肿大、水肿、硬结、触痛；有无睾丸肿大、触痛、阴囊水肿等。前列腺有无不对称肿大、变硬或有硬结和压痛。

（2）女性患者除观察尿道口情况外，还需行妇科检查。主要观察子宫颈是否充血、水肿、糜烂、黏膜外翻，有无黏液脓性分泌物、接触性出血等。

3. 辅助检查

（1）一般检查

1）尿液检查：尿沉渣镜检可出现白细胞、红细胞阳性，尿白细胞酯

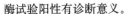

酶试验阳性有诊断意义。

2）分泌物涂片检查：可见多形核白细胞，但无淋病奈瑟菌。取材必须准确，尿道取材应在上次尿后 2～4 小时用无菌棉拭子轻柔地插入尿道内 2～3cm 处旋转采取标本；宫颈取材需先用无菌棉拭子擦去宫颈口黏液，再用另一无菌拭子插入宫颈内 1～1.5cm，用力旋转并停留 10～20 秒后取出。

3）微生物培养：行淋病奈瑟菌、支原体等微生物培养明确病原体，结合药敏试验指导用药。

4）沙眼衣原体抗原：阳性提示衣原体感染。

5）抗体检测：新生儿衣原体肺炎中沙眼衣原体 IgM 抗体效价升高，有诊断意义。

（2）选择性检查

1）核酸检测：敏感、特异、快速，但需在通过相关机构认证的实验室才能开展。

2）阴道分泌物常规：女性患者选用，了解有无念珠菌、滴虫感染。

3）梅毒血清学试验、人类免疫缺陷病毒（HIV）抗体筛查：排除其他性传播疾病。

4. 诊断要点

（1）在 1～3 周前有不洁性交史，或有性伴侣感染史。

（2）具有典型浆液性尿道炎或宫颈炎表现。

（3）泌尿生殖道分泌物在显微镜下见到多形核白细胞并排除淋病奈瑟菌感染。

5. 鉴别诊断要点

（1）与淋病相鉴别：潜伏期较 NGU 短，平均 3～5 天，尿痛症状较 NGU 明显，急性期全程存在溢脓、量多的尿道分泌物，实验室检查证实病原体为淋病奈瑟菌可明确诊断。

（2）与泌尿系结石相鉴别：排尿疼痛，呈绞痛，活动后加重，还可伴有血尿、双肾区叩痛，腹部输尿管行径处压痛，泌尿系 B 超发现结石可诊断。

（3）与滴虫阴道炎相鉴别：稀薄脓性、黄绿色、泡沫状、有臭味的阴道分泌物，外阴阴道黏膜充血，"草莓样"宫颈，阴道分泌物中找到滴虫即可确诊。

（4）与前列腺增生相鉴别：以尿频、夜尿增多、排尿踌躇、尿无力、尿不尽、终末滴尿、排尿困难为主。直肠指诊前列腺增大、中央沟变浅或消失、表面光滑、质韧、边缘清楚、无触痛，尿液检查无感染征象，结合超声检查鉴别不难。

6. 确定诊断

（1）有流行病学史，具有典型尿道炎临床表现，泌尿生殖道分泌物涂片见到多形核白细胞并排除淋病奈瑟菌感染，可初步诊断。

（2）通过培养法、抗原检测等证实有衣原体或支原体感染，可明确诊断。

【治疗方法】

1. 西医治疗

（1）一般治疗：治疗期间禁止性生活，对所有性伴侣同时进行检查和治疗，治疗期间及治愈后 3 个月应忌酒。

（2）药物治疗：及时、足量、规则用药。尽量采取尿道或宫颈管处分泌物做病原体检测，衣原体抗原检测或核酸检测为阳性时，可诊断沙眼衣原体感染予以相应抗菌药物治疗。病原体检测结果出来前可先经验性用药，如有病原学证据，应当参考药敏结果及治疗反应适当调整药物。

1）尿道炎或黏液脓性宫颈炎，可选用下列药物之一：①多西环素 100mg，2 次/天，连服 7～10 天；②阿奇霉素 1g，顿服；③氧氟沙星 0.3g，2 次/天，连服 7 天；④红霉素 500mg，4 次/天，连服 7 天。

2）妊娠期妇女，可选用下列药物之一：①首选阿奇霉素 1g 顿服；②红霉素 500mg，4 次/天，连服 7 天或 250mg，4 次/天，连服 14 天。

3）复发性 NGU，可选用下列药物之一：①甲硝唑 2g，单次口服，加红霉素 500mg，4 次/天，连服 7 天；②琥乙红霉素 800mg，4 次/天，连服 7～14 天。

2. 中医治疗　本病属中医学"膏淋"、"白浊"等范畴。临床以西医治疗为主，针对反复发作者或耐药者，可配合中医康复治疗以缩短病程、减少复发等。

（1）中医内治：临床辨证分虚实，常见有下焦湿热证、肾气亏虚证等证型，治以清热除湿为主，辨证辅以利尿、解毒、补肾等治法。常用方剂有八正散、菟丝子丸等。

（2）其他治疗：亦可选用中药煎汤外洗等治法。

【风险规避】

1. 误诊防范

（1）取材不准确导致实验室假阴性结果，从而误诊。除需取材满意外，还需根据流行病学史、症状、体征综合分析，不能仅凭实验室结果妄下诊断。

（2）部分患者合并其他性病时害怕就医，自行用药或在不规范诊所滥

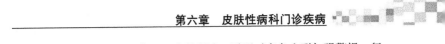

用抗菌药物，导致症状不典型，容易误诊。需要对高危人群加强警惕，行相关检查以避免误诊误治。

（3）性传播疾病多有混合感染，不能仅考虑单一病原体而漏诊其他合并症，需借助于完善的检查去明确有无多种病原体感染。

（4）男性尿道、女性宫颈沙眼衣原体感染多数为无症状感染，或表现为眼、皮肤、黏膜、关节的损害，容易误诊。这需要加强专业知识的学习，提高认识，避免误诊。

2. 医患沟通

（1）一般告知：本病属于性传播疾病，注意性卫生，治疗期间禁止性生活，性伴侣必须诊治。治疗结束后一周应随访复查，若为衣原体感染的女性患者，建议在治疗后3～4个月再次进行沙眼衣原体检测。

（2）风险告知

1）本病及时正规治疗后预后良好，但疾病也有可能加重，累及眼、生殖道、直肠等多个脏器，远期造成不育、不孕等。

2）本病可致母婴传播，导致流产、早产，若新生儿感染可引起新生儿肺炎和眼炎。

3. 记录要点

（1）记录泌尿、生殖系统的阳性症状及体检情况，记录病原学检查结果。

（2）记录治疗方案，需随访者写明复诊时间及内容。

（陈　燕　廖光美）

十、尖锐湿疣

【概述】　尖锐湿疣是由人乳头瘤病毒（HPV）感染引起的以疣状病变为主的性传播疾病。好发于男女生殖器及肛门部位，性接触为主要传播途径，其特点是传染性强，容易复发，需长时间反复治疗。本病严重影响患者的日常生活，并带来相应的心理负担。

【诊断步骤】

1. 问诊要点

（1）了解最初发病时间、发病部位、诱发因素、发展规律等。

（2）发病部位是否有自觉症状，如瘙痒、异物感、压迫感、灼痛感、恶臭味、性交疼痛等。

（3）女性患者应了解阴道分泌物是否增多，有无妊娠。

（4）有无不安全性行为，性伴侣感染史，是否与尖锐湿疣患者有密切的直接或间接接触史，了解新生儿母亲是否为 HPV 感染者。

（5）曾采用何种药物治疗，了解治疗时间及效果，是否复发。

（6）是否合并其他性传播疾病，如梅毒、淋病、艾滋病等。

（7）有无糖尿病、器官移植、肿瘤、自身免疫性疾病等。

2. 体检要点

（1）了解皮损部位、大小、形状、质地、色泽、边界、分布特点、表面光滑或粗糙、有无压痛、有无色素沉着或增生性瘢痕。

（2）明确有无赘生物、单发或多发，了解数量、形态、色泽、质地、边界、潮湿或干燥、有无破溃、糜烂、出血等。

（3）皮肤黏膜表面外观是否正常。

（4）男性是否有包皮过长。

（5）女性阴道黏膜有无改变，分泌物来源、性状、量及气味。

（6）直肠指诊：有无触及肿物，了解质地、大小、活动度、是否带蒂、指套上是否带血迹。

3. 辅助检查

（1）一般检查：醋酸白试验对 HPV 亚临床感染的诊断有一定帮助。亚临床感染的皮肤黏膜表面外观正常，如涂布 5% 醋酸溶液，可出现境界清楚的发白区域。

（2）选择性检查

1）组织病理检查：作为诊断 HPV 感染的主要依据，但未出现空泡细胞也不能排除尖锐湿疣。

2）阴道镜检查、细胞学检查：用于检查女性阴道或宫颈上皮是否有 HPV 的感染。

3）核酸检测：这是目前检出 HPV 感染最敏感的方法，对临床表现不典型的可疑病例应进行检测，同时对 HPV 的分型也有一定帮助但需在通过相关机构认证的实验室才能开展。

4）血常规：病变部位合并有炎症或其他感染时可选择性检查。

5）人类免疫缺陷病毒（HIV）抗体检测：有助于诊断是否合并 HIV 感染。

6）梅毒血清学试验：有助于诊断是否合并梅毒感染。

7）肛镜检查：肛周疣伴有直肠疣时可选择性检查。

4. 诊断要点

（1）有或无流行病学史，如性接触史或性伴侣感染史、新生儿母亲为 HPV 感染者。

（2）生殖器及肛周部位出现皮损，初期为局部细小丘疹，逐渐增大或增多，并向周围扩散，发展为乳头状、鸡冠状、菜花状或团块状赘生物。

（3）醋酸白试验阳性。

（4）组织病理检查提示乳头瘤或疣状增生、片状角化不全、角化过度、表皮棘层肥厚。在表皮浅层可见呈灶状、片状及散在分布的空泡化细胞。

5. 鉴别诊断要点

（1）与阴茎珍珠状丘疹相鉴别：阴茎珍珠状丘疹发生于青春期后，以20～40岁为主。常无自觉症状，病变部位主要环绕阴茎冠状沟边缘和冠状沟。表现为白色、黄色或红色半透明丘疹，形似珍珠，沿冠状沟排列成一至数行。醋酸白试验阴性，组织病理可见表皮正常，病变部位含有丰富的毛细血管网和成纤维细胞，四周绕以密集的结缔组织。

（2）与扁平湿疣相鉴别：扁平湿疣是二期梅毒的一种特征性损害，表现为肛周或外阴成群的扁平丘疹，表面湿润光滑，不呈乳头状或颗粒状。根据梅毒血清试验结果可与尖锐湿疣相鉴别。

（3）与假性湿疣相鉴别：假性湿疣是发生在成年女性双侧小阴唇内侧和尿道口周围黏膜成群的颗粒状丘疹，可伴有不同程度的瘙痒和白带的异常改变。醋酸白试验阴性，组织病理可见圆形乳头状，表皮细胞分化良好，棘层偶见空泡样细胞。

（4）与鲍恩样丘疹病相鉴别：鲍恩样丘疹病是在生殖器部位发生的多个或单个丘疹，散在分布或群集排列成线状或环状，甚至融合成斑块。组织病理呈原位癌样改变。

6. 确定诊断

（1）根据有或无流行病学史，生殖器及肛周部位疣状赘生物，醋酸白试验阳性即可作出临床诊断。

（2）组织病理检查提示在表皮浅层可见空泡化细胞，HPV-DNA检查阳性即可确定诊断。

【治疗方法】

1. 西医治疗

（1）一般原则

1）以去除疣体和减少或预防复发为主要目的，尽可能的消除疣体周围的亚临床感染。

2）根据皮损的大小、部位、年龄等因素选择不同的治疗方法。

（2）外生殖器尖锐湿疣治疗方案

1）医院外治疗

a. 适用于男女两性外生殖器部位中等以下大小的疣体（单个疣体直

径<0.5cm，疣体团块直径<1cm，疣体数目<15个），一般外用药物治疗。

b. 推荐方案：0.5%鬼臼毒素酊每日外用2次，连续3天，随后停药4天，7天为一疗程。如有必要，可重复治疗，不超过3个疗程。

2）医院内治疗

a. CO_2激光和高频电治疗：适用于不同大小及各部位疣体的治疗。

b. 液氮冷冻：适用于较多的体表部位，但禁用于腔道内疣体的治疗。

c. 光动力治疗：适用于较小或较大的物理治疗后的疣体，也适用于不同部位疣体，特别是尿道口尖锐湿疣的治疗。

d. 替代方案：适宜治疗小的皮损或丘疹样皮损，如三氯醋酸溶液单次外用，如有必要隔1～2周重复1次，最多6次。或外科手术切除，皮损内注射干扰素。

e. 手术切除：适用于有蒂或大体积疣的治疗，对药物或CO_2激光的治疗疗效差，病情顽固且短期内反复发作的疣体可考虑外科手术切除。

（3）治疗方法选择

1）宫颈尖锐湿疣

a. 对宫颈外生性疣的患者，开始治疗前需活检排除高度分化不良的鳞状表皮内损害。

b. 宫颈外生性疣可请妇科医生会诊。

c. 确诊的低危型宫颈尖锐湿疣可采用CO_2激光、微波等治疗方法。

2）阴道尖锐湿疣：采用液氮冷冻、高频电刀、CO_2激光、微波等治疗方法。

3）尿道尖锐湿疣：10%～25%鬼臼树脂安息香酊，疣体涂药，待其干燥，然后才能与正常黏膜接触。如有必要，1周重复1次。

4）肛周疣

a. 液氮冷冻治疗，或30%～50%三氯醋酸。只在疣体上涂少量药液，待其干燥时可见表面形成一层白霜，然后用滑石粉或碳酸氢钠或液体皂中和未反应的酸液。

b. 手术治疗：适用于肛周疣伴有直肠疣的患者。

c. 光动力疗法：单个疣体直径<0.5cm，疣体团块直径<1cm。

5）巨大尖锐湿疣

a. 在治疗前需做病理活检明确组织是否发生癌变。

b. 首要的治疗是去除疣体，可选择手术或者高频电刀切除疣体，然后配合光动力治疗或外用药物治疗。

6）亚临床感染

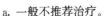

a. 一般不推荐治疗。

b. 处理以密切随访及预防传染他人为主。

2. 中医治疗　尖锐湿疣在中医古籍中少有记载，俗称"瘙瘊"。临床多以西医治疗为主，针对亚临床型、反复发作者及病情迁延不愈者，可配合中医康复治疗，以减少复发，缩短病程。

（1）中医内治：临床常见有湿热下注证、阴虚热盛证等证型。治以解毒为主，辨证辅以清热除湿、滋阴降火等治法。常用方剂有萆薢化毒汤、六味地黄丸等。

（2）其他治疗：亦可选用中药煎汤外洗、焠刺法、鸦胆子油点涂法、中药湿敷法等外治法。

【风险防范】

1. 误诊防范

（1）熟悉尖锐湿疣的皮损特点及演变过程是避免误诊的关键。初期尖锐湿疣在男性易误诊为阴茎珍珠状丘疹，女性易与假性湿疣相混淆。仔细询问病史如有无性接触史、了解发病的过程、特点、用药治疗情况，并观察皮疹的形态及特征，结合醋酸白试验并不难鉴别。

（2）对于少数临床表现难以确诊的病例，充分利用实验室检查手段是避免误诊的重要措施。如组织病理检查、核酸扩增试验、梅毒血清学试验、HIV 抗体筛查等。

2. 医患沟通

（1）一般告知

1）确诊后立即治疗，与患者有性接触的配偶或性伴侣需检查和治疗，治疗期间禁止性行为。注意个人卫生，避免使用公用的毛巾、浴衣、浴盆、马桶等。

2）长期使用安全套可降低生殖道 HPV 感染的危险性。但 HPV 感染可以发生在未被安全套覆盖或保护的区域如阴囊、阴唇或肛周。

3）对于尖锐湿疣频繁复发的患者，目前尚无明确有效的疗法。

4）尖锐湿疣治疗后的最初 3 个月，患者至少每 2 周随诊 1 次。注意皮损好发部位，仔细观察有无复发。3 个月后，根据具体情况适当延长随访间隔，直至末次治疗后 6 个月。

（2）风险告知

1）患尖锐湿疣的孕妇，在临近分娩仍有皮损者，如阻塞产道或阴道分娩会导致严重出血。

HPV6 和 11 可引起婴幼儿的呼吸道乳头瘤病，所以新生儿有发生该病的危险性。

2）尖锐湿疣合并 HIV 感染者，治疗后很容易复发，而且更容易在尖锐湿疣的基础上发生鳞癌，或类似于疣的鳞癌。

3. 记录重点

（1）记录流行病学史，病变部位，皮疹及赘生物特征，病理检查结果，治疗措施和复诊时间。

（2）记录是否有糖尿病、梅毒、HIV、肿瘤、自身免疫性疾病等。

（廖光美　陈　燕）

第七章　门诊常见症状

一、急性发热

【概述】　急性发热是指热程≤2周的发热，分为感染和非感染性发热，为临床最常见的症状之一。急性感染性发热占首位，包括各种病原体引起的传染病、全身或局灶性感染，病原体中又以细菌最为常见，病毒次之。非感染性发热包括变态反应性疾病、风湿性疾病、组织坏死与血液分解产物的吸收、物理与化学因素、血液病与恶性肿瘤等。

【问诊要点】

1. 发热的时间、缓急、热度、热程、热型，诱因和影响因素（加重或减轻），有无畏寒、寒战以及出汗情况等。

2. 伴随症状及其与发热的先后关系、进展变化以及诊治经过。

3. 注意患者既往存在未经治疗的局部或细微身体不适（患者易忽略、隐私部位等）。

4. 以往有无类似发作，既往史、个人史、家族史，重点询问疾病、外伤、手术、体内植入物或留置管、用药史、不洁性交、特殊职业等，注意传染病流行季节、疫区疫水接触史、蚊虫叮咬、野外生活史等。女性患者询问月经、婚育史。

【体检要点】

1. 首先观察患者的生命体征、神志，有无特征性面容，判断是否存在休克、昏迷、呼吸困难、高热、惊厥、贫血貌（失血）、脱水、黄疸等危急情况。

2. 按系统详细全面查体，紧急情况下可根据主诉和伴随症状先行重点部位检查或先予必要的对症处理，待病情稳定后再进一步检查。

3. 监测体温，观察及治疗期间应反复多次查体和问诊，动态观察病情。

【辅助检查】

1. 一般检查

（1）血常规：判断有无急性感染、失血，了解血细胞的异常变化，协助诊断。

（2）尿常规：主要了解有无泌尿系感染、尿浓缩，以及尿潜血试验、胆红素、蛋白、尿糖等指标是否异常。

（3）血、痰、尿、穿刺液或分泌物细菌培养：寻找细菌感染的证据，明确诊断和指导治疗。

（4）肝肾功能检查：了解肝肾功能的变化。

（5）血、尿淀粉酶、血清脂肪酶：胰腺炎时可明显升高。

（6）其他如电解质、血糖、心肌酶、血气分析等检查视病情需要。

2. 选择性检查　根据病情选择 X 线、超声、心电图、CT、磁共振成像（MRI）检查，以明确诊断。

【诊断要点】

1. 流行性感冒　突然发病，多表现为畏寒、高热伴全身酸痛、乏力、结膜充血等，局部症状如鼻涕、咽痛等上呼吸道症状轻。热程约 3～5 日，流行期间呈群体发病。实验室病原学检查可提供确诊依据。

2. 流行性乙型脑炎　多发生在流行季节并有接触史，急性、持续高热，伴头痛、恶心呕吐，可有进行性加重的意识障碍和脑膜刺激征阳性。脑脊液检查和血清学检查有重要诊断价值。

3. 流行性出血热　起病急骤，典型表现为寒战、高热和三痛（头痛、腰痛、眼眶痛），醉酒貌、上半身出血点和热退反而病情加重为其特点，早期出现蛋白尿和镜下血尿，典型表现可分为五期：发热期、低血压期、少尿期、多尿期、恢复期。

4. 传染性单核细胞增多症　临床表现不典型，可为中高度发热，多有咽痛或咽峡炎表现、浅表淋巴结肿大，外周血异形淋巴细胞比例≥0.1，血清嗜异凝集抗体阳性。

5. 结核病　是临床上最易误诊的发热性疾病之一，急性发热常见于急性粟粒型肺结核和无反应性结核病，皆突然发病，持续高热，可伴畏寒，极少寒战。前者多伴有咳嗽、咳痰、气促等呼吸道症状，胸部影像学可发现特征性的粟粒状致密影；后者则早期出现肝脾、淋巴结肿大，呼吸道症状出现较晚，多存在免疫力低下，胸部影像学可发现肺门淋巴结或纵隔阴影增大。多次血培养无致病菌生长，广谱高效抗菌药物治疗无效，痰检或淋巴结穿刺涂片见抗酸杆菌可明确诊断。

6. 疟疾　发作性寒战、高热并具有规律性间歇特点，但恶性疟疾临床症状无此特异性。有接触史或流行区生活史的要警惕该病，血及骨髓涂片发现疟原虫可确诊。

7. 急性胆道感染　可伴畏寒、中度热或高热、黄疸，中上腹或右上腹压痛、墨菲征阳性，肝胆区叩痛阳性，有时可扪及肿大的胆囊，严重时有意识改变和休克。彩超和 CT 可发现胆道扩张，胆囊壁增厚，或阳性结石等。

8. 感染性心内膜炎　急性感染性心内膜炎多发生于既往无心脏病的患者，起病急骤，高热、寒战，可闻及心脏杂音并迅速发展至心衰；亚急性感染性心内膜炎多发生于原有器质性心脏病者，起病缓慢，发热不规则。血培养和超声心动图可确诊。

9. 脓毒血症　畏寒、寒战、高热、出汗，白细胞总数和中性粒细胞比例明显增高，血培养阳性，严重者可不发热甚至体温不升，白细胞减少。

10. 急性肾盂肾炎　急起畏寒、发热，伴腰痛、尿道刺激征、脓尿，尿培养阳性。

11. 风湿热　常见于儿童和青少年，发病前有上呼吸道感染史，多数为中、低热，表现为心脏炎和多发性关节炎、舞蹈病、环形红斑或皮下结节，活动期血沉增快。

12. 急性白血病　多有低热、合并严重感染亦可有高热，进行性贫血伴凝血异常，体查可见肝脾大，常有胸骨压痛。血及骨髓涂片检查可确诊。

【诊断提示】

1. 急性发热伴寒战，见于大叶性肺炎、脓毒症、急性胆囊炎、急性肾盂肾炎、输血输液反应、流行性脑脊髓膜炎、钩端螺旋体病、感染性心内膜炎、疟疾、急性溶血性疾病等。

2. 急性发热伴呼吸道症状，常见于流行性感冒、急性上呼吸道感染、支气管炎、肺炎、急性病毒性肝炎、麻疹、急性粟粒型肺结核、流行性脑脊髓膜炎等。

3. 急性发热伴头痛、呕吐或昏迷，见于乙型脑炎、流行性脑脊髓膜炎、脑型疟疾、脑出血、蛛网膜下腔出血、中毒性痢疾等。

4. 急性发热伴结膜充血，常见于麻疹、流行性出血热、咽结膜热、钩端螺旋体病、斑疹伤寒等。

5. 急性发热伴皮疹，常见于水痘、猩红热、风疹、麻疹、斑疹伤寒、风湿热、结缔组织病等。

6. 急性发热伴口唇疱疹，常见于流行性感冒、流行性脑脊髓膜炎、大叶性肺炎、疟疾等。

7. 急性发热伴皮肤黏膜出血，常见于重症感染及急性传染病，如流行性出血热、重症肝炎、斑疹伤寒、钩端螺旋体病、感染性心内膜炎、脓毒血症等，以及血液病如急性白血病、急性再生障碍性贫血、恶性组织细胞病等。

8. 急性发热伴黄疸，常见于肝胆疾病，也可见于钩端螺旋体病、传染性单核细胞增多症等传染病，某些细菌感染如大叶性肺炎、尿路感染和腹膜炎，可出现胆汁淤积性黄疸。

9. 急性发热伴淋巴结肿大，常见于局灶性感染、恙虫病、传染性单核细胞增多症、组织坏死性淋巴结炎、风疹、淋巴结结核、淋巴瘤、白血病、转移癌、丝虫病等。

10. 急性发热伴关节肿痛，常见于风湿热、结缔组织病，脓毒血症、猩红热、布氏杆菌病、痛风等。

【鉴别诊断提示】

1. 急性感染性发热，一般白细胞总数和中性粒细胞比例升高伴核左移，但应注意病毒感染、结核、疟疾、伤寒、副伤寒、严重的败血症等白细胞总数不升高，特征性的局灶感染体征和病原学检查可提供诊断依据。

2. 非感染性发热，伴有多系统损害，尤其是关节炎、血管炎、红斑、皮疹等表现者应考虑结缔组织病；输液输血后寒战、发热多考虑输液输血反应、溶血病等；高温作业的考虑热射病；使用药物后要考虑药物热，罕见而特有的如抗精神病药物引起的恶性综合征、全身麻醉剂引起的恶性高热等。或严重创伤或无菌性炎症反应如大面积烧伤、急性心肌梗死、肺栓塞、急性胰腺炎、大面积血肿、血栓性静脉炎等；或代谢紊乱如甲状腺危象、脱水热、急性痛风等。

【高危患者提示】 高危发热主要指：伴有休克的如肠系膜血管栓塞、绞窄性肠梗阻、重症胰腺炎、重症胆管炎、脓毒血症等；伴有弥漫性腹膜炎的如溃疡病穿孔、结肠穿孔、阑尾炎穿孔等；伴有黄疸和高热的如重症胆管炎、坏疽性胆囊炎；伴有高热、脱水、代谢紊乱、血氧低的如肠梗阻、腹膜炎、甲状腺危象等；伴有剧烈头痛、喷射状呕吐等脑膜刺激征的如脑出血、脑膜炎、脊髓灰质炎等。进展变化快，病死率高。其特点是：

1. 存在相关病史：高血压、心脏病病史、停经史、进食油腻、饱食饮酒、手术史、疫水疫区接触史等。

2. 早期出现意识改变，神志较差，往往伴有生命体征的异常。

3. 一些特殊人群：如婴幼儿、老人、妊娠、腹部手术后、长期慢性消耗性疾病、严重营养不良和低蛋白血症者可表现体温不升。

【治疗要点】

1. 西医治疗

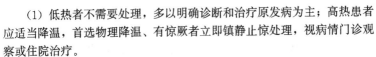

（1）低热者不需要处理，多以明确诊断和治疗原发病为主；高热患者应适当降温，首选物理降温、有惊厥者立即镇静止惊处理，视病情门诊观察或住院治疗。

（2）危重患者如急性发热伴谵妄、抽搐、昏迷、休克、出血必须立即建立静脉通道、抢救并予办理住院。

（3）确诊为细菌性感染的患者合理使用抗菌药物，在首次抗菌药物使用前应先留取标本作细菌培养和药敏，避免无原则联合用药。抗菌药物预防性应用应遵循我国制订的《抗菌药物临床应用指导原则（2015 年版）》的有关规定。

（4）不能以退热为目的随意使用糖皮质激素，特别是在怀疑感染性疾病中以退热为目的使用。原因是激素可导致感染扩散，给下一步治疗带来困难。同时，激素不规范使用将引起诸多不良反应。

2. 中医治疗　急性感染性发热属中医学"外感发热"的范畴，而非感染性急性发热则多属中医学"内伤发热"的范畴。其中非感染性急性发热予原发病的治疗，热多可自退。故针对急性感染性发热者，在警惕高危患者病情变化的基础上，可使用或配合中医康复治疗，以缓解病情，缩短病程。

（1）中医内治：临床可按六经、卫气营血等方法辨证。常见有表寒证、表热证、秋燥证、表湿证、邪郁少阳证、邪伏膜原证、气分热盛、湿热内蕴证、热入营血证等证型，治以祛邪为主。常用方剂有荆防败毒散、银翘散、桑杏汤、藿香正气散、小柴胡汤、达原饮、白虎汤、三仁汤、清营汤合犀角地黄汤等。银翘片、藿香正气水、小柴胡颗粒等中成药亦常辨证选用。

（2）其他治疗：针刺应辨证取穴；亦可选用针刺放血、刮痧、灸法等外治法。

（李志文　王海峰）

二、急性发疹性发热

【概述】　急性发疹性发热是指发热伴有皮疹的疾病，常见有急性发疹性传染病、结缔组织病、变态反应性疾病、血液病等，其中以急性发疹性传染病最多见。

【问诊要点】

1. 详细询问发热的情况，如发病时间、过程、体温波动情况、有无规律性、有无诱因及缓解因素等。

2. 皮疹出现与发热的先后关系、部位、形状、颜色、变化情况、有无加重及缓解因素、有无瘙痒、渗液等。

3. 伴随症状中有无畏寒、畏光、流泪、咽痛、咳嗽、咳痰、肌肉及骨关节疼痛等。

4. 诊治经过，在何处就诊、诊断结果、检查资料、治疗药物及疗效等。

5. 患病期间的一般情况，如精神状态、饮食、睡眠、大小便及体重变化等。

6. 有无传染病接触史、疫水疫区接触史、昆虫叮咬史、服药史等，既往疫苗接种情况。

【体检要点】

1. 全身一般情况，测量体温，评估患者营养状态，有无贫血貌。

2. 全身检查皮疹情况，如分布区域、形状、颜色、是否高出皮肤表面、压之有无褪色、表面有无渗液、结痂、溃疡、皮屑等。

3. 多系统的详细检查，注意淋巴结有无肿大、压痛；头颈部有无结膜充血、颈部抵抗、甲状腺肿大、压痛；心脏检查有无心脏扩大、杂音；肺部检查有无啰音、胸腔积液；腹部检查有无包块、压痛、肝脾大；有无胸骨压痛、骨关节肿大、疼痛、肌肉压痛；神经系统有无意识障碍、病理征等。

【辅助检查】

1. 一般检查

（1）血常规：主要了解白细胞计数及分类，血红蛋白含量等，初步判断发热原因。

（2）尿常规：常规检查，育龄女性建议同时检查尿绒毛膜促性腺激素，排除妊娠。

（3）血涂片：了解有无幼稚细胞及异常组织细胞，可疑血液系统疾病时选用。必要时骨髓穿刺涂片及活组织检查。

（4）凝血功能：了解患者凝血情况。

2. 选择性检查

（1）血培养：高热、寒战等疑有菌血症时选用，必要时做骨髓培养。

（2）麻疹抗原：可疑麻疹时选用。

（3）风疹抗体：可疑风疹时选用。

（4）外斐试验：可疑副伤寒时选用。

（5）抗核抗体、类风湿因子、抗磷脂抗体等自身抗体系列、补体系列：了解有无风湿类疾病。

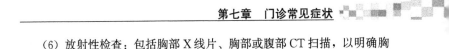

（6）放射性检查：包括胸部 X 线片、胸部或腹部 CT 扫描，以明确胸腹部有无病变。

（7）组织活检＋病理：异常增生淋巴结或皮肤组织，可取活检，病理检查明确诊断。

【诊断要点】

1. 麻疹 冬春季节流行，儿童多见，以呼吸道传播，麻疹患者是唯一传染源，潜伏期 7～14 天。中至重度发热、咽痛、咳嗽等上呼吸道卡他症状，伴畏光、流泪、眼结膜充血等急性结膜炎症状，发热 2～3 天出现双侧近白齿黏膜处细砂样绕以红晕的灰白色小点，称麻疹黏膜斑（Koplik斑），出疹后 1～2 天消失。发热 3～5 天后出疹，伴体温骤升，见耳后发际-面部-颈部-躯干-四肢-手足心的红斑丘疹，无痒，持续约 3～4 天，疹齐后按出疹顺序隐退、脱屑、色素沉着，伴热退。接种疫苗后症状、体征可不典型，流行病学史结合血白细胞计数正常或减少，患者鼻咽、眼分泌物可发现脱落的上皮多核巨细胞，并可寻找到特异性麻疹抗原可诊断，分离到麻疹病毒则可确诊。

2. 风疹 多见于学龄前儿童，以呼吸道传播，潜伏期 14～21 天，临床特点为全身症状体征如风般迅速出现及消退。轻、中度发热，重要体征为耳后、枕部，甚至全身无压痛淋巴结肿大。面颈部-躯干-四肢玫瑰色斑丘疹，可融合成片，24 小时出齐，手掌足底常无皮疹。体温随皮疹出现上升，一般不超过 39℃，2～3 天后疹退热退，不脱屑，不留色素沉着。早期白细胞计数减少，淋巴细胞增多，特异性风疹抗体 IgM 阳性可诊断。

3. 水痘 多见于小儿，经飞沫或接触传播，潜伏期 10～24 天。皮肤及口腔、眼结膜、生殖器的黏膜均可见皮疹，分批出现，与发热、头痛、咽痛、四肢酸痛和胃肠道症状同时出现。皮疹向心性分布，发展快，躯干-颜面部-四肢呈粉红色针头大小的斑疹，数小时内变为丘疹，再经数小时变为水疱。疱疹在 24 小时内开始皱缩、结痂，遗留浅瘢痕。伴明显痒感，高峰期可同时见到斑疹、丘疹、疱疹和结痂。血清补体结合抗体阳性可协助诊断，近年应用聚合酶链式反应（PCR）方法检测鼻咽部分泌物水痘-带状疱疹病毒 DNA，为敏感和快速的早期诊断手段。

4. 登革热 夏秋季节流行，是登革病毒引起，经伊蚊传播。临床特征是双相热、三痛（头痛、眼眶痛、肌肉关节痛）、三红（眼睑红、颈部红、前胸红）、皮疹、淋巴结肿大、白细胞和血小板减少、淋巴细胞相对增多。发热 2～3 天即退，发病 2～5 天出现麻疹样皮疹，压之褪色，初见于掌心、脚底或先发生于躯干及腹部，然后蔓延至全身。体温下降者皮疹出现可再次上升，平均 3 天皮疹消退，体温同时下降，整个病程约 5～7

天，PCR 方法检测登革热病毒 RNA，具有快速、敏感性高、特异性强的特点。

5. 猩红热 冬春季节流行，是乙型溶血性链球菌引起，以寒战高热起病，伴咽峡炎。第 1～2 天出现皮疹，充血性或出血性的点状（针尖大小）样皮疹，初见于上胸部及颈底，然后迅速波及全身，疹退后有大片脱皮现象。面部仅发红而无皮疹，唇周苍白，即特征性的猩红热面容。无特异性的实验室检查，皮疹消退试验（于皮疹处皮内注射猩红热抗毒素 0.1ml 或恢复期血清 0.5ml，注射部位皮疹在 6～8 小时消退）有助于诊断。

6. 系统性红斑狼疮（SLE） 多为育龄女性发病，长期的非感染性发热，多形性皮肤损害。颜面蝶形红斑，周围红斑和指（趾）甲远端下红斑具有特征性。斑丘疹、水疱、大疱，日光曝晒后加重（光敏感）为本病的另一重要特征。对于长期发热伴多系统脏器损害的患者都应考虑本病。行血清抗核抗体（ANA）检查是 SLE 的筛查方法，抗双链去氧核糖核酸抗体（抗 ds-DNA）和抗狼疮细胞抗体（抗 Sm 抗体）是本病标志性抗体。

7. 成人斯蒂尔（still）**病** 以下 4 项是主要诊断指标：①一般是体温≥39.0℃持续 1 周以上但中毒症状轻；②伴关节痛持续 2 周以上；③随发热出现又随热退后消失的一过性多形皮疹是本病的典型皮疹；④白细胞升高。以下 4 项是次要诊断指标：①伴有咽喉痛；②淋巴结肿大和（或）脾大；③肝功能异常；④类风湿因子和抗核抗体阴性。本病无特异性诊断方法，符合上述诊断指标中的 5 项且含 2 项主要指标，排除感染和恶性肿瘤即可诊断。

8. 药物性皮疹 一般在抗菌药物治疗 6～10 天后，原来症状好转，体温下降。又出现体温上升，但不伴明显的中毒症状。皮疹呈多形性，往往对称分布，常同时伴荨麻疹。若排除新的感染、白细胞计数不高，可考虑停药观察反应，若停药后热退疹退，则诊断成立。

9. 急性白血病 特异性的皮肤损害以急性单核细胞白血病为多见，主要临床表现是贫血、出血、感染和浸润征象。发热早期出现，当高热时提示继发感染。皮疹是由于白细胞浸润出现蓝灰色斑丘疹，局部皮肤隆起、变硬，呈紫蓝色结节。皮肤组织活检证实为白细胞浸润有诊断价值。

10. 流行性斑疹伤寒 冬春季节流行，起病急骤，常有寒战。体温呈稽留高热型，伴有速脉、头痛、周身肌肉痛、眼结膜及面部充血，神经系统症状突出且出现早。皮疹于病程 4～6 天出现，为本病重要体征，皮疹初为鲜红色，继而转为暗红或瘀点状。初见于胸背、腋窝、上臂两侧，1 日内迅速波及全身。诊断有赖于血清学检查，外斐试验其凝集效价＞1：

320 有诊断价值。

11. 恙虫病　夏秋季节流行，野外工作或活动者易发生。突然上升的高热，伴寒战、头痛、四肢酸痛、颜面潮红、结膜充血。蚊虫叮咬处出现红色丘疹，成水疱后破裂，呈焦痂和溃疡改变为本病的特殊体征。一般见于腋窝、腹股沟、会阴、外生殖器、肛门等隐蔽部位，需仔细体检。发现焦痂和溃疡，且其附近淋巴结肿大疼痛，有助于本病诊断。

【诊断提示】

1. 急性发疹性发热伴明显卡他症状、Koplik 斑，提示麻疹。

2. 急性发疹性发热伴耳后、枕部及全身无痛性肿大淋巴结，起病后皮疹即出现，提示风疹。

3. 急性发疹性发热伴成簇水疱，沿身体一侧皮肤周围神经呈带状分布，提示带状疱疹。

4. 急性发疹性发热伴相对缓脉、脾大、玫瑰疹，提示伤寒。

5. 急性发疹性发热伴昆虫叮咬史，体检发现焦痂和溃疡，提示恙虫病。

6. 急性发疹性发热伴关节痛、颜面蝶形红斑、光过敏，提示 SLE。

7. 急性发疹性发热伴一过性多形性皮疹，肝脾大，热退后如正常人，提示成人 still 病。

【鉴别诊断提示】　据统计有 100 多种发热伴皮疹的疾病，根据出疹的时间与其发热的关系，皮疹的不同形状，伴随症状及其相关体征，进行疾病的仔细鉴别。传染性疾病多有传染源和流行病学史；结缔组织病和变态反应性疾病多伴有全身多系统症状，须借助辅助检查以鉴别；血液病则出现血液系统损害表现，如贫血、出血等。

【高危患者提示】　高危患者主要是指高热、寒战、惊厥、谵妄、大片皮疹有渗液、出现明显的毒血症状、生命体征不稳定者，提示出现多器官功能损害，严重的进行性损害可危及生命。

【治疗要点】

1. 西医治疗

（1）合理安排休息、营养饮食、补充水分、监测体温、保持皮肤清洁、干爽。

（2）对症处理：确诊前使用退热药会改变热型、影响诊断。但对于高热惊厥、高热谵妄的患者应采取紧急降温措施。可用物理降温，或者对乙酰氨基酚、布洛芬等药物退热。发热患者亦应严格掌握静脉输液的适应证。门诊患者极少有输液指征。不能单纯以退热或止痛为目的使用糖皮质激素。只在少数情况下，如高度怀疑为药物热、成人 still 病且病情危急时，方可由有经验的医生开具使用。皮疹瘙痒可用氯苯那敏等抗组胺药口服或炉甘石洗剂外用。

（3）病毒感染者，可选择阿昔洛韦、抗病毒口服液等口服治疗，忌用抗菌药物。

（4）诊断为细菌性感染者方有指征应用抗菌药物；由真菌、支原体、衣原体、结核和非结核分枝杆菌、螺旋体、立克次体及部分原虫等病原微生物所致的感染亦有指征应用抗菌药物。缺乏细菌及上述病原微生物感染的临床或实验室证据，诊断不能成立者，以及病毒性感染者，均无应用抗菌药物指征。

2. 中医治疗　急性发疹性发热属中医学"外伤发热"、"内伤发热"、"疫疹"、"瘟疫"等范畴。临床上针对急性发疹性传染病，中医学提供了丰富的治疗方法及经验。

（1）中医内治：临床可按卫气营血辨证分期治疗，常有气分热盛证、湿热内蕴证、热入营血证等证型，治以祛邪、凉血、解毒为主。常用方剂有银翘散、白虎汤、三仁汤、清营汤合犀角地黄汤等。抗病毒口服液、板蓝根颗粒、犀角地黄丸等中成药亦常辨证选用。

（2）其他治疗：针刺取穴以大椎、风池、肺俞、曲池、血海、阴陵泉等为主；亦可选用针刺放血、刮痧等外治法。

（陈　燕　张妙兴）

三、伴有肺部病征的急性发热

【概述】　肺部病征主要指咳嗽、咳痰、咯血、气促等呼吸道症状，发热伴肺部病征是急性肺部炎症的表现。多数是由于感染引起，少数由变态反应、结缔组织病、化学或物理因素所致。

【问诊要点】

1. 有无禽类，传染病及疫水接触史，患病以来精神状态、食欲、体重改变等情况。

2. 起病的缓急、病程的长短、热度的高低、发热频率，有无畏寒、寒战、盗汗。

3. 咳嗽的频率，昼夜程度变化，有无咳痰，痰液性质及量，有无咯血，咯血的量。

4. 有无到医院诊治，有无服用抗菌药物、退热药、糖皮质激素等药物，服药疗效如何。

5. 有无全身肌肉及关节酸痛、头痛、皮疹、血尿等。

【体检要点】

1. 有无皮肤黏膜发绀、皮疹、浅表淋巴结肿大、气管有无偏移，有无扁桃体肿大。

2. 呼吸频率、胸廓形态、有无一侧胸廓隆起、肋间隙有无增宽。

3. 有无语颤增强或者减弱、胸膜摩擦感；叩诊有无浊音或者实音；听诊有无干湿啰音。

【辅助检查】

1. 一般检查

（1）血常规：细菌性感染可有白细胞计数及中性粒细胞增多；非典型病原体及病毒感染白细胞计数及中性粒细胞正常或降低。

（2）痰涂片：初步判断是否存在细菌感染及细菌类别。

（3）痰培养：进行菌种鉴定，可得出相应的病原菌可指导治疗。

（4）痰找抗酸杆菌：诊断肺结核特异性较高。

（5）降钙素原：作为一个急性的参数来鉴别诊断细菌性和非细菌性感染和炎症。

（6）胸片：表现为肺野阴影，对确定病变的部位、范围与性质有重要意义。

2. 选择性检查

（1）血清流感相关抗原：排除流感病毒引起的发热。

（2）血清肺炎支原体抗体：排除肺炎支原体感染引起的发热。

（3）结核抗体：有助于诊断结核分枝杆菌感染。

（4）胸部 CT：进一步了解肺部病变情况，有助于诊断及鉴别诊断。

【诊断要点】 发热伴有咳嗽、咳痰、咯血等呼吸道症状，查体有相应的肺部体征改变，结合胸片等影像学检查及病原学检查多可确诊，以下列举常见的肺部感染性疾病诊断要点：

1. 细菌性感染 社区获得性以肺炎球菌、卡他莫拉菌、流感嗜血杆菌、铜绿假单胞菌、肺炎克雷白菌等细菌常见。

（1）肺炎球菌性肺炎：急性起病，发病前多有受凉、淋浴、醉酒等病史。临床表现为寒战、高热、咳嗽、咳痰和患侧胸痛等，结合胸片呈叶段实变、白细胞总数及中性粒细胞增高、C-反应蛋白升高等可大致建立临床诊断。

（2）流感嗜血杆菌肺炎：多见于存在糖尿病、慢性肺部疾病、慢性肾病等基础疾病患者。起病较缓慢，发热，咳嗽加剧，咳脓性痰或痰中带血，可并发肺脓肿或脓胸。其诊断有赖于合格的痰标本分离出本菌。

（3）肺炎克雷白杆菌肺炎：多发生于慢性消耗性疾病与免疫力低下及

酗酒患者，起病突然，痰液无臭、黏稠，砖红色胶冻样是其特征。临床症状和 X 线征象无诊断特异性，合格痰标本培养出本菌有诊断参考意义。

（4）铜绿假单胞菌肺炎：中毒症状明显，高热，心率相对不快，可有精神、神经症状。浅绿色或黄脓性痰及合并败血症时皮肤可见中央坏死性出血疹是其特征。合格的下呼吸道分泌物或血液、胸液培养出本菌有诊断意义。

（5）葡萄球菌肺炎：多见于有糖尿病、血液病、原有支气管肺病的患者。起病急骤，病情发展迅速，寒战、高热、大汗淋漓，咳黄脓痰或脓血痰。肺浸润、肺脓肿、肺气囊肿和脓（气）胸是本菌肺炎的四大 X 线特征。合格痰标本、防污染下呼吸道标本或脓性胸液培养出葡萄球菌即可确诊。

2. 非典型病原体感染

（1）肺炎支原体肺炎：儿童及青少年多发，起病缓慢，发热在 38℃ 左右，阵发性剧烈的干咳是本病最突出的特征，时程可长达 6 周。血清抗体检测可作为临床诊断参考，聚合酶链式反应方法检测支原体 DNA 敏感性和特异性均较高，可用于早期诊断。

（2）肺炎衣原体肺炎：多感染儿童及老年，起病隐袭，儿童症状较轻微，成人较严重。早期表现为咽痛、声嘶、干咳等上呼吸道感染症状，严重者有呼吸困难，甚至呼吸衰竭。合格标本病原体分离培养、血清抗体检测等有助于诊断。

（3）军团菌肺炎：老年人、慢性病及免疫低下是本病高危人群。初期表现为肌痛、头痛、乏力，24～48 小时后出现高热，伴反复寒战，咳少量脓痰，部分患者伴有恶心、呕吐、水样腹泻和消化道出血等肺外表现。凡肺炎患者肺外症状明显、相对缓脉、低钠血症和低磷血症及 β-内酰胺类抗菌药物无效都应警惕本病。

3. 病毒性肺炎　大多急性起病，全身症状表现为发热、头痛、全身肌肉酸痛、乏力等；呼吸道症状表现为咳嗽，干咳为主，常有呼吸困难，呼吸道合胞病毒肺炎有明显喘息。X 线表现为间质性浸润，呈磨玻璃样，随着病情发展可出现小片浸润，乃至大片致密影如"白肺"。诊断需要病毒培养或血清免疫学检测等。

4. 真菌性肺炎　常继发于艾滋病、肺结核、糖尿病、血液病等，长期应用抗菌药物和激素等是主要诱因。具有支气管肺炎的各种症状和体征，但起病缓慢，多在应用抗菌药物治疗中肺炎出现或加剧，常同时有其他念珠菌感染的病灶，如鹅口疮为最多见，血常规白细胞减少。痰涂片可查到念珠菌发芽的酵母细胞和菌丝有助于诊断。

【诊断提示】

1. 以寒战、高热起病，呼吸道症状较重，胸片有肺炎征象，血白细胞升高明显，分类以中性粒细胞为主，降钙素原升高，多考虑为细菌性肺炎。

2. 起病急，早期表现为鼻塞、鼻涕、咽痛等卡他症状，胸片有肺炎征象，血常规白细胞正常或降低，降钙素原不高，病毒性肺炎可能性大。

3. 以刺激性干咳为主，伴有肺外症状，β-内酰胺类抗菌药物治疗无效，应注意排除非典型病原体感染。

4. 长期接受广谱抗菌药物、糖皮质激素、细胞毒药物或免疫抑制剂等治疗，或人类免疫缺陷病毒感染或艾滋病患者，伴有咳嗽、咳痰等呼吸道症状，胸片提示肺部感染，提示真菌性肺炎可能。

【鉴别诊断提示】 急性胆囊炎，急性胰腺炎，急性心包炎等除发热外亦可累及胸膜而出现胸痛、刺激性干咳、气促等呼吸道症状，应注意与肺部感染性疾病鉴别，行胸片或胸部 CT 可明确。

【高危患者提示】 突发畏寒、寒战、高热；存在意识障碍；呼吸频率＞30 次/分，血氧分压或血氧饱和度下降；血压＜90/60mmHg；胸片显示双侧或多师叶受累或 48 小时内病变扩展≥50%。出现以上指标提示重症肺炎可能，病情危重，应住院积极治疗。

【治疗要点】

1. 西医治疗

（1）盲目退热会影响病情观察，必要时以物理降温为主，不可无根据地使用各种退热药物。

（2）糖皮质激素不良反应多，可能加重或诱发细菌、病毒和真菌各种感染，在明确发热病因前，切忌单纯以退热及止痛为目的使用糖皮质激素。

（3）轻症且胃肠道功能正常患者，可选用生物利用度良好的口服药物；病情较重者选用静脉给药，待临床症状明显改善时，改用口服药物。

（4）社区获得性细菌性肺炎在留取病原学标本后暂予经验性选择抗菌药物控制感染，常用青霉素类、第一、二代头孢菌素及呼吸道喹诺酮类抗菌药物。在 48～72 小时后根据治疗效果和病原学结果，确定下一步处理。

（5）非典型病原体肺炎首选大环内酯类、四环素类或呼吸道喹诺酮类抗菌药物治疗，疗程为 10～14 天。

（6）病毒性肺炎可根据不同病原体选择相关药物治疗，在流感病毒早期（48 小时内）可选用奥司他韦或金刚烷胺；疱疹病毒可选择阿昔洛韦或更昔洛韦；呼吸道合胞病毒可选用利巴韦林抗病毒治疗。

（7）真菌性肺炎可选用氟康唑、两性霉素 B 或卡泊芬净等抗真菌同时辅予增强免疫力治疗。

2. 中医治疗　伴有肺部病症的急性发热属中医学"外感发热"、"肺痈"、"肺胀"、"肺痿"等范畴。临床上除针对本病的治疗外，对疾病早期的发热，可配合中医康复治疗以缩短病程。

（1）中医内治：临床常有表寒证、表热证、秋燥证、邪郁少阳证、气分热盛证等证型，治以祛邪解表为主。常有方剂有麻杏石甘汤、银翘散、桑杏汤、小柴胡汤、白虎汤等。

（2）其他治疗：针刺取穴以大椎、风池、肺俞、曲池等为主；亦可选用针刺放血、刮痧、穴位贴敷等外治法。

（苏镜波　张妙兴）

四、周期性发热

【概述】　凡是体温突然或缓慢上升达到高峰，保持数小时乃至若干天，然后迅速或缓慢降至正常；经过若干天的无热期后再发热，历经数小时至若干天后又降至正常体温。这种发热期与无发热期交替出现，反复多次，即为周期性发热。引起周期性发热病因很多，可分为感染性周期性发热与非感染性周期性发热两大类。

【问诊要点】

1. 主要症状特点：本次起病的情况、诱发或加重因素、演变过程、患病时间、热峰、无热期与发热期有无规律等。

2. 伴随症状：有无畏寒、寒战、多汗、头痛、肌痛、关节疼痛，有无腰痛、胸腹痛、食欲缺乏、呕吐，有无进行性消瘦，有无尿频、尿急、尿痛等。

3. 注意性别，询问年龄、接触史（包括血液制品输注史、疫区和疫水接触史、传染病接触史、禽类接触史或蚊虫、老鼠叮咬史等），既往有无类似病史，如何治疗，曾用何种药物，效果如何。

4. 全身状态：发病以来饮食、睡眠、大小便及体重变化情况。

【体检要点】

1. 一般情况检查，特别是血压、脉搏、呼吸、心率、神志和全身营养状况。

2. 检查皮肤有无出血点、皮下结节和杵状指（趾），浅表淋巴结大小；肺部呼吸音变化，有无啰音、心脏杂音，肝脾大小，有无腹部异常包块、关节肿痛等。

【辅助检查】

1. 一般检查

（1）血常规：白细胞计数升高特别是分类中中性杆状核粒细胞增高提示为细菌感染所致。也可行血涂片检查相关病原体，以明确诊断疟疾、丝虫病、回归热等。

（2）尿常规：泌尿系感染时尿常规白细胞计数≥5 个/高倍视野。

（3）血沉：血沉增高提示炎症存在，需进一步明确是否有感染、自身免疫性疾病、恶性肿瘤。

（4）影像学检查：怀疑结核病可行胸片检查；超声心动图检查见心瓣膜赘生物有助于感染心内膜炎诊断；腹部超声可查见腹腔内脓肿及肿瘤。

2. 选择性检查

（1）血培养：血培养出相关致病菌考虑败血症可能性大，感染性心内膜炎、骨髓炎、深部脓肿患者常需反复多次血培养。

（2）骨髓检查：白血病时相应类型白血病的原始细胞及幼稚细胞极度增生，少数患者骨髓象增生低下；取骨髓做相关细菌、真菌、寄生虫、分枝杆菌等培养可发现相应致病菌。

（3）血清学检查：血清学检查能明确感染病原体。

【诊断要点】

1. 布鲁菌病 又称波状热。布鲁菌的宿主是野生动物，与人类相关的传染源主要是受感染的羊、牛和猪，人群普遍易感。不明原因长期发热、游走性大关节肿痛、多汗并有流行病学史，需考虑本病可能。血常规、血沉、布鲁菌病抗-人免疫球蛋白试验（Coomb）、试管凝集试验（SAT）、平板凝集试验有助于诊断。血、骨髓、脓液培养的阳性结果为确诊依据。

2. 局灶性细菌性感染

（1）肾结核 一侧慢性腰痛伴有不明原因的间歇性发热，需考虑肾结核可能。尿频、尿急、尿痛是肾结核的典型症状之一。尿液结核分枝杆菌培养、泌尿系 B 超、泌尿系 CT 等检查有助于诊断。

（2）支气管扩张合并感染 不明原因的间歇性发热伴有慢性咳嗽、咳大量脓痰、反复咯血需考虑支气管扩张合并感染可能。肺部听诊可闻及湿性啰音。血常规、胸片或 CT、痰培养等可明确诊断。

3. 败血症 急性高热原因未明，伴有寒战、出汗、全身中毒症状重，血白细胞总数和中性粒细胞明显增高，而无证据提示急性传染病时，考虑败血症可能。确诊有赖于血培养。

4. 亚急性感染性心内膜炎 原有器质性心脏病者伴发热一周以上，

应考虑亚急性感染性心内膜炎可能。确诊有赖于血培养及超声心动图。

5. 疟疾 其传播媒介为雌性按蚊。间歇发作性寒战、高热、大汗、贫血和脾大是本病的典型表现。间日疟、三日疟在红细胞内的发育周期分别约为 48 小时、72 小时。血涂片见疟原虫具有诊断意义。

6. 回归热 流行性回归热冬春季多发，以体虱传播，症状重。表现为：寒战、高热、头痛、肌痛、鼻出血。地方性回归热有严格的地区性，以蜱为传染媒介，症状较流行性回归热轻，发热呈不规则间歇热。确诊有赖于查获病原螺旋体。

7. 黑热病 患者和病犬是主要传染源。长期不规则发热、消瘦、肝脾大，伴全血细胞减少、血清球蛋白增多应考虑本病可能。找到病原体是确诊的主要依据。

8. 结节性脂膜炎 回归型发热、非化脓性倾向的皮下结节形成、全身淋巴结肿痛、口腔黏膜糜烂与出血等是本病的临床和病理学特点。结节活检可明确诊断。

9. 风湿热 常见于 5～15 岁儿童及青少年，主要表现为心脏炎、关节炎、舞蹈病、皮下结节、环形红斑。发病前多有上呼吸道感染史。发热和关节炎是患者就诊时常见的主诉。

10. 痛风 高尿酸血症、反复发作的痛风性急性关节炎、间质性肾炎和痛风石形成是本病的临床特点。痛风每次发作时可伴有发热，诊断依据包括血尿酸增高、滑囊液及痛风石检查证实为尿酸盐结晶、痛风的 X 线特征。

11. 恶性淋巴瘤 按组织病理学可分为霍奇金淋巴瘤和非霍奇金淋巴瘤。其临床特征为无痛性进行性的淋巴结肿大。确诊有赖于病变淋巴结或肿块的病理活检检查。

12. 嗜铬细胞瘤 本病的临床表现差异大：从无任何症状和体征至突然发生心衰、脑出血或恶性高血压等表现。高血压是本病主要的特征性表现，呈间歇性或持续性。血或尿甲氧肾上腺素（MN）和甲氧去甲肾上腺素（NMN）、尿香草草扁桃酸（VMA）、激发试验、抑制试验等可协助诊断。肾上腺 CT 扫描或磁共振成像（MRI）检查有助于确定肿瘤的部位。

【诊断提示】

1. 不明原因的间歇性发热伴一侧慢性腰痛，见于慢性复发性肾盂肾炎、肾结核。

2. 不明原因长期发热、伴游走性大关节肿痛（肩、膝、骶髂及髋关节）、多汗并有接触牛、羊、猪的流行病史需考虑波状热的可能。

3. 急性高热原因未明，伴有寒战、出汗，全身中毒症状重，白细胞

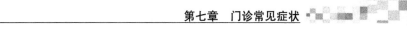

总数和中性粒细胞明显增高，而无特殊的症状、体征及流行病学提示急性传染病时，考虑败血症可能。

4. 原有器质性心脏病患者发热一周以上，应考虑亚急性感染性心内膜炎可能。

5. 在流行性回归热多发的冬春季节及地区，如患者发热有寒战、高热、头痛、肌痛、鼻出血，并发现带虱或与该病患者有接触史，应考虑流行性回归热可能。

6. 周期性发热伴鼠咬伤史，在鼠咬部位发生热、肿、痛，应考虑鼠咬热可能。

7. 在夏秋季节，有周期性发冷、发热、大汗，隔日发作伴有脾大与贫血，注意间日疟可能；如间隔 72 小时发作一次，多为午后发作，则应注意三日疟可能。

8. 周期性发热伴皮下结节，需注意结节性脂膜炎可能。

9. 周期性发热伴高血压，注意嗜铬细胞瘤可能。

【鉴别诊断提示】　引起周期性发热病因很多，注意详细询问病史，再根据临床表现及辅助检查确定具体病因及性质。

【高危患者提示】　周期性发热伴有烦躁不安、谵妄、抽搐等累及神经系统表现；或出现面色苍白、四肢厥冷、神志不清、血压下降、无尿等循环衰竭的表现，提示病情危重。

【治疗要点】

1. 西医治疗

（1）治疗原则包括治疗原发病、对症治疗、防治并发症、维持患者生命体征平稳。危重患者如急性发热伴谵妄、抽搐、昏迷、休克、出血必须立即建立静脉通道、抢救并予办理住院。

（2）完善相关检查，明确病因，及时对因治疗。避免给未经观察、无明确适应证的患者使用糖皮质激素。

2. 中医治疗　周期性发热属中医"疟疾"、"温病"、"外感发热"、"内伤发热"等范畴，表现与中医"伏邪"相似。临床上针对不明原因者，可配合中医康复治疗以改善症状。

（1）中医内治：可根据临床表现先辨外感与内伤。外感发热者常见有邪郁少阳证、邪伏膜原证等证型，治以透邪为主。常用方剂有小柴胡汤、达原饮等。内伤发热者常见有气郁证、淤血证、湿郁证等证型，治以调和气血为主。常用方剂有丹栀逍遥散、血府逐瘀汤、三仁汤等。

（2）其他治疗：针刺应辨证取穴；亦可选用针刺放血、刮痧等外治法。

（邝玉洁　刘飞交）

五、长期发热

【概述】 长期不明原因发热是指体温≥38.5℃的发热持续 3 周以上，经过完整的病史询问、体格检查及常规的实验室检查后，仍不能明确诊断者。原因复杂，包括感染、血液病、风湿性疾病、恶性肿瘤及中枢性疾病，其中感染是长期发热最常见的原因。

【问诊要点】

1. 详细询问发热的情况，如发病时间、过程、体温波动情况、有无规律性、有无诱因及缓解因素等。

2. 伴随症状中有无寒战、出汗、皮疹、出血、头痛、咽痛、咳嗽、咳痰、咯血、呼吸困难、腹痛、腹泻、乏力、食欲缺乏、盗汗、进行性消瘦、关节疼痛、肌肉酸痛等。

3. 诊治经过，在何处就诊、诊断结果、检查资料、治疗药物及疗效等。

4. 患病期间的一般情况，如精神状态、饮食、睡眠、大小便及体重变化等。

5. 有无传染病接触史、疫水疫区接触史、手术史、输血史、服药史、家族史、职业情况等。

【体检要点】

1. 全身一般情况，包括体温、营养状态、有无贫血、皮肤黏膜有无皮疹及皮疹类型等，特别是典型的皮疹类型对诊断有提示作用。

2. 多系统的详细检查，注意淋巴结有无肿大、压痛；头颈部有无结膜充血、颈部抵抗、甲状腺肿大、压痛；有无胸骨压痛、心脏扩大、杂音；肺部检查有无啰音、胸腔积液；腹部检查有无包块、压痛、肝脾大；四肢检查有无关节肿大、疼痛、肌肉压痛；神经系统有无意识障碍、病理征等。

【辅助检查】

1. 一般检查

（1）血常规、红细胞沉降率、C-反应蛋白：列为常规检查，初步判断发热原因。

（2）尿常规：常规检查，育龄女性建议同时检查尿绒毛膜促性腺激素，排除妊娠。

（3）大便常规：常规检查。

2. 选择性检查

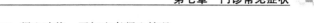

（1）凝血功能：了解患者凝血情况。

（2）心、肝、肾功能：了解患者心、肝、肾脏器功能。

（3）静脉血浆血糖：判断是否有糖尿病。

（4）降钙素原：若升高，提示细菌感染。

（5）肝炎标志物检测、梅毒血清学试验、人类免疫缺陷病毒（HIV）抗体筛查：判断是否有相关病原体感染。

（6）抗核抗体、类风湿因子、抗磷脂抗体等自身抗体系列、补体系列：了解有无风湿性疾病。

（7）肿瘤标志物检查：可疑肿瘤患者时选用。

（8）泌尿系 B 超、妇科 B 超、肝胆脾胰 B 超：了解各脏器情况。

（9）胸片：了解心、肺情况。

（10）组织活检：发现异常组织时可选做活检明确诊断。

（11）骨髓活检：可疑血液系统疾病时选用。

【诊断要点】

1. 结核病 一般有低热、乏力、盗汗、食欲减退、消瘦等结核中毒症状，女性患者还可有月经失调、不孕等。约 80% 为肺结核，可伴有咳嗽、咳痰、咯血、胸痛、呼吸困难等；患侧肺部可能出现呼吸运动减弱、叩诊浊音、听诊湿性啰音等；痰培养结核分枝杆菌阳性是确诊的主要依据。胸部 X 线检查是及时发现肺结核的主要方法。但肺外结核，如肝、脾、深部淋巴结、泌尿生殖系统、脊柱结核等，症状隐匿不典型，诊断需依赖组织活检。

2. 亚急性感染性心内膜炎 大多数患者原有器质性心脏病病史，出现不规则热，心瓣膜受累（新的心脏杂音，或杂音有强度和性质的改变）、皮肤可能出现中心白点网膜出血（Roth 斑）、指和趾垫出现的豌豆大的红或紫色痛性结节（Osler 结）、手掌和足底处直径 1～4mm 无痛性出血斑（Janeway 损害）等微血管炎、微栓塞体征，应考虑本诊断。血培养阳性结合超声心动图发现赘生物、瓣周并发症等是感染性心内膜炎的确诊依据。

3. 真菌病 在长期使用广谱抗菌药物及免疫抑制剂的患者中出现长期发热，可能伴有多脏器功能衰竭、败血症等严重症状，应考虑真菌感染的可能。真菌培养阳性率低，侵入性的组织活检有很高的诊断价值。

4. 艾滋病 在性工作者、男同性恋者、静脉吸毒者、接受输血或血液制品者等 HIV 感染的高危人群中，出现发热，均应考虑本病。可能伴有反复的肺部、肠道等各种机会性感染，需要进行反复的 HIV 抗体测定，若阳性需要确诊试验明确。

5. 淋巴瘤 男性较女性多发，随年龄增加发病率增加。无痛性、进行性浅表淋巴结肿大为典型表现，热型多不规则。病灶在深部淋巴组织器官中的淋巴瘤临床症状复杂，对于长期发热不能以感染、结缔组织病解释者，出现多系统病变，均应考虑本病。正电子发射型断层扫描技术（PET）对本病具有很大的诊断符合率。最重要是对病变组织的活检，病理组织学和免疫组织化学是诊断的确诊依据。

6. 急性白血病 主要是贫血、出血、感染和多器官浸润表现，血涂片可见数量不等的原始和幼稚白细胞，骨髓象是诊断的主要依据。

7. 成人斯蒂尔（still）病 一般是体温≥39.0℃持续1周以上但中毒症状轻，伴关节痛持续2周以上；随发热出现热退后消失的一过性多形皮疹是本病的典型皮疹，白细胞升高，这4点是主要诊断指标。还可伴有咽喉痛，淋巴结肿大和（或）脾大，肝功能异常，类风湿因子和抗核抗体阴性，这4点是次要诊断指标。无特异性诊断方法，符合上述5点含2点主要指标，排除感染和恶性肿瘤即可诊断。

8. 系统性红斑狼疮（SLE） 多为育龄女性发病，首发症状常见长期的非感染性发热，可伴有特异性的蝶形红斑或盘状红斑，对称非侵蚀性的多关节炎，还可能有光敏感、口腔溃疡等。对于长期发热伴多系统脏器损害的患者都应考虑本病。血清抗核抗体（ANA）检查是SLE的筛选试验，抗双链去氧核糖核酸抗体（抗 ds-DNA）和抗狼疮细胞抗体（抗 Sm 抗体）是本病标志性抗体。

9. 恶性肿瘤 常见于恶性实体瘤坏死吸收引起的中低热或伴发感染引起的高热，可能伴有进行性消瘦、贫血等恶病质表现，伴有相应器官的症状，通过B超、CT、组织活检等检查一般诊断不难。

10. 中枢性发热 常伴嗜睡、尿崩症、性欲减退、自主神经功能紊乱等下丘脑功能受损症状，是下丘脑体温调节中枢由于炎症、肿瘤、外伤等引起损伤失去正常调节功能，出现不规则发热，特点是高热无汗。

【诊断提示】

1. 长期发热伴乏力寒战等中毒症状提示感染性疾病，如结核病、败血症、亚急性感染性心内膜炎、伤寒、艾滋病、深部脓肿形成等。

2. 长期发热伴进行性消瘦、衰竭等提示肿瘤，如肝癌、肺癌、肾癌、甲状腺癌等。

3. 长期发热伴多器官受损、无毒血症状、发作与缓解交替提示结缔组织病，如成人 Still 病、SLE、风湿热、结节性多动脉炎、类风湿关节炎等。

4. 长期发热伴出血、贫血、肝脾大提示血液病，如白血病、恶性淋

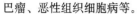

巴瘤、恶性组织细胞病等。

5. 长期发热伴嗜睡、尿崩症、性欲减退、自主神经功能紊乱提示中枢性发热。

【鉴别诊断提示】 长期发热的患者病因复杂，病种繁多。针对不同病因所致疾病进行鉴别诊断，仅通过问诊、体检均难以明确，必须借助完善的实验室检查结果综合分析才可能诊断。但详细、反复的问诊及体检可能提供诊断的有利线索，顺藤摸瓜寻求诊断的确诊依据。感染者多热程短，伴乏力寒战等中毒症状；血液病多有发热、出血、进行性贫血，肝、脾、淋巴结肿大；风湿性疾病多热程长，无毒血症状，有互不相关的器官出现功能损害的临床表现；肿瘤患者多热程中等，呈进行性消瘦、衰竭。

【高危患者提示】 高危患者主要是指有明显的毒血症状、出现进行性多器官功能衰竭表现，提示为恶性肿瘤、败血症、白血病、亚急性感染性心内膜炎等危及生命的疾病。

【治疗要点】

1. 西医治疗 长期发热患者建议住院或转院治疗，明确病因并积极治疗原发病。需要强调的是，长期发热病因复杂，体温往往超过38.5℃，在病因未明确之前，不能随意用糖皮质激素。因为随意用糖皮质激素退热会掩盖病情，还会引起可能的感染性疾病扩散，反复使用将导致诸多不良反应。

2. 中医治疗 长期发热属中医学"痨病"、"岩"、"瘿瘤"、"内伤发热"等范畴。临床上可在原发病诊治的基础上，配合中医康复治疗以退热、调整脏腑功能等。

（1）中医内治：临床分为虚证和实证，虚证常见有气虚证、血虚证、阴虚证、阳虚证等证型；实证常见有气郁证、淤血证、湿郁证等证型。常用方剂有补中益气汤、归脾汤/当归补血汤、清骨散/秦艽鳖甲汤、肾气丸、丹栀逍遥散、血府逐瘀汤、三仁汤等。

（2）其他治疗：针刺应辨证取穴；虚证可选用灸法，实证亦可选用针刺放血、刮痧等外治法。

（陈　燕　张妙兴）

六、慢 性 低 热

【概述】 慢性低热是指口腔温度在37.4～38℃之间并除外生理性原因，持续4周以上的发热。主要有器质性疾病及功能性疾病两大类，而器质性疾病中的感染性因素最常见。

591

【问诊要点】

1. 发热持续时间，食欲变化，有无体重下降，睡眠情况。

2. 有无发热伴随症状，如有无皮疹，有无咳嗽及咯血，有无腹痛及腹泻，有无耳鸣及耳痛、听力下降，有无黄疸，有无尿频、尿痛，有无肌肉及关节疼痛等。

3. 有无结核病及结核患者接触史，有无肝胆疾病史，有无疫区接触史，有无化学药物及放射性物质接触史，女性应询问月经史。

【体检要点】

1. 检查体温、呼吸、测量体重。

2. 检查皮肤色泽，有无蝶形红斑，皮肤黏膜有无苍白及黄染，有无浅表淋巴结肿大，有无贫血貌及水肿。

3. 检查有无突眼、双手震颤、甲状腺肿大及气管偏移等。

4. 检查胸部有无畸形，肺部有无啰音；有无心脏增大、心律改变；有无腹壁静脉曲张，有无腹部肿块及肝脾大，有无腹水；有无肾区叩击痛；脊柱压痛与纵轴叩击痛。

5. 特别注意有无中耳炎、乳突炎、鼻窦炎、扁桃体炎、前列腺炎等局灶性感染。

【辅助检查】

1. 一般检查

（1）血常规：白细胞总数及中性粒细胞比例升高考虑细菌感染可能，白细胞计数降低考虑病毒感染可能。

（2）尿常规：出现尿白细胞计数明显升高及亚硝酸盐则考虑存在尿路感染。

（3）肝肾功能：了解是否存在肝肾功能不全。

（4）结核菌素试验：阳性有助于活动性结核病的诊断，但阴性不能排除结核病。

（5）骨髓象检查：出现不明原因贫血时应做骨髓象检查。

2. 选择性检查

（1）胸片：应作为常规检查，对诊断肺部感染引起的发热有极大帮助。

（2）腹部泌尿系B超：帮助诊断是否存在腹腔脏器及肾脏炎症。

（3）自身抗体、类风湿因子：可了解是否存在风湿性及类风湿性疾病。

【诊断要点】

1. 器质性疾病引起的慢性低热

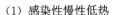

（1）感染性慢性低热

1）结核病：最常见为肺结核，多伴有消瘦、咳嗽、咯血、盗汗等，胸部 X 线或 CT 检查及结核分枝杆菌检查有助于诊断。

2）慢性病毒性肝炎：可引起食欲减退、乏力、腹胀、肝区疼痛，部分患者有黄疸，腹部 B 超和肝炎系列检查有助于诊断。

3）慢性非特异性局灶性感染：常见于咽扁桃体、鼻窦、中耳、胆道、肾盂、女性外生殖道慢性感染；可引起慢性低热，但常呈波动性不规则发热，且伴有局灶感染体征及表现；患者常伴有精神体力下降，血沉稍快，经抗感染治疗后低热很快缓解。

4）艾滋病：常有不洁性生活、静脉毒品、输血史等流行病学史，除慢性发热外，伴有消瘦、慢性腹泻、反复发生口腔念珠菌感染、单纯疱疹病毒感染、肺孢子菌肺炎等，人类免疫缺陷综合征病毒（HIV）抗体阳性有助于诊断。

5）梅毒：多有不洁性生活史，早期常有硬下疳，二期梅毒可有低热、头痛及肌肉关节痛，常伴有肝脾大及淋巴结肿大，梅毒血清学检测可诊断。

（2）非感染性慢性低热

1）甲状腺功能亢进（甲亢）：多伴有怕热、多汗、心悸、多食易饥、消瘦等代谢亢进症状，有甲状腺肿大，甲状腺功能检测可明确诊断。

2）风湿性疾病：可出现慢性低热，最突出的特征是多系统受累，行自身免疫抗体、类风湿因子等检查可协助诊断。

3）肝硬化：多有活动性肝炎、长期酗酒病史，肝功能检查提示血清白蛋白下降，胆红素上升，腹部 B 超及腹部 CT 有助于诊断。

4）炎症性肠病：包括溃疡性结肠炎及克罗恩病，常有慢性腹痛、腹泻症状，可有口腔溃疡、关节炎等肠外表现，行结肠镜检查可协助诊断。

5）血液病：除慢性发热外，尚有贫血、淋巴结及肝脾大，行血常规及骨髓检查可诊断。

6）恶性肿瘤：多见于中年以上患者，常引起发热，以肺癌、肝癌及直肠癌最常见；常伴有消瘦、乏力、咳嗽咯血、腹痛腹泻等。针对性行胸部或腹部的 X 线或 CT 检查、胃肠镜检查及肿瘤标志物检查有助于诊断。

2. 功能性低热

（1）感染后低热：之前往往有细菌、病毒、原虫等致病菌感染，特别见于病毒感染后。为体温调节中枢对体温的调节功能仍未恢复正常所致。

（2）夏季低热：仅发生于夏季，秋凉后自行退热，年年如此反复出现，数年后可自愈。多见于体温调节功能不完善、营养不良或脑发育不全的幼儿。

（3）神经性功能性低热：多见于青年女性，为一种原发性低热。其临床特点为一般不超过 38℃，体温昼夜内波动幅度较小。大部分患者伴有怕冷，怕热，多汗，心悸，失眠，面色潮红等自主神经功能紊乱的症状。各项辅助检查无异常。

【诊断提示】

1. 慢性低热伴食欲减退，肝区疼痛，肝大，转氨酶升高提示慢性肝炎。

2. 慢性低热伴咽痛，扁桃体肿大提示慢性咽炎和扁桃体炎。

3. 慢性低热伴鼻塞、流黄脓涕提示慢性鼻窦炎。

4. 男性慢性低热伴小便淋漓不尽，B超示前列腺增生，前列腺液未找到脓细胞提示慢性前列腺炎。

5. 慢性低热伴有咳嗽、咯血、消瘦、乏力及盗汗多提示肺结核。

6. 慢性低热伴心悸，出汗，消瘦，食欲亢进，甲状腺肿大应考虑甲亢可能。

7. 慢性低热有尿频、尿痛症状，曾有急性肾盂肾炎病史，提示慢性肾盂肾炎。

8. 慢性低热伴有消瘦、淋巴结肿大及肝脾大、贫血提示血液病、恶性肿瘤。

9. 有不洁性生活史，血清梅毒特异性抗体试验阳性应考虑梅毒。

【鉴别诊断提示】 主要是器质性疾病引起的慢性低热与功能性慢性低热鉴别，前者除发热外常伴有器质性病变的体征及相关辅助检查异常，而后者除发热及相关自主神经功能紊乱的症状外各项辅助检查无异常。

【高危患者提示】

1. 慢性低热伴有进行性消瘦、贫血、浅表淋巴结肿大、肝脾大等多提示血液病及恶性肿瘤。

2. 若伴有半侧感觉障碍、半侧水肿，半侧皮肤发红、无汗或多汗等自主神经功能紊乱，内分泌代谢障碍、睡眠障碍等，提示间脑综合征，应行头颅 CT 和头颅磁共振检查。

【治疗要点】

1. 西医治疗

（1）结核病的不明原因慢性低热占有很大的比例，临床遇到长期低热原因不明的患者，在肝功能允许的情况下，可先给予抗结核试验性治疗。

（2）感染性的原因多于非感染性者，所以在临床上如果明确有过感染史，可以尝试继续抗感染治疗。

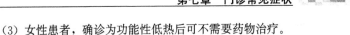

（3）女性患者，确诊为功能性低热后可不需要药物治疗。

2. 中医治疗 慢性低热属中医"内伤发热"、"痨病"、"岩"、"瘿瘤"等范畴。临床上可在原发病诊治的基础上，配合中医康复治疗以退热、增强体质、调整脏腑功能等。

（1）中医内治：临床分为虚证和实证，虚证常见有气虚证、血虚证、阴虚证、阳虚证等证型，实证常见有气郁证、淤血证、湿郁证等证型。常用方剂有补中益气汤、归脾汤/当归补血汤、清骨散/秦艽鳖甲汤、肾气丸、丹栀逍遥散、血府逐瘀汤、三仁汤等。具体用药时可根据原发病，适当配伍有效的单方验药。

（2）其他治疗：针刺应辨证取穴；虚证可选用灸法；实证亦可选用针刺放血、刮痧等外治法。

（袁衬容 张妙兴）

七、咳嗽与咳痰

【概述】 咳嗽是由于延髓咳嗽中枢受刺激引起的一种保护性反射动作，通过咳嗽能清除呼吸道分泌物和气管异物。借助咳嗽将气管、支气管的分泌物或肺泡内的渗出液排出称为咳痰。是呼吸系统疾病最常见的症状，剧烈咳嗽可导致呼吸道出血、自发性气胸等，咳嗽反复发作可影响工作、休息。

【问诊要点】

1. 发病诱因，有无呼吸道、胸膜、心血管疾病，有无服用血管紧张素转换酶抑制剂。

2. 咳嗽的性质、节律、音色、时间、与体位的关系；痰的颜色、性状、气味、痰量，痰中有无异物，咳痰与体位的关系。

3. 发病以来是否到医院就诊过，曾做过哪些检查和治疗，疗效如何。

4. 既往有无类似病史，有无百日咳、麻疹、支气管肺炎、支气管哮喘、结核病等病史和吸烟史。

【体检要点】

1. 一般情况检查，特别是血压、脉搏、呼吸、心率、神志。

2. 心肺检查是重点。视诊：胸廓检查（大小、形状、对称性、皮肤颜色等）、呼吸频率、呼吸运动、呼吸节律；触诊：胸廓扩张度、语音震颤、胸膜摩擦感、心尖搏动位置、心前区搏动、心包摩擦感；叩诊：肺界、心浊音界；听诊：呼吸音、啰音、语音共振、胸膜摩擦音、心率、心律、心音、心包摩擦音。

【辅助检查】

1. 一般检查

(1) 血常规：病毒感染者白细胞计数正常或偏低，细菌感染者白细胞计数及中性粒细胞升高。

(2) 病原学检查：取相应标本如咽拭子、痰液行直接涂片镜检和细菌分离鉴定、病原体抗原检查以及使用杂交或酶联免疫聚合反应（PCR）测定病原体特异性核酸，可明确病原体，指导抗菌药物使用。

(3) 胸片检查：能明确肺部、胸膜、横膈病变，对支气管肺炎、肺结核、气管异物（胸透时明显）等疾病有诊断或辅助诊断价值。

2. 选择性检查

(1) 痰涂片及痰培养：痰培养出相应菌株对确定病原体及指导抗菌药物治疗有重要意义。

(2) 胸部 CT：能清楚显示肺内细微结构，不受呼吸运动影响。在肺部复杂性感染性疾病、先天性发育异常、肺血管疾病、肺及纵隔占位性病变等方面有独到优势。

【诊断要点】

1. 上呼吸道感染

(1) 咽炎、喉炎：咽炎的突出症状是刺激性干咳。喉炎主要表现为干咳、声嘶、咽痒，幼儿常表现为声嘶、犬吠样咳嗽、吸气性喉鸣和三凹征。两者查体均可见咽部充血水肿。

(2) 喉结核：常继发于肺结核。早期主要表现为干咳、声嘶，后期常出现发声无力。活检可明确诊断。

(3) 喉癌：多见于中老年人。早期有刺激性咳嗽，声带受累后可出现声嘶、剧痛、吸气性呼吸困难。确诊有赖于喉镜检查和病理活检。

(4) 上呼吸道咳嗽综合征：由于鼻炎、鼻窦炎的分泌物刺激咽导致咳嗽、咳痰、咽痒、咽痛的现象，确诊有赖于鼻腔镜检查。

2. 支气管及肺部疾病

(1) 支气管炎、肺炎：主要表现为咳嗽、咳痰。支气管炎时肺部可闻及不固定湿性啰音，肺炎时肺部可闻及固定细湿性啰音。确诊有赖于胸片、胸部 CT 检查。

(2) 支气管哮喘：典型表现为反复发作性喘息，日轻夜重，急性发作时双肺可闻及弥漫性哮鸣音，可经平喘药缓解或自行缓解。支气管激发试验、支气管舒张试验、呼气流量峰值（PEF）日内变异率有助于哮喘的诊断。需注意顽固性咳嗽是咳嗽变异性哮喘的唯一临床表现。

(3) 支气管扩张（支扩）：常见原因为感染后性支扩和结核后性支扩。

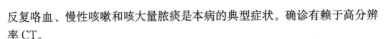

反复咯血、慢性咳嗽和咳大量脓痰是本病的典型症状。确诊有赖于高分辨率 CT。

（4）百日咳：多见于小儿。病程长，可达数周至 3 个月，主要表现为阵发性痉挛性咳嗽及咳嗽末高音调吼鸣。根据传染病接触史及典型的临床表现一般可临床诊断。

（5）肺结核：常有结核病接触史。多表现为咳嗽、咳痰，伴低热、盗汗、体重减轻等结核中毒症状。胸片、痰涂片见抗酸杆菌、结核菌素试验阳性可协助诊断。

（6）肺脓肿：急性起病，高热、咳嗽、脓肿破溃进入支气管后可咳出大量脓臭痰是本病的主要表现。典型的临床表现及胸部 X 线检查可诊断。痰培养可明确病原菌。

（7）肺尘埃沉着症：常见的肺尘埃沉着症有煤肺、石棉肺、硅沉着病。主要表现为慢性咳嗽、气短和胸痛。根据职业病史及肺部 X 线检查诊断。

（8）肺癌：可表现为咳嗽、咯血、发热、胸痛、胸闷、呼吸困难等。胸片、胸部 CT、胸部磁共振成像、痰脱落细胞学检查、肿瘤标志物检查、纤维支气管镜检查有助于诊断。

3. 胸膜疾病　由于胸膜炎、胸膜间皮瘤、气胸、胸腔积液等引起的咳嗽。胸片、胸部 CT、穿刺液检查等有助于诊断。

4. 心脏疾病　左心衰竭、二尖瓣狭窄、冠心病、高血压性心脏病均可引起肺淤血、肺水肿从而导致咳嗽。粉红色泡沫痰是急性肺水肿的特征。胸片、超声心动图等有助于诊断。

5. 胃食管反流病（GERD）　反流、胃灼热感、饭后咳嗽明显常提示胃食管反流性咳嗽。内镜检查、食管 pH 测定、质子泵抑制剂经验性治疗有助于诊断。

【诊断提示】

1. 咳嗽伴发热，常见于急性上、下呼吸道系统感染、胸膜炎、肺结核。

2. 咳嗽伴胸痛，可见于肺炎、肺癌、气胸、胸膜炎。

3. 咳嗽伴呼吸困难，可见于喉炎、支气管哮喘、气胸、大量胸腔积液、慢性阻塞性肺疾病、肺水肿、肺淤血。

4. 咳嗽伴咯血，多见于支扩、肺脓肿、肺癌、肺结核、二尖瓣狭窄。

5. 咳嗽伴大量脓痰，多见于支扩、肺脓肿、支气管-胸膜瘘和肺囊肿合并感染。

6. 咳嗽伴杵状指（趾），可见于支扩、肺脓肿、脓胸。

7. 咳嗽伴哮鸣音，常见于支气管哮喘、心源性哮喘、慢性阻塞性肺疾病、气管与支气管异物。

8. 咳嗽伴上腹部烧灼感、反酸、饭后咳嗽明显，常见于 GERD。

【鉴别诊断提示】 根据痰液的性质可分为浆液性、血性、黏液性、脓性等。黏液性痰可见于支气管炎、支气管哮喘、肺炎初期，也可见于肺结核；粉红色泡沫样痰常提示肺水肿；脓性痰常提示化脓性细菌性下呼吸道感染；呼吸道黏膜受损后出现血性痰。引起咳嗽与咳痰的病因较多，主要依靠详细病史、体格检查及实验室检查协助诊断。

【高危患者提示】 咳嗽伴剧烈胸痛、呼吸困难、大量咯血、神志改变等，提示病情危重。主要完善胸片、血常规、心电图、血气分析等检查明确病因，必要时收住院治疗。

【治疗要点】

1. 西医治疗

（1）治疗原则包括治疗原发病、防治并发症、维持患者生命体征平稳。

（2）完善相关检查明确咳嗽与咳痰的病因，给予对症治疗。

（3）若疑为支气管哮喘急性发作、左心衰竭等疾病时，应立即住院治疗。

2. 中医治疗 咳嗽与咳痰属中医学"咳嗽"、"肺胀"、"肺痈"、"肺痨"等范畴。临床上宜先审证求因。明确诊断，对于以咳嗽为主要症状的，可参考如下的中医康复治疗。

（1）中医内治：临床上可分为外感和内伤咳嗽，常见有风寒袭肺证、风热犯肺证、燥邪伤肺证、风盛挛急证、痰湿蕴肺证、痰热郁肺证、肝火犯肺证、肺阴亏虚证等证型。治以止咳化痰为主，辨证辅以祛邪、泄热、清肝、解痉、养阴等治法。常用方剂有三拗汤合止嗽散、桑菊饮、桑杏汤、苏黄止咳汤、二陈汤合三子养亲汤、清金化痰汤、黄芩泻白散合黛蛤散、沙参麦冬汤等。

（2）其他治疗：针刺取穴以肺俞、中府、列缺、太渊等为主；亦可选用穴位贴敷、中药雾化、直流电中药离子导入等外治法。

（邝玉洁　张妙兴）

八、呼吸困难

【概述】 呼吸困难是指患者自觉空气缺乏或者呼吸费力，临床表现为呼吸频率、节律、深度的改变，严重时出现张口呼吸，端坐呼吸、发绀及辅助呼吸肌参与呼吸运动等。其病因可分为呼吸系统疾病、心血管系统疾病、血液系统疾病、中毒和神经精神疾病等 5 种类型。

【问诊要点】

1. 发病是急性发作还是逐渐加重，发作前有无诱因，是否有刺激性气体、药物、毒物接触史等。

2. 是呼气性、吸气性还是双相呼吸困难，与活动体位是否有关联，是否存在昼夜病情变化。

3. 是否伴有发热、咳嗽、咳痰、咯血、胸痛等症状。

4. 既往有无高血压病、心脏病、慢性肺部疾病、血液系统性疾病等病史。

5. 有无长期吸烟不良习惯，有无职业性粉尘吸入史、过敏史等。

【体检要点】

1. 注意观察呼吸困难时相、意识状态、有无发绀以及呼吸频率、节律、深度的变化。

2. 注意检查头颈部，气管有无偏移，颈静脉是否充盈，是否存在肝颈静脉回流征。

3. 应重点检查胸部，观察胸廓有无异常，是否桶状胸，叩诊是否浊音或过清音，听诊呼吸音有无减低，是否存在湿性啰音及哮鸣音，心脏是否有杂音等。

4. 对有意识障碍、高热的患者还应注意有无脑膜刺激征及其他病理征。

5. 注意腹部外形，有无肝脾大及腹水征，排除腹部膨隆压迫膈肌引起呼吸困难。

【辅助检查】

1. 一般检查

(1) 血常规：白细胞及中性粒细胞增高，提示可能合并感染；只有嗜酸性粒细胞增高提示变态反应性疾病相关。

(2) 动脉血气分析：明显代谢性酸中毒时提示酸中毒引起的呼吸困难。

(3) 静脉血糖、血酮体：排除糖尿病酮症酸中毒。

(4) 心肌酶谱：急性心肌梗死引起的心源性呼吸困难伴有心肌酶增高。

(5) 脑利钠肽或脑利钠肽前体：指标正常基本可排除心源性呼吸困难。

(6) 胸片：了解心脏大小，明确肺部、胸膜、横膈病变。

2. 选择性检查

（1）胸部 CT：可更敏感地发现肺内细微病变、纵隔、胸腔和隐蔽区域病变。

（2）超声心动图：了解心脏结构及功能，对心源性呼吸困难有极大的帮助。

（3）纤维支气管镜：对肺源性呼吸困难有助于明确病因、病原学诊断及治疗。

【诊断要点】

1. 喉及气管内异物 80％为 5 岁以下儿童，突发呛咳，严重吸气性呼吸困难，胸片可直接看到金属异物，花生、橡胶等不显影的异物可根据局限性肺气肿，肺不张等间接证据诊断，一般认为透视较胸片更具有诊断价值。

2. 支气管哮喘 多在儿童或青少年起病，有过敏史和家族遗传倾向，常接触变应源、冷空气或运动后诱发，多可自行或使用支气管舒张剂后缓解，表现为喘息，胸闷，呼吸困难或咳嗽，查体双肺呼气相延长，散在哮鸣音，但若患者病情严重反而听不到哮鸣音。

3. 慢性阻塞性肺疾病 表现为慢性咳嗽、咳痰，早期在劳力时出现，后期呈进行性加重的气短或呼吸困难是其标志性症状，查体桶状胸，肺部叩诊过清音，双肺呼吸音减弱，呼吸相延长，也可闻及呼吸相哮鸣音，肺功能检查为不完全可逆的气流受限可确诊。

4. 特发性肺间质纤维化 临床表现为进行性加重呼吸困难，查体双肺底可闻及吸气性爆破音，胸片可见双肺间质浸润影，肺功能，高分辨率 CT 及肺组织活检可鉴别。

5. 心源性哮喘 多在 40 岁以后，多有心脏病病史，常在夜间出现阵发性呼吸困难。可有端坐呼吸和咯粉红色泡沫痰。查体双肺广泛湿性啰音和哮鸣音，左心界增大，心律增快，可闻及心脏杂音或额外心音，脑利钠肽增高可帮助诊断。

6. 化学毒物中毒 因缺氧而导致极度呼吸困难，依据毒物接触史不难做出诊断，常见的 CO 中毒时患者皮肤黏膜呈樱桃红色，而氰化物中毒皮肤黏膜则呈鲜红色，有条件应行血中毒物鉴定。

7. 代谢性酸中毒 表现为深而大的呼吸困难，多有慢性肾脏病及糖尿病病史，行动脉血气分析可确诊。

8. 重症颅脑疾病 多有中枢神经系统损害的其他表现，依据不同的颅内病变部位而出现不同的呼吸困难类型。查体病理征多为阳性，结合头颅 CT 或磁共振成像可确诊。

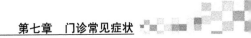

9. 癔症性呼吸困难　年轻女性常见，多为情绪激动诱发。呼吸困难特征为呼吸浅快伴有呼吸性碱中毒出现的手足抽搐，眼球浮动。

【诊断提示】

1. 急性呼吸困难伴散在哮鸣音，见于支气管哮喘、心源性哮喘、喉头水肿、气管异物等。

2. 呼吸困难伴发热、咳嗽、咳痰，见于肺炎、胸膜炎、慢性阻塞性肺疾病、支气管扩张等。

3. 呼吸困难伴一侧胸痛，见于大叶性肺炎、自发性气胸、支气管肺癌等。

4. 呼吸困难伴有意识障碍，见于颅内病变、急性中毒、糖尿病酮症酸中毒等。

5. 呼吸困难伴大量粉红色泡沫痰，见于急性左心衰竭、有机磷农药中毒等。

【鉴别诊断提示】　心源性呼吸困难与肺源性呼吸困难有时不易鉴别。部分患者可同时合并心脏及肺部疾患。心源性呼吸困难多有冠心病、风湿性心脏病、高血压性心脏病等基础性心脏病，常为夜间阵发性呼吸困难，卧位加重，坐位减轻，多伴有心律失常及心脏杂音，脑钠肽检查不高基本可排除心源性呼吸困难。

【高危患者提示】

1. 呼吸极度困难但双肺却未闻及呼吸音及干湿啰音伴皮肤黏膜发绀，考虑极重度支气管哮喘及慢性阻塞性肺疾病急性发作，应及时收住院进一步治疗，必要时呼吸机辅助呼吸。

2. 胸骨压榨性疼痛伴呼吸困难应考虑急性冠脉综合征后急性心力衰竭，应及时转上级医院行再灌注治疗。

【治疗要点】

1. 西医治疗

（1）卧床休息，必要时吸氧。

（2）自发性气胸肺部压缩面积为30%内可予留观察室穿刺抽气治疗，密切观察病情。

（3）支气管哮喘、慢性阻塞性肺疾病合并肺部感染则在抗炎同时予改善通气处理。

（4）急性左心衰竭应坐位，双腿下垂，予吸氧、利尿等处理后及时收住院治疗。

（5）高危呼吸困难患者应稳定生命体征同时住院进一步治疗。

2. 中医治疗　呼吸困难类似于中医学的"气短"、"气喘"等，见于

"虚劳"、"肺痨"、"喘证"、"喘脱"、"胸痹心痛"、"心悸"、"癔症"、"流行性感冒"等病证。在明确病因及诊断的基础上，针对轻症者、功能性及精神性患者、慢性病者可使用或配合中医康复治疗。审证求因，从气、血，从心、肺、肾等辨证论治，根据具体病证选方用药，具体内容可详见本书其他相关疾病的中医治疗。

（刘俊伟　苏镜波）

九、咯　血

【概述】　咯血系指喉以下呼吸道或肺组织出血，经口腔咳出。其病因繁多，最常见的病因依次为：支气管扩张、肺结核、肺癌、肺脓肿等。虽经详细检查，仍有约 20% 的咯血者病因始终难以明确。

【问诊要点】

1. 首先要确定是咯血还是呕血。咯血发生的急缓、咯血量、性状，有无咳痰，是初次还是多次，咯血前有无前驱症状等。

2. 伴随症状中有无发热、胸痛、咳嗽、胸闷、出汗、恐惧、呼吸困难、心悸以及与月经的关系等。

3. 有无结核病接触史、职业性粉尘接触史及吸烟史等。

【体检要点】

1. 观察咯血的量、性质和颜色。

2. 要注意一般状态，特别是血压、脉搏、呼吸和心率、神志。

3. 检查皮肤有无出血点、皮下结节和杵状指（趾），淋巴结大小，肺内呼吸音变化，有无啰音、心脏杂音、心律，肝脾大小，有无下肢水肿等。

【辅助检查】

1. 一般检查

（1）血常规：大量咯血可有血红蛋白下降，如合并有感染则有白细胞计数升高。

（2）凝血功能：凝血时间延长提示可能为凝血障碍引起的咯血。

（3）痰液检查：痰中找到抗酸杆菌可确诊肺结核；痰中培养出细菌对指导抗菌治疗有一定意义。

（4）降钙素原：明显升高考虑合并细菌感染，可指导抗菌药物治疗。

（5）胸片：可明确肺部、胸膜疾病，对肺炎、支气管扩张、肺结核的诊断有重要作用。

2. 选择性检查

（1）胸部CT：可进一步发现胸片未能发现的肺部细小病灶。

（2）纤维支气管镜：对支气管内膜结核，支气管内膜癌等有独特的优势，同时在直视下取活体组织病理检查及吸出血液。

【诊断要点】

1. 支气管扩张症　有长期咳嗽、咳痰史，痰量较多，呈脓性痰。少数患者咯血为其唯一症状（干性支气管扩张）。肺部可有局限性持续固定的湿啰音，可有杵状指（趾），X线片两下肺纹理重、有卷发样或蜂窝样改变。肺部高分辨CT有助于明确诊断。

2. 肺结核　除咯血外，可有低热、盗汗、消瘦、乏力、食欲减退，痰中带血，肺尖可闻及湿啰音。X线胸片检查常能发现结核病灶部位，痰涂片找抗酸杆菌有助于明确诊断。

3. 支气管肺癌　有长期大量吸烟史。常痰中带血，量不多，但常反复出现，常伴胸痛。X线胸片、CT及纤维支气管镜检查、痰细胞学检查有助于明确诊断。

4. 慢性支气管炎　多有长期吸烟史和多年慢性咳嗽、咳痰史，常在冬季发作或加剧。一般为小量咯血，咯血常与感染加重有关，经抗感染治疗后症状好转而自行止血。体检可闻及弥漫性干啰音或散在湿啰音。X线片有助于明确诊断。

5. 支气管内膜结核　多发生在青壮年，长期咳嗽、咳痰，小量咯血，伴低热、盗汗、消瘦、胸片可无异常，痰找抗酸杆菌及纤维支气管镜检查有助于明确诊断。

6. 肺炎　咯血伴高热，可有胸膜性胸痛，局部叩诊呈浊音或肺实变体征，听诊可闻及湿啰音。血常规检查白细胞升高，胸部X线可见炎性病灶。抗菌药物治疗多有效。

7. 肺梗死　除咯血外，常有胸痛、突发性呼吸困难，咯血常出现于胸痛和呼吸困难之后。常有下肢深静脉血栓，心电图、超声心动图、动脉血气分析、D-二聚体、胸部增强CT等检查有助于诊断。

8. 肺脓肿　高热，大量脓臭痰，白细胞升高，慢性患者有杵状指（趾），胸部X线有助于明确诊断。

9. 支气管肺囊肿　继发感染时出现咳嗽、咳痰、咯血，胸部X线及CT表现为圆形或卵圆形透亮区，其壁较薄，界限清楚，密度均匀。

10. 肺尘埃沉着症　顽固性咳嗽、咳痰、咯血，胸部X线示两肺中下野散在结影，诊断主要靠职业史。

11. 肺出血-肾炎综合征　反复咯血伴呼吸困难，继之出现蛋白尿、血尿，X线胸片示双肺小结节影或斑片状阴影，以中下肺居多。血清抗基底膜抗体阳性或肾活检可明确诊断。

12. 月经性咯血 常于月经前 2～3 天咯血，月经期过后停止，并反复发生。

【诊断提示】

1. 咯血伴发热，多见于肺结核、肺炎、肺脓肿、钩端螺旋体病、流行性出血热、血管炎、支气管肺癌。

2. 咯血伴胸痛，可见于大叶性肺炎、肺栓塞（梗死）、肺结核、支气管肺癌。

3. 咯血伴大量脓痰，可见于肺脓肿、支气管扩张、支气管肺癌合并感染。

4. 咯血伴呛咳，可见于支气管肺癌、肺炎。

5. 咯血伴皮肤黏膜出血，可见于钩端螺旋体病、流行性出血热、血液病、自身免疫性疾病。

6. 咯血伴黄疸，可见于钩端螺旋体病、大叶性肺炎、肺梗死等。

【鉴别诊断提示】

1. 与来自后鼻道出血相鉴别，鼻、口腔同时喷血者应检查咽喉，必要时请专科医生会诊。

2. 与呕血相鉴别，通过咯出血颜色，有无泡沫，是混有胃内容物还是痰液，是否为碱性，是否伴有消化道症状，结合病史、体检，不难鉴别。根据有黑便即诊断为"呕血"并不可靠。

【高危患者提示】

1. 咯血时突然出现胸闷、呼吸困难、唇甲发绀、烦躁不安、面色苍白等症状，为窒息先兆，表明病情危重。

2. 反复多次大量咯血，患者出现四肢厥冷，大汗淋漓，血红蛋白降低，血压持续下降，甚或休克，为循环衰竭表现，病情危重。

【治疗要点】

1. 西医治疗

（1）治疗原则包括：治疗原发病、止血、防止并发症、维持患者生命功能。

（2）大咯血窒息的处理：保持呼吸道畅通，足高头低位，拍背；用开口器打开口腔，将舌拉出，迅速清除口腔及咽喉部积血，气管插管或切开，吸氧，适当应用呼吸兴奋剂。

2. 中医治疗 咯血属中医学"血证-咯血"范畴，可见于中医多种疾病，如"肺痨"、"肺痈"、"咳嗽"、"肺癌"等。对于临床诊断不明、西医治疗疗效不佳、非危急重的患者，在积极治疗原发病的基础上，可考虑中

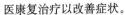

医康复治疗以改善症状。

（1）中医内治：临床辨证先分虚实，常见有燥热伤肺证、肝火犯肺证、阴虚肺热证等证型。本着"急则治其标"的原则，在辨病的基础上，以止血为主，辨证辅以凉血润燥，养阴泻火等法，常用方剂有桑杏汤、咯血方、百合固金汤等。

（2）其他治疗：紧急处理时，可用云南白药、十灰丸等吞服；亦可用针刺，穴取鱼际、尺泽、足三里等。

（田兆嵩　张妙兴）

十、发　　绀

【概述】　发绀是指皮肤黏膜呈青紫现象，多表现在口唇、颊部、指（趾）甲床等皮肤较薄、色素较少和毛细血管丰富的部位。系因血液中还原性血红蛋白增多、存在异常血红蛋白衍化物引起，有真性发绀与假性发绀之分。

【问诊要点】

1. 是否出生或幼年时即出现，是持续存在还是间歇出现，如果是间歇出现还应了解其有无进食磺胺类、伯氨喹等特殊药物、变质食物及长期接触或食用重金属类食品。

2. 是否伴有发热、咳嗽、活动时气促等症状。

3. 有无肢端冰凉、感觉障碍、关节疼痛等。

【体检要点】

1. 测呼吸、脉搏、血压、指脉血氧饱和度等，观察有无窒息、呼吸困难、休克等表现。

2. 发绀分布的特点及程度，是中心性还是周围性，有无差异性发绀，加温后发绀是否会消失。

3. 有无杵状指（趾）；有无肺气肿体征及肺部啰音；心脏有无增大，听诊有无杂音，异常心音。

4. 有无意识障碍。

【辅助检查】

1. 一般检查

（1）血常规：某些患者红细胞计数和血红蛋白增高。

（2）指脉血氧饱和度：血氧饱和度降低见于肺通气或换气功能障碍性疾病。

（3）动脉血气分析：判断是否存在呼吸性、代谢性或混合性的酸碱失衡。

（4）胸片：了解是否有肺部基础性疾病。

（5）心电图：初步了解有无心脏基础性疾病。

2. 选择性检查

（1）胸部 CT：能较清楚显示肺内细小结构，尤其适用于胸片未见明显异常但又不能排除肺部病变时。

（2）超声心动图：进一步了解心脏有无器质性或功能性异常，如先天性心脏病等。

【诊断要点】

1. 心源性发绀

（1）法洛四联症：患者在出生时或一岁前即出现发绀，发育较差，临床表现为劳力性呼吸困难、杵状指（趾）、蹲踞现象，严重者有晕厥及抽搐。查体可在胸骨左缘二三肋间闻及收缩期吹风样喷射性杂音，超声心动图有助于诊断。

（2）三尖瓣下移畸形：表现为气促、乏力、心悸等心功能不全症状。生长发育差、体型瘦小，约 1/3 患者颧颊潮红类似二尖瓣面容。心音弱，胸骨左缘到三尖瓣听诊区可闻及收缩期和（或）舒张期杂音，吸气时杂音响度增强，胸片、超声心动图可确诊。

（3）艾森曼格综合征：是先天性心脏病发展的后果，发绀发生的时间较晚，多为轻到中度，劳累后加重。体查可见差异性发绀、心界增大、与基础疾病相关的心脏杂音等阳性体征，心电图、胸片、超声心动图可确诊。

2. 肺源性发绀

（1）原发性肺动脉高压：慢性发绀、呼吸困难、红细胞增多及右心衰竭是本病四大特征。胸骨左缘可闻及收缩期杂音及 Graham steel 杂音，肺动脉瓣第二心音亢进，胸片提示右室扩大，肺动脉及其主要分支扩张，超声心动图可估测肺动脉压力。

（2）弥漫性间质性肺病：主要症状为发绀，活动后气促、干咳、易疲劳。查体可闻及以双肺底为主的散在细湿啰音，早期胸片呈磨砂玻璃状，肺功能提示限制性通气障碍，胸部高分辨 CT 可进一步确诊。

（3）慢性阻塞性肺疾病及肺源性心脏病：长期慢性咳嗽、咳痰、喘息是其特征性临床表现，发展到后期可出现发绀。当形成肺源性心脏病时发绀程度更严重，肺功能检查为不完全可逆的气流受限可确诊。

3. 血液病

（1）高铁血红蛋白血症：主要由进食过量变质蔬菜、药物及化学物接

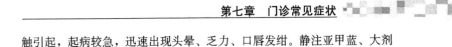

触引起，起病较急，迅速出现头晕、乏力、口唇发绀。静注亚甲蓝、大剂量维生素 C 可使发绀迅速减退或消失，可作为诊断性试验。

（2）硫化血红蛋白血症：一般认为患者有便秘和服用含硫药物史，发绀持续时间长，血液呈蓝褐色是其特征。

【诊断提示】

1. 急性起病伴神志异常，见于某些药物或化学毒物中毒、急性呼吸衰竭等。

2. 发绀伴有呼吸困难，主要见于重症心肺疾病。

3. 发绀不伴呼吸困难，可能为先天性高铁血红蛋白血症和硫化血红蛋白血症及外周动脉硬化等。

4. 发绀伴有杵状指（趾）提示病程较长，多见于慢性肺部疾病，发绀型先天性心脏病等。

【鉴别诊断提示】 主要与假性发绀鉴别，皮肤异常色素或外源性物质（如银、金、砷）在体内沉积，可使皮肤黏膜颜色发生变化，称为假性发绀，结合相关金属物质接触式，及皮肤黏膜颜色变化特点不难鉴别。

【高危患者提示】

1. 急性起病，出现意识障碍和衰弱患者可能为急性中毒，病情较危重。

2. 出现全身发绀，四肢冰凉，血氧饱和度持续降低，考虑存在呼吸循环衰竭，病情危重。

【治疗要点】

1. 西医治疗

（1）卧床休息，必要时吸氧。

（2）继发性高铁血红蛋白血症：首先应排除 G6PD 缺乏，轻症者给予维生素 C 片 100mg 3 次/天，重症给予亚甲蓝 $1\sim2mg/kg$，加 5％葡萄糖溶液 $20\sim40ml$，静脉推注，病情较严重者，1 小时后可重复给药一次。

（3）心肺重症疾病引起发绀应及时住院进一步治疗。

2. 中医治疗 发绀见于中医学"肺痈"、"喘证"、"喘脱"、"胸痹心痛"、"心悸"等病证。在明确病因及诊断的基础上，中医治疗多采用辨证论治，根据具体病证选方用药，具体内容可详见本书相关疾病的中医治疗。

（杨 宇 苏镜波）

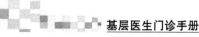

十一、心　悸

【概述】　心悸是患者对自身心脏跳动的异常感觉，包括无规律跳动、快速或缓慢跳动及强烈心跳感等，尤其在休息时（安静躺在床上或看电视）最明显。心悸是心血管病最常见的症状，但某些患者在心脏冲动节律、频率或收缩强度正常时也自觉心悸，是对自身心脏活动特别敏感所致，多为神经症或处于焦虑状态。

【问诊要点】

1. 发生及持续的时间，性质是搏动过强、过快、缓慢还是不规则等。

2. 是否存在诱因如精神刺激、体位、体力活动、浓茶、失眠、咖啡、药物等。

3. 有无意识状态改变，循环衰竭，有无反复发作。

4. 有无循环系统、内分泌系统、呼吸系统、神经症及其他精神心理障碍的病史。

5. 当怀疑心律失常所致时，应重点询问过去有无类似症状，其发作与终止情况，持续时间和心律是否规则等。

【体检要点】

1. 重点检查心血管系统，有无心脏增大、心脏杂音及心律改变，有无血压增高、动脉枪击音、脉压增宽、水冲脉、血管杂音等。

2. 评估精神心理状态，必要时行量表评分排除焦虑抑郁等精神心理性疾病。

3. 亦要重视是否存在皮肤黏膜苍白、突眼、双手震颤、甲状腺肿大等。

【辅助检查】

1. 一般检查

（1）血电解质：部分患者有血钾降低。

（2）常规 12 导联心电图：了解是否有心律失常及心律失常的类型。

（3）24 小时动态心电图：对某些非持续性心律失常患者，常规心电图未能捕捉到的异常表现者，此项检查尤为适用；还可进一步了解心律失常的类型，频率等。

（4）甲状腺功能：甲状腺功能亢进常引起心悸症状，血清游离甲状腺素（FT_4）、血清游离三碘甲腺原氨酸（FT_3）升高。

2. 选择性检查

（1）食管电生理检查：可进一步确定室上性心动过速的类型，指导治疗。

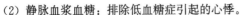

（2）静脉血浆血糖：排除低血糖症引起的心悸。

（3）超声心动图：了解心脏结构及功能，确定是否存在器质性心脏病。

【诊断要点】

1. 心脏冲动增强

（1）生理性：见于正常人饮酒、喝浓茶或咖啡后，也见于健康人在剧烈运动或精神过度紧张时，应用咖啡因、阿托品、麻黄碱、利尿剂等亦会诱发。

（2）病理性：常见于甲状腺功能亢进、贫血、发热、低血糖症、嗜铬细胞瘤等引起心脏收缩力增强的疾病。

2. 心律失常

（1）快速而规则的心律失常：着重考虑窦性心动过速、房性心动过速、阵发性室上性心动过速、心房扑动2：1传导等。

1）窦性心动过速：多见于正常人或全身疾病，指窦性心律的频率超过100次/分。

2）房性心动过速：连续3个或以上的快速心房激动。心电图的P′波的形态异于窦性P波，频率多为120～220次/分，当P′波的形态有3种以上时，称紊乱性房速。

3）阵发性室上性心动过速：症状多为突发突止，听诊时第一心音强弱恒定，心律绝对规整。心电图R-R规整，心率在150～250次/分，P′波呈逆行性（Ⅱ、Ⅲ、aVF导联倒置）或埋藏在QRS波群中无法辨认，少数位于QRS波群终末部分。

4）心房扑动2：1传导：窦性P波消失，代之以振幅、间期较恒定的房扑波，频率为250～350次/分，房扑波首尾相连，呈锯齿状，之间无等电位线。

（2）缓慢而规则的心律失常：应重点考虑窦性心动过缓、二度Ⅱ型窦房阻滞、交界性心律、完全性房室阻滞等。

1）窦性心动过缓：指窦性心律60次/分以下。心电图特征为窦性P波频率小于60次/分，偶伴有窦性心律不齐。

2）二度Ⅱ型窦房阻滞：心电图特点为长PP间期为基本PP间期的整倍数。

3）交界性心律：由房室交界区的自律性增加而触发，心电图特征为心率在70～130次/分之间，QRS波形态正常，RR间期相等，逆行P波多重叠在QRS波群之中，亦可在QRS波之前或之后，在Ⅱ、Ⅲ、aVF导联倒置，aVR导联直立。

4）完全性房室阻滞：心电图特点表现为心室率规则，在30～50次/分之间，P波与QRS波互不相关，心室率明显小于心房率。

（3）心室率不规则的心律失常：常见于期前收缩、窦性心律不齐、心房颤动、病态窦房结综合征等。

1）期前收缩：心电图特征为提前出现的异位 P 波或 QRS 波群，其后有一代偿间歇。

2）窦性心律不齐：窦性心律节律整，在同一导联上 PP 间期差异＞0.12 秒。

3）心房颤动：临床特征为心率快慢不一，心音强弱不等和脉搏短绌。其心电图特征为窦性 P 波消失，代之为频率达 350～600 次/分，大小不一，形态不同的 f 波（V1 或下壁导联较清晰），QRS 波群节律不规则。

4）病态窦房结综合征：心电图表现为严重的窦性心动过缓、窦性停搏和（或）窦房阻滞，可交替出现缓慢的心律失常和快速的心律失常。

3. 自主神经功能紊乱 多见于青壮年女性，心脏本身并无器质性病变。多在焦虑，情绪激动等情况下发生，临床表现除心悸外多伴有失眠、全身乏力、头晕、耳鸣、记忆力减退等神经衰弱的表现。

【诊断提示】

1. 心悸伴易饥消瘦，常见于甲状腺功能亢进。

2. 心悸伴晕厥或抽搐，常见于心室颤动、高度房室阻滞、室性心动过速、病态窦房结综合征等。

3. 心悸伴心前区疼痛，常见于冠心病、主动脉瓣狭窄、肥厚梗阻性心肌病、心脏神经症等。

4. 心悸伴贫血貌，多见于各种急慢性贫血，慢性贫血则心悸多在劳累后较明显。

5. 心悸伴呼吸困难及发绀，常见于心力衰竭、肺源性心脏病、重症贫血等。

【鉴别诊断提示】

1. 自主神经功能紊乱与器质性心脏病引起的心悸较易鉴别，体查发现心脏杂音及完善心血管系统相关辅助检查后即可确诊。

2. 其他系统疾病继发心悸的病因较难明确，应仔细询问病史，结合患者伴随症状予针对性的辅助检查确诊。

【高危患者提示】 心悸伴有晕厥或抽搐、呼吸困难、心前区疼痛等症状多为心脏器质性病变及恶性心律失常，病情较危重。

【治疗要点】

1. 西医治疗

（1）生理性心脏冲动增强及自主神经功能紊乱予改变不良生活习惯、改善睡眠、调节心境等处理。

（2）室性心动过速、心室颤动、心室扑动等伴有血流动力学紊乱的恶性心律失常应及时予心脏电复律或药物复律处理。

2. 中医治疗　心悸属中医学"心悸"、"怔忡"等范畴。在专科诊治的基础上，尤其针对功能性或慢性患者，可使用或配合中医康复治疗以缓解症状、增强体质。

（1）中医内治：临床常见证有心胆气虚证、心脾两虚证、阴虚火旺证、心阳不振证、水饮凌心证、痰火扰心证、心血瘀阻证等证型。辨证需先分虚实，主要病机是"瘀阻"与"亏虚"，治以补不足，泻有余为主。常用方剂有安神定志丸、归脾汤、天王补心丹、桂枝甘草龙骨牡蛎汤、苓桂术甘汤、黄连温胆汤、血府逐瘀汤等。丹七片、银杏叶滴丸、天王补心丸、归脾丸等中成药亦常辨证选用。

（2）其他治疗：针刺取穴以间使、神门、心俞、巨阙等为主；亦可用磁珠耳穴等外治法。

（杨　宇　苏镜波）

十二、胸　痛

【概述】　胸痛是指颈与胸廓下缘之间疼痛，疼痛性质可呈多样性，病因可达 30 种之多，包括胸壁疾病、胸腔脏器疾病、腹腔脏器疾病、肩关节及其周围组织疾病等，尤应重视胸腔脏器疾病。

【问诊要点】

1. 重点询问疼痛的发作时间、性质、部位、频率、持续时间、诱发因素及疼痛有无放射到其他部位。

2. 胸痛与呼吸、咳嗽、吞咽、体力活动、情绪激动、上肢肢体活动等有无关系。

3. 有无咳痰、咯血、呼吸困难、吞咽困难、反酸、胃灼热、心悸、强迫体位、发热、水肿等。

4. 以往有无类似发作，如何治疗，曾用何种药物，效果如何。

【体检要点】

1. 应注意胸壁局部是否有压痛，肋间有无疱疹，肋软骨处有无隆起。如有这些体征多为胸壁疾病引起的胸痛。

2. 胸廓是否对称，呼吸音变化，心尖搏动位置。

【辅助检查】

1. 一般检查

（1）心肌酶、肌钙蛋白：心肌梗死引起的胸痛时心肌酶及肌钙蛋白往往升高。

（2）D-二聚体：D-二聚体正常对排除急性肺梗死有较大的临床意义。

（3）心电图：出现动态的、特异性的 ST-T 改变对诊断心源性胸痛有很大帮助。

（4）胸片：可发现肺部、胸膜、胸壁、纵隔等病灶。

2. 选择性检查

（1）胸部 CT：可进一步了解肺部细小病变、是否存在主动脉夹层、纵隔及胸膜病变。

（2）超声心动图：了解心脏功能、是否存在局限性室壁运动异常、主动脉夹层等。

（3）24 小时食管 pH 监测：是诊断胃食管反流所致食管源性胸痛的有效方法，还有助于与心源性胸痛的鉴别。

【诊断要点】

1. 胸壁疾病　疼痛固定在病变部位，局部有压痛，胸廓活动时可使胸痛加剧。

2. 心绞痛及心肌梗死　疼痛多位于胸骨后，其次是心前区，少数在剑突下，可向左肩放射。心绞痛通常在用力或精神紧张时诱发，持续 1～5 分钟即止，而心肌梗死常呈持续性剧痛。

3. 夹层动脉瘤　疼痛多位于胸背部，可放射至下腹部、腰部和腹股沟。

4. 胸膜炎　疼痛多在胸部的一侧。

5. 食管及纵隔病变　疼痛多位于胸骨后，前者吞咽时加重。

6. 呼吸系统疾病　疼痛常因深呼吸和咳嗽加重。

7. 肋软骨炎　疼痛常位于第 1、2 肋软骨处，可见局部隆起、压痛，无红肿。

8. 肋间神经痛　常呈阵发性灼痛或刺痛。

9. 带状疱疹　可见成簇水疱沿肋间分布，但疱疹不越过体表中线。

10. 反流性食管炎　胸骨后痛与吞咽有关，伴有胃灼热、反酸的临床表现。

11. 怀疑有内脏疾病引起的胸痛，除作详细体检及一般化验检查外，尚需借助 X 线片、心电图、B 超及 CT、冠状动脉造影等协助诊断。

【诊断提示】

1. 胸痛伴有面色苍白、大汗淋漓、低血压，常见于心肌梗死、夹层动脉瘤、大块肺梗死。

2. 胸痛伴呼吸困难，常见于大叶性肺炎、渗出性胸膜炎、急性肺梗

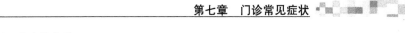

死、自发性气胸。

3. 胸痛伴咳嗽，常见于气管、支气管胸膜疾病。

4. 胸痛伴吞咽困难，常见于食管炎、食管癌。

5. 胸痛伴咯血，常见于肺结核、肺梗死、肺癌。

【鉴别诊断提示】

1. 胸壁疾病引起的胸痛与胸腔脏器疾病所致胸痛较易鉴别，前者定位明确、局限，局部多有阳性所见，如皮疹、红肿、压痛等。

2. 胸腔脏器疾病引起的胸痛涉及的病种多，各疾病之间的鉴别比较困难。除仔细询问疼痛的部位、性质、诱发因素及伴随症状对诊断有一定提示外，主要靠辅助检查方能明确病因。

【高危患者提示】　高危胸痛主要指不稳定型心绞痛、急性 ST 段抬高的心肌梗死、非 ST 段抬高的心肌梗死、肺栓塞、夹层动脉瘤等。其特点是：

1. 多有高血压、心脏病病史。

2. 疼痛部位多位于胸骨后或心前区，少数位于剑突下，并可向左肩放射。

3. 常因体力活动而诱发或加剧，休息后可好转或终止。

4. 血压常有改变（降低或增高）。

5. 心脏听诊可发现心音、心率和心律异常改变，部分患者可闻及心脏杂音。

6. 心电图多有异常。

【治疗要点】

1. 西医治疗

（1）对高危胸痛及可疑重症患者需留院观察或收住院。

（2）一般病例予口服止痛药等对症处理。

（3）局部热敷。

（4）若疑为心绞痛者，可舌下含服硝酸甘油或硝酸异山梨酯或速效救心丸，然后住院或转院。

2. 中医治疗　广义胸痛属中医学"胸痹心痛"及"胁痛"等范畴。临床上先明确病因，排除外伤骨折及高危胸痛者，针对病情稳定，尤其是原因不明者，在治疗本病的基础上，可配合中医康复治疗。

（1）中医内治：临床辨证时宜先分虚实，实证有气滞、血瘀、寒凝、痰阻、湿热等证型；虚证有气血亏虚、阴虚、阳虚等证型。治以泻其实，补其不足。常用方剂有柴胡疏肝散、血府逐瘀汤、瓜蒌薤白半夏汤、生脉散、一贯煎等。

（2）其他治疗：针刺取穴以心俞、厥阴俞、大椎、膻中、内关、期门为主；亦可配合穴位贴敷、中药热奄包等中医外治法。

（刘俊伟　田兆嵩）

十三、恶心与呕吐

【概述】　恶心是紧迫欲吐的感觉，通常伴有上腹部不适和迷走神经兴奋，是临床常见的症状。呕吐是指胃和（或）小肠内容物经过食管和口腔排出体外的现象。呕吐的病因很多，按发病机制主要分为：反射性呕吐、中枢性呕吐、前庭障碍性呕吐。

【问诊要点】

1. 重点询问呕吐的时间、与进食的关系、呕吐的方式、发作频率、持续时间、严重程度、呕吐物的性质。

2. 呕吐与食物、药物、体位、精神因素有无关系；有无不洁饮食史、酗酒病史。

3. 既往是否有类似发作病史，如何治疗，曾用何种药物，效果如何。

4. 有无腹痛、腹泻、发热、寒战、黄疸、头痛、喷射性呕吐、眩晕、眼球震颤等。

【体检要点】

1. 腹部查体是重点。腹部的外形、有无胃肠型及胃肠蠕动波；腹部有无压痛及反跳痛、有无异常包块；有无移动性浊音；肠鸣音情况。

2. 神经系统、眼科检查等是否有异常。

【辅助检查】

1. 一般检查

（1）血常规：各种细菌感染性疾病可导致白细胞计数及中性粒细胞升高，呕吐时机体应激也可使白细胞计数升高。

（2）大便常规：呕吐由各种感染性腹泻引起时，大便外观及性状可有相应变化，常规检查细菌感染所致者高倍镜下可见大量白细胞。

（3）腹部B超：对了解肝脏、胆囊、脾脏及胰腺疾病有重要意义。腹部彩超对肠套叠可见同心圆现象，有诊断意义。

2. 选择性检查

（1）静脉血浆血糖：糖尿病酮症所致呕吐时有明显血糖升高。

（2）肝功能检查：肝脏疾病导致呕吐肝功能可见异常。

（3）影像学检查：肠梗阻行腹部立位片检查时可见气液平面；颅脑占位病变所致颅内高压引起的呕吐可行CT或磁共振成像（MRI）检查。

【诊断要点】

1. 急性胃肠炎 这是夏秋季的常见病、多发病。主要表现为上消化道症状及程度不等的腹泻和腹部不适，严重者可出现电解质及液体的丢失。单纯有上消化道的症状者多为急性胃炎。

2. 急性中毒 起病急骤，多伴有腹泻、腹痛，一般根据毒物接触史、临床表现及实验室毒物检查分析可作出诊断。

3. 中枢神经系统感染性病变 可伴有发热、头痛、呕吐，呕吐多为喷射性，可行脑脊液检查明确感染病原体。

4. 十二指肠梗阻 间歇性腹痛与呕吐是其常见的表现。腹痛可为间歇性隐痛甚至阵发性剧痛，部位多见于上腹正中或偏右。

5. 急性阑尾炎 腹痛为转移性右下腹疼痛，多伴有发热、呕吐等症状。结肠充气试验、腰大肌试验、闭孔内肌试验检查可阳性。腹部阑尾彩超、X 线、CT 等有助于诊断。

6. 肠梗阻 主要表现为呕吐、肠绞痛和肛门停止排气排便。常见的病因为肿瘤、炎症、大块食物、先天性畸形、肠扭转、肠套叠等。需要注意的是凡婴幼儿突然发生阵发性腹痛或哭闹、呕吐、便血，腹部扪及腊肠样肿块时应考虑肠套叠。腹部 B 超、腹部立位片等有助于诊断。

7. 高血压脑病 是高血压病程中一种危及患者生命的严重情况，也是内科常见的急症之一。高血压患者出现剧烈头痛、眩晕、恶心、呕吐，甚至惊厥、昏迷等症状时需注意高血压脑病。眼底检查、头颅 CT 检查有助于诊断。

8. 妊娠呕吐 已婚育龄妇女有停经病史，晨起呕吐，连续多日，需注意妊娠呕吐可能。呕吐的严重程度和持续时间因人而异，多数在孕 6 周前后出现，8～10 周达到高峰，孕 12 周左右自行消失。尿人绒毛膜促性腺激素（hCG）、血 hCG、妇科 B 超有助于诊断。

9. 糖尿病酮症酸中毒 呼气中有烂苹果味是糖尿病酮症酸中毒最特有的表现。凡不明原因出现恶心呕吐、血压低而尿量多、失水、休克、酸中毒、意识障碍的患者，无论有无糖尿病病史，特别是呼气中有烂苹果味，应考虑本病可能。血糖、血酮体、尿糖、尿酮体、动脉血气、血电解质等检查可明确本病。

10. 甲状腺危象 是甲状腺毒症急性加重的一个综合征，主要表现为高热、心动过速、烦躁不安或谵妄、大汗淋漓、呕吐与腹泻等。血清总甲状腺素（TT_4）、血清总三碘甲腺原氨酸（TT_3）、促甲状腺激素（TSH）、血清游离甲状腺激素（FT_3）、游离甲状腺素（FT_4）、甲状腺彩超等协助诊断。

11. 脑肿瘤 主要表现为呕吐、头痛、视力障碍，眼底检查多见有视乳头淤血。头颅 CT 与 MRI 可协助诊断。

【诊断提示】

1. 恶心与呕吐伴腹痛、腹泻，常见于急性胃肠炎或细菌性食物中毒、霍乱及各种原因的急性中毒。

2. 恶心与呕吐伴右上腹痛、发热、寒战或黄疸，常见于胆囊炎或胆石症。

3. 恶心与呕吐伴头痛及喷射性呕吐，多见于颅内高压或青光眼。

4. 恶心与呕吐伴眩晕、眼球震颤，常见于前庭器官疾病，如迷路炎、梅尼埃病、晕动症。

5. 恶心与呕吐伴胸痛，应注意排除急性心肌梗死及其他心血管疾患。

6. 恶心与呕吐伴应用阿司匹林，某些抗癌药物与抗菌药物，呕吐可能与药物不良反应有关。

7. 恶心与呕吐伴已婚育龄妇女有停经病史，早晨呕吐者应注意早孕。但突发的恶心呕吐且伴有剧烈腹痛，应注意排除异位妊娠破裂。

【鉴别诊断提示】

1. 呕吐多伴有恶心的先兆；食管性反流无恶心的先兆，吐出物检测不含胃酸和胃蛋白酶。

2. 根据呕吐物的性质考虑以下几种可能：

(1) 含大量胆汁者说明在十二指肠乳头以下，常见于小肠高位梗阻、胆囊炎及胆石症。

(2) 不含胆汁者则提示梗阻部位多在十二指肠乳头以上。

(3) 呕吐物有粪臭味多为低位性小肠梗阻。

(4) 呕吐物呈咖啡色则提示上消化出血。

(5) 胃潴留时呕吐物多带发酵、腐败气味。

(6) 呕吐物含大量酸性液体常提示十二指肠溃疡或胃泌素瘤，无酸味者常提示贲门狭窄或贲门失弛缓症。

【高危患者提示】

1. 反复多次呕吐咖啡样物，患者出现面色口唇苍白、四肢厥冷、神志不清、血压下降、无尿等循环衰竭的表现，病情危重。

2. 剧烈且频繁的呕吐，伴有颅内压升高表现时，需注意中枢神经系统病变，病情较重。

【治疗要点】

1. 西医治疗

(1) 治疗原则包括治疗原发病、止吐、保护胃黏膜、防治并发症、维

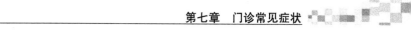

持患者生命体征平稳。

（2）给予氯丙嗪、甲氧氯普胺止吐，呕吐频繁者可给予护胃治疗。

（3）若疑为糖尿病酮症酸中毒、甲状腺危象、高血压脑病、急性心肌梗死等疾病时，应立即住院治疗。

2. 中医治疗 恶心与呕吐属中医学"呕吐"范畴，古人以有声有物谓之呕，有物无声谓之吐，无物有声谓之干呕。对于一些危急病患或中枢性呕吐者，一般不采用中医康复治疗，故临床上应先辨病，适当选用中医康复治疗。

（1）中医内治：临床常见有外邪犯胃证、饮食停滞证、肝气犯胃证、痰饮内阻证、脾胃虚弱证、胃阴不足证等证型。治以和胃降逆为主，辨证辅以祛邪、消食、疏肝、补虚等治法。常用方剂有藿香正气散、保和丸、四逆散合半夏厚朴汤、小半夏汤合苓桂术甘汤、香砂六君子汤、麦冬汤等。藿香正气丸、保济丸、香砂养胃丸等中成药亦常辨证选用。

（2）其他治疗：针刺取穴以内关、中脘、胃俞、足三里等为主；脾胃虚寒者可用艾灸。亦可选用指压内关穴、穴位敷贴等外治法。

（邝玉洁　刘飞交）

十四、黄　疸

【概述】 黄疸是因肝内外各种疾病引起胆红素代谢障碍，血清胆红素升高致使皮肤、黏膜和巩膜发黄的症状和体征。按病因学分类可分为：肝细胞性黄疸、溶血性黄疸、胆汁淤积性黄疸和先天性非溶血性黄疸。

【问诊要点】

1. 注意患者性别，重点询问年龄、接触史（包括血液制品输注史、疫区和疫水接触史、传染病接触史、服用及接触药物史），以往有无类似病史，如何治疗，曾用何种药物，效果如何。

2. 黄疸的发生与发展、持续时间、诱发因素、大小便颜色、近期有无进食引起皮肤黄染的食物。

3. 有无发热、头晕、头痛、呕吐、腹痛、皮疹、皮肤瘙痒、昏迷、体重变化等。

【体检要点】

1. 应注意皮肤黏膜、巩膜黄染程度，有无贫血表现、皮疹。

2. 腹部查体是重点。视诊：腹部的外形、有无胃肠型及胃肠蠕动波，有无皮疹、静脉曲张；触诊：腹肌紧张度，腹部有无压痛及反跳痛、有无腹部异常包块，肝脾、胆囊有无肿大，墨菲征；叩诊：有无移动性浊音，肝肾区有无叩痛；听诊：肠鸣音。

【辅助检查】

1. 一般检查

（1）血常规：溶血性黄疸时红细胞计数及血红蛋白下降，网织红细胞计数升高。

（2）尿常规：溶血性黄疸时尿胆红素阴性，尿胆原明显增加；肝细胞性黄疸时尿胆红素阳性，尿胆原正常或轻度增加；阻塞性黄疸时尿胆红素强阳性，尿胆原减少或缺如。

（3）肝功能：肝细胞性黄疸血清胆红素中等度升高，转氨酶明显升高；阻塞性黄疸时血清胆红素明显升高，碱性磷酸酶及 γ-谷氨酰转移酶升高明显，转氨酶轻度升高；急性溶血性黄疸肝功能可无异常。

（4）腹部 B 超：对了解肝、胆囊大小、形态、肝内有无占位病变及胆道有无结石、扩张、脾脏及胰腺疾病有重要意义。

（5）X 线腹部平片及胆道造影：腹部平片能发现胆道结石、胰腺钙化。胆道造影可发现胆管结石、狭窄及肿瘤等。

2. 选择性检查

（1）逆行胰胆管造影（ERCP）：可直接观察胰腺壶腹区及乳头部有无病变，可区别肝外或肝内胆管阻塞部位。

（2）上腹部 CT：对发现肝胆胰病变有重要意义。

【诊断要点】

1. 溶血性黄疸 一般为轻度黄疸，为浅柠檬色，无皮肤瘙痒感，并伴有不同程度的贫血及血红蛋白尿。实验室检查可发现非结合胆红素（UCB）升高为主，结合胆红素（CB）基本正常；血红蛋白降低、网织红细胞增加、骨髓红系增生活跃；尿胆原明显增加，尿胆红素阴性。

2. 肝细胞性黄疸 实验室检查血清中 CB 与 UCB 均增加、尿胆红素定性试验阳性、尿胆原正常或轻度升高需考虑本病。

（1）病毒性肝炎：主要表现为乏力、食欲减退、恶心等，查体可见黄疸、肝大且压痛、肝区叩痛，肝功能检查异常、病原学检测阳性结合流行病学史可作出诊断，必要时可行肝活检。

（2）传染性单核细胞增多症：多表现为发热、黄疸、肝脾大、食欲减退，常伴有淋巴结肿大，化验可见肝功能异常、血中出现异型淋巴细胞、嗜异性凝集反应效价升高，且异型淋巴细胞出现常持续 2 周以上。

（3）巨细胞病毒感染：隐性感染相当普遍，仅在免疫功能下降时病毒才激活致病，确诊有赖于病毒分离。

（4）钩端螺旋体病：一般有疫区接触史，以寒战、高热急骤起病，伴有球结膜充血、腓肠肌痛、出血倾向、黄疸、淋巴结肿大及肝功能损害等，病原学或血清学阳性可确诊。

（5）妊娠急性脂肪肝：妊娠晚期少见的严重产科急症，常以恶心、呕吐、腹泻、乏力、烦渴多尿为首发症状，约持续1周后出现黄疸且迅速加深并快速进展为暴发性肝衰竭。肝功能、尿常规、凝血功能、肝脏B超及CT有助于诊断。确诊有赖于肝脏病理组织学检查。

（6）药物和毒物性肝损害：一般有服用或接触引起肝损害的药物或毒物病史，症状可轻可重、可急可慢，一般停药后逐渐好转，也有发展为急性肝衰竭而死亡者。

（7）酒精性肝炎：长期嗜酒者，出现食欲缺乏、乏力、恶心呕吐、黄疸、腹痛、发热。检查发现肝功能异常及肝大，须考虑本病，确诊有赖于肝活检。

3. 胆汁淤积性黄疸 皮肤黄染，伴有皮肤瘙痒及心动过缓，尿色深，粪便颜色变浅或呈白陶土色。血清胆红素以CB增加为主，尿胆红素试验阳性，尿胆原及粪胆原减少或缺如，血清碱性磷酸酶及总胆固醇增高，需考虑本病。本病可分为肝内胆汁淤积和肝外胆汁淤积性黄疸两类。两者鉴别首先是确定是否存在肝外胆管阻塞。肝外胆汁淤积性黄疸常见病因为结石、寄生虫、肿瘤及胆管狭窄（炎症、发育缺陷、外来压迫或术后并发症等引起），大部分肝外胆汁淤积都有胆管扩张，常规B超检查可发现。

4. 先天性非溶血性黄疸 临床上少见，一般黄疸较轻，如出现慢性波动性黄疸、临床症状轻微且全身状况良好者，肝功能检查仅有胆红素代谢障碍，病程经过不符合病毒性肝炎的一般转归规律，应注意本病可能。

【诊断提示】

1. 黄疸伴发热，常见于急性胆管炎、肝脓肿、败血症、大叶性肺炎、病毒性肝炎及钩端螺旋体病。急性溶血是可先出现发热再有黄疸。

2. 黄疸伴有上腹剧痛，需考虑胆道结石、胆道蛔虫病、肝脓肿及重症肝炎患者；右上腹剧痛、寒战高热和黄疸是夏科（Charcot）三联症，提示急性化脓性胆管炎；持续性右上腹胀痛或钝痛常见于病毒性肝炎、肝脓肿、原发性肝癌。

3. 黄疸伴肝脏大，常见于病毒性肝炎、急性胆道感染或胆道阻塞、肝癌、肝硬化等。

4. 黄疸伴脾脏大，常见于病毒性肝炎、疟疾、钩端螺旋体病、败血症、肝硬化、溶血性贫血及淋巴瘤等。

5. 黄疸伴胆囊肿大，多见于胰头癌、胆总管癌、胆总管结石、壶腹癌等。

6. 黄疸伴腹水，常见于肝癌、失代偿期肝硬化、重症肝炎等。

【鉴别诊断提示】

1. 首先需确定是生理性黄疸还是病理性黄疸。如进食含大量胡萝卜素的食物（胡萝卜、南瓜等）、新生儿生理性黄疸均为生理性黄疸，故仔细询问病史很重要。

2. 按胆红素的性质可分为以 UCB 增高为主的黄疸和以 CB 增高为主的黄疸。以 UCB 增高为主的黄疸主要为溶血性黄疸及旁路高胆红素血症。如黄疸起因于 CB 增高，则可能为肝细胞性或胆汁淤积性黄疸。根据血生化及尿常规检查可对肝细胞性黄疸、胆汁淤积性黄疸及溶血性黄疸作出初步分类，再根据临床表现及辅助检查确定病因及性质。

【高危患者提示】 黄疸伴有右上腹剧痛、寒战高热提示为急性化脓性胆管炎；或伴有烦躁不安、谵妄、抽搐等累及神经系统表现；或出现面色苍白、四肢厥冷、神志不清、血压下降、无尿等循环衰竭的表现，病情危重。

【治疗要点】

1. 西医治疗

（1）治疗原则包括治疗原发病、对症治疗、防治并发症、维持患者生命体征平稳。

（2）若疑为急性重型肝炎、妊娠急性脂肪肝、急性梗阻性化脓性胆管炎、急性胰腺炎等疾病时，应立即住院治疗。

2. 中医治疗 黄疸属中医学"黄疸"范畴，祖国医学在"黄疸"的治疗上积累了丰富的经验。但临床上宜先辨病，在专科诊治的基础上，配合中医康复治疗可有效改善症状。

（1）中医内治：临床辨证先分阴阳，常见有湿热发黄证、疫毒发黄证、胆郁发黄证、淤血发黄证、寒湿发黄证等证型。治以祛湿退黄为主，辨证辅以清热、解毒、利胆、活血、散寒等治法。常用方剂有茵陈蒿汤、茵陈五苓散、犀角散、柴胡疏肝汤、血府逐瘀汤、茵陈术附汤等。茵栀黄口服液、龙胆泻肝丸等中成药亦常辨证选用。

（2）其他治疗：针刺取穴阳黄以胆俞、阴陵泉、太冲、内庭等为主，阴黄以胆俞、脾俞、阴陵泉、三阴交等为主。亦可用耳针、推拿等外治法。

（李志文　张妙兴）

十五、呕　血

【概述】 呕血是指消化道内血液经口呕出，多见于屈氏韧带以上包括食管、胃、十二指肠、肝胆胰等部位病变引起的消化道出血或全身性疾病所致的上消化道出血。常伴有黑便，出血量在 60ml 以上时则可出现柏油样便，严重时可有急性周围循环衰竭表现。

【问诊要点】

1. 呕血的时间、次数，呕出物的性状与量，注意呕血前有无呼吸道或上腹部不适等症状。

2. 是否伴有发热、黄疸、腹痛、腹胀、便血、消瘦、乏力等，有无头晕、心慌、黑蒙、意识障碍等。

3. 有无消化性溃疡、肝硬化、服用非甾体类药物或糖皮质激素、危重疾病及大手术后、烧伤、大量饮酒伴剧烈呕吐等病史。

4. 以往有无类似发作，作何检查和治疗，曾用何种药物，效果如何，注意有无染色食物或药物的影响。

【体检要点】

1. 应注意有无黄疸、腹壁静脉曲张、腹胀、胃肠型；腹部是否有压痛、反跳痛，位置、范围；有无肝脾大、腹水，可否触及腹部包块；注意听诊肠鸣音，亲自观察呕吐物。

2. 有无皮肤黏膜出血性斑疹、皮肤黏膜毛细血管扩张、蜘蛛痣、肝掌等。

【辅助检查】

1. 一般检查

（1）血常规：血红蛋白、血细胞比容下降多提示消化道出血和血容量不足。

（2）肝肾功能：肝硬化食管胃底静脉曲张出血，转氨酶、血氨可升高。

（3）凝血功能：了解有无凝血功能异常。

（4）粪便潜血试验：多为阳性。

（5）胃、十二指肠镜可明确出血情况，还能够镜下止血治疗，在病情许可时应作为首选。

2. 选择性检查 其他如电解质及血气分析、X 线、超声、CT 等检查应视病情需要。

【诊断要点】

1. 消化性溃疡并出血 表现为慢性周期性上腹痛，胃溃疡为饱餐痛，十二指肠溃疡为饥饿痛，抗溃疡治疗有效，出血急，但一次量多<500ml，多数可自行停止。胃镜检查可发现溃疡灶和出血点。

2. 胃底食管静脉曲张 多有长期饮酒或慢性肝胆病史，肝功能检查多有异常。除呕血外常可见腹壁静脉曲张、肝脾大、腹水等。出血量大而凶猛，可很快进入休克，为上消化道出血中病死率最高的疾病。急诊胃镜检查显示食管胃底静脉曲张、红色征表现。若无肝胆疾病或酗酒史，表现为腹痛，肝脏大且有压痛和腹水者需考虑巴德-吉（基）亚利综合征。

3. 急性胃黏膜病变 多于重度创伤、脑出血、大手术、严重感染、重大精神刺激等应激后发生。胃镜表现为广泛黏膜渗血，去除病因进行治疗后可迅速痊愈。

4. 食管、胃癌等消化道肿瘤 多为持续性潜血便，偶有呕血，一般量不多，癌肿破裂时可发生消化道大出血和穿孔，但较少发生。

5. 胆道出血 既往有肝胆病史，多有便血，常呈周期性发作，较少休克，但出血量大时可出现呕血。见于胆道术后、外伤、肝动脉胆管瘘等，十二指肠镜见大乳头溢血。

6. 憩室 好发于十二指肠降段内侧，临床无特异性表现。十二指肠镜可见憩室及其黏膜出血，钡餐可诊断。

7. 食管贲门黏膜撕裂综合征 多见于大量饮酒致剧烈呕吐或腹压突然增加后，继之发生呕血者。胃镜见贲门、食管黏膜纵行撕裂、出血。

【诊断提示】

1. 呕血伴上腹痛，常见于溃疡病、胃癌，也可见于胃泌素瘤及甲状旁腺功能亢进症所致的多发性上消化道溃疡。

2. 呕血伴肝脾大、肝掌、蜘蛛痣、腹壁静脉曲张，见于肝癌、肝硬化、巴德-吉（基）亚利综合征等原因所致门脉高压。

3. 呕血伴黄疸，见于肝胆胰疾病如重症肝炎、肝硬化、出血性胆管炎、壶腹或胰头癌、妊娠急性脂肪肝、急性感染性疾病如钩端螺旋体病、败血症等。

4. 呕血伴皮肤黏膜出血，见于血液病、凝血机制障碍、感染性疾病如白血病、血友病、腹型紫癜、出血热等。

5. 呕血伴皮肤黏膜毛细血管扩张，见于上消化道血管瘤、遗传性毛细血管扩张症等。

6. 呕血伴左锁骨上淋巴结肿大，见于胃癌、胰腺癌等。

7. 呕血伴寒战、高热，考虑急性胆管炎、钩端螺旋体病、败血症等。

【鉴别诊断提示】 呕血与咯血鉴别在于咯血多有心肺病史，出血前有喉痒、胸闷、咳嗽等症状，血内混有泡沫和痰；呕血多有消化道病史，出

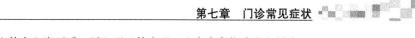

血前有上腹不适、恶心呕吐等表现，血内为食物残渣和胃液。

【高危患者提示】 患者有休克表现或有活动性出血者为高危，立即抢救并住院治疗，需紧急补液或输血、止血处理，必要时手术。

1. 病情危重程度与呕血量的估计

（1）轻度（<500ml）：血压及心率、血红蛋白正常，诉头昏，休克指数 0.5。

（2）中度（500～1000ml）：收缩压 80～90mmHg 之间，心率>100 次/分，血红蛋白 70～100g/L，诉口渴，有晕厥、少尿，休克指数 1.0。

（3）重度（>1500ml）：收缩压<80mmHg，心率>120 次/分，血红蛋白<70g/L，肢冷、少尿或无尿、意识模糊，休克指数>1.5。

2. 活动性出血的判断

（1）呕血或黑便次数增多，呕吐物呈鲜红色或排暗红色血便，胃管引出大量新鲜血，伴有肠鸣音活跃。

（2）经快速补液输血，休克表现未见明显好转，或暂时好转后又恶化，中心静脉压波动或稍稳定后又下降。

（3）红细胞计数、血红蛋白、血细胞比容进行性下降，网织红细胞计数持续升高。

（4）补液与尿量足够但尿素氮持续或再次增高。

【治疗要点】

1. 西医治疗

（1）严密监测出血征象，建立静脉通路，作好输血准备。

（2）条件许可，建议急诊胃、十二指肠镜检查和镜下止血治疗，即使出血量小也应检查，力求明确诊断。

（3）建议住院治疗。

2. 中医治疗 呕血属中医学"血证-呕血"范畴，一般呕血都伴有黑便，故常与"便血"相提并论。呕血属于临床危急候，应在专科诊治的基础上，针对西医诊断明确的低风险患者或疗效不佳的患者，可配合中医康复治疗。

（1）中医内治：临床辨证先分虚实，常见有胃热炽盛证、肝火犯胃证、淤血阻络证、肝胃阴虚证、脾不统血证等证型。治以降气止血为主，辨证辅以清火、宁血、消瘀、补血、补虚等治法。常用方剂有泻心汤、龙胆泻肝汤、化血丹、茜根散、归脾汤等。救急时云南白药、紫地宁血散等亦可选用。

（2）其他治疗：针刺取穴以中脘、胃俞、足三里等为主。

（**王海峰 叶锡银**）

十六、腹　　泻

【概述】　排便次数增加，粪质稀薄，伴或不伴有黏液、脓血及未消化的食物称为腹泻。腹泻可分为急性腹泻和慢性腹泻。病程持续超过 2 个月的为慢性腹泻。急性腹泻常见于肠道疾病、急性中毒、全身性感染等；慢性腹泻常见于消化系统疾病及全身性疾病。

【问诊要点】

1. 排便的次数、发生时间、诱发因素；粪便的量和性质；接触者是否发病。

2. 伴随症状中有无发热、里急后重、明显消瘦、皮疹及皮下出血、关节痛或关节肿胀等。

【体检要点】

1. 要注意患者生命体征、营养状况、脱水表现、甲状腺及淋巴结是否肿大、腹痛部位及腹部包块，必要时行直肠指诊。

2. 观察粪便的量、性质和颜色。

【辅助检查】

1. 一般检查

（1）大便常规：细菌感染性腹泻粪便外观性质为黏液脓性，可见大量白细胞及脓球；非细菌感染性腹泻粪便检查偶见少量白细胞或无白细胞。

（2）血清电解质：对怀疑有水电解质平衡紊乱患者应行此项检查，可出现低钾血症等。

2. 选择性检查

（3）大便培养：有助于确定病原体。

（4）其他：食物过敏原筛查及食物回避激发试验，对怀疑食物过敏性腹泻可行此项检查；对怀疑双糖酶缺乏或不能耐受时可行粪便酸度检查及还原糖检查。

【诊断要点】

1. 急性细菌性食物中毒　是临床上最常见的一种急性胃肠炎。有集体爆发或同餐多人先后发病史。急性呕吐和腹泻是本病的主要症状。

2. 轮状病毒肠炎　常见于 3 岁以下的婴儿，是婴幼儿秋季腹泻的主要病因。一般病程在 1 周内，少数可达 2 周。大便为水样便或黄绿色稀便，无黏液、脓血。免疫电子显微镜检查大便中有轮状病毒颗粒即可确诊。

3. 急性细菌性菌痢　多在夏、秋季发病，多有发热、头痛、腹泻、

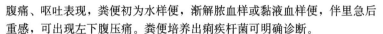

腹痛、呕吐表现，粪便初为水样便，渐解脓血样或黏液血样便，伴里急后重感，可出现左下腹压痛。粪便培养出痢疾杆菌可明确诊断。

4. 急性有机磷农药中毒　接触或服用有机磷农药后出现腹泻、流涎、多汗、瞳孔缩小等毒蕈碱样中毒症状。血清胆碱酯酶活性测定有助于诊断。

5. 过敏性紫癜　本病多见于儿童和青年。首发症状以皮肤紫癜最为常见，常伴有腹痛、腹泻、关节肿痛等。血中嗜酸性粒细胞增多、束臂试验阳性及多发性对称性关节肿痛等均提示本病。

6. 抗菌药物相关性腹泻　多发生在应用抗菌药物治疗后 10 天内，临床上以水样或糊状便为主，粪便中或可见片状的黄白色膜状物，常伴有发热、腹痛、腹胀、毒血症等，严重时可出现肠梗阻、肠穿孔、中毒性巨结肠等并发症。如患者在应用抗菌药物过程中出现腹泻需警惕。

7. 结直肠癌　早期症状不明显，以肠功能紊乱或肠梗阻为主要表现。对中青年及老年人出现血便、便中带血或出现排便习惯改变应考虑本病可能。可常规行直肠指诊、钡灌肠、结肠镜及活组织检查可明确诊断。

8. 肠结核　好发于中青年，表现为腹泻、腹痛，腹痛以右下腹为主，多伴有午后低热、盗汗等结核毒血症状。大便隐血试验多呈阳性。结核菌素试验、X线钡餐检查、结肠镜检查及组织活检可协助诊断，如活检发现干酪样坏死性肉芽肿或结核分枝杆菌具确诊意义。

9. 炎症性肠炎　临床上普遍使用此名称来表示溃疡性结肠炎和克罗恩病（Crohn）。起病多数缓慢，慢性病程多呈活动期与缓解期交替。溃疡性结肠炎最常见和最突出的症状是腹泻和便血，常伴有腹痛、里急后重感、发热等表现。Crohn 病临床主要表现为腹痛、腹泻和体重下降。X 线全胃肠钡餐检查、结肠镜及组织活检是本病诊断与鉴别诊断的重要手段。

10. 肠易激综合征　好发于中青年，病程漫长。慢性腹泻、便秘，或两者交替进行，可有里急后重。粪便常为黏液稀便，但无脓血。该病的诊断必须要排除器质性疾病。

【诊断提示】

1. 腹泻伴发热，需考虑急性细菌性痢疾、伤寒或副伤寒、肠结核、结肠癌、Crohn 病、溃疡性结肠炎急性发作期、败血症等。

2. 腹泻伴里急后重，常提示病变以直肠乙状结肠为主，如急性细菌性痢疾、直肠癌等。

3. 腹泻伴明显消瘦，多提示为小肠病变，如胃肠道恶性肿瘤、肠结核及吸收不良综合征。

4. 腹泻伴皮疹或皮下出血，常见于败血症、伤寒或副伤寒、麻疹、过敏性紫癜等。

5. 腹泻伴腹部包块，常见于胃肠恶性肿瘤、肠结核、Crohn 病及血吸虫性肉芽肿。

6. 腹泻伴重度失水，多见于分泌性腹泻，如霍乱、细菌性食物中毒或尿毒症等。

7. 腹泻伴哮喘，多见于类癌综合征、食物过敏等。

8. 腹泻伴肝脏大，多见于肠阿米巴病、肠道肿瘤肝内转移等。

9. 腹泻伴关节痛或肿胀，可见于 Crohn 病、溃疡性结肠炎、系统性红斑狼疮、肠结核等。

10. 腹泻与便秘交替常见于肠结核、结肠癌、炎症性肠炎、肠易激综合征和滥用泻剂等。

【鉴别诊断提示】

1. 急性腹泻与慢性腹泻主要是根据病程鉴别，病程持续超过 2 个月的为慢性腹泻。

2. 小肠源性腹泻粪便量多，黏液少，常伴有脐周疼痛及体重减轻，无里急后重感；大肠源性腹泻粪便量少，次数频繁，常伴有里急后重、黏液或脓血便、下腹部或左下腹疼痛，一般无体重减轻。结肠镜检查可以确定或排除大肠的病变。

【高危患者提示】

1. 腹泻伴中重度脱水，伴或不伴有神经系统症状，特别是发生在新生儿、老年人、免疫抑制患者时可能会出现严重的并发症，病情危重。

2. 反复多次大量便血，患者出现面色口唇苍白、四肢厥冷、神志不清、血压下降、无尿等循环衰竭的表现，病情危重。

【治疗要点】

1. 西医治疗

（1）治疗原则包括治疗原发病、保护胃肠黏膜、防治并发症、维持患者生命体征平稳。

（2）腹泻伴休克处理：保持呼吸道畅通、监测生命体征、快速补液、收住院治疗。

（3）若疑为急性中毒、甲状腺危象、急性出血性坏死性肠炎等疾病时，应立即住院治疗。

2. 中医治疗　腹泻属中医学"泄泻"、"痢疾"等范畴，亦可见于中医学多种病证，如湿温、霍乱、瘿病、肠癌等。在明确及积极治疗原发病的基础上，可适当配合中医康复对症治疗，尤其对功能性腹泻、慢性腹泻应积极发挥中医的优势。

（1）中医内治：临床辨证先分虚实，常见有寒湿困阻证、湿热蕴肠证、饮食停滞证、肝气乘脾证、脾胃虚弱证、肾阳虚衰证等证型。治以运脾化湿为主，辨证辅以温化寒湿、清化湿热、抑肝扶脾、补火暖土等治法。常用方剂有藿香正气散、葛根芩连汤、保和丸、痛泻要方、参苓白术散、四神丸等。藿香正气水、复方小檗碱、保济丸、参苓白术丸、桂附理中丸等中成药亦常辨证选用。

（2）其他治疗：针刺取穴以天枢、神阙、大肠俞、上巨虚、三阴交等为主。虚者寒者可隔姜灸、温针灸等。亦可选用穴位贴敷、中药保留灌肠等外治法。

（丘健新　邝玉洁）

十七、便　　秘

【概述】　便秘是指排便次数＜3次/周，大便干结和（或）排便困难。便秘是临床上常见的症状之一，影响患者生活质量，病因多样，肠道原因所致者最为多见。

【问诊要点】

1. 便秘发生的时间、每周大便的次数、量与性状。

2. 便秘与饮食习惯、工作压力、药物、情绪等有无关系，注意年老体弱，尤其是长期卧床及较少运动者易发生。

3. 有无长期服用泻药、消瘦、便秘腹泻交替、肛门停止排气排便，有无伴腹胀、腹痛、恶心呕吐等。

【体检要点】

1. 是否有腹胀、腹部压痛，能否触及包块，包块的大小、位置、边界、活动度、表面是否光滑、质地如何，必要时结合影像学检查结果进行分析。

2. 直肠指诊，观察粪块的性状。

【辅助检查】

1. 一般检查

（1）血常规：了解是否存在感染、慢性贫血。

（2）粪便常规和潜血试验：判断是否存在慢性消化道出血，潜血阳性常见于痔、消化道良恶性肿瘤等。

（3）直肠指诊：简便易行，可了解肛门括约肌和耻骨直肠肌功能，以及肛门直肠内有无器质性病变。

2. 选择性检查

（1）肠道动力和肛门直肠功能检测：如直肠传输试验、肛门直肠测压、球囊逼出试验、排粪造影等，主要提供肠道功能的客观资料，便于分型和指导治疗。

（2）腹部 CT、超声：可发现或排除腹部器质性病变。

（3）肛镜、肠镜检查：可观察肛门、肠道，明确是否存在引起便秘的器质性病因。

【诊断要点】

1. 便秘型肠易激综合征　腹痛或腹部不适伴有便秘，或便秘与腹泻交替、腹胀，排便后症状缓解，反复发生，临床检查无阳性发现。

2. 器质性便秘

（1）结肠或腹盆腔肿瘤：一般见于年龄大于 50 岁，多伴有贫血、消瘦、低热、乏力，大便习惯改变，便秘、或便秘与腹泻交替等。有时伴有腹痛、腹胀，或可扪及腹部包块，约 10％ 表现为急、慢性肠梗阻，影像学和肠镜活检可明确。

（2）直肠与肛门病变：引起肛门括约肌痉挛，排便疼痛的，如痔疮、肛裂、肛周脓肿和溃疡、直肠炎等病变。癌肿肛诊可见指套血染或触及质硬不平肿物，肛门直肠检查多可明确。

（3）巨结肠：成人巨结肠为间歇性便秘，可扪及腹部包块（粪块），急性期表现为肠梗阻。新生儿先天性巨结肠主要表现为胎粪排出延迟、腹胀、呕吐（无特异性）。钡灌肠检查为主要诊断方法（检查前不应行肠道准备）。

（4）全身性疾病：如尿毒症、糖尿病、甲状腺功能低下、血卟啉病及铅中毒等使肠肌松弛，排便无力，相应实验室检查可明确。

3. 功能性便秘

（1）必须具备≥2 项条件：①至少 1/4 的排便感到费力；②至少 1/4 的排便为干球粪便或硬粪；③至少 1/4 的排便有不尽感；④至少 1/4 的排便有肛门直肠梗阻感和（或）堵塞感；⑤至少 1/4 的排便需手法辅助；⑥每周排便少于 3 次。

（2）不用泻药很少出现稀便。

（3）不符合肠易激综合征的诊断标准。

（4）诊断前症状出现至少 6 个月，且近 3 个月症状符合以上诊断标准。

【诊断提示】

1. 便秘与腹泻交替，可见于克罗恩（Crohn）病、肠结核、溃疡性结肠炎、肠易激综合征、结肠肿瘤。

2. 便秘伴有呕吐、腹胀，提示肠梗阻、甲状旁腺功能减退或亢进症、先天性巨结肠等。

3. 便秘伴腹部包块，见于结肠肿瘤、肠结核、Crohn 病，有时是痉挛的乙状结肠和粪块。

4. 便秘与情绪相关，多考虑功能性便秘。

5. 便秘伴水肿，常见于尿毒症、甲状腺功能减退和垂体功能减退症。

6. 便秘伴便血，见于痔疮、肛裂、结肠憩室、结直肠癌等。

7. 便秘伴肛门疼痛，见于肛裂、盆底综合征等。

【鉴别诊断提示】

1. 器质性便秘多有阳性体征，如恶心、呕吐、发热、腹痛、腹泻、腹胀、腹部包块、消瘦、贫血、便血、腹水等，可呈急性或慢性发作，病情进行性加重，影像学检查可有阳性发现。

2. 功能性便秘一般无阳性体征，易受压力、情绪、生活习惯影响，也与某些药物的不良反应有关。有时可扪及左下腹包块（粪块），排便后检查即消失。必须先排除器质性便秘才能确诊。

【高危患者提示】 恶性肿瘤早期表现隐匿，易于误诊和漏诊。关键在于在诊断功能性便秘时应排除器质性病变，重视报警症状和体征，如当患者年龄＞40 岁，出现大便习惯和形态改变、血便（尤其是粪便持续潜血试验阳性）、贫血、消瘦、反复腹痛、腹部包块、有结直肠息肉史和结直肠肿瘤家族史等，必要时进行结肠镜检查。

【治疗要点】

1. 西医治疗

（1）一般治疗：增加膳食纤维和饮水，适度运动，停服泻药，控制不良情绪，建立良好的排便习惯，建议早上起床后尝试排便。功能性便秘应进行肠道运动功能检查，强调重视动力学异常，联合多学科采用综合治疗的方法。

（2）对症治疗：可针对病情使用微生态制剂、通便药、解痉或胃动力药、抗抑郁或抗焦虑药物等，一般根据循证医学研究、药物的安全性、依赖性以及药价比选用药物，避免长期使用刺激性大的药物。

1）一般首选用微生态制剂如双歧杆菌、乳酸杆菌等，调节肠道菌群平衡，恢复肠道功能。

2）容积性泻药：轻度便秘患者可选用在食物中添加麦麸，或者口服欧车前亲水胶散剂，成人 3.5～6g/次，1～3 次/天，儿童用量酌减（6 岁儿童的用量为成人的半量）。或口服聚卡波非钙片，成人常用 1.0g/次，3 次/天，饭后用足量水送服，一般疗程不超过 2 周。聚卡波非钙片适用于不宜摄入钠的患者，如水肿、高血压、心衰的慢性便秘患者。慎用于：①服用活性维生素 D 的患者；②容易患高钙血症的患者（容易致高钙血症）；③应用强心苷的患者（有可能增加强心苷作用）；④被诊断胃酸缺乏和有胃部切除既往史的患者（有可能难以充分发挥药效）；⑤透析中和轻度肾功能不全的患者（有可能加重肾脏组织钙化）。

3) 渗透性泻药：轻、中度便秘患者可选用如聚乙二醇 1 袋/次，2 次/天或顿服，有过敏史者禁服；或乳果糖口服液成人每次 10ml，3 次/天，7～14 岁儿童每次 5ml，1～3 次/天，1～6 岁儿童每次 3ml，1～3 次/天，婴儿每次 2ml，1～3 次/天；或将 5～20g 硫酸镁溶于 100～400ml 温开水中，清晨一次口服，浓度不易太高，一般在 5% 左右，否则易造成脱水和电解质紊乱。

4) 促动力药：如普芦卡必利片对慢性传输型便秘能缩短结肠传输时间，安全性和耐受性良好，用法为每次 2mg，每日 1 次。

5) 开塞露：对于粪块明显干结、堵塞者也可用开塞露 20～40ml 肛塞、灌肠，或手法辅助排便。

6) 心理治疗：合并精神心理障碍、睡眠障碍者，可予心理治疗，严重者由精神心理专科医生予抗抑郁或抗焦虑药物治疗。

（3）手术治疗：器质性便秘明确诊断后，有手术指征的如癌、息肉、肛裂等可行肿瘤根治、息肉摘除、结肠造口，肛裂切除术等手术治疗。

2. 中医治疗 便秘属中医学"便秘"范畴，亦可见于中医其他疾病，如"肠覃"、"积聚"、"腹痛"等。临床上针对功能性便秘者，可采用中医康复治疗，常可取得满意疗效。

（1）中医内治：临床上先分虚实，常见有热秘证、气秘证、冷秘证、气虚证、阴虚证、血虚证、阳虚证等证型，治以通下为主，辨证辅以泻实、补虚、润肠等治法。常用方剂有麻子仁丸、六磨汤、大黄附子汤、黄芪汤、六味地黄汤、润肠丸、济川煎等。麻子仁丸、四磨汤口服液、补中益气丸等中成药亦常辨证选用。

（2）其他治疗：针刺取穴以天枢、大肠俞、上巨虚、支沟、照海等为主；亦可选用推拿、神阙穴位贴敷等外治法。

（刘赴平　王海峰）

十八、便　血

【概述】 便血是各种原因所致的消化道出血经由肛门排出，常见消化道疾病引起，也可能是全身性疾病所致出血的局部表现。一般来说，仅

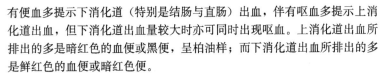

有便血多提示下消化道（特别是结肠与直肠）出血，伴有呕血多提示上消化道出血，但下消化道出血量较大时亦可同时出现呕血。上消化道出血所排出的多是暗红色的血便或黑便，呈柏油样；而下消化道出血所排出的多是鲜红色的血便或暗红色便。

【问诊要点】

1. 发生便血的时间，量次、性状，大便与血液的混合情况、排便习惯改变等。

2. 有无腹痛、腹胀、腹泻、便秘、恶心呕吐、发热、肛门疼痛及便后肿物脱出。

3. 有无贫血、消瘦、乏力、潮热、盗汗等。

4. 以往有无类似发作，如何治疗，效果如何，有无相关饮食、药物影响，有无消化道病变、外伤、手术史、肿瘤家族史等。

【体检要点】

1. 检查腹部有无压痛、腹膜刺激征，听诊肠鸣音是否亢进或减弱、可否触及腹部包块，有无黄疸、皮肤黏膜出血、斑疹等，亲自观察血便的情况。

2. 必须进行肛门指诊及肛镜检查，必要时行肠镜检查。

【辅助检查】

1. 一般检查

（1）血常规：可表现为红细胞和血红蛋白下降、血细胞比容下降等，血小板异常时应注意血小板相关性病变。

（2）凝血功能：了解是否存在凝血功能异常。

（3）粪便潜血试验：阳性者提示存在消化道出血，常见于痔、消化道溃疡出血、恶性肿瘤等。阴性者仔细排除某些口服中草药、铁剂、铋剂、食物所致的黑便。

2. 选择性检查

（1）腹部 X 线检查、钡餐造影（在完全性肠梗阻时忌用）：对憩室、肿瘤等病变有诊断价值。

（2）腹部 CT、超声：可发现或排除腹部器质性病变。

（3）胃镜、肠镜、肛镜检查：可直视下观察胃、肠道，明确出血病灶。

【诊断要点】

1. 结直肠癌 早期可有消化不良、粪便潜血试验阳性；晚期有消瘦、腹痛、大便习惯改变或急、慢性肠梗阻等。腹部可扪及包块，肠镜肿物活检送病理检查可证实。

2. 内痔、肛裂　肛门检查见痔块，肛裂三联症等。

3. 结肠息肉　间歇性血便，或大便表面带血，腹部症状不典型，少数表现为腹部隐痛。肠镜及钡餐检查可明确。

4. 溃疡性结肠炎　特点为腹痛、腹泻、黏液及脓血便、里急后重，肠镜检查可证实。

5. 出血性憩室炎　无特异性表现，可有腹痛、间歇性粪便潜血试验阳性等。除肿瘤外，小肠不明原因的出血多为此病。

6. 肠套叠　多见于3岁以内小儿，右下腹可扪及腊肠样肿块，伴腹痛、果酱样便。

7. 出血性肠炎　有不洁饮食史，腹痛、腹泻、呕吐、血便与发热等。

【诊断提示】

1. 便血伴有里急后重，常见于直肠疾病如直肠炎、直肠癌、痢疾等。

2. 便血伴腹痛，消化性溃疡表现为周期性上腹痛；肝胆胰疾病表现为绞痛，多伴黄疸、发热；阵发性腹痛、脓血便、便后腹痛减轻见于菌痢、阿米巴痢疾、溃疡性结肠炎等；还可见于急性出血性肠炎、肠套叠、缺血性肠病、绞窄疝、膈疝等。

3. 便血伴发热，常见于某些传染病、消化道炎症性疾病和恶性肿瘤，如：败血症、出血热、钩端螺旋体病、急性出血性肠炎、白血病、肠道淋巴瘤、结直肠癌晚期等。

4. 便血伴皮肤黏膜出血，常见于各种原因引起的凝血机制障碍，如：出血热、重症肝炎、白血病、再生障碍性贫血、血友病、腹型紫癜等。

5. 便血伴特征性皮肤改变，如蜘蛛痣、肝掌提示肝硬化；皮肤黏膜毛细血管扩张提示遗传性毛细血管扩张症可能等。

6. 便血伴腹部包块，婴幼儿多见于肠套叠、坏死性肠炎等；成人见于各种消化道肿瘤、肠结核以及克罗恩病等。

【鉴别诊断提示】

1. 鲜血便　血色鲜红不与粪便混合，或附于粪便表面、大便前后滴血或喷射提示肛管直肠疾病。血便、黏液脓血便提示细菌性痢疾；暗红色果酱样便见于阿米巴痢疾；脓血或黏液血便见于结直肠炎或结直肠癌；洗肉水样血便提示急性坏死性小肠炎；暗红色与粪便相混合见于右半结肠癌。

2. 柏油样便　见于上消化道、小肠疾病的出血，由于在肠内停留时间较长，红细胞破坏后血红蛋白与硫化物结合形成硫化亚铁，使大便变黑，黏液附着于表面而发亮。

3. 潜血便　见于结直肠癌、结直肠息肉、溃疡病、出血性憩室炎等。

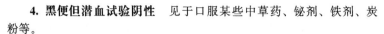

4. 黑便但潜血试验阴性 见于口服某些中草药、铋剂、铁剂、炭粉等。

【高危患者提示】 患者出现面色苍白、冷汗、脉速、低血压等休克表现，或者呈进行性活动性出血表现，或表现为剧烈腹痛如肠系膜血栓、急性坏死性肠炎、肠绞窄、肠套叠等疾病均为高危，需紧急住院治疗。急性出血时病情危重和出血量相关，重视对出血量的判断及病因分析及早进行适宜检查和处理，及时补充血容量是改善预后和生存的有效方法。

【治疗要点】

1. 西医治疗

（1）出现休克或活动性出血表现应立即住院治疗，补液并作好输血或手术准备。

（2）症状轻微，诊断明确的应根据病因进行相应治疗。

（3）诊断未明确的应积极寻找病因。

2. 中医治疗 便血属中医学"血证-便血"范畴，可见于中医多种疾病，如"呕血"、"臌胀"、"痢疾"、"痔"、"肠蕈"、"肠痈"等。临床上应在专科诊治的基础上，对于以便血为主要症状的，除高危患者外，可参考如下中医康复治疗。

（1）中医内治：临床常见有肠道湿热证、肠风伤络证、淤血阻络证、脾不统血证等证型。治以清肠止血为主，辨证辅以化湿、化瘀、补气等治法。常用方剂有地榆散、槐花散、化血丹、归脾汤等。

（2）其他治疗：针刺取穴以中脘、足三里、脾俞、大肠俞等为主。

（王海峰　张妙兴）

十九、急性腹痛

【概述】 急性腹痛是指急性发作，表现为骨盆和胸部之间的疼痛，可由胸壁、胸腔脏器疾病、腹壁、腹腔脏器疾病、代谢、血液、内分泌系统疾病以及毒瘾戒断、铅、铊、番木鳖等中毒引起。其中，腹痛明显且起病急骤的称为急腹症，有起病急、变化快、病因复杂的特点，需要尽快明确诊断并予处理。外科及妇科急腹症可能需要手术探查或治疗。

【问诊要点】

1. 询问疼痛发作的时间、起始部位及发生变化的部位和时间、性质、频率、持续时间、诱因，有无牵涉痛和放射痛等；有无不洁饮食，有无柿子、异物、坚硬的食物（如枣核）等进食史。

2. 注意腹痛与呼吸、咳嗽、运动、体位、情绪有无关系，呕吐、便后、按摩、热敷能否改善。

3. 有无恶心、呕吐、呕吐物的性状和量、腹泻、血便、血尿、发热、畏寒、寒战、黄疸等，注意其与腹痛发生的先后关系。

4. 以往有无类似发作，治疗经过，既往特殊的疾病、手术、外伤、过敏史、疫区疫水接触史等。女性患者必须询问妇科疾病、月经、生育史。

【体检要点】

1. 首先要注意患者的生命体征、神志，有无面色苍白、大汗、低血压、黄疸、烦躁、昏迷、心慌、胸闷等危重情况。

2. 腹部检查应全面暴露，凡上腹疼痛必须认真检查心肺并排除外伤史；凡怀疑肠梗阻的患者应常规检查腹股沟区和会阴部，明确是否存在嵌顿疝。

3. 腹部先听诊再行叩、触诊，注意动作轻柔，由无痛区开始，检查压痛的部位、范围、程度，有无腹膜刺激征，可否触及包块，包块的性质和大小、边界、活动度。咳嗽及腹部活动后腹痛加重、腹部叩痛阳性亦为腹膜刺激征表现。由于紧张引起腹肌抵抗可左手按压患者胸骨下端，右手行腹部触诊。

4. 观察期间可反复多次的查体和问诊，可以观察到有鉴别意义的病情变化。

5. 所有急腹症应常规直肠指诊。

6. 反复多次检查存在的固定性压痛是诊断外科和妇科急腹症的关键，是主要手术指征之一。

【辅助检查】

1. 一般检查

(1) 血常规：血红蛋白和血细胞比容下降多提示内出血；白细胞和中性粒细胞升高提示感染，但应注意病变早期可正常，感染严重有时不升或反而下降。

(2) 尿常规：尿道感染、泌尿系肿瘤或结石等潜血试验可阳性，注意女性月经期间亦可出现潜血阳性；尿道感染时细菌计数增多，甚至出现脓尿；育龄女性要常规作妊娠试验。

(3) 粪便潜血试验：阳性提示存在消化道出血，注意排除痔、肛裂等病变出血。

(4) 心电图：急性腹痛常规行心电图检查，对心肌梗死、心绞痛等有鉴别诊断价值。

(5) 腹部超声：可发现肝胆系统、泌尿系统、生殖系统及腹腔间隙、

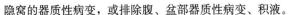

隐窝的器质性病变，或排除腹、盆部器质性病变、积液。

（6）腹部立卧位片：发现扩张肠管和液气平对肠梗阻有诊断意义。

2. 选择性检查

（1）凝血功能：了解有无凝血功能异常。

（2）血、尿淀粉酶：胰腺炎时可明显升高。

（3）其他如电解质、肝肾功能、血糖、心肌酶、血气分析等检查视病情需要选择。

（4）立位胸片：可同时发现气腹征和肺部病变。

（5）腹部 CT：可发现肝胆系统、泌尿系统、生殖系统、及腹腔间隙、隐窝的器质性病变、积液、积气，或排除腹、盆部器质性病变。

（6）胃镜、肠镜、肛镜检查：可观察胃肠道、肛管，明确胃、肠腔、肛管内有无器质性病变。

【诊断要点】

1. 急性胃肠炎 多于不洁饮食后发生，腹痛广泛而无局限性压痛点，伴呕吐、腹泻或发热，腹平片可因肠功能紊乱出现液气平。

2. 急性阑尾炎 转移性右下腹痛，查体右下腹压痛、腹膜刺激征阳性，彩超显示阑尾肿大，白细胞计数升高。

3. 急性肠梗阻 腹痛、腹胀、恶心呕吐，肛门停止排气排便（早期仍可有少量排气排便），腹平片显示梗阻以上肠管扩张且有液气平。患者多有手术史或腹部外伤史，肠道肿瘤多有排便习惯的改变。

4. 急性胆囊炎、胆管炎 疼痛常位于中上腹或右上腹，常伴黄疸及发热，可伴有恶心呕吐等消化道症状，右上腹压痛、反跳痛，墨菲征阳性。

5. 上消化道穿孔 突发上腹部剧烈疼痛，有迅速向全腹弥散的趋势。蔓延至全腹者，腹膜刺激征明显，呈板状腹，全腹压痛、反跳痛，肝浊音界消失。立位胸片（或立位腹片）可见膈下游离气体。空腹小穿孔也可表现为转移性右下腹疼痛及右侧腹部压痛、反跳痛，与阑尾炎鉴别困难，但前者腹部压痛最明显部位在右上腹，而后者压痛最明显部位在右下腹。

6. 泌尿系结石 泌尿系结石多表现在后腰部痛伴尿路刺激征，可有肉眼血尿。查体有肾区叩痛，超声检查患侧肾盂积水、肾结石或输尿管结石，X 线检查可发现阳性结石。直径在 5mm 以下的小结石诱发的肾绞痛，有些诊断困难，常常需要借助输尿管镜检查或全泌尿系薄层 CT 扫描方可确诊。

7. 妇科急腹症 突发下腹部疼痛，育龄妇女停经 ≥30 天，伴突发阴道出血，应考虑异位妊娠。血人绒毛膜促性腺激素（β-hCG）升高是金标准。超声宫外附件可见包块，停经 30～35 天者诊断异位妊娠困难，易与月经期混淆，因为：①孕囊不大，超声不易发现。②尿 hCG 假阴性。超过 35 天者尿 hCG 阳性，超声可发现包块，诊断不难。动态检查血、尿 hCG 和妇科超声是诊断本病的关键。现在经阴道超声检查的普及，早期（30 天以上）即可发现附件包块，提高了早期诊断率。卵巢黄体破裂多发生于已婚月经后 2 周和性生活后，超声诊断可发现盆腔积液；急性盆腔炎多为性活跃期女性，月经后 1 周内，下腹痛且白带较多，常伴有发热，超声诊断盆腔有积液，血常规显示白细胞升高；卵巢囊肿蒂扭转突发下腹部疼痛，下腹部固定性压痛，可触及包块。超声检查附件区有囊性包块，卵巢血供减少或者无血供，盆腔有程度不等的积液。CT 检查附件区有包块和盆腔积液。

8. 急性胰腺炎 腹痛多为上腹脐水平处，但腹痛可局限可弥漫，多伴腹胀，可有腹膜炎体征或休克，呕吐后腹痛不能缓解，可有腹痛剧烈而与体征不符，有胰腺肿大、界限模糊、胰周积液的影像学改变。血、尿淀粉酶、血清脂肪酶升高。重症胰腺炎患者可合并有麻痹性肠梗阻的表现。上腹部增强 CT 及明显增高的血尿淀粉酶、血清脂肪酶可确诊。

9. 胸膜炎或大叶性肺炎 均可伴有上腹痛，早期有感冒的前驱症状，多伴有发热、咳嗽、咳痰、胸痛的临床表现。腹部触诊无深压痛，不伴消化道症状，胸部 X 线检查可发现肺纹理增粗和肺部阴影改变。肺部表现是鉴别本病的关键，患者早期尚未出现肺部体征及胸片无异常时要注意鉴别。

10. 带状疱疹 早期未出现疱疹时皮肤有烧灼样疼痛，典型者见成簇密集水疱沿腹壁皮神经分布，但疱疹不越过体表中线，不难鉴别。

11. 缺血性肠病 罕见病，病情复杂多变且不典型，表现为程度不等的腹痛，早期无阳性体征，晚期可见腹部压痛、反跳痛，肠鸣音减弱或消失，在基层医院多于术中探查发现，血管造影可确定诊断。

12. 非特异性腹痛 除详细询问病史、体检及一般化验检查外，应进一步进行各种专科检查。不能明确诊断而有自限性的急性腹痛称之为非特异性腹痛，有研究认为其患肿瘤的几率较普通人群高，建议定期复查。

【诊断提示】

1. 剧烈腹痛伴有面色苍白、冷汗、血压低，常见于腹主动脉瘤破裂、异位妊娠、心肌梗死、腹主动脉夹层、肠系膜血管栓塞、重症胰腺炎、重症胆管炎、肝癌破裂、病理性脾破裂，也可见于肾绞痛等。

2. 腹痛伴呼吸急促，常见于大叶性肺炎、渗出性胸膜炎、糖尿病酮症酸中毒等。

3. 腹痛伴弥漫性腹膜炎，最常见于溃疡病穿孔、肠穿孔、阑尾炎穿孔，由初始部位迅速弥散至全腹。也可见于重症胰腺炎、肾上腺危象、糖尿病高渗性昏迷等。

4. 腹痛伴局限性腹膜炎，常见于胆囊炎、阑尾炎、溃疡病、结肠癌穿孔、下腹部的盆腔炎、异位妊娠破裂、囊肿破裂等。

5. 腹痛伴腹胀、恶心呕吐、肛门排气排便减少或停止，常见于肠梗阻，有时肠炎、胰腺炎、腹膜炎致肠瘀张时亦可引起。有腹部手术史的多提示粘连性肠梗阻。

6. 阵发性绞痛是管腔梗阻或平滑肌痉挛所致，见于结石、肠梗阻、胆（肠道）蛔虫病、空腔脏器扭转、绞窄致缺血或系膜血管栓塞；少见的有血紫质病、铅中毒、腹型紫癜等。

7. 腹痛伴有进食异物史或坚果、不洁饮食史，要考虑肠梗阻、肠穿孔和胃肠炎。

【鉴别诊断提示】

1. 非外/妇科急腹症者，腹痛多不是首先出现的症状或最主要的症状，如先发热、呕吐、腹泻后腹痛，且多伴有胃肠外系统症状如咳嗽、胸痛、心悸等。反复仔细的腹部物理检查仍无固定性压痛是诊断非外/妇科急腹症的关键。

2. 腹腔器官感染和炎症疾病，病变部位为固定性压痛、程度不同的反跳痛、腹肌紧张甚至板状腹；患者出现持续性腹痛伴发热、畏寒或寒战；腹部有局限性或弥漫性压痛，白细胞总数和中性粒细胞比例升高、核左移。有溃疡或胃炎病史、突然发生的上腹部剧痛、有明显的腹膜刺激征、X线发现气腹征者为典型的上消化道穿孔；既往有胆囊炎病史，进食油腻后出现右上腹或中上腹绞痛，墨菲征阳性，彩超发现胆囊结石、胆囊壁增厚，为急性胆囊炎；腹痛伴黄疸、寒战、高热者，右上腹固定压痛、肝区叩击痛者多考虑重症胆道感染或胆道蛔虫症。

3. 腹腔内出血性疾病，随出血的部位和范围变化而出现轻微的压痛和明显的反跳痛、腹肌轻度紧张。患者有腹痛、腹胀、低血压或面色苍白、烦躁、冷汗、脉细速等休克表现。有上腹部外伤史的要考虑肝、脾挫裂；有溃疡史伴呕血、便血的要考虑上消化道出血；有肝癌、巨脾或腹主动脉瘤病史的要考虑为癌肿、巨脾或动脉瘤破裂；育龄妇女有停经史的要考虑异位妊娠破裂。也有罕见的腹卒中，如自发性大网膜血管破裂。

4. 腹腔和后腹膜腔空腔器官梗阻，阵发性腹痛伴腹胀、恶心呕吐、排气排便停止或减少为肠梗阻；腰痛伴向下腹部或大腿根部放射痛，血尿、尿痛、尿不出等多为泌尿系梗阻；右上腹或中上腹绞痛、恶心呕吐、发热或伴寒战、黄疸等考虑胆道梗阻可能。结合影像学可确诊。

5. 腹腔和后腹膜腔器官缺血性疾病，突然发生持续而剧烈的腹痛，可伴有阵发性加剧，病情呈进行性加重趋势，早期有血便、呕血或腹穿见血性液，或伴发热、水、电解质紊乱等。可迅速出现休克、高热、意识障碍甚至死亡。常见于：腹外疝、内疝嵌顿并绞窄，多可于腹股沟等处发现痛性包块；肿瘤或脏器扭转，可能触及腹部包块；急性缺血性肠病，则多症征不符。早期出现肠鸣音减弱或消失，晚期出现弥漫性腹膜刺激征、或消化道出血表现。

6. 妇科急腹症，其腹痛多由下腹部开始，并集中于下腹部，有停经史要考虑异位妊娠；扪及下腹部包块的要考虑妇科肿瘤如卵巢囊肿等；有白带增多的要考虑急性盆腔炎、输卵管积脓等；月经间期突然下腹部疼痛伴超声诊断多少不等的盆腔积液、有性生活史者多考虑黄体破裂。

7. 表现为急腹症的心血管病变，病情严重，腹痛剧烈且一般止痛剂无效，症状与腹部体征不相符合，如急性心肌炎及下壁（或后壁）心肌梗死，可表现为上腹剧痛，胸闷、心悸，且有濒死感。查体时腹部软，压痛不明显且无反跳痛，应立即行心电图及心肌酶、肌钙蛋白等检查明确。腹主动脉夹层、动脉瘤破裂等病情复杂多变且不典型，多有相关心血管病史，进展迅速，动脉夹层多伴有高血压，动脉瘤破裂则表现为休克。高度可疑时，予血管彩超及腹部CT增强、选择性血管造影等以明确诊断。

【高危患者提示】 高危腹痛主要指：伴有休克者，如急性下壁心肌梗死、腹主动脉瘤破裂、异位妊娠、腹主动脉夹层、肠系膜血管栓塞、重症胰腺炎、重症胆管炎等；伴有弥漫性腹膜炎者，如溃疡病穿孔、结肠穿孔、阑尾炎穿孔等；伴有黄疸和高热者如重症胆管炎、坏疽性胆囊炎；伴有脱水、电解质酸碱紊乱、低氧血症者，如绞窄性肠梗阻、腹膜炎、糖尿病酮症酸中毒等。凡高危腹痛早期即可出现休克和脱水、昏迷，病情变化快，病死率高。其特点是：

1. 存在相关病史如高血压、心脏病病史、停经史、进食油腻、饱食饮酒、腹部手术史等。

2. 疼痛剧烈，一般止痛药难以缓解。

3. 神志较差，往往伴有生命体征不稳定。

4. 有进行性内出血表现或有休克表现，或血压较高不能顺利降压者。

5. 腹痛剧烈而症状与体征不符合。

6. 心肌炎、心肌梗死者多有胸闷、心悸，心电图、心肌酶出现异常。

7. 一些特殊人群的急腹症如婴幼儿、老人、妊娠、腹部手术后、长期慢性消耗性疾病、严重营养不良和低蛋白血症者。其腹痛表现多不典

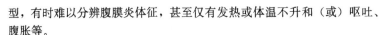

型，有时难以分辨腹膜炎体征，甚至仅有发热或体温不升和（或）呕吐、腹胀等。

【治疗要点】

1. 西医治疗

（1）卧床休息，禁食水、吸氧、监测生命体征，对疑有腹膜炎或腹腔内出血的可行诊断性腹穿或灌洗。外科及妇科急腹症多需住院治疗。

（2）危重患者必需立即建立静脉通路、抢救并予办理住院。

（3）慎用止痛及镇静药物，考虑心肌梗死及泌尿系结石者除外。

（4）病情简单，患者迅速好转，不需要进一步住院观察、治疗或手术者如痛经、带状疱疹、急性胃肠炎、泌尿系结石、急性盆腔炎等可在门诊处理。

（5）经紧急处理后疼痛仍未缓解时以及上述特殊人群的急腹症应迅速住院或转院。

（6）维持生命体征，反复细致的床边观察，按系统慎密检验、检查排除相关疾病或确定诊断，正确把握手术指征，掌握手术时机，是避免急腹症漏诊误治，得到及时有效治疗的关键。

2. 中医治疗 急性腹痛属中医学"腹痛"、"关格"、"肠痈"、"妊娠腹痛"、"蛇串疮"等范畴。病因复杂，病情多变，故应在专科诊治的基础上，适当选用中医康复治疗。具体的病证治疗可参考本书中相关疾病的中医治疗。

（刘赴平 王海峰）

二十、慢 性 腹 痛

【概述】 慢性腹痛是指反复发作、病程较长、病情相对稳定的腹痛，病因复杂，多由急性病变演变而来，并可有急性发作。

【问诊要点】

1. 询问疼痛的发作时间、部位、性质及频率、持续时间、诱因，有无牵涉痛等。

2. 注意腹痛与呼吸、咳嗽、运动、体位、情绪有无关系，加重和减轻的原因。

3. 有无恶心、呕吐、腹泻、血便、血尿、黄疸、发热、腹部包块以及其他相关系统症状等，注意其与腹痛的关系。

4. 急性发作史、手术史、外伤史、传染病、心血管病史、家族史、精神因素、年龄等；女性患者的月经史和生育史、性生活史等。

【体检要点】

1. 腹部有压痛、包块等阳性体征多提示病变所在（约占80%），注意压痛的部位、范围，包块的部位、大小、质地、活动度、表面是否光滑，必要时结合影像学分析。

2. 查体应全面而仔细，重视某些慢性病的阳性体征。贫血貌、消瘦、黄疸、皮肤斑疹、淋巴结肿大、腹壁静脉曲张、手术瘢痕、肢体麻木等，往往提示相关疾病。

【辅助检查】

1. 一般检查

（1）血常规：血红蛋白下降多提示慢性消耗或慢性失血，白细胞和中性粒细胞升高提示感染。

（2）尿常规：尿道感染、泌尿系肿瘤或结石患者尿潜血试验可阳性，尿道感染时细菌计数增多，育龄女性要常规做妊娠试验。

（3）凝血功能：了解有无凝血功能异常。

（4）粪便潜血试验：了解是否存在消化道出血。

2. 选择性检查

（1）心电图：急性腹痛时应常规行心电图检查，对心肌梗死、心绞痛等有诊断价值；慢性腹痛时可根据病情选择。

（2）胸片：可同时发现气腹征和肺部病变。

（3）腹部立卧位片：发现扩张肠管和液-气平面对肠梗阻有诊断意义。

（4）腹部超声：可发现或排除腹、盆部器质性病变、积液。

（5）视病情需要行血尿淀粉酶、电解质、肝肾功能、血糖、心肌酶、血气分析等检查。

（6）必要时行CT或磁共振成像（MRI），针对性的内镜、造影、活检等检查。

【诊断要点】

1. 肠易激综合征 约占慢性腹痛的50%，特点：常于早上起床时、餐后立即发生，从不发生于夜间，终止进食后腹痛可以消失。表现为轻重不一的间断性腹痛，部位多变，伴有排便习惯的改变。

2. 慢性胃肠炎 多有饮食不洁史，与进食、紧张、劳累相关，多为上腹痛伴有反酸、嗳气、上腹饱胀，腹泻或便秘。去除诱因、热敷或休息后可缓解。

3. 溃疡病、十二指肠憩室炎 慢性周期性发作的规律性上腹痛。表现为饥饿痛或餐后痛。钡餐或胃镜、十二指肠镜可明确诊断。

4. 食管裂孔疝 表现为胃食管反流和心肺、纵隔的压迫症状如胸闷

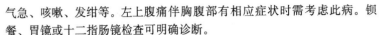

气急、咳嗽、发绀等。左上腹痛伴胸腹部有相应症状时需考虑此病。钡餐、胃镜或十二指肠镜检查可明确诊断。

5. 腹膜的慢性炎症　局限性或轻度而广泛的持续性腹痛，多位于脐周或下腹，有时仅表现为不适感，腹膜刺激征多不强烈甚至无，可伴腹胀。急性期常有典型的腹腔脏器炎症表现和急性腹痛。可为急性脏器炎症局限化，或为慢性感染性疾病的血行播散，亦可为外界细菌经自然腔道如阴道侵入后腹膜感染。

6. 腹、盆腔的慢性炎症　多伴有低热，腹部持续性隐痛，多有急性发作期和相关病史。在炎症消退或缓解时症状改善。

7. 脏器的梗阻与扩张　空腔脏器表现为阵发性绞痛；实质性脏器包膜扩张表现为持续性胀（钝）痛；多数均可表现为持续性或间歇性隐痛，有时仅为不适感。急性发作时表现同急性腹痛。

8. 良性肿瘤及恶性肿瘤　表现为腹部持续性隐痛、腹部包块、慢性梗阻等。恶性肿瘤晚期或巨大的良性肿瘤发生营养性坏死时可有低热。恶性肿瘤还有进行性消耗症状，严重者表现为恶病质。

9. 血管病变　腹主动脉瘤、主动脉夹层表现为中上腹钝痛或饱胀感，撕裂时腹痛剧烈。约50%患者可闻及血管杂音，有时可触及腹部血管搏动感，髂总动脉血管瘤有时表现为盗血症（即下肢或腹腔脏器缺血症状）；肠系膜血管栓塞、血栓形成、缺血坏死性肠炎时可表现为腹痛、血便、腹泻或便秘。

10. 中毒与代谢障碍性疾病　有服毒、毒物接触史如铅、铊中毒、吸毒史等。相关的代谢系统临床表现如糖尿病酮症酸中毒有快而深的呼吸、脱水、血糖和酮体异常。尿毒症有肾炎病史、肾功能异常等。

11. 风湿免疫与内分泌系统疾病　除腹痛外，多伴有关节痛、皮肤斑疹、结节，急性期伴有发热、乏力等结缔组织病症状。

【诊断提示】

1. 不同伴随症状的诊断提示

（1）腹痛伴消耗性症状，最常见于恶性肿瘤、结核、严重的吸收、消化障碍等。

（2）腹痛伴发热，多为炎性病变，或为脓肿形成如肝脓肿、膈下脓肿、髂窝脓肿等；或结核病，可有典型的潮热、盗汗，亦可不发热或仅有不规则低热；腹痛伴低热有时是恶性肿瘤患者晚期肿瘤坏死表现。

（3）腹痛伴呕吐，呕吐物不含胆汁，主要为食后不久的胃内容物者，常见于幽门部的梗阻性病变，如溃疡病、胃黏膜脱垂症或胃癌以及婴儿的先天性幽门括约肌肥厚等；呕吐物含胆汁，主要为肠内容物，常见于慢性完全性肠梗阻，肠痉挛等，吐后腹痛可缓解。无空腔器官梗阻者有时仅表现为反酸、口苦、胃灼热等反流症状。反射性呕吐则多见于颅内病变或泌尿系结石及慢性盆腔炎的急性期。

（4）腹痛伴黄疸，常见于肝胆胰的炎症、结石或癌肿、溶血性黄疸等。

（5）腹痛伴腹泻，常见于肠道慢性炎症、肿瘤、功能性消化不良，有时是肝胆胰的慢性病变。

（6）腹痛伴血便，首先需排除肛门病变，然后考虑结直肠肿瘤、局限性肠炎、缺血性肠病。有柏油样便者为上消化道出血，多位于食管、胃、十二指肠或空肠等处；脓血便者多考虑慢性痢疾、慢性结肠炎等；肛裂多为排便时肛门剧痛，鲜红色血液附着于粪便表面或便后滴血。

（7）腹痛伴血尿、尿频、尿痛，提示泌尿系肿瘤、感染、梗阻等病变。

（8）腹痛伴包块，主要考虑炎症性包块、肿瘤、慢性胃肠扭转、套叠或痉挛性结肠炎等。

2. 不同病变部位的诊断提示

（1）左上腹的慢性腹痛，多见于慢性脾周炎、脾肿瘤、胰尾肿瘤、慢性胰腺炎、结肠脾曲综合征、结肠脾曲癌等。

（2）右上腹的慢性腹痛，多见于慢性肝炎、原发性肝癌、慢性肝脓肿、慢性胆囊炎、胆囊术后综合征、胆石症、先天性胆总管囊肿、胆囊管综合征、胆囊癌、胆管癌、结肠肝曲综合征、结肠肝曲癌等。

（3）上腹（中上腹为主）的慢性腹痛，多见于食管炎、食管裂孔疝、胃贲门癌、贲门失弛缓、溃疡病、慢性胃炎、胃癌、胃黏膜脱垂症、胃下垂、胃结核、胃柿石症、胃憩室及憩室炎、胃血吸虫病、胃黏膜巨大肥厚症、慢性胃扭转、十二指肠炎、十二指肠憩室及憩室炎、十二指肠瘀滞症、十二指肠癌、慢性胰腺炎、胰腺癌、壶腹周围癌、胰腺假性囊肿、胰管结石、消化不良综合征、腹直肌纤维炎等。

（4）脐周的慢性腹痛，多见于慢性结核性腹膜炎、慢性肠粘连、肠系膜淋巴结核或淋巴瘤、腹膜癌、小肠憩室炎、小肠肿瘤、腹主动脉瘤等。

（5）左下腹的慢性腹痛，多见于溃疡性结肠炎、乙状结肠憩室炎、直肠、乙状结肠癌、结肠激惹综合征、慢性细菌性痢疾、慢性左侧输卵管炎或卵巢病变、左侧泌尿系结石等。

（6）右下腹的慢性腹痛，多见于慢性阑尾炎、肠或肠系膜淋巴结核、克罗恩病、盲肠癌、盲肠移动症、慢性右侧输卵管炎或卵巢病变、右侧泌尿系结石等。

（7）下腹、盆腔的慢性腹痛，多见于慢性膀胱炎、慢性前列腺炎、慢性精囊炎、慢性盆腔炎等。

（8）广泛的与不定性的慢性腹痛，多见于结核性腹膜炎、肠系膜淋巴结核、大网膜粘连综合征、结肠肠脂垂病、继发性腹膜癌、腹部恶性淋巴瘤、慢性假性肠梗阻、神经症腹痛、腹型癫痫、腹型紫癜、风湿、免疫及内分泌系统疾病等。

（9）腰部的慢性疼痛，多见于肾下垂、游走肾、肾结核、慢性肾盂肾炎、肾、输尿管结石等。

【鉴别诊断提示】

1. 有某种疾病典型急性病史且已明确诊断的，考虑为该病的慢性病变，先排除器质性病变再考虑功能性病变。功能性腹痛多与精神因素密切相关，疼痛无规律性，部位不定，病程多较长，一般情况良好，反复检查无器质性病变存在。对发作不典型、无明确诊断依据的，应综合病史、症状、体征分析，进一步行针对性检查，力求明确诊断。对病因不能确定的腹痛患者就诊断为腹痛原因待查，而不要轻易诊断为病史、体检及化验均不支持的某种疾病，为下次进一步明确诊断造成误导。

2. 伴有多系统症状的，应考虑全身性病变，如血液病、风湿及免疫病、内分泌病、特异性感染（如结核、梅毒、艾滋病）等。有手术史的，要考虑术后并发症，最常见为粘连性肠梗阻。对于有腹盆部外伤史的要考虑腹盆部损伤。伴有休克的要考虑肝脾等实质性脏器破裂或心血管疾病如心肌梗死、主动脉夹层、主动瘤破裂等。对于有停经史，妊娠试验阳性的要考虑异位妊娠。

【高危患者提示】　某些慢性腹痛者，如腹主动脉瘤、主动脉夹层、缺血性肠病、恶性肿瘤早期尚未出现撕裂、无明显缺血、梗阻及坏死；或进展缓慢、症状不典型的心肌缺血梗死，可表现为慢性轻度腹痛或仅诉为腹部不适感，存在极高风险。

【治疗要点】

1. 西医治疗

（1）治疗原则包括：维持患者生命功能、治疗原发病、适当镇痛、防治并发症。

（2）危重患者立即抢救、开通静脉通道并护送住院或转院。

（3）慎用止痛药，必须明确诊断方可使用，如泌尿系结石、慢性胰腺炎等可选用曲马多、哌替啶止痛。

（4）门诊治疗效果不佳者，均应住院或转院进一步诊治。

2. 中医治疗　慢性腹痛见于中医学"腹痛"、"胁痛"、"胆胀"、"肠癖"、"痛经"、"妊娠腹痛"、"癥瘕"、"癃闭"等范畴。临床上应先明确诊断，除有外科指征者、肿瘤、结核等患者外，对于功能性腹痛、某些慢性炎症疾病或不明原因者，均可使用中医康复辨证论治。具体病证治疗可参考本书相关疾病的中医治疗。

（王海峰　张妙兴）

二十一、局 部 包 块

【概述】　局部包块是指体表检查可触及的包块。包括各种良恶性肿瘤，按部位常分为体表包块、颈部包块、乳腺包块、腹部包块等。

【问诊要点】

1. 发现包块的时间、部位、质地、大小及进展、可能的发病因素（如外伤史、感染）等。

2. 有无疼痛、伴随症状如发热、红肿、溃脓等。

3. 作过何种检查，如何治疗，曾用何种药物，效果如何，女性患者乳腺、盆腔肿块要注意询问与月经、生育之间的关系。

【体检要点】

1. 包块所在部位是否有压痛，其大小、活动度、表面是否光滑、边界是否清楚、质地为囊性或实性、波动感，软硬度如何，是否隆出体表，周围皮肤是否破溃、红肿、皮温升高、橘皮样变、是否对称等，是否有周围淋巴结肿大。

2. 对于腹部包块要结合影像学分析是否为真性包块。

【辅助检查】

1. 一般检查

（1）血常规：血红蛋白下降多提示内出血，白细胞和中性粒细胞升高提示感染或内出血。

（2）尿常规：尿道感染、泌尿系肿瘤或结石潜血可阳性，尿道感染时细菌计数增多，育龄女性要常规做妊娠试验。

（3）凝血功能：了解有无凝血功能异常。

（4）粪便潜血试验：检查是否存在消化道出血。

2. 选择性检查

（1）彩超：了解包块的性质、大小。

（2）根据病情选择甲状腺功能、肿瘤标志物等检查。

（3）根据病情选择 X 线、CT、磁共振成像（MRI）等检查。

【诊断要点】

1. 斑痣、黑色素瘤　非细胞性斑痣如雀斑、色素斑以及绝大多数细胞性斑痣特别是点状的皮内痣、蓝痣表面平坦或稍隆起，很少恶变，一般不需要治疗；但交界痣、混合痣、巨痣、黑色素瘤有恶变倾向。少数形态上有时难以区分，需病理切片检查。

2. 脂肪瘤 质地柔软，呈圆形或分叶状，与周围无粘连，基底可移动。发展缓慢，极少恶变。

3. 浅表囊肿 多为圆形或椭圆形，触诊有囊性感，边界清楚，表面光滑，一般生长缓慢，可继发感染。表皮样囊肿内为白色干酪样表皮角质物，皮样囊肿内为异臭味的白色或淡黄色粥样混合性分泌物，皮脂腺囊肿为有恶臭的白色粉膏状分泌物。

4. 淋巴瘤 肿瘤表面无色，柔软，内含淡黄色清澈液，有时较深在，触诊时类似淋巴结。一般生长缓慢，偶尔感染。

5. 乳腺纤维腺瘤 多数呈圆形，小而活动度大，有完整包膜，表面光滑或呈结节分叶状，多发于乳腺上部，常为单发，极少恶变。

6. 甲状腺腺瘤、囊肿 呈圆形或椭圆形的单发结节，为表面光滑，质软（囊肿质硬），随吞咽上下活动，生长缓慢，一般核素扫描为温结节（囊肿为冷结节），乳头状囊性腺瘤可因囊壁血管破裂而发生囊内出血短期增大，局部出现胀痛，此时表现为冷结节。超声检查可明确。

7. 恶性肿瘤 可有破溃、乳头状或花边样生长、短期迅速增大、表面不光滑、边界不清、质地较硬，晚期有低热、消瘦、恶病质和转移。

【诊断提示】

1. 局部包块伴红肿热痛 多为感染或炎性包块，浅表脓肿形成后可有波动感，炎症控制时包块可明显缩小或消失。常见为淋巴结炎、脓肿（皮肤脓肿、阑尾周围脓肿、腰大肌脓肿、髂窝脓肿等）、腹腔内肿大的脏器如肝炎、胆囊炎、胰腺假性囊肿等。

2. 局部包块伴血管杂音 腹主动脉瘤、主动脉夹层、甲状腺功能亢进症等，其包块可闻及特有的血管杂音。

3. 局部包块伴淋巴结肿大、溃烂、菜花样变 恶性肿瘤分化不成熟，生长迅速，边界不清，常有不同程度的浸润和破坏性，皮肤癌和浅表软组织恶性肿瘤可溃烂、菜花样变，并可发生淋巴转移。

4. 局部包块伴外伤史 产伤及外伤、有创检查和治疗后出现的局部包块，多为血肿或炎性水肿。

5. 局部包块为幼年发现 多为先天性包快，出生后或幼年时被发现，常见有斑痣、血管瘤、皮样囊肿、纤维瘤及神经纤维瘤病、淋巴管瘤、甲状舌骨囊肿、胸腺咽管囊肿、畸胎瘤、先天性胆总管扩张等。

【鉴别诊断提示】

1. 颈部包块 80%的颈部包块发生于甲状腺，80%的颈部肿瘤为恶性，80％的恶性肿瘤发生转移，80％颈部转移来源于锁骨上区；病史 7 天内多为炎症性，7 个月多为肿瘤，7 年以上的多为先天性。甲状腺包块多可随吞咽移动，彩超、活检可予以鉴别。

2. 乳腺包块 生长缓慢，表面光滑、质地柔韧，活动度好的多为纤维瘤，超过 5cm 的应考虑乳房叶状囊肉瘤可能；包块不规则，边界不清，与皮肤无粘连，随经期变化而增大或缩小，增大时有胀痛或刺痛多考虑乳腺增生；生长迅速，表面不平，质地坚硬，界限不清，难以推动多为乳腺癌，晚期可出现橘皮征和腋窝、锁骨上淋巴结转移。

3. 腹部包块 伴有相关系统症状如右上腹包块伴发热、黄疸、肝区叩痛的要考虑肝癌、胆管癌、胆囊炎、先天性胆总管扩张；中腹部包块伴有呕血、便血、恶病质、肠梗阻的考虑胃肠道恶性肿瘤；泌尿系肿瘤在腹部及腰区扪及包块可伴有血尿及腰背部不适；妇科肿物可表现为盆腔包块和阴道流血；婴幼儿腹部包块如腹部巨大包块多为肾母细胞瘤、畸胎瘤，突然哭闹并扪及右下腹腊肠样包块伴果酱便多为肠套叠。囊性者多为良性，实性者多为恶性。

【高危患者提示】 腹部包块伴有膨胀性搏动，和与心脏收缩同步的杂音，常见于腹主动脉瘤、夹层动脉瘤等，如出现剧痛、面色苍白、冷汗、脉速、低血压等休克时应考虑其破裂。

【治疗要点】

1. 西医治疗

（1）对于可疑恶性、癌前病变、生于易摩擦刺激部位如手掌、脚跟、足趾、男性唇部等处斑痣、黑色素瘤等有恶性倾向的应切除并送病检，建议青春期以前手术。

（2）对于恶性肿瘤早期发现并予以彻底治疗可明显提高生存率。

（3）发现包块尽早检查定性，观察期间定期复查，注意包块变化，避免延误手术时机。

2. 中医治疗 局部包块散见于中医学"积聚"、"癥瘕"、"黑痣"、"翻花疮"、"石瘿"、"肉瘤"、"岩"、"乳核"等范畴，大多是历代的难治之症。针对某些炎性包块、不需或不能手术治疗者或术后复发者，可在专科诊治的基础上，选用中医康复治疗。临床多从气、痰、瘀、虚来辨证施治，具体的病证治疗可参考本书中相关疾病的中医治疗。

（王海峰 张妙兴）

二十二、多　尿

【概述】　多尿是指 24 小时尿量超过 2500ml。临床上以多尿为症状者，主要是糖尿病、尿崩症、精神性多饮、多尿症以及各种原发性或继发性肾小管-间质损害的疾病。

【问诊要点】

1. 开始出现多尿时间、尿颜色、排尿次数、每次尿量及间隔时间、估算 24 小时总尿量。

2. 有无烦渴多饮，估算全天水摄入量。

3. 有无多饮、多食、多尿、体重减轻的"三多一少"症状。

4. 有无少尿数天后出现多尿。

5. 有无伴随头晕、头痛、昏迷、抽搐、乏力、精神紧张等。

6. 有无使用利尿剂，既往高血压病、糖尿病、肾病等慢性病史及诊疗情况。

【体检要点】

1. 估算 24 小时总尿量，观察患者尿颜色，气味等。

2. 要注意一般状态，特别是体温、血压、脉搏、呼吸和心率、神志。

3. 检查有无消瘦，有无皮肤黏膜干燥，有无骨痛和肌麻痹，有无病理神经征等。

【辅助检查】

1. 一般检查

（1）尿常规：了解有无尿比重下降、尿糖增多等，协助寻找多尿病因。

（2）尿培养：有无细菌感染。

（3）肾功能：肾功能是否受损及程度，有助于判断病因为肾前或肾后因素或肾脏本身病变。

2. 选择性检查

（1）血抗利尿激素（AVP）：如降低提示为尿崩症。

（2）电解质、血糖：了解有无电解质紊乱，并协助明确病因如高钙提示高钙血症、高血糖提示糖尿病等。

【诊断要点】

1. 糖尿病　多饮、多食、多尿和体重减轻（三多一少），空腹血糖大于或等于 7.0mmol/L，和（或）餐后两小时血糖大于或等于 11.1mmol/L 即可做诊断。

2. 尿崩症　伴烦渴多饮，排低比重尿、低渗尿，排尿次数增多，24小时尿量可达 5～10L 或更多。皮肤黏膜干燥，消瘦无力。尿液检查尿比重 1.001～1.005，血浆 AVP 值降低，禁水加压素试验阳性，高渗盐水试验，血浆 AVP 测定，磁共振成像等检查有助诊断。

3. 原发性甲状旁腺功能亢进　骨痛，有骨骼改变，尿路结石，高钙血症，甲状旁腺素升高，血钙测定、超声、核素扫描或 CT 检查有助诊断及定位。

4. 原发性醛固酮增多症　儿童、青少年高血压或经药物降压治疗效果不明显者，钠潴留，低钾血症和周围性麻痹。测血钠和血钾，醛固酮抑制试验等，超声、CT、磁共振成像等检查有助诊断。

5. 精神性多饮　有精神症状患者自觉烦渴而大量饮水，检查无异常发现。

【诊断提示】

1. 多尿伴烦渴多饮、排低比重尿，见于尿崩症。

2. 多尿伴多饮、多食和消瘦，见于糖尿病。

3. 多尿伴高血压、低钾血症和周期性瘫痪，见于原发性醛固酮增多症。

4. 少尿数天后出现多尿，可见于急性肾小管坏死恢复期。

5. 多尿伴神经精神症状，可能为精神性多尿症。

【鉴别诊断提示】

1. 生理性多尿与病理性多尿的鉴别，主要是生理性者短时间摄入过多水，出现相对应的尿量增多，无其他病理情况。

2. 病理性多尿病因的鉴别，主要是鉴别内分泌代谢障碍性或者是肾脏本身疾病引起，既往病史可提供诊断线索，结合伴随症状、体征、辅助检查一般诊断不难。

【高危患者提示】　多尿可引起低钾血症、高钠血症、严重脱水等水电解质紊乱，常危及生命，需监测和及时治疗。

【治疗要点】

1. 西医治疗

（1）尿崩症：及时纠正高钠血症，积极治疗高渗性脑病，正确补充水分，恢复正常血浆渗透压。

（2）原发性甲状旁腺功能亢进：主要采用手术治疗为主。术中B超定位，术中冷冻切片检查。①甲状旁腺腺瘤：切除腺瘤；②甲状旁腺增生：可行甲状旁腺次全切除或切除 4 枚甲状旁腺同时作甲状旁腺自体移植；③甲状旁腺癌：整块切除包括一定范围的周围正常组织。

（3）原发性醛固酮增多症：醛固酮肿瘤首选手术切除可治愈；肾上腺皮质增生引起醛固酮增多症，一般不赞成手术治疗。药物治疗：控制高血压和血钾，抑制分泌醛固酮等。

2. 中医治疗 多尿在中医学上无相对应的病名，散见于中医"消渴"、"多尿"、"尿频"等病证，临床上应先明确诊断，针对精神性多饮或非手术治疗者，可选用中医康复治疗。中医学上认为多尿病位多在膀胱、肺、脾、肾，具体病证宜四诊合参，辨证施治。常用的方剂有肾气丸、缩泉丸、桑螵蛸散、八正散等。亦可选用穴位贴敷、针刺等外治法。

（曾庆维 刘志平）

二十三、尿频、尿急、尿痛

【概述】 尿频是指患者单位时间内排尿次数增多，严重时几分钟排尿一次。尿急是指患者一有尿意就立即要排尿，难以自控。尿痛是指患者在排尿过程中或排尿后感到耻骨上区、会阴部和尿道内刺痛或烧灼感。膀胱刺激征是指尿频、尿急和尿痛。

【问诊要点】

1. 开始出现尿频、尿急及尿痛时间，排尿次数、每次尿量及间隔时间，尿痛与排尿时间的关系，尿痛的部位。

2. 是否单纯出现尿频或尿急或尿痛。

3. 有无畏寒、发热、血尿、排尿困难、腰肋或腰腹剧烈疼痛等。

4. 有无诱因如劳累，受凉或月经期，有无导尿、尿路有创检查或治疗、流产术后等。

5. 有无尿路感染病史，既往肾炎、尿路结石、结核病等病史，具体诊疗情况如何。

【体检要点】

1. 要注意一般状态，特别是血压、脉搏、呼吸和心率、神志。

2. 检查有无外伤痕迹，皮肤巩膜有无黄染，颜面、双下肢有无水肿，有无腹水，膀胱区有无充盈，腰腹部、会阴部有无扪及包块，腰腹有无压痛，输尿管点有无压痛，肋脊点、肋腰点有无叩击痛，阴茎及尿道口有无异常分泌物、包块、红肿、触痛，阴囊及睾丸有无包块、红肿、触痛、硬结。

3. 直肠指诊触诊前列腺有无增大、触痛、温度升高、表面是否光滑，有无结节，质地软还是坚硬，指套有无血染等，急性前列腺炎有明显肿痛时禁止行前列腺按摩。

649

【辅助检查】

1. 一般检查

（1）尿常规：有无潜血，有无尿糖、尿蛋白、尿比重改变，有无白细胞、细菌计数增多等。

（2）尿培养：有无细菌感染。

（3）肾功能：肾功能是否受损及程度，有助于判断病因为肾前或肾后因素或肾脏本身病变。

（4）泌尿系超声：了解有无泌尿系肿瘤占位、梗阻、积水等。

（5）尿路平片（KUB）：了解肾脏的大小和位置，以及有无阳性结石。

2. 选择性检查

（1）尿动力学检查：主要判断膀胱尿道功能，有无尿路梗阻等。

（2）静脉尿路造影（IVU）：主要了解尿路有无畸形、梗阻、占位或结核等病变。

（3）泌尿系CT：能显示肾盂、肾盏及膀胱内腔、肾实质和膀胱壁等疾病。

（4）膀胱镜检：直视下观察尿道、膀胱的病变情况，必要时可同时作治疗或取活检。

【诊断要点】

1. 泌尿、生殖系统感染　主要表现为尿频、尿急、尿痛，多伴血尿，尿蛋白，可伴有寒战、高热及腰腹疼痛。可有耻骨上区、会阴部及尿道压痛，肾区叩击痛。尿培养，尿道分泌物涂片等病原学检查等有助诊断。

2. 泌尿系结石　主要表现为腰肋或腰腹部剧烈疼痛，伴尿频、尿急、尿痛，多伴血尿，恶心、呕吐，可伴有排尿困难或排尿中断。腰肋或腰腹部压痛，输尿管点压痛，多无反跳痛，肾区叩击痛。泌尿系超声、KUB、CT等检查可鉴别。

3. 前列腺炎　伴有下尿路感染症状，伴有耻骨上区、会阴部及腹股沟区疼痛，可伴有排尿困难。直肠指诊：前列腺肿胀、饱满、增大，质软，表面光滑，压痛；病程长者前列腺缩小、变硬、不均匀、有小硬结。直肠指诊结合前列腺液检查不难确诊，前列腺超声有助诊断。

4. 前列腺增生　主要表现为尿频、尿急、夜尿增多及排尿困难，可伴有血尿。直肠指诊可触及增大的前列腺，表面光滑，质韧、有弹性，边缘清楚，中央沟变浅或消失。泌尿系超声、尿流率检查、前列腺特异性抗原测定等检查有助明确诊断。

5. 泌尿系肿瘤　主要表现为间歇无痛肉眼血尿，腰部钝痛或隐痛，可及肿大包块，恶性肿瘤可伴有全身消耗症状如消瘦、体重下降、贫血、衰弱等。尿液检查、肿瘤标志物、超声、KUB、IVU、CT 等影像学检查、病理活检等有助明确诊断。

【诊断提示】

1. 尿频、尿急、尿痛伴发热、腰痛，见于急性肾盂肾炎。

2. 尿频、尿急、尿痛伴耻骨上区、会阴部及尿道疼痛，多见于膀胱炎和尿道炎、前列腺炎。

3. 尿频、尿急、尿痛伴尿流中断，多见于膀胱结石或尿道结石。

4. 尿频、尿急、尿痛伴会阴、腹股沟和阴囊睾丸胀痛，多见于前列腺炎、精囊炎、附睾炎。

5. 尿频、尿急、尿痛伴排尿滴沥、排尿困难，多见于前列腺增生。

6. 尿频、尿急、尿痛伴血尿、低热、盗汗，多见于膀胱结核、肾结核。

7. 尿频、尿急伴间歇性无痛性血尿，多见于膀胱癌。

【鉴别诊断提示】

1. 泌尿系外疾病多伴有其他系统症状，尿检无异常。如膀胱容量减少性尿频主要是因妊娠子宫、盆腔包块压迫，膀胱容量减少所致，可有停经、腹胀、白带异常、消瘦等，无尿急尿痛。糖尿病患者除尿频外，还伴有多饮、多食、消瘦、尿糖、血糖增高等特征。

2. 尿急、尿痛多提示由泌尿系统病变引起，最多见于炎症，还有结石及异物、肿瘤、神经源性等，结合体检可初步诊断，确诊仍需借助于辅助检查。

【高危患者提示】

1. 肾绞痛的疼痛剧烈，面色苍白，大汗淋漓，有致疼痛性休克可能。

2. 尿路结石等完全性尿路梗阻，致肾功能急剧下降，不及时解除梗阻，肾功能将进一步受损恶化。

3. 间歇性无痛性血尿可能为膀胱肿瘤。

【治疗要点】

1. 西医治疗

(1) 泌尿系感染：抗感染、解痉对症处理，病情严重者建议收住院治疗。

(2) 泌尿系结石：解痉、扩张输尿管、止痛、排石或手术治疗。

(3) 前列腺增生：药物治疗缩小前列腺体积，改善尿流而缓解症状或手术治疗。

(4) 高度怀疑泌尿系肿瘤，收住院或转院治疗。

2. 中医治疗 尿频、尿急、尿痛属中医学"淋证"范畴。临床上应先明确诊断，除需手术治疗者外，可在专科诊治的基础上，使用或配合中医康复治疗。

（1）中医内治：临床上先辨虚实，常可分为热淋、石淋、气淋、血淋、膏淋、劳淋。治以实则清利、虚则补益为主。相应的常用方剂有八正散、石韦散、沉香散/补中益气汤、小蓟饮子合导赤散/六味地黄丸合二至丸、草薢分清饮/膏淋汤、无比山药丸等。金钱草胶囊、银花泌炎灵片、补中益气丸等中成药亦常辨证选用。

（2）其他治疗：针刺取穴以中极、膀胱俞、三阴交、阴陵泉等为主；不得小便者，可灸关元、气门、大敦。

（曾庆维　刘志平）

二十四、血　尿

【概述】　血尿是指尿液中含有血液，包括镜下血尿和肉眼血尿。镜下血尿是指新鲜尿离心后尿沉渣每高倍镜视野大于 3 个红细胞，1000ml 尿液中含 1ml 血液即呈肉眼血尿。98％血尿的疾病在泌尿系统：肾炎、结石、细菌感染、结核、代谢性疾病、过敏性疾病、肿瘤等。无痛性血尿可能是肿瘤的首发信号，所以发现血尿要追查到底，但仍有约 6％～8％病因难以明确，须密切随访。

【问诊要点】

1. 首先要明确是否为真性血尿，月经、痔出血、药物等可引起假性血尿、颜色尿。血尿依其排尿时间先后可判断出血部位。年龄、性别与疾病种类的发生率相关。

2. 伴随症状中有无发热、咽痛、皮疹、腹痛、腰痛、膀胱区痛、骨关节痛、尿频、尿急、尿痛、排尿困难、水肿，以及与阴道分泌物、月经的关系。

3. 有无外伤、剧烈运动、泌尿道器械检查史，是否近期有上呼吸道感染、服药史，既往高血压、肾炎史，家族中耳聋病史。

【体检要点】

1. 检查生命体征，观察有无外伤痕迹，皮肤巩膜有无苍白、出血点、颜面、双下肢有无水肿，有无腹水，膀胱区有无充盈，腰腹部有无扪及包块，腰腹有无压痛，输尿管点有无压痛，肾区有无叩击痛等。

2. 观察尿的颜色，轻者尿色稍深，重者呈洗肉水样或可见凝血块。肾和输尿管出血，血与尿混合均匀，色泽呈暗红色，可有蚯蚓状血块；膀胱或前列腺出血尿色鲜红,有大小不等血块。注意红色尿不一定都是血尿,有些为药物或食物染色所致。

3. 直肠指诊触诊前列腺有无增大,表面是否光滑,有无结节,质地软还是坚硬,指套有无血染等。

4. 肉眼血尿

(1) 初始血尿见于排尿起始段,提示尿道、膀胱颈出血。

(2) 终末血尿见于排尿终末段,提示出血部位在膀胱颈部、三角区或后尿道。

(3) 全程血尿见于排尿全过程,提示血尿来自膀胱、输尿管或肾脏。

【辅助检查】

1. 一般检查

(1) 血常规:了解全血细胞情况,有无血红蛋白降低、白细胞计数升高、血小板降低等。

(2) 尿常规:了解是否真性血尿及血尿的程度,结合尿三杯试验可提示出血的位置。

(3) 尿培养:诊断有无致病菌感染。

(4) 泌尿系超声:明确泌尿系病变,查找血尿的原因。

(5) 尿路平片(KUB):了解肾脏的大小和位置,以及有无阳性结石和梗阻、肿瘤钙化等。

2. 选择性检查

(1) 尿动力学检查:主要判断膀胱尿道功能,有无尿路梗阻等。

(2) 静脉尿路造影(IVU):主要了解尿路有无畸形、梗阻、占位或结核等病变。

(3) CT:能显示肾盂、肾盏及膀胱内腔、肾实质和膀胱壁等疾病。

(4) 膀胱镜检:直视下观察尿道、膀胱的病变情况,必要时可同时作治疗或取活检。

【诊断要点】

1. 膀胱尿道炎 最常见引起血尿的疾病,育龄女性多见,常伴有尿频、尿急和尿痛,而大多无发热、腰痛、肾功能异常。尿道可有脓性分泌物,尿检白细胞增多、尿细菌培养阳性。

2. 肾盂肾炎 多为镜下血尿,脓尿是其诊断关键。常伴随发热、腰痛及肾区叩痛明显,尿细菌培养阳性。

3. 急性链球菌感染后肾小球肾炎 血尿常为首发症状,儿童和青少年多见,大部分有前驱上呼吸道感染史,伴水肿、高血压、肾功能异常,动态监测补体 C3 及抗链球菌溶血素 "O" 效价、肾脏活检可明确诊断。

4. 肾、输尿管结石　既往有肾绞痛、泌尿系结石病史是重要的诊断线索。疼痛呈输尿管路径向下放射至会阴部，在疼痛的同时或之后出现血尿。B超和X线检查可诊断95％的患者，阴性者可进一步行肾盂造影。

5. 慢性肾小球肾炎　青中年男性多见，以血尿、蛋白尿、高血压和水肿为一组临床表现，病史达一年以上均应考虑本病，需及时肾脏活检明确病理诊断。

6. IgA肾病　青年男性高发，肉眼血尿与上呼吸道感染、胃肠道感染等诱因同步存在。伴有蛋白尿、高血压、氮质血症，及时行肾脏活检可明确病理诊断。

7. 继发性肾小球损害　常见于系统性红斑狼疮、过敏性紫癜等继发性肾脏受累所致肾炎。伴有光过敏、发热、皮肤蝶形红斑、骨关节损害等有助于鉴别系统性红斑狼疮。有过敏史、典型的紫癜性皮疹，对过敏性紫癜的诊断应该不难。

8. 肾结核　血尿和尿频是本病的关键症状，附睾结核可提供线索，多见于青中年男性。常伴有午后潮热、消瘦、贫血，膀胱镜检查见结核结节并活检、肾盂造影见典型结核性破坏现象有助于诊断，尿液找抗酸杆菌、结核菌素试验等可明确诊断。

9. 膀胱肿瘤　多见于中年以上男性，大量血尿伴或出现膀胱刺激征时需及时行膀胱镜检查，避免漏诊。

10. 肾肿瘤　间歇无痛性全程肉眼血尿常为首发症状，若同时出现疼痛、肿块3大典型症状时则提示晚期。早期注意发热、高血压、高钙、高糖血症、消瘦、贫血、恶病质等全身表现，及时行泌尿系B超、CT、磁共振成像等检查可早期发现，组织活检能确诊。

11. 腰痛-血尿综合征　口服避孕药的育龄女性，出现腰痛及血尿，而无感染、结石等征象，停用避孕药可缓解。

12. 膀胱内子宫内膜异位症　周期性血尿与月经来潮时间一致，诊断应该不难，膀胱镜下活检可明确诊断。

【诊断提示】

1. 血尿伴随肾绞痛，见于肾结石或输尿管结石。

2. 血尿伴尿流中断，见于膀胱和尿道结石。

3. 血尿伴尿流细和排尿困难，见于前列腺炎、前列腺癌。

4. 血尿伴尿频、尿急、尿痛，见于膀胱炎和尿道炎，同时伴腰痛、高热畏寒多见于肾盂肾炎。

5. 血尿伴有水肿、高血压、蛋白尿，见于肾小球肾炎。

6. 血尿伴肾肿块，单侧可见于肿瘤，肾积水和肾囊肿；双侧肿大见于先天性多囊肾；触及移动性肾脏见于肾下垂或游走肾。

【鉴别诊断提示】

1. 定性鉴别 真性血尿与假性血尿、颜色尿，通过尿液分析不难鉴别。

2. 定位诊断 初始段为前尿道病变，终末血尿为膀胱颈部、三角区或后尿道，全程血尿为上尿路或膀胱。

3. 病因诊断 尿红细胞相差显微镜或尿红细胞容积分布曲线鉴别肾小球源性或非肾小球源性。肾小球源性需肾活检明确诊断；非肾小球源性，病因可能为感染、结石、肿瘤、损伤或其他等复杂因素，多方面了解血尿的伴随症状对诊断有一定提示，主要靠辅助检查方能明确病因。

【高危患者提示】 高危血尿患者主要是指病变在肾脏，可能发生急性肾衰竭、病情严重的患者。主要包括：急性链球菌感染后肾小球肾炎、IgA肾病、急进性肾炎、继发性肾炎、肾肿瘤等。其特点是：

1. 全程性血尿，暗棕色，尿蛋白、尿管型多见。

2. 血块呈输尿管样长条状或三角形。

3. 伴有肾区疼痛或绞痛、肾区包块，一般情况差，伴有高血压、水肿、贫血、肾功能损害等，多提示病变严重。

4. 无症状性血尿常为肿瘤高危患者的信号。

【治疗要点】

1. 西医治疗

（1）安静休息，尽快明确病因，对因处理。

（2）单纯镜下血尿，无蛋白尿及症状，一般不需特殊处理，但要随访。

（3）若为结石所致肾绞痛，可予曲马多、哌替啶等止痛药物对症治疗。

（4）血尿患者伴蛋白尿、肾功能异常，及时住院或转院明确病因及治疗。

2. 中医治疗 血尿属中医学"血淋"、"石淋"、"尿血"等范畴。临床上可在专科诊治的基础上，除手术治疗者外，可使用或配合中医康复治疗。

（1）中医内治：临床上先分虚实，常见有血热证、阴虚火旺证等证型。治以通淋止血为主，辨证辅以清热、养阴、排石等治法。常用方剂有小蓟饮子合导赤散、知柏地黄汤、石韦散等。金钱草颗粒、前列通瘀胶囊、银花泌炎灵片等中成药亦常辨证选用。

（2）其他治疗：针刺取穴以中极、膀胱俞、三阴交、阴陵泉、血海、膈俞等为主。

（曾庆维　刘志平）

二十五、排尿困难

【概述】　排尿困难包含排尿踌躇、费力、不尽感、尿线无力、分叉、变细、滴沥等一系列症状。排尿踌躇是指排尿的开始出现延迟症状。排尿费力是指用增加腹内压以启动排尿的过程。排尿不尽感是指排尿后仍感膀胱内有尿液未排出。尿流分叉是指尿流成双股状或散射状。排尿变细是指尿流阻力增加致排尿线变细。排尿滴沥是指排尿结束后仍有尿液从尿道口滴出。排尿困难原因分为：逼尿肌收缩无力、膀胱出口梗阻、尿道梗阻、逼尿肌括约肌协同失调。

【问诊要点】

1. 有无排尿踌躇、费力、不尽感、尿线无力、分叉、变细、滴沥，出现时间，病情进展如何。

2. 有无畏寒、发热，有无尿频、尿急、尿痛、血尿、少尿，有无腰腹、耻骨上区、会阴及尿道疼痛。

3. 有无尿毒症症状如全身衰弱、食欲缺乏、恶心、呕吐、贫血、乏力等。

4. 有无使用松弛平滑肌药物，有无泌尿系结石、脊髓或马尾损伤、糖尿病等病史，有无直肠或妇科盆腔根治术、痔疮或肛瘘手术以及腰椎麻醉等。

【体检要点】

1. 要注意精神状态、有无消瘦，有无痛苦面容、有无面色苍白。

2. 检查有无外伤痕迹，耻骨上区膀胱有无充盈或空虚，腰腹部、耻骨上区、会阴部有无扪及包块，腰腹、耻骨上区及会阴部有无压痛，肾区有无叩击痛。

3. 直肠指诊触诊前列腺有无增大，表面是否光滑，有无结节，质地软还是坚硬，指套有无血染等。

【辅助检查】

1. 一般检查

（1）尿常规：了解尿道和全身脏器一般情况，有无病理改变。

（2）尿培养：了解有无尿道感染，指导治疗。

（3）肾功能：肾功能是否受损及程度，有助于判断病因为肾前或肾后或肾脏本身病变。

（4）泌尿系超声：了解有无泌尿系肿瘤占位、梗阻、积水、结石或前列腺是否增生等。

（5）尿路平片：了解肾脏的大小和位置，以及有无阳性结石。

2. 选择性检查

（1）尿动力学检查：主要判断膀胱尿道功能，有无尿路梗阻等。

（2）前列腺特异性抗原测定（PSA）：直肠指诊如前列腺质硬不平，需检查 PSA 水平，以协助诊断前列腺癌。

（3）静脉尿路造影（IVU）：主要了解尿路有无畸形、梗阻、占位或结核等病变。

（4）CT：能显示肾盂、肾盏及膀胱内腔、肾实质和膀胱壁等疾病。

（5）膀胱镜检：直视下观察尿道、膀胱的病变情况，必要时可同时作治疗或取活检。

【诊断要点】

1. 尿道结石 主要表现为排尿困难、点滴状排尿，伴尿痛，可呈绞痛，有时可在前尿道扪及结石或经直肠指诊触及后尿道结石。泌尿系超声、尿路平片发现结石可明确诊断。

2. 前列腺增生 主要表现为尿频、尿急、夜尿增多及排尿困难，可伴有血尿。直肠指诊可触及增大的前列腺增生，表面光滑，质韧、有弹性，边缘清楚，中央沟变浅或消失。超声、尿流率检查、PSA 等检查有助明确诊断。

3. 前列腺癌 尿频、尿急，排尿困难，尿潴留或尿失禁，少有血尿，可伴有消瘦、体重下降、贫血、衰弱等。直肠指诊：前列腺结节，质地坚硬。直肠指诊、PSA、前列腺超声及前列腺磁共振成像有助诊断；确诊靠经直肠 B 超引导下前列腺系统穿刺活检。

4. 尿道狭窄 多有尿道损伤及感染病史，行尿道膀胱造影与尿道镜检查，可确诊。

5. 膀胱颈挛缩 多为慢性炎症所致，常见于 40～50 岁男性，出现排尿不畅症状，但前列腺体积不增大，膀胱镜检可明确。

6. 膀胱颈肿瘤 间歇性肉眼血尿、尿频、尿急、尿痛、排尿困难、尿潴留，可伴有"腐肉"样坏死组织排出，可在下腹部耻骨上区触及肿块，坚硬，排尿后不消退。尿液检查，泌尿系超声，膀胱镜检查等可明确诊断。

7. 神经源性膀胱 尿频、尿急，每次尿量少，不伴尿痛，尿检无炎性细胞。常有中枢或周围神经系统损害的病史和体征，可有下肢感觉和运动障碍，会阴皮肤感觉减退，肛门括约肌松弛或反射消失等。IVU 显示上尿路扩张积水，膀胱常呈"圣诞树"形，尿流动力学检查可以明确诊断。

8. 膀胱过度活动症　尿频、尿急、尿失禁，排尿困难，无尿路感染或其他明确的病理改变。

9. 糖尿病神经源性膀胱病　排尿困难伴"三多一少"（即多饮、多食、多尿和体重减轻），有糖尿病病史，高血糖损害支配膀胱和尿道的自主神经，导致自主神经功能紊乱，膀胱逼尿肌或尿道括约肌发生功能障碍或二者功能不协调，从而引起排尿功能障碍。

10. 其他原因　直肠或妇科盆腔根治性手术损伤副交感神经分支，痔疮或肛瘘手术以及腰椎麻醉术后，各种松弛平滑肌的药物如阿托品、溴丙胺太林、消旋山莨菪碱（山莨菪碱）等均可致排尿困难。

【诊断提示】

1. 排尿困难伴尿频、尿急、前列腺肿大，多见于前列腺增生、急性前列腺炎。

2. 排尿困难伴全身消耗症状，多见于前列腺癌，直肠指诊前列腺结节，质地坚硬。

3. 排尿困难伴血尿、尿痛，多见于尿道结石。

4. 排尿困难伴尿道损伤及感染病史，多见于尿道狭窄。

5. 排尿困难伴神经系统损害，多见于神经源性膀胱。

【鉴别诊断提示】

1. 功能性排尿困难有引起排尿困难的明确病史，如肛门、直肠、妇科等盆腔手术或麻醉造成膀胱区神经受损；精神紧张或术后惧怕疼痛不敢排尿，时间过久则导致排尿困难。

2. 阻塞性排尿困难的病因最常见于炎症、结石，还可为肿瘤或异物、先天畸形等引起，鉴别须借助于相应的辅助检查明确。

【高危患者提示】　出现全身衰弱、食欲缺乏、恶心、呕吐、贫血、乏力，血清肌酐和尿素氮显著升高，提示肾功能不全，需紧急治疗。

【治疗要点】

1. 西医治疗　解除病因，恢复排尿功能，治疗原发病，防止并发症，改善生活质量。

（1）前列腺增生：予药物治疗缩小前列腺体积、松弛膀胱颈及后尿道周围的平滑肌，缓解及改善膀胱出口梗阻症状。有手术指征可行经尿道前列腺切除术。

（2）前列腺癌：主要有等待观察、根治性前列腺切除术、内分泌治疗、放射治疗、化疗等治疗方案。

（3）尿道结石：体积较小、表面光滑的前尿道结石可用无菌液体石蜡注入尿道让患者排尿以助结石排出或慢慢将结石挤出尿道；前尿道较大的结石可钩取或钳碎后取出，或腔内器械碎石取石。后尿道结石推回膀胱按照膀胱结石处理。

（4）尿道狭窄：尿道扩张术，严重时可手术治疗。

（5）神经源性膀胱：保护肾功能，改善膀胱的储尿功能及排空膀胱。

2. 中医治疗　排尿困难属中医学"癃闭"、"淋证"等范畴。临床上应先明确诊断，在专科诊治的基础上，针对不需手术者，可选用或配合中医康复治疗。具体病证治疗，可参考本书相关疾病的中医治疗。

（曾庆维　刘志平）

二十六、贫　血

【概述】　贫血是指外周血中单位体积内血红蛋白浓度（Hb）、红细胞计数（RBC）和（或）血细胞比容（Hct）低于同区域中相同年龄、性别的正常最低值。这是一种症状，而非疾病。主要由红细胞生成不足、红细胞破坏过多及失血三种病因引起，可同时存在。

【问诊要点】

1. 起病的缓急、病程的长短及贫血相关的各种症状；家中有无贫血患者，是否幼年即贫血。

2. 有无规律性上腹痛、黑便、血便和浓茶样尿史，育龄妇女还应详细询问月经量。

3. 工作性质及生活环境有无化学毒物、特殊药物接触史，若有，应仔细询问药物名称、接触方式、时间长短，周围有无类似患者。

4. 营养状况，有无偏食、体重减轻。

5. 有无慢性炎症、肝肾疾病、结缔组织病、痔疮及恶性肿瘤等病史。

【体检要点】

1. 观察皮肤、黏膜、指甲、口唇、结膜等有无苍白及黄染；有无消瘦，水肿，表情淡漠等。

2. 有无皮肤出血、舌乳头萎缩、指甲扁平或凹陷。

3. 有无淋巴结肿大、肝脾大、肝掌及蜘蛛痣。

【辅助检查】

1. 一般检查

（1）血常规：了解贫血程度，初步区分贫血的类型。

（2）尿常规：溶血性贫血时尿胆原明显增多，泌尿道出血时尿可见红细胞或潜血阳性。

（3）大便常规：胃肠道出血时大便潜血阳性。

（4）血肌酐、血尿素氮：肾性贫血时肾功能异常。

2. 选择性检查

（1）骨髓细胞学：了解骨髓造血功能，再生障碍性贫血时有核细胞增生减低，非造血细胞增多，巨核细胞显著减少。

（2）血清铁、总铁结合力和血清铁蛋白测定：缺铁性贫血时血清铁浓度明显降低，总铁结合力增高，转铁蛋白饱和度及血清铁蛋白降低。

（3）血清叶酸及维生素 B_{12} 浓度测定：巨幼细胞性贫血时降低。

（4）血红蛋白电泳、地中海贫血基因检测：阳性提示血红蛋白病和地中海贫血。

【诊断要点】 首先是明确贫血的存在、程度及类型；其次应查明病因。我国平原地区常用的成人诊断标准为：男性 Hb<120g/L，女性 Hb<110g/L，妊娠妇女 Hb<100g/L；程度分级：轻度≥90g/L，中度 60～<90g/L，重度 30～<60g/L，极重度<30g/L。贫血患者的病因诊断尤为重要，明确病因是彻底治愈贫血的前提。常见以下几种病因：

1. 小细胞低色素性贫血 红细胞平均体积（MCV）<80fl、红细胞平均血红蛋白（MCH）<28pg、红细胞平均血红蛋白浓度（MCHC）<32%，即可诊断。主要包括：

（1）缺铁性贫血：有乏力、头晕、注意力不集中、异食癖、皮肤干燥、指甲缺乏光泽、反甲等临床表现，结合血清铁、血清铁蛋白及血清铁饱和度降低，总铁结合力升高，骨髓铁染色显示骨髓小粒可染铁消失等可确诊。

（2）铁粒幼细胞性贫血：为铁利用障碍，血清铁明显增高，总铁结合力正常，骨髓储存铁明显增多、铁粒幼细胞明显增多而且出现环铁粒幼细胞可确诊。

（3）珠蛋白生成障碍性贫血：也称地中海贫血，多有家族史，可表现为溶血性贫血，血清各种铁代谢指标可正常或增加，血红蛋白电泳提示HbA2 及 HbF 增加可确诊。

2. 巨幼细胞性贫血 由缺乏维生素 B_{12}/或叶酸所致，血红细胞 MCV及 MCH 均高于正常值，血清维生素 B_{12} 及叶酸浓度测定对诊断有决定性作用。

3. 再生障碍性贫血 是一种获得性骨髓造血功能衰竭疾病，诊断标准有以下几点：全血细胞减少；校正后网织红细胞比例<0.01；多部位骨髓增生减低或重度减低；除外其他引起全血细胞减少的疾病。

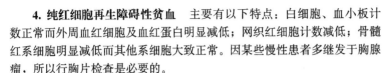

4. 纯红细胞再生障碍性贫血 主要有以下特点：白细胞、血小板计数正常而外周血红细胞及血红蛋白明显减低；网织红细胞计数减低；骨髓红系细胞明显减低而其他系细胞大致正常。因某些慢性患者多继发于胸腺瘤，所以行胸片检查是必要的。

5. 溶血性贫血 有浓茶样或酱油样尿、贫血、黄疸、脾大等溶血的临床表现，存在血清非结合胆红素增高、尿胆原增多、血浆游离血红蛋白增多、结合珠蛋白明显减少等红细胞破坏的证据及骨髓红系代偿性增高的表现即可确诊。

6. 失血 各种原因导致的急性出血及长期慢性失血，超过造血功能的代偿能力时即可出现贫血，如急性创伤出血、痔疮合并出血、消化性溃疡并出血、泌尿系结石并出血等。

【诊断提示】

1. 贫血伴消瘦、皮肤弹性差可见于营养不良、消化道疾病、肿瘤等。

2. 贫血伴发热及全身淋巴结肿大可见于淋巴瘤、急性淋巴细胞性白血病、感染性贫血等。

3. 贫血伴食欲减退、腹胀、舌乳头萎缩及位置觉、触觉减退等见于维生素 B_{12} 及叶酸缺乏引起的贫血。

4. 贫血伴出现严重的腰背及四肢酸痛、头痛、寒战和高热，随后出现血红蛋白尿及黄疸见于急性溶血性贫血。

5. 贫血伴黄疸、肝脾大和胆色素结石等见于慢性溶血。

【鉴别诊断提示】 在某些血浆容量增加的疾病，如低蛋白血症、充血性心力衰竭、脾大及巨球蛋白血症时，血红蛋白浓度可因血液稀释而降低，应注意与贫血鉴别。

【高危患者提示】

1. 若患者短期内不明原因体重明显减轻，伴发热、淋巴结肿大等，有可能为恶性肿瘤所致贫血。

2. 急性起病，出现寒战、高热、头痛、呕吐、腹痛、腰背痛，尿色如浓茶水或酱油样、黄疸，多为血管内溶血，严重者可出现周围循环衰竭和急性肾衰竭，病情危重。

3. Hb＜60g/L 为重度贫血，病情较重。

【治疗要点】

1. 西医治疗

（1）首先明确贫血程度，查明贫血病因，针对病因治疗。

（2）手术科室 Hb＜70g/L，非手术科室 Hb＜60g/L 应考虑住院查明病因及输血治疗。

（3）缺铁性贫血首选口服铁剂治疗，每日 150～200mg 元素铁为宜，同时进食鱼、肉类、维生素 C 促进铁吸收，饮茶会抑制铁吸收，应避免。

（4）巨幼细胞性贫血予叶酸、维生素 B_{12} 治疗。口服叶酸 5～10mg，每天 2～3 次。严重者可予四氢叶酸钙注射剂，3～6mg 肌内注射，每天 1 次，直至血象恢复正常。维生素 B_{12} 针 500μg，每周 2 次，至血象恢复正常。如有神经系统症状者，还应在血象恢复正常后维持治疗 6 个月。

（5）葡萄糖-6-磷酸脱氢酶缺乏症患者应避免使用伯氨喹、磺胺甲噁唑、硝基呋喃类、乙酰苯胺类、水溶性维生素 K、对氨基水杨酸、丙磺舒、亚甲蓝等药物。

2. 中医治疗　贫血属中医学"虚劳"、"血虚"、"黄胖"、"血证"等范畴。临床上不可盲目补血，以免耽误病情。故应先明确病因及诊断，在专科诊治的基础上，病证结合，辨证施治，以期更有效地改善贫血的症状。根据中医气血理论及"淤血不去、新血不生"等理论，治疗贫血，应从气、从血、从瘀、从虚来论治。常用方剂有归脾汤、四物汤、当归补血汤、生化汤等。归脾丸、当归阿胶浆等中成药亦可辨证选用。

（赵英雄　苏镜波）

二十七、皮肤黏膜出血

【概述】　皮肤黏膜出血是指机体自发性或轻微外伤后血液从毛细血管内进入皮肤黏膜下组织，是由于机体止血及凝血功能障碍引起。其病因繁多，包括血管壁异常；血小板数量异常及功能异常；凝血因子缺少或功能异常；血液中抗凝物质增多；纤维蛋白溶解增强等。其中以血管性及血小板因素最常见。

【问诊要点】

1. 初次发病年龄，出血的诱因、缓急，出血的部位及范围，出血的特点（为自发性或损伤后），出血持续时间及消退情况，出血的次数及频率。

2. 有无鼻出血、牙龈出血、咯血、便血、血尿等出血症状。

3. 有无发热、黄疸、腹痛、骨关节痛等症状。

4. 有无外伤、感染及肝肾疾病史，有无贫血及过敏史，有无化学药物及放射性物质接触史，有无服药史，月经史，家族史。

【体检要点】

1. 注意患者性别，出血严重者需监护神志及生命体征，如体温、血压等。

2. 观察皮肤黏膜的色泽，有无毛细血管扩张。检查出血的部位、范围，紫癜是否对称，有无大片状出血，有无血疱，有无鼻腔及牙龈出血。

3. 有无头痛、黄疸、蜘蛛痣，有无淋巴结及肝脾大，有无腹部压痛、肾区叩击痛，有无关节及肌肉压痛。

4. 有无阳性神经系统体征。

【辅助检查】

1. 一般检查

（1）血常规：血红蛋白降低提示贫血，特别注意血小板有无减少。

（2）尿常规：见红细胞提示血尿。

（3）大便常规及潜血试验：阳性提示消化道出血。

（4）凝血功能：了解凝血机制有无异常。

（5）肝肾功能：了解有无肝肾疾病。

（6）肝胆脾 B 超：了解肝胆脾有无病变。

2. 选择性检查

（1）凝血因子测定：凝血功能异常时，具体寻找哪一种凝血因子缺乏。

（2）血浆 D-二聚体测定：增高或阳性见于继发性纤维蛋白溶解功能亢进，如高凝状态、弥散性血管内凝血等。

（3）血小板自身抗体：阳性提示原发免疫性血小板减少症。

（4）自身抗体系列：了解有无自身免疫系统疾病。

（5）束臂试验：阳性提示血管因素、血小板因素所致的出血性疾病，而凝血因子缺乏的患者阴性。

（6）骨髓检查：了解骨髓造血功能。

（7）头颅 CT：有神经系统症状、体征出现的患者选用，排除颅内出血或病变。

【诊断要点】

1. 过敏性紫癜　多见于儿童及青年人，起病前 1～3 周有上呼吸道感染史，紫癜多见于四肢及臀部，呈对称性分布。常伴有腹痛、关节痛及血尿。血小板计数、凝血功能及骨髓检查正常。

2. 原发免疫性血小板减少症　青壮年女性多见，紫癜主要分布于四肢，多伴有鼻腔及牙龈出血，女性患者有月经量增多，血小板计数减少，束臂试验阳性，骨髓检查及血小板自身抗体有助于诊断。

3. 脾功能亢进　除皮肤黏膜出血外，尚有脾大，伴全血细胞减少，多有慢性肝病及肝硬化病史。

4. 急性白血病　除皮肤黏膜出血外，多伴有鼻腔、牙龈出血、贫血，常有淋巴结肿大及肝脾大、胸骨压痛，血常规白细胞计数多升高，骨髓检查可明确诊断。

5. 血友病 绝大多数为男性，常于幼年发病，以关节出血最为常见，肌肉出血次之，内脏出血少见，凝血因子测定有助于诊断。

6. 系统性红斑狼疮 除皮肤黏膜出血，尚有红斑、口腔溃疡、光敏感、肾脏病变等多系统损害症状，自身抗体系列检查有助于诊断。

【诊断提示】

1. 皮肤黏膜出血伴紫癜呈对称性分布于四肢，伴有关节痛或腹痛者，见于过敏性紫癜。

2. 皮肤黏膜出血伴鼻腔及牙龈出血，提示血小板减少性紫癜。

3. 皮肤黏膜出血伴有黄疸，提示肝病。

4. 皮肤黏膜出血伴有贫血、淋巴结及肝脾大和（或）发热，见于白血病。

5. 皮肤黏膜出血伴有红斑、口腔溃疡、光敏感等多系统损伤症状，常提示系统性红斑狼疮。

【鉴别诊断提示】

1. 血管壁异常引起的出血特点为皮肤黏膜的瘀点、紫癜、瘀斑；血小板异常引起的出血表现为广泛性出血、皮下、鼻出血、月经过多、手术出血；凝血异常引起的出血常有严重内脏、肌肉出血、软组织血肿、关节腔出血。

2. 血管性及血小板因素所致黏膜出血主要是自发性皮肤黏膜出血，表现为分散的瘀点、瘀斑，轻伤后出血不止，但血管因素止血后不复发；而凝血障碍所致出血常为受伤后出血不止，止血后容易再发，凝血功能检测有助于鉴别。

【高危患者提示】 严重出血伴有头痛、呕吐等颅内压升高症状者，若血小板计数低下，则提示原发免疫性血小板减少症合并颅内出血可能，应立即予止血、脱水药物、输注血小板等治疗。急性白血病伴有重度血小板减少时，若不能及时输注血小板也会引起颅内出血。

【治疗要点】

1. 西医治疗

（1）血管性因素：局部止血、改善血管通透性及降低血管壁脆性药物、缩血管药物等治疗。

（2）血小板因素：包括止血，使用促血小板生成药物、加强血小板功能药物及糖皮质激素，脾切除等治疗措施；血小板低于 $20 \times 10^9/L$、严重出血、合并或可疑颅内出血者应给予紧急治疗包括输注血小板、降低颅内

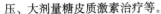

压、大剂量糖皮质激素治疗等。

（3）凝血障碍：除一般止血治疗外，主要采用血制品替代治疗。

（4）避免使用抑制血小板功能药物及扩张血管药物。

2. 中医治疗　皮肤黏膜出血属中医学"血证-紫斑"、"肌衄"等范畴。临床上宜先明确诊断，在专科积极诊治的基础上，可配合中医康复治疗以改善症状。

（1）中医内治：临床常见有血热妄行证、阴虚火旺证、气不摄血证等证型。治以止血为主，辨证辅以降火、养阴、益气等治法。常用方剂有十灰散、犀角地黄汤、茜根散、归脾汤。

（2）其他治疗：针刺取穴以公孙、血海、曲池、足三里等为主。

（袁衬容　刘俊伟）

二十八、抽搐与惊厥

【概述】　抽搐是指全身或局部骨骼肌群非自主的抽动或强烈收缩。惊厥是指全身各部位骨骼肌的非自主性单次或连续强烈收缩，表现为强直性或阵挛性抽搐的一组症状，伴或不伴意识障碍。少数患者发作频繁或严重发作，甚至患惊厥持续状态。癫痫大发作与惊厥概念相同，而癫痫小发作则不应等同为惊厥。

【问诊要点】

1. 询问首次发生惊厥与抽搐的年龄、发作频率、持续时间、发作的诱因、有无先兆、与体力活动有无关系，是否为妊娠妇女。

2. 抽搐是全身性还是局限性，呈持续强直还是间歇阵挛性。

3. 发作时意识状态，有无发热、口唇发绀，有无二便失禁、舌咬伤及肌痛，发作时的姿势，发作前后的意识状态，有无定向力异常等。

4. 既往有无类似发作病史，如何治疗，效果如何；有无脑部疾病、外伤、中毒等病史。

【体检要点】

1. 一般情况检查包括智能检查，神志是否清楚，双侧瞳孔反射、运动及大小情况，眼底检查有无视乳头水肿。

2. 神经系统检查是重点，包括深反射、浅反射、感觉功能反射、脑神经检查、脑膜刺激征、病理反射、四肢肌力及肌张力等。

【辅助检查】

1. 一般检查

（1）血常规：白细胞增高提示细菌感染，白细胞增多伴有原始及幼稚细胞增多提示中枢神经系统白血病。

（2）尿常规：尿中有蛋白尿、血尿，合并有高血压时注意肾炎合并高血压脑病可能。

（3）生化（肝肾功能、电解质、离子、血糖等）：可有低血糖、低钙血症、低钠血症、低镁血症等。

2. 选择性检查

（1）脑脊液检查：怀疑颅内感染时应做脑脊液常规、生化，必要时涂片染色及病原体培养等；怀疑中枢神经系统白血病亦应做脑脊液检查。

（2）头颅影像学检查：怀疑颅内出血、占位性病变、先天性颅脑畸形可行头颅 CT、磁共振成像检查。

（3）心电图及脑电图（24 小时）：可初步排查是否为心源性或脑源性引起的抽搐与惊厥。

【诊断要点】

1. 癫痫

（1）全身强直-阵挛发作：是最常见的癫痫发作形式。突发意识丧失和全身惊厥是其特征。发作一般经过强直期-阵挛期-惊厥后期，醒后常有头痛及全身酸痛，对抽搐全无记忆。长程脑电图、录像脑电监测等可有阵发性异常放电。

（2）局限性运动发作：一般意识不丧失，如放电广泛扩展则可引起意识丧失及全身惊厥发作。以一侧肢体或面部肌肉的阵挛性发作为特征，也可表现为杰克逊（Jackson）癫痫（抽搐自一处开始，按大脑皮质运动区的分布扩散），脑电图常可见阵发性局灶性或全面性异常。

（3）肌阵挛性癫痫：是一组以肌阵挛性发作为主要特征的癫痫综合征。

（4）婴儿痉挛：1 岁以内发病，发作时表现为急骤点头，躯干前屈及两臂向前外侧伸展，意识丧失，可倒地，每次痉挛约 1～15 秒，常连续发生数次到数十次，睡前及醒后发作频繁。大部分有智力运动发育停滞或减退。

2. 热性惊厥　首次发作年龄多于生后 6 个月至 3 岁间，绝大多数 6 岁以后不再发病，多在体温骤然升高时发作，持续数秒至数分钟，惊厥停止后神志即恢复常态，间歇期无神经系统体征，预后一般良好。

3. 手足搐搦症（低钙性抽搐）　主要见于未成熟儿，佝偻病、甲减及肾衰竭的患者。临床主要表现为产科手或"鹰爪手"；双足趾屈，膝、髋关节呈屈曲状。面神经叩击试验（chvostek 征）及陶瑟征（trousseau 征）阳性。实验室检查可见血清钙＜1.75mmol/L，心电图提示 Q-T 间期延长。

4. 代谢病性抽搐

（1）维生素 D 缺乏引起的抽搐：多见于婴幼儿，主要有手足搐搦、痫样抽搐、喉头痉挛和支气管痉挛三种形式。血清钙、磷等检查可协助诊断。

（2）维生素 B_6 缺乏引起的抽搐：常在出生后几周到 10 个月内发生抽搐，使用抗惊厥药物无效，静注维生素 B_6 后症状可控制或减轻。

（3）低血糖性抽搐：多见于胰岛细胞瘤、糖尿病患者，也可出现在长期饥饿患者，一般在清晨发病。发作时常出现全身出汗、焦虑、面色苍白、意识蒙眬或昏迷。一般血糖低于 2.8mmol/L。

（4）高血糖性抽搐：多见于非酮症性高渗性糖尿病性昏迷，一般抗惊厥药物治疗效果差。

（5）水盐代谢紊乱抽搐：由低钠血症、高钠血症、低镁血症等所产生的抽搐。血电解质检查有助于诊断。

（6）尿毒症：可因高肌酐血症、低钙血症或高钾血症引起。肾病病史、及血和尿实验室检查可协助诊断。

（7）肝性脑病：扑翼样震颤是肝性脑病最具特征性的神经系统体征，具有早期诊断意义。常伴有肝臭和血氨升高。

5. 癔症性抽搐 多见于青年女性，发作时患者往往突然跌倒、手指伸直、双眼紧闭、呼之不应，四肢或单侧肢体不规则抖动，有时呈角弓反张状，但无真正的意识丧失。症状常有表演特征，可因暗示治疗加重或缓解。神经系统检查可见眼睛紧闭，眼睑分开后眼球游动或眼球上翻，对光反射良好，病理征阴性。脑电图显示无痫样放电。

6. 破伤风 临床表现为牙关紧闭、张口困难，呈苦笑面容，有排尿困难、角弓反张及呼吸困难等。凡有外伤史，如果伤后出现肌紧张、扯痛、张口困难、颈部发硬、反射亢进等均要考虑本病，但需与化脓性脑膜炎、狂犬病、子痫、癔症等疾病鉴别。

7. 狂犬病 有被疯狗、猫咬伤病史，以吞咽肌抽搐为主，饮水不能下咽并流大量口涎，恐水现象突出，发作期神志始终清楚。

【诊断提示】

1. 抽搐或惊厥伴发热，常见于小儿的急性感染，也可见于胃肠功能紊乱、重度脱水等。惊厥也可引起发热。

2. 抽搐或惊厥伴血压增高，多见于高血压病、肾炎、子痫、铅中毒等。

3. 抽搐或惊厥伴脑膜刺激征，可见于脑膜炎、脑膜脑炎、假性脑膜炎、蛛网膜下腔出血等。

4. 抽搐或惊厥伴瞳孔散大与舌咬伤，常见于癫痫大发作，假性抽搐无此表现。

5. 抽搐或惊厥伴剧烈头痛，多见于高血压、急性感染、蛛网膜下腔出血、颅脑外伤、颅内占位性病变等。

6. 抽搐或惊厥伴意识丧失，多见于癫痫大发作、重症颅脑疾病等。

7. 抽搐或惊厥伴角弓反张、牙关紧闭、苦笑面容和肌肉剧烈疼痛，常见于破伤风。

【鉴别诊断提示】

1. 首先鉴别是真性抽搐还是假性抽搐。真性抽搐常由于颅内疾病、周围神经及脊髓疾病引起。假性抽搐即为癔症性抽搐，根据病史结合体格检查和血液检查不能发现内科代谢病或其他器质性疾病，神经系统检查排除颅内疾病，脑电图正常，头颅 CT、磁共振成像正常时需考虑癔症性抽搐。

2. 明确何种类型抽搐及何种原因所致的抽搐。依靠详细病史、体格检查及实验室检查可协助诊断。抽搐在不同年龄组中有不同的病因。

【高危患者提示】　不明原因惊厥或抽搐，或出现颅内压增高表现，或抽搐后神志改变、生命体征不平稳，或考虑诊断为颅内出血、中枢神经系统感染、中毒性惊厥、子痫、狂犬病、尿毒症等疾病时，病情危重。

【治疗要点】

1. 西医治疗

（1）治疗原则包括治疗原发病、止惊、防治并发症、维持患者生命体征平稳。

（2）给予吸氧，监测生命体征，地西泮、苯巴比妥等药物止惊，完善相关检查明确抽搐或惊厥的病因，给予对症治疗。

（3）若疑为肝性脑病、破伤风、狂犬病、尿毒症、癫痫持续状态等疾病时，应立即住院治疗。

2. 中医治疗　抽搐与惊厥属中医学"痉病"、"痫证"等范畴，是临床的危急证候。故应在专科诊治的基础上，适当配合中医康复治疗。

（1）中医内治：临床上可分为急性期和休止期，辨证多从风、痰、热、虚等。常用方剂有羌活胜湿汤、导痰汤、白虎汤合增液承气汤、清营汤、大定风珠等。

（2）其他治疗：急时针刺取穴以合谷、太冲、百会、印堂、人中等为主；亦可选用耳针、点刺放血等外治法。

（邝玉洁　刘飞交）

二十九、头　痛

【概述】　头痛是指由头颅内外各种原因引起的眼眶耳孔基线以上的疼痛。其病因可分为：①原发性头痛如偏头痛、紧张性头痛、丛集性头痛等；②继发性头痛包括头颈部外伤引起的头痛、头颈部血管性疾病、颅内肿瘤、颅内感染、高血压、鼻窦炎、缺氧及发热等；③脑神经痛如三叉神经痛。

【问诊要点】

1. 头痛发生的缓急、部位、时间与持续时间、性质及程度，有无加重、减轻或诱发头痛的因素。

2. 有无长期吸烟史、外伤史。

3. 有无发热、恶心、呕吐、眩晕、视力障碍、肢体乏力等伴随症状。

【体检要点】

1. 精神状况及血压，有无头部外伤。

2. 眼球有无压痛，双侧瞳孔有无不等大不等圆，伸舌是否居中。

3. 鼻窦有无压痛，颈部有无压痛。

4. 有无脑膜刺激征如颈项强直、Kernig 征、Brudzinski 征。

5. 肢体肌力有无减退，有无病理反射，如 Babinski 征、Chaddock 征、Oppenheim 征、Gordon 征等。

【辅助检查】

1. 一般检查

（1）血常规：如有急性细菌感染时白细胞计数升高。

（2）颅脑 CT：对于所有头痛患者均需行头颅 CT 检查了解有无颅内病变引起头痛。

2. 选择性检查

（1）鼻窦 CT：对于以前额疼痛伴有鼻塞、流涕症状的患者行鼻窦CT 检查了解有无鼻窦炎。

（2）颈椎片：对有颈部及后枕部头痛的患者，行此项检查了解有无颈椎病。

（3）腰椎穿刺、脑脊液检查：对于有发热、剧烈头痛、头颅 CT 检查未见异常的患者行此项检查了解有无颅内感染、蛛网膜下腔出血及异常颅内压引起的头痛。

【诊断要点】

1. 偏头痛　一般为反复或周期性发作，持续 4～72 小时，主要表现为双侧或单侧搏动性头痛，一般为中重度疼痛；有畏光及畏声，常伴有恶心和（或）呕吐，呕吐后头痛减轻。

2. 紧张性头痛　一般为轻、中度疼痛，表现为双侧颈枕部压缩性或紧缩性疼痛，可伴有颈部僵硬感，一般无恶心及呕吐症状，常与情绪障碍有关。

3. 颅内感染　头痛前多先有发热，呈弥漫性胀痛，部分患者可出现意识障碍，查体可有脑膜刺激征。

4. 蛛网膜下腔出血　突发剧烈头痛，多为单侧性，伴恶心、呕吐、意识障碍、颈部僵硬等，头颅 CT 检查可发现蛛网膜下腔出血。

5. 脑出血　突发剧烈头痛，多伴有肢体偏瘫、失语等症状，体检可发现有肢体肌力减退，头颅 CT 可发现出血病灶。

6. 颈椎病　颈椎病引起的头痛一般位于颈部及后枕部，可伴有一侧上肢麻木及疼痛，颈椎片可发现颈椎椎体骨质增生、退行性变和（或）椎间盘病变等。

7. 颅内肿瘤　颅内肿瘤引起的头痛一般为局灶性，呈进行性发展，以晨起时较明显。头颅 CT 或 MRI 检查可发现颅内占位病灶。

8. 鼻炎、鼻窦炎　鼻炎及鼻窦炎引起的头痛一般位于额部，常在炎症急性期发生，可伴有鼻塞、流涕、流泪等症状，鼻窦 CT 可发现鼻窦炎症。

9. 三叉神经痛　三叉神经痛引起的头痛为单侧骤然发病，部位局限。呈闪电样、刀割样、烧灼样剧烈性疼痛。说话、洗脸、刷牙或微风拂面，甚至走路时都会导致阵发性的剧烈疼痛。疼痛历时数秒或数分钟，疼痛呈周期性发作，发作间歇期同正常人一样。

【诊断提示】

1. 头痛突发且剧烈、有脑膜刺激征者，多提示蛛网膜下腔出血。

2. 头痛伴发热，多提示颅内感染。

3. 头痛伴恶心、呕吐、畏光畏声，多提示偏头痛。

4. 头痛伴慢性、进行性加重及有精神症状，多提示颅内肿瘤。

5. 头痛部位在前额、有鼻塞、流涕等，多提示鼻窦炎。

6. 头痛部位在后枕部、有上肢麻木或疼痛等，多提示颈椎病。

【鉴别诊断提示】

1. 原发性头痛如偏头痛、紧张性头痛等多属于良性疾病，发作前多有先兆。而继发性头痛如脑出血、蛛网膜下腔出血、颅内感染等多由脑功能损害所致，病情较重，一般伴有恶心、呕吐、脑膜刺激征等症状和体征，多与头痛同时出现，头颅 CT 可发现脑出血、蛛网膜出血病灶，或伴

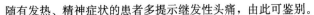

随有发热、精神症状的患者多提示继发性头痛，由此可鉴别。

2. 偏头痛多为反复发作，为搏动性头痛，且发作前有明显的先兆症状，如视物模糊、闪光，多伴有畏光畏声。而三叉神经痛引起的头痛突发突止，呈闪电样、刀割样尖锐痛，部分患者可伴有压痛，由此可鉴别。

【高危患者提示】

1. 对于头痛伴有发热，脑膜刺激征阳性患者，为颅内感染表现，病情危重。

2. 对于突发头痛，并出现呕吐、肢体乏力、意识障碍、脑膜刺激征阳性的患者高度提示脑出血及蛛网膜下腔出血，病情危重。

3. 对于慢性头痛并呈进行性加重，伴有精神症状的患者提示颅内肿瘤可能，病情随时可能恶化。

【治疗要点】

1. 西医治疗

(1) 对于脑出血、蛛网膜下腔出血、颅内感染的患者因病情较重，均需住院或转院治疗。

(2) 对于偏头痛患者，需注意休息，急性期可给予布洛芬 0.3g，2 次/天，联合琥珀酸舒马普坦片 50～100mg，1 次/天，口服。若症状持续者可于 2 小时后再次给药，但每日总量不宜超过 200mg。

(3) 对于颈椎病的患者可给予手术或康复治疗。

2. 中医治疗　头痛属中医学"头痛"范畴。临床上需先明确病因，排除危急症，如颅内感染、出血等病症，尤其针对外感性、精神性、功能性头痛，宜配合中医康复治疗。

(1) 中医内治：临床辨证先分表里，再辨病邪，风、火、痰、虚、瘀为主要因素。外感头痛常见有风寒证、风热证、风湿证等证型，治以祛邪通络为主，相应的常用方剂有川芎茶调散、芎芷石膏汤、羌活胜湿汤等。内伤头痛常见有肝阳化风证、气血亏虚证、痰浊阻咯证、淤血阻络证等证型，治以通络止痛为主，相应的常用方剂有天麻钩藤饮、八珍汤、半夏白术天麻汤、通窍活血汤等。

(2) 其他治疗：针刺取穴以印堂、太阳、丝竹空、风池、百会、合谷、外关等为主；亦可选用耳针等外治法。

（袁衬容　赵英雄）

三十、眩　晕

【概述】　眩晕是人体对周围环境的空间位向的主观感觉障碍，感觉身边事物沿一方向旋转，是一种运动幻觉或错觉。病因具体分为：周围性眩晕，中枢性眩晕及其他原因眩晕。

【问诊要点】

1. 发病的年龄，起病的缓急，发作与体位关系（转颈、起卧、翻身、仰头）、缓解因素、发作持续时间。

2. 有无视物旋转、复视、听力下降、耳鸣，耳鸣为单侧或双侧；有无伴随恶心、呕吐等。

3. 既往有无类似发作史，有无心脑血管疾病史，耳毒性药物用药史，月经史；起病前睡眠状况。

【体检要点】

1. 注意面色、神志，血压、脉搏、心率的变化。

2. 注意检查眼底及听力；有无眼球震颤，眼颤的特点及方向；有无共济失调。

3. 外耳道检查有无耵聍及分泌物等。

【辅助检查】

1. 一般检查

(1) 血常规：血红蛋白降低提示贫血，注意白细胞计数。

(2) 前庭功能试验：判断前庭功能状态（正常、亢进、迟钝、消失）。

2. 选择性检查

(1) 血糖：可疑低血糖患者选用。

(2) 经颅多普勒超声：了解颅内血管情况。

(3) 颈椎片：了解有无颈椎病。

(4) 头颅 CT 或磁共振成像（MRI）：了解有无颅内病变。

【诊断要点】

1. 周围性眩晕

(1) 良性位置性眩晕：为周围性眩晕中最常见，一般发生在体位改变时如仰头或起卧时瞬间发生眩晕，伴有恶心、呕吐症状，查体有眼颤，一般不超过 1 分钟，重复该体位诱发。伴有恶心及呕吐症状。

(2) 前庭神经元炎：多见于青、中年，急性起病，发病前多有上呼吸道感染病史，持续数小时至数日，伴水平眼颤，无耳鸣及听力减退。

(3) 迷路炎：多伴有急、慢性中耳炎病史，有恶心、呕吐症状，外耳道检查见鼓膜穿孔有助于诊断。

(4) 梅尼埃综合征：好发于中年人，反复发作性眩晕伴耳鸣、波动性耳聋为特点。

(5) 内耳药物中毒：多有耳毒性药物服用史，以链霉素所致者多见，一般有口周及四肢发麻，有眩晕、耳鸣、听力下降，并呈进行性加重。

（6）晕动病：女性多见，在乘车、乘船、乘飞机时出现眩晕伴恶心、呕吐、出冷汗，休息后缓解。

2. 中枢性眩晕

（1）脑血管病：常见椎-基底动脉系统疾病，突发性眩晕，与头位密切相关，持续时间短暂且刻板，常在 24 小时内减轻至消失，以后可再发作。常伴有恶心、呕吐、站立不稳、共济失调等一种或数种神经缺血症状或体征（符合椎-基底动脉供血区），影像学检查可发现患侧椎动脉变窄、不光滑或受压等。

（2）颅内感染：除有眩晕等神经系统症状，还有发热、白细胞计数升高等感染征象。

（3）颅内占位：常见听神经瘤，多为慢性起病，除眩晕外多伴有头痛，头颅 CT 或 MRI 可协助诊断。

3. 其他原因眩晕

（1）心血管疾病：出现血压、心率、心律的变化，经控制生命体征稳定后，眩晕即缓解。

（2）贫血：可能有营养不良、既往贫血、急性失血等病史，伴乏力、面色苍白，血红蛋白降低即可诊断。

【诊断提示】

1. 眩晕伴急性起病、有恶心、呕吐、面色苍白、血压下降等，多为周围性眩晕。

2. 眩晕伴耳鸣、听力下降，多提示前庭器官病变。

3. 眩晕伴共济失调、意识改变，为中枢性眩晕。

【鉴别诊断提示】　与头晕相鉴别，头晕多表现为摇晃不稳感，眼花，无视物旋转。一般无眼球震颤及迷走神经兴奋表现。

【高危患者提示】　眩晕伴有共济失调、意识改变为脑血管病性眩晕，病情危重。

【治疗要点】

1. 西医治疗

（1）病因治疗为主。发作时予保守治疗如保持舒适体位、前庭神经镇静药、止吐等对症处理。

（2）前庭神经炎及迷路炎除常规治疗外应予抗感染治疗。

（3）提示中枢性眩晕者收住院治疗。

2. 中医治疗　眩晕属中医学"眩晕"范畴。临床上宜先明确诊断，先辨病，排除肿瘤、颅内感染、脑血管意外等危重病患外，针对功能性或周围性眩晕者，可在专科诊治的基础上，辨证论治，配合中医康复治疗以缓解症状、增强体质。

（1）中医内治：临床常见有肝阳上亢证、气血亏虚证、痰浊内蕴证、淤血阻络证、肾精不足证等证型。治宜标本兼顾，辨证治以平肝、化痰、化瘀、滋养肝肾、健脾益气、益气养阴等。常用方剂有天麻钩藤饮、十全大补汤、半夏白术天麻汤、通窍活血汤、左归丸、右归丸等。天麻蜜环糖苷片、丹参酮注射液等中成药亦常辨证选用。

（2）其他治疗：针刺取穴以百会、风池、悬钟、头侠、太阳等为主；亦可用艾灸百会穴治疗眩晕急性发作。

（袁衬容　刘俊伟）

三十一、晕　厥

【概述】　晕厥是大脑一过性广泛性供血不足而引起短暂性意识丧失状态。起病突然，历时数秒至数分钟，发作时肌力消失倒地，自主恢复，恢复后一般不留后遗症。其中以血管迷走性晕厥最为常见，而在心源性晕厥中以心律失常引起的晕厥最为严重。

【问诊要点】

1. 发作的诱因（体位、情绪、疼痛、饥饿、环境等）。

2. 发作时体位、持续时间、面色情况，发作的急缓，发作频率，是否伴有呼吸困难、心悸、胸痛、抽搐、大小便失禁、发热、恶心、呕吐等。

3. 既往是否存在心脑血管性疾病、内分泌性疾病等病史、家族史、用药史、月经史。

4. 发作后是否遗留有后遗症。

【体检要点】

1. 注意患者性别及年龄，表情、面色、神志。

2. 注意一般情况，如血压、脉搏、呼吸及心率等。

3. 检查呼吸频率及节律有无变化。心脏大小、心率、节律有无改变、有无心脏杂音。有无眼球凝视，有无肌力及肌张力变化，有无神经系统病理征。

【辅助检查】

1. 一般检查

（1）血常规：血红蛋白降低提示贫血，注意有无重度贫血。

（2）尿常规：有无尿酮体、尿糖、血尿等，育龄女性同时检查绒毛膜促性腺激素排除妊娠。

（3）大便常规及潜血：潜血阳性提示可能存在消化道出血。

（4）血糖、电解质：了解血糖水平及电解质有无紊乱。

（5）动脉血气分析：主要判断有无缺氧及酸碱失衡。

（6）心电图：初步排除心脏疾病。

2. 选择性检查

（1）心肌酶：可疑心脏疾病时选用。

（2）超声心动图：进一步了解心脏及大血管的解剖及功能状态。

（3）颈部血管彩超：心血管疾病高危人群选用，了解有无动脉粥样硬化及血管狭窄等。

（4）24 小时动态心电图：常规心电图难以获得有效资料时选用。

（5）倾斜试验：有助于诊断神经介导性晕厥。

（6）脑电图：可疑大脑功能异常时选用。

（7）头颅 CT 或磁共振成像（MRI）：了解有无颅内病变。

【诊断要点】

1. 血管迷走性晕厥　多见于年轻体弱女性，常发生于立位或坐位，一般有恐惧、疲劳、情绪紧张、疼痛、失眠等刺激因素，在天气闷热、疲劳、空腹、妊娠情况下更易发生。发作时伴有面色苍白、大汗、心率减缓、血压下降，持续数秒或数分钟后自行苏醒，无后遗症。

2. 体位性晕厥　起床、躺下、翻身等体位骤变时发生，多见于卧或蹲位转立位者，无前驱症状。血压速降，心率无大改变，卧床即缓解，疑诊者可作血压体位试验以协助诊断。

3. 排尿性晕厥　男性患者为主，多在午夜或清晨起床小便时发生，在排尿时或在排尿结束时晕厥，晕厥前无先兆，持续 1～2 分钟可自行苏醒，无后遗症。

4. 心源性晕厥

（1）快速型心律失常：如室上性心动过速、室性心动过速、快速房颤等，晕厥前常有心悸、出汗、恶心、头晕等，心电图检查有助于诊断。

（2）缓慢型心律失常：如病态窦房结综合征、高度房室传导阻滞，心电图检查有助于诊断。

（3）心肌病变：重症心肌梗死、重症心肌炎患者可反复发生晕厥，伴心前区疼痛、大汗等，心肌酶谱、心电图、超声心动图可协助诊断。

5. 肺动脉高压症　多在用力时或用力后发生晕厥，晕厥前有头晕、心脏紧迫感、上腹部不适、窒息感等，常伴有发绀。注意本病发生晕厥可能是猝死的先兆，血气分析即使安静状态下也呈低氧血症有助于诊断。

6. 严重的主动脉瓣狭窄 常有头晕、心悸、心绞痛、短暂呼吸困难等症状，多在情绪激动、运动、用力时发病。查体主动脉瓣听诊区有明显收缩期喷射性杂音，心电图、X线片及超声心动图可协助诊断。

7. 短暂性脑缺血发作 发生晕厥时可伴有偏瘫、偏身感觉障碍等局灶性神经系统体征，发作一般持续数分钟至数十分钟，很少超过1小时。

8. 癫痫 发作持续数分钟至数十分钟，多伴有抽搐，脑电图检查有助于诊断。

9. 低血糖性晕厥 多为缓慢起病，早期常伴有乏力、出汗、饥饿感，继而出现神志改变、晕厥。发作时血压及心率改变不明显，检查血糖常低于2.8mmol/L，注射葡萄糖可迅速缓解。血糖检查有助于诊断。

10. 过度换气综合征 多见于情绪紧张或神经质的女性，发作前有胸闷、四肢麻木、头晕、手足抽搐等，发作时与体位无关，持续10～15分钟，多伴有呼吸深快，无面色苍白，血压和心率改变不明显。动脉血气分析有助于诊断。

【诊断提示】

1. 晕厥伴面色苍白、恶心、出汗、心悸等明显自主神经功能障碍，多见于血管迷走性晕厥或低血糖性晕厥。

2. 晕厥伴心率及心律明显改变者，见于心源性晕厥。

3. 晕厥伴抽搐者，见于神经源性晕厥、心源性晕厥。

4. 晕厥伴发绀、呼吸困难、杵状指（趾）者，见于心肺疾病。

5. 晕厥伴呼吸深快、四肢麻木、手足抽搐者见于过度换气综合征。

【鉴别诊断提示】

1. 眩晕常见诱因为头部运动及位置的改变，发作时无意识丧失，持续时间可为数秒至数天，发作时血压及心率无明显改变。

2. 癫痫发作多伴有意识丧失、抽搐等，持续时间数秒至数十分钟不等，发作时血压一般无变化或是轻度升高，发作后可有头痛或短暂的无意识动作。

3. 急性出血患者通常为消化道出血，可引起失血性休克、意识丧失，有血压及心率变化，多伴有黑便或呕血症状，血常规及大便常规可协助鉴别。

【高危患者提示】 晕厥伴有心率及心律明显改变者，或伴有呼吸困难、发绀、抽搐者多考虑为心源性及神经源性晕厥，可能是猝死的先兆，病情危重。

【治疗要点】

1. 西医治疗

（1）维持患者生命功能，尽快明确病因，以治疗原发病为主。

（2）有恶性心律失常者应快速行心脏电复律术。抽搐者应防止舌咬伤，尽快予镇静处理。

（3）心源性和神经源性晕厥者应住院或转院治疗。

2. 中医治疗 晕厥属中医学"厥证"等范畴。厥证乃危急之候，发作时临床上多用现代医学处理，但对于反复发作而非器质性病变者，或晕厥恢复后伴随症状明显者，可配合中医康复治疗。

（1）中医内治：临床常见有气厥、血厥、痰厥、暑厥等证型。醒神回厥是主要的治则，治时先分虚实，实者宜开窍、化痰、辟秽而醒神，虚者宜益气回阳救逆而醒神。常用方剂有五磨饮子、四味回阳饮、通瘀煎、人参养营汤、导痰汤、白虎加人参汤等。清开灵注射液、生脉注射液、安宫牛黄丸、紫雪丹等中成药亦常辨证选用。

（2）其他治疗：针刺取穴以水沟（人中）、中冲、涌泉、足三里等为主；急时可掐人中。

（杨 宇 袁衬容）

三十二、消 瘦

【概述】 消瘦是指各种原因导致人体体重低于正常标准体重的 10% 以上。常用体重指数（BMI）来判断消瘦，BMI $<18.5kg/m^2$。主要由能量摄入不足、消化及吸收功能障碍、机体代谢消耗增加、药物、精神性因素五个方面引起。而临床最为常见的是机体代谢消耗增加的内分泌与代谢性疾病。

【问诊要点】

1. 生活饮食习惯，有无挑食及畏食，摄食总量和饮食结构如何，工作性质如何，是否压力过大。

2. 体重下降的时间和范围，食欲变化（亢进、正常、减退），有无吞咽困难。

3. 是否伴发热（低热）、怕热多汗、盗汗，大小便次数是否正常，是否有恶心呕吐、腹痛、腹泻。

4. 发病以来睡眠是否正常，有无心理创伤等应激因素，出生及成长过程如何。

5. 既往有无慢性胃肠炎、肝胆胰系统疾病，有无结核病、肿瘤等慢性消耗性疾病，有无胃肠道手术史，过去有无服用减肥药及其他药物服用史，有无家族史。

【体检要点】

1. 观察患者有无神志异常，测量体温、呼吸、脉搏、血压，测量体重及身高计算 BMI，BMI＝体重（kg）/身高（m²）。测量腰围、腹围。

2. 检查皮肤黏膜有无苍白及黄染，有无贫血貌及水肿，有无色素沉着；有无浅表淋巴结肿大；第二性征发育情况（乳房、阴毛、腋毛、外生殖器）。

3. 检查有无突眼、双手震颤、甲状腺肿大及气管偏移等。

4. 检查胸部有无畸形，肺部有无啰音，有无心脏增大、心率改变，有无腹壁静脉曲张，有无腹部肿块及肝脾大，有无腹水。

【辅助检查】

1. 一般检查

（1）血常规：贫血时血红蛋白降低，感染时白细胞计数升高。

（2）尿常规：注意尿糖、尿酮体，育龄女性同时检查绒毛膜促性腺激素排除妊娠。

（3）大便常规：注意有无寄生虫感染。

（4）血糖：升高提示糖尿病。

（5）血脂：了解血脂水平。

（6）血清蛋白质测定：一般降低。

（7）肝肾功能：了解有无肝肾功能损害。

2. 选择性检查

（1）甲状腺功能：怀疑甲状腺疾病时选用。

（2）血皮质醇、24 小时尿游离皮质醇、17-羟皮质类固醇：降低，提示肾上腺皮质功能减退症。

（3）腹部 B 超：了解腹部脏器情况。

（4）胸片：了解心肺情况。

（5）肝炎系列：排除病毒性肝炎。

（6）结核菌素试验、结核分枝杆菌：阳性提示结核病。

（7）肿瘤标志物：若升高，提示可能为肿瘤性疾病。

（8）电子胃、肠镜：了解有无胃肠道疾病。

【诊断要点】

1. 甲状腺功能亢进症　多伴有怕热、多汗、心悸、多食易饥等代谢亢进症状，有甲状腺肿大，甲状腺功能检测可明确诊断。

2. 糖尿病　除消瘦外，有多食、多尿、多饮等症状，血糖检查有助于诊断。

3. 结核病　常见为肺结核，多伴有咳嗽、咯血、低热、盗汗等，胸部 X 线片或 CT 检查及抗酸杆菌检查有助于诊断。

4. 肾上腺皮质功能减退症　有食欲减退、消瘦、皮肤黏膜色素增加

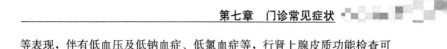

等表现，伴有低血压及低钠血症、低氯血症等，行肾上腺皮质功能检查可协助诊断。

5. 恶性肿瘤　多见于年龄较大的患者，早期有消瘦表现，但多伴有原发病的表现，常见恶性肿瘤如肺癌、食管癌、胃癌、肝癌。肺癌多有咳嗽及咯血、呼吸困难等，食管癌多有吞咽困难，胃癌、肝癌等消化道肿瘤有腹胀、腹痛、腹泻等症状。针对性进行 X 线或 CT、胃肠镜检查及肿瘤标志物检查可明确诊断。

6. 慢性胃炎　多伴有腹胀、嗳气、恶心、反酸等症状，电子胃镜可明确诊断。

7. 溃疡性结肠炎　伴有慢性腹泻症状，部分患者有发热，电子结肠镜可明确诊断。

8. 慢性肝炎　可引起食欲减退、乏力、腹胀、肝区疼痛，部分患者有发热及黄疸，腹部超声和肝炎系列检查有助于诊断。

9. 抑郁症　除消瘦、食欲减退，仍有心境低落、思维迟缓、自主神经功能紊乱等症状，行心理状况评估有助于诊断。

【诊断提示】

1. 消瘦伴多食、多尿，常提示糖尿病。

2. 消瘦伴心悸、怕热、多汗、突眼、甲状腺肿大，常提示甲状腺功能亢进症。

3. 消瘦伴反酸、腹痛、腹泻，常提示胃肠道疾病。

4. 消瘦伴黄疸、蜘蛛痣、腹胀、肝区不适，常提示肝病。

5. 消瘦伴低热、乏力、盗汗，常提示结核病。

6. 消瘦伴咳嗽、咳痰、咯血，提示肺肿瘤或结核。

7. 消瘦伴发热、淋巴结肿大、包块，常提示肿瘤。

8. 消瘦伴心境低落、思维迟缓、失眠，常提示抑郁症。

【鉴别诊断提示】

1. 器质性疾病引起的消瘦常伴有原发疾病的相关症状及实验室检查阳性；而体质性消瘦者除消瘦外，无病理性表现，常有家庭因素，体重水平稳定，实验室检查结果无异常。

2. 药物引起的消瘦有明确的服药史，如甲状腺素制剂及降糖药物中二甲双胍、艾塞那肽等药物可引起机体代谢消耗增加及食欲下降而导致消瘦，不难鉴别。

3. 呆小病患者消瘦常于婴幼儿期起病，有体型矮小，智力发育迟钝、骨骼发育迟缓等表现，结合患者起病年龄及临床表现、甲状腺功能检测一般不难鉴别。

【**高危患者提示**】 消瘦伴心悸、怕热、多汗、突眼、甲状腺肿大者常提示甲状腺功能亢进症，若同时伴有高热、心率＞140 次/分，腹泻等高度提示甲状腺功能亢进症危象。若患者短期内不明原因体重明显减轻，伴发热、淋巴结肿大等，有可能为恶性肿瘤。

【**治疗要点**】

1. 西医治疗 合理饮食，予营养支持治疗；尽早明确病因，针对病因治疗。

2. 中医治疗 消瘦，中医学称为"羸瘦"、"大肉陷下"等，散见于"虚劳"、"消渴"、"瘿病""肠蕈"等病证。临床上宜先明确病因，在专科专治的基础上，针对功能性消瘦或需改善症状的患者可配合中医康复治疗。根据"脾为后天之本"、"脾主肉"等理论，中医内治以健脾补脾为主，辨证辅以和胃、疏肝、安神、补肾、养血等。常用方剂有六君子汤、八珍汤等。亦可进行食疗，如胡维勤教授推荐的四宝粥，莲子肉、山药、薏苡仁和芡实按 1∶1∶1∶1 的比例配好，打磨成粉，熬粥时放上几勺即可。

（袁衬容　赵英雄）

三十三、水　　肿

【**概述**】 水肿是过多的液体积聚在人体组织间隙或体腔内的一种临床表现，当液体存储量达 4～5kg 以上时可出现肉眼可见的水肿。水肿可分为全身性与局限性，当液体弥漫性分布于体内组织间隙时称全身水肿；液体在局部组织间隙或体腔内积聚时称为局限性水肿。通常，全身性水肿意味着机体存在较严重的疾病，但局限性水肿却不代表病情较轻。

【**问诊要点**】

1. 发生的时间，是否存在诱因及前驱症状，是否存在清晨与傍晚病情变化现象。

2. 首先出现的部位及发展顺序，是否受体位的影响。

3. 水肿发展的速度，性质，是凹陷性还是非凹陷性，是局部还是全身。

4. 是否用过糖皮质激素、性激素、降压、降糖、避孕、止痛等药物治疗。

5. 是否有感染及过敏征象，营养状态情况。

6. 女性患者还应咨询水肿是否与天气、月经、体位等有关联。

【**体检要点**】

1. 注意观察患者面容表情，皮肤颜色，有无皮下出血、皮疹、肝掌、蜘蛛痣等。

2. 重点检查眼睑、骶尾部、下肢等了解水肿的部位，评估水肿程度，指压后是否出现凹陷。

3. 头颈部重点了解颈静脉是否怒张，甲状腺有无肿大，肝颈静脉回流征是否阳性等。

4. 胸部查体主要关注双肺呼吸音情况，叩诊是否浊音，心界有无扩大，听诊心脏各瓣膜区有无杂音。

5. 腹部查体应注意腹部外形，有无腹部静脉曲张，触诊肝脾大小，是否存在移动性浊音等。

【辅助检查】

1. 一般检查

（1）血常规：如血红蛋白明显降低则应考虑到贫血引起的水肿。

（2）尿常规：若尿蛋白阳性应进一步行 24 小时尿蛋白定量检查，确定是否存在肾病综合征。

（3）肝功能：肝源性水肿存在相关转氨酶及胆红素的异常。

（4）血清总蛋白、白蛋白：肾病综合征患者血清白蛋白＜30g/L，总蛋白及白蛋白严重减低还应考虑营养不良性水肿。

（5）血尿素氮、血肌酐：肾源性水肿时血尿素氮及肌酐可升高。

（6）甲状腺功能：血清游离甲状腺素（FT_4）及血清游离三碘甲腺原氨酸（FT_3）升高，促甲状腺激素（TSH）降低提示甲状腺功能亢进，相反则提示甲状腺功能减退。

2. 选择性检查

（1）自身抗体系列、补体系列：确定是否为风湿性疾病相关水肿。

（2）肾上腺皮质功能相关检查：对诊断库欣综合征、原发性醛固酮增多症等内分泌障碍疾病有帮助。

（3）双下肢血管彩超：对发现下肢血管疾病有重要价值。

（4）腹部 B 超、超声心动图：可对心源性、肝源性水肿提供重要线索。

（5）胸片、胸部 CT：可辅助诊断慢性阻塞性肺疾病、肺心病等所致的全身性水肿。

【诊断要点】

1. 全身性水肿

（1）肾源性水肿：可见于各种类型的肾炎及肾病。其特点是初为晨起时眼睑及颜面水肿，后发展为全身水肿，水肿为凹陷性，发展速度较快。

尿检异常（蛋白尿、血尿及管型尿）、高血压和肾功能损害等是诊断的有力证据。

（2）心源性水肿：见于右心衰竭及心包疾病。先出现于身体下垂部分及活动后症状加重是其特征，伴有体循环淤血表现，如颈静脉怒张，肝颈回流征阳性。多有基础性心脏病，心脏听诊可闻及心瓣膜杂音，超声心动图可提供明确信息。

（3）肝源性水肿：是失代偿期肝硬化突出的临床表现。主要表现为腹水，水肿从踝部逐渐向上蔓延，但头面部和上肢常无水肿。患者常有肝功能异常及门静脉高压症的其他临床表现，如脾大、腹部静脉曲张、黄疸、蜘蛛痣等。

（4）营养不良性水肿：多见于慢性消耗性疾病。水肿发生前多有体重明显减轻，若有维生素 B_1 缺乏还表现为脚气性心脏病，丙酮酸浓度增高及红细胞转酮酶活性降低有助于该病的诊断。

（5）黏液性水肿：多见于幼年及成年型甲减。特点是颜面及双下肢明显的非凹陷性水肿，严重时可有心包积液。患者还有甲减的其他临床表现，如怕冷、少汗、乏力、表情淡漠、少言懒动等。测定血清包括血清总甲状腺素（TT_4）、血清总三碘甲腺原氨酸（TT_3）、FT_4、FT_3 和 TSH 可明确诊断。

（6）药物性水肿：糖皮质激素、钙离子阻滞剂、胰岛素等均可引起水肿，其特点是水肿在用药后发生，停药后可消失。

（7）经前期紧张综合征：轻度水肿，部位多在眼睑、手部、踝部，于月经前 7～14 天出现，月经来潮后消退，呈周期性，可伴有乳房胀痛，下腹沉重感，部分患者还有神经症状如烦躁、易怒、失眠、头痛等。

2. 局部性水肿 由于局部静脉、淋巴回流受阻或毛细血管通透性增加所致，如过敏、肢体静脉血栓形成、血栓性静脉炎、上下腔阻塞性综合征及丝虫病等。

【诊断提示】

1. 水肿伴肝脏大，若合并颈静脉怒张为心源性；合并腹壁静脉曲张，肝掌、蜘蛛痣则为肝源性；合并消瘦体质多考虑为营养不良性。

2. 水肿伴血尿、蛋白尿及肾功能异常则多为肾源性，常由肾炎或肾病综合征引起。

3. 水肿伴呼吸困难及皮肤黏膜发绀提示心源性、上腔静脉阻塞综合征等所致。

4. 水肿与月经周期有明显关系者可见于特发性水肿。

5. 水肿伴性情改变、失眠、健忘、思想不集中等，见于经前期紧张综合征。

【鉴别诊断提示】

1. 全身性水肿应与肥胖鉴别，肥胖是能量摄入超出能力代谢所致体内脂肪存储过多，以中年人较常见，且女性多于男性，手感较水肿硬，非凹陷性，无其他器官受损相关临床表现。

2. 局部性水肿应与局部肿物相鉴别，局部肿物多有明确边界，质地多样，浅表组织彩色B超多可鉴别。

【高危患者提示】 水肿伴有胸痛、夜间阵发性呼吸困难，端坐呼吸等症状时多为充血性心力衰竭、急性肺栓塞，提示病情危重。应及时完善心电图，超声心动图，胸片等相关检查，予抗心功能衰竭，抗血栓等处理。

【治疗要点】

1. 西医治疗

（1）治疗病因为主，所有水肿患者都应在查明病因的基础上进行治疗，才能达到最终治愈目的。

（2）症状严重者予适当利尿减轻水肿，根据不同原因水肿采取相应的治疗手段。

2. 中医治疗 水肿属中医"水肿"、"臌胀"等病证范畴。临床上宜审证求因，明确诊断，在专科诊治的基础上，疗效不佳或诊断不明时，可配合中医康复治疗。

（1）中医内治："水肿"有阳水和阴水之分，水肿的治疗以发汗、利尿、泻下为基本大法，阳水以驱邪为主，阴水以扶正为主。临床常见有风水相搏证、湿毒侵淫证、湿热壅盛证、脾虚湿困证、气滞水停证、脾肾阳衰证、气阴两虚证、瘀水交阻证等证型。常用方剂有越婢加术汤、麻黄连翘赤小豆汤合五味消毒饮、疏凿饮子、防己黄芪汤和参苓白术散、柴胡疏肝散和胃苓汤、济生肾气丸和真武汤、防己黄芪汤合六味地黄丸、桃红四物汤和血府逐瘀汤等。"臌胀"，类似西医学的腹水，主要是气血水瘀阻，病位在肝脾肾，本虚标实，当攻补兼施。临床常见有气滞湿阻证、寒湿困脾证、湿热蕴结证、肝脾血瘀证、脾肾阳虚证、肝肾阴虚证等证型，常用方剂有柴胡疏肝散、实脾饮、中满分消丸合茵陈蒿汤、调营饮、附子理中丸合五苓散、六味地黄丸合一贯煎等。

（2）其他治疗：针刺取穴以水分、水道、阴陵泉、肝俞、脾俞、肾俞等为主；臌胀亦可用神阙穴位贴敷；肾阳衰微者可用灸法等外治法。

（苏镜波 刘俊伟）

三十四、关 节 痛

【概述】 关节痛是关节疾病最常见的症状，常见病因有外伤、感染、变态反应和自身免疫、退行性关节病、代谢性骨病、骨关节肿瘤。其可严重影响生活质量，牵涉范围非常广泛并且种类繁多，因此关节痛疾病的鉴别诊断至关重要。

【问诊要点】

1. 关节疼痛的时间、性质、范围、程度、与活动的关系，有无伴随发热、咽痛、咳嗽、出血等，有无外伤史。

2. 关节疼痛是否具有游走性或进行性、自限性特点。

3. 是否伴有活动受限，以及受限的范围和程度。

4. 休息后可否缓解，有无起床后感觉关节不灵活、活动后逐渐缓解（即晨僵）。

5. 有无特殊用药史如激素、抗菌药物、利尿剂、抗结核药物等，关节有无创性检查和治疗史如关节镜检查、关节腔穿刺等。

6. 慢性关节病的发病年龄、家族和遗传病史。

【体检要点】

1. 双侧对比，先健后患，检查关节部位或相邻肢体有无斑疹、窦道、瘢痕、肿胀、局部隆起或包块、静脉曲张，如有关节肿胀应检查有无积液或波动感、有无皮温升高。

2. 有无畸形、肌肉痉挛或萎缩、肢体短缩，有无活动受限如伸膝、屈肘不能或关节活动范围减少，有无下肢行走跛行、肌力减退等。

3. 有无局部固定压痛点、纵轴叩击痛、放射痛，有无关节腔关节盂空虚、弹性固定、摩擦音、弹响等，对比检查肘后三角、肩三角的关系是否正常。

4. 各种关节特异性检查，如肘关节的腕伸肌紧张试验（Cozen 试验）、肘关节侧副韧带稳定性试验和替尼（Tinel）征等。

【辅助检查】

1. 一般检查

（1）关节正侧位摄片：可显示关节畸形、软组织肿胀、骨质是否存在外伤或病理性改变、关节间隙变化等。

（2）血常规：存在红肿热痛时应检查以明确是否存在急性感染。

（3）免疫球蛋白、抗核抗体、补体：反复发作的关节疼痛，怀疑风湿病应进行检查，以明确病因。

（4）关节液检查、细菌培养：当关节腔积液时可进行关节腔穿刺取标本检查。

2. 选择性检查

（1）CT、磁共振成像（MRI）检查：可显示骨、关节面、关节腔以及周围软组织的病变。

（2）关节腔造影：可显示关节腔有无占位、狭窄、关节面病变或损伤等。

（3）关节镜检查：直视下观察关节腔，同时可进行治疗。

【诊断要点】

1. 外伤性关节痛 有外伤史是诊断的关键，外伤后会立刻出现受损关节肿胀、疼痛及功能障碍。慢性外伤性关节炎也有明确的外伤史，关节常反复出现疼痛，过度活动、负重及气候寒冷刺激等可诱发，药物和物理治疗后可缓解。

2. 化脓性关节炎 常见于儿童，发病急，全身中毒症状明显，早期有寒战、高热，常侵犯膝、腕关节，局部红肿热痛，肩关节和髋关节由于位置较深则红肿不明显。关节疼痛剧烈，功能障碍，患者不愿活动患肢，血常规示白细胞计数升高，血培养可以找到致病菌，关节穿刺可见脓性液体，在身体其他部位可找到原发病灶。

3. 结核性关节炎 儿童和青壮年多见，最易侵犯的部位是脊柱，其次是髋关节和膝关节，早期的症状和体征不明显。活动期常有低热、盗汗、食欲下降及消瘦，病变关节肿胀、疼痛，但疼痛程度较化脓性关节炎轻，关节旁可见窦道，见干酪样物质流出，活动后关节疼痛加重，晚期可有关节畸形和功能障碍。

4. 风湿性关节炎 发病前常有扁桃体炎、上呼吸道感染等链球菌感染病史，逐渐出现膝、踝、肩、髋关节红肿热痛，肿胀反复发作，呈游走性，时间短、消失快，常在1~6周内自然消退，不遗留关节僵硬和畸形改变。化验检查有抗链球菌溶血素"O"增高，血沉加快，血液中白细胞计数增高。

5. 类风湿关节炎 是一种以关节组织慢性炎症性病变为主要表现的全身性疾病。多以手中指指间关节疼痛开始，继而出现其他指间关节和腕关节肿胀、疼痛，也可累及足趾、踝、膝和髋关节等。常呈对称性，病变关节活动受限制，有僵硬感，以早晨为重，故称晨僵，活动后减轻。可伴全身性发热，晚期可出现肌肉萎缩、关节强直、关节软骨增生和畸形等改变。

6. 退行性关节病 常见于负重较大的关节，如脊柱、膝、髋、踝等，缓慢起病，常于早晨起床时感到关节疼痛、僵硬、肿胀，劳累和天气变化时疼痛加重，休息后减轻。关节积液时皮温可升高，关节边缘有压痛，晚期病变关节疼痛加重，持续并向他处放射，关节有摩擦感，活动时有响声。关节周围挛缩常屈曲畸形，患者常有跛行。X线片检查，可发现关节间隙狭窄、骨质增生，化验检查多无异常。

7. 痛风性关节炎　以第1跖趾关节多见，踝、腕、膝、肘和手足其他关节也可受累，起病急骤，常在饮酒、劳累、高嘌呤饮食后数小时内急性发作。关节红肿、灼热、痛似刀割，夜间常被痛醒，病变有自限性，有时在1～2周内自行消退，但经常复发，晚期可有关节畸形。化验检查血尿酸含量高于正常为确诊依据。

8. 骨关节肿瘤　儿童期骨关节肿瘤并不少见，常为单发性，受累局部出现不同程度的疼痛肿胀，活动受限，X线检查及活体组织检查有助于诊断。

9. 血友病性关节炎　易发生于膝关节，其次见于踝、肘、腕或髋关节。常见于轻微外伤后突然出现关节肿胀、剧痛，活动受限，关节出血是血友病常见的症状，反复发作后形成骨性肿胀，活动障碍，常有关节挛缩畸形。X线检查于不同时期可见骨质正常、骨质疏松、骨囊肿、关节破坏等情况。

10. 病毒性关节炎　由病毒引起的关节炎病程短暂，预后良好，较常见的为风疹病毒引起的关节炎。临床表现为于出疹前或退疹后出现对称性、多发性关节炎，大小关节均可受累，关节炎症状一般持续数日至1周，但关节疼痛可持续一年以上。恢复期风疹病毒抗体效价升高有助于诊断。

11. 感染后反应性关节炎　微生物感染期间或感染后1～6周内发生的关节炎，或存在有原发病及其既往史，常见于呼吸道、肠道、泌尿系统、肝炎等感染后。关节疼痛和肿胀的病程多在1～6周，任何关节都可受累，以膝、踝、髋关节发病者最多，多为非游走性关节痛，活动后疼痛可加剧，休息后则减轻。部分患者关节肿胀，活动受限，患者多数或全部病变关节的肿痛几乎同时减轻或消失，不遗留关节畸形。X线检查可有关节及其周围软组织肿胀，无骨质破坏。

12. 强直性脊椎关节炎　是指以中轴、周围关节以及关节周围组织慢性进展性炎症为主要表现的一组疾病。起病多缓慢而隐匿，中青年男性多见，且一般较女性严重，其特点为腰、颈、胸段脊柱和韧带以及骶髂关节的炎症和骨化，最常见于髋关节，活动期以疼痛和发僵为主，后期则遗留有严重畸形。X线片有异常改变，化验检查血沉增快，人类白细胞抗原-

B27（HLA-B27）阳性。

【诊断提示】

1. 关节痛伴红肿热痛、全身中毒症状，多见化脓性关节炎。

2. 关节痛伴低热、盗汗、消瘦、食欲缺乏，常见结核性关节炎。

3. 关节痛以小关节疼痛为主，伴畸形、晨僵，常见类风湿关节炎。

4. 关节痛呈游走性疼痛，伴有心脏炎、舞蹈病，可见风湿性关节炎。

5. 关节痛伴血尿酸高、局部红肿，可见痛风性关节炎。

6. 关节痛伴皮肤紫癜、腹泻、腹痛，可见关节受累型过敏性紫癜。

7. 关节痛伴皮肤红斑、多器官损害，多见系统性红斑狼疮。

8. 关节痛伴有关节僵硬和功能障碍，常见于骨性关节炎、强直性脊柱关节炎。

【鉴别诊断提示】

1. 风湿病者关节痛有多个关节受累，可有多系统损害症状，常伴有雷诺现象（由于寒冷或情绪因素诱发的一种以双手皮肤发作性苍白、发绀和潮红为特征的病理生理改变），血液或病理学检查有免疫复合物或抗体阳性。

2. 感染性骨关节炎者炎症表现突出，发热、关节肿胀、红肿、皮温升高，关节腔积液有波动感。后期出现关节软骨破坏，骨质增生，滑膜增厚，甚至可发展为纤维性或骨性关节愈合，关节液培养和影像学检查可鉴别。

3. 代谢和遗传性骨关节病者主要表现为钙、磷、维生素 D、内分泌等代谢失衡。遗传患者多有家族史和（或）发育异常，相关代谢指标异常或染色体核型分析、分子生物学检查等可明确诊断。

4. 骨关节肿瘤与肿瘤样病变者除关节痛外多伴有局部肿大、包块。X线发现骨质或关节软骨增厚、破坏、侵蚀等病理改变，结合影像学、病理检查不难鉴别。

【高危患者提示】

1. 对于关节疼痛剧烈，并伴有全身中毒症状、高热、畏寒、红肿热痛，或有多器官损害、关节活动障碍患者，多提示病情较重，要密切观察病情变化，必要时住院进一步检查与治疗。

2. 风湿性关节炎常伴有风湿性心脏病，留有心脏瓣膜后遗症。

3. 血友病性关节炎常反复发作导致关节畸形，留有终身残疾。

4. 类风湿关节炎和痛风性关节炎经常复发，最终导致关节畸形。

【治疗要点】

1. 西医治疗

（1）多采用综合治疗，改变不良姿势与工作习惯、减少关节负重，肥胖患者应减轻体重，积极治疗原发病、矫正畸形。进行适当的康复锻炼，物理治疗如按摩、推拿、热疗、中药外敷等。

（2）镇痛，尽可能应用最低有效剂量和短疗程，对消化性溃疡患者宜加用质子泵抑制剂，心血管高危人群和肾功能不全者应慎用非甾体类抗炎镇痛药。首选对乙酰氨基酚，0.25～0.5g，3次/天，口服，1日量不宜超过2g，疗程不超过10日；其次可选用塞来昔布200mg，2次/天，口服；或布洛芬缓释胶囊0.3，2次/天，口服。

（3）不建议使用关节腔注射、关节腔冲洗和不必要的关节腔镜检查，不建议予氨基葡萄糖类、软骨素、透明质酸钠等循证研究认为疗效不明的药物治疗。

（4）手术治疗如肌腱松解、韧带修补、腕管或关节囊切开减压，确有关节功能丧失不可逆转时可行关节融合或关节置换等。

2. 中医治疗　关节痛属中医学"痹证"等范畴。临床上应先明确诊断，警惕全身性疾病，在积极治疗原发病的基础上，可使用或配合中医康复治疗，以期改善症状或减缓疾病的进展。

（1）中医内治：临床辨证需分风、寒、湿、热，分虚实，常见有行痹、痛痹、着痹、风湿热痹、痰瘀阻痹证、肝肾两虚证等证型。治以蠲痹止痛为主，辨证辅以祛邪、化痰、活血、养血、补益肝肾等治法。常用方剂有防风汤、乌头汤、薏苡仁汤、白虎加桂枝汤合宣痹汤、双合汤、补血荣筋丸等。尪痹片、痹祺胶囊、四妙丸等中成药亦常辨证选用。

（2）其他治疗：针刺取穴以局部和循经联合取穴；亦可选用红外线治疗、中药封包、中药熏洗、穴位注射、中药直流电离子导入、中药热奄包等外治法。

（乔　君　杨志霖）

三十五、颈　肩　痛

【概述】　颈肩痛是指颈、肩等处的疼痛，有时伴有一侧或两侧上肢痛，以及颈脊髓损害症状，是临床上非常多见的病症。颈肩痛不是一种病，而是由许多种疾病所共有的一种症状和主诉。

【问诊要点】

1. 颈肩部有无过劳、外伤、感染及风湿病史。有无并发使颈肩关节活动受限的疾病，如冠心病、肺炎、胆囊炎等。

2. 颈肩部有无僵硬、疼痛及紧缩感，夜间加重。晨起、天气变化及受凉后颈肩痛是否加重，活动后则减轻，常反复发作，有无活动受限。

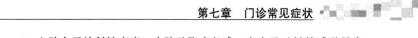

3. 上肢有无放射性疼痛、皮肤酸胀疲惫感、麻木及过敏等感觉异常，是否有肌无力，上肢或头部姿势不当时有无闪电样锐痛。

4. 有无眩晕，并且在头颈伸屈或突然旋转时诱发或加重、伴弹响，过度旋转或伸屈时是否诱发猝倒、伴视物模糊、恶心、偏头痛等。

5. 下肢单侧或双侧有无发沉、麻木、行走困难，肌肉有无发紧，跨越障碍物困难。

6. 双足有无踩棉花样感觉，足尖不能离地，有无写字困难，持物无力。

7. 胸部以下皮肤有无感觉减退、胸腹部发紧，伴胸前、肩背痛。

【体检要点】

1. 颈肩部及上肢有无肌肉萎缩。

2. 在颈肩部疼痛区域内有无明显的压痛点、痛性结节、索状物、局部肌肉痉挛。

3. 颈部同侧的被动旋转功能和对侧的被动弯曲功能是否减退。

4. 皮肤有无显示痛觉过敏和异常的模糊界线，上肢的神经功能检查有无异常。

5. 上肢皮肤和手指针刺觉、轻触觉和两点辨别觉有无消失。

6. 臂丛牵拉试验（Eaton 试验）和压头试验（Spurling 试验）是否阳性改变。

7. 对颈椎进行牵引后，颈神经根刺激症状有无减轻。

8. 患侧上肢有无水肿、发绀、发凉及汗腺分泌改变。

9. 旋颈诱发试验是否阳性改变。

10. 视力有无障碍或面部感觉异常。

11. 腱反射（肱二头肌腱、肱三头肌腱、膝跟腱反射）有无明显亢进、下肢浅反射减弱或消失；病理性反射霍夫曼（Hoffman）征、巴宾斯基（Babinshi）征有无阳性改变，有无出现髌阵挛和踝阵挛，腹壁反射、提睾反射、肛门反射减弱或消失。

12. 肩关节外展活动有无疼痛弧，一般为 60°～120°时出现，而被动活动时疼痛明显减轻，甚至完全不痛。

13. 肩关节有无外展、外旋及内旋后伸受限。

14. 肩峰下凹征、臂坠落试验、撞击试验及疼痛弧征是否阳性改变。

15. 肱二头肌抗阻力试验（Yergason 征）是否阳性改变，即屈肘抗阻力及前臂旋后时，肱二头肌长头腱处是否出现剧痛。

【辅助检查】

1. 一般检查

（1）颈椎 X 线检查：可显示颈椎生理性前凸减少或消失，骨质退变、椎间孔狭窄、矢状中径变窄等异常变化，肩关节有无退变。

（2）颈椎 CT、磁共振成像（MRI）检查：可显示颈椎、椎间盘的病变和占位以及椎管狭窄、神经根受压情况。

2. 选择性检查

（1）颈血管彩超：了解有无椎动脉供血不足。

（2）脊髓造影：脊髓造影可显示髓腔有无占位、狭窄、椎间盘突出、神经根受压等。

（3）椎动脉造影：主要用于椎动脉型颈椎病的诊断和鉴别诊断。

（4）棘间韧带造影：了解棘间韧带有无断裂、松弛、穿孔等。

（5）肌电图：确定周围神经、神经元、神经肌肉接头及肌肉本身的功能状态。

【诊断要点】

1. 颈部劳损　一般有在风寒潮湿环境下生活、工作史或有颈部慢性劳损病史，颈部有局限性的压痛点或小的方形压痛区域。颈部对侧屈曲和同侧的被动旋转时疼痛症状加重。X 线检查无异常改变。局部封闭治疗后疼痛症状缓解有助于对该病的诊断。

2. 神经根型颈椎病　开始多为颈肩痛，短期内逐渐加重，并向上肢放射，且其疼痛范围与颈神经根所支配的区域相一致，痛点封闭无效，并有上肢无力、手指动作不灵活等。Eaton 试验及 Spurling 试验阳性，颈椎正侧位、双斜位 X 线片可见颈椎生理性前凸变直或成"反屈线"，椎间隙变窄。伸屈位 X 线片可见椎间不稳。颈椎 CT 检查可发现病变节段椎间盘变性并向后方突出。颈椎 MRI 检查也可发现椎间隙后方对硬膜囊形成压迫。

3. 交感神经型颈椎病　该病缺乏明确的诊断依据，具有交感神经功能紊乱的临床症状。颈椎 X 线、CT 及 MRI 等检查可见颈椎退行性变，但神经和脊髓受压不明显。在除外脑血管病、高血压及心脏器质性疾病，并颈椎动力位 X 线示颈椎不稳，行颈椎高位硬膜外封闭后，原有症状消失可诊断此病。

4. 椎动脉型颈椎病　常伴恶心、眩晕、耳鸣、视物模糊、记忆力减退等，有颈源性眩晕和猝倒病史，旋颈诱发试验阳性改变。能排除其他眼源性及耳源性眩晕，个别患者可能出现自主神经紊乱症状。X 线、经颅多普勒彩超及椎动脉造影有助于诊断。

5. 脊髓型颈椎病　颈部不适，胸腹部可有束带感，手部精细动作不协调，下肢肌力减退，步态不稳，跨越障碍物困难，容易跌倒。有感觉障碍平面，四肢腱反射活跃或亢进，而腹壁反射、提睾反射、肛门反射减弱或消失。颈椎 CT、MRI 可显示椎间盘突出、脊髓不同程度受压情况。

6. 粘连性肩关节囊炎　肩关节外伤、周围软组织病变或肩关节以外的疾病引起肩关节活动受限。肩关节疼痛逐渐加剧，并伴有肩关节僵硬、肌肉萎缩和活动受限。肩关节前、后部、喙突、肩峰下及肱二头肌长头腱区有压痛，外展、外旋和内旋后伸活动受限。肩关节 X 线片可见骨质疏松征象，肩关节造影术可显示肩关节囊收缩，关节囊下部皱褶的特征性改变。

7. 肩部撞击综合征　肩关节有侧方疼痛病史，主要以肩峰周围为主，夜间疼痛剧烈，肩峰下至肱骨大结节区域内局限性压痛。肩关节被动活动时，可闻及碎裂声及捻发音，典型的临床表现是肩关节外展活动时有疼痛弧，在 60°～120°时出现，而被动活动时疼痛则明显减轻，甚至完全不痛。病程长者，肩关节有外展、外旋及后伸受限，肩关节撞击试验可阳性。大多数患者 X 线片检查正常，少数严重或病程长患者 X 线片检查有异常改变。

8. 肩袖损伤　肩关节有急性外伤史及肩部慢性劳损病史。肩前方弥漫性钝痛，不能患侧卧位且夜间疼痛加剧。大结节前部和结节间沟压痛明显，肩关节主动活动范围如外展、上举和外旋受限，被动活动范围基本正常，肩关节肌力下降，肩峰下凹征、臂坠落试验、撞击试验及疼痛弧征阳性。X 线片、CT、超声及 MRI 等影像检查出现阳性改变。

9. 肱二头肌长头腱鞘炎　常见于 40 岁以上患者，大多数有外伤史和慢性劳损病史。肩部疼痛，肩关节活动受限，结节间沟及其上方肱二头肌长头腱处有明显压痛，Yergason 征阳性，结节间沟及肱二头肌长头肌腱部位局麻阻滞时疼痛消失。肱骨结节间沟切线位 X 线片可见结节间沟变窄、变浅、沟底或沟边有骨刺形成。

【诊断提示】

1. 颈肩痛不伴症状，多见于颈部劳损，颈椎退行性病变。

2. 颈肩痛伴上肢放射痛、麻木，可见于胸廓出口综合征、神经根型颈椎病、脊髓型颈椎病。

3. 颈肩痛伴上肢肌力下降，常见于神经根型颈椎病、脊髓型颈椎病、肩袖损伤。

4. 颈肩痛伴交感神经功能紊乱，可见于神经症、更年期综合征、交感神经型颈椎病、脊髓型颈椎病。

5. 颈肩痛伴眩晕，常见于耳源性眩晕、眼源性眩晕、颅内肿瘤、脑动脉病变、椎动脉型颈椎病。

6. 颈肩痛伴感觉障碍、病理性反射，常见椎管内肿瘤、脊髓空洞症、颈椎后纵韧带骨化症、脊髓型颈椎病。

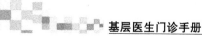

7. 颈肩痛伴肩关节活动受限，常见的有粘连性肩关节囊炎、肩袖损伤、肩部撞击综合征、肱二头肌长头腱鞘炎、肩关节骨性关节炎。

8. 颈肩痛伴疼痛弧，常见肩部撞击综合征、肩袖损伤。

9. 颈肩痛伴胸闷、咳嗽、呼吸困难，多见于呼吸系统疾病。

10. 颈肩痛伴心慌、心前区疼痛史，多见于循环系统疾病。

11. 颈肩痛伴恶心、呕吐、右上腹绞痛，常见于肝胆系统疾病。

12. 颈肩痛伴低热、盗汗、夜间痛，多见于肩部肿瘤。

【鉴别诊断提示】　引起颈肩痛的病因有很多，注意详细询问病史，再根据临床表现、体查、特殊试验及辅助检查确定具体病因及性质。常需要与颈椎病、颈肩部肌纤维织炎、粘连性肩关节囊炎相鉴别。

1. 颈椎病患者可伴不同程度的椎动脉供血不足、神经根或脊髓压迫、交感神经紊乱表现如颈背疼痛、上肢无力、手指发麻、下肢乏力、行走困难、头晕、恶心、呕吐，甚至视物模糊、心动过速及吞咽困难等。X 线、CT 或 MRI 等影像学检查可发现颈椎退变、椎间孔狭窄、椎间盘突出等改变。

2. 颈肩部肌纤维织炎多有急性外伤或慢性劳损病史，存在明显的痛点，按压激痛点可出现传导痛，无神经根性放射痛，可摸到痛性结节（筋膜脂肪疝）、索状物，可伴肌肉痉挛或者肌肉无力。X 线、CT 等影像学检查无阳性发现。

3. 粘连性肩关节囊炎多有肩关节外伤史、肩关节外展外旋和内旋后伸活动受限。X 线、CT 等影像学检查可无阳性发现。

【高危患者提示】　颈肩痛一经确诊为脊髓型颈椎病、且无手术禁忌证，应手术治疗。对于椎管较宽而症状较轻者，可采取适宜的保守治疗方案，并嘱患者定期随诊，症状无改善或加重者，则采取积极手术治疗。

【治疗要点】

1. 西医治疗

（1）一般治疗：尽快进行短期休息，减少伏案工作和不良睡眠姿势，减少风寒湿侵袭。可采用短期制动、牵引、理疗、推拿按摩、小针刀、颈椎保健操锻炼等综合疗法。

（2）药物镇痛治疗：镇痛可选用非甾体抗炎类药物如美洛昔康 7.5mg，2 次/天，口服或曲马多 50～100mg，口服，必要时可重复，日剂量不超过 400mg。或加用肌肉松弛剂如氯唑沙宗 0.2～0.4g，3 次/天，口服等。不能以镇痛为目的而口服或静脉内注射糖皮质激素。

（3）局部激素封闭治疗：疼痛剧烈且有明确的固定压痛点，无禁忌证者可采用短效糖皮质激素（醋酸氢化可的松或醋酸泼尼松龙）与酰胺类局

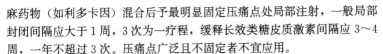

麻药物（如利多卡因）混合后予最明显固定压痛点处局部注射，一般局部封闭间隔应大于1周，3次为一疗程，缓释长效类糖皮质激素间隔应3～4周，一年不超过3次。压痛点广泛且不固定者不宜应用。

（4）手术治疗：保守治疗无效或加重者，如脊髓性颈椎病则采取椎管减压手术治疗，肩袖损伤一般选择关节镜微创修补术，肩部撞击综合征可行肩峰下间隙减压手术治疗等。

2. 中医治疗　颈肩痛属中医学"肩痹"、"肩漏风"、"项肩痛"、"痿病"、"眩晕"等范畴。临床上应先明确诊断，排除内科疾病，针对保守治疗者，可积极使用或配合中医康复治疗。

（1）中医内治：根据临床表现及病证特点，多从风、寒、湿、热、瘀、虚等来辨证。治以通络止痛为主，辨证辅以祛邪、活血、补虚等治法。常用方剂有羌活胜湿汤、桂枝芍药知母汤、乌头汤、薏苡仁汤、白虎加桂枝汤、四妙散、身痛逐瘀汤、独活寄生汤、左归丸、右归丸等。

（2）其他治疗：针刺取穴以局部和循行经络脏腑联合取穴为主；亦可选用手法推拿、红外线治疗、中药封包、中药熏洗、穴位注射、中药直流电离子导入等外治法。

（乔　君　黄　云）

三十六、腰　腿　痛

【概述】　腰腿痛是指腰椎、骶髂、臀部等处的疼痛，可伴有一侧或两侧下肢痛以及腰椎管绝对或相对狭窄压迫马尾神经产生一系列神经功能障碍。腰腿痛以腰部和腿部疼痛为主要症状，病因复杂，包括脊柱、脊神经、脊椎旁软组织和内脏等疾病。主要是由椎间盘突出、骨质增生、骨质疏松、腰肌劳损、风湿关节炎等引起，肿瘤、先天发育异常等诱发。

【问诊要点】

1. 有无明显的腰部外伤史，长期从事弯腰、固定坐位或其他不良姿势工作。既往有无腰椎退行性变病史。

2. 腰部有无被迫体位、活动受限、不能久坐或久站、经常要改换体位、腰部不能前屈或侧弯。有无疼痛或向下肢放射性疼痛、麻木。有无广泛酸痛，在活动或劳累、遇冷时加重，休息或温暖后减轻。

3. 腰部疼痛是否为持续性，翻身、咳嗽、喷嚏、大小便时加剧，休息后减轻。

4. 有无便秘、排便困难、尿频、尿急，会阴区感觉减退及性功能障碍。

5. 有无间歇性跛行症状。

【体检要点】

1. 腰部有无侧弯畸形、腰椎生理性前凸消失。

2. 腰肌有无明显痉挛、腰部僵硬、腰肌的骶骨或髂骨附着处或腰肌其他部位紧张。

3. 第三腰椎横突尖端处有无明显压痛、或局部可触及硬结。

4. 单侧或双侧骶棘肌有无痉挛征。

5. 腰部有无明显的固定性压痛点。

6. 腰椎棘突旁侧有无局限性压痛点，并伴有向小腿或足部放射性痛。

7. 手法按摩或叩击腰背部后疼痛有无减轻。

8. 棘突间后正中线处有无局限性压痛，是否可扪及局部凹陷。

9. 腰部有无明显的活动受限，弯腰或伸腰时腰痛有无加重。

10. 下肢有无感觉异常及肌力下降。

11. 直腿抬高试验、加强试验及健腿抬高试验等有无阳性改变。

12. 下肢神经检查有无肌力减退、浅表感觉减退、膝反射、踝反射减退或消失。

13. 局部封闭治疗后症状有无缓解或消失。

【辅助检查】

1. 一般检查 腰椎正侧位及斜位 X 线片可显示腰椎生理性前凸减少或消失，也可出现侧凸，但无骨质破坏等异常变化，可作为与其他脊柱疾病鉴别的依据。

2. 选择性检查

（1）腰椎 CT、磁共振成像（MRI）检查：可显示腰椎、椎间盘的病变和占位以及神经根受压情况。

（2）脊髓造影检查：脊髓造影可显示髓腔有无占位、狭窄、椎间盘突出、神经根受压等。

（3）棘间韧带造影：了解棘间韧带有无断裂、松弛、穿孔等。

【诊断要点】

1. 急性腰扭伤 大多数有明显的急性腰扭伤病史。常发生于扛物、举重及腰自前屈位伸直起立时，下腰段为好发部位。腰部疼痛多在活动后加重，有明显的放射性疼痛，但不扩散至小腿及足。腰肌痉挛和腰骶部有明显的压痛点，腰部活动受限，X 线检查无明显阳性改变。

2. 慢性腰肌劳损 既往有腰部外伤病史，或长期从事弯腰、固定坐位及其他不良姿势工作。有广泛性腰背疼痛，髂腰部或腰大肌外缘有压痛点。腰部伸肌紧张，前屈活动明显受限，X 线无阳性改变。

3. 棘上与棘间韧带劳损　有胸腰部外伤史、长期从事弯腰或过度弯腰工作以及不良的体位因素。腰前屈位出现疼痛，前屈活动受限。棘突间后正中线处局限性压痛并可扪及局部棘上韧带缺如。X 线片无明显阳性改变，棘间韧带造影可发现棘间韧带损伤。

4. 腰椎间盘突出症　反复出现的腰腿痛为本病的基本症状，劳累后症状加重，卧床休息可减轻。腰痛和一侧下肢放射性麻痛，腰痛常发生于腿痛之前，也可同时发生。腹压增高可以加重腰痛和放射性痛。腰椎棘突旁侧有局限性压痛点。腰部僵硬、腰椎活动受限，下肢肌力、浅表感觉减退，反射减退或消失。直腿抬高试验、加强试验阳性。X 线片、CT 及 MRI 有腰椎间盘突出改变。

5. 第三腰椎横突综合征　青壮年体力劳动者，常有腰部外伤史。腰痛可放射至同侧下肢，直腿抬高试验可阳性，但加强试验阴性。第三腰椎横突尖端处有压痛明显，腰部前屈活动明显受限。X 线检查提示第三腰椎横突肥大、畸形、双侧不对称。局部封闭可使疼痛症状缓解或消失。

6. 腰椎后关节紊乱　当后关节上、下关节突的关系不正常时，急性期可因滑膜嵌顿产生疼痛，慢性病例可产生后关节创伤性关节炎，出现腰痛。此种疼痛多发生于棘突旁 1.5cm 外，可有向同侧臀部或大腿后的放射痛，一般不超过膝关节，且不伴有感觉、肌力减退及反射消失等神经根受损体征。局部封闭后症状可缓解。

7. 腰椎管狭窄症　间歇性跛行是其最突出的症状，骑自行车时可无症状，患者主诉多而体征少，少数患者可有根性神经损伤的表现，严重者的中央型狭窄可出现大小便失禁。脊髓造影和 CT 扫描等特殊检查可进一步确诊。

8. 腰椎滑脱　椎弓根峡部裂或椎弓根骨折，造成椎体前移，导致椎体滑脱。当滑脱程度较重时，还可发生神经根症状，并诱发椎间盘突出。腰椎 X 线正侧位及双斜位片可鉴别。

9. 腰椎结核　早期局限性腰椎结核可刺激邻近的神经根，造成腰痛及下肢放射性痛。腰椎结核时有结核病低热、乏力、盗汗、消瘦的全身症状，腰痛较剧烈。腰椎 X 线片上可见椎体或椎弓根的破坏。CT 扫描对 X 线片不能显示的椎体早期局限性结核病灶有独特作用。

10. 椎体转移瘤　疼痛剧烈，夜间加重，患者体质衰弱，可查到原发肿瘤。X 线片可见椎体溶骨性破坏。

11. 脊髓瘤及马尾神经瘤　慢性进行性疾患，无间歇好转或自愈现象，常有大小便失禁。脑脊液蛋白增高，奎氏试验显示梗阻。脊髓造影检查可明确诊断。

12. 骶髂关节致密性骨炎　好发于 20～40 岁女性，是一种以骶髂关节骨质硬化为特点的非特异性炎症。腰骶部呈慢性、间歇性疼痛，可向一侧或两侧大腿后侧及臀部扩散，但不沿坐骨神经方向放射，过劳后症状加重，休息后则减轻。"4"字试验、骨盆分离及挤压试验阳性。X 线片、CT 及 MRI 检查有高密度骨硬化征象。

13. 梨状肌综合征　是坐骨神经在臀部受到卡压所表现的一系列综合征，常由臀部外伤或坐骨神经变异所引起。主要表现为坐骨神经痛，沿梨状机体表投影区有明显压痛，有时在臀部可触及条索样改变或弥漫性肿胀的肌束隆起，直腿抬高试验在 60°前呈阳性，超过 60°后疼痛反而减轻，梨状肌紧张试验、臀部 Tinel 征（是指叩击神经损伤或神经损害的部位或其远侧，而出现其支配皮区的放电样麻痛感或蚁走感）可阳性。

【诊断提示】

1. 腰痛不伴腿痛，单纯以腰痛为主要表现，可见于慢性腰肌劳损、棘上韧带或棘间韧带损伤、第三腰椎横突综合征。

2. 腰腿痛伴下肢放射性疼痛，常见于腰椎间盘突出症、腰椎管狭窄症、腰椎滑脱、腰椎结核、急性腰扭伤、腰椎后关节紊乱、梨状肌综合征。

3. 腰腿痛伴间歇性跛行，常见于腰椎管狭窄症、腰椎间盘突出症。

4. 腰腿痛伴直腿抬高试验阳性，常见于腰椎间盘突出症、腰椎管狭窄症、梨状肌综合征。

5. 腰腿痛伴夜间疼痛加重，常见于椎体转移瘤。

6. 腰腿痛伴长期低热，常见于脊柱结核、类风湿关节炎。

7. 腰腿痛伴高热，常见于椎旁脓肿、化脓性脊柱炎。

8. 腰痛伴尿频、尿急、排尿不尽，常见于尿路感染、前列腺炎、前列腺肥大。

9. 腰痛伴血尿，常见于肾或输尿管结石、肾癌。

10. 腰痛伴嗳气、反酸、上腹胀痛，常见于胃、十二指肠溃疡或胰腺病变。

11. 腰痛伴腹泻或便秘，常见于溃疡性结肠炎、克罗恩病。

12. 腰痛伴月经异常、痛经、白带过多，常见于宫颈炎、盆腔炎或肿瘤。

【鉴别诊断提示】　引起腰腿痛的病因有很多，注意详细询问发病诱因及生活工作情况可提供疾病的诊断方向，再根据临床表现、体查、特殊试验及辅助检查确定具体病因及性质。

1. 风湿病有多关节受累，疼痛和活动受限多局限于关节、无神经痛

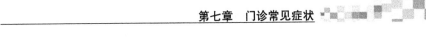

和放射痛，严重时红肿热痛，免疫学和病理学检查可发现异常并予鉴别。

2. 根性腰腿痛患者有明显的椎旁压痛，特别是在腰部活动或叩击时检查，屈颈试验阳性，脊神经根的定位症状比较局限，多为椎间盘突出或骨折块压迫神经根所致。

3. 干性腰腿痛患者压痛多位于环跳穴处，深压时可沿坐骨神经向下放射，多数患者有腓点压痛和足底麻木，下肢旋转试验阳性，仅限于腰4～骶2，表现为胫神经及腓总神经支配区的感觉、运动及反射障碍，但范围远较根性疼痛要广泛，多由坐骨神经损伤所致。

4. 丛性腰腿痛患者表现为多条神经干性疼痛症状，如坐骨神经的下肢放射痛、股神经的大腿前部放射痛、臀上神经的骶部痛及闭孔神经的膝部痛等。腰骶部叩击试验阳性，膝反射及跟腱反射多同时出现减弱或消失，常见于骨盆骨折后。

5. 牵涉性腰腿痛，如妇科或上尿路病变、后位阑尾、前列腺炎等均可引起腰腿部牵涉痛。特点是伴有原发病症状，牵涉部位疼痛不确切（定位模糊），无神经放射症状，直腿抬高试验阴性，影像学相关检查多为阴性。

【高危患者提示】　对干症状严重，有明显的下肢感觉减退、马尾神经损害、肌肉萎缩以及严重的间歇性跛行，合并有腰椎峡部裂或椎体滑脱的患者，要积极手术治疗。

【治疗要点】

1. 西医治疗

（1）一般治疗：卧床休息，避免长期弯腰、长时间固定姿势及习惯性不良姿势，并加强腰背肌锻炼。或选用牵引，手法按摩，必要时应用肌肉松弛剂如氯唑沙宗 0.2～0.4g/次，3 次/日，或口服止痛药物如美洛昔康 7.5mg/次，2 次/日，或曲马多 50～100mg/次，1～3 次/日等。

（2）局部激素封闭治疗：疼痛剧烈，影响工作和生活，检查有固定压痛点，无使用禁忌的可用短效或中效糖皮质激素（如醋酸泼尼松龙）与局麻药利多卡因混合后痛点处注射，每周 1 次，为避免激素药物的不良反应，一般不超过 3 次。

（3）手术治疗：症状重，病程长，经保守治疗无效者根据病因可选择手术治疗如椎管减压、肿瘤摘除、腰椎复位内固定术等。

2. 中医治疗　腰腿痛属中医学"腰痛"、"痹证"、"腰腿痛"等范畴。临床上应先明确诊断，针对以腰痛、腰腿痛为主的保守治疗者，可积极使用或配合中医康复治疗，四诊合参，辨证施治。根据临床表现及病证特点，多从寒、湿、瘀、虚等辨证。治疗以补肾止痛为主，辨证辅以温经散寒、利湿通络、活血化瘀、益气壮骨等治法。外治亦多使用针刺、红外线治疗、手法推拿、中医熏洗、中药热奄包、中医封包、穴位注射等方法。具体病证治疗可参考本书相关疾病的中医治疗。

（黄 云 乔 君）

三十七、骶 尾 痛

【概述】 骶尾痛是骶尾区疼痛的总称。尾骨和骶尾关节处的外伤、炎症、畸形或肿瘤等原因均可引起骶尾区疼痛。患者常主诉臀部疼痛，坐位时加重，或任何方向压迫都引起尾骨区疼痛。临床上最常见的病因是急慢性外伤和畸形。

【问诊要点】

1. 有无骶尾区外伤史、长时间坐位工作，女性患者有无产伤史。

2. 臀部有无疼痛或直接按压骶尾区时出现疼痛加重。

3. 坐位时骶尾区疼痛有无加重。

【体检要点】

1. 骶尾区处有无局限性压痛。

2. 尾骨的形态和活动有无异常。

3. 会阴区、直肠及骨盆检查是否异常。

【辅助检查】

1. 一般检查 骶尾正侧位 X 线片检查可见尾骨畸形改变，骨肿瘤或炎症时可见到骨质破坏。

2. 选择性检查

（1）单纯的病例不需要进行特殊检查，如果骨性压痛超过骨关节的边缘 1cm 以上，需考虑其他病变，应该进行核素骨扫描（ECT）或磁共振成像（MRI）检查。

（2）局部骶尾区疼痛并发直肠或骨盆病变的相关症状和体征时，应该进行乙状结肠镜、骨盆 X 线、超声和 CT 检查。

【诊断要点】

1. 有臀部着地外伤史、长时间坐位工作及女性产伤史。

2. 骶尾区局限性疼痛。

3. 尾骨或骶尾连接处明显压痛，

4. 肛门指诊排除尾骨肿瘤、直肠肛管疾病。

5. 局麻药注射可以缓解疼痛，用于鉴别各种影响骶尾关节的疾病。

6. X 线片可见尾骨畸形改变。

【诊断提示】

1. 骶尾痛伴外伤史 常为骶、尾骨骨折或骶尾部软组织挫伤。

2. 骶尾痛伴尿频、尿急、尿痛 男性多见于前列腺炎、精囊炎，女性多见于宫颈炎。

3. 骶尾痛伴里急后重、骶尾部肿块 多见于直肠癌、骶尾部肿瘤。

4. 骶尾痛伴肛门不适 多见于肛周脓肿、肛瘘、混合痔感染等。

【鉴别诊断提示】

1. 尾骨肿瘤也有疼痛症状，但局部可能触及包块，X线片表现为骨质破坏或密度改变。

2. 直肠肛管疾病，肛门指诊或肛镜检查见可有相关病变，局麻药注射无效。

【高危患者提示】 骶尾痛须注意直肠肛管恶性肿瘤，大多常规行直肠指诊或肛镜检查即可查出。

【治疗要点】

1. 西医治疗

（1）一般治疗：主要为保守治疗，急性外伤经休息、止痛、辅助热水坐浴、理疗等治疗后效果较好。

（2）局部激素封闭治疗：疼痛剧烈且有明确的固定压痛点、无禁忌证者可采用醋酸氢化可的松或醋酸泼尼松龙与利多卡因混合后予压痛点处局部注射，每周 1 次，一疗程不超过 3 次，压痛点广泛且不固定者不宜应用。

（3）手术治疗：如果尾骨畸形明显，保守治疗无效，可采取手术治疗；骨肿瘤或感染则可行切除或引流手术。

2. 中医治疗 骶尾痛属中医学"骶痛"范畴。排除妇科、内科、肛肠科等疾病外，临床多可采用中医康复治疗。

（1）中医内治：临床辨证先分虚实，辨寒热，常见有气滞血瘀证、湿热证、寒湿证、肝肾亏虚证等证型。治以活血止痛为主，辨证辅以理气、祛湿、散寒、补虚等治法。常用方剂有桃红四物汤、四妙散、羌活胜湿汤、独活寄生汤等。活血止痛胶囊、四妙丸等中成药亦常辨证选用。

（2）其他治疗：针刺取穴以肾俞、腰阳关、秩边、委中等为主；亦常用红外线、拔罐、频谱仪、煎膏调配等外治法。

（乔　君　杨志霖）

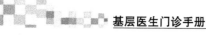

三十八、妇科急腹症

【概述】 妇科急腹症是指女性患者突然出现的以脐水平以下腹部疼痛为主要症状的一组疾病，是妇科门诊最常见的急症之一。腹痛常见原因包括：流产、异位妊娠、炎症、盆腔包块破裂或扭转、痛经等妇科疾病；还可来自妇科外的疾病如胃肠炎、消化性溃疡穿孔、阑尾炎、胆囊炎、胆石症、肠梗阻、泌尿系结石、嵌顿疝等；还有少见的动脉瘤破裂、急性心肌炎及下壁（或后壁）心肌梗死、肠系膜梗死等。发病紧急、病因复杂、病情变化快，需要接诊医生及时作出准确的诊断及初步治疗。

【问诊要点】

1. 具体询问腹痛出现的缓急、时间、部位、性质、放射性、与月经的关系，有无诱因、加重及缓解因素等。

2. 伴随症状中有无停经、恶心、呕吐、发热、胸闷、胸痛、腹胀、腹泻、白带异常、阴道流血、尿频、尿急、尿痛、血尿、晕厥等。

3. 既往腹痛、痛经、盆腔炎、盆腔包块、妇科手术病史，有无类似发作史、诊治经过等。

【体检要点】

1. 注意患者一般情况，特别是血压、脉搏、呼吸、心率、神志。

2. 全身检查患者有无面色苍白、皮肤湿冷、腹肌紧张、腹部饱满、肿块、最明显压痛点、反跳痛、肾区叩痛、移动性浊音、肠鸣音等。

3. 妇科检查了解外阴、阴道情况，特别是有无后穹隆触痛饱满、宫颈举痛；子宫大小、压痛；附件区压痛、肿块等。

【辅助检查】

1. 一般检查

（1）血常规：白细胞计数升高考虑感染，血红蛋白降低考虑贫血。

（2）尿常规：白细胞升高、尿中见红细胞考虑泌尿系感染、结石等疾病。育龄女性同时检查绒毛膜促性腺激素（hCG）排除妊娠相关疾病。

（3）妇科 B 超：了解子宫、附件、盆腔情况。

2. 选择性检查

（1）血 β-hCG：尿 hCG 阴性仍可疑妊娠者需进一步明确，或需要评估妊娠水平时选择检查。

（2）电解质：了解钾、钠、氯等离子情况。

（3）血或尿淀粉酶：排除胰腺炎。

（4）大便常规：排便异常时选用，排除肠炎。

　　(5) 妇科彩超：彩超对于鉴别肿块和积液性质更有优势，进一步明确诊断。

　　(6) 泌尿系 B 超：了解泌尿系情况。

　　(7) 心电图：初步排除心肌缺血。

　　(8) 腹部平片：排除肠梗阻、溃疡病穿孔等。

　　(9) 阴道后穹隆穿刺术：有盆腔积液时可选用，不凝血提示血腹症、脓液提示感染、巧克力液提示子宫内膜异位症等，进一步可行穿刺液常规及培养明确其性质。

【诊断要点】

　　1. 异位妊娠　常为一侧下腹部隐痛或酸胀感，伴肛门坠胀感，当流产或破裂时可表现为撕裂样疼痛。伴停经及阴道流血，严重时出现晕厥与休克，宫颈举痛或摇摆痛、附件区肿块。尿或血 β-hCG 阳性、妇科 B 超提示一侧附件低回声区，其内或有妊娠囊，后穹隆穿刺抽出暗红色不凝血，诊断不难。但临床上通常症状体征模糊或单一，对于急性腹痛的育龄女性，常规进行尿或血 β-hCG、妇科 B 超的检查是避免漏诊的重要防范措施。

　　2. 卵巢黄体囊肿破裂　一般在月经后半周期出现下腹痛，常有性交、外伤诱因，可伴有肛门坠胀感、晕厥与休克，内出血体征。尿或血 β-hCG 阴性，妇科 B 超提示一侧附件低回声区，诊断不难。但偶有妊娠黄体破裂时妊娠试验为阳性，腹腔镜是诊断本病的金标准。

　　3. 卵巢子宫内膜异位囊肿破裂　常有继发性痛经、渐进性加重，一般是在经期前后或月经期突然出现下腹痛，伴有肛门坠胀感，少见休克表现。妇科 B 超提示异位囊肿包块，后穹隆穿刺抽出巧克力液可初步诊断。

　　4. 卵巢囊肿或肿瘤蒂扭转　可能既往有盆腔包块病史，多在体位改变后突然出现急性一侧腹痛，不敢活动，压痛点明显固定，但无内出血征象。妇科 B 超提示一侧附件低回声区，边缘清晰，有条索状带，可初步判断。

　　5. 先兆流产　腹痛为下腹正中阵发性疼痛，有停经及阴道流血，贫血与外出血成比例，子宫增大与停经周数相符，妇科 B 超提示宫内有妊娠囊，可诊断。

　　6. 盆腔炎性疾病　在性活跃的年轻女性或者具有性传播疾病的高危人群中出现下腹痛，宫颈举痛或子宫压痛或附件区压痛，可作出初步诊断。还可出现发热、白带异常，血白细胞计数、C-反应蛋白、降钙素原升高，实验室检查可能淋病奈瑟菌或衣原体阳性，后穹隆穿刺抽出渗出液或脓性液等，进一步支持诊断。

7. 子宫肌瘤红色变性　常见于妊娠中期、有子宫肌瘤病史患者，出现严重的腹痛、发热、血白细胞计数升高均应考虑本病。B超检查提示肌瘤迅速增大，确诊需要病理检查。

8. 膜样痛经　常见于青年女性，月经期周期性腹痛，程度剧烈，当子宫内膜整块排出后腹痛即缓解。

9. 非产科因素的子宫破裂　在侵蚀性葡萄胎、绒毛膜癌、宫腔操作中的患者，突然出现剧烈腹痛，可能迅速伴有休克表现，需考虑子宫破裂的诊断。

10. 急性阑尾炎　转移性及持续性右下腹痛是该病的典型症状，右下腹有固定压痛点的女性患者均应考虑本病。

11. 泌尿系结石　多伴有腰痛、排尿改变，活动后加重，可有肾区叩痛，泌尿系B超可发现大部分结石患者。

12. 急性胃肠炎　常在不洁饮食后发生上、中腹部为主的阵发性腹痛，伴发热、恶心、呕吐、腹泻等，腹痛广泛而无局限性压痛点，可在呕吐、腹泻后缓解。

【诊断提示】

1. 腹痛伴内出血，提示异位妊娠、卵巢黄体囊肿破裂、卵巢子宫内膜异位囊肿破裂、子宫破裂。

2. 腹痛伴发热、白带异常，提示急性盆腔炎、出血性输卵管炎、盆腔脓肿。

3. 腹痛伴盆腔肿块，提示盆腔肿块扭转、破裂、变性、嵌顿。

4. 腹痛伴妊娠，提示异位妊娠、流产。

5. 腹痛伴消化、泌尿系等其他科系统症状，提示急性阑尾炎、泌尿系结石、急性胃肠炎等。

【鉴别诊断提示】

1. 妇科疾病的腹痛病因鉴别，除详细的病史询问，认真的体格检查外，hCG及妇科B超是门诊诊断急腹症必不可少的检查。hCG阳性患者考虑妊娠相关疾病，如流产、异位妊娠、葡萄胎等，妇科B超提供子宫、附件的影像学依据，一般可初步诊断。

2. 排除其他科疾病所致的腹痛，腹痛不局限于下腹部，伴随其他系统症状及体征。对于急腹症患者，若不能及时作出准确判断，多科室的会诊是提高诊断准确性、快速性的最佳选择。

【高危患者提示】　高危妇科腹痛患者主要是指：异位妊娠破裂、子宫破裂、卵巢囊肿或肿瘤蒂扭转、盆腔脓肿患者。其特点是：

1. 有进行性内出血表现或有休克表现。

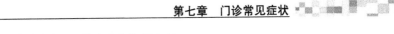

2. 精神状态差，伴有生命体征改变。

3. 有弥漫性腹膜炎体征。

4. 腹痛剧烈而症状与体征不相符合。

【治疗要点】

1. 西医治疗

（1）危重患者立即抢救、开通静脉通道并护送入院。

（2）慎用止痛药，必须明确诊断方可使用，如原发性痛经可选用布洛芬、曲马多止痛。

（3）门诊治疗效果不佳者，均应住院或转院进一步诊治。

2. 中医治疗 妇科急腹症属中医学"腹痛"、"癥瘕"、"痛经"等范畴，是临床的危急证候。故应在专科诊治的基础上，排除手术指征者，可适当配合中医康复治疗。其中痛经、异位妊娠、急性阑尾炎、急性胃肠炎、泌尿系结石等治疗可参考本书中相关疾病的中医治疗。

（李 杰 陈 燕）

三十九、妇科下腹部肿块

【概述】 妇科下腹部肿块是指发生于女性脐水平以下腹部的肿块，主要来源于子宫及附件。根据病因可分为：功能性、炎症性、肿瘤性、先天性畸形等；根据性质可分为囊性和实性。特别是实性肿块除妊娠子宫、子宫肌瘤、卵巢纤维瘤、附件炎性肿块外，均应首先排除恶性肿瘤。

【问诊要点】

1. 具体询问肿块的情况，包括出现时间、部位、大小、性质、进展、与月经的关系等。

2. 伴随症状中有无停经、恶心、呕吐、发热、消瘦、腹胀、腹痛、白带异常、阴道流血、痛经、排尿排便障碍等。

3. 既往有无盆腔炎、盆腔肿块、妇科手术、家族史等，有无类似疾病史、诊治经过等。

【体检要点】

1. 全身检查患者是否有贫血貌、消瘦、腹部隆起，腹部有无肿块、压痛、移动性浊音等。

2. 妇科检查了解外阴、阴道、宫颈情况，特别是子宫大小、轮廓、质地、活动度、压痛，附件区肿块、压痛等。扪及肿块时应注意部位、大小、数目、质地、边界、活动度、与周围组织的关系、有无压痛等。

【辅助检查】

1. 一般检查

（1）血常规：白细胞计数升高考虑细菌感染，血红蛋白降低考虑贫血。

（2）尿常规：白细胞升高、潜血阳性考虑泌尿系感染、结石等疾病。育龄女性同时检查绒毛膜促性腺激素（hCG）排除妊娠相关疾病。

（3）妇科 B 超：了解子宫、附件、盆腔情况。

2. 选择性检查

（1）血 β-hCG：尿 hCG 阴性仍可疑妊娠者需进一步明确，或需要评估妊娠水平时选择检查。

（2）电解质：了解钾、钠、氯等离子情况。

（3）妇科肿瘤标志物：主要是排除恶性肿瘤。

（4）妇科彩超：彩超对于鉴别肿块性质更有优势，可进一步明确诊断。

（5）泌尿系 B 超：了解泌尿系情况。

（6）肝胆脾胰 B 超：了解肝胆脾胰情况。

（7）下腹部 CT 或磁共振成像（MRI）：需要进一步了解肿块性质、盆腔情况时选用。

【诊断要点】

1. 妊娠子宫 停经后出现正中下腹部均匀性渐进性增大包块，早期伴有恶心、呕吐等早孕反应，中期出现胎动，听诊胎心音及 B 超检查即可明确诊断。

2. 子宫肌瘤 经期延长、经量增多是其典型症状。妇科检查子宫均匀性或局限性增大，实性质地容易误诊为卵巢实性肿瘤，通过妇科 B 超检查一般不难诊断。

3. 异位妊娠 停经、腹痛及阴道流血是其典型症状。扪及肿块在子宫旁，通过尿或血 hCG 及妇科 B 超的检查可作出初步诊断。

4. 卵巢瘤样病变 多无症状，检查发现单侧、活动度好、≤8cm 的囊性肿块，一般在排卵后、妊娠早期、葡萄胎时出现，可自然消失。无症状时不需要特殊处理，持续存在或增大需考虑卵巢肿瘤。

5. 卵巢肿瘤 早期常无症状，晚期可出现发热、腹胀、腹痛、食欲缺乏、消瘦、贫血等临床表现。单侧、表面光滑、囊性、活动度好、增长缓慢的卵巢肿块一般为良性肿瘤；双侧、表面不规则、实性、活动受限、增长迅速的卵巢肿块一般为恶性肿瘤，病检可明确诊断。

6. 附件炎性肿块 在性活跃的年轻女性或者具有性传播疾病的高危人群中，出现发热、腹痛，多为双侧附件肿块，压痛明显，考虑急性附件炎。反复下腹盆腔痛，附件肿块与子宫粘连，压痛有或无，考虑慢性附件炎。

7. 卵巢子宫内膜异位囊肿 进行性继发性痛经为其特点，肿块多为与子宫粘连、活动度差、有压痛的囊性肿块，还可伴有性交痛、不孕。B超对其的诊断的敏感性及特异性均在96%以上，腹腔镜检查是诊断的最佳方法。

8. 子宫恶性肿瘤 老年患者出现子宫增大伴绝经后阴道流血、异常阴道排液，可能为子宫内膜癌；子宫迅速增大伴有腹痛及不规则阴道流血，可能为子宫肉瘤；在足月产后、流产后、葡萄胎妊娠后出现子宫增大及不规则阴道流血，可能为妊娠滋养细胞肿瘤。确诊依赖于病理检查结果。

9. 子宫畸形 多无症状，检查发现子宫旁有一质地相同、对称或不对称的肿块相连，通过B超检查即可明确。

10. 阑尾脓肿 转移性及持续性右下腹痛，并在右下腹有固定压痛点，阑尾B超检查可协助诊断。

11. 结肠癌 条块状肿块位于一侧下腹部，伴有腹痛、便秘、腹泻、血便等，晚期出现恶病质表现。

【诊断提示】

1. 下腹部肿块伴停经，提示宫内妊娠、异位妊娠等妊娠相关疾病。

2. 下腹部肿块伴发热、白带异常，提示宫腔积血积脓、附件炎性肿块等。

3. 下腹部肿块伴月经失调，提示子宫肌瘤、子宫腺肌症、卵巢子宫内膜异位囊肿等。

4. 下腹部肿块伴畸形，提示双子宫、双角子宫畸形等。

5. 下腹部肿块伴恶病质，提示子宫、输卵管、卵巢恶性肿瘤。

6. 下腹部肿块伴阴道流血，提示妊娠流产、异位妊娠、子宫内膜癌、子宫肉瘤、妊娠滋养细胞疾病等。

【鉴别诊断提示】

1. 妇科疾病的肿块来源于女性生殖器，根据实性与囊性、来源部位、B超及妇科肿瘤标志物检查综合分析良、恶性肿块，可初步诊断，必要时腹腔镜检查＋病理检查可进一步明确诊断。

2. 排除其他科疾病所致的下腹部肿块，怀疑肿块来源于女性生殖器以外的脏器，伴有消化系统、泌尿系统等症状，及时请专科医生会诊。

【高危患者提示】 高危妇科下腹部肿块患者主要是指：出现蒂扭转、破裂、感染等并发症，以及各种恶性肿瘤的患者。其特点是：

1. 腹痛剧烈，有进行性内出血或休克表现。

2. 实性肿块，增长迅速、活动度受限、表面不光滑。

3. 有低热、消瘦、贫血等恶病质表现。

4. 多系统累及或腹腔积液。

【治疗要点】

1. 西医治疗

（1）无或轻微症状，考虑为良性肿块者，可在门诊密切随诊下药物治疗，如卵巢瘤样病变可口服避孕药3～6月。

（2）若出现蒂扭转、破裂、感染等急性并发症，建议住院治疗。

（3）考虑恶性肿瘤者，建议转院或住院进一步诊治。

2. 中医治疗 下腹部肿块属中医学"癥瘕"、"积聚"等范畴，临床上应在专科诊治的基础上，除需手术治疗者外，可适当配合中医康复治疗。

（1）中医内治：临床辨证先分虚实，常见有气滞血瘀证、寒凝血瘀证、痰湿血瘀证、肾虚血瘀证、气虚血瘀证、湿热瘀阻证等证型。治以活血化瘀，软坚散结为主，辨证辅以攻邪、扶正等治法。常用方剂有香棱丸、少腹逐瘀汤、苍附导痰丸合桂枝茯苓丸、金匮肾气丸合桂枝茯苓丸、四君子汤合桂枝茯苓丸、大黄牡丹汤等。桂枝茯苓胶囊、丹莪妇康煎膏、夏枯草口服液、小金丹等中成药亦常辨证选用。

（2）其他治疗：亦可选用中药封包、穴位贴敷等外治法。

（谭　毅　陈　燕）

四十、痛　经

【概述】 痛经是指在月经前后或月经期出现以下腹部为主的腹痛，或伴有头晕、恶心、呕吐、腹泻，严重者面色苍白、出冷汗、晕厥等，症状严重将会影响生活质量，是妇科急腹症之一。90％以上痛经是盆腔无器质性病变的原发性痛经，其余是由器质性病变引起的继发性痛经，如子宫内膜异位症、子宫腺肌症、子宫肌瘤、盆腔感染、宫腔粘连、子宫畸形等。

【问诊要点】

1. 首先确定阴道流血是否为月经来潮，可通过询问上次月经情况、避孕方式等病史来初步分析。

2. 详细记录月经情况，痛经出现与初潮、月经来潮的时间关系。腹痛诱发、加重及缓解因素，性质、放射部位、持续时间、是否进行性加重等。

3. 伴随症状中有无精神紧张、恶心、呕吐、头晕、头痛、乳房胀痛、腹胀、腹泻、性交痛、肛门坠胀感、尿频、尿急、尿痛、白带异常、阴道排液、不规则阴道流血等。

4. 既往痛经病史，是否有宫内节育器，近期行宫颈锥形切除术、宫颈物理治疗、刮宫术、放射治疗后等。

【体检要点】

1. 注意患者一般情况，特别是血压、脉搏、呼吸、心率、神志。

2. 检查患者是否有贫血貌、腹肌软或紧、腹部包块，压痛点等。

3. 妇科检查了解生殖器的发育、月经量及异味、宫颈、子宫大小、盆腔包块、压痛等（经期慎做双合诊）。

【辅助检查】

1. 一般检查　尿绒毛膜促性腺激素（hCG）为阴性，主要是排除妊娠相关疾病。

2. 选择性检查

（1）血 β-hCG：尿 hCG 阴性仍可疑妊娠者，进一步确诊是否妊娠。

（2）妇科 B 超：一般无异常，主要是排除器质性病变引起的继发性痛经。

【诊断要点】

1. 原发性痛经　青春期女孩，一般在初潮后 1～2 年内发病，月经来潮后疼痛剧烈，持续 2～3 天后自行缓解，症状多样甚至严重但妇科检查及 B 超无异常改变。

2. 经前期综合征　月经前表现弥漫性盆腔钝痛，伴有情绪变化及躯体多种症状，随月经来潮而缓解，诊断不难。

3. 子宫内膜异位症　继发性痛经，渐进性加重是其特点。常伴有不孕、月经异常、性交痛等，妇科检查可扪及触痛结节甚至异位囊肿包块。妇科 B 超诊断敏感性和特异性可达到 96%，腹腔镜检查是标准方法。

4. 盆腔炎性疾病后遗症　盆腔炎病史，慢性盆腔痛在劳累、性交后及月经前后加剧。疼痛在月经前最重，月经来潮后缓解。淋病奈瑟菌和衣原体培养、白带检查微生物可能阳性。

5. 感染性继发性痛经　反复阴道炎、宫颈炎、盆腔炎病史，大部分患者有多年性生活，在多年月经来潮后继发痛经。经血有异味，子宫、附件可能有压痛。淋病奈瑟菌和衣原体培养、白带检查微生物可能阳性。

6. 子宫颈或子宫腔粘连　刮宫术后出现痛经，B 超可能提示宫腔积液，扩宫术后见经血流出，宫腔镜检查可明确诊断。

7. 子宫肌瘤 痛经症状少见，多见经量增多，经期延长。妇科检查子宫增大，可扪及包块，借助妇科 B 超诊断不难。

8. 子宫腺肌病 进行性痛经，伴有经量过多、经期延长。妇科检查子宫均匀性增大或局限性隆起、压痛，借助妇科 B 超诊断不难。

9. 处女膜闭锁 青春期女性，未有月经来潮，但出现周期性痛经样症状，妇科检查无阴道开口，诊断不难。

10. 子宫内膜癌 多见于中老年女性，伴不规则阴道流血及阴道排液，诊断性刮宫术可诊断。

【诊断提示】

1. 痛经伴精神紧张，提示经前期综合征。

2. 痛经伴青春期发病，无盆腔器质性病变，提示原发性痛经。

3. 痛经伴进行性加重，提示子宫内膜异位症、子宫腺肌病。

4. 痛经伴经量增多、经期延长，提示子宫肌瘤、子宫腺肌病。

5. 痛经伴经血异味、白带异常，提示感染性继发性痛经、盆腔炎性疾病后遗症。

6. 痛经伴刮宫术史、宫颈治疗史，提示子宫颈或子宫腔粘连。

7. 痛经伴无月经来潮，提示处女膜闭锁等先天畸形。

【鉴别诊断提示】

1. 排除器质性盆腔疾病，可诊断原发性痛经。

2. 继发性痛经病因多样，根据病史、伴随症状、体格检查可初步判断，主要依靠辅助检查如妇科 B 超等而明确病因。

【高危患者提示】 高危痛经患者主要是继发性痛经患者，包括：子宫内膜异位症、子宫腺肌瘤、子宫内膜癌等。其特点是：

1. 育龄妇女，月经来潮后数年出现痛经。

2. 妇科检查有阳性体征。

3. 妇科 B 超、腹腔镜和宫腔镜有助于诊断。

【治疗要点】

1. 西医治疗

（1）安抚患者，合理饮食及休息，完善检查，尽快明确诊断。

（2）原发性痛经，止痛可予布洛芬 200～400mg，3～4 次/天，口服；曲马多 0.1g，肌注。

（3）口服避孕药治疗适用于避孕的痛经妇女。

（4）器质性病变痛经患者，针对发病原因治疗。

（5）门诊处理无效者，需安排住院进一步诊治。

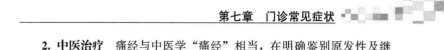

2. 中医治疗 痛经与中医学"痛经"相当，在明确鉴别原发性及继发性痛经的基础上，病证结合，积极运用中医康复治疗，连续治疗3个月经周期以上，以期治愈。

（1）中医内治：临床常见有气滞血瘀证、寒凝血瘀证、湿热瘀阻证、气血虚弱证、肝肾亏损证等证型。经期治标止痛为主，平时治疗审证求因。常用方剂有膈下逐瘀汤、少腹逐瘀汤、清热调血汤、八珍汤、调肝汤等。血府逐瘀胶囊、桂枝茯苓胶囊、艾附暖宫丸、八珍益母丸等中成药亦常辨证选用。

（2）其他治疗：针刺取穴以气海、太冲、三阴交等为主；磁珠耳穴可取子宫、卵巢、内分泌、皮质下等；属寒可用艾条温和灸；亦可用穴位敷贴、中药热奄包等外治法。

（陈　燕　谭　毅）

四十一、外阴瘙痒

【概述】 外阴瘙痒是指外阴由于各种不同病变引起的一种症状，但也可发生于外阴无病变者。最常见的原因是伴随阴道异常分泌物的外阴阴道假丝酵母菌病和滴虫性阴道炎。除局部原因外，也包括糖尿病、黄疸、内分泌失调、维生素A和B族缺乏、妊娠期肝内胆汁淤积综合征等全身原因所致，部分病因不明。

【问诊要点】

1. 首先要询问外阴瘙痒特点，出现部位、时间、性质、程度、有无诱发或环境因素、与月经的关系等。

2. 伴随症状中有无阴道异常分泌物、月经失调、皮疹、尿痛、黄疸、皮肤增生改变等。

3. 有无糖尿病、贫血、妊娠、肥胖、不良卫生习惯、性伴侣是否发病、过敏原接触史等，有无焦虑、失眠等精神紧张表现。

【体检要点】

1. 全身是否有贫血貌、黄染、皮疹、白斑，患者精神状态。

2. 妇科检查重点是外阴皮肤改变，有无潮红、皮疹、水疱、糜烂、溃疡、鳞屑、瘢痕、苔藓样病变、萎缩、赘生物；阴道分泌物情况。

【辅助检查】

1. 一般检查 阴道分泌物常规判断有无生殖道炎症，明确病原体。

2. 选择性检查

（1）支原体培养＋药敏：了解有无支原体感染。

（2）沙眼衣原体抗原、淋病奈瑟菌培养＋药敏：性传播疾病高危人群选用。

（3）血糖：排除糖尿病。

（4）胆汁酸：了解胆汁酸水平，排除胆汁淤积综合征。

（5）外阴组织活检＋病理：外阴见异常组织或赘生物时选用。

【诊断要点】

1. 阴道炎　是育龄期女性外阴瘙痒最常见的疾病之一，常伴有阴道异常分泌物，通过妇科检查及阴道分泌物检查不难诊断。

2. 非特异性外阴炎　由经血、尿液、粪便、卫生巾、避孕套等非病原体因素引起外阴瘙痒、疼痛、烧灼等不适，查体见外阴充血、肿胀、毛囊炎等改变，严重者溃疡、湿疹，阴道分泌物检查未见异常，消除诱因很快缓解，根据病史不难诊断。

3. 外阴鳞状上皮增生　多见于中老年女性，单纯外阴奇痒为其特点。妇科检查外阴皮肤早期过度角化、晚期增厚、粗糙、苔藓样增生。病理检查是确诊的手段，警惕有 $2\%\sim5\%$ 癌变率。

4. 外阴硬化性苔藓　多见于绝经后妇女，主要表现为外阴、肛周皮肤萎缩变薄，色素减退，病变区瘙痒及烧灼感，确诊依靠病理检查。

5. 外阴擦烂　多见于肥胖、糖尿病、尿瘘、婴儿人群，可见外阴摩擦破损、湿疹，保持干燥清洁、透气能很快改善症状。

6. 外阴白癜风　多见于年轻女性，外阴仅为皮肤色素改变，可伴发身体其他部位皮肤改变，无任何不适，可不治疗。

7. 糖尿病　尿糖刺激且易伴发外阴阴道假丝酵母菌病，疾病反复发生者建议血糖检查即可明确诊断。

8. 妊娠期肝内胆汁淤积综合征　妊娠妇女出现全身皮肤瘙痒伴黄疸，血清胆汁酸升高即可明确诊断。

9. 性传播疾病　在性活跃期、不洁性行为、性伴侣发病等高危人群中，伴有外阴瘙痒、阴道异常分泌物、皮疹、赘生物等，行淋病奈瑟菌、梅毒螺旋体、疱疹病毒、衣原体等性病病原体相关检查即可明确诊断。

10. 不明原因外阴瘙痒　多见于妊娠期、经前期、围绝经期妇女，体检及辅助检查未能发现异常结果，对症及改变自主神经功能紊乱可能有效。

【诊断提示】

1. 外阴瘙痒伴阴道异常分泌物，提示各种外阴、阴道、宫颈炎症。

2. 外阴瘙痒伴皮肤刺激、过敏因素，提示非特异性外阴炎。

3. 外阴瘙痒伴皮肤改变、赘生物，提示外阴鳞状上皮化生、外阴硬

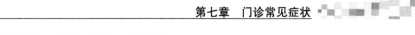

化性苔藓、外阴白癜风、外阴癌等。

4. 外阴瘙痒伴全身症状，提示糖尿病、妊娠期肝内胆汁淤积综合征、黄疸、维生素 A 和 B 族缺乏、内分泌失调等。

5. 外阴瘙痒伴性病高危人群，提示淋病、梅毒、尖锐湿疣、生殖道衣原体感染、生殖器疱疹等。

【鉴别诊断提示】

1. 与来自外阴本身的疾病鉴别，病变局限在外阴部，通过妇科检查及病理活检不难鉴别。

2. 外阴以外病变引起的外阴瘙痒，伴发有外阴以外其他部位病变，如阴道异常分泌物、黄疸、全身多部位皮肤瘙痒等。通过详细的症状询问、全面的体格检查及完善的实验室检查不难鉴别。

【高危患者提示】　外阴瘙痒且有皮肤改变者，特别是异常肿物、破损、溃疡、出血等，警惕癌变可能，及时的病理活检可以排除恶性病变。

【治疗要点】

1. 西医治疗

（1）病因治疗：诊断明确后针对病原体应用抗菌药物或抗病毒治疗。

（2）当有过敏、自身免疫性因素时，适时局部涂抹糖皮质激素类药物对症止痒处理。

（3）性传播疾病患者需要性伴侣同时诊治。

（4）顽固瘙痒者可适时选用物理、外阴病损区切除的手术治疗。

2. 中医治疗　外阴瘙痒属中医学"带下病"、"阴痒"等范畴。临床上宜先排除全身性疾病及皮肤性病，在专科诊治的基础上，可配合中医康复治疗，尤其适用于反复发作迁延不愈者。

（1）中医内治：临床常见有湿热下注证、湿毒蕴结证、肝肾阴虚证等证型。治以清热利湿、解毒杀虫为主，辨证辅以调补肝脾肾等治法。常用方剂有止带方、五味消毒饮、知柏地黄汤等。龙胆泻肝丸、妇科千金片、知柏地黄丸等中成药亦常辨证选用。

（2）其他治疗：可配合中药熏洗坐浴、阴道纳药等外治法。

（陈　燕　谭　毅）

四十二、阴道流血

【概述】　阴道流血是指来自外阴、阴道、宫颈、子宫、输卵管的出血，排除正常月经来潮。以子宫出血发病率最高，是妇科门诊最常见的症状之一。原因有：妊娠、内分泌、炎症、肿瘤、外伤及异物、妇科术后、全身性出血性疾病等。

【问诊要点】

1. 首先要排除正常月经来潮，一般周期 21～35 天，经期 2～8 天，经量 20～60ml。通过询问月经、避孕情况可作出初步诊断。

2. 具体询问阴道流血的时间、量、颜色、血块、有无内膜或肉样组织物、气味、周期性、与月经的关系，是否伴随停经、恶心、发热、白带异常、接触性出血、腹痛、其他部位出血、包块等。大量流血多见于功能失调性子宫出血、不全流产、前置胎盘；鲜红色血多见于损伤性出血；伴急性腹痛、生命体征改变多见于异位妊娠、胎盘早剥。

3. 有无外伤、口服避孕药、性激素保健品、宫内节育器、妊娠、妇科手术等病史。不同年龄阶段阴道流血的常见病因不同：新生儿为离开母体后雌激素下降引起的撤退性出血；青春期前多为损伤、异物、性早熟；育龄期多为妊娠相关、内分泌失调、生殖器炎症；围绝经期多为无排卵性功能失调、生殖器肿瘤；绝经期后多为生殖器肿瘤、息肉、炎症。

【体检要点】

1. 注意患者一般情况，特别是血压、脉搏、呼吸、心率、神志。

2. 注意全身发育情况、甲状腺、皮肤出血点、贫血貌、心肺听诊情况、腹部有无包块及压痛等。

3. 妇科检查重点是阴道流血部位、量、颜色、气味、有无黏膜充血、宫颈糜烂。双合诊有无宫颈举痛、子宫大小、压痛、包块等，若有提示盆腔内出血、感染、妊娠、盆腔肿瘤等。

【辅助检查】

1. 一般检查

（1）血常规：血红蛋白可降低，主要是了解贫血程度，注意血小板数值。

（2）尿绒毛膜促性腺激素（hCG）：主要是鉴别是否妊娠。

（3）妇科 B 超：了解盆腔有无器质性病变。

2. 选择性检查

（1）血 β-hCG：尿 hCG 阴性仍可疑妊娠者，进一步明确是否妊娠。

（2）凝血功能：一般正常，异常者考虑是否有全身性疾病。

（3）性激素测定：了解内分泌情况。

（4）甲状腺功能：考虑有甲状腺疾病时选用。

（5）诊刮术＋病理检查：诊断兼治疗，对于绝经过渡期及病程长的生育年龄患者首选。

（6）宫腔镜检查：了解宫腔、子宫内膜情况，对于异常流血无禁忌证者均可选用。

【诊断要点】

1. 先兆流产 育龄女性，停经后出现恶心、乳房胀痛等早孕反应，对于判断妊娠不难，但无停经史不能排除妊娠。一般阴道流血少量，可伴有腹痛，需查尿或血孕酮、血 β-hCG、妇科 B 超可明确诊断。

2. 异位妊娠 既往有异位妊娠、慢性盆腔炎、宫内节育器、辅助生育技术后等高危因素，出现停经、腹痛、阴道流血三大典型症状，均应考虑本病。结合妇科检查、尿或血孕酮、血 β-hCG、妇科 B 超的检查对于大部分异位妊娠诊断不难。但对于早期症状不典型、妊娠部位不明确时，动态的血 β-hCG 及 B 超监测是不可少的，必要时行腹腔镜检查。

3. 功能失调性子宫出血 是排除性诊断，对于无器质性病变的子宫不规则出血考虑本病。

4. 多囊卵巢综合征 一般是月经稀发、少甚至闭经，伴肥胖、多毛、痤疮、不孕、高血压、糖尿病等。妇科 B 超提示卵巢多囊改变，内分泌检查中黄体生成素与卵泡刺激素的比值≥2～3，雄激素过多需排除库欣综合征、先天性肾上腺皮质增生等疾病所致。

5. 高催乳素血症 不规则阴道流血，一般是月经稀发、少甚至闭经，溢乳是其特征之一，根据内分泌血清催乳素＞1.14nmol/L（25μg/L）即可诊断，注意垂体磁共振成像（MRI）排除垂体微腺瘤或腺瘤。

6. 围排卵期出血 月经周期规则，在月经中间期出现≤7 日的阴道少量流血，无其他不适。辅助检查无器质性病变，病因不明，可不治疗或选择复方短效口服避孕药。

7. 生殖器炎症 阴道流血量少，或仅是在异常的白带中混夹有血性分泌物，若经期则表现为月经过多，伴随发热、异味、子宫压痛等感染征象。淋病奈瑟菌和衣原体培养、白带检查微生物可能阳性。

8. 子宫肌瘤 月经周期规律，经期延长、经量增多是其特点，通过妇科 B 超检查不难诊断。

9. 子宫内膜息肉 月经过多常是主要就诊症状，妇科 B 超可见内膜增厚或未见异常，通过宫腔镜检查可见内膜息肉样增生，病理检查可明确诊断。

10. 生殖道损伤性出血 有创伤、性交、生殖道检查或操作史，鲜红色阴道流血，通过妇科检查即可明确诊断。

11. 瘢痕憩室 在子宫手术病史后出现子宫不规则出血，大多表现为经后淋漓出血，建议宫腔镜检查明确瘢痕情况。

12. 子宫内膜癌 好发于中老年女性，尤其是绝经多年后出现阴道流血，反复性，必须要行分段诊刮术＋病理检查排除子宫内膜癌。

13. 子宫颈上皮内瘤变 无特殊症状及体征，偶有阴道分泌物多、接触性出血，定期的宫颈癌筛查是发现病变的有效方式，病理检查明确类型。

14. 宫颈癌 接触性出血常是患者早期就诊的原因，甚至无任何症状，定期的宫颈癌筛查对于有性生活史的妇女是早期诊断的关键。

【诊断提示】

1. 阴道流血伴经量多，提示功能失调性子宫出血、子宫肌瘤、子宫内膜息肉等。

2. 阴道流血伴经量少，提示多囊卵巢综合征、高催乳素血症等。

3. 阴道流血伴停经，提示流产、异位妊娠、滋养细胞疾病、子宫复旧不全等。

4. 阴道流血伴白带异常，提示阴道炎、急性宫颈炎、子宫内膜炎、输卵管炎等。

5. 阴道流血伴绝经、接触性出血，提示宫颈上皮内瘤变、宫颈癌、子宫内膜癌等。

6. 阴道流血伴外伤、异物，提示骑跨伤、处女膜裂伤、放置宫内节育器等。

7. 阴道流血伴全身症状，提示再生障碍性贫血、白血病等。

【鉴别诊断提示】

1. 生殖系统疾病引起的阴道流血，出血部位局限，但病因复杂，通过问诊及体查可初步诊断，仍须借助完善的辅助检查去明确病因。

2. 全身系统疾病引起的阴道流血，伴随全身多系统症状，完善的相关体查、尤其是实验室检查是诊断的重要依据。

【高危患者提示】 阴道流血发生在妊娠、绝经后女性，伴生命体征不稳定、贫血、腹痛、恶病质等全身表现，警惕流产、异位妊娠、恶性肿瘤等高危患者。

【治疗要点】

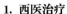

1. 西医治疗

（1）大量阴道流血的处理：维持生命体征，尽快明确病因并止血，生命体征不稳定者及时住院。

（2）少量阴道流血的处理：完善相关检查，依据病因止血、调整月经周期、有手术指征时需手术治疗。

2. 中医治疗　阴道流血属中医学"崩漏"、"月经先期"、"月经过多"、"经间期出血"、"经期延长"等范畴。临床上宜先排除妊娠相关、肿瘤、外伤等情况，中医辨病辨证治疗有一定优势。

（1）中医内治：临床辨证先分气血虚实，常见有肾阳虚证、肾阴虚证、脾虚证、虚热证、实热证、血瘀证等证型。治以止血为主，辨证辅以调理肝脾肾、清热、活血等治法。常用方剂有右归丸、左归丸、固本止崩汤、保阴煎、清热固经汤、逐瘀止血汤等。葆宫止血颗粒、龙血竭胶囊、归脾丸等中成药亦常辨证选用。

（2）其他治疗：针刺取穴以断红穴为主。

（陈　燕　谭　毅）

四十三、阴道异常分泌物

【概述】　阴道分泌物组成包括阴道黏膜渗出液、宫颈管及子宫内膜腺体分泌液等，生理情况下呈少量无异味的白色稀糊状或蛋清样。病理情况下阴道分泌物量及性状改变，常伴有外阴刺激症状，是妇科门诊最常见的问题之一。

【问诊要点】

1. 首先要明确是否为病理性，正常育龄期女性均有少量阴道分泌物，近排卵期可能分泌物增多，但不伴随外阴刺激等异常症状。

2. 具体询问分泌物的量、颜色、性状、气味，伴随症状中有无外阴瘙痒、阴道烧灼、接触性出血、尿痛以及与月经的关系等。

3. 是否服用避孕药、使用抗菌药物，有无糖尿病、妊娠、性伴侣发病、不洁性卫生等因素。不同年龄阶段常见病因不同：青春期前常见不良卫生习惯、混合细菌感染；生育期常见假丝酵母菌、细菌、滴虫、淋病奈瑟菌、衣原体感染；绝经期后常见萎缩性阴道炎。

【体检要点】

1. 妇科检查重点是外阴阴道黏膜改变、分泌物来源、性状、量及气味、宫颈充血、宫体压痛等。豆渣、凝乳状改变提示假丝酵母菌感染；灰白均一鱼腥味改变提示细菌性阴道病；灰黄色泡沫状改变提示滴虫性阴道炎；脓性白带常见于淋病奈瑟菌、细菌感染。

2. 盆腔检查是否有宫颈举痛、子宫压痛、包块等，若有提示盆腔亦有感染，常提示淋病奈瑟菌、衣原体所致。

【辅助检查】

1. 一般检查　阴道分泌物常规检查明确何种病原体。

2. 选择性检查

（1）支原体培养＋药敏：了解有无支原体感染。

（2）沙眼衣原体抗原、淋病奈瑟菌培养＋药敏：性传播疾病高危人群选用。

【诊断要点】

1. 生理性分泌物　月经初潮前女孩、近排卵期女性单纯出现分泌物多，无性状改变及伴随症状，阴道分泌物常规未见异常，酸碱度（pH）在 3.8～4.5。

2. 滴虫阴道炎　性接触为主要传播方式，外阴瘙痒严重，灰黄色泡沫状分泌物是其典型特征。阴道分泌物 pH 在 5.0～6.5，乙酰氨基葡萄糖苷酶阳性，查见滴虫即可确诊。

3. 外阴阴道假丝酵母菌病　条件致病菌，某些因素诱发加重感染，豆渣、凝乳状分泌物是其典型体征。阴道分泌物 pH 在 4.0～4.7，乙酰氨基葡萄糖苷酶阳性，查见假丝酵母菌的芽生孢子或假菌丝即可确诊。

4. 细菌性阴道病　鱼腥臭味为其临床特点，阴道黏膜无炎症变化。阴道分泌物 pH＞4.5，唾液酸苷酶阳性，查见线索细胞、胺臭味试验阳性，支持诊断。

5. 需氧性阴道炎　常为黄色分泌物，有异味但非鱼腥臭味，有明显的阴道黏膜充血，甚至溃疡等急性炎症体征。阴道分泌物多数 pH＞5.0，β-葡糖醛酸苷酶阳性，见白细胞高，线索细胞、胺臭味试验阴性，细菌培养多为 B 族链球菌、大肠埃希菌、金黄色葡萄球菌等需氧菌感染。

6. 婴幼儿外阴阴道炎　婴幼儿发病，脓性分泌物及外阴瘙痒，阴道分泌物见白细胞高，可见滴虫、假丝酵母菌、淋病奈瑟菌等，若伴有肛门处奇痒，警惕蛲虫病，结合年龄阶段发病诊断不难。

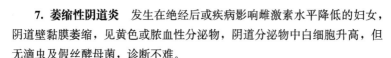

7. 萎缩性阴道炎　发生在绝经后或疾病影响雌激素水平降低的妇女，阴道壁黏膜萎缩，见黄色或脓血性分泌物，阴道分泌物中白细胞升高，但无滴虫及假丝酵母菌，诊断不难。

8. 急性子宫颈炎　子宫颈有充血、水肿、脓性分泌物等急性炎症改变，宫颈分泌物白细胞升高，病原体检查可见衣原体、淋病奈瑟菌、细菌、滴虫等，有助于诊断。

9. 慢性子宫颈炎　子宫颈有糜烂、息肉、肥大、纳氏囊肿等慢性炎症改变，伴阴道分泌物增多，诊断不难。

10. 混合性阴道炎　主要是阴道分泌物检查有两种或以上病原体，症状可不典型，根据实验室检查诊断不难。

11. 外阴癌、子宫颈癌、子宫内膜癌　常见于中老年女性，反复外阴瘙痒，阴道分泌物血性、浆液性，甚至合并感染有恶臭味，可伴有肿块形成，组织活检是明确诊断的金标准。

【诊断提示】

1. 阴道异常分泌物伴瘙痒，提示各种外阴、阴道、宫颈炎症，外阴上皮非瘤样病变。

2. 阴道异常分泌物伴尿痛，提示滴虫、假丝酵母菌、细菌、淋病奈瑟菌等感染。

3. 阴道异常分泌物伴发热、盆腔痛，提示淋病奈瑟菌、衣原体所致的生殖道感染。

4. 阴道异常分泌物伴性伴侣发病，提示生殖道滴虫、淋病奈瑟菌、衣原体感染。

5. 阴道异常分泌物伴阴道流血，提示急、慢性子宫颈炎、子宫内膜炎、宫颈癌、子宫内膜癌。

6. 阴道异常分泌物伴肿块，提示生殖道各种类型癌症。

7. 阴道异常分泌物伴尿液、粪便，提示泌尿生殖系统损伤的尿瘘、粪瘘。

【鉴别诊断提示】

1. 与来自生理性阴道分泌物鉴别，生理性者单纯分泌物增多，不伴症状，通过实验室检查排除不难。

2. 各种类型阴道炎的鉴别，典型的症状、体征并不完全可靠，确诊需要实验室检查明确病原体。

【高危患者提示】 阴道分泌物出现血性、恶臭味，伴排尿困难、便秘、贫血、恶病质等全身表现，警惕癌变可能。

【治疗要点】

1. 西医治疗

（1）病因治疗：诊断明确后针对病原体应用抗菌药物或抗病毒全身或局部治疗。

（2）一般治疗：清洁、饮食、锻炼，止痒对症处理。

（3）性传播疾病需要性伴侣同时诊治。

（4）反复发作者，定期复诊，必要时预防性治疗。

2. 中医治疗 阴道异常分泌物属中医学"带下病"范畴。临床上宜在专科诊治的基础上，排除癌变等危急重病外，常可配合中医康复治疗，尤其适用于体虚、反复发作迁延不愈者。

（1）中医内治：临床常见有湿热内蕴证、湿毒瘀结证、脾虚湿蕴证、肾阳不足证等证型。治以清热解毒，化瘀除湿为主，辨证辅以调理脾肾等治法。常用方剂有止带方、五味消毒饮、完带汤、内补丸等。抗宫炎、妇科千金片等中成药亦常辨证选用。

（2）其他治疗：可配合中药熏洗坐浴、阴道纳药等外治法。

（陈　燕　谭　毅）

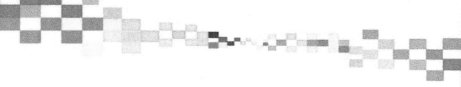

参考文献

1. 陈文斌，潘祥林主编．诊断学．第7版．北京：人民卫生出版社，2011．

2. 王滔．儿科误诊误治与防范．北京：人民卫生出版社，2011．

3. 吴阶平主编．吴阶平泌尿外科学．济南：山东科学技术出版社，2012．

4. 胥少汀，葛宝丰，徐印坎主编．实用骨科学．第4版．北京：人民军医出版社，2012．

5. 中华中医药学会编著．中医骨伤科常见病诊疗指南．北京：中国中医药出版社，2012．

6. 中华中医药学会编著．中医外科常见病诊疗指南．北京：中国中医药出版社，2012．

7. 中华中医药学会编著．中医妇科常见病诊疗指南．北京：中国中医药出版社，2012．

8. 葛坚主编．眼科学．第2版．北京：人民卫生出版社，2013．

9. 李云英，刘森平主编．耳鼻喉科专病中医临床诊治．第3版．北京：人民卫生出版社，2013．

10. 王卫平主编．儿科学．第8版．北京：人民卫生出版社，2013．

11. 吴升华主编．儿科住院医师手册．第3版．南京：江苏科学技术出版社，2013．

12. 徐立新，曾其毅主编．儿科学．第3版．北京：人民卫生出版社，2013．

13. 陈孝平，汪建平主编．外科学．第8版．北京：人民卫生出版社，2013．

14. 张学军主编．皮肤性病学．第8版．北京：人民卫生出版社，2013．

15. 陈灏珠，林果为，王吉耀主编．实用内科学．第14版．北京：人民卫生出版社，2013．

16. 陈卫昌主编．内科住院医师手册（第3版）．南京：江苏科学技术出版社，2013．

17. 王建六，漆洪波主编．妇产科学．第3版．北京：人民卫生出版社，2013.

18. 王庸晋，曲鹏主编．内科学．第3版．北京：人民卫生出版社，2013.

19. 谢幸，苟文丽主编．妇产科学．第8版．北京：人民卫生出版社，2013.

20. 曹泽毅主编．中华妇产科学．第3版．北京：人民卫生出版社，2014.

21. 白波，吴德全主编．外科学．北京：人民卫生出版社，2014.

22. 江载芳，申昆玲，沈颖主编．诸福棠实用儿科学．第8版．北京：人民卫生出版社，2015.

23. 中华医学会妇产科学分会感染性疾病协作组．滴虫阴道炎诊治指南（草案）．中华妇产科杂志，2011，46（4）：318.

24. 中国医师协会急诊医师分会．急诊成人社区获得性肺炎诊治专家共识．中国急救医学，2011，31（11）：865-967.

25. 卫办医政发〔2011〕23号．糖皮质激素类药物临床应用指导原则（2011）

26. 中华医学会风湿学分会．原发性痛风诊断和治疗指南．中华风湿病学杂志，2011，6（15）：410-413.

27. 中华医学会骨质疏松和骨矿盐疾病分会．原发性骨质疏松症诊治指南（2011年）．中华骨质疏松和骨矿盐疾病杂志，2011，4（1）：2-17.

28. 中华医学会内分泌学分会，中华医学会围产医学分会．妊娠和产后甲状腺疾病诊治指南．中华内分泌代谢杂志，2012，28（5）：354-371.

29. 中华医学会消化内镜学分会．慢性胰腺炎诊治指南（2012年版）．中华消化内镜杂志，2012，29（6）：301-303.

30. 成人支气管扩张症诊治专家共识编写组．成人支气管扩张症诊治专家共识．中华结核和呼吸杂志，2012，35（7）：485-492.

31. 中华医学会妇产科学分会妊娠期高血压疾病学组．妊娠期高血压疾病诊治指南（2012版）．中华妇产科杂志，2012，47（6）：476-479.

32. 中国医师协会呼吸医师分会，中国医师协会急诊医师分会．普通感冒规范诊治的专家共识．中华内科杂志，2012，51（4）：330-333.

33. 中华医学会心血管病学分会，中华心血管病杂志编辑委员会．非ST段抬高急性冠脉综合征诊断和治疗指南．中华心血管病杂志，2012，40（5）：353-367.

34. 中华医学会儿科学分会免疫学组，中华儿科杂志编辑委员会．儿童过敏性紫癜循证诊治建议．中华儿科杂志，2013，51（7）：502-507.

35. 中华医学会消化病学分会胰腺疾病学组．中国急性胰腺炎诊治指南（2013 年版）．中华消化杂志，2013，33（4）：217-222.

36. 中华医学会消化病学分会．中国慢性胃炎共识意见（2012 年，上海）．中华消化杂志，2013，33（1）：5-16.

37. 中华医学会呼吸病学分会哮喘学组，中华医学会全科医学分会．中国支气管哮喘防治指南（基层版）．中华结核和呼吸杂志，2013，36（5）：331-336.

38. 中华医学会呼吸病学分会慢性阻塞性肺疾病学组．慢性阻塞性肺疾病诊治指南（2013 年修订版）．中华结核和呼吸杂志，2013，36（4）：1-10.

39. 中华医学会内分泌学分会．高尿酸血症和痛风治疗的中国专家共识．中华内分泌代谢杂志，2013，11（29）：913-919.

40. 中华医学会糖尿病学分会．中国 2 型糖尿病防治指南（2013 版）．中华糖尿病杂志，2014，6（7）：447-498.

41. 中华消化杂志编委会．消化性溃疡病诊断与治疗规范（2013 年，深圳）．中华消化杂志，2014，34（2）：73-76.

42. 中国成人肾病综合征免疫抑制治疗专家组．中国成人肾病综合征免疫抑制治疗专家共识．中华肾脏病杂志，2014，30（6）：467-474.

43. 中华医学会消化病学分会．2014 年中国胃食管反流病专家共识意见．中华消化杂志，2014，34（10）：649-661.

44. 中华医学会心血管病学分会，中华心血管病杂志编辑委员会．中国心力衰竭诊断和治疗指南 2014．中华心血管病杂志，2014，42（2）：98-122.

45. 中华医学会妇产科学分会感染性疾病协作组．盆腔炎症性疾病诊治规范（修订版）．中华妇产科杂志，2014，49（6）：401-403.

46. 中华医学会妇产科学分会产科学组，中华医学会围产医学分会妊娠合并糖尿病协作组．妊娠合并糖尿病诊治指南（2014）．中华妇产科杂志，2014，49（8）：561-569.

47. 中华医学会妇产科学分会妇科内分泌学组．异常子宫出血诊断与治疗指南．中华妇产科杂志，2014，49（11）：801-806.

48. 中华消化杂志编辑委员会．中国慢性胆囊炎、胆囊结石内科诊疗共识意见（2014 年）．中华消化杂志，2014，34（12）：795-799.

49. 中华医学会外科分会血管外科学组．慢性下肢静脉疾病诊断与治疗中国专家共识．中华普通外科杂志，2014，29（4）：246-252.

50. 中华医学会外科学分会疝和腹壁外科学组．成人腹股沟疝诊疗指南

（2014 年版）．中国实用外科杂志，2014，34（6）：484-486.

51. 中国疾病预防控制中心性病控制中心，中华医学会皮肤性病学分会性病学组，中国医师协会皮肤科医师分会性病亚专业委员会．梅毒、淋病、生殖器疱疹、生殖道沙眼衣原体感染诊疗指南（2014）．中华皮肤科杂志，2014，47（5）：365-372.

52. 中华医学会心血管病学分会，中华心血管病杂志编辑委员会．急性 ST 段抬高型心肌梗死诊断和治疗指南．中华心血管病杂志，2015，43（5）：380-393.

53. 中华医学会妇产科学分会子宫内膜异位症协作组．子宫内膜异位症的诊治指南．中华妇产科杂志，2015，50（3）：161-169.

54. 国卫办医发〔2015〕43 号附件．抗菌药物临床应用指导原则（2015）.

附录1 本书常用药物化学名、商品名、剂型及规格一览表

（按汉语拼音字母顺序排列）

化 学 名	商 品 名	剂 型	规 格
A			
阿法骨化醇	阿法迪三	软胶囊	1.0μg
	法能	软胶囊	0.25μg
	源力康	胶囊	0.5μg
阿卡波糖	拜唐苹	片剂	50mg
	贝希	胶囊	50mg
	卡博平	片剂	50mg
阿仑膦酸钠片	福善美	片剂	70mg
阿莫西林	阿莫仙	胶囊	0.25g
	联邦阿莫仙	胶囊	0.5g
	阿林新	分散片	0.5g
阿莫西林/克拉维酸钾	君尔清	片剂	0.375g(2∶1)
	强力阿莫仙	片剂	0.375g(2∶1)
	中诺克林	粉针	0.6g(5∶1)
阿奇霉素	丽珠奇乐	分散片	0.25g
	佳美舒	肠溶胶囊	0.25g(微丸)
	希舒美	片剂	0.25g
阿司匹林	拜阿司匹灵	肠溶片	0.1g
	伯基	肠溶胶囊	0.1g(微粒)
	协美达	缓释片	75mg
阿托伐他汀钙	立普妥	片剂	10mg
	立普妥	片剂	20mg
	尤佳	胶囊	10mg
阿昔洛韦	艾思克	片剂	0.2g

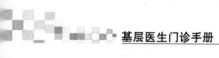

续表

化 学 名	商 品 名	剂 型	规 格
	正大捷普	滴眼液	8ml：8mg（含玻璃酸钠）
	洁罗维	片剂	0.1g
埃索美拉唑	耐信	肠溶片	20mg
	耐信	肠溶片	40mg
氨苄西林	安必仙	胶囊	0.5g
	欧倍林	胶囊	0.25g
氨茶碱	舒弗美	缓释片	0.1g
氨甲环酸	菲敏	注射液	5ml：0.25g
	力达非	粉针	0.25g
氨氯地平	络活喜	片剂	5mg
	兰迪	片剂	5mg
	西络宁	分散片	5mg
氨溴索	贝莱	片剂	30mg
	沐舒坦	片剂	30mg
奥美拉唑	爱尼	肠溶片	20mg
	奥克	肠溶胶囊	20mg
	洛赛克 MUPS	肠溶片	20mg
奥美沙坦	傲坦	片剂	20mg
奥曲肽	金迪林	粉针	0.3mg
	善宁	注射液	1ml：0.1mg
	生奥定	粉针	0.1mg
B			
白眉蛇毒血凝酶	邦亭	粉针	0.5ku
	邦亭	粉针	1ku
班布特罗	帮备片	片剂	10mg
	王果	胶囊	10mg
贝那普利	洛汀新	片剂	10mg
	信达怡	片剂	5mg
苯溴马隆	步利仙	胶囊	50mg

化　学　名	商　品　名	剂　　型	规　　格
	尔同舒	片剂	50mg
	立加利仙	片剂	50mg
苯唑西林	爽尔利	片剂	0.25g
	杏禾	胶囊	0.25g
	爽尔利	胶囊	0.25g
比索洛尔	博苏	片剂	2.5mg
	康忻	片剂	5mg
吡格列酮	艾汀	片剂	30mg
	安可妥	片剂	15mg
	瑞彤	片剂	30mg
吡美莫司	爱宁达	乳膏剂	15g：0.15g
标准桃金娘油	吉诺通	胶囊	0.3g
丙硫氧嘧啶	丙赛优	片剂	50mg
	敔康欣	肠溶片	50mg
	敔康欣	肠溶胶囊	50mg
布地奈德	普米克都保	粉吸入剂	100μg/吸
	普米克令舒	混悬液	2ml：1mg
C			
雌二醇	爱斯妥	凝胶剂	30g
	补佳乐	片剂	1mg
重组甘精胰岛素	长秀霖	注射液	3ml：300IU
重组赖脯胰岛素	速秀霖	注射液	3ml：300IU
重组人绒促性素	艾泽	粉针	250μg(含 1 支溶剂)
重组人胰岛素	甘舒霖 R	注射液	3ml：300IU(笔芯)
	优泌林	注射液	3ml：300IU
	重和林 R	注射液	3ml：300IU
D			
大观霉素	卓青	粉针	2.0g
单硝酸异山梨酯	艾狄莫尼	缓释胶囊	20mg
	艾司莫	缓释胶囊	40mg
	依姆多	缓释片	60mg

化 学 名	商 品 名	剂 型	规 格
低分子肝素钙	万脉舒	注射液	0.2ml：2050AXaIU
	速碧林	注射液	0.4ml：4100AXaIU
低分子肝素钠	赛络喜平	注射液	0.5ml：5000IU
	希弗全	注射液	0.4ml：4250AXaIU（预充式）
低精蛋白锌胰岛素	万苏林	注射液	10ml：400IU
地尔硫䓬	合贝爽	缓释胶囊	90mg
	恬尔心	片剂	30mg
	恬尔新	缓释片	90mg
地氯雷他定	地恒赛	片剂	5mg
	芙必叮	分散片	5mg
	芙必叮	干混悬剂	0.5g：2.5mg（以氯雷他定计）
地特胰岛素	诺和平	注射液	3ml：300IU(笔芯)
	诺和平	注射液	3ml：300IU(特充)
对乙酰氨基酚	倍乐信	缓释片	0.65g
	康医生	片剂	0.3g
	泰诺林	混悬液	100ml：3.2g
多潘立酮	邦能	分散片	10mg
	盛吗啉	口腔崩解片	10mg
	吗丁啉	片剂	10mg
多索茶碱	安赛玛	片剂	0.2g
	枢维新	片剂	0.2g
多西环素	永喜	肠溶胶囊	0.1g(微丸)
	林梅青	胶囊	0.1g(微丸)
E			
厄贝沙坦	安博维	片剂	0.15g
	吉加	片剂	0.15g
	普利宁	胶囊	75mg
厄贝沙坦/氢氯噻嗪	安博诺	片剂	0.15g：12.5mg
	安利博	胶囊	0.15g：12.5mg

化 学 名	商 品 名	剂 型	规 格
	伊伦平	片剂	0.15g：12.5mg
F			
伐昔洛韦	法乐美	片剂	0.3g
	丽珠威	片剂	0.15g
	明竹欣	颗粒剂	0.15g
法莫替丁	贝兰德	咀嚼片	20mg
	道安	分散片	20mg
	法莫仙	分散片	20mg
泛昔洛韦	彼欣	胶囊	0.125g
	丽珠风	片剂	0.25g
	万祺	颗粒剂	0.125g
非洛地平	波依定	缓释片	2.5mg
	联环尔定	片剂	2.5mg
	联环尔定	缓释胶囊	2.5mg
非那雄胺	保列治	片剂	5mg
	亚邦杰安	胶囊	5mg
	再安列	分散片	5mg
夫西地酸钠	奥络	乳膏剂	10.0g：0.2g
	奥络	干混悬剂	0.25g
	夫司名	滴眼液	5g：50mg
伏格列波糖	倍欣	片剂	0.2mg
	家能	分散片	0.2mg
	惜康	胶囊	0.2mg
氟伐他汀	来适可	胶囊	40mg
氟康唑	大扶康	大输液	100ml：0.2g
	大扶康	胶囊	0.15g
	帅克风	片剂	50mg
氟替卡松	辅舒酮	气雾剂	50μg/喷
氟西汀	奥麦伦	胶囊	20mg
	百忧解	分散片	20mg
	开克	片剂	10mg

续表

化 学 名	商 品 名	剂 型	规 格
福辛普利	蒙诺	片剂	10mg
辅酶 Q10	辅辛	软胶囊	10mg
	能气朗	片剂	10mg
复方可待因	立健亭	口服液	180ml
	新泰洛其	口服液	120ml
复方磷酸可待因	斯力帮	片剂	复方
复方硫酸亚铁叶酸	益源生	片剂	50mg
复方氯唑沙宗	鲁南贝特	片剂	0.125g：0.15g
	鲁南贝特	分散片	复方
G			
甘精胰岛素	来得时	注射液	3ml：300 单位（预填充）
戈舍瑞林	诺雷德	针剂	3.6mg
格列吡嗪	安达	片剂	5mg
	恒克	控释片	5mg
	秦苏	缓释片	5mg
格列美脲	阿茉立	片剂	2mg
	迪北	片剂	1mg
	亚莫利	片剂	2mg
格列齐特	达美康	缓释片	30mg
	弘旭阳	分散片	40mg
	嘉健唐迪	片剂	80mg
骨化三醇	盖三淳	软胶囊	0.25μg
	溉纯	注射液	1ml：1μg
	罗盖全	软胶囊	0.25μg
鲑鱼降钙素	盖瑞宁	粉针	20μg(100IU)
	密盖息	鼻喷剂	2ml：4400IU
	密盖息	注射液	1ml：50IU
H			
红霉素	美红	肠溶胶囊	0.125g
琥乙红霉素	卡罗	片剂	0.1g

续表

化 学 名	商 品 名	剂 型	规 格
	利君沙	胶囊	0.25g
环孢素	二和胶囊	胶囊	25mg
	二和口服溶液	口服液	50ml：5.0g
	环孢素软胶囊	软胶囊	50mg
环丙沙星	西普乐	大输液	100ml：0.2g
	悉复欢	片剂	0.25g
	悉复欢	片剂	0.5g
黄体酮	琪宁	软胶囊	0.1g
J			
甲氨蝶呤	密都	大输液	50ml：5.0g
甲泼尼龙琥珀酸钠	甲强龙	粉针	40mg
	米乐松	粉针	20mg
甲泼尼龙	美卓乐	片剂	4mg
	尤金	片剂	4mg
甲羟孕酮	倍恩	分散片	0.25g
	法禄达	片剂	0.5g
甲巯咪唑	赛治	片剂	10mg
甲硝唑	丽芙	凝胶剂	20g：0.15g
	迷尔脱	口颊片剂	3mg
	一孚晴	缓释片	0.75g
枸橼酸铋钾	济川必乐	胶囊	0.3g(0.11g)
	丽珠得乐	颗粒剂	0.11g
	先瑞	胶囊	0.3g(0.11g)
枸橼酸氢钾钠	友来特	颗粒剂	100g(97.1g/100g)
结合雌激素	倍美力	片剂	0.3mg
	倍美力	片剂	0.625mg
	倍美力	乳膏剂	14g
精蛋白生物合成人胰岛素	诺和灵 N	注射液	3ml：300IU

续表

化 学 名	商 品 名	剂 型	规 格
精蛋白生物合成人胰岛素(预混 30R)	诺和灵 30R	注射液	3ml：300IU
精蛋白生物合成人胰岛素(预混 50R)	诺和灵 50R	注射液	3ml：300IU
精蛋白锌重组赖脯胰岛素混合(50R)	优泌乐 50	注射液	3ml：300IU(笔芯)
精蛋白锌重组赖脯胰岛素混合(25R)	优泌乐 25	注射液	3ml：300IU(笔芯)
精蛋白锌重组人胰岛素混合	优 泌 林 70/30	注射液	3ml：300IU
精蛋白重组人胰岛素混合(50/50)	优思灵 US-LIN50R	注射液	3ml：300IU(笔芯)
精蛋白重组人胰岛素注射液(预混 30/70)	重和林 M30	注射液	3ml：300IU(笔芯)
K			
卡麦角林片	诺果宁	片剂	0.075mg
卡托普利	开博通	片剂	12.5mg
坎地沙坦酯	奥必欣	分散片	4mg
	迪之雅	片剂	8mg
	必洛斯	片剂	8mg
克拉霉素	锋锐	分散片	0.25g
	康婷	缓释胶囊	0.25g
克林霉素	帕菲尔	阴道泡腾片	0.2g
克霉唑	超舒	阴道片	0.5g
L			
拉贝洛尔	欣宇森	粉针	25mg
赖诺普利	帝益洛	胶囊	10mg
	捷赐瑞	片剂	10mg
	金捷妥	片剂	20mg
兰索拉唑	兰悉多	片剂	15mg

续表

化　学　名	商　品　名	剂　型	规　　格
	兰益新	片剂	30mg
	安圣通	肠溶片	15mg
雷贝拉唑	安斯菲	肠溶片	20mg
	波利特	肠溶片	10mg
雷奈酸锶	欧思美	干混悬剂	2g
雷尼替丁	德特利尔	泡腾片	0.15g
	欧化达	片剂	0.15g
	善得康	胶囊	0.15g
利托君	安宝	片剂	10mg
	先强维可依	注射液	5ml：50mg
联苯苄唑	皇隆	软膏剂	15g：0.15g
	惠复得	阴道片	0.1g
	全星	乳膏剂	15g：0.15g
亮丙瑞林	抑那通	粉针	3.75mg
磷霉素氨丁三醇	复安欣	散剂	3.0g
	美乐力	颗粒剂	3.0g
磷酸铝	洁维乐	凝胶剂	20g：11g
	维宁	颗粒剂	1g
	舒可捷	混悬液	5ml：1.0g
氯苯那敏	扑尔敏	片剂	4mg
氯吡格雷	波立维	片剂	75mg
	泰嘉	片剂	25mg
氯米芬	法地兰	片剂	50mg
氯沙坦钾	缓宁	片剂	50mg
	科什兰	胶囊	50mg
	科素亚	片剂	0.1g
氯沙坦钾/氢氯噻嗪	海捷亚	片剂	50mg：12.5mg
	奈迪亚	片剂	50mg：12.5mg
	喜善	片剂	50mg：12.5mg
罗格列酮	爱能	片剂	4mg
	文迪雅	片剂	4mg

续表

化 学 名	商 品 名	剂 型	规 格
	宜力喜	片剂	2mg
罗红霉素	倍沙	分散片	0.15g
	逻施立	缓释胶囊	0.15g
	特非净	干混悬剂	50mg
M			
美托洛尔	倍他乐克	缓释片	47.5mg
	倍他乐克	片剂	50mg
	立君宁	控释片	50mg
门冬胰岛素	诺和锐	注射液	3ml：300IU(特充)
	诺和锐	注射液	3ml：300IU(笔芯)
门冬胰岛素 30	诺和锐 30	注射液	3ml：300IU(特充)
	诺和锐 30	注射液	3ml：300IU(笔芯)
孟鲁司特钠	平奇	片剂	10mg
	平奇咀嚼片	咀嚼片	5mg
	顺尔宁	片剂	10mg
咪康唑	奥莎	胶囊	0.25g
	达克宁	乳膏剂	20g：0.4g
	达克宁	栓剂	0.2g
咪唑斯汀	奥尼捷	缓释片	10mg
	皿治林	缓释片	10mg
米非司酮	米妥	胶囊	5mg
	司米安	片剂	10mg
米诺环素	康尼	胶囊	50mg
	玫满	胶囊	0.1g
	派丽奥	软膏剂	0.5g
米索前列醇	华典	片剂	0.2mg
莫匹罗星	百多邦	软膏剂	10g
	百多邦	软膏剂	5.0g：0.1g
	百多邦	软膏	2%:5g
莫沙必利	快力	片剂	5mg
	美唯宁	胶囊	5mg

续表

化 学 名	商 品 名	剂 型	规 格
	新络纳	分散片	5mg
莫西沙星	拜复乐	片剂	0.4g
N			
那格列奈	安唐平	片剂	30mg
	齐复	片剂	90mg
	唐力	片剂	0.12g
萘夫西林	欣轻三	粉针	1.0g
	欣轻三	胶囊	0.25g
萘替芬	欣欣	乳膏剂	20g
尼群地平	乐普常舒	片剂	10mg
	舒麦特	软胶囊	10mg
凝血酶	斯多善	粉针	500IU
P			
哌拉西林	更欣	粉针	2.0g
哌拉西林/舒巴坦	百定	粉针	1.25g(4:1)
	特灭茵	粉针	0.75g(2:1)
哌拉西林/他唑巴坦	锋泰灵	粉针	4.5g(8:1)
	联邦他唑仙	粉针	2.25g(8:1)
	唯依旺	粉针	1.125g(8:1)
泮托拉唑	潘妥洛克	肠溶片	40mg
	开济	肠溶片	40mg
	泰美尼克	肠溶片	20mg
培哚普利	雅施达	片剂	4mg
	逸泰	片剂	2mg
培哚普利吲达帕胺	百普乐	片剂	4mg:1.25mg
普伐他汀	富利他之	片剂	20mg
	美百乐镇	片剂	40mg
	普拉固	片剂	20mg
Q			
曲马多	舒敏	胶囊	50mg
曲美他嗪	万爽力	片剂	20mg

化 学 名	商 品 名	剂 型	规 格
	泽维尔	片剂	20mg
去甲万古霉素	万迅	粉针	0.4g：40WIU
去氧孕烯炔雌醇	妈富隆	片剂	去氧孕烯 0.15mg：炔雌醇 0.03mg
R			
乳果糖	杜密克	口服液	15ml：10g
乳酸钙	利宝	颗粒剂	0.5g
瑞格列奈	孚来迪	片剂	0.5mg
	诺和龙	片剂	1mg
	诺和龙	片剂	2mg
瑞舒伐他汀钙	可定	片剂	10mg
	瑞旨	胶囊	5mg
	托妥	片剂	10mg
S			
噻托溴铵	思力华	粉吸入剂	18μg
	天晴速乐	粉吸入剂	18μg
沙丁胺醇	爱纳灵	缓释胶囊	4mg
	品川	缓释片	7.2mg
	万托林	气雾剂	100μg/揿
沙美特罗/替卡松	舒利迭	粉吸入剂	50μg：250μg
	舒利迭	粉吸入剂	50μg：500μg
双氯芬酸钾	毕斯福	凝胶剂	20g：0.21g
	依林	片剂	25mg
	芬痛克	胶囊	25mg
双氯芬酸钠	澳芬	缓释胶囊	50mg
	扶他林	缓释片	75mg
	迪非	滴眼液	1ml：5mg（含玻璃酸钠）
T			
坦洛新	积大本特	缓释片	0.2mg
	培舒	缓释胶囊	0.2mg

续表

化学名	商品名	剂型	规格
坦索罗辛	哈乐	缓释胶囊	0.2mg
特比萘芬	倍佳	片剂	0.125g
	丁克	喷雾剂	15ml∶0.15g
	扶苏	乳膏剂	10g∶0.1g
特布他林	博利康尼	片剂	2.5mg
替米沙坦	邦坦	片剂	40mg
	达舒亚	胶囊	20mg
	迪赛平	片剂	80mg
替硝唑	迈芬	栓剂	0.25g
	普洛施	大输液	100ml∶0.4g
酮康唑	金达克宁	乳膏剂	15g∶0.3g
	里素劳	片剂	0.2g
	酮康唑胶囊	胶囊	0.2g
头孢氨苄	迪端	胶囊	0.25g
	美丰	缓释片	0.25g
	拉先那	胶囊	0.125g
头孢呋辛酯	巴欣	片剂	0.125g
	达力新	片剂	0.25g
	西力欣	片剂	0.25g
头孢克洛	迪素	咀嚼片	0.125g
	恒迪克	分散片	0.25g
	希诺	分散片	0.125g
头孢拉定	君必青	胶囊	0.25g
	申优	分散片	0.25g
	迪拉	胶囊	0.25g
头孢羟氨苄	海力欣	胶囊	0.25g
	律欣	胶囊	0.5g
	欧意	片剂	0.25g
托特罗定	贝可	片剂	2mg
	得妥	缓释胶囊	4mg
	舍尼亭	片剂	2mg

续表

化 学 名	商 品 名	剂 型	规 格
W			
维 A 酸	舒必达克	乳膏剂	15g：15mg
	维 A 酸乳膏	乳膏剂	15g：15mg
维拉帕米	盖衡	缓释片	0.12g
	缓释异搏定	缓释片	0.24g
维生素 E	来益	软胶囊	0.1g（天然型）
	优赛明	乳膏剂	85ml（每 100ml 内含维生素 E 1g）
戊酸雌二醇片	补佳乐	片剂	1mg
X			
西格列汀	捷诺维	片剂	0.1g
西咪替丁	泰胃美	片剂	0.4g
西替利嗪	安迪西司	片剂	10mg
	澳博达	滴剂	20ml：0.2g
	迪迪	胶囊	10mg
硝苯地平	拜新同	控释片	30mg
	欣然	控释片	30mg
	纳欣同	缓释片	20mg
缬沙坦	代文	胶囊	80mg
	平欣	分散片	40mg
	缬克	胶囊	40mg
缬沙坦氢氯噻嗪	复代文	片剂	80mg：12.5mg
	兰普	胶囊	80mg：12.5mg
辛伐他汀	利之舒	片剂	10mg
	舒降之	片剂	40mg
	辛可	分散片	20mg
溴隐亭	佰莫亭	片剂	2.5mg
Y			
叶酸	斯利安	片剂	0.4mg
	叶酸片	片剂	5mg
伊曲康唑	佳宇	胶囊	0.1g

续表

化　学　名	商　品　名	剂　型	规　格
	罗宣	颗粒剂	0.1g
	斯皮仁诺	口服液	150ml：1.5g
依那普利	埃利雅	分散片	5mg
	丹梦	片剂	10mg
	福天乐	胶囊	5mg
依诺肝素钠	克赛	注射液	0.6ml：6000AxaIU
依匹斯汀	凯莱止	胶囊	10mg
胰酶	得每通	肠溶胶囊	0.15g
	力显	肠溶片	0.3g
	亦升	肠溶片	0.3g
乙哌立松	贝格斯	颗粒剂	50mg
	妙纳	片剂	50mg
	宜宇	片剂	50mg
异丙托溴铵	爱全乐	吸入溶液剂	2ml：0.25mg
	爱全乐	气雾剂	10ml
益康唑	净e点	气雾剂	30g：1.875g(以硝酸益康唑计)
	去鲜咛	喷雾剂	30ml×1%
	十万山	栓剂	0.15g
吲哒帕胺	妙林	片剂	2.5mg
	寿比山	片剂	2.5mmg
	圣畅	缓释片	1.5mg
右美沙芬	奥卜克	软胶囊	15mg
	联邦克力停	口服液	120ml：0.18g
右旋糖酐铁	科莫非	注射液	2ml：0.1g
	维尹雪	片剂	25mg
	协速升	分散片	25mg
Z			
左甲状腺素钠	雷替斯	片剂	50μg
	优甲乐	片剂	100μg
	优甲乐	片剂	50μg

化 学 名	商 品 名	剂 型	规 格
左旋氨氯地平	施慧达	片剂	2.5mg
	玄宁	片剂	2.5mg
左氧氟沙星	恒奥	胶囊	0.1g
	可乐必妥	片剂	0.1g
	京必妥新	片剂	0.1g

注：1. 本表涉及的商品名与生产厂家无关
2. 商品名较多者只列 3 种

附录2A 危急值项目和报告界限表

项目类型	项 目	原卫生部临床检验中心(2011)		CAP(2007)		CAP(2002)	
		下限	上限	下限	上限	下限	上限
定量项目	白细胞(10^9/L)	2	30			2	30
	★血红蛋白(g/L)	50	200	70	200	70	200
	红细胞(10^{12}/L)	2.0	6.6				
	红细胞比容(L/L)					0.2	0.6
	血小板(10^9/L)			31	999	40	999
	★凝血酶原时间(s)	8	30			0	30
	★部分活化凝血活酶时间(s)	20	75	18	90	19	78
	★纤维蛋白原(g/L)	1.00	8.00			1.00	8.00
	★钾(mmol/L)	2.8	6.2	2.9	6.0	2.8	6.2
	★钠(mmol/L)	120	160			120	160
	氯(mmol/L)	80	120			80	120
	★钙(mmol/L)	1.60	3.50	1.52	3.24	1.50	3.25
	★离子钙(mmol/L)					0.75	1.58
	★镁(mmol/L)			0.80	4.10	0.41	1.91
	磷(mmol/L)					0.32	2.58
	★糖(mmol/L)	2.5	22.2			2.20	24.75
	脑脊液糖(mmol/L)					2.15	11.00
	尿素(mmol/L)	1.2	35.7			1.1	28.6
	肌酐(umol/L)	27	650			18	442
	尿酸(umol/L)					0.059	0.761
	肌酸激酶同工酶(g/L)	25	1000				
	★肌红蛋白(μg/L)	25	500				
	★肌钙蛋白 I(μg/L)	—	0.5				

续表

项目 类型	项　　目	原卫生部临 床检验中心 （2011）		CAP(2007)		CAP(2002)	
		下限	上限	下限	上限	下限	上限
定量项目	★肌钙蛋白 T(μg/L)	—	0.2				
	★N 末端前脑钠肽(ng/L)	1	1000				
	★二氧化碳(mmol/L)					10	40
	★乳酸(mmol/L)					0.06	0.44
	★氨(umol/L)					4.4	43.3
	★渗透压(mOsm/kg)					250	323
	★pH	7.2	7.55			7.2	7.6
	★PCO$_2$(mmHg)	20	70			20	70
	★PO$_2$(mmHg)	45	145			40	111
定性项目	血培养			阳性			
	脑脊液培养			阳性			
	抗酸培养			阳性			
	产超广谱 β 内酰胺酶阳 性耐药菌（ESBL＋）			阳性			
	抗酸染色			阳性			
	疟原虫涂片			首次 检出			
	幼稚细胞			首次 检出			
	无菌体液革兰染色			阳性			
	法定传染病			首次 检出			

注：1. 引自检验危急值在急危重病临床应用的专家共识组. 检验危急值在急危重病临床应用的专家共识(成人). 中华急诊医学杂志,2013,22(10):1088

　　2. CAP：美国病理家协会；★代表共识组推荐的核心项目；PCO$_2$ 血二氧化碳分压；PO$_2$ 血氧分压

附录 2B 危急值报告流程图

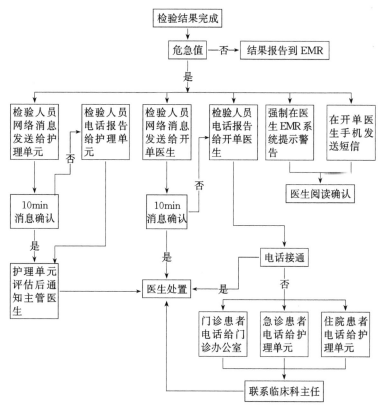

注：1. 引自检验危急值在急危重病临床应用的专家共识组. 检验危急值在急危重病临床应用的专家共识（成人）. 中华急诊医学杂志，2013，22（10）：1087；

2. EMR：电子病历。

索引

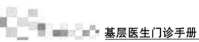